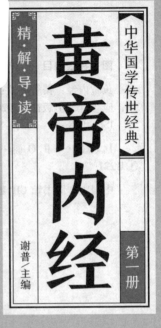

应急管理出版社
·北京·

图书在版编目（CIP）数据

黄帝内经：精解导读：全六册／谢普主编． －－北京：应急管理出版社，2020
ISBN 978－7－5020－8305－2

Ⅰ.①黄… Ⅱ.①谢… Ⅲ.①《内经》—研究 Ⅳ.①R221

中国版本图书馆 CIP 数据核字（2020）第 176911 号

黄帝内经　精解导读（全六册）

主　　编	谢　普
责任编辑	高红勤
封面设计	李　荣

出版发行	应急管理出版社（北京市朝阳区芍药居 35 号　100029）
电　　话	010－84657898（总编室）　010－84657880（读者服务部）
网　　址	www.cciph.com.cn
印　　刷	天津海德伟业印务有限公司
经　　销	全国新华书店
开　　本	880mm×1230mm$^1/_{32}$　印张 30　字数 760 千字
版　　次	2020 年 10 月第 1 版　2020 年 10 月第 1 次印刷
社内编号	20193126　　　　　定价 168.00 元（全六册）

版权所有　违者必究

本书如有缺页、倒页、脱页等质量问题，本社负责调换，电话：010－84657880

前 言

《黄帝内经》是中医理论的奠基之作。学界认为，从内容分析，它是上古包括自有文字以来的殷商、西周、春秋战国等时期大量医学著作的汇编，基本定稿于战国末期，因为此时已出现该书的最早注本《黄帝八十一难经》；从音韵学角度分析，该书主体成书于汉代。书名冠称"黄帝"，却不是一人一时之作，正如西汉《淮南子·修务训》所说："世俗人多尊古而贱今，故为道者，必托之神农、黄帝而后能入说。"

《黄帝内经》，在《汉书·艺文志》中著录为"黄帝内经十八卷"，是由《素问》九卷、《灵枢》九卷两部分组成的。其传本有三个主要系统，其一是《素问》《灵枢》分别流传的系统；其二是《素问》《灵枢》的分类汇编本——《黄帝内经太素》系统；其三是魏·皇甫谧《黄帝三部针灸甲乙经》系统，《黄帝三部针灸甲乙经》是由《素问》《灵枢》《明堂孔穴针灸治要》三部分分类汇编而成的。

中国古代文化是一个博大精深的整体，理解《黄帝内经》的医学也必须进入中国文化这个大背景才行。古人讲做学问要懂得溯本求源，这样才能把学问贯通起来，因此，在注释某些词语时，阐明其词义由来的关系，力求使读者逐渐养成贯通学问的习惯。望读者借助这一桥梁，进入中国医学养生文化的殿堂。

目 录

第一卷

上古天真论篇第一 ... 1
四气调神大论篇第二 ... 9
生气通天论篇第三 ... 17
金匮真言论篇第四 ... 28

第二卷

阴阳应象大论篇第五 ... 36
阴阳离合论篇第六 ... 56
阴阳别论篇第七 ... 61

第三卷

灵兰秘典论篇第八 ... 72
六节脏象论篇第九 ... 76
五脏生成篇第十 ... 87
五脏别论篇第十一 ... 95

第四卷

异法方宜论篇第十二 ... 99
移精变气论篇第十三 ... 104

汤液醪醴论篇第十四 ………………………………………… 110
玉版论要篇第十五 …………………………………………… 115
诊要经终论篇第十六 ………………………………………… 120

第五卷

脉要精微论篇第十七 ………………………………………… 130
平人气象论篇第十八 ………………………………………… 147

第六卷

玉机真脏论篇第十九 ………………………………………… 158
三部九候论篇第二十 ………………………………………… 173

第七卷

经脉别论篇第二十一 ………………………………………… 184
脏气法时论篇第二十二 ……………………………………… 189
宣明五气篇第二十三 ………………………………………… 199
血气形志篇第二十四 ………………………………………… 204

第八卷

宝命全形论篇第二十五 ……………………………………… 209
八正神明论篇第二十六 ……………………………………… 215
离合真邪论篇第二十七 ……………………………………… 222
通评虚实论篇第二十八 ……………………………………… 229
太阴阳明论篇第二十九 ……………………………………… 240

阳明脉解篇第三十 …… 244

第九卷

热论篇第三十一 …… 248
刺热篇第三十二 …… 254
评热病论篇第三十三 …… 262
逆调论篇第三十四 …… 269

第十卷

疟论篇第三十五 …… 275
刺疟篇第三十六 …… 288
气厥论篇第三十七 …… 296
咳论篇第三十八 …… 300

第十一卷

举痛论篇第三十九 …… 305
腹中论篇第四十 …… 313
刺腰痛篇第四十一 …… 321

第十二卷

风论篇第四十二 …… 332
痹论篇第四十三 …… 340
痿论篇第四十四 …… 348

厥论篇第四十五 ·········· 355

第十三卷

病能论篇第四十六 ·········· 363
奇病论篇第四十七 ·········· 369
大奇论篇第四十八 ·········· 378
脉解篇第四十九 ············ 388

第十四卷

刺要论篇第五十 ············ 399
刺齐论篇第五十一 ·········· 402
刺禁论篇第五十二 ·········· 404
刺志论篇第五十三 ·········· 410
针解篇第五十四 ············ 413
长刺节论篇第五十五 ········ 420

第十五卷

皮部论篇第五十六 ·········· 425
经络论篇第五十七 ·········· 430
气穴论篇第五十八 ·········· 432
气府论篇第五十九 ·········· 441

第十六卷

骨空论篇第六十 ············ 452

水热穴论篇第六十一 ·············· 463

第十七卷

调经论篇第六十二 ·············· 470

第十八卷

缪刺论篇第六十三 ·············· 486
四时刺逆从论篇第六十四 ·············· 500
标本病传论篇第六十五 ·············· 506

第十九卷

天元纪大论篇第六十六 ·············· 513
五运行大论篇第六十七 ·············· 524
六微旨大论篇第六十八 ·············· 540

第二十卷

气交变大论篇第六十九 ·············· 558
五常政大论篇第七十 ·············· 582

第二十一卷

六元正纪大论篇第七十一 ·············· 621
刺法论篇第七十二（亡） ·············· 621

本病论篇第七十三（亡） ······ 621

第二十二卷

至真要大论篇第七十四 ······ 704

第二十三卷

著至教论篇第七十五 ······ 755
示从容论篇第七十六 ······ 760
疏五过论篇第七十七 ······ 767
徵四失论篇第七十八 ······ 775

第二十四卷

阴阳类论篇第七十九 ······ 779
方盛衰论篇第八十 ······ 789
解精微论篇第八十一 ······ 796

附录：《黄帝内经》问题精解

什么叫"藏象"？《内经》为什么把研究人体生命活动的理论
　称为藏象学说？ ······ 801
《内经》藏象学说有哪些特点？ ······ 802
藏象学说是怎样形成的？ ······ 805
《内经》把人体内脏分为哪几类？其分类根据是什么？ ······ 808
什么叫"气"？人身的气有多种不同称呼，如何区别？ ······ 809

目 录

关于卫气在人身中的循行路线和运行节律，
　《内经》有哪些论述？ ……………………………………… 811
卫气具有哪些重要的生理功能？ ………………………………… 814
卫气出于上焦还是出于下焦？ …………………………………… 815
什么叫"宗气"？有哪些主要生理功能？ ……………………… 816
什么是"气化"？ ………………………………………………… 817
什么叫"君火"？什么叫"相火"？ …………………………… 818
什么叫作"神"？ ………………………………………………… 819
《内经》对人体精神活动有哪些主要论述？ …………………… 821
《内经》对人体的发育成长以至衰老死亡的整个过程
　有哪些论述？ …………………………………………………… 823
《内经》怎样论述人体消化、吸收、排泄过程？ ……………… 825
《内经》对人体的血液循环有哪些论述？ ……………………… 826
《内经》如何论述人体水液的代谢过程？ ……………………… 828
《内经》关于体质学说有哪些主要论述？ ……………………… 829
《内经》重视脾胃的学术思想体现于哪些方面？ ……………… 832
如何理解肺主治节的功能？ ……………………………………… 833
为什么"魄门亦为五脏使"？这一理论对临床有何指导意义？ … 835
如何理解"凡十一脏皆取决于胆"？ …………………………… 836
"脾主运化"之说是不是出于《内经》？ ……………………… 837
为什么说脾不主时，又说脾主长夏？ …………………………… 838
为什么说"脾为孤脏""三焦为孤腑"？ ……………………… 840
为什么胆既为六腑之一又为奇恒之腑？为什么称胆为
　"中正之官"？ …………………………………………………… 841
三焦作为六腑之一，究竟是有形还是无形？ …………………… 842
如何从生理病理角度理解"肾主纳气"的理论？ ……………… 845
什么叫"气立"？什么叫"神机"？ …………………………… 846

· 7 ·

什么叫"天癸"？有什么生理作用？ ……………………… 847
如何理解"肝生于左，肺藏于右"？ …………………… 848
心包络和膻中有无区别？怎样区别？ …………………… 849
如何理解"膈肓之上，中有父母；七节之傍，中有小心"？ …… 851
《内经》有"形脏四，神脏五"之说，"形脏"和"神脏"
　各指何种脏腑？ …………………………………………… 852
如何理解"阴阳者天地之道也"？"阴阳"与现代哲学所言的
　"矛盾"有何差别？ ………………………………………… 853
什么是阴阳五行学说？ …………………………………… 854
阴阳与五行有何关系？ …………………………………… 856
阴阳五行学说在医学上有何运用？ ……………………… 857
为什么阴阳转化要有一定条件？ ………………………… 860
什么叫生克乘侮？ ………………………………………… 861
为什么说左右是"阴阳之道路"？ ………………………… 862
如何理解"亢则害，承乃制，制则生化"？ ……………… 863
何谓"三阴三阳"？在医学上有何运用？ ………………… 864
如何理解"阳中有阴，阴中有阳"？ ……………………… 867
为什么说"生之本，本于阴阳"？ ………………………… 868
为什么"阴平阳秘，精神乃治；阴阳离决，精气乃绝"？ … 869
如何理解"阳生阴长，阳杀阴藏"？ ……………………… 870
"至阴""至阳"二词，各指何义？ ………………………… 872
为什么说"阳化气，阴成形"？ …………………………… 873
如何从阴阳角度认识药物性味？这一理论有何临床意义？ … 874
经络学说有什么重要实用意义？ ………………………… 876
经络系统主要由哪些部分构成？ ………………………… 876
十二经脉的循行走向、交接分布有何规律？ …………… 878
什么叫奇经八脉？有什么生理特点和作用？ …………… 879

什么叫十五络脉？它们的起点处腧穴是什么？ …… 881
什么叫"开、合、枢"？ …… 882
冲脉为什么又称"太冲脉""伏冲脉"？ …… 884
为什么说"四肢为诸阳之本"？ …… 885
为什么"手少阴之脉独无腧"？ …… 886
如何理解"少阳属肾，肾上连肺，故将两脏"？ …… 887
什么叫作"病机"？《内经》病机学说主要包括哪些方面的
  内容？ …… 888
如何理解"生病起于过用"？ …… 890
《内经》从什么角度分类病因？这种分类方法对后世有何影响？ … 892
如何理解"两虚相得，乃客其形"？ …… 893
如何理解"邪之所凑，其气必虚"？ …… 895
"六气"与"六淫"在病机上有何不同？ …… 896
疾病的传变有何规律？应当如何看待这些规律？ …… 899
如何理解"阳道实，阴道虚"？ …… 901
为什么说"壮火之气衰，少火之气壮"？ …… 902
如何理解"有者求之，无者求之；盛者责之，虚者责之"？ …… 904
为什么说"冬伤于寒，春必温病"，又说"冬不藏精，
  春必病温"？ …… 905
如何理解"百病皆生于气"？ …… 907
为什么说"风为百病之长"？ …… 908
如何理解"风寒湿三气杂至，合而为痹"？ …… 910
为什么说"暴怒伤阴，暴喜伤阳"？ …… 910
为什么说"荣气虚则不仁，卫气虚则不用"？ …… 911
"阳加于阴谓之汗"是何含义？ …… 912
为什么说"肾气虚则厥，实则胀"？ …… 913
《素问·举痛论》中"九气"致病的病机及病候如何？ …… 914

卫气失常可能致生哪些病症？ …………………………………… 917
如何理解"肾者胃之关也"？ …………………………………… 919
为什么"五脏不和则七窍不通"？有何临床意义？ …………… 920
为什么"中气不足，溲便为之变"？ …………………………… 921
如何理解"胃不和则卧不安"？ ………………………………… 922
"二阳之病发心脾"的机理是什么？ …………………………… 923
《素问·热论》和《伤寒论》在六经病的辨证论治方面
　有何异同？ ……………………………………………………… 924
什么叫"阴阳交"？阴阳交是不是必死之症？ ………………… 926
为什么说"五脏六腑皆令人咳"，又说"此皆聚于胃，
　关于肺"？ ……………………………………………………… 928
《内经》论厥与后世所称之厥有何异同？ ……………………… 929
为什么说"五脏因肺热叶焦发为痿躄"？ ……………………… 930
水胀与肤胀有无区别？ …………………………………………… 931
关于疟病的病因病机及分类，《内经》有哪些论述？ ………… 933

第一卷

上古天真论篇第一

精解导读

一、说明养生的积极意义。养生不仅可以预防疾病,而且可以延年益寿。

二、具体指出养生的方法:精神上的修养、饮食起居的调节、环境气候的适应、体格的锻炼。

【原文】

昔在黄帝①,生而神灵②,弱③而能言,幼而徇齐④,长而敦敏⑤,成而登天⑥。

乃问于天师⑦曰:余闻上古之人,春秋皆度百岁,而动作不衰;今时之人,年半百而动作皆衰者,时世异耶,人将失之耶?

岐伯⑧对曰:上古之人,其知道者⑨,法于阴阳,和于术数⑩,食饮有节,起居有常,不妄作劳⑪,故能形与神俱⑫,而尽终其天年⑬,度百岁乃去。今时之人不然也,以酒为浆⑭,以妄为常,醉以入房，以欲竭其精，以好散其真⑮，不知持满⑯，不时御神⑰，务快其心。逆于生乐，起居无节，故半百而衰也。

夫上古圣人⑱之教下也，皆谓之虚邪贼风⑲，避之有时，恬惔虚无⑳，真气从之，精神内守，病安从来。是以志闲而少欲，心安而不惧㉑，形劳而不倦，气从以顺，各从其欲，皆得所愿。故美其食，任其服㉒，乐其俗，高下不相慕，其民故曰朴㉓。是以嗜欲不能劳其目，淫邪不能惑其心，愚智贤不肖不惧于物㉔，故合于道。所以能年皆度百岁而动作不衰者，以其德全不危㉕也。

帝曰：人年老而无子者，材力㉖尽邪㉗？将天数㉘然也？

岐伯曰：女子七岁，肾气盛，齿更发长㉙。二七而天癸㉚至，任脉㉛通，太冲脉㉜盛，月事以时下，故有子。三七，肾气平均，故真牙㉝生而长极。四七，筋骨坚，发长极，身体盛壮。五七，阳明脉衰，面始焦㉞，发始堕。六七，三阳脉衰于上，面皆焦，发始白。七七，任脉虚，太冲脉衰少，天癸竭，地道不通㉟，故形坏而无子也。

丈夫八岁，肾气实，发长齿更。二八，肾气盛，天癸至，精气溢泻，阴阳和㊱，故能有子。三八，肾气平均，筋骨劲强，故真牙生而长极。四八，筋骨隆盛，肌肉满壮。五八，肾气衰，发堕齿槁。六八，阳气衰竭于上，面焦，发鬓颁白㊲。七八，肝气衰，筋不能动。八八，天癸竭，精少，肾脏衰，形体皆极，则齿发去。肾者主水，受五脏六腑之精而藏之，故五脏盛乃能泻。今五脏皆衰，筋骨解堕㊳，天癸尽矣。故发鬓白，身体重，行步不正，而无子耳。

帝曰：有其年已老而有子者何也？岐伯曰：此其天寿过度，气脉常通，而肾气有余也。此虽有子，男不过尽八八，女不过尽七七，而天地之精气皆竭矣。

帝曰：夫道者，年皆百数，能有子乎？岐伯曰：夫道者，能却老而全形，身年虽寿，能生子也。

黄帝曰：余闻上古有真人㊴者，提挈天地，把握阴阳㊵，呼吸精气㊶，独立守神㊷，肌肉若一㊸，故能寿敝天地，无有终时㊹，此其道生。

中古之时，有至人㊺者，淳德全道，和于阴阳，调于四时，去世离俗，积精全神，游行天地之间，视听八达之外㊻，此盖益其寿命而强者也，亦归于真人。

其次有圣人者，处天地之和，从八风之理㊼，适嗜欲于世俗之间，无恚嗔之心，行不欲离于世，被服章，举不欲观于俗㊽，外不劳形于事，内无思想之患，以恬愉为务，以自得为功，形体不敝，精神不散，亦可以百数。

其次有贤人㊾者，法则天地，象似日月，辩列星辰，逆从阴阳，分别四时，将从上古合同于道，亦可使益寿而有极时。

【注释】

①黄帝：古帝王名。相传为有熊国君少典之子，因生于轩辕之丘，因此又称轩辕黄帝。

②神灵：神思灵敏。《类经》一卷第一注："聪明之至也。"

③弱：此指幼儿时期。

④徇齐：即疾速。此指思维敏达，领会事物快捷。徇，同"侚"，疾也。《史记》五帝纪："幼而徇齐。"集解引裴骃曰："徇，疾；齐，速也。"

⑤敦敏：敦厚、勤勉之义。敏，勤奋努力。《礼》中庸："人道敏政。"

⑥登天：指登帝王之位。

⑦天师：黄帝对臣子岐伯的尊称。

⑧岐伯：即历史传说中远古时期黄帝之臣，曾与黄帝论医之作。

⑨知道者：即懂得天地之间运行道理的人。

⑩法于阴阳，和于术数：取法于阴阳调和，每个人的命运是有定数的。法，即取法，效法。和，即调和。术数，此指养生的正确方法。

⑪劳：此处指过度的劳累。

⑫形与神俱：肉体与精神协调一致，整个生命力得以旺盛。俱，偕同之意。

⑬天年：指人的天赋年寿。

⑭浆：在此指米汤。

⑮真：指先天的真气，即受之于先天的生命原动力。

⑯持满：这里指保持精气的充足饱满。

⑰不时御神：不善于驾驭和使用精神，即妄耗神气。时，即善也。小雅頍弁篇："尔淆既时"。

⑱圣人：对精通世事，智慧超常的人的敬称，此当指深懂养生之道的人。

⑲虚邪贼风：泛指一切不正常的气候变化和有害人体的外界致病因素。高士宗注："四时不正之气，皆谓之虚邪贼风。"由于邪气常乘人体之虚而入侵，故称"虚邪"；六淫之害，亦常于不知不觉中偷袭人体，故称"贼风"。

⑳恬惔虚无：心中清静平和，没有任何杂念。恬，静。惔，安。虚无，无杂念。

㉑惧：指焦虑。《荀子》解蔽："故有知非以虑是，则谓之惧。"

㉒任其服：随便穿什么衣服。任，随意。

㉓朴：这里指朴实无华。

㉔不惧于物：不因外界事物的变化而动心焦虑，即前"心安而不惧"之义。

㉕德全不危：心中领会了修身养性的方法，从而不受内外病因的危害。德，修养而有得于心。全，具备。危，危害。

㉖材力：这里指精力，即生殖能力。

㉗邪：同“耶”，表示疑问的语气词。

㉘天数：自然的定数。此处指生理的自然规律。

㉙发长：指头发开始茂盛。长，即茂盛之意，四气调神大论王冰注：“长，外茂也。”

㉚天癸：促进生殖功能的物质，称为天癸。它的产生，是肾气作用的结果，并以阴精为其物质基础。

㉛任脉：指奇经八脉之一，其脉起于中极之下，循行于腹部、胸部、咽喉，向上到下颌部，环绕口唇，沿面颊，到达目下。

㉜太冲脉：冲脉，奇经八脉之一，其脉起于气冲穴部位，与足少阴肾经相并，挟脐旁上行，到胸中后分散。本脉的病候主要表现为气上冲心，月经不调，崩漏，不孕等证。

㉝真牙：指智齿。即生长最迟的第三臼齿，俗称尽头牙，古又称齻。

㉞焦：同“憔”，即憔悴。

㉟地道不通：指月经停止来潮，进入绝经期。王冰注：“经水绝止，是为地道不通。”

㊱阴阳和：指男女两性交合。又，日人喜多村直宽《素问劄记》云：“阴阳和，盖谓男子二八而阴阳气血调和耳，王注为男女构精之义，恐非也。”按：阴阳和，释为男女两性交合，本王冰注，历代注家多仍之。

㊲发鬓颁白：指头发和两鬓花白。鬓，颊侧耳际的毛发。“颁”，同“斑”。颁白，即白黑相杂，俗曰花白。

㊳解堕：同“懈堕”，即怠惰无力。

㊴真人：修真得道之人。此指掌握了天地阴阳变化规律，使精神形体完全适应自然的要求而达到养生最高标准的人。

㊵提挈天地，把握阴阳：指掌握天地阴阳变化规律。提挈，提举的意思，与下"把握"为互词，引申为掌握。

㊶呼吸精气：指呼吸最清新的空气。此处强调真人善于选择环境，吸收最精纯的清气，调节呼吸运动，以达到养生之目的，这种活动，当属于气功中"调息"的范围。

㊷独立守神：独立，超然独处，脱离世俗干扰的意思。守神，自我控制精神，注意力集中于体内，而不外驰。

㊸肌肉若一：指通过锻炼，使全身筋骨肌肉达到高度的协调统一。

㊹寿敝天地，无有终时：长生不老的意思。这是对"真人"养生效果的夸张说法。

㊺至人：指修养高深，思想行为与"真人"相似的人。

㊻游行天地之间，视听八达之外：指自我控制精神的练功方法，但与上文"独立守神"的具体做法不同，这里的做法是使神志开放，驰骋于广阔的自然界，而将视觉、听觉的注意力集中于邈远的八方之外。达，即通达。八达，即达于四面八方。

㊼从八风之理：八风，指东、西、南、北、东南、西南、东北、西北八方之风。

㊽举不欲观于俗：举动不欲炫耀于世俗。观，炫耀的意思。

㊾贤人：德才兼备的人。

【译文】

从前的黄帝，生来十分聪明，很小的时候就善于言谈，幼年时对周围事物领会得很快，长大之后既敦厚又勤勉，及至成年之时，登上了天子之位。

他向岐伯问道：我听说上古时候的人，年龄都能超过百岁，动作不显衰老；现在的人，年龄刚至半百，而动作就都衰弱无力了，这是时代不同所造成的呢，还是今天的人们不会养生所造成的呢？

岐伯回答说：上古时代的人，那些懂得养生之道的，能够取法于天地阴阳自然变化之理而加以适应，调和养生的方法，使之达到正确的标准。饮食有所节制，作息有一定规律，既不妄事操劳，又避免过度的房事，所以能够形神俱旺，协调统一，活到天赋的自然年龄，超过百岁才离开人世；现在的人就不是这样了：把酒当水浆，滥饮无度，使反常的生活成为习惯，醉酒行房，因恣情纵欲而使阴精竭绝，因满足嗜好而使真气耗散，不知谨慎地保持精气的充满，不善于统驭精神，而专求心志的一时之快，违逆人生乐趣，起居作息毫无规律，所以到半百之年就衰老了。

古代深懂养生之道的人在教导普通人的时候，总要讲到对虚邪贼风等致病因素，应及时避开，心情要清静安闲，排除杂念妄想，以使真气顺畅，精神守持于内，这样，疾病就无从发生。因此，人们就可以心志安闲，少有欲望，情绪安定而没有焦虑，形体劳作而不使疲倦，真气因而调顺，各人都能随其所欲而满足自己的愿望。因此人们无论吃什么食物都觉得甘美，随便穿什么衣服也都感到满意，大家喜爱自己的风俗习尚，愉快地生活，社会地位无论高低，都不相倾慕，所以这些人称得上朴实无华。因而任何不正当的嗜欲都不会引起他们注目，任何淫乱邪僻的事物也都不能惑乱他们的心志。无论愚笨的、聪明的，能力大的还是能力小的，都不因外界事物的变化而动心焦虑，所以符合养生之道。他们之所以能够年龄超过百岁而动作不显得衰老，正是由于领会和掌握了修身养性的方法而身体不被内外邪气干扰危害所致。

黄帝说：人年纪老的时候，不能生育子女，是由于精力衰竭了呢，还是受自然规律的限定呢？

岐伯说：女子到了七岁，肾气盛旺起来，乳齿更换，头发开始茂盛。十四岁时，天癸产生，任脉通畅，太冲脉旺盛，月经按时来潮，具备了生育子女的能力。二十一岁时，肾气充满，真牙生出，牙齿就长全了。二十八岁时，筋骨强健有力，头发的生长达到最茂盛的阶段，此时身体最为强壮。三十五岁时，阳明经脉气血逐渐衰弱，面部开始憔悴，头发也开始脱落。四十二岁时，三阳经脉气血衰弱，面部憔悴无华，头发开始变白。四十九岁时，任脉气血虚弱，太冲脉的气血也衰少了，天癸枯竭，月经断绝，所以形体衰老，失去了生育能力。

男子到了八岁，肾气充实起来，头发开始茂盛，乳齿也更换了。十六岁时，肾气旺盛，天癸产生，精气满溢而能外泻，两性交合，就能生育子女。二十四岁时，肾气充满，筋骨强健有力，真牙生长，牙齿长全。三十二岁时，筋骨丰隆盛实，肌肉亦丰满健壮。四十岁时，肾气衰退，头发开始脱落，牙齿开始松动。四十八岁时，上部阳气逐渐衰竭，面部憔悴无华，头发和两鬓花白。五十六岁时，肝气衰弱，筋的活动不能灵活自如。六十四岁时，天癸枯竭，精气少，肾脏衰，形体衰疲，牙齿头发脱落。肾主水，接受其他各脏腑的精气而加以贮藏，所以五脏功能旺盛，肾脏才能外泻精气。现在年老，五脏功能都已衰退，筋骨懈惰无力，天癸已竭。所以发鬓都变白，身体沉重，步伐不稳，也不能生育子女了。

黄帝说：有的人年纪已老，仍能生育，是什么道理呢？岐伯说：这是他天赋的精力超过常人，气血经脉保持畅通，肾气有余的缘故。这种人虽有生育能力，但男子一般不超过六十四岁，女子一般不超过四十九岁，精气便枯竭了。

黄帝说：掌握养生之道的人，年龄都可以达到一百岁左右，还能生育吗？岐伯说：掌握养生之道的人，能防止衰老而保全形体，虽然年高，也能生育子女。

黄帝说：我听说上古时代有称为真人的人，掌握了天地阴阳变化的规律，能够调节呼吸，吸收精纯的清气，超然独处，令精神守持于内，锻炼身体，使筋骨肌肉与整个身体达到高度的协调，所以他的寿命同于天地而没有终了的时候，这是他修道养生的结果。

中古的时候，有称为至人的人，具有纯厚的道德，能全面地掌握养生之道，和调于阴阳四时的变化，离开世俗社会生活的干扰，积蓄精气，集中精神，使其远驰于广阔的天地自然之中，让视觉和听觉的注意力守持于八方之外，这是他延长寿命和强健身体的方法，这种人也可以归属真人的行列。

其次有称为圣人的人，能够安处于天地自然的正常环境之中，顺从八风的活动规律，使自己的嗜欲同世俗社会相应，没有恼怒怨恨之情，行为不离开世俗的一般准则，穿着装饰普通纹彩的衣服，举动也没有炫耀于世俗的地方，在外，他不使形体因为事务而劳累，在内，没有任何思想负担，以安静、愉快为目的，以悠然自得为满足，所以他的形体不易衰惫，精神不易耗散，寿命也可达到百岁左右。

其次有称为贤人的人，能够依据天地的变化，日月的升降，星辰的位置，以顺从阴阳的消长和适应四时的变迁，追随上古真人，使生活符合养生之道，这样的人也能增益寿命，但有终结的时候。

四气调神大论篇第二

精解导读

一、具体叙述了在一年四季中适应气候变化的摄生法则。而适应气候变化,是养生方法中的关键。

二、指出了违反四时气候的变化规律,是导致疾病发生的因素,从而进一步指出疾病预防思想的重要性。

【原文】

春三月,此谓发陈①,天地俱生,万物以荣。夜卧早起,广步于庭,被发缓形②,以使志生③,生而勿杀,予而勿夺,赏而勿罚,此春气之应,养生之道④也。逆之则伤肝,夏为寒变,奉长者少⑤。

夏三月,此谓蕃秀⑥。天地气交,万物华实,夜卧早起,无厌于日⑦,使志无怒,使华英成秀⑧,使气得泄,若所爱在外⑨,此夏气之应,养长之道⑩也。逆之则伤心,秋为痎疟,奉收者少,冬至重病⑪。

秋三月,此谓容平⑫。天气以急⑬,地气以明,早卧早起,与鸡俱兴⑭,使志安宁,以缓秋刑⑮,收敛神气,使秋气平,无外其志,使肺气清,此秋气之应,养收之道⑯也。逆之则伤肺,冬为飧泄⑰,奉藏者少。

冬三月,此谓闭藏⑱,水冰地坼⑲,无扰乎阳。早卧晚起,必待日光,使志若伏若匿,若有私意,若已有得,去寒就温,无泄皮肤,使气亟⑳夺,此冬气之应,养藏之道㉑也。逆之则伤肾,春为痿厥㉒,奉生者少。

天气,清净光明者也,藏德不止㉓,故不下也。天明则日月不明,邪害空窍㉔。阳气者闭塞,地气者冒明㉕,云雾不精㉖,则上应白露㉗不下,交通不表㉘,万物命故不施㉙,不施则名木㉚多死,恶气发㉛,风雨不节,白露不下,则菀槁㉜不荣。贼风数至,暴雨数㉝起,天地四时不相保㉞,与道相失,则未央㉟绝灭。唯圣人从之,故身无奇病,万物不失,生气不竭。

逆春气,则少阳㊱不生,肝气内变。逆夏气,则太阳不长,心气内洞[37]。逆秋气，则太阴不收，肺气焦满[38]。逆冬气，则少阴不藏，肾气独沉[39]。夫四时阴阳[40]者，万物之根本也。所以圣人春夏养阳，秋冬养阴[41]，以从其根，故与万物沉浮于生长之门[42]。逆其根，则伐其本，坏其真矣。故阴阳四时者，万物之终始也，死生之本也。逆之则灾害生，从之则苛疾[43]不起，是谓得道。道者，圣人行之，愚者佩[44]之。从阴阳则生，逆之则死，从之则治，逆之则乱，反顺为逆，是谓内格[45]。

是故圣人不治已病治未病，不治已乱治未乱，此之谓也。夫病已成而后药之，乱已成而后治之，譬犹渴而穿井，斗而铸锥[46]，不亦晚乎！

【注释】

①发陈：推陈出新。

②被发缓形：披散开头发，解开衣带，舒缓形体。被，同“披”。

③以使志生：指通过调摄精神，保持情志舒发、愉快，以适应春生之气。

④养生之道：这是总结上文的调神方法，强调这些方法是保养春生之气的规范。

⑤逆之则伤肝，夏为寒变，奉长者少：若春天逆于养生之道，则肝气受损，提供给夏长的条件不良，至夏季则长养之气不足，而易发生寒性病变。

⑥蕃秀：指繁茂秀美。蕃，繁茂；秀，秀丽。

⑦无厌于日：指不要讨厌天长。

⑧使华英成秀：王冰注：“缓阳气则物化……物化则华英成秀。”《太素》卷二顺养注：“使物华皆得秀长。”《类经》二卷第四注：

"使志无怒则华英成秀。华英,言神气也。"

⑨若所爱在外:这里指形容精神外向,意气舒展,对周围事物兴趣浓厚。

⑩养长之道:即夏季,自然万物处于长势旺盛的阶段,人类亦如此,根据这个季节及生物发展阶段的特征,来调摄精神的方法,即为"养长之道"。

⑪冬至重病:有两种解释:一种"重"读平声,音虫。王冰注:"冬水胜火,故重病于冬至之时也。"马莳注:"不特秋时为病也,肺金不能生肾水,则冬为重病者有矣。"一种"重"读去声,音众。《太素》卷二顺养注:"奉秋收之道不足,得冬之气成热中,病重也。"张志聪注:"至冬时寒水当令,无阳热温配,故冬时为病,甚危险也。"两义皆通,前说义似长。

⑫容平:指自然界万物的形态平定下来,不再繁盛地生长。王冰注:"万物夏长,华实已成,容状至秋平而定也。"又,王玉川曰:"容,受盛之意。平,丰收之意。收获物装满容器,是谓容平。此处容平者,即丰收季节的别称。《说文》:'容,盛也。'今装物之具亦称为容器。《汉书》食货志:'进业曰登,再登曰平,三登曰泰平。'可见,平有丰收之义。秋天是万物成熟收获的季节,所以秋三月称为容平。"可参。

⑬天气以急,地气以明:指天空的风气劲急,地面的景象清肃。《类经》一卷第四注:"风气劲疾曰急,物色清肃曰明。"

⑭与鸡俱兴:指比喻人的起卧和鸡的活动时间相同,家鸡在黄昏时即入舍归宿,天亮时就开始活动,人若随之,即为早卧早起。张志聪注:"鸡鸣早而出埘晏,与鸡俱兴,与春夏之早起少迟,所以养秋收之气也。"

⑮使志安宁,以缓秋刑:《类经》一卷第四注:"阳和日退,阴

寒日生,故欲神志安宁,以避肃杀之气。"秋刑,即指秋令收敛、肃杀之气。

⑯养收之道:即秋气收敛,人与之相应,气机逐渐肃收,调摄。

⑰飧泄:指消化不良导致泻泄的一种疾病,多属寒症。

⑱闭藏:即生机潜伏,阳气内藏。

⑲坼:即裂开。

⑳使气亟夺:指使阳气不断地损失。亟,频数。夺,失。

㉑养藏之道:指保养人体闭藏机能的方法,即为"养藏之道"。

㉒痿厥:手足软弱无力称为痿,逆冷称为厥。

㉓藏德不止:《类经》一卷第五注:"天德不露,故曰藏德。健运不息,故曰不止。"德,在此指推动宇宙自然万物运动变化生生不息的力量,包括着使万物依四时之序而生长收藏的力量。天藏蓄着这样的力量,运行不息,故称藏德不止。

㉔空窍:空,同孔。空窍,同义复词,孔窍之意,此指自然界的山川。

㉕地气者冒明:指地所秉持的阴气遮蔽阳光。冒,即蒙蔽覆盖之意。

㉖云雾不精:指云雾弥漫,日光不清明。精,在此作清明解。

㉗白露:泛指雨露。

㉘交通不表:天地之气不显现上下交通之状,亦即天地不交之意。表,表现,显露。

㉙万物命故不施:万物的生命不能延续。施,即延也。

㉚名木:指高大的树木。

㉛恶气发:指有害于生物的气候发作。

㉜菀槀:茂盛的禾苗。菀,即茂盛。槀,即禾秆,这里泛指禾苗。

㉝数：即屡次。

㉞天地四时不相保：指天地四时阴阳紊乱，不能循守着一定的规律。保，循守之意。

㉟未央：指未到一半。

㊱少阳、太阳、太阴、少阴：古人认为春夏属阳，秋冬属阴，一年四季阴阳消长随时令而变异，并用少阳代表春令的阳气，太阳代表夏令的阳气，太阴代表秋令的阴气，少阴代表冬令的阴气，用以说明四时阴阳消长的变化。

㊲心气内洞：即心气内虚之意。洞，即中空。

㊳肺气焦满：焦，同"憔"，此指肺热叶焦，满，这里指胸中胀满。

㊴肾气独沉：即肾气乃沉。独，在此作"乃"字解。

㊵四时阴阳：四时，即春、夏、秋、冬四季，因春夏属阳，秋冬属阴，阴阳之气随四季变化而消长，故称四时阴阳。

㊶春夏养阳，秋冬养阴：当春夏之时，蓄养阳气，秋冬之时，蓄养阴气。

㊷沉浮于生长之门：沉浮，指随着生长收藏的规律而运动。生长之门，即生命活动的生长收藏的途径。

㊸苛疾：指重病。

㊹佩：通"倍"，违逆之意。

㊺内格：指体内的生理性能与四时阴阳格拒，不能相适应。

㊻锥：这里泛指兵器。

【译文】

春季的三个月，谓之发陈，是推陈出新，生命萌发的时令。天地自然，都富有生气，万物显得欣欣向荣。此时，人们应该入夜即睡眠，早些起身，披散开头发，解开衣带，使形体舒缓，放宽步子，在庭院中漫步，使精神愉快。胸怀开畅，保持万物的生机。不要滥行杀伐，多施与，少敛夺，多奖励，少惩罚，这是适应春季的时令，保养生发之气的方法。如果违逆了春生之气，便会损伤肝脏，使提供给夏长之气的条件不足，到夏季就会发生寒性病变。

夏季的三个月，谓之蕃秀，是自然界万物繁茂秀美的时令。此时，天气下降，地气上腾，天地之气相交，植物开花结实，长势旺盛，人们应该在夜晚睡眠，早早起身，不要厌恶长日，情志应保持愉快，切勿发怒，要使精神之英华适应夏气以成其秀美，使气机宣畅，通泄自如，精神外向，对外界事物有浓厚的兴趣。这是适应夏季的气候，保护长养之气的方法。如果违逆了夏长之气，就会损伤心脏，使提供给秋收之气的条件不足，到秋天容易发生疟疾，冬天再次发生疾病。

秋季的三个月，谓之容平，自然景象因万物成熟而平定收敛。此时，天高风急，地气清肃，人应早睡早起，和鸡的活动时间相仿，以保持神志的安宁，减缓秋季肃杀之气对人体的影响；收敛神气，以适应秋季容平的特征，不使神思外驰，以保持肺气的清肃功能，这就是适应秋令的特点而保养人体收敛之气的方法。若违逆了秋收之气，就会伤及肺脏，使提供给冬藏之气的条件不足，冬天就要发生飧泄病。

冬天的三个月，谓之闭藏，是生机潜伏、万物蛰藏的时令。当此时节，水寒成冰，大地龟裂，人应该早睡晚起，待到日光照耀时起床才好，不要轻易地扰动阳气，妄事操劳，要使神志既有波动又深藏于内，好像有个人的隐秘，严守而不外泄，又像得到了渴望得到的东西，把它秘藏起来一样；要躲避寒冷，求取温暖，不要使皮肤开泄而令阳气不断地损失，这是适应冬季的气候而保养人体闭藏机能的方法。违逆了冬令的闭藏之气，就要损伤肾脏，使提供给春生之气的条件不足，春天就会发生痿厥之疾。

天气，是清净光明的，蕴藏天德，运行不止，由于天不暴露自己的光明德泽，所以永远保持它内蕴的力量而不会下泄。如果天气阴霾晦暗，就会出现日月昏暗，阴霾邪气侵害山川，阳气闭塞不通，大地昏蒙不明，云雾弥漫，日色无光，相应的雨露不能下降。天地之气不交，万物的生命就不能绵延。生命不能绵延，自然界高大的树木也会死亡。恶劣的气候发作，风雨无时，雨露当降而不降，草木不得滋润，生机郁塞，茂盛的禾苗也会枯槁不荣。贼风频频而至，暴雨不时而作，天地四时的变化失去了秩序，违背了正常的规律，致使万物的生命未及一半就夭折了。只有圣人能适应自然变化，注重养生之道，所以身无大病，因不背离自然万物的发展规律，而生机不会竭绝。

违逆了春生之气，少阳就不生发，以致肝气内郁而发生病变。违逆了夏长之气，太阳就不能盛长，以致心气内虚。违逆了秋收之气，太阴就不能收敛，以致肺热叶焦而胀满。违逆了冬藏之气，少阴就不能潜藏，以致肾气不蓄，出现注泄等疾病。四时阴阳的变化，是万物生命的根本，所以圣人在春夏季节保养阳气以适应生长的需要，在秋冬季节保养阴气以适应收藏的需要，顺从了生命发展的根本规律，就能与万物一样，在生、长、收、藏的生命过程中运动发展。如果违逆了这个规律，就会戕伐生命力，破坏真元之气。因此，阴阳四时是万物的终结，是盛衰存亡的根本。违逆了它，就会产生灾害；顺从了它，就不会发生重病。这样便可谓懂得了养生之道。对于养生之道，圣人能够加以实行，愚人则时常有所违背。顺从阴阳的消长就能生存，违逆了就会死亡。顺从了它就会正常，违逆了它就会乖乱。相反，如背道而行，就会使机体与自然环境相格拒。

所以圣人不等病已经发生再去治疗，而是治疗在疾病发生之前；如同不等到乱事已经发生再去治理，而是治理在它发生之前。如果疾病已发生，然后再去治疗，乱子已经形成，然后再去治理，那就如同临渴而掘井，战乱发生了再去制造兵器，那不是太晚了吗？

生气通天论篇第三

精解导读

一、人的生命活动与自然界有着密切关系，这是"天人相应"的观点，为全篇的中心思想。

二、指出四时气候和饮食五味都能影响五脏而致病。

【原文】

黄帝曰：夫自古通天者，生之本，本于阴阳，天地之间，六合之内①，其气九州②、九窍③、五脏、十二节④，皆通乎天气。其生五⑤，其气三⑥，数犯此者，则邪气伤人，此寿命之本也。

苍天之气⑦清净，则志意治⑧，顺之则阳气固，虽有贼邪⑨弗能害也，此因时之序。故圣人抟⑩精神，服⑪天气，而通神明⑫。失之则内闭九窍，外壅肌肉，卫气散解，此谓自伤，气之削⑬也。

阳气者，若天与日，失其所，则折寿而不彰⑭。故天运⑮当以日光明，是故阳因而上，卫外者也。

因于寒，欲如运枢，起居如惊，神气乃浮⑯。因于暑，汗，烦则喘喝，静则多言，体若燔炭⑰，汗出而散。因于湿，首如裹⑱，湿热不攘⑲，大筋緛短，小筋弛长⑳，緛短为拘㉑，弛长为痿。因于气㉒，为肿，四维相代，阳气乃竭㉓。

阳气者，烦劳则张㉔，精绝，辟积㉕于夏，使人煎厥㉖。目盲不可以视，耳闭不可以听，溃溃乎若坏都，汩汩乎不可止㉗。

阳气者，大怒则形气绝㉘，而血菀㉙于上，使人薄厥㉚。有伤于筋，纵，其若不容㉛。汗出偏沮㉜，使人偏枯㉝。汗出见湿，乃生痤疿㉞。高梁㉟之变，足生大丁㊱，受如持虚㊲。劳汗当风，寒薄为皶㊳，郁乃痤。

阳气者，精则养神，柔则养筋㊴。开阖㊵不得，寒气从之，乃生大偻㊶。陷脉为瘘，留连肉腠㊷，俞气化薄㊸，传为善畏，及为惊骇，营气不从，逆于肉理，乃生痈肿。魄汗㊹未尽，形弱而气烁㊺，穴俞以闭，发为风疟㊻。

故风者，百病之始也，清静㊼则肉腠闭拒㊽，虽有大风苛毒㊾，弗之能害，此因时之序也。

故病久则传化㊿，上下不并㉕¹，良医弗为。故阳畜㉕²积病死，而阳气当隔，隔者当泻，不亟㉕³正治，粗㉕⁴乃败之。

故阳气者，一日而主外，平旦㉕⁵人气生，日中而阳气隆，日西而阳气已虚，气门㉕⁶乃闭。是故暮而收拒，无扰筋骨，无见雾露，反此三时，形乃困薄。

岐伯曰：阴者，藏精而起亟㉕⁷也；阳者，卫外而为固也。阴不胜其阳，则脉流薄疾㉕⁸，并㉕⁹乃狂。阳不胜其阴，则五脏气争，九窍不通。是以圣人陈阴阳㉖⁰，筋脉和同，骨髓坚固，气血皆从。如是则内外调和，邪不能害，耳目聪明，气立如故㉖¹。

风客㉖²淫㉖³气，精乃亡㉖⁴，邪伤肝㉖⁵也。因而饱食，筋脉横解㉖⁶，肠澼㉖⁷为痔。因而大饮，则气逆㉖⁸。因而强力㉖⁹，肾气乃伤，高骨乃坏⑩。

凡阴阳之要，阳密乃固⑪，两者不和⑫，若春无秋，若冬无夏，因而和之，是谓圣度⑬。故阳强不能密，阴气乃绝⑭，阴平阳秘⑮，精神乃治，阴阳离决，精气乃绝。

因于露风⑯，乃生寒热。是以春伤于风，邪气留连，乃为洞泄⑰。夏伤于暑，秋为痎疟。秋伤于湿，上逆而咳，发为痿厥⑱。冬伤于寒，春必温病。四时之气，更伤五脏。

阴⑲之所生，本在五味⑳，阴之五宫㉑，伤在五味。是故味过于酸，肝气以津，脾气乃绝㉒。味过于咸，大骨气劳，短肌，心气抑㉓；味过于甘，心气喘满，色黑，肾气不衡㉔。味过于苦，脾气不濡，胃气乃厚㉕。味过于辛，筋脉沮弛，精神乃央㉖。是故谨和五味，骨正筋柔，气血以流，腠理㉗以密，如是则骨气以精㉘，谨道如法㉙，长有天命。

【注释】

①六合之内：指天地之间。六合，东西南北四方及上下。

②九州：指古代之行政区划，如古有冀、兖、青、徐、扬、荆、豫、梁、雍九州。

③九窍：指眼、耳、口、鼻及二阴。

④十二节：指四肢十二个大关节。

⑤其生五：指天气衍生五行。

⑥其气三：这里指阴阳之气各分为三，即太阴、少阴、厥阴与太阳、少阳、阳明。

⑦苍天之气：这里指天气而言。

⑧治：指调畅平和。

⑨贼邪：指外界致病因素。

⑩抟:"专"的古字,在此作"专一"解。

⑪服:服从,顺应。

⑫神明:这里指阴阳不测之机。

⑬削:削弱。

⑭失其所,则折寿而不彰:阳气失去了应有的位次,就会折损寿命,生命的机能也会微弱。

⑮天运:指天体的运行。

⑯欲如运枢,起居如惊,神气乃浮:欲,应该。运枢,指阳气在内运动而不外泄,像门轴在门臼内转动一样。起居如惊,指起居匆急,而不能谨慎地避让寒气。浮,即浮越于外。这段经文总的意思是,阳气应像门轴在门臼内运转一样不向外泄,如果起居匆急,则阳气扰动外泄,而使神气浮越。

⑰体若燔炭:此处形容病人发高热,像炭火烧灼一样。燔,烧灼。

⑱首如裹:这里指头部沉重不爽。

⑲攘:排除。

⑳大筋䐃短,小筋弛长:此指大小诸筋短缩或弛长。䐃,即收缩。

㉑拘:指踡缩不伸而拘挛。

㉒气:此处指风邪而言。

㉓四维相代,阳气乃竭:四种邪气(寒、暑、湿、风)维系不离,相互更代伤人,就会使阳气倾竭。四,指上文的四种邪气。维,维系不离,即连续之意。

㉔张:指亢盛而外张。

㉕辟积:辟通"襞",襞积,指衣裙之褶。

㉖煎厥:即病名。为阳盛消烁煎熬阴液而致昏厥的病症。

㉗溃溃乎若坏都，汩汩乎不可止：形容煎厥发病时，神志昏乱，就像都城崩毁，国家大乱，其病势急骤难以控制之状。《类经》十三第五注曰："阴以阳亏，精因气竭，精神日消，渐至衰败，真溃溃乎若都邑之坏，汩汩乎其去不可绾也。"溃溃，乱的意思。《诗》大雅·召旻："溃溃回遹。"传："溃溃，乱也。"都，《释名》释州国："国城曰都，都者国君所居。"汩汩，急流不止之状，枚乘《七发》："混汩汩兮。"济注："疾流貌。"按：此处用以形容病势发展急骤难以控制。汩汩，可引申为急乱，如杜甫："汩汩避群盗，悠悠经十年。"又，马莳注："溃溃乎若都之坏也，真汩汩乎不可止者。都，所以防水。溃溃，坏貌。汩汩，流貌。盖言疾势不可遏也。"刘衡如云："按《初学记》卷七引《风俗通》云：'湖，都也，流渎四面所隈都也。'《御览》六十六引文略同。今本《风俗通》山泽第十脱前'都也'二字及后一'都'字。《广雅》释地：'都，池也。'《水经注》卷六文水注：'水泽所聚谓之都，亦曰潴。'此间作水泽所聚之湖池解，与上下文义方合。"此说可参。

㉘形气绝：此指血随气升而淤积于上而与身体的其他部位隔绝。

㉙菀：指郁积。

㉚薄厥：病名。因大怒等情志刺激而导致气血逆乱，甚者昏厥不省人事。

㉛其若不容：指诸筋弛缓而不用，即不能随意运动。若，在此有"乃"义。

㉜汗出偏沮：指半身出汗，半身无汗。沮，即止的意思。偏沮，指半身汗不得出。

㉝偏枯：即半身不遂。

㉞痤疿：《类经》十三卷第五注："痤，小节也。疿，暑疹也。"

㉟高粱：通"膏粱"，泛指肥甘厚味之品。

㊱足生大丁:即足以导致疔疮的生长。丁,同"疔"。

㊲受如持虚:形容很容易受病。

㊳皶:即粉刺。

㊴精则养神,柔则养筋:倒装句,其意为养神则精,养筋则柔,指阳气的生理功能,养神而使其爽慧,养筋而使其柔韧。精,在此作"神爽"解。

㊵开阖:指汗孔的开张与闭合。

㊶大偻:身体俯曲,不能直立。偻,即背脊弯曲。

㊷陷脉为瘘,留连肉腠:此处指寒气深入脉中及肌肉腠理之间,积久发为溃疡,形成管道,脓水由此而出,久不收口。瘘,指瘘管。

㊸俞气化薄:这里指由腧穴侵入的寒气,内传而迫及五脏。俞,腧穴,经脉输注气血的孔道。化,传化。薄,迫。

㊹魄汗:这里指身汗。魄,在此指身体。

㊺气烁:气消。烁,即消也。

㊻穴俞以闭,发为风疟:《类经》十三卷第五注:"汗出未止,卫气未固,其时形气正在消弱,而风寒薄之,俞穴随闭,邪气留止,郁而为疟,以所病在风,故名风疟。金匮真言论曰:'夏暑汗不出者,秋成风疟。'亦言俞穴之闭也,其义即此。"

㊼清静:指精神活动安静守常,劳逸适度。

㊽肉腠闭拒:指肌肉腠理密闭而抗拒外邪的能力。

㊾大风苛毒:泛指剧烈的致病因素。

㊿病久则传化:指患病时间久了,病邪就要沿某种途径内传深入,病机也会发生一定的转化。

㉛上下不并:此处指上下不通,阴阳之气阻隔。

㉜畜:同"蓄"。

㉝亟:即因速。

(54)粗：这里指技术粗浅。

(55)平旦：指清晨太阳刚刚冒出地平线的时候。

(56)气门：即汗孔。

(57)起亟：不断地扶持和支援。起，在此有扶持、支援的意思。

(58)脉流薄疾：即脉中气血流动迫促。薄，有力，盛大。疾，快速。

(59)并：这里指合并、加重的意思。

(60)陈阴阳：使阴阳相等，各无偏胜，也即令阴阳平衡之意。

(61)气立如故：指气机正常运行。立，即在此作“行”解。

(62)客：指外邪侵犯于身体。

(63)淫：即浸淫，发展。指邪气渐渐内侵。

(64)精乃亡：指风邪逐步侵害阳气，则阳气日损，而阴阳互根，阳损则阴耗，如不扭转这种趋势，则阴精必将耗竭。

(65)邪伤肝：指因风气与肝相通，风邪可损伤肝脏。

(66)筋脉横解：即筋脉纵缓的意思。横，放纵。

(67)肠澼：病名，痢疾的古称。多指肠游及痔疮等病症。

(68)大饮，则气逆：王冰注：“饮多则肺布叶举，故气逆而上奔也。”大，过量。逆，不顺。

(69)强力：指勉强用力，如强力撑举过重之物，强力入房等。

(70)高骨：指腰间脊骨。

(71)阳密乃固：指阳气致密，才能保护阴精，使阴精固守于内。

(72)两者不和：指阴阳不协调。

(73)圣度：这里指维持正常生理机能的最高标准。

(74)阳强不能密，阴气乃绝：阳气亢盛则外张，耗竭阴精；阳气不能致密，则外邪客入，亦损阴精。

(75)阴平阳秘：即阴气和平，阳气固密。秘，固密，不宣泄。

⑯露风：雾露风寒等外界致病因素。

⑰洞泄：指泻泄非常剧烈。

⑱痿厥：病名，即因气机不顺而致肢体痿弱不用的痿症。厥，逆的意思。

⑲阴：这里指阴精。

⑳五味：酸、苦、甘、辛、咸五种味道的饮食物或药物。有时亦单指这五种味觉。

㉑阴之五宫：即五脏。宫，即居室。

㉒味过于酸，肝气以津，脾气乃绝：因酸味入肝，适量的酸味可以养肝，太过则肝气淫逸过盛。从而导致脾气的衰竭。

㉓味过于咸，大骨气劳，短肌，心气抑：大骨气劳，指骨骼伤损。大骨，在此处泛指全身骨骼而言。短肌，即肌肉短缩。心气抑，指心气抑郁衰弱。张志聪注："过食咸则伤肾，故骨气劳伤。水邪盛则侮土，故肌肉短缩。水上凌心，故心气抑郁也。"

㉔味过于甘，心气喘满，色黑，肾气不衡：《类经》十三卷第五注："甘入脾，过于甘则滞缓上焦，故心气喘满。甘从土化，土胜则水病，故黑色见于外而肾气不衡于内。衡，平也。"

㉕味过于苦，脾气不濡，胃气乃厚：苦味属火，适量则因火生土而助脾；过之，则令脾气受损，燥而不润。脾虽喜燥，但过则损伤其机能，不能正常地运化胃中津液，致使胃气呆滞而呈胀满。濡，湿润。厚，在此作壅滞解。

㉖味过于辛，筋脉沮弛，精神乃央：《类经》十三卷第五注："沮，坏也。弛，纵也。央，殃同。辛入肺，过于辛则肺气乘肝，肝主筋，故筋脉沮弛。辛散气，则精神耗伤，故曰乃央"。

㉗腠理：泛指皮肤、肌肉、脏腑的纹理及皮肤、肌肉的交接处，通常多指后者而言，此乃渗泄汗液，流通气血和病邪出入的门户，

有抗御外邪入侵的作用。

(88)骨气以精：指骨气精壮，骨骼有力。

(89)谨道如法：指重视养生之道。

【译文】

黄帝说：自古以来，都以通于天气为生命的根本，而这个根本不外天之阴阳。天地之间，六合之内，大如九州之域，小如人的九窍、五脏、十二节，都与天气相通。天气衍生五行，阴阳之气又依盛衰消长而各分为三。如果经常违背阴阳五行的变化规律，那么邪气就会伤害人体。因此，适应这个规律是寿命得以延续的根本。

苍天之气清净，人的精神就相应地调畅平和，顺应天气的变化，就会阳气固密，虽有贼风邪气，也不能加害于人，这是适应时序阴阳变化的结果。所以圣人能够专心致志，顺应天气，而通达阴阳变化之理。如果违逆了适应天气的原则，就会内使九窍不通，外使肌肉壅塞，卫气涣散不固，这是人们不能适应自然变化所致，称为自伤，阳气会因此而受到削弱。

人身的阳气，如像天上的太阳一样重要，假若阳气失却了正常的位次而不能发挥其重要作用，人就会减损寿命或夭折，生命机能亦衰弱不足。所以天体的正常运行，是因太阳的光明普照而显现出来，而人的阳气也应在上在外，并起到保护身体，抵御外邪的作用。

因于寒，阳气应如门轴在门臼中运转一样活动于体内。若起居猝急，扰动阳气，则易使神气外越。因于暑，则汗多，烦躁时喝喝而喘，安静时多言多语。若身体发高热，则像炭火烧灼一样，一经出汗，热邪就能散去。因于湿，头部像有物蒙裹一样沉重。若湿热相兼而不得排除，则伤害大小诸筋，而出现短缩或弛纵，短缩的造成拘挛，弛纵的造成痿弱。因于风，可致浮肿。以上四种邪气维系缠绵不离，相互更代伤人，就会使阳气倾竭。

在人体烦劳过度时，阳气就会亢盛而外张，使阴精逐渐耗竭。如此多次重复，阳愈盛而阴愈亏，到夏季暑热之时，便易使人发生煎厥病，发作的时候眼睛昏蒙看不见东西，耳朵闭塞听不到声音，昏乱之势就像都城崩毁、急流奔泻一样不可收拾。

人的阳气，在大怒时就会上逆，血随气升而瘀积于上，与身体其他部位阻隔不通，使人发生薄厥。若伤及诸筋，使筋弛纵不收，而不能随意运动。经常半身出汗，可以演变为半身不遂。出汗的时候，遇到湿邪阻遏就容易发生小的疮疖和痱子。经常吃肥肉精米厚味，足以导致发生疔疮，患病很容易，就像以空的容器接受东西一样。在劳动汗出时遇到风寒之邪，迫聚于皮腠形成粉刺，郁积化热而成疮疖。

人的阳气，既能养神而使精神慧爽，又能养筋而使诸筋柔韧。汗孔的开闭调节失常，寒气就会随之侵入，损伤阳气，以致筋失所养，造成身体俯曲不伸。寒气深陷脉中，留连肉腠之间，气血不通而郁积，久而成为疮瘘。从腧穴侵入的寒气内传而迫及五脏，损伤神志，就会出现恐惧和惊骇的症象。由于寒气的稽留，营气不能顺利地运行，阻逆于肌肉之间，就会发生痈肿。汗出未止的时候，形体与阳气都受到一定的消弱，若风寒内侵，腧穴闭阻，就会发生风疟。

风是引起各种疾病的起始原因，而只要人体保持精神的安定和劳逸适度等养生的原则，那么，肌肉腠理就会密闭而有抗拒外邪的能力，虽有大风苛毒的侵染，也不能伤害，这正是循着时序的变化规律保养生气的结果。

病久不愈，邪留体内，则会内传并进一步演变，到了上下不通、阴阳阻隔的时候，虽有良医，也无能为力了。所以阳气蓄积，郁阻不通时，也会致死。对于这种阳气蓄积，阻隔不通者，应采用通泻的方法治疗，如不迅速正确施治，而被粗疏的医生所误，就会导致死亡。

人身的阳气，白天主司体表：清晨的时候，阳气开始活跃，并趋向于外；中午时，阳气达到最旺盛的阶段；太阳偏西时，体表的阳气逐渐虚少，汗孔也开始闭合。所以到了晚上，阳气收敛，拒守于内，这时不要扰动筋骨，也不要接近雾露。如果违反了一天之内这三个时间的阳气活动规律，形体被邪气侵扰则困乏而衰薄。

岐伯说：阴是藏精于内不断地扶持阳气的；阳是卫护于外使体表固密的。如果阴不胜阳，阳气亢盛，就使血脉流动迫促，若再受热邪，阳气更盛就会发为狂症。如果阳不胜阴，阴气亢盛，就会使五脏之气不调，以致九窍不通。所以圣人使阴阳平衡，无所偏胜，从而达到筋脉调和，骨髓坚固，血气畅顺。这样，则会内外调和，邪气不能侵害，耳目聪明，气机正常运行。

风邪侵犯人体，伤及阳气，并逐步侵入内脏，阴精也就日渐消亡，这是邪气伤肝所致。若饮食过饱，阻碍升降之机，会发生筋脉弛纵、肠澼及痔疮等病症。若饮酒过量，会造成气机上逆。若过度用力，会损伤肾气，腰部脊骨也会受到损伤。

大凡阴阳的关键，以阳气的致密最为重要。阳气致密，阴气就能固守于内。阴阳二者不协调，就像一年之中，只有春天而没有秋天，只有冬天而没有夏天一样。因此，阴阳的协调配合，相互为用，是维持正常生理状态的最高标准。所以阳气亢盛，不能固密，阴气就会竭绝。阴气和平，阳气固密，人的精神才会正常。如果阴阳分离决绝，人的精气就会随之而竭绝。

由于雾露风寒之邪的侵犯，就会发生寒热。春天伤于风邪，留而不去，会发生急骤的泄泻。夏天伤于暑邪，到秋天会发生疟疾病。秋天伤于湿邪，邪气上逆，会发生咳嗽，并且可能发展为痿厥病。冬天伤于寒气，到来年的春天，就要发生温病。四时的邪气，交替伤害人的五脏。

阴精的产生，来源于饮食五味。储藏阴精的五脏，也会因五味而受伤。因此过食酸味，会使肝气淫溢而亢盛，从而导致脾气的衰竭；过食咸味，会使骨骼损伤，肌肉短缩，心气抑郁；过食甜味，会使心气满闷，气逆作喘，颜面发黑，肾气失于平衡；过食苦味，会使脾气过燥而不濡润，从而使胃气壅滞；过食辛味，会使筋脉败坏，发生弛纵，精神受损。因此谨慎地调和五味，会使骨骼强健，筋脉柔和，气血通畅，腠理致密，这样，骨气就精强有力。所以重视养生之道，并且依照正确的方法加以实行，就会长期保有天赋的生命力。

金匮真言论篇第四

精解导读

一、从四时气候与五脏的关系，阐述季节性的多发病。

二、从一日之间的变化、体表部位以及脏腑位置等，来说明阴阳学说在医学上的灵活运用。

三、从以四时阴阳五行为中心来演绎、讨论人体脏腑功能和自然界气候变化的有机联系。

【原文】

黄帝问曰：天有八风，经有五风①，何谓？

岐伯对曰：八风发邪，以为经风，触五脏，邪气发病②。所谓得四时之胜③者，春胜长夏④，长夏胜冬，冬胜夏，夏胜秋，秋胜春，所谓四时之胜也。

东风生于春，病在肝，俞在颈项⑤。南风生于夏，病在心，俞在胸胁⑥。西风生于秋，病在肺，俞在肩背⑦。北风生于冬，病在肾，俞在腰股⑧。中央⑨为土，病在脾，俞在脊。

故春气者，病在头。夏气者，病在脏⑩。秋气者，病在肩背。冬气者，病在四支⑪。

故春善病鼽衄⑫，仲夏⑬善病胸胁，长夏善病洞泄寒中⑭，秋善病风疟⑮，冬善病痹厥⑯。

故冬不按跷⑰，春不鼽衄，春不病颈项，仲夏不病胸胁，长夏不病洞泄寒中，秋不病风疟，冬不病痹厥，飧泄而汗出也。

夫精者，身之本也，故藏于精者，春不病温。夏暑汗不出者，秋成风疟。此平人脉法也。

故曰：阴中有阴，阳中有阳。平旦至日中⑱，天之阳，阳中之阳也。日中至黄昏⑲，天之阳，阳中之阴也；合夜至鸡鸣⑳，天之阴，阴中之阴也。鸡鸣至平旦㉑，天之阴，阴中之阳也。故人亦应之。

夫言人之阴阳，则外为阳，内为阴。言人身之阴阳，则背为阳，腹为阴。言人身之脏腑中阴阳，则脏者为阴，腑者为阳，肝、心、脾、肺、肾五脏皆为阴，胆、胃、大肠、小肠、膀胱、三焦六腑皆为阳。所以欲知阴中之阴、阳中之阳者何也？为冬病在阴，夏病在阳，春病在阴，秋病在阳㉒，皆视其所在，为施针石㉓也。故背为阳，阳中之阳，心也。背为阳，阳中之阴，肺也[24]。腹为阴，阴中之阴，肾也。腹为阴，阴中之阳，肝也；腹为阴，阴中之至阴，脾也[25]。此皆阴阳表里内外雌雄相输应也[26]，故以应天之阴阳也。

帝曰：五脏应四时，各有收受[27]乎？岐伯曰：有。东方青色，入通于肝，开窍于目，藏精[28]于肝，其病发惊骇，其味酸，其类草木，其畜鸡，其谷麦，其应四时，上为岁星[29]，是以春气在头也，其音角[30]，其数八[31]，是以知病之在筋也，其臭臊。

南方赤色，入通于心，开窍于耳[32]，藏精于心，故病在五脏，其味苦，其类火，其畜羊，其谷黍，其应四时，上为荧惑星，是以知病之在脉也，其音徵，其数七，其臭焦。

中央黄色，入通于脾，开窍于口，藏精于脾，故病在舌本[33]，其味甘，其类土，其畜牛，其谷稷[34]，其应四时，上为镇星，是以知病之在肉也，其音宫，其数五，其臭香。

西方白色，入通于肺，开窍于鼻，藏精于肺，故病在背，其味辛，其类金，其畜马，其谷稻，其应四时，上为太白星，是以知病之在皮毛也，其音商，其数九，其臭腥。

北方黑色，入通于肾，开窍于二阴，藏精于肾，故病在溪[35]，其味咸，其类水，其畜彘[36]，其谷豆，其应四时，上为辰星，是以知病之在骨也，其音羽，其数六，其臭腐。

故善为脉者，谨察五脏六腑，一逆一从，阴阳、表里、雌雄之纪，藏之心意，合心于精，非其人勿教，非其真勿授，是谓得道。

【注释】

①经有五风：经，这里指经脉。五风，指外风伤于经脉，侵犯五脏后，分别称为肝风、脾风、心风、肺风、肾风。

②八风发邪……邪气发病：马莳注："八风发其邪气，以入于五

脏之经，风触五脏，邪气发病。"

③得四时之胜：四时，指一年中春、夏、长夏、秋、冬五个季节而言。胜，克制。五季与五行的配属关系是：春属木，夏属火，长夏属土，秋属金，冬属水，因五行的相克关系，而有季节之间的相胜关系，如下文所言的春胜长夏（木克土），长夏胜冬（土克水），冬胜夏（水克火），夏胜秋（火克金），秋胜春（金克木）。

④长夏：这里指夏秋两季之间，亦称季夏，即农历六月。

⑤东风生于春，病在肝，俞在颈项：东方的风生于春季，内伤于肝，故病在肝。春季万物发荣，其气向上，故其俞在颈项。

⑥南风生于夏，病在心，俞在胸胁：《类经》十五卷第二十七注："火气应于心，心脉循胸出胁，故俞在胸胁。"

⑦西风生于秋，病在肺，俞在肩背：《类经》十五卷第二十七注："金之气也，故病在肺。肺居上焦，附近肩背，故俞应焉。"

⑧北风生于冬，病在肾，俞在腰股：《类经》十五卷第二十七注："水之气也，故病在肾。腰为肾之府，与股接近，故俞应焉。"

⑨中央：既指方位，又指长夏季节。

⑩脏：这里指内脏中的心而言。

⑪支：同"肢"。

⑫鼽衄：鼻塞称为鼽。衄，指鼻出血。

⑬仲夏：即农历五月，夏季之中，称为仲夏，此泛指整个夏季。

⑭寒中：指寒气在中，即里寒之意。

⑮风疟：疾病的一种，即疟疾。

⑯痹厥：指手足麻木逆冷。即肢体疼痛麻木之病。

⑰按蹻：按摩导引，使阳气外发于四肢。这里泛指扰动阳气的各种运动。张志聪注："按蹻者，按摩导引，引阳气之通畅于四支。"

⑱平旦至日中：指清晨至中午。

⑲日中至黄昏：指中午至日落。

⑳合夜至鸡鸣：指日落至半夜。合夜，日落之后，黑夜到临之时。

㉑鸡鸣至平旦：指半夜至清晨。

㉒冬病在阴，夏病在阳，春病在阴，秋病在阳：张志聪注："冬病在肾，肾为阴中之阴，故冬病在阴；夏病在心，心为阳中之阳，故夏病在阳；春病在肝，肝为阴中之阳，故春病在阴；秋病在肺，肺为阳中之阴，故秋病在阳。"

㉓石：指砭石。古代因无金属针具，以尖石刺治疾病，称为砭石。

㉔背为阳，阳中之阳，心也。背为阳，阳中之阴，肺也：《类经》二卷第五注："盖心肺居于膈上，连近于背，故为背之二阳脏。"

㉕腹为阴……阴中之至阴，脾也：王冰注："肾为阴脏，位处下焦，以阴居阴，故为阴中之阴也。《灵枢经》曰：'肾为牝脏'。牝，阴也。肝为阳脏，位处中焦，以阳居阴，故为阴中之阳也。《灵枢经》曰：'肝为牡脏'。牡，阳也。脾为阴脏，位处中焦，以太阴居阴，故谓阴中之至阴也。《灵枢经》曰：'脾为牝脏'。牝，阴也。"

㉖此皆阴阳表里内外雌雄相输应也：表里、内外、雌雄，均指属性相对的事物。叙述人体阴阳划分情况的结语，概括地指出阴阳既相对立又相联系。输应，在此指联系和对应。

㉗收受：收，有集义。受，纳的意思。

㉘精：指五脏之精气而言。五脏别论云："所谓五脏者，藏精气而不泻也。"

㉙岁星、荧惑星、镇星、太白星、辰星：岁星，即木星；荧惑星，即火星；镇星，即土星；太白星，即金星；辰星，即水星。

㉚角、徵、宫、商、羽：为我国古代五声音阶的名称。

㉛八、七、五、九、六：八，木的成数；七，火的成数；五，土的生数；九，金的成数；六，水的成数。古人用数字表示水火木金土五行的生成，其生数为水一，火二，木三，金四，土五。

㉜开窍于耳：王冰注："舌为心之官，当言于舌，舌用非窍，故云耳也。缪刺论曰：手少阴之络，会于耳中。义取此也。"

㉝舌本：舌根。

㉞稷：指高粱。

㉟溪：气穴论云："肉之小会为溪。"

㊱彘：猪。

【译文】

黄帝问道：自然界有八风，人的经脉病变又有五风的说法，这是怎么回事呢？

岐伯答说：自然界的八风是外部的致病邪气，它侵犯经脉，产生经脉的风病，风邪还会继续循经脉而侵害五脏，使五脏发生病变。一年的五个季节，有相克的关系，如春胜长夏，长夏胜冬，冬胜夏，夏胜秋，冬胜春，某个季节出现了克制它的季节气候，这就是所谓四时相胜。

东风生于春季，病多发生在肝，肝的经气输注于颈项。南风生于夏季，病多发生于心，心的经气输注于胸胁。西风生于秋季，病多发生在肺，肺的经气输注于肩背。北风生于冬季，病多发生在肾，肾的经气输注于腰股。长夏季节和中央的方位属于土，病多发生在脾，脾的经气输注于脊。

所以春季邪气伤人，多病在头部；夏季邪气伤人，多病在心；秋季邪气伤人，多病在肩背；冬季邪气伤人，多病在四肢。

春天多发生鼽衄,夏天多发生在胸胁方面的疾患,长夏季多发生洞泄等里寒证,秋天多发生风疟,冬天多发生痹厥。

若冬天不进行按跷等扰动阳气的活动,来年春天就不会发生鼽衄和颈项部位的疾病,夏天就不会发生胸胁的疾患,长夏季节就不会发生洞泄一类的里寒病,秋天就不会发生风疟病,冬天也不会发生痹厥、飧泄、汗出过多等病症。

精,是人体的根本,所以阴精内藏而不妄泄,春天就不会得温热病。夏暑阳盛,如果不能排汗散热,到秋天就会酿成风疟病。这是诊察普通人四时发病的一般规律。

所以说:阴阳之中,还各有阴阳。白昼属阳,平旦到中午,为阳中之阳。中午到黄昏,则属阳中之阴。黑夜属阴,合夜到鸡鸣,为阴中之阴。鸡鸣到平旦,则属阴中之阳。人的情况也与此相应。

就人体阴阳而论,外部属阳,内部属阴。就身体的部位来分阴阳,则背为阳,腹为阴。从脏腑的阴阳划分来说,则脏属阴,腑属阳,肝、心、脾、肺、肾五脏都属阴,胆、胃、大肠、小肠、膀胱、三焦六腑都属阳。了解阴阳之中复有阴阳的道理是什么呢?这是要分析四时疾病的在阴在阳,以作为治疗的依据,如冬病在阴,夏病在阳,春病在阴,秋病在阳,都要根据疾病的部位采施用针刺和砭石的疗法。此外,背为阳,阳中之阳为心,阳中之阴为肺。腹为阴,阴中之阴为肾,阴中之阳为肝,阴中的至阴为脾。以上这些都是人体阴阳表里、内外雌雄相互联系又相互对应的例证,所以人与自然界的阴阳是相应的。

黄帝说:五脏除与四时相应外,它们各自还有相类的事物可以归纳起来吗?岐伯说:有。比如东方青色,与肝相通,肝开窍于目,精气内藏于肝,发病常表现为惊骇,在五味为酸,与草木同类,在五畜为鸡,在五谷为麦,与四时中的春季相应,在天体为岁星,春天阳气上升,所以其气在头,在五音为角,其成数为八,因肝主筋,所以它的疾病多发生在筋。此外,在嗅味为臊。

南方赤色,与心相通,心开窍于耳,精气内藏于心,在五味为苦,与火同类,在五畜为羊,在五谷为黍,与四时中的夏季相应,在天体为荧惑星,它的疾病多发生在脉和五脏,在五音为徵,其成数为七。此外,在嗅味为焦。

中央黄色,与脾相通,脾开窍于口,精气内藏于脾,在五味为甘,与土同类,在五畜为牛,在五谷为稷,与四时中的长夏相应,在天体为镇星,它的疾病多发生在舌根和肌肉,在五音为宫,其生数为五。此外,在嗅味为香。

西方白色,与肺相通,肺开窍于鼻,精气内藏于肺,在五味为辛,与金同类,在五畜为马,在五谷为稻,与四时中的秋季相应,在天体为太白星,它的疾病多发生在背部和皮毛,在五音为商,其成数为九。此外,在嗅味为腥。

北方黑色,与肾相同,肾开窍于前后二阴,精气内藏于肾,在五味为咸,与水同类,在五畜为彘,在五谷为豆,与四时中的冬季相应,在天体为辰星,它的疾病多发生在溪和骨,在五音为羽,其成数为六。此外,其嗅味为腐。

所以善于诊脉的医生,能够谨慎细心地审察五脏六腑的变化,了解其顺逆的情况,把阴阳、表里、雌雄的对应和联系,纲目分明地加以归纳,并把这些精深的道理,深深地记在心中。这些理论,至为宝贵,对于那些不是真心实意地学习而又不具备一定条件的人,切勿轻意传授,这才是爱护和珍视这门学问的正确态度。

第二卷

阴阳应象大论篇第五

精解导读

一、阐发了阴阳五行的基本规律,并指出它们在各方面的运用情况。

二、取法阴阳,阐明人体生理病理及调治大法。

三、取法阴阳,论述诊治大法。

四、概述阴阳、气血、上下、表里等病变的治疗原则。

【原文】

黄帝曰:阴阳者,天地之道①也,万物之纲纪②,变化之父母③,生杀之本始④,神明之府⑤也。治病必求于本。故积阳为天,积阴为地。阴静阳躁⑥,阳生阴长,阳杀阴藏⑦。阳化气,阴成形⑧。寒极生热,热极生寒⑨。寒气生浊,热气生清⑩。清气在下,则生飧泄;浊气在上,则生䐜胀⑪。此阴阳反作⑫,病之逆从⑬也。

故清阳为天,浊阴为地。地气上为云,天气下为雨;雨出地气,云出天气⑭。故清阳出上窍，浊阴出下窍⑮；清阳发腠理，浊阴走五脏⑯；清阳实四支，浊阴归六腑⑰。

水为阴，火为阳⑱。阳为气，阴为味⑲。味归形，形归气⑳，气归精，精归化㉑。精食气，形食味㉒，化生精，气生形㉓。味伤形，气伤精㉔，精化为气㉕，气伤于味㉖。

阴味出下窍，阳气出上窍。味厚者为阴，薄为阴之阳㉗；气厚者为阳，薄为阳之阴。味厚则泄，薄则通；气薄则发泄㉘，厚则发热。壮火之气衰，少火之气壮㉙；壮火食气，气食少火㉚；壮火散气，少火生气。气味辛甘发散为阳，酸苦涌泄㉛为阴。

阴胜㉜则阳病，阳胜则阴病。阳胜则热，阴胜则寒。重㉝寒则热，重热则寒。寒伤形，热伤气；气伤痛，形伤肿。故先痛而后肿者，气伤形也；先肿而后痛者，形伤气也。风胜则动㉞，热胜则肿㉟，燥胜则干㊱，寒胜则浮㊲，湿胜则濡泻㊳。

天有四时五行，以生长收藏，以生寒暑燥湿风。人有五脏化五气㊴，以生喜怒悲忧恐。故喜怒伤气，寒暑伤形㊵；暴怒伤阴，暴喜伤阳㊶。厥气上行，满脉去形㊷。喜怒不节，寒暑过度，生乃不固。故重阴必阳，重阳必阴㊸。故曰：冬伤于寒，春必温病；春伤于风，夏生飧泄；夏伤于暑，秋必痎疟；秋伤于湿，冬生咳嗽。

帝曰：余闻上古圣人，论理人形，列别脏腑，端络经脉㊹，会通六合㊺，各从其经；气穴㊻所发，各有处名；溪谷属骨㊼，皆有所起；分部逆从㊽，各有条理；四时阴阳，尽有经纪㊾；外内之应，皆有表里。其信然乎？

岐伯对曰：东方生风，风生木，木生酸，酸生肝，肝生筋，筋生心，肝主目。其在天为玄㊿，在人为道㉑，在地为化㉒。化生五味，道生智，玄生神㉓。神在天为风，在地为木，在体为筋，在脏为肝，在色为苍㊴，在音为角，在声为呼㉕，在变动为握㉖，在窍为目，在味为酸，在志为怒。怒伤肝，悲胜怒；风伤筋，燥胜风；酸伤筋，辛胜酸。

南方生热，热生火，火生苦，苦生心，心生血，血生脾，心主舌。其在天为热，在地为火，在体为脉，在脏为心，在色为赤，在音为徵，在声为笑，在变动为忧㊼，在窍为舌，在味为苦，在志为喜。喜伤心，恐胜喜，热伤气，寒胜热，苦伤气，咸胜苦。

中央生湿，湿生土，土生甘，甘生脾，脾生肉，肉生肺㊽，脾主口。其在天为湿，在地为土，在体为肉，在脏为脾，在色为黄，在音为宫，在声为歌，在变动为哕㊾，在窍为口，在味为甘，在志为思。思伤脾，怒胜思；湿伤肉；风胜湿，甘伤肉，酸胜甘。

西方生燥，燥生金，金生辛，辛生肺，肺生皮毛，皮毛生肾，肺主鼻。其在天为燥，在地为金，在体为皮毛，在脏为肺，在色为白，在音为商，在声为哭，在变动为咳，在窍为鼻，在味为辛，在志为忧。忧伤肺，喜胜忧；热伤皮毛，寒胜热；辛伤皮毛，苦胜辛。

北方生寒，寒生水，水生咸，咸生肾，肾生骨髓，髓生肝，肾主耳。其在天为寒，在地为水，在体为骨，在脏为肾，在色为黑，在音为羽，在声为呻㊿，在变动为栗㉛，在窍为耳，在味为咸，在志为恐。恐伤肾，思胜恐；寒伤血，燥胜寒；咸伤血，甘胜咸。

故曰：天地者，万物之上下也㉜；阴阳者，血气之男女也㉝；左右者，阴阳之道路也㉞；水火者，阴阳之征兆也㉟；阴阳者，万物之能始㊱也。故曰：阴在内，阳之守也；阳在外，阴之使也㊲。

帝曰：法㊳阴阳奈何？

岐伯曰：阳胜则身热，腠理闭，喘粗为之俯仰㊴，汗不出而热，齿干以烦冤㊵，腹满死，能㊶冬不能夏。阴胜则身寒，汗出，身常清㊷，数栗而寒㊸，寒则厥㊹，厥则腹满、死，能夏不能冬。此阴阳更胜㊺之变，病之形能㊻也。

帝曰：调此二者⑦奈何？

岐伯曰：能知七损八益⑱，则二者可调。不知用此，则早衰之节⑲也。年四十，而阴气自半⑳也，起居衰矣。年五十，体重，耳目不聪明矣。年六十，阴痿㉑，气大衰，九窍不利，下虚上实，涕泣俱出矣。故曰：知之则强，不知则老，故同出而名异㉒耳。智者察同，愚者察异㉓，愚者不足，智者有余，有余则耳目聪明，身体轻强，老者复壮，壮者益治，是以圣人为无为之事，乐恬憺之能㉔，从欲快志于虚无之守，故寿命无穷，与天地终，此圣人之治身也。

天不足西北，故西北方阴也，而人右耳目不如左明也。地不满东南，故东南方阳也㉕，而人左手足不如右强也。

帝曰：何以然？岐伯曰：东方阳也，阳者其精并㉖于上，并于上则上明而下虚，故使耳目聪明而手足不便㉗也。西方阴也，阴者其精㉘并于下，并于下则下盛而上虚，故其耳目不聪明而手足便也。故俱感于邪，其在上则右甚，在下则左甚，此天地阴阳所不能全也，故邪居之。

故天有精，地有形；天有八纪㉙，地有五理㉚，故能为万物之父母。清阳上天，浊阴归地，是故天地之动静，神明为之纲纪，故能以生长收藏，终而复始。惟贤人上配天以养头，下象地以养足，中傍人事以养五脏。天气通于肺，地气通于嗌㉛，风气通于肝，雷气通于心㉜，谷气㉝通于脾，雨气通于肾。六经㉞为川，肠胃为海，九窍为水注之气㉟。以天地为之阴阳，阳之汗，以天地之雨名之；阳之气，以天地之疾风名之。暴气㊱象雷，逆气象阳。故治不法天之纪，不用地之理，则灾害至矣。

故邪风㊲之至，疾如风雨，故善治者治皮毛，其次治肌肤，其次治筋脉，其次治六腑，其次治五脏。治五脏者，半死半生㊳也。故天之邪气，感则害人五脏；水谷之寒热，感则害于六腑；地之湿气，感则害皮肉筋脉。

故善用针者，从阴引阳，从阳引阴，以右治左，以左治右[99]，以我知彼，以表知里[100]，以观过与不及[101]之理，见微得过[102]，用之不殆[103]。

善诊者，察色按脉，先别阴阳；审清浊而知部分，视喘息[104]，听声音[105]而知所苦，观权衡规矩，而知病所主[106]；按尺寸[107]，观浮沉滑涩[108]，而知病所生。以治则无过，以诊则不失矣。

故曰：病之始起也，可刺而已；其盛，可待衰而已[109]。故因其轻而扬之[110]，因其重而减之[111]，因其衰而彰之[112]。形不足者，温之以气；精不足者，补之以味[113]。其高者，因而越之[114]；其下者，引而竭之[115]；中满者，泻之于内[116]。其有邪者，渍形以为汗[117]；其在皮者，汗而发之；其慓悍者，按而收之[118]；其实者，散而泻之[119]。审其阴阳，以别柔刚[120]，阳病治阴，阴病治阳[121]，定其血气，各守其乡[122]。血实宜决之[123]，气虚宜掣引之[124]。

【注释】

①天地之道：自然界的规律。天地，泛指自然界。道，即规律，道理。

②纲纪：此指用以归纳事物的纲领。纲，即网的大绳，古人常以网络比喻纷繁的事物，以纲比喻事物的要领。纪，指网目。

③父母：这里指根源、起源。

④生杀之本始：指事物产生及消灭的缘由。生，产生。杀，消灭。本始，本原和起点。

⑤神明之府：神明，此指能使事物发生运动变化的内在力量。神，变化玄妙，不能预测。明，指事物昭著清楚。府，即藏聚之所。

⑥阴静阳躁：阴性柔，所以主静；阳性刚，所以主动。躁，动。

⑦阳生阴长，阳杀阴藏：义即阴阳既为生杀之本，亦为养藏之本。阳既能生万物，亦能杀万物。阴既能长万物，亦能藏万物。

⑧阳化气，阴成形：《类经》二卷第一注："阳动而散，故化气；阴静而凝，故成形。"

⑨寒极生热，热极生寒：《类经》二卷第一注："寒极生热，阴变为阳也；热极生寒，阳变为阴也。"

⑩寒气生浊，热气生清：《类经》二卷第一注："寒气凝滞，故生浊阴；热气升散，故生清阳。"

⑪䐜胀：胀满。䐜，胀起的意思。

⑫阴阳反作：这里指阴阳的运动发生反常。阳应升而不升，反而在下；阴应降而不降，反而在上，阴阳升降发生逆转。作，有为义，此指升降运动而言。

⑬逆从：偏义复词，即逆的意思。

⑭地气上为云，天气下为雨；雨出地气，云出天气：地面的水汽，因天空阳气的蒸发而上腾为云，故称云出天气。云在天气的作用下成为雨，但它还是地面水汽上升之后进一步演变而来，所以说雨出地气。

⑮清阳出上窍，浊阴出下窍：清阳，此指发声、视觉、嗅觉、味觉、听觉等功能赖以发挥作用的精微物质。上窍，指耳、目、口、鼻。浊阴，这里指食物的糟粕和废浊的水液。下窍，指前后二阴。

⑯清阳发腠理，浊阴走五脏：清阳，此指布达于体表而温煦皮肤肌肉的阳气。浊阴，是指五脏所藏的阴精。

⑰清阳实四支，浊阴归六腑：此处清阳是指充实四肢的阳气而言。浊阴，指饮食物。支，同"肢"。

⑱水为阴，火为阳：张志聪注："水性润下，故为阴，火性炎上，故为阳。"

⑲阳为气，阴为味：《类经》二卷第一注："气无形而升，故为阳，味有质而降，故为阴。"

⑳味归形，形归气：即饮食五味转化而滋生人的形体，形体得到滋养而能产生元气。味，指饮食五味。归，有转化、滋生的意思。形，指形体。气，在此指元气。

㉑气归精，精归化：指饮食中的气可以温养人的阴精，阴精又能转化为元气。

㉒精食气，形食味：《类经》二卷第一注："食，如子食母乳之义。气归精，故精食气；味归形，故形食味。"

㉓化生精，气生形：指元气的气化功能促进了阴精的生成，同时也充养了形体。

㉔味伤形，气伤精：气、味太过，反伤精、形。

㉕精化为气：即阴精可以转化为元气。

㉖气伤于味：即五味不节，可以伤气。

㉗味厚者为阴，薄为阴之阳；气厚者为阳，薄为阳之阴：《类经》二卷第一注："此言气味之阴阳，而阴阳之中，复各有阴阳也。味为阴矣，而厚者为纯阴，薄者为阴中之阳；气为阳矣，而厚者为纯阳，薄者为阳中之阴。"

㉘发泄：这里指发汗散表。

㉙壮火之气衰，少火之气壮：按：壮火，此指亢烈的阳气。气，指元气。少火，指平和的阳气。这两句经文意在说明阳气的过亢有损于人，阳气的平和有益于人，体现了"过犹不及"的道理。

㉚壮火食气，气食少火：壮火能够消蚀元气，而元气却需少火的温煦。前一食字，有消蚀的含义；后一食字，乃取食之意。

㉛涌泄：涌，指呕吐。泄，指通泄。

㉜胜：即偏亢的意思。

㉝重：积累的意思，引申为逐渐发展，以达极点。

㉞动：此处指肢体动摇震颤。

㉟热胜则肿：阳气壅盛易致痈疡肿痛等病症。

㊱燥胜则干：《类经》二卷第一注："燥胜者，为津液枯涸，内外干涩之病。"

㊲寒胜则浮：浮，指虚胀。《类经》二卷第一注："寒胜者，阳气不行，为胀满浮虚之病。"又，张志聪注："寒气伤阳，故神气乃浮也。"

㊳湿胜则濡泻：即濡泻，又称湿泻，湿气伤脾所致，大便清稀如水。

㊴五气：《类经》二卷第一注："五气者，五脏之气也。"

㊵喜怒伤气，寒暑伤形：张志聪注："喜怒由内发，故伤阴阳之气。外淫之邪，由皮毛而入于肌络脏腑，故寒暑伤形。马氏曰：举喜怒而凡忧思恐可知矣，举寒暑而凡燥湿风可知矣。"

㊶暴怒伤阴，暴喜伤阳：张志聪注："多阳者多喜，多阴者多怒，喜属阳而怒属阴也，是以卒暴而怒，则有伤于阴矣，卒暴之喜，则有伤于阳矣。"

㊷厥气上行，满脉去形：厥逆之气上行而经脉盛满，形气相失而阴阳不守。

㊸重阴必阳，重阳必阴：指阴极而生阳，阳极而生阴，阴阳在一定条件下可以互相转化。

㊹列别脏腑，端络经脉：就是区分脏腑的性质，加以归类，综合经脉的内容，找出头绪。列别与端络，俱用为动词。列别，罗列、区分的意思。端络，从包罗纷繁的事物中理出头绪。端，头绪。

㊺会通六合：将六合的理论融汇贯通。六合，在此指十二经脉中表里经的六对组合。会通，即交会贯通。

㊻气穴：经气所输注之孔穴，也称经穴。

㊼溪谷属骨：气穴论："肉之大会为谷，肉之小会为溪。"属骨，与骨相连接的组织。或称骨属。

㊽分部逆从：张志聪注："分部者，皮之分部也，皮部中之浮络，分三阴三阳，有顺有逆，各有条理也。"

㊾经纪：这里作条理解。

㊿在天为玄：《类经》三卷第五注："玄，深微也，天道无穷，东为阳生之方，春为发生之始，故曰玄。"

(51)在人为道：道，这里指道理而言。《类经》三卷第五注："道者，天地之生意也，人以道为生，而知其所生之本，则可与言道矣。"

(52)在地为化：化，指生化。《类经》三卷第五注："有生化而后有万物，有万物而后有终始，凡自无而有，自有而无，总称曰化。"

(53)神：此处指阴阳的变化。

(54)苍：王冰注："苍谓薄青色，象木色也。"

(55)呼：王冰注："呼谓叫呼，亦谓之啸。"

(56)握：王冰注："握所以牵就也。"

(57)在变动为忧：《类经》三卷第五注："心藏神，神有余则笑，不足故忧。"

(58)肉生肺：肉属土，肺属金，土生金，所以肉生肺。

(59)哕：《类经》卷三第五注："哕，呃逆也。"

(60)呻：指呻吟。王冰注："呻，吟声也。"

(61)栗：指战栗。王冰注："栗谓战栗，甚寒大恐而悉有之。"

(62)天地者，万物之上下也：《类经》二卷第一注："天覆物，故在上；地载物，故在下。"又，五运行大论曰："所谓上下者，岁上下见阴阳之所在也。"

(63)阴阳者，血气之男女也：男女，此指阴阳的属性。男，代表阳的属性；女，代表阴的属性。

(64)左右者，阴阳之道路也：这是以运气学说中司天、在泉、左右间气来解释“左右”，以客气的逐步推移，来解释阴阳升降的道路。

(65)水火者，阴阳之征兆也：此言水火是阴阳的存在及其属性的具体表现。

(66)能始：能，为“胎”之借字，能始即胎始，本始之意。

(67)阴在内，阳之守也；阳在外，阴之使也：阴守持于内，以支援阳；阳运行于外，而保护阴。

(68)法：取法，依照。

(69)喘粗为之俯仰：喘急气粗，不得平卧，形容呼吸困难之状。

(70)烦冤：烦乱郁闷。

(71)能：通“耐”，即耐受的意思。

(72)清：通“凊”，即凉的意思。

(73)数栗而寒：频频战栗而身寒。数，指频频，不断。

(74)厥：这里指四肢厥逆。

(75)阴阳更胜：《类经》二卷第二注：“更胜，迭为胜负也，即阴胜阳病，阳胜阴病之义。”

(76)形能：能，通“态”。形能，即形态。

(77)二者：指阴阳。

(78)七损八益：诸家说法不一：杨上善据上文，以为阳胜八证属实，为八益；阴胜七证属虚，为七损。王冰则据前上古天真论肾气盛、衰与天癸至、竭的生理过程，提出“阴七可损……阳八宜益”的说法。有的以女七男八之生育功能变化周期立论，进行解释。如吴昆以为女子阴血常亏故曰七损，男子阳常有余，故曰八益。张志聪同此。张介宾则从阴阳学说立论，以为“七为少阳之数，八为少阴之数，七损者言阳消之渐，八益者，言阴长之由也"。日人丹波元简氏也是据上古天真论有关经文，以为女子从七岁至四七，为盛长阶段，有四段；男子从八岁到四八，为盛长阶段，有四段，合为八益。女子从五七到七七，为衰退阶段，有三段；男子从五八到八八，为衰退阶段，有四段，合为七损。另《医心方》房内引《玉房秘诀》有"七损八益"之法，纯系房中术，即：八益，一益曰固精，二益曰安气，三益曰利脏，四益曰强骨，五益曰调脉，六益曰畜血，七益曰益液，八益曰道体；七损，一损曰绝气，二损曰溢精，三损曰夺脉，四损曰气泄，五损曰机关厥伤，六损曰百闭，七损曰血竭。马王堆汉墓简书《天下至道谈》亦载有七损八益之说，即：八益，一曰致气，二曰致沫，三曰知时，四曰畜气，五曰和沫，六曰窃气，七曰待嬴，八曰定倾；七损，一曰闭，二曰泄，三曰竭，四曰勿，五曰烦，六曰绝，七曰费。

㊆早衰之节：即早衰的征信。

㊇阴气自半：《类经》二卷第二注："阴，真阴也。四十之后，精气日衰，阴减其半矣。"

㊈阴痿：张志聪注："阴事痿矣。"

㊉同出而名异：诸说不一，王冰注："同谓同于好欲，异谓异其老壮之名。"马莳注："故阴阳之要，人所同然，而或强或老，其名则异。"吴昆注："同得天地之气以成形，谓之同出；有长生、不寿之殊，谓之名异。"《素问悬解》注："知七损八益之法则强，不知则老。人同此理，而老壮绝异。"似当以马注与吴注为是，义指人皆同得天地阴阳之气，以成此形而生，故谓"同出"。其结果则有"强"与"老"的不同，故谓"名异"。

㊋智者察同，愚者察异：指明智的人，观察的是人与天地阴阳之气相关的共同性，加以适应之，故身常有余；愚蠢的人，观察的

是不同的效果，不知适应天地阴阳之道，故身常不足。

(84)能：即情态。

(85)天不足西北，故西北方阴也……地不满东南，故东南方阳也：《类经》二卷第三注：“天为阳，西北阴方，故天不足西北；地为阴，东南阳方，故地不满东南。”

(86)并：指聚合。下同。

(87)便：指灵活便利。

(88)精：这里指清轻之气。

(89)八纪：春分、秋分、夏至、冬至、立春、立夏、立秋、立冬八个节气合称八纪。《太素》卷三阴阳注：“天有八风之纪，纪生万物。”

(90)五理：指五行之理。

(91)嗌：食道上口，又称咽。

(92)雷气通于心：《类经》二卷第四注：“雷为火气，心为火脏，故相通。”

(93)谷气：两山之间所夹水道称为谷。谷气，张志聪注：“山谷之通气也。”

(94)六经：此处指太阳、阳明、少阳、少阴、太阴、厥阴经脉，因六经各有手足之分，故亦称十二经脉。

(95)水注之气：《类经》二卷第四注：“水注之气，言水气之注也，如目之泪，鼻之涕，口之津，二阴之尿秽皆是也。虽耳若无水，而耳中津气湿而成垢，是即水气所致。气至水必至，水至气必至，故言水注之气。”

(96)暴气：刚暴愤怒之气。

(97)邪风：泛指外界致病因素。

(98)半死半生：这里指病势沉重、生命垂危的阶段。

⑨从阴引阳，从阳引阴，以右治左，以左治右：张志聪注："夫阴阳气血，内外左右，交相贯通，故善用针者，从阴而引阳分之邪，从阳而引阴分之气，病在左者取之右，病在右者取之左。"

⑩以我知彼，以表知里：以医者的正常状况来比较病者的异常状态及外部变化，诊察内部的疾病。

⑩过与不及：俱属病态。过，指实证，即邪气盛。不及，指虚证，即正气虚。

⑩见微得过：张志聪注："见病之微萌，而得其过之所在。"微，即微小的征象。过，指疾病。

⑩殆：危险。

⑩喘息：指呼吸的气息和动态。

⑩听声音，而知所苦：通过听病人发出的声音来了解病痛之所在。

⑩观权衡规矩，而知病所主：诊察四时脉象是否正常，以推知疾病发生在何脏何经。权、衡、规、矩，这里借指四时正常的脉象。权，即秤锤。衡，即秤杆。规，即圆规。矩，即曲尺。此以权、衡、规、矩比喻说明四时阴阳的变化特征，人的脉象随四时阴阳的变化而相应地发生变化，并各具一定的特征，所以可用权、衡、规、矩分别代表四时正常脉象。

⑩尺寸：尺，指尺肤而言。寸，指寸口而言。

⑩浮沉滑涩：王冰注："皆脉象也。浮脉者，浮于手下也。沉脉者，按之乃得也。滑脉者，往来易。涩脉者，往来难。"

⑩其盛，可待衰而已：王冰注："病盛取之，毁伤真气，故其盛者，必可待衰。"

⑩因其轻而扬之：病之初起，势轻而在表，用疏散法治疗，取效宜速。

⑪因其重而减之：病深重的，应逐步减轻，取效宜缓。

⑫因其衰而彰之：《类经》十二卷第八注："衰者气血虚，故宜彰之。彰者，补之益之而使气血复彰也。"

⑬形不足者，温之以气；精不足者，补之以味：《内经知要》卷下治则注："此彰之之法也，阳气衰微，则形不足，温之以气，则形渐复也。阴髓枯竭，则精不足，补之以味，则精神旺也。"

⑭其高者，因而越之：从上部发越邪气，统称"越"，包括涌吐法及其他（如针刺）方法。《灵枢》五邪云："邪在肺，则皮肤痛，寒热，上气喘，汗出，咳动肩背……取缺盆中以越之。"

⑮其下者，引而竭之：《内经知要》卷下治则注："下者，病在下焦。竭者，下也，引其气液就下也，通利二便是也。"

⑯中满者，泻之于内：中满，指中焦壅满。泻，指消导法。

⑰渍形以为汗：渍形，指用汤液浸渍皮肤，或以汤液的蒸气熏渍皮肤以取汗。张志聪注："渍，浸也。古者用汤液浸渍取汗，以去其邪，此言有邪之在表也。"

⑱其慓悍者，按而收之：慓悍，指病势急猛。按而收之，是察清病情加以控制的意思。《类经》十二卷第八注："慓，急也。悍，猛利也。按，察也。此兼表里而言，凡邪气之急利者，按得其状，则可收而制之矣。"

⑲其实者，散而泻之：实，此处指实证而言。实证有表里之分，表实宜散，里实宜泻。

⑳柔刚：即为阴阳的互词，阴性柔，阳性刚，故此处用以借指阴阳的性质。

㉑阳病治阴，阴病治阳：这是灵活通变的治疗方法，包括前文所言"从阴引阳，从阳引阴"，以及"补阴以配阳、补阳以配阴"等方法。

⑫定其血气，各守其乡：谓谨守病所，明察疾病的部位在气分还是在血分，而正确施治。乡，此指疾病的部位。

⑬血实宜决之：血实，指血瘀壅滞。决，冲决开破，这里指包括针刺放血在内的破瘀法。

⑭气虚宜掣引之：气虚则下陷，故宜提而升之。掣引，提掣。

【译文】

黄帝道：阴阳是自然界的一般规律，是一切事物的纲领，万物变化的根源，事物产生及毁灭的缘由。是使事物发生变化的内在力量。所以凡医治疾病，必须求得病情变化的根本，而道理也不外乎阴阳二字。所以，清阳之气聚于上，而成为天，浊阴之气积于下，而成为地。阴是比较静止的，阳是比较躁动的；阳主生成，阴主成长；阳主肃杀，阴主收藏。阳能化生力量，阴能构成形体。寒到极点会生热，热到极点会生寒；寒气能产生浊阴，热气能产生清阳；清阳之气居下而不升，就会发生泄泻之病，浊阴之气居上而不降，就会发生胀满之病。这就是阴阳的正常和反常变化，因此疾病也就有逆证和顺证的分别。

所以大自然的清阳之气上升为天，浊阴之气下降为地。地气蒸发上升为云，天气凝聚下降为雨；雨是地气上升之云转变而成的，云是由天气蒸发水汽而成的。人体的变化也是这样，清阳之气出于上窍，浊阴之气出于下窍；清阳发泄于腠理，浊阴内注于五脏；清阳充实于四肢，浊阴内走于六腑。

水火分为阴阳，水属阴，火属阳。人体的功能属阳，饮食物属阴。饮食物可以滋养形体，而形体的生成又须赖气化的功能，功能是由精所产生的，就是精可以化生功能。而精又是由气化而产生的，所以形体的滋养全靠饮食物，饮食物经过生化作用而产生精，再经过气化作用滋养形体。如果饮食不节，反能损伤形体，机能活动太过，亦可以使精气耗伤，精可以产生功能，但功能也可以因为饮食的不节而受损伤。

味属于阴，所以趋向下窍；气属于阳，所以趋向上窍。味厚的属纯阴，味薄的属于阴中之阳；气厚的属纯阳，气薄的属于阳中之阴。味厚的有泻下作用，味薄的有疏通作用；气薄的能向外发泄，气厚的能助阳生热。阳气太过，能使元气衰弱，阳气正常，能使元气旺盛、因为过度亢奋的阳气，会损害元气，而元气却依赖正常的阳气，所以过度亢盛的阳气，能耗散元气，正常的阳气，能增强元气。凡气味辛甘而有发散功用的，属于阳，气味酸苦而有涌泄功用的，属于阴。

人体的阴阳是相对平衡的，如果阴气发生了偏胜，则阳气受损而为病；阳气发生了偏胜，则阴气耗损而为病。阳偏胜则表现为热性病症，阴偏胜则表现为寒性病症。寒到极点，会表现热象，热到极点，会表现寒象。寒能伤形体，热能伤气分；气分受伤，可以产生疼痛，形体受伤，可以发生肿胀。所以先痛而后肿的，是气分先伤而后及于形体；先肿而后痛的，是形体先病而后及于气分。风邪太过，则能发生痉挛动摇；热邪太过，则能发生红肿；燥气太过，则能发生干枯；寒气太过，则能发生浮肿；湿气太过，则能发生濡泻。

大自然的变化，有春、夏、秋、冬四季的交替，有木、火、土、金、水五行的变化，因此，产生了寒、暑、燥、湿、风的气候，它影响了自然界的万物，形成了生、长、化、收、藏的规律。人有肝、心、脾、肺、肾五脏，五脏之气化生五志，产生了喜、怒、悲、忧、恐五种不同的情志活动。喜怒等情志变化，可以伤气；寒暑外侵，可以伤形。突然大怒，会损伤阴气；突然大喜，会损伤阳气。气逆上行，充满经脉，则神气浮越，离去形体了。所以说：喜怒不加以节制，寒暑不善于调适，生命就不能牢固。阴极可以转化为阳，阳极可以转化为阴。所以冬季受了寒气的伤害，春天就容易发生温热病；春天受了风气的伤害，夏季就容易发生飧泄；夏季受了暑气的伤害，秋天就容易发生疟疾；秋季受了湿气的伤害，冬天就容易发生咳嗽。

黄帝问道：我听说上古时代的圣人，讲求人体的形态，分辨脏腑的性质，了解经脉的分布，交会、贯通有六合，各依其经之循行路线；气穴之处，各有名称；肌肉空隙及关节，各有其起点；分属部位的或逆或顺，各有条理；天之四时阴阳，都有经纬纪纲；外面的环境与人体内部的互相关联，都有表有里。这些说法都正确吗？

岐伯回答说：东方应春，阳升而日暖风和，草木生发，木气能生酸味，酸味能滋养肝气，肝气又能滋养于筋，筋膜柔和则又能生养于心，肝气关联于目。它在自然界是深远微妙而无穷的，在人能够知道自然界变化的道理，在地表现为生化万物。大地有生化，所以能产生一切生物；人能知道自然界变化的道理，就能产生一切智慧；宇宙间的深远微妙，是变化莫测的。变化在天空中为风气，在地面上为木气，在人体为筋，在五脏为肝，在五色为青，在五音为角，在五声为呼，在病变的表现为握，在七窍为目，在五味为酸，在情志的变动为怒。怒气能伤肝，悲能够抑制怒；风气能伤筋，燥能够抑制风；过食酸味能伤筋，辛味能抑制酸味。

南方应夏，阳气盛而生热，热甚则生火，火气能产生苦味，苦味能滋长心气，心气能化生血气，血气充足，则又能生脾，心气关联于舌。它的变化在天为热气，在地为火气，在人体为血脉，在五脏为心，在五色为赤，在五音为徵，在五声为笑，在病变的表现为忧，在窍为舌，在五味为苦，在情志的变动为喜。喜能伤心，以恐惧抑制喜；热能伤气，以寒气抑制热；苦能伤气，咸味能抑制苦味。

中央应长夏，长夏生湿，湿与土气相应，土气能产生甘味，甘味能滋养脾气,脾气能滋养肌肉,肌肉丰满,则又能养肺,脾气关联于口。它的变化在天为湿气,在地为土气,在人体为肌肉,在五脏为脾,在五色为黄,在五音为宫,在五声为歌,在病变的表现为哕,在窍为口,在五味为甘,在情志的变动为思。思虑伤脾,以怒气抑制思虑;湿气能伤肌肉,以风气抑制湿气;甘味能伤肌肉,酸味能抑制甘味。

西方应秋,秋天气急而生燥,燥与金气相应,金能产生辛味,辛味能滋养肺气,肺气能滋养皮毛,皮毛润泽则又能养肾,肺气关联于鼻。它的变化在天为燥气,在地为金气,在人体为皮毛,在五脏为肺,在五色为白,在五音为商,在五声为哭,在病变的表现为咳,在窍为鼻,在五味为辛,在情志的变动为忧。忧能伤肺,以喜抑制忧;热能伤皮毛,寒能抑制热;辛味能伤皮毛,苦味能抑制辛味。

北方应冬,冬天生寒,寒气与水气相应,水气能产生咸味,咸味能滋养肾气,肾气能滋长骨髓,骨髓充实,则又能养肝,肾气关联于耳。它的变化在天为寒气,在地为水气,在人体为骨髓,在五脏为肾,在五色为黑,在五音为羽,在五声为呻,在病变的表现为战栗,在窍为耳,在五味为咸,在情志的变动为恐。恐能伤肾,思能够抑制恐;寒能伤血,燥(湿)能够抑制寒;咸能伤血,甘味能抑制咸味。

所以说:天地是在万物的上下;阴阳如血气与男女之相对待;左右为阴阳运行不息的道路;水性寒,火性热,是阴阳的象征;阴阳的变化,是万物生成的原始能力。所以说:阴阳是互相为用的,阴在内,为阳之镇守;阳在外,为阴之役使。

黄帝道:阴阳的法则怎样运用于医学呢?

岐伯回答说:如阳气太过,则身体发热,腠理紧闭,气粗喘促,呼吸困难，身体亦为之俯仰摆动，无汗发热，牙齿干燥，烦闷，如见腹部胀满，是死症，这是属于阳性之病，所以冬天尚能支持，夏天就不能耐受了。阴气胜则身发寒而汗多，或身体常觉冷而不时战栗发寒，甚至手足厥逆，如见手足厥逆而腹部胀满的，是死症，这是属于阴胜的病，所以夏天尚能支持，冬天就不能耐受了。这就是阴阳互相胜负变化所表现的病态。

黄帝问道：调摄阴阳的办法怎样？

岐伯说：如果懂得了七损八益的养生之道，则人身的阴阳就可以调摄。如其不懂得这些道理，就会发生早衰现象。一般的人，年到四十，阴气已经自然地衰减一半了，其起居动作，亦渐渐衰退；到了五十岁，身体觉得沉重，耳目也不够聪明了；到了六十岁，阴气萎弱，肾气大衰，九窍不能通利，出现下虚上实的现象，会常常流着眼泪鼻涕。所以说：知道调摄的人身体就强健，不知道调摄的人身体就容易衰老；本来是同样的身体，结果却出现了强弱不同的两种情况。懂得养生之道的人，能够注意共有的健康本能；不懂得养生之道的人，只知道强弱的异形。不善于调摄的人，常感不足；而重视调摄的人，就常能有余；有余则耳目聪明，身体轻强，即使已经年老，亦可以身体强壮，当然本来强壮的就更好了。所以圣人不做勉强的事情，不胡思乱想，有乐观愉快的旨趣，常使心旷神怡，保持着宁静的生活，所以能够寿命无穷，尽享天年。这是圣人保养身体的方法。

天气是不足于西北方的，所以西北方属阴，而人的右耳目也不及左边的聪明；地气是不足于东南方的，所以东南方属阳，而人的左手足也不及右边的强。

黄帝问道：这是什么道理？岐伯说：东方属阳，阳性向上，所以人体的精气集合于上部，集合于上部则上部聪明而下部虚弱，所以使耳目聪明，而手足不便利；西方属阴，阴性向下，所以人体的精气集合于下部，集合于下部则下部强盛而上部虚弱，所以耳目不聪明而手足便利。如虽左右同样感受了外邪，但在上部则身体的右侧较重，在下部则身体的左侧较重，这是天地阴阳之所不能全，而人身亦有阴阳左右之不同，所以邪气就能乘虚而居留了。

所以天有精气，地有形体；天有八节之纲纪，地有五方的道理，因此天地是万物生长的根本。无形的清阳上升于天，有形的浊阴下归于地，所以天地的运动与静止，是由阴阳的神妙变化为纲纪，而能使万物春生、夏长、秋收、冬藏，终而复始，循环不休。懂得这些道理的人，他把人体上部的头来比天，下部的足来比地，中部的五脏来比人事以调养身体。天的轻清之气通于肺，地的水谷之气通于嗌，风木之气通于肝，雷火之气通于心，溪谷之气通于脾，雨水之气通于肾。六经犹如河流，肠胃犹如大海，上下九窍以水津之气灌注。如以天地来比类人体的阴阳，则阳气发泄的汗，像天的下雨；人身的阳气，像天地的疾风。人的暴怒之气，像天有雷霆；逆上之气，像阳热的火。所以调养身体而不取法于自然的道理，那么疾病就要发生了。

所以外感致病因素伤害人体，疾如急风暴雨。善于治病的医生，于邪在皮毛的时候，就给予治疗；技术较差的，至邪在肌肤才治疗；更差的，至邪在筋脉才治疗；又其差的，至邪在六腑才治疗；又更差的，至邪在五脏才治疗。假如病邪传入到五脏，就非常严重，这时治疗的效果，只有半死半生了。所以自然界中的邪气，侵袭了人体就能伤害五脏；饮食之或寒或热，就会损害人的六腑；地之湿气，感受了就能损害皮肉筋脉。

所以善于运用针法的，病在阳，从阴以诱导之，病在阴，从阳以诱导之；取右边以治疗左边的病，取左边以治疗右边的病；以自己的正常状态来比较病人的异常状态，以在表的症状，了解里面的病变；并且判断太过或不及，就能在疾病初起的时候，知道病邪之所在，此时进行治疗，不致使病情发展到危险的地步。

所以，善于诊治的医生，通过诊察病人的色泽和脉搏，先辨别病症的属阴属阳；审察五色的浮泽或重浊，而知道病的部位；观察呼吸，听病人发出的声音，可以得知所患的病苦；诊察四时色脉的正常与否，来分析为何脏何腑的病；诊察寸口的脉，从它的浮、沉、滑、涩，来了解疾病所产生之原因。这样在诊断上就不会有差错，治疗也没有过失了。

所以说：病在初起的时候，可用刺法而愈；及其病势正盛，必须待其稍为衰退，然后刺之而愈。所以病轻的，使用发散轻扬之法治之；病重的，使用削减之法治之；其气血衰弱的，应用补益之法治之。形体虚弱的，当以温补其气；精气不足的，当补之以厚味。如病在上的，可用吐法；病在下的，可用疏导之法；病在中为胀满的，可用泻下之法；其邪在外表，可用汤药浸渍以使出汗；邪在皮肤，可用发汗，使其外泄；病势急暴的，可用按得其状，以制伏之；实症，则用散法或泻法。观察病的在阴在阳，以辨别其刚柔：阳病应当治阴，阴病应当治阳；确定病邪在气在血，以防其血病再伤及气，气病再伤及血，所以血实宜用泻血法，气虚宜用导引法。

阴阳离合论篇第六

精解导读

一、阐明了自然界的阴阳虽变化万千，无限可分，但其要领只有一个，即一阴一阳的道理。

二、论述了三阴三阳经的离合和所行部位及起迄点。

三、指出了三阴三阳经的作用特点——开、阖、枢。

【原文】

黄帝问曰：余闻天为阳，地为阴，日为阳，月为阴，大小月三百六十日成一岁，人亦应之。今三阴三阳，不应阴阳，其故何也？

岐伯对曰：阴阳者，数之可十，推①之可百，数之可千，推之可万，万之大不可胜数，然其要一也②。

天覆地载，万物方生③未出地者，命曰阴处④，名曰阴中之阴；则出地者，命曰阴中之阳。阳予之正，阴为之主⑤。故生因春，长因夏，收因秋，藏因冬，失常则天地四塞⑥。阴阳之变，其在人者，亦数之可数。

帝曰：愿闻三阴三阳之离合⑦也。

岐伯曰：圣人南面而立，前曰广明⑧，后曰太冲⑨，太冲之地，名曰少阴，少阴之上，名曰太阳。太阳根起于至阴⑩，结于命门⑪，名曰阴中之阳；中身而上，名曰广明，广明之下，名曰太阴，太阴之前，名曰阳明；阳明根起于厉兑⑫，名曰阴中之阳；厥阴之表，名曰少阳；少阳根起于窍阴⑬，名曰阴中之少阳。是故三阳之离合也，太阳为开，阳明为阖，少阳为枢⑭。三经者，不得相失也，搏而勿浮，命曰一阳⑮。

帝曰：愿闻三阴。

岐伯曰：外者为阳，内者为阴，然则中为阴，其冲在下⑯，名曰太阴，太阴根起于隐白⑰，名曰阴中之阴。太阴之后，名曰少阴，少阴根起于涌泉⑱，名曰阴中之少阴。少阴之前，名曰厥阴，厥阴根起于大敦⑲，阴之绝阳，名曰阴之绝阴。是故三阴之离合也，太阴为开，厥阴为阖，少阴为枢⑳。三经者，不得相失也，搏而勿沉，名曰一阴㉑。

阴阳钟钟㉒,积传为一周㉓,气里形表而为相成也㉔。

【注释】

①推:指推广演绎的意思。

②其要一也:把阴阳的道理加以推广演绎,用以说明具体的事物,可以有十、百、千、万以致更多,但归结起来,它的要领只有一点,那就是阴阳对立统一的普遍规律。

③天覆地载,万物方生:张志聪注:"言有天地然后万物生焉,然天地之化育万物,由四时之阴阳出入,而能生长收藏,为万物之终始。"

④阴处:万物处于地表以下,因地为阴,故曰阴处。

⑤阳予之正,阴为之主:指阴阳各司其责。万物的生长成形,要靠阴阳二气的作用,阳气主发生,阴气主成形。正,即主的意思,与下主字为互词。

⑥天地四塞:天地间生长收藏的变化停止。塞,即止的意思。

⑦三阴三阳之离合:人体有三阴经、三阳经,分开可为六经,合之即为表里,这就是三阴三阳离合的含义。离,即分离,离开。合,即合并,结合。

⑧广明:阳气盛大之意。自然界的方位,以南为阳,以北为阴,人应之,面南而立则前为阳,故称广明。

⑨太冲:属阴的部位。

⑩根起于至阴:根,这里指经脉的下端。至阴,穴名,在足小趾外侧端爪甲角处,为足太阳经最下端的穴位。

⑪结:这里指经脉在上的一端。

⑫厉兑:穴名。在足大趾侧次趾之端,为阳明经最下端的

穴位。

⑬窍阴：穴名。在足第四趾外侧端，为足少阳经最下端的穴位。

⑭太阳为开，阳明为阖，少阳为枢：《类经》卷九第二十九注："太阳为开，谓阳气发于外，为三阳之表也。阳明为阖，谓阳气蓄于内，为三阳之里也。少阳为枢，谓阳气在表里之间，可出可入，如枢机也。"

⑮搏而勿浮，命曰一阳：三阳经之脉象虽各有不同，但阳脉多浮，而浮之太过则为病脉，若虽搏手有力而不至过浮，是三阳协调，合而为一的征兆，所以称为一阳。

⑯其冲在下：王冰注："冲脉在脾之下，故言其冲在下也。"

⑰隐白：穴名。在足大趾木节内侧端爪甲角，为足太阴经最下端的穴位。

⑱涌泉：穴名。在足心下，蜷趾宛宛中，为足少阴经最下端的穴位。

⑲大敦：穴名。在足大趾外侧端爪甲角部位，为足厥阴经最下端的穴位。

⑳太阴为开，厥阴为阖，少阴为枢：《类经》九卷第二十九注："此总三阴为言，也有内外之分也。太阴为开，居阴分之表也。厥阴为阖，居阴分之里也。少阴为枢，居阴分之中也。开者主出，阖者主入，枢者主出入之间，亦与三阳之义同。"

㉑搏而勿沉，名曰一阴：《类经》九卷第二十九注："三经皆阴，阴脉皆沉，不得相失也。若过于沉，则为病矣。故但宜沉搏有神，各得其阴脉中和之体，是为三阴合一之道，故名曰一阴，此三阴脉之离合也。"

㉒鼓鼓：形容阴阳之气运行不息。王冰注："言气之往来也。"

㉓积传为一周：各经气血传注，连续累计而周于一身，一昼夜可行五十周次。

㉔气里形表，而为相成也：《类经》九卷第二十九注："形以气而成，气以形而聚，故气运于里，形立于表，交相为用，此则阴阳表里，离合相成之道也。"

【译文】

黄帝问道：我听说天属阳，地属阴，日属阳，月属阴，大月和小月合起来三百六十天而成为一年，人体也与此相应。如今听说人体的三阴三阳，和天地阴阳之数不相符合，这是什么原因？

岐伯回答说：天地阴阳的范围，极其广泛，在具体运用时，经过进一步推演，则可以由十到百，由百到千，由千到万，再演绎下去，甚至是数不尽的，然而其总的原则仍不外乎对立统一的阴阳道理。

天地之间，万物初生，未长出地面的时候，叫作居于阴处，称之为阴中之阴；若已长出地面，就叫作阴中之阳。有阳气，万物才能生长；有阴气，万物才能成形。所以万物的发生，因于春气的温暖；万物的盛长，因于夏气的炎热；万物的收成，因于秋气的清凉；万物的闭藏，因于冬气的寒冷。如果四时阴阳失序，气候无常，天地间生长收藏的变化就要失去正常。这种阴阳变化的道理，在人来说，也有一定的规律，并且是可以推测而知的。

黄帝说：我愿意听你讲讲三阴三阳的离合情况。

岐伯说：圣人面向南方站立，前方名叫广明，后方名叫太冲，行于太冲部位的经脉，叫作少阴，在少阴经上面的经脉，名叫太阳。太阳经的下端起于足小趾外侧的至阴穴，其上端结于睛明穴，因太阳为少阴之表，故称为阴中之阳。再以人身上下而言，上半身属阳，称为广明，广明之下称为太阴，太阴前面的经脉，名叫阳明，阳明经的下端起于足大趾侧次趾之端的厉兑穴，因阳明是太阴之表，故称为阴中之阳。厥阴为里，少阳为表，故厥阴经之表为少阳经，少阳经下端起于窍阴穴，因少阳居厥阴之表，故称为阴中之少阳。因此，三阳经的离合，分开来说，太阳主表为开，阳明主里为阖，少阳介于表里之间为枢。但三者之间，不是各自为政，而是相互紧密联系着的，所以合起来称为一阳。

黄帝说：愿意再听你讲讲三阴的离合情况。

岐伯说：在外的为阳，在内的为阴，所以在里的经脉称为阴经，行于少阴经前面的称为太阴，太阴经根起于足大趾之端的隐白穴，称为阴中之阴。太阴的后面，称为少阴，少阴经根起于足心的涌泉穴，称为阴中之少阴。少阴的前面，称为厥阴，厥阴经根起于足大趾之端的大敦穴，由于两阴相合而无阳，厥阴又位于最里，所以称之为阴之绝阴。因此。三阴经之离合，分开来说，太阴为三阴之表为开，厥阴为主阴之里为阖，少阴位于太、厥表里之间为枢。但三者之间，不能各自为政，而是相互协调紧密联系着的，所以合起来称为一阴。

阴阳之气，运行不息，递相传注于全身，气运于里，形立于表，这就是阴阳离合、表里相成的缘故。

阴阳别论篇第七

精解导读

一、指出四时正常脉象和十二经脉的变化，与四时十二月的自然变迁，是必须顺应的。

二、以硐阳学说来辨别脉象、诊断疾病、推测预后。
三、六经发病的常见脉象、症状及其预后。

【原文】

黄帝问曰：人有四经，十二从，何谓？

岐伯对曰：四经应四时①，十二从应十二月②，十二月应十二脉③。

脉有阴阳，知阳者知阴，知阴者知阳。凡阳有五④，五五二十五阳⑤。

所谓阴者，真脏也⑥，见则为败，败必死也。所谓阳者，胃脘之阳⑦也。别于阳者，知病处也；别于阴者，知死生之期⑧。三阳在头，三阴在手，所谓一也⑨。别于阳者，知病忌时⑩；别于阴者，知死生之期。谨熟阴阳，无与众谋。

所谓阴阳者，去者为阴，至者为阳⑪；静者为阴，动者为阳；迟者为阴，数者为阳⑫。凡持真脏之脉者，肝至悬绝⑬，十八日⑭死。心至悬绝，九日死。肺至悬绝，十二日死。肾至悬绝，七日死。脾至悬绝，四日死。

曰：二阳之病发心脾⑮，有不得隐曲⑯，女子不月⑰，其传为风消⑱，其传为息贲⑲者，死不治。

曰：三阳⑳为病发寒热，下为痈肿，及为痿厥腨㾓㉑；其传为索泽㉒，其传为㿗疝㉓。

曰：一阳㉔发病，少气，善咳，善泄，其传为心掣㉕，其传为隔㉖。

二阳一阴㉗发病，主惊骇，背痛，善噫㉘，善欠㉙，名曰风厥㉚。

二阴㉛一阳发病，善胀，心满，善气㉜。

三阳三阴㉝发病，为偏枯痿易㉞，四肢不举。

鼓一阳曰钩，鼓一阴曰毛，鼓阳胜急曰弦，鼓阳至而绝曰石，阴阳相过曰溜㉟。

阴争于内，阳扰于外，魄汗未藏，四逆而起㊱，起则熏肺，使人喘鸣㊲。

阴之所生，和本曰和㊳。是故刚与刚，阳气破散㊴，阴气乃消亡，淖㊵则刚柔不和，经气乃绝。

死阴㊶之属，不过三日而死，生阳之属，不过四日而已。所谓生阳、死阴者，肝之心，谓之生阳；心之肺，谓之死阴；肺之肾，谓之重阴㊷；肾之脾，谓之辟阴㊸，死不治。

结阳者，肿四肢㊹；结阴者，使血一升，再结二升，三结三升㊺。阴阳结斜㊻，多阴少阳曰石水㊼，少腹肿；二阳结谓之消㊽；三阳结谓之隔㊾，三阴结谓之水，一阴一阳结谓之喉痹㊿。阴搏阳别㉛谓之有子。阴阳虚，肠澼死。阳加于阴谓之汗㉜；阴虚阳搏谓之崩㉝。

三阴俱搏，二十日夜半死。二阴俱搏，十三日夕时死。一阴俱搏，十日平旦死。三阳俱搏且鼓，三日死。三阴三阳俱搏，心腹满，发尽㉞，不得隐曲，五日死。二阳俱搏，其病温，死不治，不过十日死。

【注释】

①四经应四时：指肝、心、肺、肾分别应于春、夏、秋、冬四时。四经，指与四时相应的正常脉象。

②十二从应十二月：这里十二从即指十二辰，即子、丑、寅、卯、辰、巳、午、未、申、酉、戌、亥十二地支。也就是正月应于寅，二月应于卯，三月应于辰，四月应于巳，五月应于午，六月应于未，七月应于申，八月应于酉，九月应于戌，十月应于亥，十一

月应于子,十二月应于丑。

③十二月应十二脉:张志聪注:"手太阴应正月寅,手阳明应二月卯,足阳明应三月辰,足太阴应四月巳,手少阴应五月午,手太阳应六月未,足太阳应七月申,足少阴应八月酉,手厥阴应九月戌,手少阳应十月亥,足少阳应十一月子,足厥阴应十二月丑。"

④凡阳有五:有胃气的脉象,因五脏的区别而计有五种。阳,指阳脉,此指有胃气之脉。

⑤五五二十五阳:这里指五时各有五脏的脉象,即上文所言"凡阳有五"的五脏常脉,再配以五时的相应特点而成二十五种。

⑥所谓阴者,真脏也:五脏属阴,五脏之脉,若无胃气,称为真脏脉,说明五脏败坏,真气将绝。王冰注:"五脏为阴,故曰阴者真脏也。然见者,谓肝脉至,中外急,如循刀刃责责然,如按琴瑟弦;心脉至,坚而搏,如循薏苡子累累然;肺脉至,大而虚,如以毛羽中人肤;肾脉至,搏而绝,如以指弹石辟辟然;脾脉至,弱而乍数乍疏,夫如是脉见者,皆为脏败神去,故必死也。"

⑦胃脘之阳:《类经》六卷第二十六注:"胃脘之阳,言胃中阳和之气,即胃气也,五脏赖之以为根本者也。故人无胃气曰逆,逆者死。脉无胃气亦死,即此之谓。"

⑧别于阳者,知病处也;别于阴者,知死生之期:《类经》六卷第二十六注:"能别阳和之胃气,则一有不和,便可知疾病之所。能别纯阴之真脏,则凡遇生克,便可知死生之期也。"

⑨三阳在头,三阴在手,所谓一也:头,这里指人迎。诊人迎脉可测知三阳经的虚实;手,指寸口,诊寸口脉可测知三阴经的虚实。所以说"三阳在头,三阴在手"。诊脉的部位,虽有不同,但作为诊察人体疾病的环节,二者是相互补充的,它们的作用也是统一的。

⑩忌时：指疾病的发展受时间的影响，这是因为某脏之气，在一定的时间里有衰旺之别。

⑪去者为阴，至者为阳：此以脉搏之起落分阴阳。脉落为去，脉起为至。

⑫迟者为阴，数者为阳：此以脉搏之快慢分阴阳。平人一呼一吸脉搏跳动四至五次。三次为迟，六次为数。

⑬悬绝：指脉来孤悬将绝，胃气衰败之象。

⑭十八日、九日、十二日、七日、四日：王冰注："十八日者，金木成数之余也；九日者，水火生成数之余也；十二日者，金火生成数之余也；七日者，水土生数之余也；四日者，木生数之余也。"

⑮二阳之病发心脾：即胃病多发于心、脾的意思。二阳，指阳明，这里偏重于足阳明胃。《类经》十三卷第六注："二阳，阳明也，为胃与大肠二经。然大肠小肠，皆属于胃，故此节所言，则独重在胃耳。盖胃与心，母子也，人之情欲本以伤心，母伤则害及其子。胃与脾，表里也，人之劳倦，本以伤脾，脏伤则病连于腑，故凡内而伤精，外而伤形，皆能病及于胃，此二阳之疴，所以发于心脾也。"另，王冰注："夫肠胃发病，心脾受之。"《医经溯洄集》二阳病论亦云："二阳，阳明也，胃与大肠之脉也，肠胃有病，心脾受之，发心脾，犹言延及于心脾也。虽然脾胃为合，胃病而及脾，理固宜矣，大肠与心，本非合也，今大肠而及心，何哉？盖胃为受纳之腑，大肠为传化之腑，食入于胃，浊气归心，饮入于胃，输精于脾者，以胃之能纳，大肠之能化耳。肠胃既病，则不能受，不能化，心脾何所资乎？心脾既无所资，则无所运化而生精血矣，故肠胃有病，心脾受之，则男为少精，女为不月矣。"

⑯不得隐曲：有二说。一指二便不通利。即病人往往有难以告人的隐情。如《太素》卷三阴阳杂说注："隐曲，大小便。"一指阳

道病。王冰注："隐曲，隐蔽委曲之事也，夫肠胃发病，心脾受之，心受之则血不流，脾受之则味不化，血不流故女子不月，味不化则男子少精，是以隐蔽委曲之事，不能为也。"按：王注以隐曲为性的机能，张介宾解释亦同，如《类经》十三卷第六注："不得隐曲，阳道病也，夫胃为水谷气血之海，主化营卫而润宗筋。如厥论曰：前阴者，宗筋之所聚，太阴阳明之所合也。痿论曰：阴阳总宗筋之会，会于气冲，而阳明为之长。然则精血下行，生化之本，惟阳明为最，今化原既病，则阳道外衰，故不得隐曲。"

⑰女子不月：指月经闭止。

⑱风消：病名。即为气消形瘦之谓，风可训气。《广雅》释言："风，气也。"

⑲息贲：病名。此处指气息喘急奔迫。二阳既病，土不生金，日久则肺病，失于肃降而气息贲急。

⑳三阳：此处指太阳，包括足太阳膀胱和手太阳小肠。

㉑腨痛：指小腿肚酸痛。腨，小腿肚，亦称腓。痛，王冰注："酸疼也。"

㉒索泽：楼英注："索泽，即仲景所谓皮肤甲错也。"《类经》十三卷第六注："阳邪在表为热，则皮肤润泽之气必皆消散，是为索泽也。"两注义合，相为补充。

㉓㿉疝：即癩疝，阴囊肿痛为其主症。

㉔一阳：指少阳，包括足少阳胆与手少阳三焦二经。

㉕心掣：张志聪注："心虚而掣痛。"

㉖隔：指上下阻隔。这里偏指饮食不下，痞隔难通。《类经》十三卷第六注："以木乘土，脾胃受伤，乃为隔证。"

㉗二阳一阴：指二阳指阳明，包括足阳明胃与手阳明大肠二经；一阴，指厥阴，包括足厥阴肝与手厥阴心包二经。

㉘噫：即嗳气。

㉙欠：呵欠。

㉚风厥：病名。这里作为惊骇、背痛、善噫、善欠诸症的综合与概括。

㉛二阴：指少阴，包括足少阴肾与手少阴心二经。

㉜善气：常作太息，即在深呼吸的呼气之中，发为叹息。

㉝三阳三阴：三阳，即指太阳，包括足太阳膀胱与手太阳小肠二经；三阴，指太阴，包括足太阴脾与手太阴肺二经。

㉞痿易：即痿弱，弛缓。易，通"弛"。

㉟鼓一阳曰钩……阴阳相过曰溜：《类经》十三卷第六注："此举五脉之体，以微盛分阴阳，非若上文言经次之阴阳也。鼓，有力也。一阳一阴，言阴阳之微也。脉于微阳而见鼓者为钩，其气来盛去衰，应心脉也。脉于微阴而见鼓者曰毛，其气来轻虚以浮，应肺脉也。鼓动阳脉胜而急者曰弦，其气来端直以长而不至甚急，应肝脉也。鼓阳至而绝者，阳之伏也，脉名曰石，其气来沉以搏，应肾脉也。阴阳相过，谓流通平顺也，脉名曰溜，其气来柔缓而和，应脾脉也。

㊱魄汗未藏，四逆而起：此应上文"阳扰于外"，出汗过多，失于闭固，阳气外泄，以致四肢逆冷。魄汗，即身体汗出。四逆，四肢逆冷。

㊲起则熏肺，使人喘鸣：此应上文"阴争于内"而言，阴气内争，则气血不从，扰动肺气，故令人喘鸣。

㊳和本曰和：阴阳平衡才能达到机体的正常。前一"和"字，作调和解。本，即指阴阳。后一"和"字，为肌体平和无恙的意思。

㊴刚与刚，阳气破散：《类经》十三卷第六注："此言偏阳之为害也。刚与刚，阳之极也。以火济火，盛极必衰，故阳气反为之

破散。”

㊵淖：原意为湿濡，这里借指阴盛。吴昆注：“此言偏阴之害。淖，谓阴气太过潦淖也。”

㊶死阴、生阳：病邪在五脏的传变，以五行相克次序而传的，称为死阴，以五行相生次序而传的，称为生阳。

㊷肺之肾，谓之重阴：肺传于肾，为金水相传，因金生水，本属生阳，但二脏皆为牝脏，在五脏中皆属阴，所以这里称为重阴。

㊸肾之脾，谓之辟阴：辟，通“闢”，开拓、扩散的意思。

㊹结阳者，肿四肢：结，郁结的意思。《圣济总录》：“夫热盛则肿，而四肢为诸阳之本，阳结于外，不得行于阴，则邪热菀于四肢，故其证为肿，况邪在六腑，则阳脉不和，阳脉不和则气留之，以其气留，故为肿也。”

㊺结阴者，便血一升……三结三升：《圣济总录》：“夫邪在五脏，则阴脉不和，阴脉不和则血留之。结阴之病，以阴气内结，不得外行，血无所禀，渗入肠间，故便血也。”

㊻阴阳结斜：这里指阴经、阳经都有邪气郁结。斜，同“邪”。

㊼石水：水肿病的一种。

㊽消：此指消渴病。

㊾隔：即上下不通，此处偏指便闭。

㊿喉痹：病名，喉肿而闭阻气道，故称喉痹。

(51)阴搏阳别：王冰注：“阴，谓尺中也；搏，谓搏触于手也。尺脉搏击与寸口殊别，阳气挺然，则为有妊之兆。”

(52)阳加于阴谓之汗：《类经》六卷第二十九注：“阳言脉体，阴言脉位，汗液属阴，而阳加于阴，阴气泄矣，故阴脉多阳者多汗。”

(53)崩：指出血多而急，势如山崩。

(54)发尽：此处指腹胀发作到极点。

【译文】

黄帝问道：人有四经十二从，这是什么意思？

岐伯回答说：四经，是指与四时相应的正常脉象；十二从，是指与十二月相应的十二经脉。

脉有阴有阳。了解了什么是阳脉，就能知道什么是阴脉；了解了什么是阴脉，也就能知道什么是阳脉。阳脉有五种，就是春微弦，夏微钩，长夏微缓，秋微毛，冬微石。五时各有五脏的阳脉，所以五时配合五脏，则为二十五种阳脉。

所谓阴脉，就是脉没有胃气，称为真脏脉象。真脏脉是胃气已经败坏的象征，败象已见，就可以断其必死。所谓阳脉，就是指有胃气之脉。辨别阳脉的情况，就可以知道病变的所在；辨别真脏脉的情况，就可以知道死亡的时期。三阳经脉的诊察部位，在结喉两旁的人迎脉；三阴经脉的诊察部位，在手鱼际之后的寸口。一般在健康状态下，人迎与寸口的脉象是一致的。辨别属阳的胃脉，能知道时令气候和疾病的宜忌；辨别属阴的真脏脉，能知道病人的死生时期。临证时如能谨慎而熟练地辨别阴脉与阳脉，就不致疑惑不决而众议纷纭了。

所谓阴阳，在脉诊方面还有另外的意义，脉去的为阴，脉来的为阳；脉静的为阴，脉动的为阳；脉迟的为阴，脉数的为阳。凡诊得无胃气的真脏脉，例如：肝脉来的形象，如一线孤悬，似断似绝，或者来得弦急而硬，十八日当死；心脉来时，孤悬断绝，九日当死；肺脉来时，孤悬断绝，十二日当死；肾脉来时，孤悬断绝，七日当死；脾脉来时，孤悬断绝，四日当死。

一般地说：胃肠有病，则可影响心脾，病人往往有难以告人的隐情，如果是女子就会月经不调，甚至闭经。若病久传变，或者形体逐渐消瘦,成为"风消",或者呼吸短促,气息上逆,成为"息贲",就不可治疗了。

一般地说:太阳经发病,多有寒热的症状,或者下部发生痈肿,或者两足痿弱无力而逆冷,腿肚酸痛。若病久传化,或为皮肤干燥而不润泽,或变为颓疝。

一般地说:少阳经发病,生发之气即减少,或易患咳嗽,或易患泄泻。若痛久传变,或为心虚掣痛,或为饮食不下,隔塞不通。

阳明与厥阴发病,主病惊骇,背痛,常常嗳气、打呵欠,名曰风厥。少阴和少阳发病,腹部作胀,心下满闷,时欲叹气。太阳和太阴发病,则为半身不遂的偏枯症,或者筋肉痿弱无力,或者四肢不能举动。

脉搏鼓动于指下,来时有力,去时力衰,叫作钩脉;稍无力,来时轻虚而浮,叫作毛脉;有力而紧张,如按琴瑟的弦,叫作弦脉;有力而必须重按,轻按不足,叫作石脉;既非无力,又不过于有力,一来一去,脉象和缓,流通平顺,叫作滑脉。

阴阳失去平衡,以致阴气争盛于内,阳气扰乱于外,汗出不止,四肢厥冷,下厥上逆,浮阳熏肺,发生喘鸣。

阴之所以能生化,是由于阴阳的平衡,这样才能刚柔相济,保持正常。如果以刚与刚,则阳气破散,阴气亦必随之消亡;倘若阴气独盛,则寒湿偏胜,亦为刚柔不和,经脉气血亦致败绝。

属于死阴的病,不过三日就要死;属于生阳的病,不过四日就会痊愈。所谓生阳、死阴:例如肝病传心,为木生火,得其生气,叫作生阳;心病传肺,为火克金,金被火消亡,叫作死阴;肺病传肾,以阴传阴,无阳之候,叫作重阴;肾病传脾,水反侮土,叫作辟阴,是不治的死症。

邪气郁结于阳经,则四肢浮肿,以四肢为诸阳之本;邪气郁结于阴经，则大便下血，以阴络伤则血下溢，初结一升，再结二升，又结三升；阴经阳经都有邪气郁结，而偏重于阴经方面的，就会发生"石水"之病，少腹肿胀；邪气郁结于二阳（足阳明胃、手阳明大肠），则肠胃俱热，多为消渴之症；邪气郁结于三阳（足太阳膀胱、手太阳小肠），则多为上下不通的隔症；邪气郁结于三阴（足太阴脾、手太阴肺），多为水肿膨胀的病；邪气郁结于一阴一阳（指厥阴和少阳），多为喉痹之病。

阴脉搏动有力，与阳脉有明显的区别，这是怀孕的现象；阴阳脉（尺脉、寸脉）俱虚而患痫疾的，是为死征；阳脉加倍于阴脉，当有汗出，阴脉虚而阳脉搏击，火迫血行，在妇人为血崩。

三阴（指手太阴肺、足太阴脾）之脉，俱搏击于指下，大约到二十天半夜时死亡；二阴（指手少阴心、足少阴肾）之脉俱搏击于指下，大约到十三天傍晚时死亡；一阴（指手厥阴心包络、足厥阴肝）之脉俱搏击于指下，大约十天就要死亡；三阳（指足太阳膀胱、手太阳小肠）之脉俱搏击于指下，而鼓动过甚的，三天就要死亡；三阴三阳之脉俱搏，心腹胀满，阴阳之气发泄已尽，大小便不通，则五日死；二阳（指足阳明胃、手阳明大肠）之脉俱搏击于指下，患有温病的，无法治疗，不过十日就要死了。

第三卷

灵兰秘典论篇第八

精解导读

一、以当时政府官职作比喻，论述了人体六脏六腑的功能特点，说明人体内脏机能既分工又合作的关系。

二、指出心主神明和在十二脏中的主宰地位，强调"主明则下安""主不明则十二官危"的重要作用。

【原文】

黄帝问曰：愿闻十二脏之相使①，贵贱②何如？岐伯对曰：悉乎哉问也！请遂言之。心者，君主之官也，神明③出焉。肺者，相傅之官，治节出焉④。肝者，将军之官⑤，谋虑出焉。胆者，中正之官，决断出焉⑥。膻中⑦者，臣使之官，喜乐出焉⑧。脾胃者，仓廪⑨之官，五味出焉。大肠者，传道⑩之官，变化⑪出焉。小肠者，受盛⑫之官，化物出焉⑬。肾者，作强之官，伎巧出焉⑭。三焦者，决渎之官⑮，水道出焉。膀胱者，州都⑯之官，津液藏焉，气化则能出矣⑰。凡此十二官者，不得相失也。故主明则下安，以此养生则寿，殁世不殆⑱，以为天下则大昌。主不明则十二官危，使道⑲闭塞而不通，形乃大伤，以此养生则殃，以为天下者，其宗⑳大危，戒之戒之！

至道在微，变化无穷，孰知其原！窘㉑乎哉！肖者瞿瞿㉒，孰知其要！闵闵之当㉓，孰者为良！恍惚之数㉔，生于毫氂㉕，毫氂之数，起于度量，千之万之，可以益大，推之大之，其形乃制㉖。

黄帝曰：善哉！余闻精光㉗之道，大圣之业，而宣明大道，非斋戒㉘择吉日，不敢受也。黄帝乃择吉日良兆㉙，而藏灵兰之室，以传保焉。

【注释】

①相使：泛指官职而言。使，臣使之谓，言奉使命者。

②贵贱：这里指职位的高低。

③神明：此处指精神意识、思维活动。

④肺者，相傅之官，治节出焉：相傅，同义复词，傅亦相也。治节，治理与节制。

⑤肝者，将军之官：王冰注："勇而能断，故曰将军。潜发未萌，故谋虑出焉。"吴崑注："肝气急而志怒，故为将军之官。"

⑥中正之官，决断出焉：王冰注："刚正果决，故官为中正；直而不疑，故决断出焉。"

⑦膻中：此指心包。《类经》三十卷第一注："按十二经表里，有心包络而无膻中，心包之位，正居膈上，为心之护卫。

⑧喜乐出焉：吴崑注："膻中气化则阳气舒，而令人喜乐，气不化则阳气不舒，而令人悲愁，是为喜乐之所从出也。"

⑨仓廪：即储藏米谷的仓库。

⑩传道：即传导。道，同"导"。
⑪变化：指大肠将食物残渣变化为粪便。
⑫受盛：指接受和容纳。
⑬化物出焉：指小肠的生理功能。高士宗注："腐化食物，先化后变，故化物由之出焉。"
⑭肾者，作强之官，伎巧出焉：作强，即运用强力的意思。伎巧，言人的智巧能力，既包括先天本能，又包括后天之技艺，这里尤指生殖功能。
⑮三焦者，决渎之官：《类经》三卷第一注："决，通也；渎，水道也。上焦不治则水泛高原；中焦不治，则水留中脘；下焦不治，则水乱二便。三焦气治，则脉络通而水道利，故曰决渎之官。"
⑯州都：指水液积聚的意思。州，有聚义。都，指水所汇集之处。
⑰气化则能出矣：水液聚于膀胱，不能自出，必得下焦气化作用之助，方能排出，所以说"气化则能出矣"。
⑱殁世不殆：指终生没有危险。
⑲使道：指各器官发挥作用的正常途径。
⑳宗：这里指宗庙，为古代政权的象征。
㉑窘：即困难。
㉒肖者瞿瞿：有学问的人勤谨地探论研究。肖，善的意思。肖者，即优良的人，此指研究学问的人。瞿瞿，勤谨的样子。
㉓闵闵之当：此言理论的深玄，昏暗难明，如有物之遮蔽，与前文"窘乎哉"相应。闵，昏暗的意思。
㉔恍惚之数：指难以确切说明的似有若无的数量。
㉕毫氂：氂，同"釐"。毫氂，言极其微小。
㉖其形乃制：指万物成形。形，万物之体貌。

㉗精光：精纯而又明彻。
㉘斋戒：静心修省，排除杂念，即专心至诚的意思。
㉙吉日良兆：指有良好预兆的吉祥日子。吉日，吉祥的日子。

【译文】

　　黄帝问道：我想听你谈一下人体六脏六腑这十二个器官的职责分工，高低贵贱是怎样的？岐伯回答说：你问得真详细呀！请让我谈谈这个问题。心，主宰全身，是君主之官，人的精神意识思维活动都由此而出。肺，是相傅之官，犹如相傅辅佐着君主，因主一身之气而调节全身的活动。肝，主怒，像将军一样勇武，称为将军之官，谋略由此而出。胆，是机要之官，人的一切重大决定都由此产生。膻中，围护着心而接受其命令，是臣使之官，心志的喜乐，靠它传达出来。脾和胃司饮食的受纳和布化，是仓廪之官，五味的营养靠它们而得以消化、吸收和运输。大肠是传导之官，它能传送食物的糟粕，使其变化为粪便排出体外。小肠是受盛之官，它承受胃中下行的食物而进一步分化清浊。肾，是作强之官，它能够使人发挥强力而产生各种伎巧。三焦，是决渎之官，它能够通行水道。膀胱是州都之官，蓄藏津液，通过气化作用，方能排出尿液。以上这十二官，虽有分工，但其作用应该协调而不能相互脱节。所以君主如果明智顺达，则下属也会安定正常。用这样的道理来养生，就可以使人长寿，终生不会发生危殆；用来治理天下，就会使国家昌盛繁荣。君主如果不明智顺达，那么，包括其本身在内的十二官就要发生危险，各器官发挥正常作用的途径将闭塞不通，形体就要受到严重伤害。在这种情况下，谈养生续命是不可能的，只会招致灾殃，缩短寿命。同样，以君主之昏聩不明来治理天下，那政权就危险难保了，千万要警惕再警惕呀！

至深的道理是微妙难测的，其变化也没有穷尽，谁能清楚地知道它的本源！实在是困难得很呀！有学问的人勤勤恳恳地探讨研究，可是谁能知道它的要妙之处！那些道理暗昧难明，就像被遮蔽着，怎能了解到它的精华是什么！那似有若无的数量，是产生于毫厘的微小数目，而毫厘也是起于更小的度量，只不过把它们千万倍地积累扩大，推衍增益，才演变成了形形色色的世界。

黄帝说：好啊！我听到了精纯明彻的道理，这真是大圣人建立事业的基础，对于这宣畅明白的宏大理论，如果不专心修省而选择吉祥的日子，实在不敢接受它。于是，黄帝就选择有良好预兆的吉日，把这些著作珍藏在灵台兰室，很好地保存起来，以便流传后世。

六节脏象论篇第九

精解导读

一、以"六六之节""九九之会"说明天地日月运行以成岁月的规律及其与人的关系。指出五运失常，时序变异，会给人带来灾害。

二、叙述内脏的功能和外在表现及其与外界环境、时令的密切关系。

三、从人迎与寸口脉象的异常亢盛，说明疾病可能发生在什么经脉，并指出亢极则有危险的可能。

【原文】

黄帝问曰：余闻天以六六之节①，以成一岁，人以九九制会②，计人亦有三百六十五节③，以为天地，久矣。不知其所谓也？

岐伯对曰：昭乎哉问也！请遂言之。夫六六之节，九九制会者，所以正天之度④，气之数也。天度者，所以制日月之行也。气数者，所以纪⑤化生之用也。天为阳，地为阴，日为阳，月为阴，行有分纪⑥，周有道理⑦。日行一度，月行十三度而有奇⑧焉。故大小月三百六十五日而成岁，积气余而盈闰⑨矣。立端于始⑩，表正于中⑪，推余于终，而天度毕矣。

帝曰：余已闻天度矣，愿闻气数何以合之？

岐伯曰：天以六六为节，地以九九制会；天有十日⑫，日六竟而周甲⑬，甲六复而终岁⑭，三百六十日法也。夫自古通天者，生之本，本于阴阳，其气九州九窍，皆通乎天气。故其生五，其气三。三而成天，三而成地，三而成人，三而三之，合则为九，九分为九野，九野为九脏，故形脏四，神脏五⑮，合为九脏以应之也。

帝曰：余已闻六六九九之会也，夫子言积气盈闰，愿闻何为气？请夫子发蒙解惑⑯焉！

岐伯曰：此上帝所秘，先师传之也⑰。

帝曰：请遂闻之。

岐伯曰：五日谓之候，三候谓之气，六气谓之时，四时谓之岁，而各从其主治⑱焉。五运相袭⑲，而皆治之，终朞⑳之日，周而复始；时立气布㉑，如环无端，候亦同法。故曰：不知年之所加㉒，气之盛衰，虚实之所起，不可以为工矣。

帝曰：五运之始，如环无端，其太过不及㉓何如？

岐伯曰：五气更立㉔，各有所胜，盛虚之变，此其常也。

帝曰：平气何如？

岐伯曰：无过㉕者也。

帝曰：太过不及奈何？

岐伯曰：在经有也㉖。

帝曰：何谓所胜？

岐伯曰：春胜长夏，长夏胜冬，冬胜夏，夏胜秋，秋胜春，所谓得五行时之胜，各以气命其脏。

帝曰：何以知其胜？

岐伯曰：求其至㉗也，皆归始春㉘，未至而至㉙，此谓太过，则薄㉚所不胜㉛，而乘㉜所胜也，命曰气淫㉝。至而不至，此谓不及，则所胜妄行，而所生受病，所不胜薄之也，命曰气迫㉞。所谓求其至者，气至之时也。谨候其时，气可与期㉟。失时反候，五治不分，邪僻内生，工不能禁也。

帝曰：有不袭乎？

岐伯曰：苍天之气，不得无常也。气之不袭，是谓非常，非常则变矣。

帝曰：非常而变奈何？

岐伯曰：变至则病，所胜则微，所不胜则甚㊱，因而重感于邪则死矣。故非其时则微，当其时则甚㊲也。

帝曰：善。余闻气合而有形，因变以正名。天地之运，阴阳之化，其于万物，孰少孰多，可得闻乎？

岐伯曰：悉乎哉问也！天至广不可度，地至大不可量，大神灵问㊳，请陈其方㊴。草生五色，五色之变，不可胜视；草生五味，五味之美，不可胜极；嗜欲不同，各有所通。天食人以五气㊵，地食人以五味。五气入鼻，藏于心肺，上使五色修明，音声能彰；五味入口，藏于肠胃，味有所藏，以养五气㊶，气和而生，津液相成，神乃自生。

帝曰：脏象㊷何如？岐伯曰：心者，生之本㊸神之处㊹也；其华在面，其充㊺在血脉，为阳中之太阳，通于夏气。肺者，气之本，魄之处也；其华在毛，其充在皮，为阳中之太阴，通于秋气。肾者，主蛰㊻，封藏之本㊼，精之处也；其华在发，其充在骨，为阴中之少阴，通于冬气。肝者，罢极之本㊽，魂之居也；其华在爪，其充在筋，以生血气，其味酸，其色苍，此为阳中之少阳，通于春气。脾、胃、大肠、小肠、三焦、膀胱者，仓廪之本，营之居也，名曰器㊾，能化糟粕，转味而入出者也；其华在唇四白㊿，其充在肌，其味甘，其色黄，此至阴之类，通于土气㉛。凡十一脏，取决于胆㉜也。

故人迎㉝一盛，病在少阳，二盛病在太阳，三盛病在阳明，四盛㉞已㉟上为格阳㊱。寸口一盛，病在厥阴，二盛病在少阴，三盛病在太阴，四盛已上为关阴㊲。人迎与寸口俱盛四倍已上为关格，关格㊳之脉赢㊴，不能极于天地之精气，则死矣。

【注释】

①六六之节：古人以天干配地支计日，十天干与十二地支相配完毕，共六十日，称为一甲子。六个甲子，就是六个六十日，故称为六六之节。

②九九制会：九九之数用来概括万物变化的多样性。制会，配合天道的准度。古人以九为数目之极。

③节：指腧穴，或言骨节，暂从前义。

④天之度：古人将周天定为三百六十五度，每度为周天的三百六十五分之一，每昼夜日行一度，也就是太阳视运动每昼夜运行周天的三百六十五分之一，每年（以三百六十五日计）行过整个周天。

⑤纪：记，即标志。

⑥分纪：此处指天体运行的部位和秩序。

⑦道理：指天体运行的道路。

⑧日行一度，月行十三度而有奇：此言在一昼夜的时间里，日

行周天的三百六十五分之一,而月行周天的三百六十五分之十三而有余。奇,余数。

⑨积气余而盈闰:农历以月球的运行来计算月份,而以太阳的运行来计算节气,每运行十五度为一节气,计十五日左右,每月相当于两个节气,但月份稍有不足,节气则稍有盈余,两个节气约余一日弱,积三年约余一个月强,所以三年内必有一闰月,约十九年有七个闰月,在不断调整中保持节气与月份的一致。

⑩立端于始:确定岁首之始。端,岁首,即冬至节。

⑪表正于中:根据圭表日影以正其中气之度。表,即圭表,为古代测量日影所用的工具。可根据日影在圭表上的位置推算时令节气及考定闰月的时间。中气,指处于下半月的节气。

⑫十日:古人以十天干计日,所以称为十日。

⑬日六竟而周甲:十天干经过六次完整的循环而成为甲子的一周,计六十天。

⑭甲六复而终岁:六个甲子重复累积而为一年。

⑮形脏四,神脏五:张志聪注:"形脏者,藏有形之物也。神脏者,藏五脏之神也。藏有形之物者,胃与大肠、小肠、膀胱也。藏五脏之神者,心藏神、肝藏魂、脾藏意、肺脏魄、肾藏志也。"

⑯发蒙解惑:启发蒙昧,解释疑惑。

⑰上帝、先师:王冰注:"上帝,谓上古帝君也。先师,岐伯祖之师僦贷季,上古之理色脉者也。"

⑱主治:当旺的意思,如木旺于春,火旺于夏等。

⑲五运相袭:指木、火、土、金、水五行之气随着时间的推移而循序相承。

⑳朞:周年。

㉑时立气布:指一年之中分立四时,四时之中分布节气。

㉒年之所加：指一年中客气加临的情况。

㉓太过、不及、平气：五运值年时，其气有余者为太过；其气不足者为不及；其气无太过不及者为平气。详见五常政大论。

㉔五气更立：指木、火、土、金、水五运之气更迭主时。

㉕过：《类经》二十三卷第二注："过，过失之谓，凡太过不及皆为过也。"

㉖在经有也：王冰注："言玉机真脏论篇，已具言五气平和太过不及之旨也。"新校正云："详王冰注言玉机真脏论已具，按本篇言脉之太过不及，即不论运气之太过不及与平气，当云气交变大论、五常政大论已具言也。"

㉗至：《类经》二十三卷第二注："至，气至也，如春则暖气至，夏则热气至者是也。"

㉘始春：《类经》二十三卷第二注："始春者，谓立春之日……一曰：在春前十五日，当大寒节，为初气之始，亦是。"

㉙未至而至：时令未到，却出现了与该时令相应的气候。

㉚薄：义同"迫"，伤害的意思。

㉛所不胜、所胜：五行之气既有相生的关系，又有相克的关系，就某行之气而言，克我者为所不胜，我克者为所胜。

㉜乘：欺凌。

㉝气淫：指其气太过。淫，太过之意。

㉞气迫：即其气窘迫。

㉟气可与期：这里指气候的特征可以预期。

㊱变至则病，所胜则微，所不胜则甚：张志聪注："变常之气至，则为民病矣。如春木主时，其变为骤注，是主气为风木，变气为湿土，变气为主气之所胜，而民病则微，如变为肃杀，是主气为风木，变气为燥金，变气为主气之所不胜，而民病则甚。"

㊲非其时则微，当其时则甚：张志聪注："变易之气至，非其克我之时，为病则微，当其克我之时，为病则甚。"

㊳大神灵问：王冰注："大神灵问，赞圣深明。"大神灵，对黄帝的至尊至敬之称。

㊴请陈其方：王冰注："举大说凡，粗言纲纪，故曰请陈其方。"方，道理。

㊵天食人以五气：天供给人们生命所必需的气。食，作饲养、供给解。五气，指天之气而言，因其随时令的变化而表现为风、暑、湿、燥、寒等，所以称为五气。

㊶五气：此处指五脏之气而言。

㊷脏象：内脏功能表现于外的现象。

㊸生之本：生命之根本。

㊹处：指所居的处所。

㊺充：指各脏充养的组织。

㊻蛰：虫类伏藏于土中，称为蛰。此有闭藏的意思。

㊼封藏之本：肾精宜固藏，忌妄泄，肾气实则封藏坚固，虚则遗泄，所以说肾为封藏之本。

㊽罢极之本：肝主筋，人的运动由乎筋力的盛衰，所以疲劳乏力，责之于肝。罢极，疲累劳困。马莳注："肝主筋，故劳倦罢极，以肝为本。"

㊾器：器皿。脾、胃、大肠、小肠、三焦、膀胱诸脏器，盛贮食物、水液及待排泄的食物糟粕、尿液等，所以把它们比喻为器皿。

㊿唇四白：口唇及周边的白色肌肉。

51通于土气：太阴阳明论："脾者，土也，治中央，常以四时长四脏，各十八日寄治，不得独主于时。"而脏气法时论又云："脾主长夏。"

(52) 凡十一脏，取决于胆：《类经》三卷第二注："五脏者，藏精气而不泻，故五脏皆内实；六腑者，主化物而不藏，故六腑皆中虚。惟胆以中虚，故属于腑，然藏而不泻，又类乎脏。故居少阳为半表半里之经，亦曰中正之官，又曰奇恒之腑，所以能通达阴阳，而十一脏皆取乎此也。然东垣曰：胆者少阳春升之气，春气升则万化安，故胆气春升，则余脏从之，所以十一脏皆取决于胆。

�453 人迎、寸口：人迎，颈部结喉两侧足阳明经所过脉动之处。寸口，腕部手太阴经所过脉动处。二者俱为切脉的部位。

�454 一盛、二盛、三盛、四盛：分别指脉搏较常时大一倍、大两倍、大三倍、大四倍。盛，脉搏盛大。下寸口脉同。

�455 已：通"以"。

�456 格阳：《类经》六卷第二十二注："四盛已上者，以阳脉盛极而阴无以通，故曰格阳。"格，阻隔之意。

�457 关阴：《类经》六卷第二十二注："四盛已上者，以阴脉盛极而阳无以交，故曰关阴。"关，闭塞之意。

�458 关格：《类经》六卷第二十二注："阴气太盛，则阳气不能荣也，故曰关。阳气太盛，则阴气弗能荣也，故曰格。阴阳俱盛，不得相荣，故曰关格。"

�459 赢：通"盈"，盈余过盛之谓。

【译文】

黄帝问道：我听说天体的运行是以六个甲子构成一年，人则以九九极数的变化来配合天道的准度，而人又有三百六十五穴。与天地相应，这些说法，已听到很久了，但不知是什么道理？

岐伯答道：你提的问题很高明啊！请让我就此问题谈谈看法。六六之节和九九制会，是用来确定天度和气数的。天度，是计算日月行程的。气数，是标志万物化生之用的。天属阳，地属阴，日属阳，月属阴。它们的运行有一定的部位和秩序，其环周也有一定的道路。每一昼夜，日行一度，月行十三度有余，所以大月、小月合起来三百六十五天成为一年，由于月份的不足，节气有盈余，于是产生了闰月。确定了岁首冬至节并以此为开始，用圭表的日影以推正中气的时间，随着日月的运行而推算节气的盈余，直到岁尾，整个天度的变化就可以完全计算出来了。

黄帝说：我已经明白了天度，还想知道气数是怎样与天度配合的？

岐伯说：天以六六为节制，地以九九之数，配合天道的准度。天有十干，代表十日，十干循环六次而成一个周甲，周甲重复六次而一年终了，这是三百六十日的计算方法。自古以来，都以通于天气而为生命的根本，而这个根本不外天之阴阳，地的九州，人的九窍，都与天气相通。天衍生五行，而阴阳又依盛衰消长而各分为三。三气合而成天，三气合而成地，三气合而成人，三三而合成九气，在地分为九野，所以在人体分为九脏，所以形脏四，神脏五，合成九脏，以应天气。

黄帝说：我已经明白了六六九九配合的道理，先生说气的盈余积累成为闰月，我想听您讲一下什么是气？请您来启发我的蒙昧，解释我的疑惑！

岐伯说：这是上帝秘而不宣的理论，先师传授给我的。

黄帝说：就请全部讲给我听。

岐伯说：五日称为候，三候称为气，六气称为时，四时称为岁，一年四时，各随其五行的配合而分别当旺。木、火、土、金、水五行随时间的变化而递相承袭，各有当旺之时，到一年终结时，再从头开始循环。一年分立四时，四时分布节气，逐步推移，如环无端，节气中再分候，也是这样推移下去。所以说，不知当年的时、气，不知气的盛衰、虚实的起因等情况，就不能做个好医生。

黄帝说：五行的推移，周而复始，如环无端，它的太过与不及是怎样的呢？

岐伯说：五行之气更迭主时，互有胜克，从而有盛衰、虚实的变化，这是正常现象。

黄帝说：平气是怎样的呢？

岐伯说：这是没有太过和不及。

黄帝说：太过和不及的情况怎样呢？

岐伯说：这些情况在经书中已有记载。

黄帝说：什么叫作所胜？

岐伯说：春胜长夏，长夏胜冬，冬胜夏，夏胜秋，秋胜春，这就是时令根据五行规律而互相胜负的情况。同时，时令又依其五行之气的属性来分别影响各脏。

黄帝说：怎样知道它们之间的相胜情况呢？

岐伯说：首先要推求气候到来的时间，一般从立春开始向下推算。如果时令未到而气候先期来过，称为太过；某气太过就会侵侮其所不胜之气，欺凌其所胜之气，这就叫作气淫。时令已到而气候未到，称为不及；某气不及，则其所胜之气因缺乏制约而妄行，其所生之气因缺乏资助而困弱，其所不胜则更会加以侵迫，这就叫作气迫。所谓求其至，就是要根据时令推求气候到来的早晚，要谨慎地等候时令的变化，气候的到来是可以预期的。如果搞错了时令或违反了时令与气候相合的关系，以至于分不出五行之气当旺的时间，那么，当邪气内扰，病及于人的时候，好的医生也不能控制了。

黄帝说：五行之气有不相承袭的吗？

岐伯说：天的五行之气，在四时中的分布不能没有常规。如果五行之气不按规律依次相承，就是反常的现象，反常就会使人发生病变。黄帝说：没有常规，发生病变，将怎么样？岐伯说：如在某一时令出现的反常气候，为当旺之气之所胜者，则其病轻微；若为当旺之气之所不胜者，则其病深重。而若同时感受其他邪气，就会造成死亡。所以反常气候的出现，不在其所克制的某气当旺之时令，病就轻微，若恰在其所克制的某气当旺之时令发病，则病深重。

　　黄帝说：好。我听说由于天地之气的合而有万物的形体，又由于其变化多端以至万物形态差异而定有不同的名称。天地的气运，阴阳的变化，它们对于万物的生成，就其作用而言，哪个多，哪个少，可以听你讲一讲吗？

　　岐伯说：问得实在详细呀！天极其广阔，不可测度；地极其博大，也很难计量。像您这样伟大神灵的圣主既然发问，就请让我陈述一下其中的道理吧。草木显现五色，而五色的变化，是看也看不尽的；草木产生五味，而五味的醇美，是尝也尝不完的。人们对色味的嗜欲不同，而各色味是分别与五脏相通的。天供给人们以五气，地供给人们以五味。五气由鼻吸入，贮藏于心肺，其气上升，使面部五色明润，声音洪亮。五味入于口中，贮藏于肠胃，经消化吸收，五味精微内注五脏以养五脏之气，脏气和谐而保有生化机能，津液随之生成，神气也就在此基础上自然产生了。

　　黄帝说：脏象是怎样的呢？岐伯说：心，是生命的根本，为神所居之处。其荣华表现于面部，其充养的组织在血脉，为阳中的太阳，与夏气相通。肺，是气的根本，为魄所居之处；其荣华表现在毫毛，其充养的组织在皮肤，是阳中的太阴，与秋气相通。肾主蛰伏，是封藏精气的根本，为精所居之处；其荣华表现在头发，其充养的组织在骨，为阴中之少阴，与冬气相通。肝，是罢极之本，为魂所居之处；其荣华表现在指甲，其充养的组织在筋，可以生养血气，其味酸，其色青，为阳中之少阳，与春气相通。脾、胃、大肠、小肠、三焦、膀胱，是仓廪之本，为营气所居之处，因其功能像是盛贮食物的器皿，故称为器，它们能吸收水谷精微，化生为糟粕，管理饮食五味的转化、吸收和排泄；其荣华在口唇四旁的白肉，其充养的组织在肌肉，其味甘，其色黄，属于至阴之类，与土气相通。以上十一脏功能的发挥，都取决于胆气的升发。

人迎脉大于平时一倍，病在少阳；大两倍，病在太阳；大三倍，病在阳明；大四倍以上，为阳气太过，阴无以通，是为格阳。寸口脉大于平时一倍，病在厥阴；大两倍，病在少阴；大三倍，病在太阴；大四倍以上，为阴气太过，阳无以交，是为关阴。若人迎脉与寸口脉俱大于平时四倍以上，为阴阳气俱盛，不得相融，是为关格。关格之脉盈盛太过，标志着阴阳极亢，不再能够达于天地阴阳精气平调的生理状态，会很快死去。

五脏生成篇第十

精解导读

一、指出五脏与其所合的脉、筋、皮、肉、骨以及色、毛、发、爪、唇等方面的密切关系。

二、叙述了五味、五色、五脉与五脏之间的相互关系。

三、说明脉、髓、筋、血、气在生理上的所属关系以及血液一般功能和发生病变的情况。

四、说明大谷、小溪皆是卫气所留止的部位，运用五决的方法、根据五脏的脉搏来诊断疾病。

五、举例说明色诊、脉诊在临床上的应用以及色脉合参在诊断上的重要性。

【原文】

心之合①、脉也，其荣②、色③也，其主④肾也。肺之合、皮也，其荣、毛也，其主心也。肝之合、筋也，其荣、爪也，其主肺也。脾之合、肉也，其荣、唇也，其主肝也。肾之合、骨也，其荣、发也，其主脾也。

是故多食咸，则脉凝泣⑤而变色；多食苦，则皮槁而毛拔⑥；多食辛，则筋急而爪枯；多食酸，则肉胝䐢⑦而唇揭；多食甘，则骨痛而发落，此五味之所伤也。故心欲⑧苦，肺欲辛，肝欲酸，脾欲甘，肾欲咸，此五味之所合也。

故色见青如草兹⑨者死，黄如枳实⑩者死，黑如炲⑪者死，赤如衃⑫血者死，白如枯骨者死，此五色之见死也。青如翠⑬羽者生，赤如鸡冠者生，黄如蟹腹⑭者生，白如豕膏⑮者生，黑如乌羽⑯者生，此五色之见生也。生于心，如以缟⑰裹朱⑱；生于肺，如以缟裹红⑲；生于肝，如以缟裹绀⑳；生于脾，如以缟裹栝楼实㉑，生于肾，如以缟裹紫㉒，此五脏所生之外荣也。

色味当五脏㉓：白当肺、辛，赤当心、苦，青当肝、酸，黄当脾、甘，黑当肾、咸。故白当皮，赤当脉，青当筋，黄当肉，黑当骨。

诸脉者皆属于目㉔，诸髓者皆属于脑㉕，诸筋者皆属于节㉖，诸血者皆属于心，诸气者皆属于肺㉗，此四支八溪㉘之朝夕㉙也。

故人卧血归于肝，肝受血而能视，足受血而能步，掌受血而能握，指受血而能摄。卧出而风吹之，血凝于肤者为痹，凝于脉者为泣，凝于足者为厥。此三者，血行而不得反其空㉚，故为痹厥也。人有大谷十二分㉛，小溪㉜三百五十四名，少十二俞㉝，此皆卫气之所留止，邪气之所客也，针石缘而去之。

诊病之始㉞，五决为纪㉟。欲知其始，先建其母㊱。所谓五决者，五脉也。是以头痛巅㊲疾，下虚上实，过㊳在足少阴、巨阳，甚则入肾。徇蒙招尤㊴，目冥㊵耳聋，下实上虚，过在足少阳、厥阴，甚则入肝。腹满䐜胀，支鬲胠胁㊶，下厥上冒㊷，过在足太阴、阳明。咳嗽上气，厥在胸中，过在手阳明、太阴。心烦头痛，病在鬲中，过在手巨阳、少阴。

夫脉之小、大、滑、涩、浮、沉㊸，可以指别。五脏之象，可以类推。五脏相音㊹，可以意识。五色微诊，可以目察。能合脉色，可以万全。赤，脉之至也，喘㊺而坚，诊曰：有积气在中，时害于食，名曰心痹㊻；得之外疾，思虑而心虚，故邪从之。白，脉之至也，喘而浮，上虚下实，惊，有积气在胸中，喘而虚，名曰肺痹，寒热；得之醉而使内㊼也。青，脉之至也，长而左右弹㊽，有积气在心下支胠，名曰肝痹；得之寒湿，与疝同法，腰痛足清头痛。黄，脉之至也，大而虚，有积气在腹中，有厥气，名曰厥疝㊾，女子同法；得之疾使四肢，汗出当风。黑，脉之至也，上坚而大㊿，有积气在小腹与阴，名曰肾痹；得之沐浴清水而卧。

凡相五色之奇脉，面黄目青，面黄目赤，面黄目白，面黄目黑者，皆不死也。面青目赤，面赤目白，面青目黑，面黑目白，面赤目青，皆死也。

【注释】

①合：内外的配合。此指与五脏有特殊配合关系的组织。

②荣：表现于外的荣华。此指集中表现五脏精气的外在组织。

③色：这里指颜面的色泽。

④主：这里可理解为制约的一方。

⑤凝泣：即凝涩不通的意思。马莳注："泣，涩同。"

⑥毛拔：这里指毫毛脱落。

⑦肉胝䐜（zhī chú）而唇揭：指皮肉粗厚皱缩，口唇掀起。胝，皮肉粗厚。䐜，即皱缩。揭，即掀起。

⑧欲：喜而求之。

⑨草兹：指死草的颜色，其色青而枯暗。

⑩枳实：常绿灌木枳的果实，可入药，其色黑黄不泽。

⑪炲（tái）：煤烟的尘灰。

⑫衃血：指凝血。

⑬翠：鸟名，即翡翠鸟。其羽毛青色者，俗称翠鸟，羽色青而明润。

⑭蟹腹：指蟹黄，即雌蟹腹内的卵块，其色鲜黄嫩泽。

⑮豕膏：猪的脂肪，俗称板油。

⑯乌羽：乌鸦的羽毛，其色黑而光润。

⑰缟：白色的生绢，其质白纤薄。

⑱朱：即朱砂。

⑲红：粉红颜色的丝织物。

⑳绀：青中泛赤颜色的丝织物。

㉑栝楼实：即栝蒌实，为多年生葫芦科植物栝蒌的果实，色正黄，可入药。

㉒紫：这里指紫色的丝织物，《说文》："紫，帛青赤色。"

㉓色味当五脏：即色味与五脏相应。当，即训应。

㉔诸脉者皆属于目：指人身很多经脉都注于眼睛。属，统属，

连属。

㉕诸髓者皆属于脑：《类经》八卷第二十一注："脑为髓海，故诸髓皆属之。"

㉖诸筋者皆属于节：节，指骨节言。筋连于骨节肌肉之间，故属于节。

㉗诸气者皆属于肺：因肺主一身之气，故诸气属肺。

㉘八溪：《类经》八卷第二十一注："八溪者，手有肘与腋，足有胯与腘也，此四肢之关节，故称为溪。"

㉙朝夕：《类经》八卷第二十一注："朝夕者，言人之诸脉、髓、筋、血、气无不由此出入，而朝夕运行不离也。

㉚空：同"孔"，指血气循行之道路。

㉛大谷十二分：《类经》八卷第二十一注："大谷者，言关节之最大者也。节之大者无如四肢，在手者，肩、肘、腕；在足者，髀、膝、腕各有三节，是为十二分。

㉜小溪：这里指肉之小会，也就是俞穴。

㉝十二俞：这里指十二脏腑在背部的俞穴，即心俞、肝俞、脾俞、肺俞、肾俞等十二穴。

㉞始：根本的意思。《国语》晋语："夫坚树在始。"

㉟五决为纪：以五脏之脉为纲纪。五决，即五脏之脉。因其在脉诊中有决定意义，故称五决。

㊱先建其母：先确立病因。建，确立的意思。母，此指病因。

㊲巅：指巅顶，即头顶。

㊳过：过失，此指引起疾病的关键部位。

㊴徇蒙招尤：指目摇而视不明，身体摇动不定。

㊵目冥：即目瞑，眼睛昏花。

㊶支鬲胠胁：支，即支撑。鬲，即膈。胠胁，即胁肋。

㊷下厥上冒：马莳注："气从下上，而上焦昏冒，其病正在脾胃也。"

㊸脉之小、大、滑、涩、浮、沉：《类经》六卷第三十四注："小者细小，阴阳俱不足也。大者豁大，阳强阴弱也。滑者往来流利，血实气壅也。涩者往来艰难，气滞血少也。浮者轻取，所以候表。沉者重按，所以候里。"

㊹五脏相音：指五脏各自对应的声音，如肝音角、心音徵、脾音宫、肺音商、肾音羽。

㊺喘：指脉动急疾。

㊻痹：这里指不通达的意思。

㊼醉而使内：即酒后入房。

㊽长而左右弹：《类经》六卷第三十四注："言两手俱长而弦强也。弹，搏击之义。"

㊾有积气在腹中，有厥气，名曰厥疝：高士宗注："腹中，脾部也，有厥气，乃土受木克，土气厥逆而不达也，土受木克，故不名曰脾痹，名曰厥疝。疝，肝病也。"

㊿上坚而大：《类经》六卷第三十四注："上，言尺之上，即尺外以候肾也。"

【译文】

心与脉络合润相融，从面色上就能知道肾的情况；肺与皮肤合润相生，从体毛上就可以推知心脏的情况；肝与筋脉合润，从指甲上就可以知道肺的情况；脾与肌肉合润相融，从口唇就能知道肝的情况；肾与骨骼相融相生，从毛发就能知道脾的情况。

所以过食咸味，则使血脉凝涩不畅，而颜面色泽发生变化。过食苦味，则使皮肤枯槁而毫毛脱落。过食辛味，则使筋脉劲急而指甲枯干。过食酸味，则使肌肉粗厚皱缩而口唇掀起。过食甘味，则使骨骼疼痛而头发脱落。这是偏食五味所造成的损害。所以心欲得苦味，肺欲得辛味，肝欲得酸味，脾欲得甘味，肾欲得咸味，这是五味分别与五脏之气相合的对应关系。

面色出现青如死草，枯暗无华的，为死症；出现黄如枳实的，为死症；出现黑如烟灰的，为死症；出现红如凝血的，为死症；出现白如枯骨的，为死症。这是五色中表现为死症的情况。面色青如翠鸟的羽毛，主生；红如鸡冠的，主生；黄如蟹腹的，主生；白如猪脂的，主生；黑如乌鸦毛的，主生。这是五色中表现有生机而预后良好的情况。心有生机，其面色就像细白的薄绢裹着朱砂；肺有生机，面色就像细白的薄绢裹着粉红色的丝绸；肝有生机，面色就像细白的薄绢裹着天青色的丝绸；脾有生机，面色就像细白的薄绢裹着栝蒌实；肾有生机，面色就像细白的薄绢裹着紫色的丝绸。这些都是五脏的生机显露于外的荣华。

色味与五脏相应：白色和辛味应于肺，赤色和苦味应于心，青色和酸味应于肝，黄色和甘味应于脾，黑色和咸味应于肾。因五脏外合五体，所以白色应于皮，赤色应于脉，青色应于筋，黄色应于肉，黑色应于骨。

各条脉络都属于目，诸髓都属于脑，诸筋都属于骨节，诸血都属于心，诸气都属于肺。同时，气血的运行则朝夕来往，不离四肢八溪的部位。所以当人睡眠时，血归藏于肝，肝得血而濡养于目，则能视物；足得血之濡养，就能行走；手掌得血之濡养，就能握物；手指得血之濡养，就能拿取。如果刚刚睡醒就外出受风，血液的循行就要凝滞，凝于肌肤的，发生痹证；凝于经脉的，发生气血运行的滞涩；凝于足部的，该部发生厥冷。这三种情况，都是由于气血的运行不能返回组织间隙的孔穴之处，所以造成痹厥等症。全身有大谷十二处，小溪三百五十四处，这里面减除了十二脏腑各自的俞穴数目。这些都是卫气留止的地方，也是邪气客居的地方。治病时，可循着这些部位施以针石，以祛除邪气。

　　诊病的根本，要以五决为纲纪。想要了解疾病的关键，必先确定病变的原因。所谓五决，就是五脏之脉。以此诊病，即可决断病本的所在。比如头痛等巅顶部位的疾患，属于下虚上实的，病变在足少阴和足太阳经，病甚的，可内传于肾。头晕眼花，身体摇动，目暗耳聋，属下实上虚的，病变在足少阳和足厥阴经，病甚的，可内传于肝。腹满䐜胀，支撑胸膈胁肋，属于下部逆气上犯的，病变在足太阴和足阳明经。咳嗽气喘，气机逆乱于胸中，病变在手阳明和手太阴经。心烦头痛，胸膈不适的，病变在手太阳和手少阴经。

　　脉象的小、大、滑、涩、浮、沉等，可以通过医生的手指加以鉴别；五脏功能表现于外，可以通过相类事物的比较加以推测；五脏各自的声音，可以凭意会而识别；五色的微小变化，可以用眼睛来观察。诊病时，如能将色、脉两者合在一起进行分析，就可以万无一失了。外现赤色，脉来急疾而坚实的，可诊为邪气积聚于中脘，常表现为妨害饮食，病名叫作心痹。这种病得之于外邪的侵袭，是由于思虑过度以致心气虚弱，邪气才随之而入的。外现白色，脉来急疾而浮，这是上虚下实，故常出现惊骇，病邪积聚于胸中，迫肺而作喘，但肺气本身是虚弱的，病名叫作肺痹，它有时发寒热，常因醉后行房而诱发。青色外现，脉来长而左右搏击手指，这是病邪积聚于心下，支撑胁肋，病名叫作肝痹，多因受寒湿而得，与疝的病理相同，它的症状有腰痛、足冷、头痛等。外现黄色，而脉来虚大的，这是病邪积聚在腹中，有逆气产生，病名叫作厥疝，女子也有这种情况，多由四肢剧烈的活动，汗出当风所诱发。外现黑色，脉象尺上坚实而大，这是病邪积聚在小腹与前阴，病名叫作肾痹，多因冷水沐浴后睡卧受凉所引起。

凡观察五色，面黄目青、面黄目赤、面黄目白、面黄目黑的，都不是死症。因面带黄色，是尚有土气。如见面青目赤、面赤目白、面青目黑、面黑目白、面赤目青的，皆为死亡之征象，因面无黄色，是土气已败。

五脏别论篇第十一

精解导读

一、论述了五脏六腑奇恒之腑的分类及其区别。

二、说明诊脉独取寸口的道理。

三、论及医生临证时有关事项，阐明了不信鬼神和相信医学的科学思想。

【原文】

黄帝问曰：余闻方士[①]，或以脑髓为脏，或以肠胃为脏，或以为腑。敢问更相反，皆自谓是。不知其道，愿闻其说。

岐伯对曰：脑、髓、骨、脉、胆、女子胞[②]，此六者，地气之所生也，皆藏于阴而象于地，故藏而不泻，名曰奇恒之腑[③]。夫胃、大肠、小肠、三焦、膀胱，此五者，天气之所生也，其气象天，故泻而不藏。此受五脏浊气，名曰传化之腑。此不能久留，输泻者也。魄门亦为五脏使[④]，水谷不得久藏。所谓五脏者，藏精气而不泻也，故满而不能实⑤。六腑者，传化物而不藏，故实而不能满也。所以然者，水谷入口，则胃实而肠虚；食下，则肠实而胃虚，故曰实而不满，满而不实也。

帝曰：气口⑥何以独为五脏主？

岐伯曰：胃者，水谷之海，六腑之大源也。五味入口，藏于胃，以养五脏气。气口亦太阴也，是以五脏六腑之气味，皆出于胃，变见于气口。故五气入鼻，藏于心肺。心肺有病，而鼻为之不利也。凡治病必察其上下，适其脉候，观其志意，与其病能⑦。拘于鬼神者，不可与言至德⑧。恶于针石者，不可与言至巧⑨。病不许治者，病必不治，治之无功矣。

【注释】

①方士：通晓方术的人，即医生。

②女子胞：即子宫，亦称胞宫。

③奇恒之腑：高士宗注："奇，异也；恒，常也。言异于常腑也。"

④魄门亦为五脏使：魄门，即肛门。魄，通"粕"，指肛门为排泄糟粕的门户，故称魄门。虽然五脏主藏精而不泻，但脏气的活动是人体代谢的基础，肛门之窍又为肾所主，其开阖为心神所支配，其作用也是输泻五脏的浊气，故称"魄门亦为五脏使。"

⑤满而不能实：王冰注："精神为满，水谷为实。"

⑥气口：亦称寸口、脉口，当手太阴经经渠穴处，即腕上高骨旁脉动处，候此处脉搏变化，可知全身气血盛衰情况，为古人施用脉诊法的重要部位。

⑦病能：即病态，指疾病的表现。

⑧至德：至深的道理。此指医学道理。

⑨至巧：至精的技巧。此指医疗技术。

【译文】

黄帝问道：我听说方士之中，有人以脑髓为脏，有人以肠胃为脏，也有的人把这些都称为腑，如果向他们提出相反的意见，却又都坚持自己的看法，不知哪种理论是对的，希望你谈一谈这个问题。

岐伯回答说：脑、髓、骨、脉、胆、女子胞，这六者是禀承地气而生的，都能贮藏阴质，就像大地包藏万物一样，所以它们的作用是藏而不泻，叫作奇恒之腑。胃、大肠、小肠、三焦、膀胱，这五者是禀承天气所生的，它们的作用为像天一样健运周转，所以是泻而不藏的，它们受纳五脏的浊气，所以称为传化之腑。这是浊气不能久停其间，而必须及时转输和排泄的缘故。此外，肛门也为五脏行使输泻浊气，这样，水谷的糟粕就不会久留于体内了。所谓五脏，它的功能是贮藏精气而不向外发泻的，所以它是经常地保持精气饱满，而不是一时地得到充实。六腑，它的功能是将水谷加以传化，而不是加以贮藏，所以它有时显得充实，但却不能永远保持盛满。所以出现这种情况，是因为水谷入口下行，胃充实了，但肠中还是空虚的；食物再下行，肠充实了，而胃中就空虚了。所以说六腑是一时的充实，而不是持续的盛满；五脏则是持续盛满而不是一时的充实。

黄帝问道：为什么气口脉可以独主五脏的病变呢？

岐伯说：胃是水谷之海，为六腑的泉源。饮食五味入口，留在胃中，经足太阴脾的运化输转，而能充养五脏之气。脾为太阴经，主输布津液，气口为手太阴肺经所过之处，也属太阴经脉，主朝百脉，所以五脏六腑的水谷精微，都出自胃，反映于气口。而五气入鼻，藏留于心肺，所以心肺有了病变，则鼻为之不利。凡治病必观察其上下的变化，审视其脉候的虚实，察看其情志精神的状态以及病情的表现。

对那些拘守鬼神迷信观念的人，是不能与其谈论至深的医学理论的；对那些讨厌针石治疗的人，也不可能和他们讲什么医疗技巧。有病不许治疗的人，他的病是治不好的，勉强治疗也收不到应有的功效。

第四卷

异法方宜论篇第十二

精解导读

一、说明东、南、西、北、中央五方的地理环境、自然气候的差异,以及人们生活习惯的不同,对人体生理活动和疾病发生的影响。

二、指出医生临床上要了解病情和掌握治疗大法,必须结合具体情况,因地、因人制宜。

【原文】

黄帝问曰:医之治病也,一病而治各不同,皆愈,何也?

岐伯对曰:地势①使然也。故东方之域②,天地之所始生也③,鱼盐之地,海滨傍水,其民食鱼而嗜咸。皆安其处,美其食。鱼者使人热中④,盐者胜血⑤,故其民皆黑色疏理⑥,其病皆为痈疡,其治宜砭石⑦。故砭石者,亦从东方来。

西方者,金玉之域,沙石之处,天地之所收引也⑧。其民陵居⑨

而多风，水土刚强，其民不衣⑩而褐荐⑪，其民华食⑫而脂肥，故邪不能伤其形体，其病生于内⑬，其治宜毒药⑭。故毒药者，亦从西方来。

北方者，天地所闭藏之域也。其地高陵居，风寒冰冽。其民乐野处而乳食⑮，脏寒生满病⑯，其治宜灸焫⑰。故灸焫者，亦从北方来。

南方者，天地之所长养⑱，阳之所盛处也。其地下，水土弱，雾露之所聚也。其民嗜酸而食胕⑲，故其民皆致⑳理而赤色，其病挛痹㉑，其治宜微针㉒。故九针㉓者，亦从南方来。

中央者，其地平以湿，天地所以生万物也众㉔。其民食杂㉕而不劳，故其病多痿厥寒热㉖，其治宜导引按蹻㉗，故导引按蹻者，亦从中央出㉘也。

故圣人杂合以治，各得其所宜。故治所以异而病皆愈者，得病之情㉙，知治之大体㉚也。

【注释】

①地势：地面高低起伏的形势。在此泛指各地区之间地理有高下燥湿、气候有寒温以及习惯不同等差异。

②域：地区。此指一定范围内的区域。

③天地之所始生也：《类经》十二卷第九注："天地之气，自东而升，为阳生之始，故发生之气，始于东方，而在时则为春。"

④热中：指热积于中而言。因鱼性热，食多则易致热积于中，而外发痈疡。

⑤盐者胜血：盐味咸，咸走血，过食咸则血凝。

⑥疏理：指肌理疏松。

⑦砭石：古代的医疗工具，以石制成的尖石或石片，可用其刺

治痈疽，以除脓血。

⑧天地之所收引也：此言自然界秋天之象。秋天之气劲急，天地之气亦自西而降，故云天地之收引也。收，收敛。引，五常政大论王冰注："引，敛也。"

⑨陵居：指依丘陵而居。

⑩不衣：王冰注："不衣丝棉，故曰不衣。"

⑪褐荐：褐，毛布，古时称粗布衣服或粗布也叫褐。荐，草席。

⑫华食：王冰注："华，谓鲜美，酥酪骨肉之类也。以食鲜美，故人体脂肥。"

⑬病生于内：指饮食、七情之病生于内。

⑭毒药：总括能除病之药物而言。

⑮其民乐野处而乳食：指经常在野外住宿而以牛羊乳为主食的游牧生活而言。

⑯脏寒生满病：指当地的气候比较寒冷，而人们久居野外，故易因内脏受寒而生胀满一类的疾病。

⑰灸焫（ruò）：即今之灸法。焫，烧也。

⑱长养：指南方法夏气，夏为万物生长繁茂的季节。此指南方地区的自然环境有如夏气，适宜万物的生长。

⑲胕：同"腐"，在此处指酵化食物。

⑳致：通"缴"，缴密。

㉑挛痹：挛，即筋脉拘挛。痹，即麻木不仁。此为湿热盛所致之证。

㉒微针：此处乃泛指九针而言。

㉓九针：《灵枢》九针十二原篇云："一曰镵针，二曰员针，三曰鍉针，四曰锋针，五曰铍针，六曰员利针，七曰毫针，八曰长针，九曰大针"。

㉔天地所以生万物也众：此言中央区域法土，其地势平坦，气候寒暖适宜，故物产较其他地区丰富。

㉕食杂：食物种类繁多。

㉖其病多痿厥寒热：高士宗注："不劳则四肢不强，故其病多痿厥。痿厥，痿痹厥逆也。食杂则阴阳乖错，故其病多寒热。寒热，阴阳偏胜也。"

㉗导引按跷：王冰注："导引，谓摇筋骨，动支节。按，谓抑按皮肉。跷，谓捷举手足。"

㉘出：自中而外为出。

㉙得病之情：指能了解病情。

㉚知治之大体：指能掌握治病大法，做到因人因地制宜。体，法也。

【译文】

黄帝问道：医生治疗疾病，一样的病而采取不同的治疗方法，但结果都能痊愈，这是什么道理呢？

岐伯回答说：这是地理形势不同，而治法各有所宜的缘故。例如东方得天地始生之气，气候温和，是出产鱼和盐的地方。由于地处海滨而接近于水，所以该地的人们多吃鱼类而喜欢咸味，他们安居在这个地方，以鱼盐为美食。但由于多吃鱼类，鱼性属火，会使人热积于中；过多地吃盐，因为咸能走血，又会耗伤血液，所以该地的人大都皮肤较黑，肌理松疏，该地多发痈疡之类的疾病。对其治疗，大都宜用砭石刺法。因此，砭石的治病方法，也是从东方传来的。

西方地区，多是高山旷野，盛产金玉，遍地沙石，这里的自然环境像秋令之气，有一种收敛引急的现象。该地的人们，依山陵而住，其地多风，水土的性质又属刚强；而他们的生活，不甚考究衣服，穿毛布，睡草席，但饮食却都是鲜美酥酪骨肉之类，因此体肥，外邪不容易侵犯他们的形体，他们发病，大都属于内伤类疾病。对其治疗，宜用药物。所以药物疗法，是从西方传来的。

北方地区，自然气候如同冬天的闭藏气象，地形较高。人们依山陵而居住，经常处在风寒冰冽的环境中。该地的人们，喜好游牧生活，野外临时住宿，吃的是牛羊乳汁，因此内脏受寒，易生胀满的疾病。对其治疗，宜用艾火灸灼。所以艾火灸灼的治疗方法，是从北方传来的。

南方地区，像自然界万物长养的气候，阳气最盛的地方，地势低下，水土薄弱，因此雾露经常聚集。该地的人们，喜欢吃酸类和腐熟的食品，其皮肤腠理致密而带红色，易发生筋脉拘急、麻痹不仁等疾病。对其治疗，宜用微针针刺。所以九针的治病方法是从南方传来的。

中央之地，地形平坦而潮湿，物产丰富，所以人们的食物种类很多，生活比较安逸，这里发生的疾病，多是痿弱、厥逆、寒热等病，这些病的治疗，宜用导引按跷的方法。所以导引按跷的治法，是从中央地区推广出去的。

从以上情况来看，一个高明的医生，是能够将这许多治病方法综合起来，根据具体情况，随机应变，灵活运用，使患者得到适宜治疗。所以治法尽管各有不同，而结果是疾病都能痊愈。这是医生能够了解病情，并掌握了治疗大法的缘故。

移精变气论篇第十三

精解导读

一、指出时代不同、生活环境不同,因而疾病的发生情况也不同。

二、色脉合参,详细地问诊并结合四时、五行来综合分析,对于临床诊断具有重要性。

三、强调"神"的得失及其对疾病预后的意义。

【原文】

黄帝问曰:余闻古之治病,惟其移精变气①,可祝由②而已。今世治病,毒药治其内,针石治其外,或愈或不愈,何也?

岐伯对曰:往古人居禽兽之间,动作以避寒,阴居以避暑,内无眷慕③之累,外无伸宦之形④,此恬憺之世,邪不能深入也。故毒药不能治其内,针石不能治其外,故可移精祝由而已。当今之世不然,忧患缘其内,苦形伤其外,又失四时之从,逆寒暑之宜,贼风数至,虚邪朝夕,内至五脏骨髓,外伤空窍肌肤,所以小病必甚,大病必死,故祝由不能已也。

帝曰:善。余欲临病人,观死生,决嫌疑⑤,欲知其要,如日月光,可得闻乎?

岐伯曰:色脉者,上帝之所贵也,先师之所传也。上古使僦贷季⑥,理色脉而通神明,合之金木水火土、四时、八风、六合⑦,不离其常，变化相移，以观其妙，以知其要。欲知其要，则色脉是矣。色以应日，脉以应月⑧。常求其要，则其要也。夫色之变化，以应四时之脉，此上帝之所贵，以合于神明也。所以远死而近生。生道以长，命曰圣王。

中古之治病，至而治之，汤液⑨十日，以去八风五痹⑩之病。十日不已，治以草苏草荄之枝，本末为助⑪，标本已得，邪气乃服⑫。暮世之治病也则不然，治不本四时；不知日月⑬，不审逆从⑭。病形已成，乃欲微针治其外，汤液治其内，粗工凶凶⑮，以为可攻，故病未已，新病复起。

帝曰：愿闻要道。

岐伯曰：治之要极⑯，无失色脉，用之不惑，治之大则⑰。逆从倒行⑱，标本不得，亡神失国。去故就新，乃得真人⑲。

帝曰：余闻其要于夫子矣，夫子言不离色脉，此余之所知也。

岐伯曰：治之极于一⑳。

帝曰：何谓一？

岐伯曰：一者因得之㉑。

帝曰：奈何？

岐伯曰：闭户塞牖，系之病者㉒，数问其情，以从其意。得神者昌，失神者亡。

帝曰：善。

【注释】

①移精变气：为移易和改变病人的精气，使之精神内守，则病自愈。王冰注："移谓移易，变谓变改，皆使邪不伤正，精神复强而内守也。生气通天论曰：圣人传精神，服天气。上古天真论曰：精

神内守，病安从来。"

②祝由：古代通过祝祷治病的一种方法，后世称用符咒禳病的为祝由科。

③眷慕：追求，羡慕。

④外无伸宦之形：在外不因追逐名利以劳碌其形体。《类经》十二卷第十六注："伸，屈伸之情；宦，名利之累。"

⑤决嫌疑：决断疑难脉证。吴崑注："嫌，谓色脉之不治者为可嫌也；疑，谓色脉之相类者当决疑也。"

⑥僦贷季：古代的医生，相传为岐伯的三世祖师。

⑦八风、六合：八风，指东、南、西、北、东南、西南、东北、西北等八方之风。六合，指东、西、南、北、上、下。

⑧色以应日，脉以应月：《类经》十二卷第十七注："色分五行，而明晦是其变，日有十干，而阴晴是其变，故色以应日，脉有十二经，而虚实是其变，月有十二建，而盈缩是其变，故脉以应月。"

⑨汤液：指系煎煮之汤液。

⑩五痹：此处指皮痹、肌痹、筋痹、脉痹、骨痹五种痹证而言。

⑪治以草苏草荄之枝，本末为助：将药用植物之叶、枝、根同用，有相佐的作用。苏，即草叶。荄，即草根。枝，即草茎。本，指根。末，指叶、枝。

⑫标本已得，邪气乃服：此谓医生的诊断和治疗，如果与病情相符合，则邪气散而病愈。

⑬不知日月：不知道色脉与日月相应的变化和疾病的关系。

⑭不审逆从：逆从，在此处指气色有逆从，四时之脉象有逆从，脉与证有逆从而言。不审逆从，即审察不出色脉变化的逆和顺。

⑮粗工凶凶：此处指技术不高明的医生，粗率从事，不能详审病情。

⑯要极：最重要的意思。极，即尽也。

⑰无失色脉，用之不惑，治之大则：吴崑注："无失色脉，谓察之精专，不失病情也。不惑，明之至也。大则，大法也。"

⑱逆从倒行：《类经》十二卷第十七注："反顺为逆也。"此指误将色脉之逆作顺，顺作逆。

⑲去故就新，乃得真人：丢掉旧有的简陋知识，积极钻研新的知识，自然会使自己的医疗技术达到所谓"真人"的水平。

⑳极于一：一《广韵》："数之始也，物之极也。"高士宗注："治之大要，研求其极，祇有色脉一端，故治之极于一。"张志聪注："伯因帝知其要在色脉，故复曰，治之要道，原于至极，总归一而已矣。一者，神也，得其神，则色脉精气皆得矣。"《素问经注节解》注："天地万物本于一，则一者统辞也……一者，神而已矣。"王玉川云："此所谓'一'，是指体内环境（脏腑气血等一切生理活动）与外环境（四时气候变化）的协调统一。能统一者为得神，不能统一者为失神，因'神'是是否统一的主宰，故下文'得神者昌，失神者亡'。一与神，是两层意思，如果以为'一者，神也'，虽未大误，但得近似而已。其实《素问》中有不少类似的原文，可引作此文注脚，如玉版论要和玉机真藏两篇所谓：'五色脉变，揆度奇恒，道在于一，神转不回，回则不转，乃失其机'；脉要精微的'补泻勿失，与天地如一，得一之情，以知死生，等等，所说的'一'，其所指与本文所说的'一'，是同一个概念。"王说可从。

㉑因得之：指病情是由问诊得之。因，由也。

㉒系之病者：密切注视病人。

【译文】

黄帝问道：我听说古时治病，只要移易病人的精神和改变其气的运行，用一种"祝由"的方法，病就可以好了。现在治病，要用药物治其内，针石治其外，疾病还是有好、有不好，这是什么缘故呢？

岐伯回答说：古时候的人们，生活简单，巢穴居处，在禽兽之间追逐生存。寒冷到了，利用活动以除寒冷；暑热来了，就到阴凉的地方避暑，在内没有眷恋美慕的情志牵挂，在外没有奔走求官的劳累形役，处在一个安静淡薄、不谋私利、精神内守的意境里，邪气是不可能深入侵犯的。所以既不需要药物治其内，也不需要针石治其外。即使有疾病的发生，也只要对病人移易精神和改变气的运行，用一种"祝由"的方法治疗，就可以好了。现在的人就不同了：内则为忧患所牵累，外则为劳苦所形役，又不能顺从四时气候的变化，常常遭受到"虚邪贼风"的侵袭，正气先馁，外邪乘虚而袭之，内犯五脏骨髓，外伤孔窍肌肤，这样轻病必重，重病必死，所以用祝由的方法就不能医好了。

黄帝道：很好！我想要临诊病人，能够观察其死生，决断疑惑，掌握要领，如同日月之光一样心中明了，这种诊法可以讲给我听吗？

岐伯说：在诊法上，色和脉的诊察方法，是上帝所珍重，先师所传授的。上古有位名医叫僦贷季，他研究色和脉的道理，通达神明，能够联系到金木水火土以及四时、八风、六合，根据正常的规律和异常的变化来综合分析，观察它的变化、奥妙，从而知道其中的要领。我们如果想懂得这些要领，就只有研究色脉。气色像太阳而有阴晴，脉息像月亮而有盈亏，从色脉中得其要领，正是诊病的关键。而气色的变化，与四时的脉象是相应的，这是上古帝王所十分珍重的，若能明白原理，心领神会，便可运用自如。所以他能从这些观察中间，掌握情况，知道去回避死亡而保证生命的安全。能够做到这样就可以长寿，而人们也将称奉你为"圣王"了。

中古时候的医生治病，多在疾病一发生就及时治疗，先用汤液十天，以祛除"八风""五痹"的病邪。如果十天不愈，再用草药治疗。医生还能掌握病情，处理得当，所以邪气就被征服，疾病也就痊愈。后世的医生治病，就不这样了。他们治病不根据四时的变化，不知道阴阳色脉的关系，也不能够辨别病情的顺逆，等到疾病已经形成了，才想用微针治其外，汤液治其内。医术浅薄、工作粗枝大叶的医生，还认为可以用攻法，不知病已形成，非攻可愈，以致原来的疾病没有痊愈，又因为治疗的错误，反而产生了新的疾病。

黄帝道：我愿听听有关临证方面的重要道理。

岐伯说：诊治疾病的关键在于不要搞错色脉，能够运用色脉而没有丝毫疑惑，这是临证诊治的最大原则。假使色脉的诊法不能掌握，对病情的顺逆则无从理解，而处理亦将有倒行逆施的危险。医生的认识与病情不能取得一致，这样去治病，会损害病人的精神，若用以治国，是要使国家灭亡的！因此后世的医生，应赶快去掉旧习的简陋知识，对崭新的色脉学问加以钻研，努力进取，才可以达到上古真人的地步。

黄帝道：我已听到你讲的这些重要道理，你说的主要精神是不离色脉，这是我已知道的。

岐伯说：诊治疾病的主要关键，还有一个。

黄帝道：是什么关键？

岐伯说：一个关键就是从与病人的接触中问得病情。

黄帝道：怎样问法？

岐伯说：选择一个安静的环境，关好门窗，与病人取得密切联系，耐心细致地询问病情，务使病人毫无顾虑，尽情倾诉，从而得知其中的真情，并观察病人的神色。有神气的，预后良好；没有神气的，预后不良。

黄帝说：讲得很好。

汤液醪醴论篇第十四

精解导读

一、论述汤液醪醴的制造和应用。

二、讨论了调摄精神在养生和防病方面的重要意义。

三、指出病者与医生的标本关系，医患的密切合作对于治疗的重要性。

四、讨论水肿病的病机、症状、治疗原则和治疗方法。

【原文】

黄帝问曰：为五谷①汤液及醪醴②奈何？

岐伯对曰：必以稻米，炊之稻薪。稻米者完，稻薪者坚。

帝曰：何以然？

岐伯曰：此得天地之和，高下之宜，故能至完。伐取得时，故能至坚也③。

帝曰：上古圣人作汤液醪醴，为而不用，何也？

岐伯曰：自古圣人之作汤液醪醴者，以为备耳，夫上古作汤液，故为而弗服也。中古之世，道德稍衰，邪气时至，服之万全。

帝曰：今之世不必已，何也？

岐伯曰：当今之世，必齐④毒药攻其中，镵石⑤、针艾⑥治其外也。

帝曰：形弊血尽而功不立⑦者何？

岐伯曰：神不使⑧也。

帝曰：何谓神不使？

岐伯曰：针石⑨，道也。精神不进，志意不治⑩，故病不可愈。今精坏神去，荣卫不可复收，何者？嗜欲无穷，而忧患不止，精神弛坏，荣泣卫除⑪，故神去之而病不愈也。

帝曰：夫病之始生也，极微极精⑫，必先入结于皮肤。今良工皆称曰病成，名曰逆，则针石不能治，良药不能及也。今良工皆得其法，守其数⑬，亲戚兄弟远近⑭，音声日闻于耳，五色日见于目，而病不愈者，亦何暇不早乎？

岐伯曰：病为本，工为标，标本不得⑮，邪气不服，此之谓也。

帝曰：其有不从毫毛而生，五脏阳以竭也。津液充郭⑯，其魄独居⑰，精孤于内，气耗于外⑱，形不可与衣相保⑲，此四极⑳急而动中，是气拒于内，而形施于外㉑，治之奈何？

岐伯曰：平治于权衡㉒，去宛陈莝㉓，微动四极，温衣，缪刺其处，以复其形。开鬼门，洁净府㉔，精以时服，五阳已布，疏涤五脏。故精自生，形自盛，骨肉相保，巨气㉕乃平。

帝曰：善。

【注释】

①五谷：金匮真言论以麦、黍、稷、稻、豆为五谷。

②醪醴：醪，浊酒。醴，甜酒。

③此得天地之和……故能至坚也：张志聪注："夫天地有四时之阴阳，五方之异域，稻得春生夏长秋收冬藏之气，具天地阴阳之和者也，为中央之土谷，得五方高下之宜，故能至完，以养五脏。天地之政令，春生秋杀，稻薪至秋而刈，故伐取得时，金曰坚成，故能至坚也。"

④齐：与"剂"通，调制的意思。

⑤镵石：镵，古代的一种犁头。镵石，犁头状的砭石。

⑥艾：灸法用的艾柱、艾条，皆艾叶所制，故此"艾"字，乃指灸法而言。

⑦形弊血尽而功不立：指病虽经汤液醪醴及毒药针灸等法治疗，只是弄得形体败坏，血气竭尽，而病仍未愈。

⑧神不使：此指病势已很严重，病人的神气已经败坏，虽用药物针石治疗，但神气已不能发挥作用。使，即用也。

⑨针石，道也：吴昆注："言用针石者，乃治病之道。道，犹法也。"

⑩精神不进，志意不治：在此有精神衰微，志意散乱不定之义。

⑪精气弛坏，荣泣卫除：即精气毁坏，营血涩少，卫气失去正常作用的意思。弛，同"弛"，毁坏也。泣，同"涩"。

⑫极微极精：此言疾病初起之时，非常精微。微，犹轻也；精，犹细也。

⑬守其数：言医生应遵守治病的法度。数，度也。

⑭远近：偏义复词，言其近也。

⑮标本不得：此指医生的诊断、治疗与病情不相符合。
⑯津液充郭：指水气充满于肌肤。郭，通"廓"。
⑰魄独居：此处之魄，系指阴精而言。现水液停潴，充溢于皮肤，而阳气已竭，故云其魄独居。
⑱精孤于内，气耗于外：水液无气以化而停潴，是精中无气，故云精孤于内。证系阴盛阳虚，阴愈盛则阳愈虚，阳气虚少，故云气耗于外。
⑲形不可与衣相保：高士宗注："形体浮肿，不可与衣相为保合。"
⑳四极：即四肢。
㉑气拒于内，而形施于外：此言水肿病人，水寒之气格拒于内，形体因浮肿变易于外。施，易也。变易，改易之义。
㉒平治于权衡：即在治疗水肿时，应衡量揆度病情，予以平治。权衡，秤锤与秤杆，在此有权量揆度之义。
㉓去宛陈莝：除掉水气的郁积，要像斩草一样而渐去之。宛，通"郁"，郁积。陈，陈久。莝，斩草。
㉔开鬼门，洁净府：指发汗与利小便两个治法。鬼门，即汗孔。净府，即膀胱。
㉕巨气：马莳注："巨气，大气也，即正气也。"

【译文】

黄帝问道：用五谷来做成汤液及醪醴，应该怎样？

岐伯回答说：必须要用稻米做原料，以稻秆做燃料，因为稻米之气完备，稻秆又很坚劲。

黄帝问道：何以见得？

岐伯说：稻米得天地之和气，生长于高下适宜的地方，所以得气最完备；收割在秋时，故其秆坚实。

黄帝道：上古时代有学问的医生，制成汤液和醪醴，虽然制好，却放在那里不用，这是什么道理？

岐伯说：古代有学问的医生，他做好的汤液和醪醴，是以备万一的。因为上古太和之世，人们身心康泰，很少生病，所以虽制成了汤液，还是放在那里不用。到了中古时代，养生之道稍衰，人们的身心比较虚弱，因此外界邪气时常能够乘虚伤人，但只要服些汤液和醪醴，病就可以好了。

黄帝道：现在的人，虽然服了汤液和醪醴，病也不一定好，这是什么缘故呢？

岐伯说：现在的人和中古时代又不同了，一有疾病，必定要用药物内服，砭石、针灸外治，其病才能痊愈。

黄帝道：一个人病情发展到了形体弊坏、气血竭尽的地步，治疗就没有办法见效，这里有什么道理？

岐伯说：这是因为病人的神气，已经不能发挥它的应有作用了。

黄帝道：什么叫作神气不能发生它的应有作用？

岐伯说：针石治病，这不过是一种方法而已。现在病人的神气已经毁坏，志意已经散乱，纵然有好的方法，神气不起应有作用，病也不能好。况且病人的严重情况，是已经达到精神毁坏、神气离去、营卫不可以再恢复的地步了。为什么病情会发展到这种地步呢？由于不懂得养生之道，嗜好欲望没有穷尽，忧愁患难又没有止境，以至于一个人的精气败坏、荣血枯涩、卫气作用消失，所以神气失去应有的作用，对治疗上的方法已失却反应，他的病当然就不会好。

黄帝道：凡病初起，固然是精微难测，但大致情况是，必先侵袭于皮肤，此所谓表证。现在经过医生一看，都说是病已经形成，而且发展和预后很不好，用针石不能治愈，吃汤药亦不能达到病所了。现在医生都懂得法度，操守术数，与病人像亲戚兄弟一样亲近，声音的变化每日都能听到，五色的变化每日都能看到，然而病却医不好，这是不是治疗得不早呢？

岐伯说：这是因为病人为本，医生为标，病人与医生不能很好地合作，病邪就不能制伏，道理就在这里。

黄帝道：有的病不是从外表毫毛而生的，是由于五脏的阳气衰竭，以致水气充满于皮肤，而阴气独盛。阴气独居于内，则阳气更耗于外，形体浮肿，不能穿着原来的衣服，四肢肿急而影响到内脏，这是阴气格拒于内，而水气弛张于外，对这种病应该怎样治疗呢？

岐伯说：要平复水气，当根据病情，衡量轻重，驱除体内的积水，并叫病人四肢做些轻微运动，令阳气渐次宣行；穿衣服温暖一些，助其肌表之阳，而阴凝易散。用缪刺方法，针刺肿处，去水以恢复原来的形态。用发汗和利小便的方法，开汗孔，泻膀胱，使阴精归于平复，五脏阳气输布，以疏通五脏的郁积。这样，精气自会生成，形体也强盛，骨骼与肌肉保持着常态，正气也就恢复了。

黄帝道：讲得很好。

玉版论要篇第十五

精解导读

一、说明诊断首先要辨别正常和反常情况，再进一步分别轻重浅深，而给以适当的治疗。

二、对病色出现的部位以及脉与四时的关系作了详细的分析，说明"揆度奇恒"的运用,使人在临床上有所遵循。

【原文】

黄帝问曰:余闻《揆度》、《奇恒》①所指不同,用之奈何?

岐伯对曰:《揆度》者,度病之浅深也。《奇恒》者,言奇病也。请言道之至数②,《五色》、《脉变》、《揆度》、《奇恒》③,道在于一④。神转不回,回则不转,乃失其机⑤,至数之要,迫近以微⑥。著之玉版,命曰合玉机⑦。

容色见上下左右,各在其要⑧。其色见浅者,汤液主治,十日已⑨。其见深者,必齐主治,二十一日已⑩。其见大深者,醪酒主治,百日已⑪。色夭面脱,不治,百日尽已⑫。脉短气绝死⑬。病温虚甚死⑭。

色见上下左右,各在其要。上为逆,下为从⑮。女子右为逆,左为从。男子左为逆,右为从⑯。易,重阳死,重阴死⑰。阴阳反他⑱,治在权衡相夺⑲,奇恒事也,揆度事也。

搏脉痹躄,寒热之交⑳。脉孤为消气㉑,虚泄为夺血㉒。孤为逆,虚为从㉓。行《奇恒》之法,以太阴始㉔。行所不胜曰逆,逆则死;行所胜曰从,从则活㉕。八风四时之胜,终而复始㉖,逆行一过,不可复数㉗,论要毕矣。

【注释】

①《揆度》、《奇恒》:古书名。

②至数:重要的道理,在此当指色脉的内容。至,极、最。数,理也。

③《五色》、《脉变》、《揆度》、《奇恒》:马莳注:"《五色》、《脉变》、《揆度》、《奇恒》,俱古经篇名。"

④道在于一：脉要精微论云："微妙在脉，不可不察，察之有纪，从阴阳始，始之有经，从五行生，生之有度，四时为宜，补泻勿失，与天地如一，得一之情，以知死生。"认为色脉的变化，应与自然界四时阴阳五行的运动相应。

⑤神转不回，回则不转，乃失其机：马莳注："前篇移精变气论有得神者昌；汤液醪醴论有神去之而病不愈；八正神明论有血气者人之神，不可不谨养；上古天真论有形与神俱而尽终其天年，则知神者人之主也，有此神而运转于五脏，必不至于有所回。回者，却行而不能前也。设有所回，必不能运转矣，此乃自失其机也。"神，此指人体之神。

⑥至数之要，迫近以微：指至理的要领，浅而易见的是色脉，而其微妙处却在于神。

⑦玉机：王冰注："玉机，篇名也。"按本节自"道之至数"至"著之玉版"一段文字，亦见于玉机真脏论篇。

⑧容色见上下左右，各在其要：王冰注："容色者，他气也。如肝木部内，见赤黄白黑色，皆谓他气也。余脏率如此例。"此指面色的变化出现于上下左右，应分别诊察其主疾病的浅深顺逆。在，察也。

⑨其色见浅者，汤液主治，十日已：色浅者，其病亦浅，故仅用五谷之汤液调养之，一般十天可愈。

⑩其见深者，必齐主治，二十一日已：颜色较深的，则其病亦较重，故须用药物以治之，一般二十一天可愈。齐，同"剂"，即方剂。

⑪其见大深者，醪酒主治，百日已：颜色深重的，则其病亦深重，故须用醪酒以运行其营卫，通调其经脉，一般需一百天始愈。醪酒，即以五谷酿成的浊酒。

⑫色夭面脱,不治,百日尽已:色夭面脱,指面色枯槁无神,面部瘦削,多为神气已去之征,属不治之证,在一百天后死亡。

⑬脉短气绝死:《类经》十二卷第十四注:"脉短气绝者,中虚阳脱也,故死。"

⑭病温虚甚死:吴崑注:"病温之人,精血虚甚,则无阴以胜温热,故死。"

⑮上为逆,下为从:此谓其色向上移行的,为病势方盛,所以为逆;其色向下移行的,为病势已衰,所以为顺。

⑯女子右为逆……右为从:此处指女子为阴,右亦为阴,故色见于右侧为逆,见于左侧为顺;左为阳,男子亦为阳,故色见于左侧为逆,见于右侧为顺。

⑰易,重阳死,重阴死:易,即变易,指变更了常道。男子色见于右侧为从,如色见于左侧,是阳人色见于阳位,故为重阳;女子色见于左侧为从,如色见于右侧,是阴人色见于阴位,故为重阴。重阴重阳均属危证。

⑱阴阳反他:此指男女阴阳之色相反。

⑲治在权衡相夺:这里指阴阳反他之病,应衡量其病情,随其所宜而予以适当的处治。相夺,在此有将其逆反现象,调之使平之意。夺,即削除、强取。

⑳搏脉痹躄,寒热之交:《类经》十二卷第十四注:"搏脉者,搏击于手也,为邪盛正衰,阴阳乖乱之脉。故为痹为躄,为或寒或热之交也。痹,顽痹也。躄,足不能行也。"

㉑脉孤为消气:脉孤,指毫无冲和胃气之真脏脉。消气,指阳气耗损。

㉒虚泄为夺血:虚泄,指脉虚而搏动无力。夺血,阴血受到损伤。

㉓孤为逆，虚为从：脉孤，为阳气已消，阳气消者不易复，故为逆；脉虚，为阴血受损，阴血损者可渐生，故为从。

㉔行《奇恒》之法，以太阴始：指运用《奇恒》论中之诊法，应从诊察手太阴气口脉入手。因为肺朝百脉，故可由气口处诊得邪正的盛衰及气血的虚实。

㉕行所不胜曰逆，逆则死；行所胜曰从，从则活：此指五脏配五行及其生克关系。行所不胜，即克我者，如肝病见肺脉，肺病见心脉，见此者，其病为逆，故死；行所胜，即我克者，如肝病见脾脉，脾病见肾脉，见此者，其病为顺，故生。

㉖八风四时之胜，终而复始：此言四时正常气候。

㉗逆行一过，不可复数：此言四时气候失常。

【译文】

黄帝问道：我听说揆度、奇恒的诊法，运用的地方很多，而所指是不同的，究竟怎样运用呢？

岐伯回答说：一般来讲，揆度用以衡量疾病的深浅。奇恒用以辨别异于正常的疾病。请允许我从诊病的主要理数说起：五色、脉变、揆度、奇恒等，虽然所指不同，但道理只有一个，就是色脉之间有无神气。人体的气血随着四时的递迁，永远向前运转而不回折。如若回折，就不能运转，就失去生机了！这个道理很重要，诊色脉是浅近的事，而微妙之处却在于察神机。把它记录在玉版上，可以与《玉机真藏论》合参的。

面容的五色变化，呈现在上下左右不同的部位，应分别其深浅顺逆之要领。如色见浅的，其病轻，可用五谷汤液调理，约十天就可以好了；其色见深的，病重，就必须服用药剂治疗，约二十一天才可恢复；如果其色过深，则其病更为严重，必定要用醪酒治疗，经过一百天左右才能痊愈；假如神色枯槁，面容瘦削，就不能治愈，到一百天就要死了。除此以外，如脉气短促而阳气虚脱的，必死；温热病而正气虚极的，也必死。

面色见于上下左右，必须辨别观察其要领。病色向上移的为逆，向下移的为顺；女子病色在右侧的为逆，在左侧的为顺；男子病色在左侧的为逆，在右侧的为顺。如果病色变更，倒顺为逆，那就是重阳、重阴了，重阳、重阴的预后不好。假如到了阴阳相反之际，应尽快权衡其病情，果断地采用适当的治法，使阴阳趋于平衡，这就是揆度、奇恒所讲述的内容了。

脉象搏击于指下，是邪盛正衰之象，或为痹证，或为躄证，或为寒热之气交合之病。如脉见孤绝，是阳气损耗；如脉见虚弱，而又兼下泄，为阴血损伤。凡脉见孤绝，预后都不良；脉见虚弱，预后良好。在诊脉时运用奇恒之法，从手太阴经之寸口脉来研究。就所见之脉在四时、五行来说，不胜现象（如春见秋脉，夏见冬脉），为逆，预后不良；如所见之脉是所胜现象（如春见长夏脉，夏见秋脉），为顺，预后良好。至于八风、四时之间的相互胜复，是循环无端，周而复始的，假如四时气候失常，就不能用常理来推断了。至此，则揆度奇恒之要点就论述完了。

诊要经终论篇第十六

精解导读

一、指出针刺治疗应结合四时气候，而有轻重浅深的分寸。因为天气、地气、人气是密切关联的,如果违反了这个规律,非但不能治愈疾病,还会造成不良后果。

二、针刺胸腹部位,要注意避免误伤五脏,并指出了避免的方法和误伤五脏的死期。说明只有了解内在脏器的部位以及正确掌握针刺的手法,才能避免医疗事故的发生。

三、十二经脉气绝时的症状。

【原文】

黄帝问曰:诊要何如?

岐伯对曰:正月、二月,天气始方,地气始发,人气在肝①。三月、四月,天气正方,地气定发,人气在脾②。五月、六月,天气盛,地气高,人气在头③。七月、八月,阴气始杀,人气在肺④。九月、十月,阴气始冰,地气始闭,人气在心⑤。十一月、十二月,冰复,地气合,人气在肾⑥。

故春刺散俞,及与分理⑦,血出而止,甚者传气,间者环也⑧。夏刺络俞,见血而止,尽气闭环,痛病必下⑨。秋刺皮肤,循理,上下同法,神变而止⑩。冬刺俞窍于分理,甚者直下,间者散下⑪。春夏秋冬,各有所刺,法其所在⑫。

春刺夏分,脉乱气微,入淫骨髓,病不能愈,令人不嗜食,又且少气⑬。春刺秋分,筋挛逆气,环为咳嗽,病不愈,令人时惊,又且哭⑭。春刺冬分,邪气著藏,令人胀,病不愈,又且欲言语⑮。

夏刺春分,病不愈,令人解堕⑯。夏刺秋分,病不愈,令人心中欲无言,惕惕如人将捕之⑰。夏刺冬分,病不愈,令人少气,时欲怒⑱。

秋刺春分,病不已,令人惕然欲有所为,起而忘之⑲。秋刺夏分,病不已,令人益嗜卧,又且善梦⑳。秋刺冬分,病不已,令人洒洒时寒㉑。

冬刺春分，病不已，令人欲卧不能眠，眠而有见㉒。冬刺夏分，病不愈，令人气上，发为诸痹㉓。冬刺秋分，病不已，令人善渴。

凡刺胸腹者，必避五脏。中心者，环死㉔。刺中肝，五日死。中脾者，五日死。中肾者，七日死。中肺者，五日死。中膈者，皆为伤中，其病虽愈，不过一岁必死㉕。刺避五脏者，知逆从也㉖。所谓从者，膈与脾肾之处，不知者反之。刺胸腹者，必以布憿著之㉗，乃从单布上刺，刺之不愈，复刺。刺针必肃，刺肿摇针，经刺勿摇，此刺之道也。

帝曰：愿闻十二经脉之终㉘奈何？

岐伯曰：太阳之脉，其终也，戴眼㉙，反折瘈疭㉚，其色白，绝汗㉛乃出，出则死矣。少阳终者，耳聋，百节皆纵㉜，目睘绝系㉝，绝系一日半死。其死也，色先青白，乃死矣。阳明终者，口目动作㉞，善惊，妄言，色黄，其上下经盛㉟，不仁则终矣。少阴终者，面黑，齿长而垢㊱，腹胀闭，上下不通而终矣。太阴终者，腹胀闭不得息，善噫，善呕，呕则逆，逆则面赤，不逆则上下不通，不通则面黑，皮毛焦而终矣㊲。厥阴终者，中热嗌干，善溺心烦，甚则舌卷，卵㊳上缩而终矣。此十二经之所败㊴也。

【注释】

①正月、二月……人气在肝：《素问经注节解》注："方，犹言初动，天气初动于上，地气应之而发生也。盖春居四时之先，正月二月为一岁之首，天地之气，至此萌生发之机，而为化化生生之始也。"人气在肝，指在人则肝主春，故正月、二月人气在肝。

②三月、四月……人气在脾：王冰注："天气正方，以阳气明盛，地气定发，为万物华而欲实也。然季终土寄而王，土又生于丙，

故人气在脾。"

③五月、六月……人气在头：五月、六月，正当盛夏之时，天气盛，地气升，此时阳升已极，故人气在头。高，在此为上升的意思。

④七月、八月，阴气始杀，人气在肺：七月、八月，由夏转秋，天地之气，由阳而转阴，秋气肃杀，故云阴气始杀，肺主秋金，故人气在肺。

⑤九月、十月……人气在心：吴昆注："去秋入冬，阴气始凝，地气始闭，阳气在中，人以心为中，故人气在心。"《素问经注节解》注："秋尽冬初，收敛归藏，天地之气，由阳返阴，人心之火，尽摄合而还于心，故云人气在心也。"

⑥十一月、十二月……人气在肾：十一月、十二月，为严冬季节，冰凝气伏，地气密闭，肾主冬，故人气在肾。复，《集韵》"重也。"在此可引申为厚义。

⑦春刺散俞，及与分理：张志聪注："盖春气生升于外，故当于散俞溪谷之间而浅刺之，血出则脉气通而病止矣。"

⑧甚者传气，间者环也：《类经》二十卷第十九注："传，布散也。环，周也。病甚者，针宜久留，故必待其传气。病稍间者，但候其气行一周于身，约二刻许，可止针也。"甚者，指病重者而言，刺时宜久留针，待其气传；间者，指病稍轻者而言，刺时宜暂留其针，气周于身即可。

⑨夏刺络俞……痛病必下：吴昆注："络俞，诸经络脉之俞穴也。夏宜宣泄，故必见血而止。尽气，尽其邪气也。闭环，扪闭其穴，伺其经气循环一周于身，约二刻许，则痛病必下，盖夏气在头，刺之而下移也。"络俞，指浅在络脉间的俞穴。

⑩秋刺皮肤……神变而止：秋时人气在肺，肺主皮毛，故秋刺

皮肤。循理，指循肌肉的分理。上下同法，上指手经经脉，下指足经经脉；同法，谓手经与足经的刺法相同。神变而止，指刺时视病人神色较未刺前有所改变，即止针。

⑪冬刺俞窍于分理，甚者直下，间者散下：张志聪注："分理者，分肉之腠理，乃溪谷之会。溪谷属骨，而外连于皮肤，是以春刺分理者，外连皮肤之腠理也。冬刺俞窍于分理者，近筋骨之腠理也。盖冬气闭藏，而宜于深刺也。"甚者直下，指病重者应诊察出其病邪所在，直刺深入；间者散下，指病轻者应于其病邪所在，或左或右或上或下，散布其针而缓下之。

⑫法其所在：此言春夏秋冬四时中，人气所在部位不同，刺法也有深浅不同，故应根据人气所在，采取相应的刺法。

⑬春刺夏分……又且少气：王冰注："心主脉，故脉乱气微，水受气于夏，肾主骨，故入淫于骨髓也。心火微则胃土不足，故不嗜食而少气也。"

⑭春刺秋分……又且哭：《类经》二十卷第十九注："春刺皮肤是刺秋分也，肝木受气于秋，肝主筋，故筋挛也。逆气者，肝气上逆也。环，周也。秋应肺，故气周及肺，为咳嗽也。肝主惊，故时惊。肺主悲忧故又且哭。"

⑮春刺冬分……又且欲言语：王冰注："冬主阳气伏藏，故邪气著藏。肾实则胀，故刺冬分，则令人胀也。火受气于冬，心主言，故欲言语也。"邪气著藏，为邪气深入而贮藏于内。且欲言语，即说话多的意思。

⑯夏刺春分，病不愈，令人解堕：夏刺春天的部位，将伤其肝气，肝主筋，肝气不足，故全身懈堕无力。解，同"懈"。堕，通"惰"。

⑰夏刺秋分……惕惕如人将捕之：《类经》二十卷第十九注：

"夏刺秋分,伤其肺也,肺气不足,故令人欲无言。惕惕如人将捕之者,恐也。恐为肾之志,肺金受伤,病及其子,故亦虚而恐也。"惕惕,恐惧貌。

⑱夏刺冬分……时欲怒:夏刺冬天的部位,则将伤其肾气,肾气伤则精虚不能化气,故令人少气。水亏不能涵木,故肝气急而时怒。

⑲秋刺春分……起而忘之:《类经》卷二十第十九注:"秋刺春分,伤肝气也,心失其母则神有不足,故令人惕然,且善忘也。"

⑳秋刺夏分……又且善梦:王冰注:"心气少则脾气孤,故令嗜卧。心主梦,神为之,故令善梦。"此言误刺而伤心气,心气伤则火不生土,脾虚故嗜卧。

㉑秋刺冬分,病不已,令人洒洒时寒:张志聪注:"冬主闭藏,而反伤之,则血气内散,故令人寒栗也。"

㉒冬刺春分……眠而有见:《类经》二十卷第十九注:"肝藏魂,肝气受伤则神魂散乱,故令人欲卧不能眠,或眠而有见,谓怪异等物也。"

㉓冬刺夏分……发为诸痹:此言冬刺夏天的部位,将伤其心气,心主血脉,心气伤则脉气泄,邪气乘虚侵入,发为风寒湿诸痹。

㉔环死:顷刻即死。《札迻》卷十一云:"按环与还通。盖中心死最速。还死者,顷刻即死也。《史记》天官书云:殃还至。《索隐》:还音旋。旋,即也。"但也有人认为环作循环解,言如误刺中心,则于经气环行周身一周的时间死亡。

㉕中鬲者……不过一岁必死:《类经》二十卷第十九注:"鬲膜,前齐鸠尾,后齐十一椎,心肺居于鬲上,肝肾居于鬲下,脾居于下,近鬲间,鬲者,所以鬲清浊,分上下而限五脏也。五脏之气,分主四季,若伤其鬲,则脏气阴阳相乱,是为伤中,故不出一年死。"

㉖刺避五脏者,知逆从也:此言针刺时能避开五脏的,是因为他知道逆和从。从,指知避五脏。逆,指不知应避五脏。

㉗必以布憿著之:指刺胸腹时必须用布巾覆盖,目的是为了护胸腹遮风寒。憿,《集韵》:"胫布也。"在此有布巾之意。著,被服也。

㉘终:尽的意思,在此指经脉之气尽。

㉙戴眼:指眼睛上视不能转动。

㉚反折瘈疭:即角弓反张,四肢抽搐。反折,身背向后反张。瘈,筋脉拘急。疭,即筋脉弛缓。手足时缩时伸,抽动不止为瘈疭。

㉛绝汗:王冰注:"绝汗,谓汗暴出如珠而不流,旋复干也。"

㉜百节皆纵:即遍体关节均弛缓。

㉝目睘绝系:两目直视如惊而目系绝。睘,亦作"睘"。

㉞口目动作:《类经》十八卷第九十七注:"手足阳明之脉,皆挟口入目,故为口目动作,而牵引歪斜也。"

㉟其上下经盛:指阳明经脉所循行的上而面目颈项,下而足跗等部位的经脉,均出现脉动躁盛,此乃胃气已败之象。

㊱齿长而垢:指因齿龈萎缩而显齿长多垢。

㊲太阴终者……不通则面黑,皮毛焦而终矣:吴昆注:"脾主行气于三阴,肺主治节而降下,脾肺病则升降之气皆不行,故令腹胀而闭塞。凡升降之气一吸一呼谓之一息,腹胀闭则升降难,故不得息。既不得息,则惟噫呕可以通之,故善噫呕,又逆而面赤也。若不逆则否塞于中,肺气在上而不降,脾气在下而不升,上下不相交通,不通则土气实,肾水受邪,故面黑,手太阴为肺主皮毛,故令皮毛焦。"

㊳卵:此处指睾丸。

㊴败:王冰注:"谓气终尽而败坏也。"

【译文】

黄帝问道:诊病的关键是什么?

岐伯回答说:正月、二月,天气开始有一种升发的气象,地气也开始萌动,这时候的人气在肝;三月、四月,天气正当明盛,地气也正是华茂而欲结实,这时候的人气在脾;五月、六月,天气盛极,地气上升,这时候的人气在头部;七月、八月,阴气开始发生肃杀的现象,这时候的人气在肺;九月、十月,阴气渐盛,开始冰冻,地气也随之闭藏,这时候的人气在心;十一月、十二月,冰冻更甚而阳气伏藏,地气闭密,这时候的人气在肾。

由于人气与天地之气皆随阴阳之升沉,所以春天的刺法,应刺经脉俞穴,以及分肉腠理,使之出血而止。如病比较重,应久留其针,其气传布以后再出针;较轻的可暂留其针,候经气循环一周,就可以出针了。夏天的刺法,应刺孙络的俞穴,使其出血而止,使邪气尽去,就以手指扪闭其针孔,待其气行一周之顷,凡有痛病,必退下而愈。秋天的刺法应刺皮肤,顺着肌肉之分理而刺,不论上部或下部,同样用这个方法,观察其神色转变而止。冬天的刺法应深取俞窍于分理之间,病重的可直刺深入;较轻的可或左右上下散布其针,而稍宜缓下。春夏秋冬,各有所宜的刺法,需根据气之所在,确定刺的部位。

如果春天刺了夏天的部位,伤了心气,可使脉乱而气微弱,邪气反而深入,浸淫于骨髓之间,病就很难治愈,心火微弱,火不生土,又使人不思饮食,而且少气了;春天刺了秋天的部位,伤了肺气,春病在肝,发为筋挛,邪气因误刺而环周于肺,则又发为咳嗽,病不能愈,肝气伤,将使人时惊,肺气伤,且又使人欲哭;春天刺了冬天的部位,伤了肾气,以致邪气深着于内脏,使人胀满,其病不但不愈，肝气日伤，而且使人多欲言语。

夏天刺了春天的部位，伤了肝气，病不能愈，反而使人精力倦怠；夏天刺了秋天的部位，伤了肺气，病不能愈，反而使人肺气伤而声不出，心中不欲言，肺金受伤，肾失其母，故虚而自恐，惕惕然好像被人逮捕的样子；夏天刺了冬天的部位，伤了肾气，病不能愈，反而使精不化气而少气，水不涵木而时常要发怒。

秋天刺了春天的部位，伤了肝气，病不能愈，反而使人血气上逆，惕然不宁，且又善忘；秋天刺了夏天的部位，伤了心气，病不能愈，心气伤，火不生土，反而使人嗜卧，心不藏神，又且多梦；秋天刺了冬天的部位，伤了肾气，病不能愈，反使人肾不闭藏，血气内散，时时发冷。

冬天刺了春天的部位，伤了肝气，病不能愈，肝气少，魂不藏，使人困倦而又不得安眠，即便得眠，睡中如见怪异等物；冬天刺了夏天的部位，伤了心气，病不能愈，反使人脉气发泄，而邪气痹闭于脉，发为诸痹；冬天刺了秋天的部位，伤了肺气，病不能愈，肾气受伤，反使人常常作渴。

凡于胸腹之间用针刺，必须注意避免刺伤了五脏。假如中伤了心脏，经气环身一周便死；假如中伤了脾脏，五日便死；假如中伤了肾脏，七日便死；假如中伤了肺脏，五日便死；假如中伤膈膜的，皆为伤中，当时病虽然似乎好些，但不过一年其人必死。刺胸腹注意避免中伤五脏，主要是要知道下针的逆从。所谓从，就是要明白膈和脾肾等处，应该避开；如不知其部位不能避开，就会刺伤五脏，那就是逆了。凡刺胸腹部位，应先用布巾覆盖其处，然后从单布上进刺。如果刺之不愈，可以再刺，这样就不会把五脏刺伤了。在用针刺治病的时候，必须注意安静严肃，以候其气；如刺脓肿的病，可以用摇针手法以出脓血；如刺经脉的病，就不要摇针。这是刺法的一般规矩。

黄帝问道：请你告诉我十二经气绝的情况是怎样的？

岐伯回答说：太阳经脉气绝的时候，病人两目上视，身背反张，手足抽搐，面色发白，出绝汗，绝汗一出，便要死亡了。少阳经脉气绝的时候，病人耳聋，遍体骨节松懈，两目直视如惊，到了目珠不转，一日半便要死了；临死的时候，面色先见青色，再由青色变为白色，就死亡了。阳明经脉气绝的时候，病人口眼牵引歪斜而蝺动，时发惊惕，言语胡乱失常，面色发黄，其经脉上下所过的部分，都表现出盛躁的症状，由盛躁而渐至肌肉麻木不仁，便死亡了。少阴经脉气绝的时候，病人面色发黑，牙龈收削而牙齿似乎变长，并积满污垢，腹部胀闭，上下不相通，便死亡了。太阴经脉气绝的时候，腹胀闭塞，呼吸不畅，常欲噯气，并且呕吐，呕则气上逆，气上逆则面赤，假如气不上逆，又变为上下不通，不通则面色发黑，皮毛枯焦，就要死了。厥阴经脉气绝的时候，病人胸中发热，咽喉干燥，时时小便，心胸烦躁，渐至舌卷，睾丸上缩，便要死了。以上就是十二经脉气绝败坏的症候。

第五卷

脉要精微论篇第十七

精解导读

一、诊法常以平旦和持脉为大法，因脉搏与周围环境以及饮食后均有一定的关系。

二、切脉要结合视精明，察五色，观脏腑、形体强弱盛衰等各方面，参悟比较才能使诊断更加正确。

三、脉是气血运行的反映，诊脉可以了解整体气血循环的变化。

四、五色的善恶，为望诊中的一个重点。

五、脉与四时的关系，以及色脉合参的诊断价值。

六、闻病人的声音和问大小便及各种梦境的变化。

七、根据切脉的部位来了解内脏的病变，并举例引述各种脉象主病，以资临床参考。

【原文】

黄帝问曰：诊法何如？

岐伯对曰：诊法常以平旦①，阴气未动，阳气未散；饮食未进，经脉未盛，络脉调匀，气血未乱，故乃可诊有过之脉。切脉动静而视精明②，察五色，观五脏有余不足，六府③强弱，形之盛衰，以此参伍④，决死生之分。

夫脉者，血之府也⑤。长则气治⑥，短则气病⑦，数则烦心，大则病进，上盛则气高，下盛则气胀⑧，代则气衰⑨，细则气少，涩则心痛⑩，浑浑⑪革革⑫至如涌泉。病进而危；弊弊绵绵⑬其去如弦绝者死⑭。

夫精明五色者，气之华也。赤欲如帛裹朱⑮，不欲如赭；白欲如鹅羽，不欲如盐；青欲如苍璧之泽⑯，不欲如蓝；黄欲如罗裹雄黄⑰，不欲如黄土；黑欲如重漆色，不欲如地苍⑱。五色精微象见矣⑲，其寿不久也。夫精明者，所以视万物，别白黑，审短长。以长为短，以白为黑，如是则精衰矣。

五脏者，中之守也⑳。中盛脏满，气胜伤恐㉑者，声如从室中言，是中气之湿也㉒。言而微，终日乃复言者，此夺气也。衣被不敛，言语善恶，不避亲疏者，此神明之乱也。仓廪不藏者，是门户不要也㉓。水泉不止㉔者，是膀胱不藏也。得守者生，失守者死。

夫五脏者，身之强也㉕。头者，精明之府㉖，头倾视深㉗，精神将夺矣。背者，胸中之府㉘，背曲肩随，府将坏矣。腰者，肾之府，转摇不能，肾将惫矣。膝者，筋之府㉙，屈伸不能，行则偻附㉚，筋将惫矣。骨者，髓之府㉛，不能久立，行则振掉，骨将惫矣。得强则生，失强则死。

岐伯曰：反四时者，有余为精，不足为消㉜。应太过，不足为精；应不足，有余为消㉝。阴阳不相应，病名曰关格㉞。

帝曰：脉其四时动奈何？知病之所在奈何？知病之所变奈何？

知病乍在内奈何？知病乍在外奈何？请问此五者，可得闻乎？岐伯曰：请言其与天运转㉟也。万物之外，六合之内㊱，天地之变，阴阳之应，彼春之暖，为夏之暑，彼秋之忿，为冬之怒㊲。四变之动，脉与之上下㊳，以春应中规，夏应中矩，秋应中衡，冬应中权㊴。是故冬至四十五日，阳气微上，阴气微下；夏至四十五日，阴气微上，阳气微下。阴阳有时，与脉为期，期而相失，知脉所分，分之有期㊵，故知死时。微妙在脉，不可不察，察之有纪，从阴阳始㊶，始之有经，从五行生㊷，生之有度，四时为数，循数勿失，与天地如一㊸，得一之情，以知死生。是故声合五音㊹，色合五行㊺，脉合阴阳。

是知阴盛则梦涉大水恐惧；阳盛则梦大火燔灼；阴阳俱盛则梦相杀毁伤；上盛则梦飞，下盛则梦堕；甚饱则梦予；甚饥则梦取；肝气盛则梦怒㊻；肺气盛则梦哭㊼；短虫㊽多则梦聚众；长虫㊾多则梦相击毁伤。

是故持脉有道，虚静为保㊿。春日浮，如鱼之游在波；夏日在肤，泛泛乎(51)万物有余；秋日下肤，蛰虫将去；冬日在骨，蛰虫周密，君子居室。故曰：知内者按而纪之，知外者终而始之(52)。此六者，持脉之大法。

心脉搏坚而长(53)，当病舌卷不能言；其耎而散者，当消渴自已(54)。肺脉搏坚而长，当病唾血；其耎而散者，当病灌汗(55)，至令不复散发也(56)。肝脉搏坚而长，色不青，当病坠若搏，因血在胁下，令人喘逆，其耎而散，色泽(57)者，当病溢饮。溢饮者，渴暴多饮，而易入肌皮肠胃之外也。胃脉搏坚而长，其色赤，当病折髀(58)；其耎而散者，当病食痹(59)。脾脉搏坚而长，其色黄，当病少气；其耎而散，色不泽者，当病足䯒肿，若水状也。肾脉搏坚而长，其色黄而赤者，当病折腰；其耎而散者，当病少血，至今不复也。

帝曰：诊得心脉而急，此为何病？病形何如？

岐伯曰：病名心疝⁶⁰，少腹当有形也。

帝曰：何以言之？

岐伯曰：心为牡脏⁶¹，小肠为之使⁶²，故曰少腹当有形也。

帝曰：诊得胃脉，病形何如？

岐伯曰：胃脉实则胀，虚则泄。

帝曰：病成而变何谓？

岐伯曰：风成为寒热⁶³，瘅成为消中⁶⁴，厥成为巅疾⁶⁵，久风为飧泄，脉风成为疠⁶⁶。病之变化，不可胜数。

帝曰：诸痈肿筋挛骨痛，此皆安生？

岐伯曰：此寒气之肿⁶⁷，八风之变也。

帝曰：治之奈何？

岐伯曰：此四时之病，以其胜治之愈也⁶⁸。

帝曰：有故病，五脏发动⁶⁹，因伤脉色，各何以知其久暴至之病乎？

岐伯曰：悉乎哉问也！征⁷⁰其脉小色不夺⁷¹者，新病也；征其脉不夺，其色夺者，此久病也；征其脉与五色俱夺者，此久病也；征其脉与五色俱不夺者，新病也。肝与肾脉并至，其色苍赤，当病毁伤，不见血，已见血，湿若中水也。

尺内⁷²两傍，则季胁也，尺外⁷³以候肾，尺里⁷⁴以候腹。中附上，左外以候肝，内以候鬲；右外以候胃，内以候脾。上附上⁷⁵，右外以候肺，内以候胸中；左⁷⁶外以候心，内以候膻中。前以候前，后以候后⁷⁷。上竟上者，胸喉中事也；下竟下者⁷⁸，少腹腰股膝胫足中事也。

粗大⁷⁹者，阴不足，阳有余，为热中也。来疾去徐，上实下虚，为厥巅疾。来徐去疾，上虚下实，为也。故中恶风⑧⁰者，阳气受也。有脉俱沉细数者，少阴厥⑧¹也。沉细数散者，寒热也。浮而散者，为眴仆⑧²。诸浮不躁者，皆在阳，则为热；其有躁者在手。诸细而沉者，皆在阴，则为骨痛；其有静者在足。数动一代者，病在阳之脉也，泄及便脓血。诸过者，切之涩者，阳气有余也；滑者，阴气有余也。阳气有余为身热无汗，阴气有余为多汗身寒。阴阳有余则无汗而寒。推而外之，内而不外⑧³，有心腹积也；推而内之，外而不内⑧⁴，身有热也；推而上之，上而不下⑧⁵，腰足清也。推而下之，下而不上⑧⁶，头项痛也。按之至骨，脉气少者，腰脊痛而身有痹也。

【注释】

①诊法常以平旦：平旦，即清晨。指诊脉通常是以清晨的时间为最好。

②精明：指目之精光。《素问经注节解》注："盖人一身之精神，皆上注于目，视精明者，谓视目精之明暗，而知人之精气也。"

③六府：指脏腑之腑。六府为下文所举：脉者血之府；头者精明之府；背者胸中之府；腰者肾之府；膝者筋之府；骨者髓之府。

④参伍：异同对比的意思。《类经》五卷第一注："夫参伍之义，以三相较谓之参，以伍相类谓之伍，盖彼此反观，异同互证，而必欲搜其隐微之谓。"

⑤脉者，血之府也：经脉为血液会聚之处。

⑥长则气治：这里指长脉如循长竿，首尾端直，超过本位。长则气帅血行，气血和平，故气得治。

⑦短则气病：指短脉首尾俱短，不及本位。短则不及，故为气病。

⑧上盛则气高，下盛则气胀：上部脉盛，乃气壅于上，故气上逆而喘呼；下部脉盛，乃气壅于下，故气滞而胀满。高，气上逆而喘。

⑨代则气衰：王冰注："代脉者，动而中止，不能自还。"代则气不相续，故为气衰。

⑩涩则心痛：涩脉艰涩而不滑利，为气滞血少，不能养心，故心痛。

⑪浑浑：《广雅》释训："大也。"此指大脉而言。

⑫革革：即脉来急速状。革，《礼记》檀弓："若疾革。"

⑬弊弊绵绵：脉来隐约不显微细无力之状。弊，隐也。又弊弊，与瞥瞥音近，或为之假借。瞥瞥，大奇论："脉至如火薪然。"

⑭去如弦绝者死：形容脉象如弦断绝而不复至，为气血衰竭，生机已尽，故主死。

⑮帛裹朱：形容白中透红，而又不显露于外，如帛包着朱砂一样。帛，丝织品。朱，朱砂。

⑯苍璧之泽：形容色泽青而明润如青玉。

⑰罗裹雄黄：形容黄色如丝包裹着雄黄，黄而明润。罗是丝织品，轻软而细密。

⑱地苍：形容色青黑晦暗而无光泽。

⑲五色精微象见矣：指五脏之真色显露于外，已无藏蓄，是一种凶兆。吴昆注："精微象见，言真元精微之气，化作色相，毕现于外更无藏蓄，是真气脱也，故寿不久。"又王玉川云："于鬯《香草窗续校书》云：此精微二字侧而不平，与他文言精微者独异。微，盖衰微之义。精微者，精衰也。"

⑳五脏者，中之守也：中，里也。脏为阴，属里，故曰中。守，职守。盖谓五脏主藏精神，各有一定职守。王冰注："身形之中，五

神安守之所也。"

㉑气胜伤恐：王冰注："气胜，谓胜于呼吸而喘息变易也。夫腹中气盛，肺脏充满，气胜息变，善伤于恐。"

㉒是中气之湿也：《太素》卷十六杂诊注："中气得湿，上冲胸嗌，故使声重如室中言也。"

㉓仓廪不藏者，是门户不要也：脾胃为仓廪之官，故仓廪实指脾胃。门户，指肛门。要，约束的意思。说明脾胃不能藏纳水谷精气，中气失守，可出现泄利不禁的病变。

㉔水泉不止：即小便不禁。

㉕五脏者，身之强也：《太素》卷十六杂诊注："五脏藏神，藏神为身主，故是身之强也。"

㉖头者精明之府：人身精气，上会于头，神明上出于目，故头为精明之府。

㉗头倾视深：形容头低垂不能举，两目深陷凝视而无神的样子。

㉘背者胸中之府：背为脏俞所系，内悬五脏，故为五脏之府。胸中，此处指五脏。

㉙膝者，筋之府：此与"筋会于阳陵"之义同。膝为大筋会聚之处。

㉚行则偻附：形容曲腰附物移步的样子。偻，曲其身也。附，不能自步，附物而行也。

㉛骨者髓之府：髓藏于骨中，故骨为髓之府。

㉜反四时者，有余为精，不足为消：王冰注："夫反四时者，诸不足皆为血气消损。诸有余皆为邪气胜精也。"《类经》六卷第二十二注："此言四时阴阳脉之相反者，亦为关格也。禁服篇曰：'春夏人迎微大，秋冬寸口微大，如是者，命曰平人。'以人迎为阳脉而主春夏，寸口为阴脉而主秋冬也。若其反者，春夏气口当不足而反有

余，秋冬人迎当不足而反有余，此邪气之有余，有余者反为精也。春夏人迎当有余而反不足，秋冬寸口当有余而反不足，此血气之不足，不足者日为消也。"

㉝应太过……有余为消：《类经》六卷第二十二注："如春夏人迎应太过，而寸口之应不足者，反有余而为精；秋冬寸口应太过，而人迎之应不足者，反有余而为精，是不足者为精也。春夏寸口应不足，而人迎应有余者，反不足而为消；秋冬人迎应不足，而寸口应有余者，反不足而为消，是有余者为消也。应不足而有余者，邪之日胜；应有余而不足者，正必日消。"

㉞关格：此处指阴阳气血不相顺从，而关格不通之病，非指上为呕吐下为大小便不通之关格病。

㉟其与天运转：此处指人体气机的运动变化，应合于天气阴阳运转变化的情况。

㊱万物之外，六合之内：泛指天地之间。六合，指四方上下。

㊲彼秋之忿，为冬之怒：由秋气之劲急，变为冬气之寒杀。忿、怒，在此以喻秋气与冬气。

㊳脉与之上下：脉随四时阴阳的变化而浮沉。

㊴春应中规，夏应中矩，秋应中衡，冬应中权：此处之规、矩、权、衡是四季脉象的形容词。中，合的意思。规，为圆之器。矩，为方之器。衡，为秤杆。权，秤锤。

㊵期而相失，知脉所分，分之有期：期而相失，指春规、夏矩、秋衡、冬权不合于度，其脉不能与四时相适应。知脉所分，指五脏之脉，各有所属，脉有四时之分。分之有期，指脉搏的变化随四时衰旺变化各有其一定的时间。

㊶察之有纪，从阴阳始：这里指诊察脉象有一个纲纪，即先从辨别阴阳开始。

㊷始之有经，从五行生：诊脉之阴阳本始，有十二经脉，十二经脉与五行有密切的关系。

㊸循数勿失，与天地如一：遵循四时阴阳的变化规律，使人体的气机不得与之相失，则人体的阴阳变化自能与自然界协调统一。循，遵也。数，规律的意思。

㊹声合五音：指声和音可互相应合。五声，呼、笑、歌、哭、呻；五音，角、徵、宫、商、羽。

㊺色合五行：指五色配五行。五色，青、黄、赤、白、黑。青为木色，黄为土色，白为金色，赤为火色，黑为水色。

㊻肝气盛则梦怒：肝之志为怒，故肝气盛则梦怒。

㊼肺气盛则梦哭：肺之志为悲，故肺气盛则梦悲哀而哭。

㊽短虫：即蛲虫等体短的寄生虫。

㊾长虫：即蛔虫等体长的寄生虫。

㊿虚静为保：诊脉时一定要虚心静气心无杂念，精神集中，才能保证诊察准确。

(51)泛泛乎：形容浮盛而满溢的样子。

(52)知内者按而纪之，知外者终而始之：要知道内部脏气的情况，可按脉以分辨其脏腑虚实之病；要知道体表经气的情况，可从经脉循行的经络上加以诊察。

(53)搏坚而长：脉象搏击指下，坚劲有力且长。

(54)消渴自已：《太素》卷十五五脏脉诊注："消渴以有胃气，故自已。"

(55)灌汗：形容汗出如水浇灌。

(56)不复散发也：吴昆注："不能更任发散也。"姑从此义。

(57)色泽：即颜色鲜泽的意思。形容水肿病浮肿，面目颜色鲜泽。

(58)折髀：形容股骨部疼痛如折。髀，即股骨部。

(59)食痹：病名。此处指食后不能消化，闷痛气逆，必吐出乃止的一种疾病。

(60)心疝：病名。是一种因寒邪侵犯导致腹痛为主要症状的疾病。此处当指小肠疝气而言。

(61)心为牡脏：牡属阳性。心属火而居膈上，所以叫牡脏。

(62)小肠为之使：心与小肠相表里，所以称小肠为心之使。

(63)风成为寒热：一指风邪致病，多为恶寒发热的寒热病；一指虚劳寒热之病。

(64)瘅成为消中：瘅是热的意思。积热之久，热燥津伤，就会发展为善食而易饥的中消病。

(65)厥成为巅疾：巅，在此同“癫”，《太素》作“癫”可证，即癫痫病。气逆上而不已，就会形成上实下虚的癫痫病。

(66)脉风成为疠：疠，疠风。风毒伤人血脉会成为疠风病。风论云：“风寒客于脉而不去，名曰疠风。”

(67)寒气之肿：寒气之聚结。肿，钟也，《释名》释疾病：“寒热气所钟聚也。”

(68)以其胜治之愈也：根据五行生克的规律，以其胜制之气味治之就会痊愈。

(69)有故病五脏发动：故病，指宿疾。五脏发动，指触感新邪。

(70)征：验，或审的意思。

(71)夺：有“失”或“衰”的意思。

(72)尺内：此处指尺泽部的内侧。尺，指尺泽部，属于诊尺肤的部位。

(73)尺外：即尺泽部外侧。

(74)尺里：当指尺泽部的中间处。

(75)中附上、上附上：将尺肤部分为三段，则靠掌部者为上段，靠肘部者为下段,中间者为中段。中附上,当指中段。上附上,当指上段。

⑯左、右:指左右手。下"左、右"同。

⑰前以候前,后以候后:指尺肤部的前面,即臂内阴经之分,以候胸腹部的病;尺肤部的后面,即臂后阳经之分,以候背部的病。

⑱上竟上者,下竟下者:上竟上者,当指尺肤部上段直达鱼际处;下竟下者,当指尺肤部下段直达肘横纹处。王冰注:"上竟上,至鱼际也;下竟下,谓尽尺之动脉处也。"

⑲粗大:指洪大脉,乃阳热有余之脉。

⑳恶风:疠风病。

㉑少阴厥:六经厥之一。此处指少阴肾气逆之阳厥病。

㉒眴仆:头眩而仆倒一类的疾病。

㉓推而外之,内而不外:就是浮取不见,而沉取脉则沉而不浮。推,求或取的意思。外、内,指脉之浮沉言。

㉔推而内之,外而不内:脉沉取不显,浮取则浮数,是病在外而不在内。

㉕推而上之,上而不下:《类经》六卷第二十一注:"凡推求于上部,然脉止见于上,而下部则弱,此以有升无降,上实下虚。"

㉖推而下之,下而不上:《类经》六卷第二十一注:"凡推求于下部,然脉止见于下,而上部则亏,此以有降无升,清阳不能上达。"

【译文】

黄帝问道:诊脉的方法是怎样的呢?

岐伯回答说:诊脉通常是以清晨的时间为最好,此时人还没有劳于事,阴气未被扰动,阳气尚未耗散,饮食也未曾进过,经脉之气尚未充盛，络脉之气也很匀静，气血未受到扰乱，因而可以诊察出有病的脉象。在诊察脉搏动静变化的同时，还应观察目之精明，以候神气，诊察五色的变化，以审脏腑之强弱虚实及形体的盛衰，相互参合比较，以判断疾病的吉凶转归。

脉是血液汇聚的所在。长脉为气血流畅和平，故为气治；短脉为气不足，故为气病；数脉为热，热则心烦；大脉为邪气方张，病势正在向前发展；上部脉盛，为邪壅于上，可见呼吸急促，喘满之症；下部脉盛，是邪滞于下，可见胀满之病；代脉为元气衰弱；细脉为正气衰少；涩脉为血少气滞，主心痛之症。脉来大而急速如泉水上涌者，为病势正在进展，且有危险；脉来隐约不现，微细无力，或如弓弦猝然断绝而去，为气血已绝，生机已断，故主死。

精明见于目，五色现于面，这都是内脏的精气所表现出来的光华。赤色应该像帛裹朱砂一样，红润而不显露，不应该像赭石那样，色赤带紫，没有光泽；白色应该像鹅的羽毛，白而有光泽，不应该像盐那样白而带灰暗色；青色应该青而明润如璧玉，不应该像蓝色那样青而带沉暗色；黄色应该像丝包着雄黄一样，黄而明润，不应该像黄土那样，枯暗无华；黑色应该像重漆一样，光彩而润，不应该像地苍那样，枯暗如尘。假如五脏真色暴露于外，这是真气外脱的现象，人的寿命也就不长了。目之精明是观察万物、分别黑白、审察长短的，若长短不明、黑白不清，这是精气衰竭的现象。

五脏主藏精神在内，在体内各有其职守。如果邪盛于腹中，脏气壅满，气胜而喘，善伤于恐，讲话声音重浊不清，如在室中说话一样，这是中气失权而有湿邪所致。语声低微而气不接续，语言不能相继者，这是正气被劫夺所致。衣服不知敛盖，言语不知善恶，不辨亲疏远近的，这是神明错乱的现象。脾胃不能藏纳水谷精气而泄利不禁的，是中气失守，肛门不能约束的缘故。小便不禁的，是膀胱不能闭藏的缘故。若五脏功能正常，得其职守者则生；若五脏精气不能固藏，失其职守则死。

五脏精气充足，为身体强健之本。头为精明之府，若见到头部低垂，目陷无光的，是精神将要衰败。背悬五脏，为胸中之府，若见到背弯曲而肩下垂的，是胸中脏气将要败坏。肾位居于腰，故腰为肾之府，若见到不能转侧摇动，是肾气将要衰惫。膝是筋会聚的地方，所以膝为筋之府，若屈伸不能，行路要曲身附物，这是筋的功能将要衰惫。骨为髓之府，不能久立，行则振颤摇摆，这是髓虚，骨的功能将要衰惫。若脏气能够恢复强健，则虽病可以复生；若脏气不能复强，则病情不能挽回，人也就死了。

岐伯说：脉气与四时阴阳之气相反的，如相反的形象为有余，皆为邪气盛于正气；相反的形象为不足，为血气先已消损。根据时令变化，脏气当旺，脉气应有余，却反见不足的，这是邪气胜于正气；脉气应不足，却反见有余的，这是正不胜邪，邪气盛，而血气消损。这种阴阳不相顺从，气血不相营运，邪正不相适应而发生的疾病名叫关格。

黄帝问道：脉象是怎样应四时的变化而变动的呢？怎样从脉诊上知道病变的所在呢？怎样从脉诊上知道疾病的变化呢？怎样从脉诊上知道病忽然发生在内部呢？怎样从脉诊上知道病忽然发生在外部呢？请问这五个问题，可以讲给我听吗？

岐伯说：让我讲一讲人体的阴阳升降与天运之环转相适应的情况。万物之外，六合之内，天地间的变化，阴阳四时与之相应。如春天的气候温暖，发展为夏天的气候暑热，秋天的劲急之气，发展为冬天的寒杀之气，这种四时气候的变化，人体的脉象也随着变化而升降浮沉。春脉如规之象；夏脉如矩之象；秋脉如秤衡之象，冬脉如秤权之象。四时阴阳的情况也是这样，冬至到立春的四十五天，阳气微升，阴气微降；夏至到立秋的四十五天，阴气微升，阳气微降。四时阴阳的升降是有一定的时间和规律的，人体脉象的变化，亦与之相应，脉象变化与四时阴阳不相适应，即是病态，根据脉象的异常变化就可以知道病属何脏，再根据脏气的盛衰和四时衰旺的时期，就可以判断出疾病和死亡的时间。四时阴阳变化之微妙，都在脉上有所反映，因此，不可不察。诊察脉象，有一定的纲领，就是从辨别阴阳开始，结合人体十二经脉进行分析研究，而十二经脉应五行而有生生之机；观测生生之机的尺度，则是以四时阴阳为准则；遵循四时阴阳的变化规律，不使有失，则人体就能保持相对平衡，并与天地之阴阳相互统一；知道了天人统一的道理，就可以预决死生。所以五声是和五音相应合的；五色是和五行相应合的；脉象是和阴阳相应合的。

阴气盛则梦见渡大水而恐惧；阳气盛则梦见大火烧灼；阴阳俱盛则梦见相互残杀毁伤；上部盛则梦飞腾；下部盛则梦下堕；吃得过饱的时候，就会梦见送食物给人；饥饿时就会梦去取食物；肝气盛，则做梦好发怒气，肺气盛则做梦悲哀啼哭；腹内短虫多，则梦众人集聚；腹内长虫多则梦打架损伤。

所以诊脉是有一定方法和要求的，必须虚心静气，才能保证诊断的正确。春天的脉应该浮而在外，好像鱼浮游于水波之中；夏天的脉在肤，洪大而浮，泛泛然充满于指下，就像夏天万物生长的茂盛状态；秋天的脉处于皮肤之下，就像蛰虫将要伏藏；冬天的脉沉在骨，就像冬眠之虫闭藏不出，人们也都深居简出一样。因此说：要知道内脏的情况，可以从脉象上区别出来；要知道外部经气的情况，可从经脉循行的经络上诊察而知其终始。春、夏、秋、冬、内、外这六个方面,乃是诊脉的大法。

心脉坚而长,搏击指下,为心经邪盛,火盛气浮,当病舌卷而不能言语;其脉软而散的,当病消渴,待其胃气来复,病自痊愈。肺脉坚而长,搏击指下,为火邪犯肺,当病痰中带血;其脉软而散的,为肺脉不足,当病汗出不止,在这种情况下,不可再用发散的方法治疗。肝脉坚而长,搏击指下,其面色当青,今反不青,知其病非由内生,当为跌坠或搏击所伤,因瘀血积于胁下,阻碍肺气升降,所以使人喘逆;如其脉软而散,加之面目颜色鲜泽的,当发溢饮病,溢饮病口渴暴饮,因水不化气,而水气容易流入肌肉皮肤之间、肠胃之外所引起。胃脉坚而长,搏击指下,面色赤,当病髀痛如折;如其脉软而散的,则胃气不足,当病食痹。脾脉坚而长,搏击指下,面部色黄,乃脾气不运,当病少气;如其脉软而散,面色不泽,为脾虚,不能运化水湿,当病足胫浮肿如水状。肾脉坚长,搏击指下,面部黄而带赤,是心脾之邪盛侵犯于肾,肾受邪伤,当病腰痛如折;如其脉软而散者,当病精血虚少,使身体不能恢复健康。

黄帝说:诊脉时,其心脉劲急,这是什么病?病的症状是怎样的呢?

岐伯说:这种病名叫心疝,少腹部位一定有形征出现。

黄帝说:这是什么道理呢?

岐伯说:心为阳脏,心与小肠为表里,今与病传于腑,小肠受之,为疝而痛,小肠居于少腹,所以少腹当有病形。

黄帝说:诊察到胃脉有病,会出现什么病变呢?

岐伯说:胃脉实则邪气有余,将出现腹胀满病;胃脉虚则胃气不足,将出现泄泻病。黄帝说:疾病的形成及其发展变化又是怎样的呢?

岐伯说：因于风邪，可变为寒热病；瘅热既久，可成为消中病；气逆上而不已，可成为癫痫病；风气通于肝，风邪经久不愈，木邪侮土，可成为飧泄病；风邪客于脉，留而不去则成为疠风病；疾病的发展变化是不能够数清的。

黄帝说：各种痈肿、筋挛、骨痛的病变，是怎样产生的呢？

岐伯说：这都是因为寒气聚集和八风邪气侵犯人体后而发生的变化。

黄帝说：怎样进行治疗呢？

岐伯说：由于四时偏胜之邪气所引起的病变，根据五行相胜的规律确定治则去治疗就会痊愈。

黄帝说：有旧病从五脏发动，都会影响到脉色而发生变化，怎样区别它是久病还是新病呢？

岐伯说：你问得很详细啊！只要验看它的脉色就可以区别开来：如脉虽小而气色不失于正常的，是为新病；如脉不失于正常而色已失于正常的，乃是久病；如脉象与气色均失于正常状态的，也是久病；如脉象与面色都不失于正常的，乃是新病。脉见沉弦，是肝脉与肾脉并至，若面现青赤色的，是有毁伤瘀血所致，而外部没有见血，或外部已见血，其经脉必滞，血气必凝，血凝经滞，形体必肿，有似乎因湿邪或水气中伤的现象，成为一种瘀血肿胀。

尺脉两旁的内侧候于季胁部，外侧候于肾脏，中间候于腹部。尺肤部的中段、左臂的外侧候于肝脏，内侧候于膈部；右臂的外侧候于胃腑，内侧候于脾脏。尺肤部的上段，右臂外侧候于肺脏，内侧候于胸中；左臂外侧候于心脏，内侧候于膻中。尺肤部的前面，候身前即胸腹部；后面；候身后即背部。从尺肤上段直达鱼际处，主胸部与喉中的疾病；从尺肤部的下段直达肘横纹处，主少腹、腰、股、膝、胫、足等处的疾病。

脉象宏大的，是由于阴精不足而阳有余，故发为热中之病。脉象来时急疾而去时徐缓，这是由于上部实而下部虚，气逆于上，多好发为癫仆一类的疾病。脉象来时徐缓而去时急疾，这是由于上部虚而下部实，多好发为疠风之病。患这种病的原因，是阳气虚而失去捍卫的功能，所以才感受邪气而发病。有两手脉均见沉细数的，沉细为肾之脉体，数为热，故发为少阴之阳厥；如见脉沉细数散，为阴血亏损，多发为阴虚阳亢之虚劳寒热病。脉浮而散，好发为眩晕仆倒之病。凡见浮脉而不躁急，其病在阳分，则出现发热的症状，病在足三阳经；如浮而躁急的，则病在手三阳经。凡见细脉而沉，其病在阴分，发为骨节疼痛，病在手三阴经；如果脉细沉而静，其病在足三阴经。发现数动，而见一次歇止的脉象，是病在阳分，为阳热郁滞的脉象，可出现泄利或大便带脓血的疾病。诊察到各种有病的脉象而切按时，如见涩脉是阳气有余；滑脉，为阴气有余。阳热有余则身热而无汗；阴寒有余则多汗而身寒，阴气阳气均有余，则无汗而身寒。按脉浮取不见，沉取则脉沉迟不浮，是病在内而非在外，故知其心腹有积聚病。按脉沉取不显，浮取则脉浮数不沉，是病在外而不在内，当有身发热之症。凡诊脉推求于上部，只见于上部，下部脉弱的，这是上实下虚，故出现腰足清冷之症。凡诊脉推求于下部，只见于下部，而上部脉弱的，这是上虚下实，故出现头项疼痛之症。若重按至骨，而脉气少的，是生阳之气不足，故可出现腰脊疼痛及身体痹证。

中华国学传世经典

精·解·导·读

黄帝内经

第二册

谢普/主编

应急管理出版社
·北京·

平人气象论篇第十八

精解导读

一、说明正常人的脉息至数及从至数的变化诊断疾病。

二、说明脉来应有胃气,有胃气的为平脉,胃气少的为病脉,无胃气的为死脉。而人体与天地、四时相应,故具体指出四时五脏的平脉、病脉、死脉的脉象。

三、叙述了胃之大络"虚里"在切诊上的价值。

四、提出多种疾病的脉象和诊察方法,并举水肿、黄疸的特征,以及妊娠的脉象等。

【原文】

黄帝问曰:平人①何如?

岐伯对曰:人一呼脉再②动,一吸脉亦再动,呼吸定息③脉五动,闰以太息④,命曰平人。平人者不病也。常以不病调病人,医不病,故为病人平息以调之为法。

人一呼脉一动,一吸脉一动,曰少气。人一呼脉三动,一吸脉三动而躁,尺热⑤曰病温,尺不热脉滑曰病风,脉涩曰痹。人一呼脉四动以上曰死⑥,脉绝不至曰死,乍疏乍数曰死。

平人之常气禀于胃⑦,胃者,平人之常气也。人无胃气曰逆,逆者死。春胃微弦曰平,弦多胃少曰肝病,但弦无胃曰死,胃而有毛曰秋病,毛甚曰今病。脏真散于肝,肝藏筋膜之气也⑧。夏胃微钩曰平，钩多胃少曰心病，但钩无胃曰死；胃而有石曰冬病，石甚曰今病。脏真通于心，心藏血脉之气也⑨。长夏胃微耎弱曰平，弱多胃少曰脾病，但代无胃曰死；耎弱有石曰冬病，弱甚曰今病；脏真濡于脾，脾藏肌肉之气也⑩。秋胃微毛曰平，毛多胃少曰肺病，但毛无胃曰死；毛而有弦曰春病，弦甚曰今病。脏真高于肺，以行荣卫阴阳也⑪。冬胃微石曰平，石多胃少曰肾病，但石无胃曰死；石而有钩曰夏病，钩甚曰今病。脏真下于肾，肾藏骨髓之气也⑫。

胃之大络，名曰虚里⑬。贯鬲络肺，出于左乳下，其动应衣，脉宗气也。盛喘数绝⑭者，则病在中；结而横⑮，有积矣；绝不至，曰死。乳之下，其动应衣，宗气泄也。

欲知寸口太过与不及，寸口之脉中手短者，曰头痛。寸口脉中手长者，曰足胫痛。寸口脉中手促上击者，曰肩背病。寸口脉沉而坚者，曰病在中。寸口脉浮而盛者，曰病在外。寸口脉沉而弱，曰寒热及疝瘕、少腹痛。寸口脉沉而横⑯，曰胁下有积，腹中有横积痛。寸口脉沉而喘⑰，曰寒热。脉盛滑坚者，曰病在外，脉小实而坚者，曰病在内。脉小弱以涩，谓之久病。脉滑浮而疾者，谓之新病。脉急者，曰疝瘕少腹痛。脉滑曰风，脉涩曰痹。缓而滑曰热中。盛而紧曰胀。脉从阴阳，病易已；脉逆阴阳⑱，病难已。

脉得四时之顺，曰病无他；脉反四时及不间脏⑲，曰难已。

臂多青脉，曰脱血⑳。尺缓脉涩，谓之解㑊㉑，安卧。尺热脉盛，谓之脱血。尺涩脉滑，谓之多汗。尺寒脉细，谓之后泄。脉尺粗常热者，谓之热中。

肝见庚辛死，心见壬癸死，脾见甲乙死，肺见丙丁死，肾见戊己死，是谓真脏见皆死。

颈脉㉒动喘疾咳，曰水。目裹㉓微肿，如卧蚕起之状，曰水。溺黄赤，安卧者，黄疸。已食如饥者，胃疸㉔。面肿曰风，足胫肿曰水，目黄者曰黄疸。妇人手少阴脉动甚者，妊子也㉕。

脉有逆从四时，未有脏形㉖，春夏而脉沉涩，秋冬而脉浮大，命曰逆四时也。风热而脉静，泄而脱血脉实，病在中脉虚，病在外脉涩坚者，皆难治，命曰反四时也。

人以水谷为本，故人绝水谷则死，脉无胃气亦死。所谓无胃气者，但得真脏脉，不得胃气也。所谓脉不得胃气者，肝不弦，肾不石㉗也。

太阳脉至，洪大以长㉘；少阳脉至，乍数乍疏，乍短乍长㉙；阳明脉至，浮大而短㉚。

夫平心脉来，累累如连珠㉛，如循琅玕㉜，曰心平，夏以胃气为本。病心脉来，喘喘连属，其中微曲㉝，曰心病。死心脉来，前曲后居，如操带钩㉞，曰心死。

平肺脉来，厌厌聂聂㉟，如落榆荚，曰肺平，秋以胃气为本。病肺脉来，不上不下，如循鸡羽㊱，曰肺病。死肺脉来，如物之浮，如风吹毛㊲，曰肺死。

平肝脉来，耎弱招招㊳，如揭长竿末梢。曰肝平，春以胃气为本。病肝脉来，盈实而滑㊴，如循长竿，曰肝病。死肝脉来，急益劲㊵，如新张弓弦，曰肝死。

平脾脉来，和柔相离，如鸡践地㊶，曰脾平，长夏以胃气为本。病脾脉来，实而盈数㊷，如鸡举足，曰脾病。死脾脉来，锐坚如乌之喙，如鸟之距㊸，如屋之漏㊹，如水之流㊺，曰脾死。

平肾脉来，喘喘累累如钩㊻，按之而坚，曰肾平，冬以胃气为本。病肾脉来，如引葛㊼，按之益坚，曰肾病。死肾脉来，发如夺索㊽，辟辟如弹石㊾，曰肾死。

【注释】

①平人：指无病之人，或气血平调之人。

②再：两次。

③呼吸定息：一吸一呼总名为一息。呼吸定息，指一息既尽，而换息未起的时间。

④闰以太息：闰是余的意思，言平人常息之外，偶尔有一息甚长，以尽脉跳余数的就叫闰以太息。太息，指深呼吸。

⑤尺热：尺部的皮肤发热。尺，尺肤的简称。

⑥人一呼脉四动以上曰死：一呼四动，则一息八至，《难经》谓之"夺精"，是精气衰夺的意思，故主死。

⑦胃：指脉中的胃气。

⑧脏真散于肝，肝藏筋膜之气也：《素问经注节解》注："夫五脏既以胃气为本，是胃者五脏之真气也，故曰脏真。无病之人，胃本和平，其气随五脏而转。是故入于肝，则遂其散发之机，于是肝得和平之气以养其筋膜而无劲急之患。"

⑨脏真通于心，心藏血脉之气也：《素问经注节解》注："心为五脏主，无所不通。心得和平之气，包藏血脉而无壅闭之患也。"

⑩脏真濡于脾，脾藏肌肉之气也：《素问经注节解》注："脾乃湿土，内运水谷，外养肌肉，和缓之气本根于脾。如上无所制，下无所侮，脾自濡润，而一身之气皆其所养矣。"

⑪脏真高于肺，以行荣卫阴阳也：《类经》五卷第十一注："肺处上焦，故脏真之气高于肺，肺主乎气，而荣行脉中，卫行脉外者，皆自肺宣布，故以行荣卫阴阳也。"高，升的意思。

⑫脏真下于肾，肾藏骨髓之气也：肾主骨髓、主闭藏，脏真之气下降于肾，肾藏之乃可以充养骨髓。下，降的意思。

⑬虚里：此处指部位，在左乳下乳根穴分，为心尖搏动之处。

⑭盛喘数绝：指虚里脉之搏动数急而兼断绝，由中气大虚所致。

⑮结而横：结是脉来迟，时一止。横是形容脉气之长而坚，如

木之横于指下。

⑯横：《太素》卷十五尺寸诊注："横，指下脉横也。"又疑"横"或训为"断"，即脉有中断之象。

⑰喘：在此与揣义同，有动甚的意思。

⑱脉从阴阳、脉逆阴阳：脉象之阴阳属性与病之阴阳属性一致者，为"脉从阴阳"；脉象之阴阳属性与病之阴阳属性相反者，为"脉逆阴阳"。

⑲不间脏：间脏，即传其所生之脏，如肝不传脾而传心，肝属木，心属火，这是木生火，其气相生，虽病亦微。不间脏，是指相克而传，如心病传肺，是火克金，肝病传脾是木克土等。

⑳臂多青脉，曰脱血：王冰注："血少脉空，客寒因入，寒凝血汁，故脉色青也。"

㉑解㑊：四肢懈怠，懒于行动。

㉒颈脉：指人迎脉，即颈动脉。

㉓目裹：即为上下眼睑。

㉔胃疸：病名。即中消病。

㉕妇人手少阴脉动甚者，妊子也：《太素》卷十五尺寸诊注："手少阴脉，心经脉也。心脉主血，女子怀子则月血外闭不通，故手少阴脉内盛，所以动也。"

㉖未有脏形：指未有本脏脉所应出现的正常脉形。

㉗肝不弦，肾不石：指脉无胃气，即肝脉不见弦象，肾脉不见石象。

㉘太阳脉至，洪大以长：太阳主五月、六月，是时阳气大盛，故脉搏应之而洪大。

㉙少阳脉至，乍数乍疏，乍短乍长：少阳主正月、二月，是时阳气尚微，阴气未退，故其脉来，进退未定，出现乍数、乍疏、乍

短、乍长阴阳互见的脉象。长数为阳，疏短为阴。

㉚阳明脉至，浮大而短：阳明主三月、四月，是时其气未盛，阴气尚存，故脉虽浮大而仍兼短象。浮大为阳，短则为阴。

㉛累累如连珠：形容脉来滑利如珠，连绵相贯。

㉜如循琅玕：形容脉来如玉石之圆润而柔滑。

㉝喘喘连属，其中微曲：形容脉来急促相仍，数至之中有一至似低陷而不应指。喘喘，连动的意思。揣，与"喘"义同。

㉞前曲后居，如操带钩：形容脉初来时有曲回之象，后则端直，如操持衣带之钩，乃无胃气的表现。《太素》卷十五尺寸诊注："心脉来时，指下觉初曲后直，如操捉带钩，前曲后直，曰心死脉。居，直也。"

㉟厌厌聂聂：形容脉来轻虚而浮的形象。

㊱不上不下，如循鸡羽：王冰注："谓中央坚而两旁虚。"马莳注："盖鸡羽者，轻虚之物也。不上不下，如循鸡羽，则鸡羽两旁虽虚，而中央颇有坚意。"

㊲如物之浮，如风吹毛：形容脉来轻浮而无根，如风吹毛之象。

㊳耎弱招招：指形容脉来如举长杆末梢，柔软而长的意思。

㊴盈实而滑：指形容脉来充实硬满而滑利。

㊵急益劲：指形容脉来急数而强劲有力。

㊶和柔相离，如鸡践地：形容脉和缓而至数匀净分明，如鸡足践地，从容和缓，如鸡踏地。

㊷实而盈数：形容脉来充实硬满而急数。

㊸如鸟之喙，如鸟之距：形容脉来锐坚而无柔和之气。喙，鸟嘴。距，雄鸡、雉等跖后面突出像脚趾的部分。

㊹如屋之漏：形容脉来如屋之漏水，点滴而下，缓慢而又毫无规律。

㊺如水之流：形容脉象如水流，去而不复返。

㊻喘喘累累如钩：形容脉来沉石滑利、连续不断而又有曲回如钩的样子。

㊼引葛：形容脉象之坚搏牵连，如牵引葛藤一样。

㊽发如夺索：王冰注："发如夺索，犹蛇之走。""发如夺索"，指当脉来时，如绳索之脱然而失，与《难经》"解索"之义同。夺，失去也。

㊾辟辟如弹石：形容脉来急促而又坚硬，如以指弹石。

【译文】

黄帝问道：正常人的脉象是怎样的呢？

岐伯回答说：人一呼脉跳动两次，一吸脉也跳动两次，呼吸之余，是为定息，若一息脉跳动五次，是有时呼吸较长以尽脉跳余数的缘故，这是平常人的脉象。平人就是无病之人，通常以无病之人的呼吸为标准，来测候病人的呼吸至数及脉跳次数，医生无病，就可以用自己的呼吸来计算病人脉搏的至数，这是诊脉的法则。

如果一呼与一吸，脉各跳动一次，是正气衰少，叫作少气。如果一呼一吸脉各跳动三次而且急疾，尺之皮肤发热，乃是温病的表现；如尺肤不热，脉象滑，乃为感受风邪而发生的病变；如脉象涩，是为痹症。人一呼一吸脉跳动八次以上是精气衰夺的死脉；脉气断绝不至，亦是死脉；脉来忽迟忽数，为气血已乱，亦是死脉。

健康人的正气来源于胃，胃为水谷之海，乃人体气血生化之源，所以胃气为健康人之常气，人若没有胃气，就是危险的现象，甚者可造成死亡。春天有胃气的脉应该是弦而柔和的微弦脉，乃是无病之平脉；如果弦象很明显而缺少柔和之胃气，为肝脏有病；脉见纯弦而无柔和之象的真脏脉，主死；若虽有胃气而兼见轻虚以浮的毛脉，是春见秋脉，故预测其到了秋天就要生病，如毛脉太甚，则木被金伤，现时就会发病。肝旺于春，春天脏真之气散于肝，以养筋膜，故肝藏筋膜之气。夏天有胃气的脉应该是钩而柔和的微钩脉，乃是无病之平脉；如果钩象很明显而缺少柔和之胃气，为心脏有病；脉见纯钩而无柔和之象的真脏脉，主死；若虽有胃气而兼见沉象的石脉，是夏见冬脉，故预测其到了冬天就要生病；如石脉太甚，则火被水伤，现时就会发病。心旺于夏，故夏天脏真之气通于心，心主血脉，而心之所藏则是血脉之气。长夏有胃气的脉应该是微耎弱的脉，乃是无病之平脉，如果弱甚无力而缺少柔和之胃气，为脾脏有病；如果见无胃气的代脉，主死；若软弱脉中兼见沉石，是长夏见冬脉，这是火土气衰而水反侮的现象，故预测其到了冬天就要生病；如弱太甚，现时就会发病。脾旺于长夏，故长夏脏真之气濡养于脾，脾主肌肉，故脾藏肌肉之气。秋天有胃气的脉应该是轻虚以浮而柔和的微毛脉，乃是无病之平脉；如果是脉见轻虚以浮而缺少柔和之胃气，为肺脏有病；如见纯毛脉而无胃气的真脏脉，就要死亡；若毛脉中兼见弦象，这是金气衰而木反侮的现象，故预测其到了春天就要生病；如弦脉太甚，现时就会发病。肺旺于秋而居上焦，故秋季脏真之气上藏于肺，肺主气而朝百脉，营行脉中，卫行脉外，皆自肺宣布，故肺主运行营卫阴阳之气。冬天有胃气的脉应该是沉石而柔和的微石脉，乃是无病之平脉；如果脉见沉石而缺少柔和的胃气，为肾脏有病；如脉见纯石而不柔和的真脏脉，主死；若沉石脉中兼见钩脉，是水气衰而火反侮的现象，故预测其到了夏天就要生病；如钩脉太甚，现时就会发病。肾旺于冬而居人体的下焦，冬天脏真之气下藏于肾，肾主骨，故肾藏骨髓之气。

胃经的大络，名叫虚里，其络从胃贯膈而上络于肺，其脉出现于左乳下，搏动时手可以感觉得到，这是积于胸中的宗气鼓舞其脉跳动的结果。如果虚里脉搏动急数而兼有短时中断之象，这是中气不守的现象，是病在膻中的征候；如脉来迟而有歇止兼见长而坚位置横移的主有积滞，如脉断绝而不至，主死。如果虚里跳动甚剧而外见于衣，这是宗气失藏而外泄的现象。

切脉要知道寸口脉的太过和不及。寸口脉象应指而短，主头痛。寸口脉应指而长，主足胫痛。寸口脉应指急促而有力，上搏指下，主肩背痛。寸口脉沉而坚硬，主病在内。寸口脉浮而盛大，主病在外。寸口脉沉而弱，主寒热、疝瘕少腹疼痛。寸口脉沉而横居，主胁下有积病，或腹中有横积而疼痛。寸口脉沉而急促，主病寒热。脉盛大滑而坚，主病在外。脉小实而坚，主病在内。脉小弱而涩，是为久病。脉来滑利浮而疾数，是为新病。脉来紧急，主疝瘕少腹疼痛。脉来滑利，主病风。脉来涩滞，主痹证。脉来缓而滑利，为脾胃有热，主病热中。脉来盛紧，为寒气痞满，主胀病。脉与病之阴阳相一致，如阳病见阳脉，阴病见阴脉，病易愈；脉与病之阴阳相反，如阳病见阴脉，阴病见阳脉，病难愈。

脉与四时相应为顺，如春弦、夏钩、秋毛、冬石，即使患病，亦无什么危险；如脉与四时相反，及不间脏而传变的，病难愈。

臂多青脉，乃血少脉空，乃由于失血。尺肤缓而脉来涩，主气血不足，多为倦怠懈惰，但欲安卧。尺肤发热而脉象盛大，是火盛于内，主脱血。尺肤涩而脉象滑，阳气有余于内，故为多汗。尺肤寒而脉象细，阴寒之气盛于内，故为泄泻。脉见粗大而尺肤常热的，阳盛于内，为热中。

肝的真脏脉出现，至庚辛日死；心的真脏脉出现，至壬癸日死；脾的真脏脉出现，至甲乙日死；肺的真脏脉出现，至丙丁日死；肾的真脏脉出现，至戊己日死。这是说的真脏脉见，均主死亡。

颈部之脉搏动甚，且气喘咳嗽，主水病。眼睑浮肿如卧蚕之状，也是水病。小便颜色黄赤，而且嗜卧，是黄疸病。饮食后很快又觉得饥饿，是胃疸病。风为阳邪，上先受之，面部浮肿，为风邪引起的风水病。水湿为阴邪，下先受之，足胫肿，是水湿引起的水肿病。眼白睛发黄，是黄疸病。妇人手少阴心脉搏动明显，是怀孕的征象。

脉与四时有相适应，也有不相适应的，如果脉搏不见本脏脉的正常脉象，春夏而不见弦、洪，而反见沉、涩；秋冬而不见毛、石，而反见浮大，这都是与四时相反的脉象。风热为阳邪脉应浮大，今反沉静；泄利脱血，津血受伤，脉应虚细，今反实大；病在内，脉应有力，乃正气尚盛足以抗邪，今反脉虚；病在外，脉应浮滑，乃邪气仍在于表，今反见脉濇坚，脉证相反，都是难治之病，这就叫作"反四时"。

人依靠水谷的营养而生存，所以人断绝水谷后，就要死亡；胃气化生于水谷，如脉无胃气也要死亡。所谓无胃气的脉，就是单见真脏脉，而不见柔和的胃气脉。所谓不得胃气的脉，就是肝脉见不到微弦脉，肾脉见不到微石脉等。

太阳主时，脉来洪大而长；少阳主时，脉来不定，忽快忽慢，忽长忽短；阳明主时，脉来浮大而短。

正常的心脉来时，圆润像珠子一样，相贯而至，又像按抚琅玕美玉一样的柔滑，这是心脏的平脉。夏天以胃气为本，脉当柔和而微钩。如果脉来时，喘急促，连串急数之中，带有微曲之象，这是心的病脉。将死的心脉来时，脉前曲回，后则端直，如摸到革带之钩一样的坚硬，全无和缓之意，这是心的死脉。

正常的肺脉来时，轻虚而浮，像榆荚下落一样的轻浮和缓，这是肺的平脉。秋天以胃气为本，脉当柔和而微毛。有病的肺脉来时，不上不下，如抚摩鸡毛一样，这是肺的病脉。将死的肺脉来时，轻浮而无根，如物之飘浮，如风吹毛一样，飘忽不定，散动无根，这是肺的死脉。

　　正常的肝脉来时，柔软而弦长，如长竿之末梢一样柔软摆动，这是肝的平脉。春天以胃气为本，脉当柔和而微弦。有病的肝脉来时，弦长硬满而滑利，如以手摸长竿一样的长而不软，这是肝的病脉。将死的肝脉来时，弦急而坚劲，如新张弓弦一样紧绷而强劲，这是肝的死脉。

　　正常的脾脉来时，从容和缓，至数匀净分明，好像鸡足缓缓落地一样的轻缓而从容不迫，这是脾的平脉。长夏以胃气为本，脉当和缓。有病的脾脉来时，充实硬满而急数，如鸡举足一样急疾，这是脾的病脉。将死的脾脉来时，或锐坚而无柔和之气，如鸟之嘴、鸟之爪那样坚硬而锐，或时动复止而无规律，或脉去而不至，如屋之漏水点滴无伦，或如水之流逝，去而不返，这是脾的死脉。

　　正常的肾脉来时，沉石滑利连续不断而又有曲回之象，按之坚实，有如心之钩脉这是肾的平脉。冬天以胃气为本，脉当柔软而微石。有病的肾脉来时，坚搏牵连如牵引葛藤一样，愈按愈坚硬，这是肾的病脉。将死的肾脉来时，像夺索一般，长而坚硬劲急，或坚实如以指弹石，这是肾的死脉。

第六卷

玉机真脏论篇第十九

精解导读

一、四时五脏脉象不同,是受气候影响的缘故,也就是人体适应气候的表现。但由于病邪侵袭和正气虚实的变化,可以形成太过与不及的脉象。

二、疾病的传变,有一定次序,但五志或猝发之病,与外感六淫的传变不同。

三、详细描写了真脏脉象,并根据真脏脉的出现,预决死期。同时又解释了真脏脉的出现,所以会导致死亡的道理。

四、临证要在病邪由浅入深的过程中,掌握及时治疗,否则病邪深入,不仅疗效不好,疾病发展,预后就不良。

【原文】

黄帝问曰:春脉如弦,何如而弦?

岐伯对曰:春脉者肝也,东方木也,万物之所以始生也。故其气来,耎弱轻虚而滑,端直以长,故曰弦。反此者病。

帝曰:何如而反?

岐伯曰:其气来实而强,此谓太过,病在外;其气来不实而微,此谓不及,病在中。

帝曰:春脉太过与不及,其病皆何如?

岐伯曰:太过则令人善怒,忽忽①眩冒而巅疾②;其不及,则令人胸痛引背,下则两胁胠③满。

帝曰:善。夏脉如钩,何如而钩?岐伯曰:夏脉者心也,南方火也,万物之所以盛长也,故其气来盛去衰,故曰钩。反此者病。

帝曰:何如而反?

岐伯曰:其气来盛去亦盛,此谓太过,病在外;其气来不盛去反盛,此谓不及,病在中。

帝曰:夏脉太过与不及,其病皆何如?岐伯曰:太过则令人身热而肤痛,为浸淫④;其不及,则令人烦心,上见咳唾,下为气泄⑤。

帝曰:善。秋脉如浮,何如而浮?

岐伯曰:秋脉者肺也,西方金也,万物之所以收成也,故其气来,轻虚以浮,来急去散,故曰浮。反此者病。

帝曰:何如而反?

岐伯曰:其气来,毛而中央坚,两傍虚,此谓太过,病在外;其气来,毛而微,此谓不及,病在中。

帝曰:秋脉太过与不及,其病皆何如?

岐伯曰:太过则令人逆气,而背痛愠愠然⑥;其不及,则令人喘,呼吸少气而咳,上气见血,下闻病音⑦。

帝曰:善。冬脉如营⑧,何如而营?

岐伯曰:冬脉者肾也,北方水也,万物之所以合藏也,故其气来沉以搏,故曰营。反此者病。

帝曰:何如而反?

岐伯曰:其气来如弹石者,此谓太过,病在外;其去如数⑨者,此谓不及,病在中。

帝曰:冬脉太过与不及,其病皆何如?

岐伯曰:太过则令人解㑊,脊脉痛而少气,不欲言;其不及,则令人心悬如病饥⑩,䏚⑪中清,脊中痛,少腹满,小便变赤黄。

帝曰:善。

帝曰:四时之序,逆从之变异也,然脾脉独何主?

岐伯曰:脾脉者土也,孤脏以灌四傍者也⑫。

帝曰:然则脾善恶,可得见之乎?岐伯曰:善者不可得见,恶者可见⑬。

帝曰:恶者何如可见?

岐伯曰:其来如水之流者,此谓太过,病在外;如鸟之喙者,此谓不及,病在中。

帝曰:夫子言脾为孤脏,中央土以灌四傍,其太过与不及,其病皆何如?

岐伯曰:太过则令人四肢不举;其不及则令人九窍不通,名曰重强⑭。

帝瞿然⑮而起,再拜而稽首⑯曰:善。吾得脉之大要,天下至数,《五色》脉变,揆度《奇恒》,道在于一,神转不回,回则不转,乃失其机,至数之要,迫近以微,著之玉版,藏之藏府⑰,每旦读之,名曰玉机⑱。

五脏受气于其所生⑲,传之于其所胜⑳,气舍于其所生㉑,死于其所不胜㉒。病之且死,必先传行,至其所不胜,病乃死,此言气之逆行也,故死。肝受气于心,传之于脾,气舍于肾,至肺而死。心受气于脾，传之于肺，气舍于肝，至肾而死。脾受气于肺，传之于肾，气舍于心，至肝而死。肺受气于肾，传之于肝，气舍于脾，至心而死。肾受气于肝，传之于心，气舍于肺，至脾而死。此皆逆死也。一日一夜五分之㉓，此所以占死生之早暮也。

黄帝曰：五脏相通，移皆有次。五脏有病，则各传其所胜。不治，法三月若六月，若三日若六日㉔，传五脏而当死，是顺传所胜之次。故曰：别于阳者，知病从来；别于阴者，知死生之期㉕，言知至其所困而死。

是故风者，百病之长也㉖。今风寒客于人，使人毫毛毕直，皮肤闭而为热，当是之时，可汗而发也。或痹不仁肿痛，当是之时，可汤熨及火灸刺而去之。弗治，病入舍于肺，名曰肺痹，发咳上气。弗治，肺即传而行之肝，病名曰肝痹㉗，一名曰厥，胁痛，出食，当是之时，可按若刺耳。弗治，肝传之脾，病名曰脾风㉘，发瘅，腹中热，烦心，出黄㉙，当此之时，可按、可药、可浴。弗治，脾传之肾，病名曰疝瘕，少腹冤热㉚而痛，出白㉛，一名曰蛊㉜，当此之时，可按、可药。弗治，肾传之心，病筋脉相引而急，病名曰瘛㉝，当此之时，可灸、可药。弗治，满十日，法当死。肾因传之心，心即复反传而行之肺，发寒热，法当三岁死，此病之次也。然其卒发者，不必治于传，或其传化有不以次。不以次入者，忧恐悲喜怒，令不得以其次，故令人有大病矣。因而喜大虚则肾气乘矣，怒则肝气乘矣，悲则肺气乘矣，恐则脾气乘矣，忧则心气乘矣，此其道也。故病有五，五五二十五变㉞，及其传化。传，乘之名也。

大骨枯槁，大肉陷下㉟，胸中气满，喘息不便，其气动形㊱，期六月死；真脏脉见，乃予之期日。大骨枯槁，大肉陷下，胸中气满，喘息不便，内痛引肩项㊲，期一月死。真脏见，乃予之期日。大骨枯槁，大肉陷下，胸中气满，喘息不便，内痛引肩项，身热脱肉破䏣㊳；真脏见，十日之内死。大骨枯槁、大肉陷下，肩髓内消㊴，动作益衰；真脏未见，期一岁死；见其真脏，乃予之期日。大骨枯槁，大肉陷下，胸中气满，腹内痛，心中不便，肩项身热，破䏣脱肉，目眶陷；真脏见，目不见人，立死；其见人者，至其所不胜之时则死。

急虚身中卒至㊵，五脏绝闭，脉道不通，气不往来，譬于堕溺，不可为期。其脉绝不来，若人一息五六至，其形肉不脱，真脏虽不见，犹死也。

真肝脉至，中外急，如循刀刃，责责然㊶，如按琴瑟弦，色青白不泽，毛折乃死㊷。真心脉至，坚而搏，如循薏苡子㊸，累累然，色赤黑不泽，毛折乃死。真肺脉至，大而虚，如以毛羽中人肤㊹，色白赤不泽，毛折乃死。真肾脉至，搏而绝，如指弹石，辟辟然，色黑黄不泽，毛折乃死。真脾脉至，弱而乍数乍疏，色黄青不泽，毛折乃死。诸真脏脉见者，皆死不治也。

黄帝曰：见真脏曰死，何也？

岐伯曰：五脏者，皆禀气于胃，胃者五脏之本也；脏气者，不能自致于手太阴，必因于胃气，乃至于手太阴也㊺。故五脏各以其时，自为而至于手太阴也㊻。故邪气胜者，精气衰也。故病甚者，胃气不能与之俱至于手太阴，故真脏之气独见。独见者，病胜脏也，故曰死。帝曰：善。

黄帝曰：凡治病，察其形气色泽，脉之盛衰，病之新故，乃治之，无后其时。形气相得㊼，谓之可治；色泽以浮㊽，谓之易已；脉从四时，谓之可治；脉弱以滑，是有胃气，命曰易治，取之以时。形气相失，谓之难治；色夭不泽㊾，谓之难已；脉实以坚，谓之益甚；脉逆四时，为不可治。必察四难，而明告之。

所谓逆四时者，春得肺脉，夏得肾脉，秋得心脉，冬得脾脉，其至皆悬绝[51]沉涩者，命曰逆四时。未有脏形[52]，于春夏而脉沉涩，秋冬而脉浮大，名曰逆四时也。

病热脉静；泄而脉大；脱血而脉实；病在中，脉实坚；病在外，脉不实坚者，皆难治。

黄帝曰：余闻虚实以决死生，愿闻其情。

岐伯曰：五实死，五虚死。

帝曰：愿闻五实五虚。

岐伯曰：脉盛、皮热、腹胀、前后[52]不通、闷瞀[53]，此谓五实。脉细、皮寒、气少、泄利前后、饮食不入，此谓五虚。

帝曰：其时有生者，何也?

岐伯曰：浆粥入胃，泄注止，则虚者活；身汗得后利，则实者活。此其候也。

【注释】

①忽忽：精神不定，失意貌。

②巅疾：在此指癫痫一类病，非指头病。

③胠：指胁上腋下的部位。

④浸淫：张志聪注："浸淫，肤受之疮，火热盛也。"指火盛所致的肤疮。据《金匮》卷上第十八证之，则汉代以前早有以"浸淫"为疮名者，且动词"为"字之后，应指具体病或证名。

⑤气泄：转矢气。吴昆注："后阴气失也。"

⑥愠愠然：气郁而不舒畅的意思。

⑦下闻病音：指喘息喉间有声音。

⑧冬脉如营：指冬天出现的沉石脉象。

⑨其去如数：指其脉去快速，好似数脉。数主热，而此处主虚，

故用如数形容,以示区别。

⑩心悬如病饥:指心空虚而怯,如有饥饿感。

⑪眇:指季胁下空软之处。

⑫孤脏以灌四傍者也:《类经》五卷第十注:"脾属土,土为万物之本,故运行水谷,化津液以灌溉于肝心肺肾之四脏者也。土无定位,分王四季,故称孤脏。"

⑬善者不可得见,恶者可见:正常的脾脉,体现于四季之脉象中有柔软和缓之象,而不能单独出现,故曰"善者不可见"。若脾之病脉,则可单独出现,故曰"恶者可见"。

⑭重强:王冰注:"重,谓脏气重叠。强,谓气不和顺。"

⑮瞿然:惊悟貌。

⑯稽首:古时一种跪拜礼,叩头到地,是九拜中最恭敬者,常为臣子拜见君父时所用。

⑰藏之藏府:《类经》五卷第十注:"藏之藏府,以志不忘。"按:藏府,指府库而言,如《汉书》文三王传:"及死,藏府余黄金四十万余斤。"

⑱名曰玉机:《类经》五卷第十注:"以璇玑玉衡,可窥天道,而此篇神理,可窥人道。故以并言,而实则珍重之辞也。"

⑲受气于其所生:指受病邪之气于自己所生之脏。如肝受气于心。气,指病气。

⑳传之于其所胜:指传给自己所克之脏。如肝病传之于脾。

㉑气舍于其所生:指病气留止于生我之脏。如肝病气舍于肾。

㉒死于其所不胜:指病气最后传到克我之脏而死。如肝病传至肺而死。

㉓一日一夜五分之:就是将一日一夜的时间,划分为五个阶段,以配合五脏。如平旦属肝,日中属心,薄暮属肺,夜半属肾,午后

属脾。

㉔法三月若六月，若三日若六日：此指患病之后传变的过程，有快慢的不同。慢者或三个月就传遍五脏，或六个月传遍五脏；快者或三天或六天就能传遍五脏。

㉕别于阳者……知死生之期：《类经》四卷第二十四注："阳者言表，谓外候也。阴者言里，谓脏气也。凡邪中于身，必证形于外，察其外证，即可知病在何经。故别于阳者，知病从来。病伤脏气，必败真阴，察其根本，即可知危在何日。故别于阴者，知死生之期。此以表里言阴阳也。"

㉖风者百病之长也：风邪为百病之先导，百病之生，常先因于风气，故为百病之长。

㉗肺痹、肝痹：参见痹论、四时刺逆从论。

㉘脾风：王冰注："肝气应风，木胜乘土，土受风气，故曰脾风，盖为风气通肝而为名也。"

㉙出黄：王冰注："出黄色于便泻之所也。"指为黄瘅身黄。

㉚冤热：热极而烦闷的意思。

㉛出白：王冰注："溲出白液也。"吴崑注："淫浊也。"

㉜蛊：在此为病名，指病深日久，形体消瘦，精神萎靡，如虫之食物内损故名。

㉝瘛：指筋脉拘急、相引一类的病。

㉞故病有五，五五二十五变：五脏皆有自病，故曰"五病"，每脏之病，若未能及时治愈，又可传变于其他四脏，所以每脏之病，都有五变，合为二十五变。

㉟大骨枯槁，大肉陷下：大骨，指肩、脊、腰、膝之骨。大骨枯槁，指因重病骨软弱无力，不能支持身体。大肉，指尺肤、臀部以及腿部等处肌肉。大肉陷下，指因重病全身肌肉消瘦枯削。

㊱其气动形：形容喘息气急，张口抬肩的样子。

㊲内痛引肩项：指胸内疼痛，牵引肩项亦不适或疼痛。内痛，一指心内疼痛。

㊳脱肉破䐃：形容全身肌肉消瘦，大肉已脱，而肘、膝、胯等处高起之肌肉，因卧床日久而溃破。䐃，王冰注："䐃，谓肘膝后肉如块者。"

㊴肩髓内消：指项骨倾，如张志聪："肩髓者，大椎之骨髓，上会于脑，是以项骨倾者，死不治也。"

㊵急虚身中卒至：指正气突然暴绝，客邪陡然中于人，或客邪卒然至于内脏而发生的病变。

㊶责责然：锐利而可畏的样子。

㊷毛折乃死：毛发断折，则气血败绝，故主死。

㊸如循薏苡子：形容脉象短实而坚，如以手摸薏苡珠子一样。薏苡子，形如珠子而稍长，俗呼为薏苡珠子。

㊹如以毛羽中人肤：形容肺脉之浮虚无力，好像羽毛着人皮肤一样的轻虚。

㊺脏气者……乃至于手太阴也：《类经》六卷第二十七注："谷气入于胃以传于肺，五脏六腑皆以受气，故脏气必因于胃气，乃得至于手太阴，而脉则见于气口。此所以五脏之脉，必赖胃气以为之主也。"

㊻五脏各以其时，自为而至于手太阴也：张志聪注："五脏之气，必因于胃气乃至于手太阴也，又非为微和之为胃气也，即五脏之弦钩毛石，各以其时自为其象而至于手太阴者，皆胃气之所资生。"

㊼形气相得：人的形体和正气相一致，如气盛形盛，气虚形虚，谓形气相得。

㊽色泽以浮：颜色润泽而鲜明，主疾病向好的方面转化。浮，鲜明的意思。

㊾色夭不泽：颜色晦暗而枯槁，主病情恶化。

㊿悬绝：王冰注："悬绝，谓如悬物之绝去也。"《太素》卷十四首篇注："来如绳断，故曰悬绝。"似指脉象悬浮无根，猝然断绝，皆无胃气之象。

㉑未有脏形：指未见本脏之病形。

㉒前后：此处指大小便。

㉓闷瞀：昏闷烦乱而视物不明的样子。

【译文】

黄帝问道：春时的脉象如弦，怎样才算弦？

岐伯回答说：春脉主应肝脏，属东方之木。在这个季节里，万物开始生长，因此脉气来时，软弱轻虚而滑，端直而长，所以叫作弦，假如违反了这种现象，就是病脉。

黄帝道：怎样才称反呢？

岐伯说：其脉气来，应指实而有力，这叫作太过，主病在外；如脉来不实而微弱，这叫作不及，主病在里。

黄帝道：春脉太过与不及，发生的病变怎样？

岐伯说：太过会使人记忆力衰退，精神恍惚，头昏而两目视物眩晕，而发生巅痫疾病；其不及会使人胸部作痛，牵连背部，往下则两侧胁肋部位胀满。

黄帝道：讲得对！夏时的脉象如钩，怎样才算钩？岐伯说：夏脉主应心脏，属南方之火，在这个季节里，万物生长茂盛，因此脉气来时充盛，去时轻微，犹如钩之形象，所以叫作钩脉，假如违反了这种现象，就是病脉。

黄帝道：怎样才称反呢？

岐伯说：其脉气来盛去亦盛，这叫作太过，主病在外；如脉气来时不盛，去时反充盛有余，这叫作不及，主病在里。

黄帝道：夏脉太过与不及，发生的病变怎样？岐伯说：太过会使人身体发热，皮肤痛，热邪侵淫成疮；不及会使人心虚作烦，上部出现咳唾涎沫，下部出现矢气下泄。

黄帝道：讲得对！秋天的脉象如浮，怎样才算浮？

岐伯说：秋脉主应肺脏，属西方之金，在这个季节里，万物收成，因此脉气来时轻虚而浮，来急去散，所以叫作浮。假如违反了这种现象，就是病脉。

黄帝道：怎样才称反呢？

岐伯说：其脉气来浮软而中央坚，两旁虚，这叫作太过，主病在外；其脉气来浮软而微，这叫作不及，主病在里。

黄帝道：秋脉太过与不及，发生的病变怎样？

岐伯说：太过会使人气逆，背部作痛，气郁而不舒畅；其不及会使人呼吸短气，咳嗽气喘，气上逆而出血，喉间有喘息声音。

黄帝道：讲得对！冬时的脉象如营，怎样才算营？

岐伯说：冬脉主应肾脏，属北方之水，在这个季节里，万物闭藏，因此脉气来时沉而搏手，所以叫作营。假如违反了这种现象，就是病脉。

黄帝道：怎样才称反呢？

岐伯说：其脉来如弹石一般坚硬，这叫作太过，主病在外；如脉去如数，这叫作不及，主病在里。

黄帝道：冬脉太过与不及，发生的病变怎样？

岐伯说：太过会使人精神不振，身体懈怠，脊骨疼痛，气短，懒于说话；不及则使人心如悬，如同腹中饥饿之状，季胁下空软部位清冷,脊骨作痛,少腹胀满,小便变黄。

黄帝道:讲得对!

黄帝道:春夏秋冬四时的脉象,有逆有从,其变化各异,但独未论及脾脉,究竟脾脉主何时令?

岐伯说:脾脉属土,位居中央为孤脏,以灌溉四旁。

黄帝道:脾脉的正常与异常可以见到吗?岐伯说:正常的脾脉不可能见到,有病的脾脉是可以见到的。

黄帝道:有病的脾脉怎样?岐伯说:其来如水之流散,这叫作太过,主病在外;其来坚锐如鸟之喙,这叫做不及,主病在中。

黄帝道:先生说脾为孤脏,位居中央属土,以灌溉四旁,它的太过和不及各发生些什么病变?

岐伯说:太过会使人四肢不能举动,不及则使人九窍不通,名叫重强。

黄帝惊悟肃然起立,再次跪拜道:很好!我懂得诊脉的要领了,这是天下极其重要的道理。《五色》《脉变》《揆度》《奇恒》等书,阐述的道理都是一致的,总的精神在于一个"神"字。神的功用运转不息,向前而不能回转,倘若回而不转,就失掉它的生机了。极其重要的道理,往往迹象不显而近于微妙,把它著录在玉版上面,藏于枢要内府,每天早上诵读,称它为《玉机》。

五脏疾病的传变,是受病气于其所生之脏,传于其所胜之脏,病气留舍于生我之脏,死于我所不胜之脏。当病到将要死的时候,必先传行于相克之脏,病者乃死。这是病气的逆传,所以会死亡。例如,肝受病气于心脏,而又传行于脾脏,其病气留舍于肾脏,传到肺脏而死。心受病气于脾脏,传行于肺脏,病气留舍于肝脏,传到肾脏而死。脾受病气于肺脏,传行于肾脏,病气留舍于心脏,传到肝脏而死。肺受病气于肾脏,传行于肝脏,病气留舍于脾脏,传到心脏而死。肾受病气于肝脏，传行于心脏，病气留舍于肺脏，传到脾脏而死。凡此都是病气之逆传，所以死。以一日一夜划分为五个阶段，分属五脏，就可以推测死生的早晚时间。

黄帝道：五脏是相互通连的，病气的转移，都有一定的次序。假如五脏有病，则各传其所胜。若不能掌握治病的时机，那么三个月或六个月，或三天，或六天，传遍五脏就会死了，这是相克的顺传次序。所以说：能辨别三阳的，可以知道病从何而来；能辨别三阴的，可以知道死生日期，这就是说，知道导致其不得不死的原因。

风为六淫之首，所以说它是百病之长。风寒中人，使人毫毛直竖，皮肤闭而发热，在这个时候，可用发汗的方法治疗；至风寒入于经络，发生麻痹不仁或肿痛等症状，此时可用汤熨（热敷）及火罐、艾灸、针刺等方法来祛散。如果不及时治疗，病气内传于肺，叫作肺痹，发生咳嗽上气的症状；不及时治疗，就会传行于肝，叫作肝痹，又叫作肝厥，发生胁痛、吐食的症状，在这个时候，可用按摩或者针刺等方法；如不及时治疗，就会传行于脾，叫作脾风，发生黄疸、腹中热、烦心、小便黄色等症状，在这个时候，可用按摩、药物或热汤沐浴等方法；如再不治，就会传行于肾，叫作疝瘕，少腹烦热疼痛，小便色白而混浊，又叫做作蛊病，在这个时候，可用按摩，或用药物；如再不治，病即由肾传于心，发生筋脉牵引拘挛，叫做瘛病，在这个时候，可用灸法，或用药物；如再不治，十日之后，当要死亡。倘若病邪由肾传心，心又复反传于肺脏，发为寒热，三年即死，这是疾病传行的一般次序。假如骤然暴发的病，就不必根据这个相传的次序而治。有些病不依这个次序传变，如忧、恐、悲、喜、怒情志之病，病邪就不能依照这个次序相传，因而使人生大病。如因喜极伤心，心虚则肾气相乘；或因大怒，则肝气乘脾；或因悲伤，则肺气乘肝；或因惊恐，则肾气内虚，脾气乘肾；或因大忧，则肺气内虚，心气乘肺。这是五志变动，使病邪不依次序传变的道理。所以病虽有五种，及其传化，就有五五二十五变。所谓传化，就是相乘的名称。

大骨软弱，大肉瘦削，胸中气满，呼吸困难，呼吸时身体振动，为期六个月就要死亡；见了真脏脉，就可以预知死日。大骨软弱，大肉瘦削，胸中气满，呼吸困难，胸中疼痛，牵引肩项，为期一个月就要死亡，见了真脏脉，就可以预知死日。大骨软弱，大肉瘦削，胸中气满，呼吸困难，胸中疼痛，上引肩项，全身发热，脱肉破䐃，真脏脉现，十日之内就要死亡。大骨软弱，大肉瘦削，两肩下垂，骨髓内消，动作衰颓，真脏脉未出现，为期一年死亡，若见到真脏脉，就可以预知死日。大骨软弱，大肉瘦削，胸中气满，腹中痛，心中气郁不舒，肩项身上俱热，破䐃脱肉，目眶深陷，真脏脉出现，精气脱，目不见人，立即死亡；如尚能见人，是精气未全脱，到了它所不胜之时，便死亡了。

如果正气暴虚，外邪陡然中人，仓促获病，五脏气机闭塞，周身脉道不通，气不往来，譬如从高处坠下，或落水淹溺，猝然的病变，就无法预测死期了。其脉息绝而不至，或跳动异常疾数，一呼脉来五六至，虽然形肉不脱，真脏脉不见，仍然要死亡的。

肝脏之真脏脉至，中外劲急，有如按在刀刃上一样的锋利，或如按在琴弦上一样硬直，面部显青白颜色而不润泽，毫毛枯焦，就要死亡。心脏的真脏脉至，坚硬而搏手，如循薏苡子那样短而圆实，面部显赤黑颜色而不润泽，毫毛枯焦，就要死亡。肺脏的真脏脉至，大而空虚，好像毛羽着人皮肤一般轻虚，面部显白赤颜色而不润泽，毫毛枯焦，就要死亡。肾脏的真脏脉至，搏手若转索欲断，或如以指弹石一样坚实，面部显黑黄颜色而不润泽，毫毛枯焦，就要死亡。脾脏的真脏脉至，软弱无力，快慢不匀，面部显黄青颜色而不润泽，毫毛枯焦，就要死亡。凡是见到五脏真脏脉，皆为不治的死候。

黄帝道：见到真脏脉象，就要死亡，是什么道理？

岐伯说：五脏的营养，都赖于胃腑水谷之精微，因此胃是五脏的根本。故五脏之脉气，不能自行到达手太阴寸口，必须赖借胃气的敷布，才能达于手太阴。所以五脏之气能够在其所主之时，出现于手太阴寸口，就是有了胃气。如果邪气胜，必定使精气衰。所以病气严重时，胃气就不能与五脏之气一齐到达手太阴，而为某一脏真脏脉象单独出现，真脏独见，是邪气胜而脏气伤，所以说是要死亡的。黄帝道：讲得对！

黄帝道：大凡治病，必先诊察形体盛衰，气之强弱，色之润枯，脉之虚实，病之新久，然后及时治疗，不能错过时机。病人形气相称，是可治之症；面色光润鲜明，病亦易愈；脉搏与四时相适应，亦为可治；脉来柔软而流利，是有胃气的现象，病亦易治，必须抓紧时间，进行治疗。形气不相称，此谓难治；面色枯槁，没有光泽，病亦难愈；脉实而坚，病必加重；脉与四时相逆，为不可治。必须审察这四种难治之症，清楚地告诉病家。

所谓脉与四时相逆，是春见到肺脉，夏见到肾脉，秋见到心脉，冬见到脾脉，其脉皆悬绝无根，或沉涩不起，这就叫作逆四时。如五脏脉气不能随着时令表现于外，在春夏的时令，反见沉涩的脉象，秋冬的时令，反见浮大的脉象，这也叫作逆四时。

热病脉宜洪大而反静；泄泻脉应小而反大；脱血脉应虚而反实；病在中而脉不实坚；病在外而脉反实坚。这些都是症脉相反，皆为难治。

黄帝道：我听说根据虚实的病情可以预决死生，希望告诉我其中的道理!

岐伯说:五实死,五虚亦死。

黄帝道:请问什么叫作五实、五虚?

岐伯说:脉盛是心受邪盛,皮热是肺受邪盛,腹胀是脾受邪盛,二便不通是肾受邪盛,闷瞀是肝受邪盛,这叫作五实。脉细是心气不足,皮寒是肺气不足,气少是肝气不足,泄利前后是肾气不足,饮食不入是脾气不足,这叫作五虚。

黄帝道:五实、五虚,有时亦有痊愈的,又是什么道理?

岐伯说:能够吃些粥浆,慢慢地恢复胃气,大便泄泻停止,则虚者也可以痊愈。如若原来身热无汗的,而现在得汗,原来二便不通的,而现在大小便通利了,则实者也可以痊愈。这就是五虚、五实能够痊愈的转机。

三部九候论篇第二十

精解导读

一、确切记载了三部九候的部位及所属之脏腑。

二、七诊与三部九候合参,以判断疾病的预后。

三、论述了不同病变(经病、孙络病、血病、奇邪)所采取的不同针刺治疗手法。

【原文】

黄帝问曰:余闻九针于夫子,众多博大①,不可胜数。余愿闻要道，以属②子孙，传之后世，著之骨髓，藏之肝肺，歃血③而受，不敢妄泄，令合天道，必有终始，上应天光④星辰历纪⑤，下副四时五行。贵贱更立，冬阴夏阳，以人应之奈何？愿闻其方。

岐伯对曰：妙乎哉问也！此天地之至数⑥。

帝曰：愿闻天地之至数，合于人形血气，通决死生，为之奈何？

岐伯曰：天地之至数，始至一，终于九焉。一者天，二者地，三者人⑦。因而三之，三三者九，以应九野⑧。故人有三部，部有三候，以决死生，以处百病，以调虚实，而除邪疾。

帝曰：何谓三部？

岐伯曰：有下部，有中部，有上部。部各有三候，三候者，有天有地有人也⑨。必指而导之，乃以为质⑩。上部天，两额之动脉⑪；上部地，两颊之动脉⑫；上部人，耳前之动脉⑬。中部天，手太阴也⑭；中部地，手阳明也⑮；中部人，手少阴也⑯。下部天，足厥阴也⑰；下部地，足少阴也⑱；下部人，足太阴也⑲。故下部之天以候肝，地以候肾，人以候脾胃之气。

帝曰：中部之候奈何？

岐伯曰：亦有天，亦有地，亦有人。天以候肺，地以候胸中之气，人以候心。

帝曰：上部以何候之？

岐伯曰：亦有天，亦有地，亦有人。天以候头角之气，地以候口齿之气，人以候耳目之气。三部者，各有天，各有地，各有人。三而成天，三而成地，三而成人。三而三之，合则为九。九分为九野，九野为九脏。故神脏五⑳，形脏四㉑，合为九脏。五脏已败，其色必夭，夭必死矣。

帝曰：以候奈何？

岐伯曰：必先度其形之肥瘦，以调其气之虚实，实则泻之，虚则补之。必先去其血脉㉒，而后调之，无问其病，以平为期。

帝曰：决死生奈何？

岐伯曰：形盛脉细㉓，少气不足以息者危。形瘦脉大㉔，胸中多气者死。形气相得者生；参伍不调㉕者病；三部九候皆相失者死；上下左右之脉相应如参舂㉖者，病甚；上下左右相失不可数者死；中部之候虽独调，与众脏相失者死；中部之候相减者死㉗；目内陷者死㉘。

帝曰：何以知病之所在？

岐伯曰：察九候独小者病，独大者病，独疾者病，独迟者病，独热者病，独寒者病，独陷下者病㉙。以左手足上去踝五寸㉚按之，右手当踝而弹之，其应过五寸以上，蠕蠕然㉛者，不病；其应疾，中手浑浑然㉜者病；中手徐徐然㉝者病；其应上不能至五寸，弹之不应者死。是以脱肉身不去者㉞死。中部乍疏乍数者死。其脉代而钩者，病在络脉。九候之相应也，上下若一，不得相失。一候后则病，二候后则病甚，三候后则病危。所谓后者，应不俱也㉟。察其腑脏，以知死生之期。必先知经脉，然后知病脉，真脏脉见，胜者死。足太阳气绝者，其足不可屈伸，死必戴眼㊱。

帝曰：冬阴夏阳奈何？

岐伯曰：九候之脉，皆沉细悬绝者为阴，主冬，故以夜半死㊲。盛躁喘数者为阳，主夏，故以日中死㊳。是故寒热病者，以平旦死㊴。热中及热病者，以日中死。病风者，以日夕死㊵。病水者，以夜半死。其脉乍疏乍数、乍迟乍疾者，日乘四季死㊶。形肉已脱，九候虽调，犹死。七诊㊷虽见，九候皆从者，不死，所言不死者，风气之病及经月之病㊸，似七诊之病而非也，故言不死。若有七诊之病，其脉候亦败者死矣，必发哕噫。必审问其所始病，与今之所方病，而后各切循其脉，视其经络浮沉，以上下逆从循之。其脉疾者病；

其脉迟者病；脉不往来者死；皮肤著⑭者死。

帝曰：其可治者奈何？

岐伯曰：经病者，治其经；孙络病者，治其孙络血；血病身有痛者，治其经络。其病者在奇邪⑮，奇邪之脉，则缪刺⑯之。留瘦不移，节而刺之⑰。上实下虚，切而从之，索其结络脉，刺出其血，以见通之。瞳子高者⑱，太阳不足。戴眼者，太阳已绝。此决死生之要，不可不察也。手指及手外踝上五指留针。

【注释】

①博大：广博的意思。大，广也。

②属：托付的意思。

③歃血：古时盟誓，以血涂口旁，叫作歃血。亦有饮血而誓者，亦称歃血。

④天光：指日月星光。

⑤星辰历纪：指一年之中日月星辰运行在天体各有其规律和标志。

⑥至数：至极之理。数，理也。

⑦一者天，二者地，三者人：吴昆注："一奇也，阳也，故应天；二者偶也，阴也，故应地；三，参也，和也，故应人。"

⑧九野：吴昆注："九州之分野。"《类经》五卷第五注："九野者，即《洛书》九宫，禹贡九州之义。"当指九州九野而言。

⑨有天有地有人也：每一候中有上中下三部，以天地人比之。

⑩必指而导之，乃以为质：必须通过指切按导其脉，才可以得到三部九候脉的本体。质，本也。

⑪两额之动脉：杨上善以为足少阳，阳明二脉之气，相当于颔厌、头维二穴处。张介宾指为足少阳脉气所发之颔厌穴之分。

⑫两颊之动脉：《太素》卷十四首篇注："两颊足阳明，在大迎中动。"

⑬耳前之动脉：杨上善与张介宾均指为和髎穴分。吴昆指为耳门穴分。按二穴俱为手少阳脉气所过之处，俱在耳前，故均通。

⑭手太阴也：指掌后寸口动脉，经渠穴之分，为肺经脉气所过之处。

⑮手阳明也：指手大指次指岐骨间动脉，合谷穴之分，为大肠经脉气所过之处。

⑯手少阴也：指掌后锐骨下动脉，神门穴之分，为心经脉气所过之处。

⑰足厥阴也：指大腿内侧上端五里穴分，为肝经脉气所行之处。在女子亦可取太冲穴分，在足大指本节后二寸陷中。

⑱足少阴也：指内踝后踝骨旁动脉，太溪穴之分，为肾经脉气所过之处。

⑲足太阴也：指大腿内侧前上方箕门穴处，为脾经脉气所过之处。

⑳神脏五：王冰注："所谓神脏者，肝藏魂，心藏神，脾藏意，肺藏魄，肾藏志也。以其皆神气居之，故云神脏五也。"

㉑形脏四：王冰注："所谓形脏四者，一头角，二耳目，三口齿，四胸中也。"吴昆、张介宾皆宗此说。张志聪注："胃主化水谷之津液，大肠主津，小肠主液，膀胱者津液之所藏，故以四腑为形脏。"《素问识》云："形脏四，诸家并仍王义。然头角耳目口齿，理不宜谓之脏。考《周礼》天官疾医职云：参之以九脏之动。

㉒去其血脉：指祛除脉中瘀血而言。

㉓形盛脉细：此指形体肥胖，脉反细弱，为阴有余阳不足之证。

㉔形瘦脉大：此指形体消瘦，脉反盛大，为阳有余阴不足之证。

㉕参伍不调：此指脉搏参差不齐，三五不调的意思。

㉖如舂：脉象数大鼓指，如以春杵捣谷物上下不齐的样子。

㉗中部之候虽独调……中部之候相减者死：《类经》六卷第二十五注："三部之脉，上部在头，中部在手，下部在足，此言中部之脉虽独调，而头足众脏之脉已失其常者，当死；若中部之脉减于上下二部者，中气大衰也，亦死。"

㉘目内陷者死：目内陷，说明精气已绝，故主死。

㉙独热者病，独寒者病，独陷下者病：《类经》五卷第六注："独寒独热，谓其或在上或在下，或在表或在里也。陷下，沉伏不起也。"张志聪注："寒热者，三部皮肤之寒热也。陷下者，沉陷而不起也。"

㉚足上去踝五寸：林亿等按引全元起注云："内踝之上，阴交之出，通于膀胱，系于肾，肾为命门，是以取之，以明吉凶。"

㉛蠕蠕然：吴昆、张介宾释为虫动、虫行貌，似不如张志聪释微动貌义胜。蠕，蝡之或字，《太素》作"蠕"，乃蝡或蠕形近致误。蝡，动貌，《荀子》劝学篇："蠕而动。"

㉜浑浑然：杨上善释为"动而不调"，王冰、马莳、张介宾均释为浊、乱等义，吴昆、张志聪均释为动而太过。

㉝徐徐然：形容脉象缓慢的样子。

㉞脱肉身不去者：此指身体极度消瘦而又体弱不能行动。

㉟所谓后者，应不俱也：后，指本来应该应指而来的脉象，现在不能应指与其他部位一样的到来。

㊱戴眼：眼睛上视而不转动。

㊲夜半死：这是把一日一夜的时间用四时阴阳五行的理论进行归纳和说理的一种方法。如脉沉细悬绝主阴，主冬，夜半亦主冬，

主阴,这是阴极无阳,阴阳离绝的现象,故主死。

㊳日中死:盛躁喘数为阳,主夏,日中主阳,主夏,这是阳极无阴,故主死;同样,热中和热病死于日中,也是阳极无阴,故死。

㊴平旦死:吴昆注:"盖平旦之际,昏明始判之时,阴阳交会之期也。故寒热交作之病以斯时死。"

㊵日夕死:病风是肝经病,日夕象秋时,五行属金,金克木,故主死。

㊶日乘四季死:日乘四季指辰、戌、丑、未四时,脉乍数、乍疏、乍疾、乍迟,是土气败,中虚无主故主死。乘,加也,可引申为至的意思。

㊷七诊:指沉细悬绝、盛躁喘数、寒热病、热中及热病、风病、病水、形肉已脱,如《太素》杨注。

㊸经月之病:《类经》六卷第二十五注:"经月者,常期也,故适值去血,则阴分之脉或小或迟或为陷下。"

㊹皮肤著:吴昆注:"著着同。干槁而皮肤着于骨也。是血液尽亡,营卫不充,故死。"

㊺奇邪:指邪留于络,不入于经。

㊻缪刺:见缪刺论篇。

㊼留瘦不移,节而刺之:指病邪久留不动,人的形体消瘦,不能采取过强的刺激方法,要节量而针刺之。如《太素》卷十四首篇注:"留,久也。久瘦有病之人,不可顿刺,可节量刺之。"

㊽瞳子高者:此指两目上视而言,但不像戴眼那样定直不动。

【译文】

黄帝问道:我听先生讲了九针道理后,觉得丰富广博,不可尽述。我想了解其中的主要道理,以嘱咐子孙,传于后世,铭心刻骨,永志不忘，并严守誓言，不敢妄泄。如何使这些道理符合天体运行的规律，有始有终，上应于日月星辰周历天度之标志，下符合四时五行阴阳盛衰的变化，人是怎样适应这些自然规律的呢？希望你讲解这方面的道理。

岐伯回答说：问得多好啊！这是天地间至为深奥的道理。

黄帝道：我愿听听天地的至数，与人的形体气血相通，以决断死生，是怎样一回事？

岐伯说：天地的至数，开始于一，终止于九。一奇数为阳，代表天；二偶数为阴，代表地；人生天地之间，故以三代表人。天地人合而为三，三三为九，以应九野之数。所以人有三部，每部各有三候，可以用它来决断死生，诊断百病，从而调治虚实，祛除病邪。

黄帝道：什么叫作三部呢？

岐伯说：有下部，有中部，有上部。每部各有三候，所谓三候，是以天、地、人来代表的。必须有老师的当面指导，方能懂得部候准确之处。上部天，即两额太阳穴处动脉；上部地，即两颊大迎穴处动脉；上部人，即耳前耳门穴处动脉。中部天，即两手太阴气口、经渠穴处动脉；中部地，即两手阳明经合谷处动脉；中部人，即两手少阴经神门处动脉。下部天，即足厥阴经五里穴或太冲穴处动脉；下部地，即足少阴经太溪穴处动脉；下部人，即足太阴经箕门穴处动脉。故而下部之天可以候肝脏之病变，下部之地可以候肾脏之病变，下部之人可以候脾胃之病变。

黄帝道：中部之候怎样？

岐伯说：中部亦有天、地、人三候。中部之天可以候肺脏之病变，中部之地可以候胸中之病变。中部之人可以候心脏之病变。

黄帝道：上部之候又怎样？

岐伯说：上部也有天、地、人三候。上部之天可以候头角之病变，上部之地可以候口齿之病变，上部之人可以候耳目之病变。三部之中，各有天，各有地，各有人。三候为天，三候为地，三候为人，三三相乘，合为九候。脉之九候，以应地之九野，地之九野，以应人之九脏。所以人有肝、肺、心、脾、肾五神脏和膀胱、胃、大肠、小肠四形脏，合为九脏。若五脏已败，必见神色枯槁，枯槁是病情危重，乃是死亡征象。

黄帝道：诊察的方法怎样？

岐伯说：必先度量病人的身形肥瘦，了解其正气虚实，实症用泻法，虚症用补法。但必先祛除血脉中的凝滞，而后调补气血的不足，不论治疗什么病，都是以达到气血平调为准则。

黄帝道：怎样决断死生？

岐伯说：形体盛，脉反细，气短，呼吸困难，危险；如形体瘦弱，脉反大，胸中喘满而多气的是死亡之症。一般而论，形体与脉一致的主生；若脉来三五不调者主病，三部九候之脉与疾病完全不相适应的，主死；上下左右之脉，相应鼓指如臼杵捣谷，参差不齐，病必严重；若见上下左右之脉相差甚大，而又息数错乱不可计数的，是死亡症候；中部之脉虽然独自调匀，而与其他众脏不相协调的，也是死候；中部之脉衰减，与其他各部不相协调的，也是死候；目内陷的为正气衰竭现象，也是死候。

黄帝道：怎样知道病变部位呢？

岐伯说：从诊察九候脉的异常变化，就能知病变部位。九候之中，有一部独小，或独大，或独疾，或独迟，或独热，或独寒，或独陷下（沉伏），均是有病的现象。以左手放于病人的左足上，距离内踝五寸处按着，以右手指在病人足内踝上弹之，医者之左手即有振动的感觉，如其振动的范围超过五寸以上，蠕蠕而动，为正常现象；如其振动急剧而大，应手快速而混乱不清的，为病态；若振动微弱，应手迟缓，为病态；如若振动不能上及五寸，用较大的力量弹之，仍没有反应，是为死候。身体极度消瘦，体弱不能行动，是死亡之征。中部之脉或快或慢，无规律，为气脉败乱之兆，亦为死候。如脉代而钩，为病在络脉。九候之脉，应相互适应，上下如一，不应该有参差。如九候之中有一候不一致，就是病态；二候不一致，则病重；三候不一致，则病必危险。所谓不一致，就是九候之间，脉动的不相适应。诊察病邪所在之脏腑，以知死生的时间。临症诊察，必先知道正常之脉，然后才能知道有病之脉，若见到真脏脉象，胜已的时间，便要死亡。足太阳经脉气绝，则两足不能屈伸，死亡之时，必两目上视而不转动。

　　黄帝道：冬为阴，夏为阳，脉象与之相应如何？

　　岐伯说：九候的脉象，都是沉细悬绝的，为阴，主冬令，所以死于阴气极盛之夜半；如脉盛大躁动喘而疾数的，为阳，主夏令，所以死于阳气旺盛之日中。所以寒热交作的病，死于阴阳交会的平旦之时；热中及热病，死于日中阳极之时；病风死于傍晚阳衰之时；病水死于夜半阴极之时。其脉象忽疏忽数，忽迟忽急，乃脾气内绝，死于辰、戌、丑、未之时。若形坏肉脱，虽九候协调，犹是死亡的征象；假使七诊之脉已经出现，而九候都顺于四时，就不一定是死候。所说不死的病，指新感风病，或月经之病，虽见类似七诊之病脉，而实不相同，所以说不是死候。若七诊出现，其脉候有败坏现象的，这是死征，死的时候，必发呃逆等证候。所以治病之时，必须详细询问它的起病情形和现在症状，然后按各部分，切其脉搏，以观察其经络的浮沉，以及上下逆顺。如其脉来迅疾的，是病；脉来迟缓的，是病；脉不往来的，是死候；久病肉脱，皮肤干枯着于筋骨的，亦是死候。

　　黄帝道：那些可治的病，应怎样治疗呢？

岐伯说：病在经的，刺其经；病在孙络的，刺其孙络使其出血；血病而有身痛症状的，则治其经络。若病邪留在大络，则用右病刺左、左病刺右的缪刺法治之。若邪气久留不移，当于四肢八溪之间、骨节交会之处刺之。上实下虚，当切按其脉，而探索其脉络郁结的所在，刺出其血，以通其气。如目上视的，是太阳经气不足。目上视而又定直不动的，是太阳经气已绝。这是判断死生的要诀，不可不认真研究。可刺手指及手外踝上小指侧，刺后留针。

第七卷

经脉别论篇第二十一

精解导读

一、说明环境、情志的变动和体力的劳逸都影响着脉搏。临床诊断，必须结合病人身体的强弱、骨肉皮肤的形态等，才能正确地了解病情。

二、详细地阐述了饮食的消化、吸收、输布等过程，指出其主要是依靠脾的运化和肺的输布，得以营养全身。

三、叙述了六经偏盛所发生的症状和治法，同时阐述了气逆所出现的脉象。

【原文】

黄帝问曰：人之居处、动静、勇怯，脉亦为之变乎？岐伯对曰：凡人之惊恐恚劳①动静，皆为变也。是以夜行则喘出于肾，淫气②病肺。有所堕恐，喘出于肝，淫气害脾。有所惊恐，喘出于肺，淫气伤心。度水③跌仆，喘出于肾与骨。当是之时，勇者气行则已，怯者则着而为病也。故曰：诊病之道，观人勇怯、骨肉、皮肤，能知其情，以为诊法也。

故饮食饱甚，汗出于胃；惊而夺精，汗出于心④；持重远行，汗出于肾；疾走恐惧，汗出于肝；摇体劳苦，汗出于脾。故春秋冬夏，四时阴阳，生病起于过用，此为常也。

食气入胃，散精于肝，淫⑤气于筋。食气入胃，浊气⑥归心，淫精于脉；脉气流经，经气归于肺；肺朝百脉，输精于皮毛；毛脉合精，行气于府⑦；腑精神明，留于四脏⑧，气归于权衡⑨；权衡以平，气口成寸，以决死生。

饮入于胃，游溢精气⑩，上输于脾；脾气散精，上归于肺；通调水道，下输膀胱；水精四布，五经并行，合于四时五脏阴阳，揆度以为常也。

太阳脏独至⑪，厥喘虚气逆，是阴不足、阳有余也，表里⑫当俱泻，取之下俞⑬。阳明脏独至，是阳气重并⑭也，当泻阳补阴，取之下俞。少阳脏独至，是厥气也，跷前卒大⑮，取之下俞。少阳独至者，一阳之过也。太阴脏搏者，用心省真，五脉气少，胃气不平，三阴也，宜治其下俞，补阳泻阴。二阴独啸⑯，少阴厥也，阳并于上，四脉争张，气归于肾，宜治其经络，泻阳补阴。一阴至，厥阴之治也，真虚㾓心⑰，厥气留薄，发为白汗⑱，调食和药，治在下俞。

帝曰：太阳藏何象？

岐伯曰：象三阳而浮⑲也。

帝曰：少阳脏何象？

岐伯曰：象一阳也，一阳脏者。滑而不实也。

帝曰：阳明脏何象？

岐伯曰：象大浮也。太阴脏搏，言伏鼓⑳也。二阴搏至，肾沉不浮也。

【注释】

①恚劳：指愤怒和劳累。

②淫气：指有余而足以使人致病的气。淫，过度，不正常。

③度水：涉水。度，通"渡"。

④惊而夺精，汗出于心：张志聪注："血乃心之精，汗乃血之液，惊伤心气，汗出于心，故曰夺精。"

⑤淫：指浸淫滋养。

⑥浊气：指食物化生的精微之气，是与由肺所吸收的天丰清阳之气相比较而言。

⑦毛脉合精，行气于府：指皮毛和经脉中的精气汇合后，又还流而归入脉中。府，气海。

⑧腑精神明，留于四脏：血府中的精微之气，经阴阳相互作用而不断变化，在心的统领下，而流于肺脾肝肾四脏。神明，此指变幻莫测。留，通"流"。

⑨权衡：此作平衡均等解。权，秤锤。衡，秤杆。

⑩游溢精气：指精气之浮游布散。

⑪太阳脏独至：脏，泛指脏腑。高士宗注："三阳主六腑，腑能藏物，亦谓之脏。"独至，言由于一脏偏盛，而其气独至。太阳脏独至，指太阳经脉偏盛，而其气独至。即下文所云之太阳脏的脉象"象三阳而浮"。

⑫表里：指经脉之表里，此处指的是太阳与少阴为表里。

⑬下俞：指足经下部之俞穴。如膀胱经之俞穴为束骨，肾经之俞穴为太溪。余经同。

⑭阳气重并：张志聪注："两阳合于前，故曰阳明。阳明之独

至,是太少重并于阳明,阳盛故阴虚矣。"

⑮跻前卒大:跻,阳跻脉。卒,同"猝"。阳跻脉之前,为足少阳脉,今猝然而大,是少阳气盛的表现。

⑯啸:王冰注:"啸谓耳中鸣,如啸声也。"

⑰真虚㾓心:指真气大虚,心中酸痛不适。

⑱白汗:马莳注:"白汗者,肝虚为金所乘也。"吴昆注:"白汗者,气为阳,其色白也。"张志聪注:"厥逆之气,留薄于心下,则上迫于肺,故发为白汗。"

⑲象三阳而浮:形容太阳之脉象阳气浮盛于外。张志聪注:"象者,像也。三阳,阳盛之气也,言太阳脏脉,象阳盛之气而浮也。"

⑳伏鼓:形容脉象沉伏而鼓击于指下。

【译文】

黄帝问道:人们的居住环境、活动、安静、勇敢、怯懦有所不同,其经脉血气也随着起变化吗?岐伯回答说:人在惊恐、愤怒、劳累、活动或安静的情况下,经脉血气都要受到影响而发生变化。所以夜间远行劳累,就会扰动肾气,使肾气不能闭藏而外泄,则气喘出于肾脏,其偏胜之气,就会侵犯肺脏。若因坠堕而受到恐吓,就会扰动肝气,而喘出于肝,其偏胜之气就会侵犯脾脏。或有所惊恐,惊则神越气乱,扰动肺气,喘出于肺,其偏胜之气就会侵犯心脏。渡水而跌仆,跌仆伤骨,肾主骨,水湿之气通于肾,致肾气和骨气受到扰动,气喘出于肾和骨。在这种情况下,身体强盛的人,气血畅行,不会出现什么病变;怯弱的人,气血留滞,就会发生病变。所以说:诊察疾病,观察病人的勇怯及骨骼、肌肉、皮肤的变化,便能了解病情,并以此作为诊病的方法。

在饮食过饱的时候,则食气蒸发而汗出于胃。惊则神气浮越,则心气受伤而汗出于心。负重而远行的时候，则骨劳气越，肾气受伤而汗出于肾。疾走而恐惧的时候，由于疾走伤筋，恐惧伤魂，则肝气受伤而汗出于肝。劳力过度的时候，由于脾主肌肉四肢，则脾气受伤而汗出于脾。春、夏、秋、冬四季阴阳的变化都有其常度，人在这些变化中所以发生疾病，就是因为对身体的劳用过度所致，这是通常的道理。

五谷入胃，其所化生的一部分精微之气输散到肝脏，再由肝将此精微之气滋养于筋。五谷入胃，其所化生的精微之气，注入于心，再由心将此精气滋养于血脉。血气流行在经脉之中，而到达于肺，肺又将血气输送到全身百脉中去，最后把精气输送到皮毛。皮毛和经脉的精气汇合，又还流归入于脉，脉中精微之气，通过不断变化，周流于四脏。这些正常的生理活动，都要取决于气血阴阳的平衡。气血阴阳平衡，则表现在气口的脉搏变化上，气口的脉搏，可以判断疾病的死生。水液入胃以后，游溢布散其精气，上行输送于脾，经脾对精微的布散转输，上归于肺，肺主清肃而司治节，肺气运行，通调水道，下输于膀胱。如此则水精四布，外而布散于皮毛，内而灌输于五脏之经脉，并能合于四时寒暑的变易和五脏阴阳的变化。做出适当的调节，这就是经脉的正常生理现象。

太阳经脉偏盛，则发生厥逆、喘息、虚气上逆等症状，这是阴不足而阳有余，表里两经俱当用泻法，取足太阳经的束骨穴和足少阴经的太溪穴。阳明经脉偏盛，是太阳、少阳之气重并于阳明，当用泻阳补阴的治疗方法，当泻足阳明经的陷谷穴，补太阴经的太白穴。少阳经脉偏盛，是厥气上逆，所以阳跷脉前的少阳脉猝然盛大，当取足少阳经的临泣穴。少阳经脉偏盛而独至，就是少阳太过。太阴经脉鼓搏有力，应当细心地省察是否真脏脉至，若五脏之脉均气少，胃气又不平和，这是足太阴脾太过的缘故，应当用补阳泻阴的治疗方法，补足阳明之陷谷穴，泻足太阴之太白穴。二阴经脉独盛，是少阴厥气上逆，而阳气并趋于上，心、肝、脾、肺四脏受其影响，四脏之脉争张于外，病的根源在于肾，应治其表里的经络，泻足太阳经的经穴昆仑、络穴飞扬，补足少阴的经穴复溜，络穴大钟。一阴经脉偏盛，是厥阴所主，出现真气虚弱，心中酸痛不适的症状，厥气留于经脉与正气相搏而发为白汗，应该注意饮食调养和药物的治疗，如用针刺，当取厥阴经下部的太冲穴，以泻其邪。

黄帝说：太阳经的脉象是怎样的呢？

岐伯说：其脉象似三阳之气浮盛于外，所以脉浮。

黄帝说：少阳经的脉象是怎样的呢？

岐伯说：其脉象似一阳之气初生，滑而不实。

黄帝说：阳明经的脉象是怎样的呢？

岐伯说：其脉象大而浮。太阴经的脉象搏动，虽沉伏而指下仍搏击有力；少阴经的脉象搏动，是沉而不浮，这是肾脉的脉象。

脏气法时论篇第二十二

精解导读

一、论述"合人形以法四时五行五治"的道理。

二、阐明五脏病"愈""加""持""起"的时日、禁忌与治则。

三、五脏虚实的症状及具体治法。

四、论述五色、五味及五谷、五果、五畜、五菜对五脏之所宜。

【原文】

黄帝问曰：合人形以法四时五行而治①，何如而从？何如而逆？得失之意，愿闻其事。

岐伯对曰：五行者，金、木、水、火、土也，更贵更贱②以知死生，以决成败，而定五脏之气、间甚③之时、死生之期也。

帝曰：愿卒闻之。

岐伯曰：肝主春，足厥阴、少阳主治，其日甲乙④；肝苦急，急食甘以缓之。

心主夏，手少阴、太阳主治，其日丙丁；心苦缓，急食酸以收之。

脾主长夏，足太阴、阳明主治，其日戊己；脾苦湿，急食苦以燥之。

肺主秋，手太阴、阳明主治，其日庚辛；肺苦气上逆，急食苦以泄之。

肾主冬，足少阴、太阳主治，其日壬癸，肾苦燥，急食辛以润之，开腠理，致津液，通气也。

病在肝，愈于夏；夏不愈，甚于秋；秋不死，持⑤于冬，起⑥于春，禁当风。肝病者，愈在丙丁；丙丁不愈，加于庚辛；庚辛不死，持于壬癸，起于甲乙。肝病者，平旦慧⑦，下晡⑧甚，夜半静。肝欲散，急食辛以散之，用辛补之，酸泻之⑨。

病在心，愈在长夏；长夏不愈，甚于冬；冬不死，持于春，起于夏，禁温食热衣。心病者，愈在戊己；戊己不愈，加于壬癸；壬癸不死，持于甲乙，起于丙丁。心病者，日中慧，夜半甚，平旦静。心欲耎，急食咸以耎之，用咸补之，甘泻之⑩。

病在脾，愈在秋；秋不愈，甚于春；春不死，持于夏，起于长夏,禁温食饱食、湿地濡衣。脾病者,愈在庚辛;庚辛不愈,加于甲乙;甲乙不死,持于丙丁,起于戊己。脾病者,日昳⑪慧,日出甚,下晡静。脾欲缓,急食甘以缓之,用苦泻之,甘补之⑫。

病在肺,愈在冬;冬不愈,甚于夏;夏不死,持于长夏,起于秋,禁寒饮食寒衣。肺病者,愈在壬癸;壬癸不愈,加于丙丁;丙丁不死,持于戊己,起于庚辛。肺病者,下晡慧,日中甚,夜半静。肺欲收,急食酸以收之,用酸补之,辛泻之⑬。

病在肾,愈在春;春不愈,甚于长夏;长夏不死,持于秋,起于冬,禁犯焠㶼热食⑭温炙衣⑮。肾病者,愈在甲乙;甲乙不愈,甚于戊己;戊己不死,持于庚辛,起于壬癸。肾病者,夜半慧,四季甚⑯,下晡静。肾欲坚,急食苦以坚之,用苦补之,咸泻之⑰。

夫邪气之客于身也,以胜相加⑱,至其所生而愈⑲,至其所不胜而甚⑳,至于所生而持㉑,自得其位而起㉒。必先定五脏之脉,乃可言间甚之时,死生之期也㉓。

肝病者,两胁下痛引少腹,令人善怒;虚则目䀮䀮无所见㉔,耳无所闻,善恐,如人将捕之。取其经,厥阴与少阳。气逆则头痛,耳聋不聪,颊肿,取血者。

心病者,胸中痛,胁支满,胁下痛,膺背肩甲间痛,两臂内痛;虚则胸腹大,胁下与腰相引而痛。取其经,少阴、太阳、舌下血者。其变病㉕,刺郄中㉖血者。

脾病者,身重,善饥,肉痿,足不收,行善瘈脚下痛㉗;虚则腹满肠鸣,飧泄食不化。取其经,太阴、阳明、少阴血者。

肺病者,喘咳逆气,肩背痛,汗出,尻㉘阴股膝、髀腨胻㉙足皆痛;虚则少气不能报息㉚,耳聋嗌干。取其经,太阴足太阳之外厥阴内血者㉛。

肾病者,腹大胫肿,喘咳身重,寝汗出㉜、憎风㉝;虚则胸中痛、大腹、小腹痛、清厥㉞、意不乐。取其经,少阴、太阳血者。

肝色青,宜食甘,粳米、牛肉、枣、葵皆甘。心色赤,宜食酸,小豆、犬肉、李、韭皆酸。肺色白,宜食苦,麦、羊肉、杏、薤皆苦。脾色黄,宜食咸,大豆、豕肉、栗、藿皆咸。肾色黑,宜食辛,黄黍、鸡肉、桃、葱皆辛。辛散、酸收、甘缓、苦坚、咸耎。

毒药㉟攻邪,五谷㊱为养,五果㊲为助,五畜㊳为益,五菜为充㊴。气味合而服之,以补精益气。此五者,有辛、酸、甘、苦、咸,各有所利,或散、或收、或缓、或急、或坚、或耎,四时五脏,病随五味所宜也。

【注释】

①合人形以法四时五行而治:根据人体五脏之气的具体情况,结合四时五行生克制化的规律而制定治疗的原则。

②更贵更贱:指五行衰旺变化。旺时为贵,衰时为贱。

③间甚:此指疾病的轻重。病减轻为间,病加重为甚。

④其日甲乙:甲乙丙丁戊己庚辛壬癸为十天干,古人用来纪日、纪月、纪年。甲乙皆属木,甲为阳木,乙为阴木,内应肝胆。肝应乙木,胆应甲木,故肝旺于乙日,胆旺于甲日。

⑤持:此指病情不加不减,维持不变。

⑥起:病势好转。

⑦平旦慧:此处指早晨的时间精神清爽。平旦,天刚亮的时候。

⑧下晡:这里指申时以下。晡,申时。

⑨肝欲散……酸泻之:《类经》十四卷第二十四注:"木不宜郁,故欲以辛散之,顺其性者为补,逆其性者为泻,肝喜散而恶收,故辛为补酸为泻。"

⑩心欲耎……甘泻之:吴昆注:"万物之生心皆柔耎,故心欲

耎。心病则刚燥矣,宜食咸以耎之。盖咸从水化,故能济其刚燥使耎也。心火喜耎而恶缓,故咸为补,甘为泻也。"

⑪日昳:未时,脾旺之时。昳,《说文》:"昃也。"又,说文:"昃,日在西方时侧也。"

⑫脾欲缓……甘补之:《类经》十四卷第二十四注:"脾贵充和温厚,其性欲缓,故宜食甘以缓之,脾喜甘而恶苦,故苦为泻,甘为补也。"

⑬肺欲收……辛泻之:《类经》十四卷第二十四注:"肺应秋,气主收敛,故宜食酸以收之,肺气宜聚不宜散,故酸收为补,辛散为泻。"

⑭焠焥热食:指炙煿过热的食物。焠,烧也。焥,热甚也。

⑮温炙衣:指经火烘烤过的衣服。

⑯四季甚:辰、戌、丑、未四个时辰是一日中的四季,为土旺的时间,土能克水,故病甚。

⑰肾欲坚……咸泻之:《类经》十四卷第二十四注:"肾主闭藏,气贵周密,故肾欲坚,宜食苦以坚之也。苦能坚,故为补。咸能耎坚,故为泻。"

⑱以胜相加:指邪气侵犯人体,都是因胜以侮不胜。加,施及,侵侮。

⑲至其所生而愈:即至我之所生之时而愈。如肝属木,木能生火,肝病至属火之时而愈。

⑳至其所不胜而甚:即至克我之时而病甚。如金克木,肝病至属金之时而甚。

㉑至于所生而持:即至生我之时病情可维持稳定不变。如水生木,肝病至属水之时而持。

㉒自得其位而起:即至自旺之时病情好转。如肝病至属木之时

而起。

㉓必先定五脏之脉……死生之期也：《类经》十四卷第二十四注："欲知时气逆顺，必须先察脏气，欲察脏气，必须先定五脏所病之脉，如肝主弦，心主钩，肺主毛，肾主石，脾主代。脉来独至，全无胃气，则其间甚死生之期，皆可得而知之。"

㉔目䀮䀮无所见：指眼睛昏花而视物不明。䀮，目不明也。

㉕其变病：谓与初起之病不同。《类经》十四卷第十七注："变病，谓病属少阴而证有异于前说者。"

㉖郄中：指足太阳委中穴。高士宗注："郄中，足太阳之委中。"《素问识》云："据刺腰痛论，郄中，即委中。刺疟论，太阳疟刺郄中。《甲乙》作腘中。王引《黄帝中诰图经》云：委中主之。古法以委中为郄中也。"

㉗脾病者……行善瘛脚下痛：此属脾经之实邪致病，脾属土，主肌肉，故使人身重易饥肉痿，肉痿则痹、麻木不仁。脾主四肢，故足不收，行善瘛。瘛，拘挛、抽搐之意。脾脉起于足大趾，过核骨以上内踝，故脚下痛。

㉘尻：尾骨处。

㉙髀腨骭：髀，股骨部。腨，腓肠肌。骭，胫部。

㉚不能报息：指呼吸气短而难以接续。

㉛太阴足太阳之外厥阴内血者：《类经》十四卷第十七注："取足太阳之外，外言前也，足厥阴之内，内言后也。正谓内踝后直上腨之内侧者，乃足少阴脉次也，视左右足脉，凡少阴部分，有血满异于常处者，取而去之，以泻其实。"

㉜寝汗出：睡眠时出汗。

㉝憎风：恶风。憎，恶也。

㉞清厥：清冷而气逆。

㉟毒药：泛指有毒的药物。气味偏盛，可以逐邪攻病的药物亦称毒药。

㊱五谷：王冰注："谓粳米、小豆、麦、大豆、黍也。"

㊲五果：王冰注："谓桃、李、杏、栗、枣也。"

㊳五畜：王冰注："谓牛、羊、豕、犬、鸡也。"

㊴五菜为充：五菜，王冰注："谓葵、藿、薤、葱、韭也。"充，充实或充养之意。

【译文】

黄帝问道：结合人体五脏之气的具体情况，取法四时五行的生克制化规律，作为救治疾病的法则，怎样是从？怎样是逆呢？我想了解治法中的从逆和得失是怎么一回事。

岐伯回答说：五行就是金、木、水、火、土，配合时令气候，有衰旺胜克的变化，从这些变化中可以测知疾病的死生，分析医疗的成败，并能确定五脏之气的盛衰、疾病轻重的时间，以及死生的日期。

黄帝说：我想听你详尽地讲一讲。

岐伯说：肝属木，旺于春，肝与胆为表里，春天是足厥阴肝和足少阳胆主治的时间，甲乙属木，足少阳胆主甲木，足厥阴肝主乙木，所以肝胆旺日为甲乙；肝在志为怒，怒则气急，甘味能缓急，故宜急食甘以缓之。

心属火，旺于夏，心与小肠为表里，夏天是手少阴心和手太阳小肠主治的时间；丙丁属火，手少阴心主丁火，手太阳小肠主丙火，所以心与小肠的旺日为丙丁；心在志为喜，喜则气缓，心气过缓则心气虚而散，酸味能收敛，故宜急食酸以收之。

脾属土，旺于长夏（六月），脾与胃为表里，长夏是足太阴脾和足阳明胃主治的时间；戊己属土，足太阴脾主己土，足阳明胃主戊土，所以脾与胃的旺日为戊己；脾性恶湿，湿盛则伤脾，苦味能燥湿，故宜急食苦以燥之。

肺属金，旺于秋；肺与大肠为表里，秋天是手太阴肺和手阳明大肠主治的时间；庚辛属金，手太阴肺主辛金，手阳明大肠主庚金，所以肺与大肠的旺日为庚辛；肺主气，其性清肃，若气上逆则为肺病，苦味能泄，故宜急食苦以泄之。

肾属水，旺于冬，肾与膀胱为表里，冬天是足少阴肾与足太阳膀胱主治的时间；壬癸属水，足少阴肾主癸水，足太阳膀胱主壬水，所以肾与膀胱的旺日为壬癸；肾为水脏，喜润而恶燥，故宜急食辛以润之。如此可以开发腠理，运行津液，宜通五脏之气。

肝脏有病，在夏季当愈，若至夏季不愈，到秋季病情就要加重；如秋季不死，至冬季病情就会维持稳定不变状态，到来年春季，病即好转。因风气通于肝，故肝病最忌受风。有肝病的人，愈于丙丁日；如果丙丁日不愈，到庚辛日病就加重；如果庚辛日不死，到壬癸日病情就会维持稳定不变状态，到了甲乙日病情即好转。患肝病的人，在早晨的时候精神清爽，傍晚的时候病情就加重。到半夜时便安静下来。肝木性喜畅达而恶抑郁，故肝病急用辛味以散之，若需要以辛味补之，以酸味泻之。

心脏有病，愈于长夏；若至长夏不愈，到了冬季病情就会加重；如果在冬季不死，到了明年的春季病情就会维持稳定不变状态，到了夏季病即好转。心有病的人应禁忌温热食物，衣服也不能穿得太暖。心有病的人，愈于戊己日；如果戊己日不愈，到壬癸日病就加重；如果在壬癸日不死，到甲乙日就病情就会维持稳定不变状态，到丙丁日病即好转。心脏有病的人，在中午的时候神情爽慧，半夜时病就加重，早晨时便安静了。心病欲柔软，宜急食咸味以软之，需要补则以咸味补之，以甘味泻之。

脾脏有病，愈于秋季；若至秋季不愈，到春季病就加重；如果在春季不死，到夏季病情就会维持稳定不变状态，到长夏的时间病即好转。脾病应禁忌吃温热性食物及饮食过饱、居湿地、穿湿衣等。脾有病的人，愈于庚辛日；如果在庚辛日不愈，到甲乙日就加重；如果在甲乙日不死，到丙丁日病情就会维持稳定不变状态，到了戊己日病即好转。脾有病的人，在午后的时间精神清爽，日出时病就加重，傍晚时便安静了。脾脏病需要缓和，甘能缓中，故宜急食甘味以缓之，需要则用苦味泻脾，以甘味补脾。

肺脏有病，愈于冬季；若至冬季不愈，到夏季病就加重；如果在夏季不死，至长夏时病情就会维持稳定不变状态，到了秋季病即好转。肺有病应禁忌寒冷饮食及穿得太单薄。肺有病的人，愈于壬癸日；如果在壬癸日不愈，到丙丁日病就加重；如果在丙丁日不死，到戊己日病情就会维持稳定不变状态，到了庚辛日，病即好转。肺有病的人，傍晚的时候精神爽慧，到中午时病就加重，到半夜时便安静了。肺气欲收敛，宜急食酸味以收敛，需要补的，用酸味补肺，需要泻的，用辛味泻肺。

肾脏有病，愈于春季；若至春季不愈，到长夏时病就加重；如果在长夏不死，到秋季病情就会维持稳定不变状态，到冬季病即好转。肾病禁食炙煿过热的食物和穿经火烘烤过的衣服。肾有病的人，愈于甲乙日；如果在甲乙日不愈，到戊己日病就加重；如果在戊己日不死，到庚辛日病情就会维持稳定不变状态，到壬癸日病即好转。肾有病的人，在半夜的时候精神爽慧，在一日当中辰、戌、丑、未四个时辰病情加重，在傍晚时便安静了。肾主闭藏，其气欲坚，需要补的，宜急食苦味以坚之，用苦味补之，需要泻的，用咸味泻之。

凡是邪气侵袭人体，都是以胜相加，病至其所生之时而愈，至其所不胜之时而甚，至其所生之时而病情稳定不变，至其自旺之时病情好转。但必须先明确五脏之病脉，然后始能推测疾病的轻重时间及死生的日期。

肝脏有病，则两胁下疼痛牵引少腹，使人多怒，这是肝气实的症状；如果肝气虚，则出现两目昏花而视物不明，两耳也听不见声音，多恐惧，好像有人要逮捕他一样。治疗时，取用厥阴肝经和少阳胆经的经穴。如肝气上逆，则头痛、耳聋而听觉失灵、颊肿，应取厥阴、少阳经脉，刺出其血。

心脏有病，则出现胸中痛，胁部支撑胀满，胁下痛，胸膺部、背部及肩胛间疼痛，两臂内侧疼痛，这是心实的症状。心虚，则出现胸腹部胀大，胁下和腰部牵引作痛。治疗时，取少阴心经和太阳小肠经的经穴，并刺舌下之脉以出其血。如病情有变化，与初起不同，则刺委中穴出血。

脾脏有病，则出现身体沉重，易饥，肌肉痿软无力，两足弛缓不收，行走时容易抽搐，脚下疼痛，这是脾实的症状；脾虚则腹部胀满，肠鸣，泄下而食物不化。治疗时，取太阴脾经、阳明胃经和少阴肾经的经穴，刺出其血。

肺脏有病，则喘咳气逆，肩背部疼痛，出汗，尻、阴、股、膝、髀、腨肠、胻、足等部皆疼痛，这是肺实的症状；如果肺虚，就出现少气，呼吸困难而难于接续，耳聋，咽干。治疗时，取太阴肺经的经穴，更取足太阳经的外侧及足厥阴内侧，即足少阴肾经的经穴，刺出其血。

肾脏有病，则腹部胀大，胫部浮肿，气喘，咳嗽，身体沉重，睡后出汗，恶风，这是肾实的症状；如果肾虚，就出现胸中疼痛，大腹和小腹疼痛，四肢厥冷，心中不乐。治疗时，取足少阴肾经和足太阳膀胱经的经穴，刺出其血。

　　肝合青色，宜食甘味，粳米、牛肉、枣、葵菜都是属于味甘的。心合赤色，宜食酸味，小豆、犬肉、李、韭都是属于酸味的。肺合白色，宜食苦味，小麦、羊肉、杏、薤都是属于苦味的。脾合黄色，宜食咸味，大豆、猪肉、栗、藿都是属于咸味的。肾合黑色，宜食辛味，黄黍、鸡肉、桃、葱都是属于辛味的。五味的功用：辛味能发散，酸味能收敛，甘味能缓急，苦味能坚燥，咸味能软坚。

　　凡毒药都是可用来攻逐病邪，五谷用以充养五脏之气，五果帮助五谷以营养人体，五畜用以补益五脏，五菜用以充养脏腑，气味和合而服食，可以补益精气。这五类食物，各有辛、酸、甘、苦、咸的不同气味，各有利于某一脏气，或散，或收，或缓，或急，或坚，或软等，在运用的时候，要根据春、夏、秋、冬四时和五脏之气的偏盛偏衰及苦欲等具体情况，各随其所宜而用之。

宣明五气篇第二十三

精解导读

　　本篇以五脏为中心，运用五行学说，对人的日常生活、发病因素、脏腑功能、病情变化、脉搏形象、药物性味、饮食宜忌等进行分类归纳。

【原文】

　　五气所病：心为噫①，肺为咳，肝为语②，脾为吞③，肾为欠为嚏④，胃为气逆、为哕、为恐，大肠、小肠为泄，下焦溢为水，膀胱不利为癃、不约⑤为遗溺，胆为怒。是谓五病。

五精⑥所并⑦：精气并于心则喜，并于肺则悲，并于肝则忧⑧，并于脾则畏⑨，并于肾则恐。是谓五并，虚而相并者也。

五脏化液⑩：心为汗⑪，肺为涕，肝为泪，脾为涎，肾为唾⑫。是谓五液。

五味所禁⑬：辛走气，气病无多食辛⑭；咸走血，血病无多食咸⑮；苦走骨，骨病无多食苦⑯；甘走肉，肉病无多食甘⑰；酸走筋，筋病无多食酸⑱。是谓五禁，无令多食。

五病所发：阴病发于骨⑲，阳病发于血⑳，阴病发于肉㉑，阳病发于冬㉒，阴病发于夏㉓，是谓五发。

五邪所乱：邪入于阳则狂㉔，邪入于阴则痹㉕，搏阳则为巅疾㉖，搏阴则为瘖㉗，阳入之阴则静，阴出之阳则怒㉘。是谓五乱。

五邪所见：春得秋脉，夏得冬脉，长夏得春脉，秋得夏脉，冬得长夏脉，名曰阴出之阳，病善怒不治㉙。是谓五邪。皆同命，死不治。

五劳所伤：久视伤血，久卧伤气，久坐伤肉，久立伤骨，久行伤筋。是谓五劳所伤。

五脉应象：肝脉弦，心脉钩，脾脉代㉚，肺脉毛，肾脉石。是谓五脏之脉。

【注释】

①嚏：嗳气。

②语：在此处指多言。

③脾为吞：王冰注："象土包容，物归于内，禽如皆受，故为吞也。"张志聪注："脾主为胃行其津液，脾气病而不能灌溉于四脏，

则津液反溢于脾窍之口,故为吞咽之证。"

④肾为欠为嚏:《类经》十五卷第二十五注:"阳未静而阴引之,故为欠。阳欲达而阴发之,故为嚏。阴盛于下,气化为水,所以皆属乎肾,故凡阳盛者无欠,下虚者无嚏,其由于肾也可知。"

⑤不约:不能约束或节制的意思。

⑥五精:指五脏的精气。

⑦并:这里指合或聚。

⑧并于肝则忧:马莳注:"阴阳应象大论曰怒,而兹曰忧者,以肺气得以乘之也。"

⑨并于脾则畏:马莳注:"阴阳应象大论曰思,而兹曰畏者,盖思过则反畏也。"

⑩五脏化液:高士宗注:"化液者,水谷入口,津液各走其道,五脏受水谷之精,淖注于窍,化而为液也。"

⑪心为汗:吴昆注:"心主血,汗者血之余。"

⑫肾为唾:吴昆注:"唾出于廉泉二窍,二窍挟舌本,少阴肾脉循喉咙,挟舌本,故唾为肾液。"

⑬五味所禁:指五味各自有所禁忌。因五味各有偏胜,故禁多食。禁,避免、禁忌。

⑭辛走气,气病无多食辛:吴昆注:"辛阳也,气亦阳也,同气相求,故辛走气,辛主发散,气弱者食之,则气益虚耗矣,故在所禁。"

⑮咸走血,血病无多食咸:《灵枢》五味论曰:"血与咸相得则凝。"盖咸入血分,血滞而不畅者,多食咸则更易使血凝涩而不流畅。

⑯苦走骨,骨病无多食苦:吴昆注:"苦阴也,骨亦阴也,气同则入,故苦走骨。骨得苦则阴益甚,骨重而难举矣。"

⑰甘走肉，肉病无多食甘：此指甘味入脾而走肉，甘能滞中而壅气，若湿肿者，多食甘则尤易肿满。

⑱酸走筋，筋病无多食酸：酸入肝而走筋，酸主收缩，故筋病不宜多食酸。

⑲阴病发于骨：骨属肾，肾为阴脏，故云阴病发于骨。

⑳阳病发于血：血属心，心为阳中之阳，故云阳病发于心。

㉑阴病发于肉：肉属脾，脾为阴中之至阴，故云阴病发于肉。

㉒阳病发于冬：冬属阴，冬日阴气盛，阴盛则阳病，故云阳病发于冬。

㉓阴病发于夏：夏属阳，夏日阳气盛，阳盛则阴病，故云阴病发于夏。

㉔邪入于阳则狂：吴昆注："邪，阳邪也。阳邪入于阳，是重阳也，故令狂。"

㉕邪入于阴则痹：《类经》十五卷第二十五注："邪入阴分，则为阴邪，阴盛则血脉凝涩不通，故病为痹。"

㉖搏阳则为巅疾：《太素》卷二十七邪传注："阳邪入于阳脉，聚为癫疾。"又，王冰注："邪内搏于阳，则脉流薄疾，故为上巅之疾。"

㉗搏阴则为瘖：《太素》卷二十七邪传注："阳邪入于阴脉，聚为瘖不能言。"《类经》十五卷第二十五注："邪搏于阴，则阴气受伤，故声为瘖哑。阴者，五脏之阴也。盖心主舌，而手少阴心脉，上走喉咙系舌本，手太阴肺脉循喉咙，足太阴脾脉上行结于咽，连舌本，散舌下，足厥阴肝脉，循喉咙之后，上入颃颡，而筋脉络于舌本，足少阴肾脉循喉咙，系舌本，故皆主病阴也。"

㉘阳入之阴则静，阴出之阳则怒：张志聪注："阳分之邪而入之阴，则病者静，盖阴盛则静也。阴分之邪而出之阳，则病者多怒，

盖阳盛则怒也。"

㉙名曰阴出之阳，病善怒不治：《类经》十五卷第二十五注："阴阳别论曰：所谓阴者，真脏也；所谓阳者，胃脘之阳也。凡此五邪，皆以真脏脉见而胃气绝，故曰阴出之阳，阴盛阳衰，土败木贼，故病当善怒，不可治也。"

㉚代：更代的意思，并非"动而中止，不能自还"的代脉。

【译文】

五脏之气失调后所发生的病变：心气失调则嗳气；肺气失调则咳嗽；肝气失调则多言；脾气失调则吞酸；肾气失调则为呵欠、喷嚏；胃气失调则为气逆为哕，或有恐惧感；大肠、小肠病则不能泌别清浊，传送糟粕，而为泄泻；下焦不能通调水道，则水液泛溢于皮肤而为水肿；膀胱之气化不利，则为癃闭，不能约制，则为遗尿；胆气失调则易发怒。这是五脏之气失调而发生的病变。

五脏之精气相并所发生的疾病：精气并于心则喜，精气并于肺则悲，精气并于肝则忧，精气并于脾则畏，精气并于肾则恐。这就是所说的五并，都是由于五脏乘虚相并所致。

五脏化生的液体：心之液化为汗，肺之液化为涕，肝之液化为泪，脾之液化为涎，肾之液化为唾。这是五脏化生的五液。

五味所禁：辛味走气，气病不可多食辛味；咸味走血，血病不可多食咸味；苦味走骨，骨病不可多食苦味；甜味走肉，肉病不可多食甜味；酸味走筋，筋病不可多食酸味。这就是五味的禁忌，不可使之多食。

五种病的发生：阴病发生于骨，阳病发生于血，阴病发生于肉，阳病发生于冬，阴病发生于夏。这是五病所发。

五邪所乱：邪入于阳分，则阳偏胜，而发为狂病；邪入于阴分，则阴偏胜，而发为痹病；邪搏于阳则阳气受伤，而发为巅疾；邪搏于阴则阴气受伤，而发为音哑之疾；邪由阳而入于阴，则从阴而为静；邪由阴而出于阳，则从阳而为怒。这就是所谓的五乱。

五脏克贼之邪所表现的脉象：春天见到秋天的毛脉，是金克木；夏天见到冬天的石脉，是水克火；长夏见到春天的弦脉，是木克土；秋天见到夏天的洪脉，是火克金；冬天见到长夏的濡缓脉，是土克水。这就是所谓的五邪脉。其预后相同，都属于不治的死症。

五种过度的疲劳可以伤耗五脏的精气：如久视则劳于精气而伤血，久卧则阳气不伸而伤气，久坐则血脉灌输不畅而伤肉，久立则劳于肾及腰、膝、胫等而伤骨，久行则劳于筋脉而伤筋。这就是五劳所伤。

五脏应四时的脉象：肝脉应春，端直而长，其脉像弦；心脉应夏，来盛去衰，其脉像钩；脾旺于长夏，其脉软弱，随长夏而更代；肺脉应秋，轻虚而浮，其脉像毛；肾脉应冬，其脉沉坚像石。这就是所谓的应于四时的五脏脉象。

血气形志篇第二十四

精解导读

一、指出人体在生理情况下，六经气血各有多少，此为临症针刺补泻的依据之一。

二、说明形志苦乐所造成的疾病各有不同，其治疗方法亦宜区别。

三、指出了五脏俞穴在背部的部位，并说明取穴的计算方法。

【原文】

夫人之常数，太阳常多血少气，少阳常少血多气，阳明常多气多血，少阴常少血多气，厥阴常多血少气，太阴常多气少血，此天之常数①。

足太阳与少阴为表里，少阳与厥阴为表里，阳明与太阴为表里，是为足阴阳也。手太阳与少阴为表里，少阳与心主②为表里，阳明与太阴为表里，是为手之阴阳也。今知手足阴阳所苦③。凡治病必先去其血，乃去其所苦④，伺之所欲⑤，然后泻有余，补不足。

欲知背俞⑥，先度⑦其两乳间，中折之，更以他草度去半已，即以两隅相拄⑧也。乃举以度其背，令其一隅居上，齐脊大椎，两隅在下。当其下隅者，肺之俞也。复下一度，心之俞也⑨。复下一度，左角肝之俞也，右角脾之俞也。复下一度，肾之俞也。是谓五脏之俞，灸刺之度也。

形乐志苦，病生于脉，治之以灸刺⑩。形乐志乐，病生于肉，治之以针石⑪。形苦志乐，病生于筋，治之以熨引⑫。形苦志苦，病生于咽嗌，治之以百药⑬。形数惊恐，经络不通，病生于不仁，治之以按摩醪药⑭。是谓五形志也。

刺阳明，出血气；刺太阳，出血恶气；刺少阳，出气恶血；刺太阴，出气恶血；刺少阴，出气恶血；刺厥阴，出血恶气也。

【注释】

①常数：定数的意思。

②心主：这里指手厥阴经。

③苦：此处有疾病或痛苦的意思。

④凡治病必先去其血,乃去其所苦:《素问经注节解》注:"恶血留于经络,病为所苦,故欲去所苦,必先刺去其血也。"

⑤伺之所欲:观察病人所好,并根据其不同属性,以判断病情或决定治疗。伺,观察。

⑥背俞:为五脏之俞,因为都在背部的足太阳经,故总称为背俞。

⑦度:量度。

⑧两隅相拄:即两个交边相互支撑,本文两隅相拄,指三根草而相互支撑组成一个三角形。隅,有角落或边的意思。

⑨复下一度,心之俞也:这里指三角形的上角至底的直线长度,作为一度。

⑩形乐志苦,病生于脉,治之以灸刺:"形,指身形。志,指心志。"《类经》十二卷第十注:"形乐者,身无劳也,志苦者,心多虑也。心主脉,深思过虑则脉病矣。脉病者,当治经络,故当随其宜而灸刺之。"

⑪形乐志乐,病生于肉,治之以针石:《类经》十二卷第十注:"形乐者逸,志乐者闲,饱食终日,无所运用,多伤于脾,脾主肌肉,故病生焉。肉病者,或为卫气留,或为脓血聚,故当用针石以取之。石,砭石也。"

⑫熨引:熨,指用药物的热敷疗法。引,指导引法。

⑬形苦志苦,病生于咽嗌,治之以百药:《类经》十二卷第十注:"形苦志苦,必多忧思,忧则伤肺,思则伤脾,脾肺气伤,则虚而不行,气必滞矣。脾肺之脉,上循咽嗌,故病生于咽嗌,如人之悲忧过度则喉咙哽咽,食饮难进,思虑过度则上焦否隔,咽中核塞,即其征也。"百药,泛指药物。

⑭形数惊恐……治之以按摩醪药:频受惊恐,则必神志失守,

气血紊乱,致经络不通,而生麻木。治以按摩开通闭塞,导气行血,醪药以养正祛邪,调中理气。醪药,指药酒而言。不仁,肌肤麻木,不能遂意运动。

【译文】

人身各经气血多少,是有一定常数的。如太阳经常多血少气,少阳经常少血多气,阳明经常多气多血,少阴经常少血多气,厥阴经常多血少气,太阴经常多气少血,这是先天禀赋之常数。

足太阳膀胱经与足少阴肾经为表里,足少阳胆经与足厥阴肝经为表里,足阳明胃经与足太阴脾经为表里。这是足三阳经和足三阴经之间的表里配合关系。手太阳小肠经和手太阴心经为表里,手少阳三焦经与手厥阴心包经为表里,手阳明大肠经与手太阴肺经为表里,这是手三阳经和手三阴经之间的表里配合关系。现已知道,疾病发生在手足阴阳十二经脉的哪一经,其治疗方法,血脉壅盛的,必须先刺出其血,以减轻其病苦;再诊察其所欲,根据病情的虚实,然后泻其有余之实邪,补其不足之虚。

要想知道背部五脏俞穴的位置,先用草一根,度量两乳之间的距离,再从正中对折,另以一草与前草同样长度,折掉一半之后,拿来支撑第一根草的两头,就成了一个三角形,然后用它量病人的背部,使其一个角朝上,和脊背部大椎穴相平,另外两个角在下,其下边左右两个角所指的部位,就是肺俞穴所在。再把上角下移一度,放在两肺俞连线的中点,则其下左右两角的位置是心俞的部位。再下移一度,左角是肝俞,右角是脾俞。再移下一度,左右两角是肾俞。这就是五脏俞穴的部位,为刺灸取穴的法度。

形体安逸但精神苦闷的人,病多发生在经脉,治疗时宜用针灸。形体安逸而精神也愉快的人,病多发生在肌肉,治疗时宜用针刺或砭石。形体劳苦但精神很愉快的人，病多发生在筋，治疗时宜用热熨或导引法。形体劳苦，而精神又很苦恼的人，病多发生在咽喉部，治疗时宜用药物。屡受惊恐的人，经络因气机紊乱而不通畅，病多为麻木不仁，治疗时宜用按摩和药酒。以上是形体和精神方面发生的五种类型的疾病。

刺阳明经，可以出血出气；刺太阴经，可以出血，而不宜伤气；刺少阳经，只宜出气，不宜出血；刺太阳经，只宜出气，不宜出血；刺少阴经，只宜出气，不宜出血；刺厥阴经，只宜出血，不宜伤气。

第八卷

宝命全形论篇第二十五

精解导读

一、说明治病之道、养身之法均离不开内外环境的统一；天人相应的整体观念，是医生必须掌握的基本原则。

二、具体阐述针刺必须懂得的五个关键问题及候气的重要意义。

三、指出医务工作者的临证态度，应该审察至微，全神贯注，谨慎用针。

【原文】

黄帝问曰：天覆地载，万物悉备，莫贵于人。人以天地之气生，四时之法成。君王众庶，尽欲全形，形之疾病，莫知其情，留淫日深，著于骨髓，心私虑之。余欲针除其疾病，为之奈何？

岐伯对曰：夫盐之味咸者，其气令器津泄；弦绝者，其音嘶败；木敷者，其叶发[①]；病深者，其声哕。人有此三者，是谓坏府[②]，毒药无治，短针无取，此皆绝皮伤肉，血气争黑[③]。

帝曰：余念其痛，心为之乱惑，反甚其病，不可更代，百姓闻之，以为残贼，为之奈何？

岐伯曰：夫人生于地，悬命于天，天地合气，命之曰人。人能应四时者，天地为之父母④。知万物者，谓之天子⑤。天有阴阳，人有十二节；天有寒暑，人有虚实。能经天地阴阳之化者，不失四时⑥；知十二节之理者，圣智不能欺也。能存八动之变⑦者，五胜更立⑧，能达虚实之数者，独出独入，呿吟⑨至微，秋毫⑩在目。

帝曰：人生有形，不离阴阳，天地合气，别为九野，分为四时，月有大小，日有短长，万物并至，不可胜量，虚实呿吟⑪，敢问其方？

岐伯曰：木得金而伐，火得水而灭，土得木而达，金得火而缺，水得土而绝。万物尽然，不可胜竭。故针有悬布天下者五，黔首⑫共余食⑬，莫知之也。一曰治神，二曰知养身，三曰知毒药为真，四曰制砭石小大，五曰知腑脏血气之诊。五法俱立，各有所先。今末世之刺也，虚者实之，满者泄之，此皆众工所共知也。若夫法天则地，随应而动，和之者若响，随之者若影，道无鬼神，独来独往。

帝曰：愿闻其道。

岐伯曰：凡刺之真，必先治神，五脏已定，九候已备，后乃存针；众脉不见⑭，众凶弗闻⑮，外内相得，无以形先，可玩往来，乃施于人。人有虚实，五虚勿近，五实勿远，至其当发，间不容瞚⑯。手动若务，针耀而匀⑰，静意视义⑱，观适之变⑲，是谓冥冥⑳，莫知其形，见其乌乌，见其稷稷㉑，从见其飞，不知其谁，伏如横弩㉒，起如发机㉓。

帝曰：何如而虚！何如而实！

岐伯曰：刺虚者须其实，刺实者须其虚；经气已至，慎守勿失。深浅在志，远近若一㉔，如临深渊，手如握虎，神无营㉕于众物。

【注释】

①木敷者，其叶发：《太素》卷十九知针石注："叶落者，知陈木之已蠹。"《香草续校书》云："木陈，谓木久旧也。《汉书》文帝纪颜注云：陈，久旧也。是也。则木敷者，亦若是义矣。发当读为废。《文选》文通杂体诗李注云：凡草木枝叶凋伤谓之废。此其义也。故其叶发者，即其叶落也。"

②坏府：内脏损坏。

③血气争黑：王冰注："以恶血久与肺气交争，故当血见而色黑也。"

④人能应四时者，天地为之父母：《类经》十九卷第九注："人能合于阴阳，调于四时，处天地之和以养生者，天必育之寿之，故为父母。"

⑤知万物者，谓之天子：王冰注："知万物之根本者，天地常育养之，故曰天之子。"

⑥能经天地阴阳之化者，不失四时：王冰注："经，常也。言能常应顺天地阴阳之道而修养者，则合四时生长之宜。"

⑦八动之变：指八风的变动。

⑧五胜更立：指五行相胜，各有衰旺的时间。王冰注："五胜，谓五行之气相胜。立，谓当其王时。"

⑨呿吟：与"呿唅"同，即开闭也。此处指呼吸之微动。

⑩秋毫：喻事物之微细者。《孟子》梁惠王："明足以察秋毫之末。"

⑪虚实呿吟：指根据呿吟这样细小的声音就能判断虚实。

⑫黔首：战国及秦代对人民的称谓。
⑬余食：指弃余之食，如《类经》十九卷第九注："余食，犹食之弃余，皆不相顾也。"
⑭众脉不见：这里指无真脏脉出现。
⑮众凶弗闻：无五脏败绝的现象。
⑯瞚：同"瞬"，一眨眼的时间。
⑰针耀而匀：黄元御注："耀与跃同。"此说是，耀为跃之假借字。在此亦训"动"，指行针时，针体活动应均匀。
⑱静意视义：很冷静地观察针刺的变化情况。
⑲观适之变：观察针气所至，其形气变化的情况。吴昆注："适，针气所至也。变，形气改易也。"
⑳冥冥：幽隐的意思。在此形容气之无形可见。
㉑乌乌、稷稷：黄元御注："乌，鸟鸣声。汉明帝起居注：帝东巡过亭障，有乌飞鸣圣舆上，亭长祝曰：乌乌哑哑又歌声。稷稷，疾也。
㉒弩：用机栝发箭的弓。
㉓机：弩箭上的发动机关。
㉔远近若一：此指取穴无论远近，候针取气的道理是一样的。
㉕营：此处有"惑"或"乱"的意思。《淮南子》精神训："而物无能营。"注："营，惑也。"指在针刺的时候，要精神专一，不要左顾右盼。

【译文】

黄帝问道：天地之间，万物俱备，没有一样东西比人更宝贵了。人依靠天地之大气和水谷之精气生存，并随着四时生长收藏的规律而生活着，上自君主，下至平民，任何人都愿意保全形体的健康，但是往往有了病，却因病轻而难于察知，让病邪稽留，逐渐发展，日益深沉，乃至深入骨髓，我为之甚感忧虑。我要想解除他们的痛苦，应该怎样办才好？

岐伯回答说：比如盐味是咸的，当贮藏在器具中的时候，看到渗出水来，这就是盐气外泄；比如琴弦将要断的时候，就会发出嘶败的声音；内部已溃的树木，其枝叶好像很繁茂，实际上外盛中空，极容易萎谢；人在疾病深重的时候，就会产生呃逆。人要是有了这样的现象，说明内脏已有严重破坏，药物和针灸都失去治疗作用，因为皮肤肌肉受伤败坏，血气枯槁，就很难挽回了。

黄帝道：我很同情病人的痛苦，但心里有些慌乱疑惑，因治疗不当反使病势加重，又没有更好的方法来替代，人们看起来，会认为我残忍粗暴，究竟怎么办好呢？

岐伯说：一个人的生活，和自然界是密切相关联的。人能适应四时变迁，则自然界的一切，都成为他生命的泉源。能够知道万物生长收藏之道理的人，就有条件承受和运用万物。所以天有阴阳，人有十二经脉；天有寒暑，人有虚实盛衰。能够顺应天地阴阳的变化，不违背四时的规律，了解十二经脉的道理，就能明达事理，不会被疾病现象弄糊涂了。掌握八风的演变，五行的衰旺，通达病人虚实的变化，就一定能有独到的见解，哪怕病人的呵欠呻吟极微小也能够明察秋毫，洞明底细。

黄帝道：人生而有形体，离不开阴阳的变化，天地二气相合，从经纬上来讲，可以分为九野，从气候上来讲，可以分为四时。月亮有小大，日行有短长，这都是阴阳消长变化的体现。天地间万物的生长变化更是不可胜数，根据患者微细呵欠及呻吟，就能判断出疾病的虚实变化。请问运用什么方法，能够提纲挈领，来加以认识和处理呢？

岐伯说：可根据五行变化的道理来分析：木遇到金，就能折伐；火受到水，就能熄灭；土被木殖，就能疏松；金遇到火，就能熔化；水遇到土，就能遏止。这种变化，万物都是一样，不胜枚举。所以用针刺来治疗疾病，能够嘉惠天下人民的，有五大关键，但人们都弃余不顾，不懂得这些道理。所谓五大关键：一是要精神专一，二是要了解养身之道，三是要熟悉药物真正的性能，四是要注意制取砭石的大小，五是要懂得脏腑血气的诊断方法。能够懂得这五项要道，就可以掌握缓急先后。近世医者运用针刺，一般的用补法治虚，泻法治满，这是大家都知道的。若能按照天地阴阳的道理，随机应变，那么疗效就能更好，如响之应，如影随形，医学的道理并没有什么神秘，只要懂得这些道理，就能运用自如了。

黄帝道：希望听你讲讲用针的道理。

岐伯说：凡用针的关键，必先集中思想，了解五脏的虚实，三部九候脉象的变化，然后下针。还要注意有没有真脏脉出现，五脏有无败绝现象，外形与内脏是否协调，不能单独以外形为依据，更要熟悉经脉血气往来的情况，才可施针于病人。病人有虚实之分，见到五虚，不可草率下针治疗，见到五实，不可轻易放弃针刺治疗，应该要掌握针刺的时机，不然在瞬息之间就会错过机会。针刺时手的动作要专一协调，针要洁净而均匀，平心静意，看适当的时间，观察针气所达到的变化。那血气之变化虽不可见，而气至之时好像鸟一样集合，气盛之时好像稷一样繁茂。气之往来，正如见鸟之飞翔，而无从捉摸它形迹的起落。所以用针之法，当气未至的时候，应该留针候气，正如横弩之待发；气应的时候，则当迅速起针，正如弩箭之疾出。

黄帝道：怎样治疗虚症？怎样治疗实症？

岐伯说：刺虚症，须用补法，刺实症，须用泻法；当针下感到经气至,则应慎重掌握,不失时机地运用补泻方法。针刺无论深浅,全在灵活掌握,取穴无论远近,候针取气的道理是一致的,针刺时必须精神专一,好像面临万丈深渊,小心谨慎,又好像手中捉着猛虎那样坚定有力,全神贯注,不为其他事物所分心。

八正神明论篇第二十六

精解导读

一、阐明四时八正之气对人体气血盛衰、针刺补泻的关系。

二、"上工救其萌牙""下工救其已成",说明了早期诊断、早期治疗的重要意义;同时指出了三部九候的诊断价值,不但要注意外在的形征,更重要的要分析它的本质。

三、阐明针刺补泻,必须掌握"方""圆"的关键;并指出更要注意病人形体的肥瘦和营卫气血的盛衰,给以适当的治疗。

四、指出诊断疾病,要将望、闻、问、切四诊结合阴阳四时虚实来加以分析,并要掌握"形"和"神"的病变及其症状。

【原文】

黄帝问曰:用针之服①,必有法则焉,今何法何则?

岐伯对曰:法天则地,合以天光②。

帝曰:愿卒闻之。

岐伯曰:凡刺之法,必候日月星辰,四时八正③之气,气定乃刺之。是故天温日明,则人血淖液,而卫气浮,故血易泻,气易行；天寒日阴，则人血凝泣，而卫气沉，月始生则血气始精④，卫气始行；月郭⑤满，则血气实，肌肉坚；月郭空，则肌肉减，经络虚，卫气去，形独居。是以因天时而调血气也。是以天寒无刺，天温无疑。月生无泻，月满无补，月郭空无治。是谓得时而调之。因天之序，盛虚之时，移光定位，正立而待之⑥。故曰月生而泻，是谓脏虚；月满而补，血气扬溢⑦，络有留血，命曰重实；月郭空而治，是谓乱经。阴阳相错，真邪不别，沉以留止，外虚内乱⑧，淫邪乃起。

帝曰：星辰八正何候？

岐伯曰：星辰者，所以制日月之行也⑨。八正者，所以候八风之虚邪⑩，以时至者也。四时者，所以分春秋冬夏之气所在⑪，以时调之也，八正之虚邪而避之勿犯也。以身之虚而逢天之虚，两虚相感，其气至骨，入则伤五脏。工候救之，弗能伤也。故曰：天忌⑫不可不知也。

帝曰：善。其法星辰者，余闻之矣，愿闻法往古者。

岐伯曰：法往古者，先知《针经》⑬也。验于来今者，先知日之寒温，月之虚盛，以候气之浮沉，而调之于身，观其立有验也。观于冥冥者，言形气营卫之不形于外，而工独知之，以日之寒温，月之虚盛，四时气之浮沉，参伍相合而调之，工常先见之，然而不形于外，故曰观于冥冥焉。通于无穷者，可以传于后世也，是故工之所以异也，然而不形见于外，故俱不能见也。视之无形，尝之无味，故谓冥冥，若神仿佛。

虚邪者，八正之虚邪气也。正邪⑭者，身形若用力，汗出，腠理开，逢虚风。其中人也微，故莫知其情，莫见其形。上工救其萌牙⑮，必先见三部九候之气，尽调不败而救之，故曰上工。下工救其已成，救其已败。救其已成者，言不知三部九候之相失，因病而败之也。知其所在者,知诊三部九候之病脉处而治之,故曰守其门户⑯焉,莫知其情,而见邪形也。

帝曰:余闻补泻,未得其意。

岐伯曰:泻必用方。方⑰者,以气方盛也,以月方满也,以日方温也,以身方定也,以息方吸而内针,乃复候其方吸而转针⑱,乃复候其方呼而徐引针,故曰泻必用方,其气乃行焉。补必用员⑲。员者,行也,行者,移也,刺必中其荣,复以吸排针⑳也。故员与方,非针也。故养神者,必知形之肥瘦,荣卫血气之盛衰。血气者,人之神,不可不谨养。

帝曰:妙乎哉论也!合人形于阴阳四时,虚实之应,冥冥之期,其非夫子,孰能通之。然夫子数言形与神,何谓形?何谓神?愿卒闻之。

岐伯曰:请言形。形乎形,目冥冥,问其所病,索之于经,慧然㉑在前,按之不得,不知其情,故曰形。

帝曰:何谓神?

岐伯曰:请言神。神乎神,耳不闻,目明心开而志先㉒,慧然独悟,口弗能言,俱视独见,适若昏,昭然独明,若风吹云,故曰神。三部九候为之原,九针之论,不必存也。

【注释】

①服:王冰注:"服,事也。"

②合以天光:《类经》十九卷第十三注:"天之明在日月,是谓天光。"

③八正:指八节之正气,如吴昆注:"八正者,八节之正气也,四立二分二至曰八正。"

④血气始精:指血气运行流利。

⑤月郭：月亮的轮廓。

⑥移光定位，正立而待之：观察日光之迁移和月之盈亏，以测定岁时。《类经》十九卷第十三注："日月之光移，则岁时之位定，南面正立，待而察之，则气候可得也。"

⑦扬溢：满盛解。

⑧外虚内乱：外部因卫气不足而经络空虚，内部因邪气相搏而正气紊乱。

⑨星辰者，所以制日月之行也：根据星辰的部位，可以测定日月运行的度数。

⑩八风之虚邪：从虚乡所来的八风。此风能乘人之虚而致病。

⑪四时者，所以分春秋冬夏之气所在：王冰注："四时之气所在者，谓春气在经脉，夏气在孙络，秋气在皮肤，冬气在骨髓也。"

⑫天忌：不宜针刺的天时。

⑬《针经》：《太素》卷二十四本神论注："往古，伏羲氏始画八卦，造书契，即可制《针经》摄生救病之道。"似指古之《针经》。

⑭正邪：八方之正风。如春之东风、夏之南风等，虽为正风，但当人体虚弱汗出腠理开时亦能伤人，故曰正邪。

⑮救其萌牙：早期治疗的意思。牙，通"芽"。

⑯门户：指三部九候。

⑰方：有"正"的意思。《太素》卷二十四本神论注："方，正也。气正盛时，月正满时，日正温时，身正安时，息正吸时，此五正，是内针时也。"

⑱转针：捻转针体。

⑲员：《类经》十九卷第十三注："员，员活也。行者行其气，移者导其滞，凡正气不足，则营卫不行，血气留滞，故必用员以行

之补之。"

⑳排针：《类经》十九卷第十三注："排，除去也。即候吸引针之谓。"

㉑慧然：清爽或明白。

㉒目明心开而志先：王冰注："目明心开而志先者，言心之通如昏昧开卷，目之见如氛曀辟明，神虽内融，志已先往矣。"

【译文】

黄帝问道：用针的技术，必然有它的方法准则，究竟有什么方法、什么准则呢？

岐伯回答说：要在一切自然现象的演变中去体会。

黄帝道：愿详尽地了解一下。

岐伯说：凡针刺之法，必须观察日月星辰盈亏消长及四时八正之气候变化。所以气候温和，日色晴朗时，则人的血液流行滑润，而卫气浮于表，血容易泻，气容易行；气候寒冷，天气阴霾时，则人的血行也滞涩不畅，而卫气沉于里。月亮初生的时候，血气开始流利，卫气开始畅行；月正圆的时候，则人体血气充实，肌肉坚实；月黑无光的时候，肌肉减弱，经络空虚，卫气衰减，形体独居。所以要顺着天时而调血气。因此天气寒冷，不要针刺；天气温和，不要迟疑；月亮初生的时候，不可用泻法；月亮正圆的时候，不可用补法；月黑无光的时候，不要针刺。这就是所谓顺着天时而调治气血的法则。因天体运行有一定顺序，故月亮有盈亏盛虚，观察日影的长短，可以定四时八正之气。所以说：月亮初生时而泻，就会使内脏虚弱；月亮正圆时而补，使血气充溢于表，以致络脉中血液留滞，这叫作重实；月黑无光的时候用针刺，就会扰乱经气，叫作乱经。这样的治法必然引起阴阳相错，真气与邪气不分，使病变反而深入，致卫外的阳气虚竭，内守的阴气紊乱，淫邪就要发生了。

黄帝道：星辰八正观察些什么？

岐伯说：观察星辰的方位，可以定出日月循行的度数。观察八节常气的交替，可以测出异常八方之风，是什么时候来的，是怎样为害人的。观察四时，可以分别春夏秋冬正常气候之所在，以便随时序来调养，可以避免八方不正之气候，不受其侵犯。假如虚弱的体质，再遭受自然界虚邪贼风的侵袭，两虚相感，邪气就会侵犯筋骨，再深入一步，就会伤害五脏。懂得气候变化治病的医生，就能及时挽救病人，不至于使其受到严重的伤害。所以说天时的宜忌，不可不知。

黄帝道：讲得好！关于取法于星辰的道理，我已经知道了，希望你讲讲怎样效法于前人？

岐伯说：要取法和运用前人的学术，先要懂得《针经》。要想把古人的经验验证于现在，必先要知道日之寒温，月之盈亏，四时气候的浮沉，而用以调治于病人，就可以看到这种方法是确实有效的。所谓观察其冥冥，就是说营卫气血的变化虽不显露于外，而医生却能懂得，他从日之寒温，月之盈亏，四时气候之浮沉等，进行综合分析，做出判断，然后进行调治。因此医生对于疾病，每有先见之明，然而疾病并未显露于外，所以说这是观察于冥冥。能够运用这种方法，通达各种事理，他的经验就可以流传于后世，这是学识经验丰富的医生不同于一般人的地方。然而病情是不显露在表面的，所以一般人都不容易发现，看不到形迹，尝不出味道，所以叫作冥冥，好像神灵一般。

虚邪，就是四时八节的虚邪贼风。正邪，就是人在劳累时汗出腠理开泄，偶而遭受的虚风。正邪伤人轻微，没有明显的感觉，也无明显病状表现，所以一般医生观察不出病情。技术高明的医生，在疾病初起、三部九候之脉气都调和而未败坏之时，就给以早期救治，所以称为"上工"。"下工"临症，是要等疾病已经形成，甚至于恶化阶段，才进行治疗。所以说下工要等到病成阶段才能治疗，是因为不懂得三部九候的相得相失，致使疾病发展而恶化了。要明了疾病之所在，必须从三部九候的脉象中详细诊察，知道疾病的变化，才能进行早期治疗。所以说掌握三部九候，好像看守门户一样的重要，虽然外表尚未见到病情，而医者已经知道疾病的形迹了。

黄帝道：我听说针刺有补泻二法，但不懂得它的意义。

岐伯说：泻法必须掌握一个"方"字。所谓"方"，就是正气方盛，月亮方满，天气方温和，身心方稳定的时候，并且要在病人吸气的时候进针，再等到他吸气的时候转针，还要等他呼气的时候慢慢地拔出针来。所以说泻必用方，才能发挥泻的作用，使邪气泄去而正气运行。补法必须掌握一个"圆"字。所谓"圆"，就是行气。行气就是导移其气移至病所，刺必要中其营穴，还要在病人吸气时拔针。所谓"圆"与"方"，并不是指针的形状。一个技术高超有修养的医生，必须明了病人形体的肥瘦，营卫血气的盛衰。因为血气是人之神的物质基础，不可不谨慎地保养。

黄帝道：多么奥妙的论述啊！把人身变化和阴阳四时虚实变化联系起来，这是非常微妙的结合，要不是先生，谁能够弄得懂呢！然而先生屡次说到形和神，究竟什么叫形？什么叫神？请你详尽地讲一讲。

岐伯说：请让我先讲形。所谓形，就是反映于外的体征，体表只能察之概况，但只要问明发病的原因，再仔细诊察经脉变化，则病情就清楚地摆在面前，要是按此寻之仍不可得，那么便不容易知道他的病情了，因外部有形迹可察，所以叫作形。

黄帝道：什么叫神？

岐伯说：请让我再讲神。所谓神，就是望而知之，耳朵虽然没有听到病人的主诉，但通过望诊，眼中就明了它的变化，心中亦已有数，先得出这一疾病的概念，这种心领神会的迅速独悟，不能用言语来形容，有如观察一个东西，大家没有看到，但他运用望诊，就能够独自看到，有如在黑暗之中，大家都很昏黑，但他运用望诊，就能够昭然独明，好像风吹云散，所以叫作神。诊病时，若以三部九候为之本原，就不必拘守九针的理论了。

离合真邪论篇第二十七

精解导读

一、病邪初入人体，真邪未合，未有定处，及早治疗，可以使病尽早痊愈。

二、针刺补泻的宜忌和操作方法。

三、医生运用针刺，一定要懂得三部九候的诊法，结合天地四时阴阳来分析病情，认识疾病，突出说明了"要能治病，必先识病"的道理。

【原文】

黄帝问曰：余闻九针九篇，夫子乃因而九之，九九八十一篇①，余尽通其意矣。经言气之盛衰，左右倾移②，以上调下，以左调右，有余不足，补泻于荥输，余知之矣。此皆荣卫之倾移，虚实之所生，非邪气从外入于经也。余愿闻邪气之在经也，其病人何如？取之奈何？

岐伯对曰：夫圣人之起度数，必应于天地，故天有宿度③，地有经水④，人有经脉。天地温和，则经水安静；天寒地冻，则经水凝泣；天暑地热，则经水沸溢；卒风暴起，则经水波涌而陇起⑤。夫邪之入于脉也，寒则血凝泣，暑则气淖泽，虚邪因而入客，亦如经水之得风也，经之动脉，甚至也亦时陇起，其行于脉中循循然⑥，其至寸口中手也，时大时小，大则邪至，小则平，其行无常处，在阴与阳，不可为度，从而察之，三部九候，卒然逢之，早遏其路。吸则内针，无令气忤⑦，静以久留，无令邪布；吸则转针，以得气为故，候呼引针，呼尽乃去，大气⑧皆出，故命曰泻。

帝曰：不足者补之，奈何？

岐伯曰：必先扪而循之⑨，切而散之⑩，推而按之⑪，弹而怒之⑫，抓而下之⑬，通而取之⑭，外引其门，以闭其神⑮。呼尽内针，静以久留，以气至为故。如待所贵，不知日暮，其气以至，适而自护，候吸引针，气不得出，各在其处，推阖其门，令神气存，大气⑯留止，故命曰补。

帝曰：候气奈何？

岐伯曰：夫邪去络入于经也，舍于血脉之中，其寒温未相得⑰，如涌波之起也，时来时去，故不常在。故曰方其来也，必按而止之，止而取之，无逢其冲⑱而泻之。真气者，经气⑲也，经气太虚，故曰其来不可逢⑳，此之谓也。故曰候邪不审，大气已过㉑，泻之则真气脱，脱则不复，邪气复至，而病益蓄㉒，故曰其往不可追，此之谓也。不可挂以发㉓者，待邪之至时、而发针泻矣，若先若后㉔者，血气已尽，其病不可下，故曰知其可取如发机㉕，不知其取如扣椎㉖，故曰知机道者不可挂以发，不知机者扣之不发，此之谓也。

帝曰：补泻奈何？

岐伯曰：此攻邪也。疾出以去盛血，而复其真气，此邪新客，溶溶㉗未有定处也，推之则前，引之则止，逆而刺之，温血㉘也。刺出其血，其病立已。

帝曰：善。然真邪以合，波陇不起，候之奈何？

岐伯曰：审扪循三部九候之盛虚而调之。察其左右上下相失及相减者，审其病脏以期之。不知三部者，阴阳不别，天地不分，地以候地，天以候天，人以候人，调之中府㉙，以定三部。故曰：刺不知三部九候病脉之处，虽有大过且至㉚，工不能禁也。诛罚无过㉛，命曰大惑㉜，反乱大经㉝，真不可复，用实为虚，以邪为真，用针无义㉞，反为气贼，夺人正气，以从为逆，荣卫散乱，真气已失，邪独内著㉟，绝人长命，予人夭殃。不知三部九候，故不能久长。因不知合之四时五行，因加相胜㊱，释邪攻正，绝人长命。邪之新客来也，未有定处，推之则前，引之则止，逢而泻之，其病立已。

【注释】

①九九八十一篇：《太素》卷二十四真邪补泻注："八十一篇者，此经之类，所知之书篇数也。"

②倾移：偏移。

③宿度：二十八宿在周天的度数。宿，二十八宿。度，周天之三百六十五度。

④经水：地之十二水。

⑤陇起：拥起。

⑥循循然：顺序貌。

⑦气忤：气逆。

⑧大气：此处指邪气。

⑨扪而循之：用手循经穴抚摸，使血气舒缓。

⑩切而散之：用手指按压腧穴，使经气宣散。

⑪推而按之：用手指揉按腧穴周围的肌肤，使针道流利。

⑫弹而怒之：用手指弹其腧穴，使脉络膜满而怒起。

⑬抓而下之：马莳注："谓以左手爪甲掐其正穴，而右手方下针也。"

⑭通而取之：下针之后，必使其气通，然后施以补泻之法以取其疾。

⑮外引其门，以闭其神：出针后，急按闭其孔，不使真气外泄。门，孔穴。神，真气。

⑯大气：王冰注："然此大气，谓大经之气流行荣卫者。"

⑰寒温未相得：真邪未相合。寒，邪气。温，正气。

⑱无逢其冲：不要迎着邪气最盛的时候用泻法。逢，即迎也。

⑲经气：这里指经脉之真气。

⑳其来不可逢：指邪气方盛时，不可用泻法。吴昆注："其邪之来，不可逢其虚而取之，盖恐更伤其经气也。"又，《灵枢》小针解篇曰："其来不可逢者，气盛不可补也。"指邪方盛时不可用补法，恐闭邪不出。这是从另一个角度而言，并不矛盾。

㉑大气已过：吴昆注："大气，人气也。"据《太素》卷二十四真邪补泻注："候邪大气不审"之义，大气当指大邪之气。过，去，往。

㉒蓄：积，聚。

㉓不可挂以发：言时至施针之速，不可有挂发时的错误。

㉔若先若后：吴昆注："若先之则邪未至，后之则虚其真。"

㉕取如发机：取病施针之速，有如发动弓弩的机关。机，指动弩箭的机关。

㉖扣椎：《类经》十九卷第十五注："椎，木椎也……不知而攻之则顽钝莫入，如扣椎之难也。"

㉗溶溶：水流动貌。

㉘温血：热血。《太素》卷二十四真邪补泻注："温，热也。邪之新入，未有定处，有热血，刺去痛愈。"

㉙中府：吴昆注："中府，胃也，土主中官，故曰中府。调之中府者，言三部九候，皆以冲和胃气调息之。"

㉚大过且至：大邪之气将要来临。

㉛诛罚无过：指不当泻而泻之，正气反而受到损伤。

㉜惑：迷乱。

㉝大经：五脏六腑大的经脉。

㉞义：《太素》卷二十四真邪补泻注："义，理也。用针不知正理，反为气贼，伤人正气。"

㉟著：同"着"，留着不去。

㊱因加相胜：《太素》卷二十四真邪补泻注："愚医不知年加之禁。"张志聪注："六气之加临，五运之相胜。"《素问识》云："盖谓不知五胜之理反补之，此则加相胜者，乃释邪攻正也，与运气之义迥别。"

【译文】

黄帝问道：我听说九针有九篇文章，而先生又从九篇上加以发挥，演绎成为九九八十一篇，我已经完全领会它的精神了。《针经》上说的气之盛衰，左右偏胜，取上以调下，取左以调右，有余不足，在荥输之间进行补泻,我也懂得了。这些变化,都是由于荣卫的偏胜、气血虚实而形成的,并不是邪气从外部侵入经脉而发生的病变。我现在希望知道邪气侵入经脉之时,病人的症状怎样?又怎样来治疗?

岐伯回答说:一个有修养的医生,在制定治疗法则时,必定体察自然的变化。如天有宿度,地有江河,人有经脉,其间是互相影响,可以比类而论的。如天地之气温和,则江河之水安静平稳;天气寒冷,则水冰地冻,江河之水凝涩不流;天气酷热,则江河之水沸腾扬溢;要是暴风骤起,则使江河之水波涛汹涌。因此病邪侵入了经脉,寒则使血行滞涩,热则使血气滑润流畅,虚邪贼风的侵入,也像江河之水遇到暴风一样,经脉的搏动则出现波涌隆起的现象。虽然血气同样依次在经脉中流动,但在寸口处按脉,指下就感到时大时小,大即表示病邪盛,小即表示病邪退,邪气运行,没有一定的位置,或在阴经或在阳经,就应该更进一步,用三部九候的方法检查,一旦察之邪气所在,应及早治疗,以阻止它的发展。治疗时应在吸气时进针,进针时勿使气逆,进针后要留针静候其气,不让病邪扩散;当吸气时转捻其针,以得气为目的;然后等病人呼气的时候,慢慢地起针,呼气尽时,将针取出。这样,大邪之气尽随针外泄,所以叫作泻。

黄帝道:不足之虚症怎样用补法?

岐伯说:首先用手抚摸穴位,然后以指按压穴位,再用手指揉按穴位周围肌肤,进而用手指弹其穴位,令脉络怒张,左手按闭孔穴,不让正气外泄。进针方法,是在病人呼气将尽时进针,静候其气,稍久留针,以得气为目的。进针候气,要像等待贵客一样,忘掉时间的早晚。当得气时,要好好守护,等病人吸气时,拔出其针,那么气就不致外出了;出针以后,应在其孔穴上揉按，使针孔关闭，真气存内，大经之气留于荣卫而不泄，这便叫作补。

黄帝道：对邪气怎样诊候呢？

岐伯说：当邪气从络脉离开而进入经脉，留舍于血脉之中，这时邪正相争，或寒或温，真邪尚未相合，所以脉气波动，忽起忽伏，时来时去，无有定处。所以说诊得邪气方来，必须按而止之，阻止它的发展，用针泻之，但不要正当邪气冲突，遂用泻法。因为真气就是经脉之气，邪气冲突，真气大虚，这时而用泻法，反使经气大虚，所以说气虚的时候不可用泻，就是指此而言。因此，诊候邪气而不能审慎，当大邪之气已经过去，而用泻法，则反使真气虚脱，真气虚脱，则不能恢复，而邪气益甚，那病就更加严重了。所以说，邪气已经随经而去，不可再用泻法，就是指此而言。阻止邪气，使用泻法，是间不容发的事，须待邪气初到的时候，随即下针去泻，在邪至之前，或在邪去之后用泻法，都是不适时的，非但不能祛邪，反使血气受伤，病就不容易退了。所以说，懂得用针的，像拨动弩机一样，机智灵活；不善于用针的，就像敲击木椎，顽钝不灵了。所以说，识得机宜的，霎那间毫不迟疑，不知机宜的，纵然时机已到，亦不会下针，就是指此而言。

黄帝道：怎样进行补泻呢？

岐伯说：应以攻邪为主。应该及时刺出盛血，以恢复正气，因为病邪刚刚侵入，流动未有定处，推之则前进，引之则留止，迎其气而泻之，以出其毒血，血出之后，病就立即会好。

黄帝道：讲得好！假如到了病邪和真气并合以后，脉气不现波动，那么怎样诊察呢？

岐伯说：仔细审察三部九候的盛衰虚实而调治。检查的方法，在它左右上下各部分，观察有无不相称或特别减弱的地方，就可以知道病在哪一脏腑，待其气至而刺之。假如不懂得三部九候，则阴阳不能辨别，上下也不能分清，更不知道从下部脉以诊察下，从上部脉以诊察上，从中部脉以诊察中，结合胃气多少、有无来决定疾病在哪一部。所以说，针刺而不知三部九候以了解病脉之处，则虽然有大邪为害，这个医生也没有办法来加以事先防止。如果诛罚无过，不当泻而泻之，这就叫作"大惑"，反而扰乱脏腑经脉，使真气不能恢复，把实症当作虚症，邪气当作真气，用针毫无道理，反助邪气为害，剥夺病人正气，使顺症变成逆症，使病人荣卫散乱，真气散失，邪气独存于内，断送病人的性命，给患者带来莫大的祸殃。这种不知三部九候的医生，是不能够久长的，因为不知配合四时五行因加相胜的道理，会放过了邪气，伤害了正气，以致断绝病人性命。病邪新侵入人体，没有定处，推它就向前，引它就阻止，迎其气而泻之，其病是立刻可以好的。

通评虚实论篇第二十八

精解导读

一、重点论述虚实的原因与病机，指出"邪气盛则实，精气夺则虚"是疾病虚实的基本病机，并以脏腑为例加以具体说明。

二、推论各种虚实，如五脏的虚实、四时的虚实、血气的虚实、重实、重虚、经虚络满、经满络虚、脉症虚实、病情虚实等。

【原文】

黄帝问曰：何谓虚实？

岐伯对曰：邪气盛则实，精气夺则虚①。

帝曰：虚实何如？

岐伯曰：气虚者，肺虚也；气逆者，足寒也。非其时则生，当其时则死②。余脏皆如此。

帝曰：何谓重实？

岐伯曰：所谓重实者，言大热病，气热脉满，是谓重实③。

帝曰：经络俱实何如？何以治之？

岐伯曰：经络皆实，是寸脉急而尺缓也④，皆当治之。故曰：滑则从，涩则逆也。夫虚实者，皆从其物类⑤始，故五脏骨肉滑利，可以长久也。

帝曰：络气不足，经气有余，何如？

岐伯曰：络气不足，经气有余者，脉口热⑥而尺寒也，秋冬为逆，春夏为从⑦，治主病者。

帝曰：经虚络满何如？

岐伯曰：经虚络满者，尺热满，脉口寒涩也，此春夏死秋冬生也⑧。

帝曰：治此者奈何？

岐伯曰：络满经虚，灸阴刺阳；经满络虚，刺阴灸阳⑨。

帝曰：何谓重虚？

岐伯曰：脉虚气虚尺虚，是谓重虚。

帝曰：何以治之？

岐伯曰：所谓气虚者，言无常⑩也。尺虚者，行步恇然⑪。脉虚者，不象阴也⑫。如此者，滑则生，涩则死也。

帝曰：寒气暴上，脉满而实，何如？

岐伯曰：实而滑则生，实而逆则死。

帝曰：脉实满，手足寒，头热，何如？

岐伯曰：春秋则生，冬夏则死⑬。脉浮而涩，涩而身有热者死⑭。

帝曰：其形尽满⑮何如？

岐伯曰：其形尽满者，脉急大坚，尺涩而不应也，如是者，故从则生，逆则死。

帝曰：何谓从则生，逆则死？

岐伯曰：所谓从者，手足温也；所谓逆者，手足寒也。

帝曰：乳子⑯而病热，脉悬小⑰者何如？

岐伯曰：手足温则生，寒则死。

帝曰：乳子中风病热，喘鸣肩息者，脉何如？

岐伯曰：喘鸣肩息者，脉实大也。缓则生，急则死。

帝曰：肠澼便血⑱，何如？

岐伯曰：身热则死，寒则生。

帝曰：肠澼下白沫⑲，何如？

岐伯曰：脉沉则生，脉浮则死。

帝曰：肠澼下脓血⑳，何如？

岐伯曰：脉悬绝则死，滑大则生。

帝曰：肠澼之属，身不热，脉不悬绝，何如？

岐伯曰：滑大者曰生，悬涩者曰死，以脏期之㉑。

帝曰：癫疾何如？

岐伯曰：脉搏大滑，久自已；脉小坚急，死不治。

帝曰：癫疾之脉，虚实何如？

岐伯曰：虚则可治，实则死。

帝曰：消瘅^㉒虚实何如？

岐伯曰：脉实大，病久可治；脉悬小坚，病久不可治。

帝曰：形度^㉓，骨度，脉度，筋度，何以知其度也？

帝曰：春亟治经络，夏亟治经俞，秋亟治六腑^㉔，冬则闭塞，闭塞者，用药而少针石也。所谓少针石者，非痈疽之谓也，痈疽不得顷时回^㉕。痈不知所，按之不应手，乍来乍已，刺手太阴傍三痏^㉖，与婴脉各二^㉗。掖^㉘痈大热，刺足少阳五^㉙，刺而热不止，刺手心主三^㉚，刺手太阴经络者、大骨之会^㉛各三。暴痈筋緛^㉜，随分而痛，魄汗不尽，胞气不足^㉝，治在经俞。

腹暴满，按之不下，取手太阳经络者^㉞，胃之募也，少阴俞去脊椎三寸傍五，用员利针。霍乱，刺俞傍五^㉟，足阳明及上傍三^㊱。刺痫惊脉五^㊲，针手太阴各五^㊳，刺经太阳五^㊴，刺手少阴经络傍者一^㊵，足阳明一^㊶，上踝五寸^㊷，刺三针。

凡治消瘅、仆击^㊸、偏枯^㊹、痿厥、气满发逆^㊺，甘肥贵人则高梁之疾也。隔塞，闭绝，上下不通，则暴忧之病也。暴厥而聋，偏塞闭不通，内气暴薄也。不从内，外中风之病，故瘦留著^㊻也。蹠跛^㊼，寒风湿之病也。

黄帝曰：黄疸、暴痛、癫疾、厥狂，久逆之所生也。五脏不平，六腑闭塞之所生也。头痛耳鸣，九窍不利，肠胃之所生也。

【注释】

①邪气盛则实，精气夺则虚：邪气，此指风寒暑湿之邪，邪气盛于人身则为实。精气，指人体之正气。夺，失的意思，精气不足则为虚。

②非其时则生，当其时则死：非其时则生，指不是相克之时则生。当其时则死，指正当相克之时则死。

③言大热病，气热脉满，是谓重实：《素问经注节解》注："大热病者，伤寒之三阳实热，杂病之痰火食积是也。内有实邪真火，故热气见于外而脉来盛满，是内外俱实，故曰重实也。"

④经络皆实，是寸脉急而尺缓也：此处形容寸口脉急而尺肤缓纵。寸，寸口。尺，尺肤。

⑤物类：泛指动物、植物等万物。

⑥脉口热：指寸口脉滑。

⑦秋冬为逆，春夏为从：本证系阴盛阳虚，秋冬属阴，阳虚畏阴盛，故为逆，春夏属阳，故为从。

⑧此春夏死秋冬生也：经虚络满，为阳盛阴虚，春夏属阳，阴虚畏阳盛，故为逆，秋冬属阴，故生。

⑨络满经虚……刺阴灸阳：络为阳，经为阴，灸为补，刺为泻，故络满宜用针刺以泻，经虚宜用灸法以补；经满宜用刺法以泻，络虚宜用灸法以补。

⑩言无常：气虚而言不接续。

⑪尺虚者，行步恇然：《素问识》云："谓尺肤脆弱。论疾诊尺篇云：尺肉弱者，解㑊安卧。乃与行步恇然同义。"

⑫脉虚者，不象阴也：《太素》卷十六虚实脉诊注："寸口之脉虚则手太阴肺虚，阴气不足，故曰不象也。"《类经》十四卷第十六注："气口独为五脏主，脉之要会也。五脏为阴，脏虚则脉虚，脉虚者，阴亏之象，故曰不象阴也。"不象阴也，阴之象有所不足。

⑬脉实满……冬夏则死：《太素》卷十六虚实脉诊注："下则阳虚阴盛，故手足冷也。上则阴虚阳盛，故头热也。春之时，阳气未大，秋时阴气未盛，各处其和，故病者遇之得生。夏日阳盛阴格，则头热加病也。冬时阴盛阳闭，手足冷者益甚也，故病遇此时即

死也。"

⑭脉浮而涩,涩而身有热者死:《类经》十四卷第十六注:"浮而身热,阳邪盛也,涩为气血虚,阴不足也,外实内虚则孤阳不守,故死。"

⑮其形尽满:张志聪注:"肾为水脏,在气为寒,上节论寒气暴上,此复论其水体泛溢,故其形尽满也。形谓皮肤肌腠,盖经脉之内,有有形之血,是以无形之气乘之,肌腠之间,主无形之气,是以有形之水乘之,而为肿胀也。"

⑯乳子:指产后以乳哺子时期。如《素问绍识》云:"《脉经》曰:诊妇人新生乳子,因得热病,其脉悬小,四肢温者生,寒清者死。"

⑰脉悬小:指脉细小。

⑱肠澼便血:肠澼,亦名滞下,即痢疾。肠澼便血,指赤痢。

⑲肠澼下白沫:这里指白痢。

⑳肠澼下脓血:这里指赤白痢。

㉑以脏期之:根据五行克胜来判断其脏的死期。如《太素》卷十六虚实脉诊注:"以其脏之病次传为死期也。"王冰注:"肝见庚辛死,心见壬癸死,肺见丙丁死,肾见戊己死,脾见甲乙死,是谓以脏期之。"

㉒消瘅:消渴病。《类经》十六卷第六十注:"消瘅者,三消之总称,谓内热消中而肌肤消瘦也。"消,消耗。瘅,内热。

㉓度:测量。

㉔春亟治经络,夏亟治经俞,秋亟治六腑:春天治病,宜治其各经之络穴;夏天则治其各经之俞穴;秋天则治六腑的合穴,如胃合三里,大肠合上巨虚,小肠合下巨虚,三焦合委阳,膀胱合委中,胆合阳陵泉。亟,屡次。

㉕不得顷时回：这里指不能迟疑徘徊。

㉖手太阴傍三痏：指手太阴胸部脉道内傍之足阳明脉六穴。痏，针灸施术后的穴位瘢痕，此指针刺次数。

㉗缨脉各二：缨，系在颔下的帽带。缨脉，指胃经近缨之脉。

㉘掖：同"腋"。

㉙足少阳五：马莳注："当刺足少阳胆经之穴五痏，宜是胆经之渊液穴。"

㉚手心主三：马莳注："宜是天池穴也。"

㉛大骨之会：即肩贞穴，在肩髃穴后骨解间陷者中。王冰注："大骨会，肩也，谓肩贞穴。"

㉜缜：缩急。

㉝胞气不足：指膀胱之胞气化不足。

㉞取手太阳经络者：指取手太阳经的络穴支正。

㉟刺俞傍五：指刺少阴肾俞旁之志室穴五次。

㊱足阳明及上傍三：这里指胃俞及其上部之胃仓穴各刺三次。此二穴亦属足太阳膀胱经，因皆属胃穴，故称为足阳明。

㊲刺痫惊脉五：王冰注："谓阳陵泉。"《太素》卷三十刺痫惊数注指下文之五刺。后世多宗此说。

㊳手太阴各五：王冰指为鱼际穴，马莳指为经渠穴。

㊴经太阳五：王冰注："经太阳，谓太阳也……经太阳五，谓承山穴。"马莳注："刺手太阳小肠经穴各五痏，当是经穴阳谷也。"

㊵手少阴经络傍者一：王冰注："手少阴经络傍者，谓支正穴。"

㊶足阳明一：王冰注："谓解溪穴。"

㊷上踝五寸：王冰注："谓足少阳络光明穴。"

㊸仆击：这里指卒中风突然仆倒。

㊹偏枯：指中风后遗症，即半身不遂。

㊵气满发逆：指气急而粗，发为喘逆。发逆，上逆。
㊶瘦留著：指因邪气留著不去，而致形体消瘦。
㊷躄跛：行步不正而偏废。躄，脚。

【译文】

黄帝问道：什么叫虚实？

岐伯回答说：所谓虚实，是指邪气和正气相比较而言的。如邪气方盛，是为实症；若精气不足，就为虚症了。

黄帝道：虚实变化的情况怎样？

岐伯说：肺主气，气虚的，是属于肺脏先虚；气逆的，上实下虚，两足必寒。肺虚若不在相克的时令，其人可生；若遇克贼之时，其人就要死亡。其他各脏的虚实情况亦可类推。

黄帝道：什么叫重实？

岐伯说：所谓重实，如大热病人，邪气甚热，而脉象又盛满，内外俱实，便叫重实。

黄帝道：经络俱实是怎样的情况？用什么方法治疗？

岐伯说：所谓经络俱实，是指寸口脉急而尺肤弛缓，经和络都应该治疗。所以说，凡是滑利的就有生机为顺，涩滞的缺少生机为逆。因为一般所谓虚实，人与物类相似，如万物有生气则滑利，万物欲死则枯涩。若一个人的五脏骨肉滑利，精气充足，生气旺盛，便可以长寿。

黄帝道：络气不足，经气有余的情况怎样？

岐伯说：所谓络气不足，经气有余，是指寸口脉滑而尺肤却寒。秋冬之时见这样现象的为逆，在春夏之时就为顺了，治疗必须结合时令。

黄帝道：经虚络满的情况怎样？

岐伯说：所谓经虚络满，是指尺肤热而盛满，而寸口脉象迟而涩滞。这种现象，在春夏则死，在秋冬则生。

黄帝道：这两种病情应怎样治疗呢？

岐伯说：络满经虚，灸阴刺阳；经满络虚，刺阴灸阳。

黄帝道：什么叫重虚？

岐伯说：脉虚，气虚，尺虚，称为重虚。

黄帝道：怎样辨别呢？

岐伯说：所谓气虚，是由于精气虚夺，而语言低微，不能接续；所谓尺虚，是尺肤脆弱，而行动怯弱无力；所谓脉虚，是阴血虚少，不似有阴的脉象。所有上面这些现象的病人，可以总地说一句：脉象滑利的，虽病可生；要是脉象涩滞，就要死亡了。

黄帝道：有一种病症，寒气骤然上逆，脉象盛满而实，它的预后怎样呢？

岐伯说：脉实而有滑利之象的生，脉实而涩滞，这是逆象，主死。

黄帝道：有一种病症，脉象实满，手足寒冷，头部热的预后又怎样呢？

岐伯说：这种病人，在春秋之时可生，若在冬夏便要死了。又一种脉象浮而涩，脉涩而身有发热的，亦死。

黄帝道：身形肿满的将会怎样呢？

岐伯说：所谓身形肿满的脉象急而大坚，而尺肤却涩滞，与脉不相适应。像这样的病情，从则生，逆则死。

黄帝道：什么叫从则生，逆则死？

岐伯说：所谓从，就是手足温暖；所谓逆，就是手足寒冷。

黄帝道：乳子而患热病，脉象悬小，它的预后怎样？

岐伯说：手足温暖的可生，若手足厥冷，就要死亡。

黄帝道：乳子而感受风热，出现喘息有声，张口抬肩症状，它的脉象怎样？

岐伯说：感受风热而喘息有声，张口抬肩的，脉象应该实大。如实大中具有缓和之气的，尚有胃气，可生；要是实大而弦急，是胃气已绝，就要死亡。

黄帝道：赤痫的变化怎样？

岐伯说：痢疾兼发热的，则死；身寒不发热的，则生。

黄帝道：痢疾而下白沫的变化怎样？

岐伯说：脉沉则生，脉浮则死。

黄帝道：痢疾而下脓血的怎样？

岐伯说：脉悬绝者死；滑大者生。

黄帝道：痢疾病，身不发热，脉搏也不悬绝，预后如何？

岐伯说：脉搏滑大者生，脉搏悬涩者死。五脏病各以相克的时日而预测死期。

黄帝道：癫疾的预后怎样？

岐伯说：脉来搏而大滑，其病慢慢地会自己痊愈；要是脉象小而坚急，是不治的死症。

黄帝道：癫疾脉象虚实变化怎样？

岐伯说：脉虚的可治，脉实的主死。

黄帝道：消渴病脉象的虚实怎样？

岐伯说：脉见实大，病虽长久，可以治愈；假如脉象悬小而坚，病拖长了，那就不可治疗。

黄帝道：形度，骨度，脉度，筋度，怎样才测量得出来呢？

黄帝道：春季治病多取各经的络穴；夏季治病多取各经的俞穴；秋季治病多取六腑的合穴；冬季主闭藏，人体的阳气也闭藏在内，治病应多用药品，少用针刺砭石。但所谓少用针石，不包括痈疽等病在内，若为痈疽等病，是一刻也不可徘徊迟疑的。痈毒初起，不知它发在何处，摸又摸不出，时有疼痛，此时可针刺手太阴经穴三次，和颈部左右各二次。生腋痈的病人，高热，应该针足少阳经穴五次；针过以后，热仍然不退，可针手厥阴心包经穴三次，针手太阴经的络穴和大骨之会穴各三次。急性的痈肿，筋肉挛缩，随着痈肿的发展而疼痛加剧，痛得厉害，汗出不止，这是由于膀胱经气不足，应该刺其经的俞穴。

腹部突然胀满，按之不减，应取手太阳经的络穴，即胃的募穴和脊椎两旁三寸的少阴肾俞穴各刺五次，用圆利针。霍乱，应针肾俞旁志室穴五次，和足阳明胃俞及胃仓穴各三次。治痫惊风，要针五条经上的穴位，取手太阴的经穴左右各五次，太阳的经穴各五次，手少阴通里穴旁的手太阳经支正穴一次，足阳明经之解溪穴一次，足踝上五寸的少阴经筑宾穴三次。

凡诊治消瘅、仆击、偏枯、痿厥、气粗急发喘逆等病，如肥胖权贵人患这种病，则是偏嗜肉食厚味所造成的。凡是郁结不舒，气粗上下不通，都是暴怒或忧郁所引起的。突然厥逆，不知人事，耳聋，大小便不通，都是因为情志骤然激荡，阳气上迫所致。有的病不从内发，而由于外中风邪，因风邪留恋不去，伏而为热，消灼肌肉，着于肌肉筋骨之间。有的两脚偏跛，是由于风寒湿侵袭而成的疾病。

黄帝道：黄疸、骤然的剧痛、癫疾、厥狂等症，是由于经脉之气，久逆于上而不下行所产生的。五脏不和，是六腑气机闭塞不通所造成的。头痛耳鸣，九窍不利，是肠胃的病变所引起的。

太阴阳明论篇第二十九

精解导读

一、脾不主时,是因其属土,位居中央,分旺于四时以长四脏。

二、脾主四肢,是由于脾为胃行其津液以濡养四肢,脏腑亦各因脾经而受气于阳明,脾病则四肢不用。

【原文】

黄帝问曰:太阴阳明为表里,脾胃脉也,生病而异者何也?

岐伯对曰:阴阳异位①,更虚更实②,更逆更从③,或从内,或从外④,所从不同,故病异名也。

帝曰:愿闻其异状也。

岐伯曰:阳者,天气也,主外;阴者,地气也,主内。故阳道实,阴道虚⑤。故犯贼风虚邪者,阳受之;食饮不节,起居不时者,阴受之。阳受之则入六腑,阴受之则入五脏。入六腑,则身热,不时卧⑥,上为喘呼;入五脏,则䐜满闭塞,下为飧泄,久为肠澼。故喉主天气,咽主地气⑦。故阳受风气,阴受湿气。故阴气从足上行至头,而下行循臂至指端;阳气从手上行至头,而下行至足。故曰:阳病者,上行极而下,阴病者,下行极而上。故伤于风者,上先受之;伤于湿者,下先受之。

帝曰:脾病而四肢不用何也?

岐伯曰:四支皆禀气于胃,而不得至经,必因于脾,乃得禀也⑧。今脾病不能为胃行其津液，四肢不得禀水谷气，气日以衰，脉道不利，筋骨肌肉皆无气以生，故不用焉。

帝曰：脾不主时何也？

岐伯曰：脾者土也，治中央，常以四时长四脏，各十八日寄治，不得独主于时也⑨。脾脏者常著⑩胃土之精也，土者生万物而法天地。故上下至头足，不得主时也⑪。

帝曰：脾与胃以膜相连耳，而能为之行其津液，何也？

岐伯曰：足太阴者三阴也⑫，其脉贯胃、属脾、络嗌，故太阴为之行气于三阴⑬。阳明者，表也。五脏六腑之海也，亦为之行气于三阳⑭。脏腑各因其经而受气于阳明⑮，故为胃行其津液。四支不得禀水谷气，日以益衰，阴道不利⑯，筋骨肌肉无气以生，故不用焉。

【注释】

①阴阳异位：《类经》十四卷第十三注："脾为脏，阴也。胃为腑，阳也。阳主外，阴主内，阳主上，阴主下，是阴阳异位也。"

②更虚更实：《太素》卷六脏腑气液注："春夏阳明为实，太阴为虚；秋冬太阴为实，阳明为虚，即更虚实也。"

③更逆更从：此指凡于阳为从者，则于阴为逆；于阴为从者，则于阳为逆，所以说更逆更从。

④或从内，或从外：内、外，即下文"阳者，天气也，主外。阴者，地气也，主内"之义。从内者，指伤于饮食不节，起居不时。从外者，指伤于贼风虚邪。

⑤阳道实，阴道虚：《类经》十四卷第十三注："阳刚阴柔也。又外邪多有余，故阳道实。内伤多不足，故阴道虚。"

⑥不时卧：指不能以时卧，不得眠。

⑦喉主天气，咽主地气：喉呼吸天阳之气，故曰主天气；咽主受纳水谷之气，故曰咽主地气。

⑧四支皆禀气于胃……乃得禀也：马莳注："盖四肢之各经，必因于脾气之所运，则胃中水谷之气，化为精微之气者，乃得至于四肢也。"禀，承受。

⑨脾者土也……不得独主于时也：《类经》三卷第七注："五脏所主，如肝木主春而王于东；心火主夏而王于南；肺金主秋而王于西；肾水主冬而王于北。惟脾属土而蓄养万物，故位居中央，寄王四时各一十八日，为四脏之长，而不得独主于时也。考之历法，凡于辰、戌、丑、未四季月，当立春、立夏、立秋、立冬之前，各土王用事十八日，一岁共计七十二日。"寄，在此有暂居的意思。土之正位在中央，而每个季节又暂治于该时十八日，所以能为四脏之长。

⑩著：杨上善训为"在也"。王冰训为"约著"。马莳训为"依著"。《集韵》："贮，积也，或作著。"

⑪土者生万物而法天地……不得主时也：《类经》三卷第七注："脾胃皆属乎土，所以生成万物，故曰法天地。土为万物之本，脾胃为脏腑之本，故上自头，下至足，无所不及，又岂得独主一时而已哉。平人气象论曰：人无胃气曰逆，逆者死，脉无胃气亦死。此所以四时五脏，皆不可一日无土气也。"

⑫足太阴者三阴也：三阴指太阴。厥阴为一阴，少阴为二阴，太阴为三阴。

⑬太阴为之行气于三阴：指脾为胃行气于三阴，就是运输阳明胃气入于太阴、少阴、厥阴三阴。之，代指胃。

⑭亦为之行气于三阳：《类经》十四卷第十三注："阳明者，太阴之表也。主受水谷以溉脏腑，故为五脏六腑之海。虽阳明行气于

三阳,然亦赖脾气而后行,故曰亦也。"

⑮脏腑各因其经而受气于阳明:张志聪注:"三阴三阳所以受气于太阴阳明者,气也,如脏腑四肢受水谷之津液者,各因其经脉而通于太阴阳明也。"此指脏腑并非直接从太阴与阳明二经接受精气,而是依据其经脉以接受太阴阳明输送的精气而传之于脏腑。因,依据。

⑯阴道不利:高士宗注:"即脉道不利也。"

【译文】

黄帝问道:太阴、阳明两经,互为表里,是脾胃所属的经脉,而所生的疾病不同,是什么道理?

岐伯回答说:太阴属阴经,阳明属阳经,两经循行的部位不同,四时的虚实顺逆不同,病或从内生,或从外入,发病原因也有差异,所以病名也就不同。

黄帝道:我想知道它们不同的情况。

岐伯说:人身的阳气,犹如天气,主卫护于外;阴气,犹如地气,主营养于内。所以阳气性刚多实,阴气性柔易虚。凡是贼风虚邪伤人,外表阳气先受侵害;饮食起居失调,内在阴气先受损伤。阳气受邪,往往传入六腑;阴气受病,每多累及五脏。邪入六腑,可见发热不得安卧,气上逆而喘促;邪入五脏,则见脘腹胀满,闭塞不通,再下为大便泄泻,病久而产生痢疾。所以喉司呼吸而通天气,咽吞饮食而连地气。因此阳经易受风邪,阴经易感湿邪。手足三阴经脉之气,从足上行至头,再向下沿臂膊到达指端;手足三阳经脉之气,从手上行至头,再向下行到足。所以说,阳经的病邪,先上行至极点,再向下行;阴经的病邪,先下行至极点,再向上行。故风邪为病,上部首先感受;湿邪成疾,下部首先受侵害。

黄帝道：脾痛会引起四肢功能丧失，这是什么道理？

岐伯说：四肢都要承受胃中水谷精气以濡养，但胃中精气不能直接到达四肢经脉，必须依赖脾气的转输，才能营养四肢。如今脾有病不能为胃输送水谷精气，四肢失去营养，则经气日渐衰减，经脉不能畅通，筋骨肌肉都得不到濡养，因此四肢便丧失正常的功能了。

黄帝道：脾脏不能主旺于一个时季，是什么道理？

岐伯说：脾在五行中属土，主管中央之位，分旺于四时以长养四脏，在四季之末各寄旺十八日，故脾不单独主旺于一个时季。由于脾脏经常为胃土转输水谷精气，譬如天地养育万物一样，无时或缺的。所以它能从上到下，从头到足，输送水谷之精气于全身各部分，而不专主旺于一个时季。

黄帝道：脾与胃仅以一膜相连，而脾能为胃转输津液，这是什么道理？

岐伯说：足太阴脾经，属三阴，它的经脉贯通到胃，连属于脾，环绕咽喉，故脾能把胃中水谷之精气输送到手足三阴经；足阳明胃经，为脾经之表，是供给五脏六腑营养之处，故胃也能将太阴之气输送到手足三阳经。五脏六腑各通过脾经以接受胃中的精气，所以说脾能为胃运行津液。如四肢得不到水谷精气的滋养，经气便日趋衰减，脉道不通，筋骨肌肉都失却营养，因而也就丧失正常的功用了。

阳明脉解篇第三十

精解导读

本篇是解释阳明经脉的实热症状和病理变化，可与《灵枢·经脉篇》参看。

【原文】

黄帝问曰：足阳明之脉病，恶①人与火，闻木音，则惕然而惊，钟鼓不为动，闻木音而惊，何也？愿闻其故。

岐伯对曰：阳明者胃脉也，胃者土也，故闻木音而惊者，土恶木也。

帝曰：善。其恶火何也？

岐伯曰：阳明主肉，其脉血气盛，邪客之则热，热甚则恶火。

帝曰：其恶人何也？

岐伯曰：阳明厥则喘而惋②，惋则恶人。

帝曰：或喘而死者，或喘而生者，何也？

岐伯曰：厥逆连脏则死，连经则生③。

帝曰：善。病甚则弃衣而走，登高而歌，或至不食数日，逾垣④上屋，所上之处，皆非其素⑤所能也，病反能者何也？

岐伯曰：四支者，诸阳之本也。阳盛则四支实，实则能登高也。

帝曰：其弃衣而走者何也？

岐伯曰：热盛于身，故弃衣欲走也。

帝曰：其妄言骂詈⑥，不避亲疎而歌者，何也？

岐伯曰：阳盛则使人妄言骂詈，不避亲疎，而不欲食，不欲食，故妄走也。

【注释】

①恶：厌恶。

②惋：烦闷。或作心中郁结而不舒畅。

③厥逆连脏则死，连经则生：此指逆气连及神脏，神伤而去则

死；连及经脉者，病尚较轻浅，故生。厥逆，此处指气逆。

④逾垣：指越墙而过。逾，越。垣，墙。

⑤素：向来，往常。

⑥骂詈：詈，亦骂也。今解，恶言及之曰骂，诽谤咒诅曰詈。此处皆指骂人。

【译文】

黄帝问道：足阳明的经脉发生病变，恶见人与火，听到木器响动的声音就受惊，但听到敲打钟鼓的声音却不为惊动。为什么听到木音就惊惕？我希望听听其中的道理。

岐伯回答说：足阳明是胃的经脉，属土。所以听到木音而惊惕，是因为土恶木克。

黄帝道：好！那么恶火是为什么呢？

岐伯说：足阳明经主肌肉，其经脉多血多气，外邪侵袭则发热，热甚则恶火。

黄帝道：其恶人是何道理？

岐伯说：足阳明经气上逆，则呼吸喘促，心中郁闷，所以不喜欢见人。

黄帝道：有的阳明厥逆喘促而死，有的虽喘促而不死，这是为什么呢？

岐伯说：经气厥逆若累及于内脏，则病深重而死；若仅连及外在的经脉，则病轻浅可生。

黄帝道：好！有的阳明病重之时，病人把衣服脱掉乱跑乱跳，登上高处狂叫唱歌，或者数日不进饮食，并能够越墙上屋，而所登上之处，都是其平素所不能的，有了病反能够上去，这是什么原因？

岐伯说：四肢是阳气的根本。阳气盛则四肢充实，所以能够登高。

　　黄帝道：其不穿衣服而乱跑，是为什么？

　　岐伯说：热过于亢盛，所以不穿衣服而到处乱跑。

　　黄帝道：其胡言乱语骂人，不避亲疏而随便唱歌，是什么道理？

　　岐伯说：阳热亢盛而扰动心神，故使其神志失常，胡言乱语，斥骂别人，不避亲疏，并且不知道吃饭；不知道吃饭，所以便到处乱跑。

第九卷

热论篇第三十一

精解导读

一、这是一篇系统而又比较全面地论述热病的文献，它将热病的原因、症状、变化、预后、禁忌、治疗等一系列问题，都做出了创造性的阐发，对指导后世临床学术的发展，起着重要的作用。

二、指出一切外感热病，都属于伤寒一类的疾病，但由于发病季节的不同，又有伤寒、温病、暑病等的区别。

三、论述了"两感"热病的脉证特点及预后，并指出决定预后好坏的关键在于"胃气"的存亡。

四、热病的一般治疗原则是"汗、下"两大法。

五、指出病遗、食复的原因、症状、治疗原则；申明热病禁忌及其重要性。

【原文】

黄帝问曰：今夫热病者，皆伤寒之类也。或愈或死。其死皆以六七日之间。其愈皆以十日以上者何也？不知其解，愿闻其故。

岐伯对曰：巨阳者，诸阳之属也①。其脉连于风府②，故为诸阳主气也③。人之伤于寒也，则为病热，热虽甚不死；其两感④于寒而病者，必不免于死。

帝曰：愿闻其状。

岐伯曰：伤寒一日，巨阳受之，故头项痛，腰脊强。二日阳明受之，阳明主肉，其脉侠鼻，络于目，故身热⑤，目疼而鼻干，不得卧也。三日少阳受之，少阳主骨，其脉循胁络于耳，故胸胁痛而耳聋。三阳经络皆受其病，而未入于脏者，故可汗而已⑥。四日太阴受之，太阴脉布胃中，络于嗌，故腹满而嗌干。五日少阴受之，少阴脉贯肾，络于肺，系舌本，故口燥舌干而渴。六日厥阴受之，厥阴脉循阴器而络于肝，故烦满而囊缩⑦。三阴三阳、五脏六腑皆受病，荣卫不行，五脏不通，则死矣。

其不两感于寒者，七日巨阳病衰，头痛少愈⑧；八日阳明病衰，身热少愈；九日少阳病衰，耳聋微闻；十日太阴病衰，腹减如故，则思饮食；十一日少阴病衰，渴止不满，舌干已而嚏；十二日厥阴病衰，囊纵，少腹微下，大气⑨皆去，病日已矣。帝曰：治之奈何？

岐伯曰：治之各通其脏脉⑩，病日衰已矣。其未满三日者，可汗而已；其满三日者，可泄而已⑪。

帝曰：热病已愈，时有所遗⑫者，何也？

岐伯曰：诸遗者，热甚而强食之，故有所遗也。若此者，皆病已衰，而热有所藏，因其谷气相薄，两热相合⑬，故有所遗也。

帝曰：善。治遗奈何？

岐伯曰：视其虚实，调其逆从⑭，可使必已矣。

帝曰：病热当何禁之？

岐伯曰：病热少愈，食肉则复⑮，多食则遗，此其禁也。

帝曰：其病两感于寒者，其脉应与其病形何如？

岐伯曰：两感于寒者，病一日，则巨阳与少阴俱病，则头痛，口干而烦满；二日则阳明与太阴俱病，则腹满，身热，不欲食，谵言⑯；三日则少阳与厥阴俱病，则耳聋，囊缩而厥，水浆不入，不知人，六日死。

帝曰：五脏已伤，六腑不通，荣卫不行，如是之后，三日乃死，何也？

岐伯曰：阳明者，十二经脉之长也。其血气盛，故不知人。三日其气乃尽，故死矣。

凡病伤寒而成温⑰者，先夏至日者为病温，后夏至日者为病暑。暑当与汗皆出，勿止。

【注释】

①巨阳者，诸阳之属也：巨阳，太阳。此处指太阳统率诸阳。

②风府：穴名，在项上入发际一寸，属督脉，为足太阳、督脉、阳维之会。

③故为诸阳主气也：《太素》卷二十五热病决注："诸阳者，督脉、阳维脉也。督脉，阳脉之海，阳维维诸阳脉，总会风府，属于太阳，故足太阳脉为诸阳主气。"

④两感：这里指相为表里的阴阳两经同时受病，如太阳、少阴同病，阳明、太阴同病，少阳、厥阴同病。

⑤身热：《类经》十五卷第三十九注："伤寒多发热，而独此云身热者，盖阳明主肌肉，身热尤甚也。"

⑥三阳经络皆受其病……故可汗而已：三阳经络皆受邪而发病，是病仍在形体之表，尚未入里入阴，故均可通过发汗而病愈。

⑦烦满而囊缩：此指心中烦闷而阴囊收缩。满，同"懑"，闷的意思。

⑧七日巨阳病衰，头痛少愈：王冰注："邪气渐退，经气渐和，故少愈。"

⑨大气：王冰注："大气，谓大邪之气也。"

⑩治之各通其脏脉：治疗时应根据病在何脏经脉，分别通其脏脉，亦即随经分治。

⑪其未满三日者，可汗而已；其满三日者，可泄而已：此处所说的"可汗"与"可泄"，均指针刺法，即用针刺以发汗或泄热。

⑫遗：指伤寒热病虽愈，由于邪未尽去，胃气未尽复，而病有所遗留。

⑬两热相合：指病之余热与新食谷气之热相合。

⑭视其虚实，调其逆从：诊察病人经脉的虚实，然后根据其虚实进行补泻，以调治其阴阳的逆从。

⑮食肉则复：王冰注："是所谓戒食劳也。热虽少愈，犹未尽除，脾胃气虚，故未能消化，肉坚食驻，故热复生。复，谓旧病也。"

⑯谵言：王冰注："谵言，谓妄谬而不次也。"或指病中说胡话。

⑰温：此处指温热病。

【译文】

黄帝问道：现在所说的外感发热的疾病，都属于伤寒一类，其中有的痊愈，有的死亡，死亡的往往在六七日之间，痊愈的都在十日以上，这是什么道理呢？我不知如何解释，想听听其中的道理。

岐伯回答说：太阳经为六经之长，统摄阳分，故诸阳皆隶属于太阳。太阳的经脉连于风府,与督脉、阳维相会,循行于巅背之表,所以太阳为诸阳主气,主一身之表。人感受寒邪以后,就要发热,发热虽重,一般不会死亡;如果阴阳二经表里同时感受寒邪而发病,就难免死亡了。

黄帝说:我想知道伤寒的症状。

岐伯说:伤寒病一日,为太阳经感受寒邪,足太阳经脉从头下项,侠脊抵腰中,所以头项痛,腰脊强直不舒。二日阳明经受病,阳明主肌肉,足阳明经脉侠鼻络于目,下行入腹,所以身热目痛而鼻干,不能安卧。三日少阳经受病,少阳主骨,足少阳经脉,循胁肋而上络于耳,所以胸胁痛而耳聋。若三阳经络皆受病,尚未入里入阴的,都可以发汗而愈。四日太阴经受病,足太阴经脉散布于胃中,上络于咽,所以腹中胀满而咽干。五日少阴经受病,足少阴经脉贯肾,络肺,上系舌本,所以口燥舌干而渴。六日厥阴经受病,足厥阴经脉环阴器而络于肝,所以烦闷而阴囊收缩。如果三阴三阳经脉和五脏六腑均受病,以致营卫不能运行,五脏之气不通,人就要死亡了。

如果病不是阴阳表里两感于寒邪的,则第七日太阳病衰,头痛稍愈;八日阳明病衰,身热稍退;九日少阳病衰,耳聋将逐渐能听到声音;十日太阴病衰,腹满已消,恢复正常,而欲饮食;十一日少阴病衰,口不渴,不胀满,舌不干,能打喷嚏;十二日厥阴病衰,阴囊松弛,渐从少腹下垂。至此,大邪之气已去,病也逐渐痊愈。

黄帝说:怎么治疗呢?

岐伯说:治疗时,应根据病在何脏何经,分别予以施治,病将日渐衰退而愈。对这类病的治疗原则,一般病未满三日,而邪犹在表的,可发汗而愈;病已满三日,邪已入里的,可以泻下而愈。

黄帝说:热病已经痊愈,常有余邪不尽,是什么原因呢?

岐伯说：凡是余邪不尽的，都是因为在发热较重的时候强进饮食，所以有余热遗留。像这样的病，都是病势虽然已经衰退，但尚有余热蕴藏于内，如勉强病人进食，则必因饮食不化而生热，与残存的余热相薄，则两热相合，又重新发热，所以有余热不尽的情况出现。

黄帝说：好。怎样治疗余热不尽呢？

岐伯说：应诊察病的虚实，或补或泻，予以适当的治疗，可使其病痊愈。

黄帝说：发热的病人在护理上有什么禁忌呢？

岐伯说：当病人热势稍衰的时候，吃了肉食，病即复发；如果饮食过多，则出现余热不尽，这都是热病所应当禁忌的。

黄帝说：表里同伤于寒邪的两感症，其脉和症状是怎样的呢？

岐伯说：阴阳两经表里同时感受寒邪的两感症，第一日为太阳与少阴两经同时受病，其症状既有太阳的头痛，又有少阴的口干和烦闷；二日为阳明与太阴两经同时受病，其症状既有阳明的身热谵言妄语，又有太阴的腹满不欲食；三日为少阳与厥阴两经同时受病，其症状既有少阳之耳聋，又有厥阴的阴囊收缩和四肢发冷。如果病势发展至水浆不入，神昏不知人的程度，到第六天便死亡了。

黄帝说：病已发展至五脏已伤，六腑不通，营卫不行，像这样的病，要三天以后死亡，是什么道理呢？

岐伯说：阳明为十二经之长，此经脉的气血最盛，所以病人容易神志昏迷。三天以后，阳明的气血已经竭尽，所以就要死亡。

大凡伤于寒邪而成为温热病的，病发于夏至日以前的就称为温病，病发于夏至日以后的就称为暑病。暑病汗出，可使暑热从汗散泄，所以暑病汗出，不要制止。

刺热篇第三十二

精解导读

一、五脏热病的症状、演变、预后及其针刺疗法。

二、热病的色诊,可以从外知内,善为运用,确能做到早期诊断和早期治疗,有预防的积极意义。

三、刺热病的孔穴以及护理方法,如五十九刺、脊椎诸穴和饮之寒水、寒衣、寒处等。

【原文】

肝热病者,先小便黄,腹痛多卧①,身热。热争则狂言及惊,胁满痛,手足躁,不得安卧②;庚辛甚,甲乙大汗③,气逆则庚辛死④。刺足厥阴、少阳。其逆则头痛员员⑤,脉引冲头也。

心热病者,先不乐,数日乃热。热争则卒心痛,烦闷善呕,头痛面赤无汗⑥;壬癸甚,丙丁大汗,气逆则壬癸死。刺手少阴、太阳。

脾热病者,先头重,颊痛,烦心,颜青,欲呕,身热⑦。热争则腰痛,不可用俯仰,腹满泄,两颔痛⑧;甲乙甚,戊己大汗,气逆则甲乙死。刺足太阴、阳明。

肺热病者,先淅然厥,起毫毛,恶风寒,舌上黄,身热⑨。热争则喘咳,痛走胸膺背,不得大息,头痛不堪,汗出而寒⑩;丙丁甚,庚辛大汗,气逆则丙丁死。刺手太阴、阳明,出血如大豆,立已。

肾热病者，先腰痛胻痠，苦渴数饮，身热⑪。热争则项痛而强，胻寒且痠，足下热，不欲言⑫，其逆则项痛员员淡淡然⑬；戊己甚，壬癸大汗，气逆则戊己死。刺足少阴、太阳。诸汗者，至其所胜日汗出也。

肝热病者，左颊先赤；心热病者，颜先赤；脾热病者，鼻先赤；肺热病者，右颊先赤；肾热病者，颐先赤。病虽未发，见赤色者刺之，名曰治未病。热病从部所⑭起者，至期而已⑮；其刺之反者⑯，三周⑰而已；重逆⑱则死。诸当汗者，至其所胜日，汗大出也。

诸治热病，以饮之寒水，乃刺之；必寒衣之，居止寒处，身寒而止也⑲。

热病先胸胁痛，手足躁，刺足少阳，补足太阴⑳，病甚者为五十九刺㉑。热病始手臂痛者，刺手阳明太阴而汗出止。热病始于头首，刺项太阳而汗出止。热病始于足胫者，刺足阳明而汗出止。热病先身重骨痛，耳聋好瞑㉒，刺足少阴，病甚为之五十九刺。热病先眩冒而热，胸胁满，刺足少阴、少阳。

太阳之脉，色荣颧骨㉓，热病也，荣未夭㉔，曰今且得汗，待时㉕而已。与厥阴脉争见者，死期不过三日㉖，其热病内连肾，少阳之脉色也。少阳之脉，色荣颊前，热病也，荣未夭，曰今且得汗，待时而已，与少阴脉争见者，死期不过三日㉗。

热病气穴：三椎下间主胸中热，四椎下间主鬲中热，五椎下间主肝热，六椎下间主脾热，七椎下间主肾热，荣在骶也㉘。项上三椎，陷者中也㉙。颊下逆颧㉚为大瘕㉛，下牙车㉜为腹满，颧后为胁痛，颊上者鬲上也。

【注释】

①腹痛多卧：吴昆注："肝脉抵少腹，故腹痛，肝主筋，筋痿故多卧。"

②热争则狂言及惊……不得安卧：热争，此处指热邪与正气相争。《类经》十五卷第四十四注："热入于脏，则邪正相胜，故曰争。"不得安卧，是因肝热而手足躁扰，故不能安卧。

③庚辛甚，甲乙大汗：肝主木，庚辛为金，金克木，故肝病逢庚辛日则病重。甲乙为木，肝病逢甲乙日则气旺，正气胜邪，大汗出而热退。此据五行生克之理，推测疾病的转化。以下四脏仿此。

④气逆则庚辛死：气逆，此处指因病甚而正气逆乱。正气已逆乱，又逢庚辛日，木受金克，故死。

⑤头痛员员：头痛而晕。

⑥心热病者……头痛面赤无汗：《类经》十五卷第四十四注："心者神明之所出，邪不易犯，犯必先觉之，故热邪将入于脏，则先有不乐之兆。热与心气分争，故卒然心痛而烦闷，心火上炎，故善呕。头者精明之府，手少阴之脉上出于面，故头痛面赤。汗为心之液，心热则液亡，故无汗。"

⑦脾热病者……欲呕，身热：《太素》卷二十五五脏热病注："脾腑之阳明脉，循发际至额颅，故头重颜痛……足太阴注心中，故心烦也。足阳明下循喉咙，下膈属胃络脾，主肌，故欲呕。身热腹满泄也。"颜，额部。

⑧热争则腰痛，不可用俯仰，腹满泄，两颌痛：《类经》十五卷第四十四注："腰者肾之府，热争于脾，则土邪乘肾，必注于腰，故为腰痛不可俯仰。太阴之脉，入腹属脾络胃，故腹满而泄。阳明脉

循颐后下廉出大迎,故两颔痛。"用,以也。颔,腮下处。

⑨肺热病者……舌上黄,身热:王冰注:"肺主皮肤,外养于毛,故热中之,则先淅然恶风寒,起毫毛也。肺之脉,起于中焦,下络大肠,还循胃口。今肺热入胃,胃热上升,故舌上黄而身热。"

⑩热争则喘咳……汗出而寒:《类经》十五卷第四十四注:"热争于肺,其变动则为喘为咳。肺者,胸中之脏,背者,胸中之府,故痛走胸膺及背,且不得太息也。喘逆在肺,气不下行,则三阳俱壅于上,故头痛不堪。热邪在肺,则皮毛不敛,故汗出而寒。"胸膺,胸之两傍高起处叫膺,两膺之间为胸。

⑪肾热病者……苦渴数饮,身热:王冰注:"膀胱之脉,从肩髆内侠脊抵腰中,又腰为肾之府,故先腰痛也。又肾之脉,自循内踝之后上腨内,出腘内廉;又直行者,从肾上贯肝鬲入肺中,循喉咙侠舌本,故骱痠苦渴数饮身热。"

⑫热争则项痛而强……不欲言:高士宗注:"邪正相持而热争,争于上,则项痛而强,争于下,则骱寒且痠,争于中,则不欲言。"

⑬其逆则项痛员员淡淡然:王冰注:"肾之筋,循脊内侠膂上至项,结于枕骨,与膀胱之筋合。膀胱之脉,又并下于项,故项痛员员然也。淡淡,为似欲不定也。"淡淡,水摇动荡貌。

⑭部所:此处指五脏的病色反映于面部的部位,如本节文中的心颜、脾鼻、肾颐等。

⑮至期而已:指至其当旺之日而病愈,如肝病至甲乙日、心病至丙丁日等。期,当旺之日。

⑯刺之反者:谓刺法有误,如补实泻虚为反。

⑰三周:《类经》十五卷第四十四注:"三周者,谓三遇所胜之日而后已。"

⑱重逆：指一误再误。

⑲诸治热病……身寒而止也：《类经》十五卷第四十四注："先饮寒水而后刺，欲其阴气自内达表，而热泄于外也，故必寒衣寒处，皆欲其避温就凉耳。"

⑳刺足少阳，补足太阴：王冰注："此则举正取之例。然足少阳木病，而泻足少阳之木气，补足太阴之土气者，恐木传于土也。胸胁痛，丘墟主之……然补足太阴之脉，当于井荥取之也。"

㉑五十九刺：刺治热病的五十九个穴位。

㉒热病先身重骨痛，耳聋好瞑：《类经》十五卷第四十四注："肾主骨，在窍为耳，热邪居之，故为身重骨痛耳聋，热伤真阴，则志气昏倦，故好瞑。"

㉓色荣颧骨：指赤色出现于颧骨部。荣，发现，出现。

㉔荣未夭：指色泽尚未变为枯晦。夭，玉机真脏论篇王冰注："夭，谓不明而恶。"

㉕待时：即当旺之时，如肝病待甲乙，心病待丙丁等。

㉖与厥阴脉争见者，死期不过三日：《太素》卷二十五五脏热病注："足太阳水也，足厥阴木也，水以生木，木盛水衰，故太阳水色见时，有木争见者，水死，以其热病内连于肾，肾为热伤，其数至三日故死也。"见，同"现"。

㉗与少阴脉争见者，死期不过三日：《太素》卷二十五五脏热病注："少阳为木，少阴为水，少阳脉见之时，少阴争见者，是母胜子，故肝木死。"

㉘荣在骶也：王冰注："脊节之谓椎，脊穷之谓骶，言肾热之气，外通尾骶也。"吴昆注："脊凡二十一椎，此独刺上之七椎，而不及下者，盖以上之七椎阳分也，故主热病，下之七椎阴分也，所以主营血，刺之则虚其阴，故曰荣在骶也，有不可伤之意。"《类经》

十五第四十四注:"盖既取阳邪于上,仍当补阴于下,故曰荣在骶也。"

㉙项上三椎,陷者中也:《类经》十五卷第四十四注:"此取脊椎之大法也。项上三椎者,乃项骨三节,非脊椎也。三椎之下陷者中,方是第一节,穴名大椎,由此而下数之,则诸椎循次可得矣。"

㉚颊下逆颧:这里指赤色自颊部上至颧部。逆,自下而上。

㉛大瘕:此似指大瘕泄,为泄泻病的一种。

㉜牙车:亦名辅车,即下颌骨。

【译文】

肝脏发生热病,先出现小便黄,腹痛,多卧,身发热。当热邪入脏,与正气相争时,则狂言惊骇,胁部满痛,手足躁扰不得安卧;逢到庚辛日,则因木受金克而病重,若逢甲乙日木旺时,便大汗出而热退,若将在庚辛日死亡。治疗时,应刺足厥阴肝和足少阳胆经。若肝气上逆,则见头痛眩晕,这是因热邪循肝脉上冲于头所致。

心脏发生热病,先觉得心中不愉快,数天以后始发热,当热邪入脏与正气相争时,则突然心痛,烦闷,时呕,头痛,面赤,无汗;逢到壬癸日,则因火受水克而病重,若逢丙丁日火旺时,便大汗出而热退,若邪气胜脏,病更严重将在壬癸日死亡。治疗时,应刺手少阴心和手太阳小肠经。

脾脏发生热病,先感觉头重,面颊痛,心烦,额部发青,欲呕,身热。当热邪入脏,与正气相争时,则腰痛不可以俯仰,腹部胀满而泄泻,两颌部疼痛,逢到甲乙日木旺时,则因土受木克而病重,若逢戊己日土旺时,便大汗出而热退,若邪气胜脏,病更严重,就会在甲乙日死亡。治疗时,刺足太阴脾和足阳明胃经。

肺脏发生热病，先感到体表渐渐然寒冷，毫毛竖立，畏恶风寒，舌上发黄，全身发热。当热邪入脏，与正气相争时，则气喘咳嗽，疼痛走窜于胸膺背部，不能太息，头痛得很厉害，汗出而恶寒，逢丙丁日火旺时，则因金受火克而病重，若逢庚辛日金旺时，便大汗出而热退，若邪气胜脏，病更严重，就会在丙丁日死亡。治疗时，刺手太阴肺和手阳明大肠经，刺出其血如大豆样大，则热邪去而经脉和，病可立愈。

肾脏发生热病，先觉腰痛和小腿发酸，口渴得很厉害，频频饮水，全身发热。当邪热入脏，与正气相争时，则项痛而强直，小腿寒冷酸痛，足心发热，不欲言语。如果肾气上逆，则项痛头眩晕而摇动不定，逢到戊己日土旺时，则因水受土克而病重，若逢壬癸日水旺时，便大汗出而热退，若邪气胜脏，病更严重，就会在戊己日死亡。治疗时，刺足少阴肾和足太阳膀胱经。以上所说的诸脏之大汗出，都是到了各脏气旺之日，正胜邪却，即大汗出而热退病愈。

肝脏发生热病，左颊部先见赤色；心脏发生热病，额部先见赤色；脾脏发生热病，鼻部先见赤色；肺脏发生热病，右颊部先见赤色；肾脏发生热病，颐部先见赤色。病虽然还没有发作，但面部已有赤色出现，就应予以刺治，这叫作"治未病"。热病只在五脏色部所在出现赤色，并未见到其他症状的，为病尚轻浅，若予以及时治疗，则至其当旺之日，病即可愈；若治疗不当，应泻反补，应补反泻，就会延长病程，需通过三次当旺之日，始能病愈；若一再误治，势必使病情恶化而造成死亡。诸脏热病应当汗出的，都是至其当旺之日，大汗出而病愈。

凡治疗热病，应在喝些清凉的饮料，以解里热之后，再进行针刺，并且要病人衣服穿得单薄些，居住于凉爽的地方，以解除表热，如此使表里热退身凉而病愈。

热病先出现胸胁痛,手足躁扰不安的,是邪在足少阳经,应刺足少阳经以泻阳分之邪,补足太阴经以培补脾土,病重的就用"五十九刺"的方法。热病先手臂痛的,是病在上而发于阳,刺手阳明、太阴二经之穴,汗出则热止。热病开始发于头部的,是太阳为病,刺足太阳经项部的穴位,汗出则热止。热病开始发于足胫部的,是病发于阳而始于下,刺足阳明经穴,汗出则热止。热病先出现身体重,骨节痛,耳聋,昏倦嗜睡的,是发于少阴的热病,刺足少阴经之穴,病重的用"五十九刺"的方法。热病先出现头眩晕昏冒而后发热,胸胁满的,是病发于少阳,并将传入少阴,使阴阳枢机失常,刺足少阴和足少阳二经,使邪从枢转而外出。

太阳经脉之病,赤色出现于颧骨部的,这是热病,若色泽尚未暗晦,病尚轻浅,至其当旺之时,可以得汗出而病愈。若同时又见少阴经的脉证,此为木盛水衰的死症,死期不过三日,这是因为热病已连于肾。少阳经脉之病,赤色出现于面颊的前方,这是少阳经脉热病,若色泽尚未暗晦,是病邪尚浅,至其当旺之时,可以得汗出而病愈。若同时又见少阴脉色现于颊部,是母胜其子的死症,其死期不过三日。

治疗热病的气穴:第三脊椎下方主治胸中的热病,第四脊椎下方主治膈中的热病,第五脊椎下方主治肝热病,第六脊椎下方主治脾热病,第七脊椎下方主治肾热病。治疗热病,既取穴于上,以泻阳邪,当再取穴于下,以补阴气,在下取穴在尾骶骨处。项部第三椎以下陷处的中央部位是大椎穴,由此向下便是脊椎的开始。诊察面部之色,可以推知腹部疾病,如颊部赤色由下向上到颧骨部,为有"大瘕泄"病;见赤色自颊下行至颊车部,为腹部胀满;赤色见于颧骨后侧,为胁痛;赤色见于颊上,为病在膈上。

评热病论篇第三十三

精解导读

一、疾病是邪正相争的一个过程,疾病的痊愈与死亡,取决于邪正斗争的胜负,正能胜邪则生,邪胜正衰则死。

二、指出阴阳交、风厥、劳风、肾风等四种热病的原因、病理、症状、治法及预后。

三、邪气侵犯人体,必定先有正气的不足之处。

【原文】

黄帝问曰:有病温者,汗出辄①复热,而脉躁疾②,不为汗衰,狂言不能食,病名为何?

岐伯对曰:病名阴阳交③,交者死也。

帝曰:愿闻其说。

岐伯曰:人之所以汗出者,皆生于谷,谷生于精④。今邪气交争于骨肉而得汗者,是邪却而精胜也。精胜,则当能食而不复热。复热者,邪气也。汗者,精气也。今汗出而辄复热者,是邪胜也。不能食者,精无俾⑤也。病而留者,其寿可立而倾⑥也。且夫《热论》⑦曰:汗出而脉尚躁盛者死。今脉不与汗相应,此不胜其病也,其死明矣。狂言者,是失志,失志者死。今见三死⑧,不见一生,虽愈必死也。

帝曰:有病身热,汗出烦满,烦满不为汗解,此为何病?

岐伯曰：汗出而身热者，风也；汗出而烦满不解者，厥[9]也，病名曰风厥。

帝曰：愿卒闻之。

岐伯曰：巨阳主气，故先受邪，少阴与其为表里也，得热则上从之[10]，从之则厥也。

帝曰：治之奈何？

岐伯曰：表里刺之[11]，饮之服汤。

帝曰：劳风[12]为病何如？

岐伯曰：劳风法在肺下[13]。其为病也，使人强上冥视[14]，唾出若涕[15]，恶风而振寒，此为劳风之病。

帝曰：治之奈何？

岐伯曰：以救俯仰[16]。巨阳引精者三日，中年者五日，不精者七日[17]。咳出青黄涕，其状如脓，大如弹丸，从口中若鼻中出，不出则伤肺，伤肺则死也。

帝曰：有病肾风者，面胕痝然壅，害于言[18]，可刺否？

岐伯曰：虚不[19]当刺。不当刺而刺，后五日其气必至[20]。

帝曰：其至何如？

岐伯曰：至必少气时热，时热从胸背上至头，汗出，手热，口干苦渴，小便黄，目下肿，腹中鸣，身重难以行，月事不来，烦而不能食，不能正偃[21]，正偃则咳甚，病名曰风水，论在《刺法》[22]中。

帝曰：愿闻其说。

岐伯曰：邪之所凑[23]，其气必虚。阴虚者阳必凑之，故少气时热而汗出也[24]。小便黄者，少腹中有热也。不能正偃者，胃中不和也。正偃则咳甚，上迫肺也。诸有水气者，微肿先见于目下也。

帝曰：何以言？

岐伯曰：水者阴也，目下亦阴也[25]，腹者至阴之所居，故水在腹者，必使目下肿也。真气上逆，故口苦舌干㉖，卧不得正偃，正偃则咳出清水也。诸水病者，故不得卧，卧则惊，惊则咳甚也。腹中鸣者，病本于胃也。薄脾则烦不能食，食不下者，胃脘隔也。身重难以行者，胃脉在足也。月事不来者，胞脉闭也。胞脉者属心而络于胞中。今气上迫肺，心气不得下通，故月事不来也㉗。

帝曰：善。

【注释】

①辄：犹即也。

②脉躁疾：指脉象躁动急疾。

③阴阳交：这里指热邪交入阴分，阴精被劫夺，而热邪仍不退，阳邪盛而阴精竭，故为死证。阳，阳热邪气。阴，阴精正气。

④人之所以汗出者，皆生于谷，谷生于精：人之出汗是来自水谷所化的精气。

⑤精无俾：精气不能继续补益。《说文》："俾，益也。"引申为补益。

⑥倾：危。

⑦《热论》：王冰注："谓上古《热论》也。"

⑧三死：这里指汗出复热不能食、汗出脉躁盛、狂言三证。

⑨厥：此处指下气上逆。

⑩得热则上从之：《类经》十五卷第三十注："巨阳主气，气言表也。表病则里应，故少阴得热，则阴分之气，亦从阳而上逆，逆则厥矣。"此处之"上从之"是指少阴之气，随从太阳之气上逆。故"厥"指少阴气逆。

⑪表里刺之：指刺太阳、少阴两经。

⑫劳风：指因劳成虚，因虚受风引起的以恶风阵寒、颈项僵硬、

咳嗽吐痰的一种病症。

⑬法在肺下：指劳风的受邪部位常在肺下。法，通常。

⑭强上冥视：强上，指头项强直而俯仰不能自如。脉解篇云："所谓强上引背者，阳气大上而争，故强上也。"王冰注："强上，谓颈项噤强也。"冥视，目视物不明。

⑮唾出若涕：指唾出痰液像鼻涕一样黏稠，此系因肺中津液被风热煎灼所致。

⑯以救俯仰：劳风，其上则头项强直，中则肺下有风热邪气，而使肺气壅滞，故俯仰皆不利。治疗时，应先治其不得俯仰之症，意指应利肺气，散风热邪气。

⑰巨阳引精三日……不精者七日：《类经》十五卷第三十注："风邪之病肺者，必由足太阳膀胱经，风门肺俞等穴，内入于脏。太阳者水之府，三阳之表也，故当引精上行，则风从咳散。若巨阳气盛，引精速者，应在三日，中年精衰者，应在五日，衰年不精者，应在七日，当咳出青黄痰涕而愈。"

⑱面胕痝然壅，害于言：面目浮肿，妨害言语。王冰注："痝然，肿起貌。壅，谓目下壅，如卧蚕形也。肾之脉，从肾上贯肝鬲，入肺中，循喉咙侠舌本，故妨害于言语。"胕，浮肿。

⑲不：同"否"。

⑳虚不当刺，不当刺而刺，后五日其气必至：《类经》十五卷第三十一注："虚者本不当刺，若谓肿为实，以针泻之，则真气愈虚，邪必乘虚而至，后五日者，脏气一周而复至其所伤之脏，病气因而甚矣。"气，病气。至，病气来至。

㉑正偃：仰卧。

㉒刺法：王冰注："篇名，今经亡。"《类经》十五卷第三十一注："即水热穴论也。"当以王注为是。

㉓凑：聚合。

㉔阴虚者阳必凑之，故少气时热而汗出也：张志聪注："风邪伤肾，精气必虚，阴虚则阳往乘之，故时时发热。肾为生气之原，故少气也。阳加于阴则汗出。"

㉕目下亦阴也：《灵枢》大惑论云："肌肉之精为约束。"约束即眼胞，为肌肉之精，脾主肌肉，脾为阴，故目下亦阴也。

㉖真气上逆，故口苦舌干：张志聪注："真气者，脏真之心气也，心属火而恶水邪，水气上乘，则迫其心气上逆，是以口苦舌干。"

㉗月事不来者……故月事不来也：《类经》十五卷第三十一注："胞即子宫，相火之所在也，心主血脉，君火之所居也。阳气上下交通，故胞脉属心，而络于胞中以通月事。今气上迫肺，则阴邪遏绝阳道，心气不得下行，故胞脉闭而月事断矣。"

【译文】

黄帝问道：有的温热病患者，汗出以后，随即又发热，脉象急疾躁动，其病势不仅没有因汗出而衰减，反而出现言语狂乱，不进饮食等症状，这叫什么病？

岐伯回答说：这种病叫阴阳交，阴阳交是死症。

黄帝说：我想听听其中的道理。

岐伯说：人之所以能够出汗，是依赖于水谷所化生的精气，水谷之精气旺盛，便能胜过邪气而汗出，现在邪气与正气交争于骨肉之间，能够得到汗出的是邪气退而精气胜，精气胜的应当能进饮食而不再发热。复发热是邪气尚留，汗出是精气胜邪，现在汗出后又复发热，是邪气胜过精气。不进饮食，则精气得不到继续补益，邪热又逗留不去，这样发展下去，病人的生命就会立即发生危险。《热论》中也曾说：汗出而脉仍躁盛，是死症。现在其脉象不与汗出相应，是精气已经不能胜过邪气，死亡的征象已是很明显了。况且狂言乱语是神志失常，神志失常是死症。现在已出现了三种死症，却没有一点生机，病虽可能因汗出而暂时减轻，但终究是要死亡的。

黄帝说：有的病全身发热，汗出，烦闷，其烦闷并不因汗出而缓解，这是什么病呢？

岐伯说：汗出而全身发热，是因感受了风邪；烦闷不解，是由于下气上逆所致，病名叫风厥。

黄帝说：希望你能详尽地讲给我听。

岐伯说：太阳为诸阳主气，主人一身之表，所以太阳首先感受风邪的侵袭。少阴与太阳相为表里，表病则里必应之，少阴受太阳发热的影响，其气亦从之而上逆，上逆便成为厥。

黄帝说：怎么治疗呢？

岐伯说：治疗时应并刺太阳、少阴表里两经，即刺太阳以泻风热之邪，刺少阴以降上逆之气，并内服汤药。

黄帝说：劳风的病情是怎样的呢？

岐伯说：劳风的受邪部位常在肺下，其发病的症状，使人头项强直，头目昏眩而视物不清，唾出黏痰似涕，恶风而寒栗，这就是劳风病的发病情况。

黄帝说：怎样治疗呢？

岐伯说：首先应使其胸中通畅，俯仰自如。肾精充盛的青年人，太阳之气能引肾精外布，则水能济火，经适当治疗，可三日而愈；中年人精气稍衰，需五日可愈；老年人精气已衰，水不济火，需七日始愈。这种病人，咳出青黄色黏痰，其状似脓，凝结成块，大小如弹丸，应使痰从口中或鼻中排出，如果不能咳出，就要伤其肺，肺伤则死。

黄帝说：患有肾风的人，面部浮肿，目下壅起，妨害言语，这种病可以用针刺治疗吗？

岐伯说：虚症不能用刺。如果不应当刺而误刺，必伤其真气，使其脏气虚，五天以后，则病气复至而病势加重。

黄帝说：病气至时情况怎样呢？

岐伯说：病气至时，病人必感到少气，时发热，时常觉得热从胸背上至头，汗出手热，口中干渴，小便色黄，目下浮肿，腹中鸣响，身体沉重，行动困难。如患者是妇女则月经闭止，心烦而不能饮食，不能仰卧，仰卧就咳嗽得很厉害，此病叫风水，在《刺法》中有所论述。

黄帝说：我想听听其中的道理。

岐伯说：邪气之所以能够侵犯人体，是由于其正气先虚。肾脏属阴，风邪属阳。肾阴不足，风阳便乘虚侵入，所以呼吸少气，时时发热而汗出。小便色黄，是因为腹中有热。不能仰卧，是因为水气上乘于胃，而胃中不和。仰卧则咳嗽加剧，是因为水气上迫于肺。凡是有水气病的，目下部先出现微肿。

黄帝说：为什么？

岐伯说：水是属阴的，目下也是属阴的部位，腹部也是至阴所在之处，所以腹中有水的，必使目下部位微肿。水邪之气上泛凌心，迫使脏真心火之气上逆，所以口苦咽干，不能仰卧，仰卧则水气上逆而咳出清水。凡是有水气病的人，都因水气上乘于胃而不能卧，卧则水气上凌于心而惊，逆于肺则咳嗽加剧。腹中鸣响，是胃肠中有水气窜动，其病本在于胃。若水迫于脾，则心烦不能食。饮食不进，是水气阻隔于胃脘。身体沉重而行动困难，是因为胃的经脉下行于足部，水气随经下流所致。妇女月经不来，是因为水气阻滞，胞脉闭塞不通。胞脉属于心而下络于胞中，现水气上迫于肺，使心气不得下通，所以胞脉闭而月经不来。

黄帝说：好。

逆调论篇第三十四

精解导读

一、讨论了阴阳失调而引起的各种寒热病变，说明人体的阴阳必须保持平衡。

二、指出阴阳的平衡与内脏的虚实有关。

三、阐明"肉苛"病症是由于营卫虚弱不调而形成的。

四、经气上下不调为逆气，并指出了肺络之逆、胃气之逆、肾水之逆三种不同的病理变化。

【原文】

黄帝问曰：人身非常温也，非常热①也，为之热而烦满者，何也？

岐伯对曰：阴气少而阳气胜②，故热而烦满也。

帝曰：人身非衣寒③也，中非有寒气也，寒从中生④者何？

岐伯曰：是人多痹气⑤也，阳气少，阴气多，故身寒如从水中出。

帝曰：人有四肢热，逢风寒如炙如火⑥者，何也？

岐伯曰：是人者，阴气虚，阳气盛。四支者，阳也。两阳相得⑦，而阴气虚少，少水不能灭盛火⑧，而阳独治。独治者，不能生长⑨也，独胜而止耳。逢风而如炙如火者，是人当肉烁⑩也。

帝曰：人有身寒，汤火不能热，厚衣不能温，然不冻栗，是为何病？

岐伯曰：是人者，素肾气盛，以水为事⑪，太阳气衰，肾脂枯不长，一水不能胜两火。肾者水也，而生于骨，肾不生，则髓不能满，故寒甚至骨也。所以不能冻栗者，肝一阳也，心二阳也，肾孤脏也，一水不能胜二火，故不能冻栗⑫，病名曰骨痹，是人当挛节⑬也。

帝曰：人之肉苛⑭者，虽近衣絮，犹尚苛也，是谓何疾？

岐伯曰：荣气虚，卫气实也。荣气虚则不仁，卫气虚则不用，荣卫俱虚，则不仁且不用⑮，肉如故也，人身与志不相有⑯，曰死。

帝曰：人有逆气，不得卧而息有音者；有不得卧而息无音者；有起居如故而息有音者；有得卧，行而喘者；有不得卧，不能行而喘者；有不得卧，卧而喘者。皆何脏使然？愿闻其故。

岐伯曰：不得卧而息有音者，是阳明之逆也。足三阳者下行，今逆而上行，故息有音也⑰。阳明者，胃脉也，胃者，六腑之海，其气亦下行。阳明逆，不得从其道，故不得卧也。《下经》⑱曰："胃不和则卧不安"。此之谓也。夫起居如故而息有音者，此肺之络脉逆也；络脉不得随经上下，故留经而不行。络脉之病人也微，故起居如故而息有音也⑲。夫不得卧，卧则喘者，是水气之客也。夫水者，循津液而流也。肾者，水脏，主津液，主卧与喘也⑳。

帝曰：善。

【注释】

①非常温、非常热：王冰注："异于常候，故曰非常。"王玉川云："《香草续校书》云：'常本裳字。《说文》巾部云：常，下帬

也，或体作裳。是常裳二字，书传多以常为恒常义，而下帬之义乃习用裳，鲜用常，故王注于此误谓异于常候，故曰非常，而不知下云人身非衣寒也，以彼衣寒例此常温常热，则其即裳温裳热明矣……裳衣本可通称，裳温裳热，犹衣温衣热也。此言裳，下文言衣，变文耳。'"

②阴气少而阳气胜：马莳注："阴气者，诸阴经之气及营气也；阳气者，诸阳经之气及卫气也。"

③衣寒：衣服单薄。

④寒从中生：病人自觉寒冷似从内生。

⑤痹气：此处指因阳虚气少，气痹而不畅，致血不能运而凝涩脉不通。

⑥如炙如火：如炙，自觉热甚；如火，他人感其热甚。

⑦两阳相得：此处指风属阳，四肢亦属阳，四肢逢风寒邪气，故云两阳相得。相得，在此即相合的意思。

⑧少水不能灭盛火：少水，阴气虚；盛火，阳气盛。阴气虚而阳气盛，是阴不能胜阳，故云少水不能灭盛火。

⑨独治者，不能生长：独治，在此指阴虚之极，而阳气独旺。独阴不生，独阳不长。今阳独治，故不能生长。

⑩肉烁：肌肉消瘦。

⑪以水为事：指工作及生活环境经常接近水湿，如痿论王冰注："业惟近湿，居处泽下，皆水为事也。"

⑫肝一阳也……故不能冻栗：《类经》十五卷第四十五注："肝有少阳之相火，心为少阴之君火，肾一水也，一水已竭，二火犹存，是阴气已虚于中，而浮阳独胜于外，故身骨虽寒而不至冻栗。"肝为阴中之阳，故为一阳，心为阳中之阳，故为二阳。肾主水，本证系二阳火盛而一阴水衰，故肾为孤脏，孤脏即指一水。

⑬挛节：这里指骨节拘挛。

⑭苛：《类经》十五卷第四十五注："苛者，顽木沉重之谓。"

⑮不仁、不用：《类经》十五卷第四十五注："不仁，不知痛痒寒热也。不用，不能举动也。"

⑯人身与志不相有：这里指外在的形体和内在的神志活动已不相协调。

⑰不得卧而息有音者……故息有音也：《太素》卷三十卧息喘逆注："阳明为三阳之长，故气下行顺而息调，失和上行逆而有音。"

⑱《下经》：王冰注："上古经也"。

⑲夫起居如故息有音者……故起居如故而息有音也：《太素》卷三十卧息喘逆注："夫络脉循经脉上下而行，络脉受邪，注留于经，病人也甚，故起居不安息亦有声。今络脉气逆，不循于经，其病也微，所以起居如故息有音也。"

⑳夫不得卧卧则喘者……主卧与喘也：《类经》十八卷第八十二注："水病者，其本在肾，其末在肺，故为不得卧，卧则喘者，标本俱病也。"

【译文】

黄帝问道：有的病人，四肢发热，遇到风寒，热得更加厉害，如同炙于火上一般，这是什么原因呢？

岐伯回答说：这是由于阴气少而阳气胜，所以发热而烦闷。

黄帝说：有的人穿的衣服并不单薄，也没有为寒邪所伤，却总觉得寒气从内而生，这是什么原因呢？

岐伯说：是由于这种人多痹气，阳气少而阴气多，所以经常感觉身体发冷，像从冷水中出来一样。

黄帝说：有的人四肢发热，一遇到风寒，便觉得身如热火熏炙一样，这是什么原因呢？

岐伯说：这种人多因体阴虚而阳气盛。四肢属阳，风邪也属阳，属阳的四肢感受属阳的风邪，是两阳相并，则阳气更加亢盛，阳气益盛则阴气日益虚少，致衰少的阴气不能熄灭旺盛的阳火，形成了阳气独旺的局面。现阳气独旺，便不能生长，因阳气独胜而生机停止。所以这种四肢热逢风而热得如炙如火的，其人必然肌肉逐渐消瘦。

黄帝说：有的人身体寒凉，虽近汤火不能使之热，多穿衣服也不能使之温，但却不恶寒战栗，这是什么病呢？

岐伯说：这种人平素即肾水之气盛，又经常接近水湿，致水寒之气偏盛，而太阳之阳气偏衰，太阳之阳气衰，则肾脂枯竭不长。肾是水脏，主生长骨髓，肾脂不生则骨髓不能充满，故寒冷至骨。其所以不能战栗，是因为肝是一阳，心是二阳，一个独阴的肾水，胜不过心肝二阳之火，所以虽寒冷，但不战栗，这种病叫"骨痹"，病人必骨节拘挛。

黄帝说：有的人皮肉麻木沉重，虽穿上棉衣，仍然如故，这是什么病呢？

岐伯说：这是由于营气虚而卫气虚所致。营气虚弱则皮肉麻木不仁卫气虚弱则肢体不能举动，营气与卫气俱虚则既麻木不仁又不能举动，所以皮肉更加麻木沉重。若人的形体与内脏的神志不能相互为用，就要死亡。

黄帝说：人病气逆，有的不能安卧而呼吸有声；有的不能安卧而呼吸无声；有的起居如常而呼吸有声；有的能够安卧，行动则气喘；有的不能安卧，也不能行动而气喘；有的不能安卧，卧则气喘。是哪些脏腑发病，使之这样呢？我想知道是什么缘故。

岐伯说：不能安卧而呼吸有声的，是阳明经脉之气上逆。足三阳的经脉，从头到足，都是下行的，现在足阳明经脉之气上逆而行，所以呼吸不利而有声。阳明是胃脉，胃是六腑之海，胃气亦以下行为顺，若阳明经脉之气逆，胃气便不得循常道而下行，所以不能平卧。《下经》曾说："胃不和则卧不安。"就是这个意思。若起居如常而呼吸有声的，这是由于肺之络脉不顺，络脉不能随着经脉之气上下，故其气留滞于经脉而不行于络脉。但络脉生病是比较轻微的，所以虽呼吸不利有声，但起居如常。若不能安卧，卧则气喘的，是水气侵犯所致。水气是循着津液流行的道路而流动的。肾是水脏，主持津液，如肾病不能主水，水气上逆而犯肺，则人即不能平卧而气喘。

黄帝说：好。

第十卷

疟论篇第三十五

精解导读

一、本篇对疟病的病因、病理、症状、治法等做了详细的讨论。其中包括一日发、间日发、数日发以及寒热多少、但热不寒和日晏、日早等情况。

二、疟病的形成，大都是感受风寒、水气、暑热等病因所致。受邪先后不同，则寒热情况亦异。瘅疟，则是由于肺素有热的关系，所以但热不寒。

三、疟邪在人体内，必和卫气相逢才能发病；病至极期，阴阳气衰，邪气和卫气相离，病才休止。因邪气所中有浅深，与卫气相逢的时间就有差别，因而有一日发、间日发、数日发以及渐迟、渐早的不同。

四、发作时的寒热交作，是阴阳上下交争，虚实更作，阴阳相并所致。

五、疟病发作有两种情况：一种是与四时发病规律相应的，所谓夏伤于暑，秋必病疟，这叫作应四时；另一种是与此不同，四时皆发，这就叫作反四时。

六、疟疾的治疗，攻邪应在未发病之前，或已衰之后，正当发作时不能进行针刺，恐邪未去而正先受伤。

【原文】

黄帝问曰：夫痎①疟皆生于风，其蓄作有时者何也？

岐伯对曰：疟之始发也，先起于毫毛，伸欠②乃作，寒栗鼓颔③，腰脊俱痛；寒去则内外皆热，头痛如破，渴欲冷饮。

帝曰：何气使然？愿闻其道。

岐伯曰：阴阳上下交争④，虚实更作⑤，阴阳相移也。阳并于阴，则阴实而阳虚，阳明虚则寒栗鼓颔也⑥；巨阳虚，则腰背头项痛⑦；三阳俱虚，则阴气胜，阴气胜则骨寒而痛；寒生于内，故中外皆寒。阳盛而外热，阴虚则内热，外内皆热则喘而渴，故欲冷饮也。

此皆得之夏伤于暑，热气盛，藏于皮肤之内，肠胃之外，此荣气之所舍也⑧。此令人汗空疏，腠理开，因得秋气，汗出遇风，及得之以浴，水气舍于皮肤之内，与卫气并居。卫气者，昼日行于阳，夜行于阴，此气得阳而外出，得阴而内薄，内外相薄，是以日作⑨。

帝曰：其间日而作者，何也？

岐伯曰：其气之舍深，内薄于阴，阳气独发，阴邪内著，阴与阳争不得出，是以间日而作也。

帝曰：善。其作日晏与其日早者，何气使然？

岐伯曰：邪气客于风府，循膂⑩而下，卫气一日一夜大会于风府，其明日日下一节，故其作也晏⑪，此先客于脊背也。每至于风府，则腠理开，腠理开则邪气入，邪气入则病作，以此日作稍益晏也。其出于风府，日下一节，二十五日下至骶骨；二十六日入于脊内，注于伏膂之脉；其气上行，九日出于缺盆之中⑫。其气日高，故作日益早也。其间日发者，由邪气内薄于五脏，横连募原⑬也。其道远，其气深，其行迟，不能与卫气俱行，不得皆出，故间日乃作也。

帝曰：夫子言卫气每至于风府，腠理乃发，发则邪气入，入则病作。今卫气日下一节，其气之发也，不当风府，其日作者奈何？

岐伯曰：此邪气客于头项，循膂而下者也，故虚实不同，邪中异所，则不得当其风府也。故邪中于头项者，气至头项而病；中于背者，气至背而病；中于腰脊者，气至腰脊而病；中于手足者，气至手足而病。卫气之所在，与邪气相合，则病作。故风无常府，卫气之所发，必开其腠理，邪气之所合，则其府也。

帝曰：善。夫风之与疟也，相似同类⑭，而风独常在，疟得有时而休者，何也？

岐伯曰：风气留其处，故常在；疟气随经络沉⑮以内薄，故卫气应乃作。

帝曰：疟先寒后热者，何也？

岐伯曰：夏伤于大暑，其汗大出，腠理开发，因遇夏气凄沧⑯之小寒迫之，藏于腠理皮肤之中，秋伤于风，则病成矣。夫寒者，阴气也；风者，阳气也。先伤于寒而后伤于风，故先寒而后热也，病以时作，名曰寒疟。

帝曰：先热而后寒者，何也？

岐伯曰：此先伤于风，而后伤于寒，故先热而后寒也，亦以时作，名曰温疟。

其但热而不寒者，阴气先绝⑰，阳气独发，则少气烦冤⑱，手足热而欲呕，名曰瘅⑲疟。

帝曰：夫经言⑳有余者泻之，不足者补之。今热为有余，寒为不足。夫疟者之寒，汤火不能温也，及其热，冰水不能寒也，此皆有余不足之类。当此之时，良工不能止，必须其自衰乃刺之，其故何也？愿闻其说。

岐伯曰：经言无刺熇熇之热[21]，无刺浑浑之脉[22]，无刺漉漉之汗[23]，故为其病逆，未可治也。夫疟之始发也，阳气并于阴，当是之时，阳虚而阴盛，外无气[24]，故先寒栗也；阴气逆极，则复出之阳，阳与阴复并于外，则阴虚而阳实，故先热而渴。夫疟气者，并于阳则阳胜，并于阴则阴胜；阴胜则寒，阳胜则热。疟者，风寒之气不常也，病极则复至[25]。病之发也，如火之热，如风雨不可当也。故经言曰：方其盛时，勿敢毁伤，因其衰也，事必大昌[26]。此之谓也。夫疟之未发也，阴未并阳，阳未并阴，因而调之，真气得安，邪气乃亡。故工不能治其已发，为其气逆也。

帝曰：善。攻之奈何？早晏何如？

岐伯曰：疟之且发也，阴阳之且移也，必从四末始也[27]。阳已伤，阴从之，故先其时坚束其处[28]，令邪气不得入，阴气不得出，审候见之，在孙络盛坚而血者，皆取之，此真往[29]而未得并者也。

帝曰：疟不发，其应何如？

岐伯曰：疟气者，必更盛更虚。当气之所在也，病在阳，则热而脉躁；在阴，则寒而脉静；极则阴阳俱衰，卫气相离，故病得休；卫气集，则复病也。

帝曰：时有间二日或至数日发，或渴或不渴，其故何也？

岐伯曰：其间日者，邪气与卫气客于六腑，而有时相失，不能相得，故休数日乃作也[30]。疟者，阴阳更胜也，或甚或不甚，故或渴或不渴[31]。

帝曰：论[32]言夏伤于暑，秋必病疟。今疟不必应者何也？

岐伯曰：此应四时者也。其病异形者，反四时也[33]。其以秋病者寒甚[34]，以冬病者寒不甚[35]，以春病者恶风[36]，以夏病者多汗[37]。

帝曰：夫病温疟与寒疟，而皆安舍，舍于何脏？

岐伯曰：温疟者，得之冬中于风寒，气藏于骨髓之中，至春则阳气大发，邪气不能自出，因遇大暑，脑髓烁㊳，肌肉消，腠理发泄，或有所用力，邪气与汗皆出。此病藏于肾，其气先从内出之于外也。如是者，阴虚而阳盛，阳盛则热矣，衰则气复反入，入则阳虚，阳虚则寒矣，故先热而后寒，名曰温疟。

帝曰：瘅疟何如？

岐伯曰：瘅疟者，肺素有热，气盛于身，厥逆上冲㊴，中气实而不外泄，因有所用力，腠理开，风寒舍于皮肤之内，分肉之间而发，发则阳气盛，阳气盛而不衰，则病矣。其气不及于阴，故但热而不寒㊵，气内藏于心，而外舍于分肉之间，令人消烁脱肉，故命曰瘅疟㊶。

帝曰：善。

【注释】

①痎疟：指间日疟。《说文》："痎，二日一发疟。"五指疟疾的通称。马莳云："痎疟者，疟之总称也。"《类经》十六卷第四十八云："痎，皆也；疟，残疟之谓。疟症虽多，皆谓之疟，故曰痎疟。"

②伸欠：伸，四肢伸展；欠，呵欠。

③寒栗鼓颔：因寒冷而全身发抖，下颔骨也随之鼓动。栗，战栗；颔，下颔骨；鼓，鼓动。

④阴阳上下交争：《类经》十六卷第四十八注："阳气者，下行极而上，阴气者，上行极而下，邪气入之，则阴阳上下交争矣。"

⑤虚实更作：因为阴阳交争，阴胜则阳虚，阳胜则阴虚，疟疾发作时，阴阳更替相胜，故虚实更作。

⑥阳明虚则寒栗鼓颔也：阳明主肌肉，故虚则恶寒战栗。其脉

自交承浆，分行循颐后下廉出大迎，其支别者，从大迎前下人迎。故气不足，则颐颔振动。

⑦巨阳虚，则腰背头项痛：足太阳脉从头别下项，循肩髆内挟脊抵腰中。故气不足，则腰背头项痛。巨阳，太阳。

⑧此荣气之所舍也：皮肤之内，肠胃之外，乃经脉通行之处。荣行脉中，故曰此荣气之所舍。

⑨是以日作：《类经》十六卷第四十八注："风寒自表而入，则与卫气并居，故必随卫气以为出入，卫气一日一周，是以新感之疟，亦一日一作。"

⑩膂：脊椎骨。

⑪故其作也晏：《类经》十六卷第四十八注："卫气每至明旦，则出于足太阳之睛明穴，而大会于风府，此一日一夜卫气周行之常度也。若邪气客于风府，必循膂而下，其气渐深，则日下一节，自阳就阴，其会渐迟，故其作渐晏也。"晏，晚。

⑫缺盆之中：这里指左右两缺盆的中间。为锁骨上窝。《灵枢》本输篇云："缺盆之中，任脉也，名曰天突。"

⑬募原：王冰注："谓膈募之原系。"《素问识》云："膜本取义于帷幕之幕，膜间薄皮，遮隔浊气者，犹幕之在上，故谓之幕，因从肉作膜。"

⑭夫风之与疟也，相似同类：此风指风证而言，痎疟亦生于风。

⑮沉：深。《庄子》外物："慰暋沉屯。"

⑯凄沧：寒凉。

⑰阴气先绝：《素问经注节解》注："先绝，非谓阴气败绝也，言火邪炽盛，纯阳独胜，若无阴然。"

⑱烦冤：指心烦郁冈。冤，郁冈。

⑲瘅：王冰注："瘅，热也，极热为之也。"

⑳经言：这里指古医经所言。张介宾以为指《灵枢》逆顺篇。

㉑熇熇之热：热势炽盛的样子。熇熇，热炽盛。

㉒浑浑之脉：脉来急速的样子。

㉓漉漉之汗：王冰注："言汗大出也。"漉漉，渗滤已极。

㉔外无气：《素问经注节解》注："人之无病也，阳卫外，阴守中。及邪中于身而为病也，阴阳之气，随之而乱矣。是故邪入于阴，则阳气亦随之而并于阴，唯并于阴，于是阳在内而不在外，故外无气。"

㉕病极则复至：这里指疟疾的发作是阴阳之气相并而盛极，盛极则又会复发。

㉖方其盛时，勿敢毁伤，因其衰也，事必大昌：《类经》十六卷第四十八注："病邪方盛之时，真气正衰，辄加以刺，必致毁伤，故当因其衰止而后取之，则邪气去而事大昌矣。"大昌，顺利。

㉗疟之且发也……必从四末始也：《太素》卷二十五三疟注："夫疟之作也，必内阴外阳相入相并相移乃作，四肢为阳，脏腑为阴，疟之将作，阳从四肢而入，阴从脏腑而出，二气交争，阴胜为寒，阳胜为热。"

㉘先其时坚束其处：《太素》卷二十五三疟注："疗之二气未并之前，以绳束四肢病所来处，使二气不得相通，必邪见孙络，皆刺去血。"《千金》卷十第六云："先其时一食顷，用细左索紧束其手足十指，令邪气不得入，阴气不得出，过时乃解。"

㉙真往：马莳注："真气自往。"吴昆注："真，正邪也。"

㉚邪气与卫气客于六腑……故休数日乃作也：张志聪注："六腑者，谓六腑之募原也，六腑之募原者，连于肠胃之脂膜也。相失者，不与卫气相遇也。"高士宗注："邪气与卫气并客于六腑，卫气入腑，周时不能外出，而有时相失矣。有时相失，不能与病气相得，故间

二日，或休数日乃作也。"客，《类经》十六卷第四十八注："客，犹言会也。"

㉛疟者……故或渴或不渴：《太素》卷二十五三疟注："阴胜寒甚不渴，阳胜热甚故渴也。"

㉜论：疑指为生气通天论及阴阳应象大论。

㉝其病异形者，反四时也：《类经》十六卷第四十八注："夏伤于暑，秋必病疟，此应四时者也。其于春夏冬而病疟者，则病形多异，正以四时之气，寒热各有相反，皆能为疟也。"

㉞以秋病者寒甚：王冰注："秋气清凉，阳气下降，热藏肌肉，故寒甚也。"

㉟以冬病者寒不甚：王冰注："冬气严冽，阳气伏藏，不与寒争，故寒不甚。"

㊱以春病者恶风：春气温和，阳气外泄，肉腠开发，故恶于风。

㊲以夏病者多汗：夏气暑热，津液充盈，外泄皮肤，故多汗出。

㊳脑髓烁：这里指暑热之气上熏于脑，使脑髓受到消耗，出现精神疲倦、头昏等症状。烁，消熔。

㊴厥逆上冲：肺主一身之气，肺素有热，则热气充斥于全身，此热不能外出皮毛，则厥逆而冲上。厥，逆也。

㊵其气不及于阴，故但热而不寒：《类经》十六卷第四十八注："肺素有热者，阳盛气实之人也，故邪中于外，亦但在阳分而不及于阴，则但热不寒也。"

㊶名曰瘅疟：马莳注："此热气者，内藏于心肺而外舍于分肉，令人消烁脱肉，病名曰瘅疟，由此观之，则瘅疟之所舍者，肺与心耳。"

【译文】

黄帝问道：一般说来，疟疾都是由于感受了风邪，它的休作有一定时间,这是什么道理?

岐伯回答说:疟疾开始发作的时候,先起于毫毛竖立,继而四肢不舒,欲得引伸,呵欠连连,乃至寒冷发抖,下颌鼓动,腰脊疼痛;及至寒冷过去,便是全身内外发热,头痛欲裂,口渴,喜欢冷饮。

黄帝道:这是什么原因引起的?请说明它的道理。

岐伯说:这是由于阴阳上下相争,虚实交替而作,阴阳虚实相互移易转化的关系。阳气并入阴分,使阴气实而阳气虚,阳明经气虚,就寒冷发抖乃至两颌鼓动;太阳经气虚,便腰背头项疼痛;三阳经气都虚,则阴气更胜,阴气胜则骨节寒冷而疼痛,寒从内生,所以内外都觉寒冷。如阴气并入阳分,则阳气实而阴气虚。阳主外,阳盛就发生外热;阴主内,阴虚就发生内热。因此外内都发热,热甚的时候就气喘口渴,所以喜欢冷饮。

这都是由于夏天伤于暑气,热气过盛,并留藏于皮肤之内,肠胃之外,亦即营气居留的所在。由于暑热内伏,使人汗孔疏松,腠理开泄,一遇秋凉,汗出而感受风邪,或者由于洗澡时感受水气,风邪水气停留于皮肤之内,与卫气相合并居于卫气流行的所在;而卫气白天行于阳分,夜里行于阴分,邪气也随之循行于阳分时则外出,循行于阴分时则内迫,阴阳内外相迫,所以每日发作。

黄帝道:疟疾有隔日发作的,为什么?

岐伯说:因为邪气舍留之处较深,向内迫近于阴分,致使阳气独行于外,而阴分之邪留着于里,阴与阳相争而不能即出,所以隔一天才发作一次。

黄帝道:讲得好!疟疾发作的时间,有逐日推迟,或逐日提前的,是什么缘故?

岐伯说：邪气从风府穴侵入之后，循脊骨逐日逐节下移，卫气是一昼夜会于风府，而邪气却每日向下移行一节，所以其发作时间也就一天迟一天，这是由于邪气先侵袭于脊骨的关系。每当卫气会于风府时，则腠理开发，腠理开发则邪气侵入，邪气侵入与卫气交争，病就发作，因邪气日下一节，所以发病时间就日益推迟了。这种邪气侵袭风府，逐日下移一节而发病的，约经二十五日，邪气下行至骶骨；二十六日，又入于脊内，而流注于伏膂脉；再沿膂脉上行，至九日上至于缺盆之中。因为邪气日见上升，所以发病的时间也就一天早一天。至于隔一天发病一次的，是因为邪气内迫于五脏，横连于募原，它所行走的道路较远，邪气深藏，循行迟缓，不能和卫气并行，邪气与卫气不得同时皆出，所以隔一天才能发作一次。

黄帝道：您说卫气每至于风府时，腠理开放，邪气乘机袭入，邪气入则病发作。现在又说卫气与邪气相遇的部位每日下行一节，那么发病时，邪气就并不恰在于风府，而能每日发作一次，是何道理？

岐伯说：以上是指邪气侵入于头项，循着脊骨而下者说的，但人体各部分的虚实不同，而邪气侵犯的部位也不一样，所以邪气所侵，不一定都在风府穴处。例如，邪中于头项的，卫气行至头项而病发；邪中于背部的，卫气行至背部而病发；邪中于腰脊的，卫气行至腰脊而病发；邪中于手足的，卫气行至手足而病发。凡卫气所行之处，和邪气相合，则病就发作。所以说风邪侵袭人体没有一定的部位，只要卫气与之相应，腠理开放，邪气得以相合，这就是邪气袭入的地方，也就是发病的所在。

黄帝道：讲得好！风病和疟疾相似而同属一类，为什么风病的症状持续常在，而疟疾却发作有休止呢？

岐伯说：风邪为病是稽留于所中之处，所以症状持续常在；疟邪则是随着经络循行，深入体内，必须与卫气相遇，病才发作。

黄帝道：疟疾发作有先寒而后热的，为什么？

岐伯说：夏天感受了严重的暑气，因而汗大出，腠理开泄，再遇着寒凉水湿之气，便留藏在腠理皮肤之中，到秋天又伤了风邪，就成为疟疾了。所以水寒，是一种阴气，风邪是一种阳气。先伤于水寒之气，后伤于风邪，所以先寒而后热，病的发作有一定的时间，这名叫寒疟。

黄帝道：有一种先热而后寒的，为什么？

岐伯说：这是先伤于风邪，后伤于水寒之气，所以先热而后寒，发作也有一定的时间，这名叫温疟。

还有一种只发热而不恶寒的，这是由于病人的阴气先亏损于内，因此阳气独旺于外，病发作时，出现少气烦闷，手足发热，想要呕吐，这名叫瘅疟。

黄帝道：医经上说有余的应当泻，不足的应当补。今发热是有余，发冷是不足。而疟疾的寒冷，虽然用热水或炭火，亦不能使之温暖，及至发热，即使用冰水，也不能使之凉爽。这些寒热都是有余不足之类。但当其发冷、发热的时候，良医也无法制止，必须待其病势自行衰退之后，才可以施用刺法治疗，这是什么缘故？请你告诉我。

岐伯说：医经上说过，有高热时不能刺，脉搏纷乱时不能刺，汗出不止时不能刺，因为这正是邪盛气逆的时候，所以不可立即治疗。疟疾刚开始发作，阳气并于阴分，此时阳虚而阴盛，外表阳气虚，所以先寒冷发抖；至阴气逆乱已极，势必复出于阳分，于是阳气与阴气相并于外，此时阴分虚而阳分实，所以先热而口渴。因为疟疾并于阳分则阳气胜，并于阴分则阴气胜；阴气胜则发寒，阳气胜则发热。由于疟疾感受的风寒之气变化无常，所以其发作至阴阳之气俱逆极时，则寒热休止，停一段时间，又重复发作。当其病发作的时候，像火一样猛烈，如狂风暴雨一样迅不可挡。所以医经上说：当邪气盛极的时候，不可攻邪，攻之则正气也必然受伤，应该乘邪气衰退的时候而攻之，必然获得成功，便是这个意思。因此治疗疟疾，应在未发的时候，阴气尚未并于阳分，阳气尚未并于阴分，进行适当的治疗，则正气不至于受伤，而邪气可以消灭。所以医生不能在疟疾发作的时候进行治疗，就是因为此时正是正气和邪气交争逆乱的缘故。

黄帝道：讲得好！疟疾究竟怎样治疗？时间的早晚应如何掌握？

岐伯说：疟疾将发，正是阴阳将要相移之时，它必从四肢开始。若阳气已被邪伤，则阴分也必将受到邪气的影响，所以只有在未发病之先，以索牢缚其四肢末端，使邪气不得入，阴气不得出，两者不能相移；牢缚以后，审察络脉的情况，见其孙络充实而瘀血的部分，都要刺出其血，这是当真气尚未与邪气相并之前的一种"迎而夺之"的治法。

黄帝道：疟疾在不发作的时候，它的情况应该怎样？

岐伯说：疟气留舍于人体，必然使阴阳虚实，更替而作。当邪气所在的地方是阳分，则发热而脉搏躁急；病在阴分，则发冷而脉搏较静；病到极期，则阴阳二气都已衰惫，卫气和邪气互相分离，病就暂时休止；若卫气和邪气再相遇合，则病又发作了。

黄帝道：有些疟疾隔二日，或甚至隔数日发作一次，发作时有的口渴，有的不渴，是什么缘故？

岐伯说：其所以隔几天再发作，是因为邪气与卫气相会于风府的时间不一致，有时不能相遇，不得皆出，所以停几天才发作。疟疾发病，是由于阴阳更替相胜，但其中程度上也有轻重的不同，所以有的口渴，有的不渴。

黄帝道：医经上说夏伤于暑，秋必病疟，而有些疟疾，并不是这样，是什么道理？

岐伯说：夏伤于暑，秋必病疟，这是指和四时发病的规律相应而言。也有些疟疾形症不同，与四时发病规律相反的。如发于秋天的，寒冷较重；发于冬天的，寒冷较轻；发于春天的，多恶风；发于夏天的，汗出得很多。

黄帝道：温疟和寒疟，邪气如何侵入？逗留在哪一脏？

岐伯说：温疟是由于冬天感受风寒，邪气留藏在骨髓之中，虽到春天阳气生发活泼的时候，邪气仍不能自行外出，及至夏天，因夏热炽盛，使人精神倦怠，脑髓消烁，肌肉消瘦，腠理发泄，皮肤空疏，或由于劳力过甚，邪气才乘虚与汗一齐外出。这种病邪原是伏藏于肾，故其发作时，邪气从内而出于外。这样的病，阴气先虚，而阳气偏盛，阳盛就发热，热极之时，则邪气又回入于阴，邪入于阴则阳气又虚，阳气虚便出现寒冷，所以这种病是先热而后寒，名叫温疟。

黄帝道：瘅疟的情况怎样？

岐伯说：瘅疟是由于肺脏素来有热，肺气壅盛，气逆而上冲，以致胸中气实，不能发泄，适因劳力之后，腠理开泄，风寒之邪便乘机侵袭于皮肤之内、肌肉之间而发病，发病则阳气偏盛，阳气盛而不见衰减，于是病就但热不寒了。为什么不寒？因邪气不入于阴分，所以但热而不恶寒，这种病邪内伏于心脏，而外出则流连于肌肉之间，能使人肌肉瘦削，所以名叫瘅疟。

黄帝道：讲得好！

刺疟篇第三十六

精解导读

一、详细讨论以针刺方法治疗各种疟疾，并对疟疾症状做了具体描述。其中虽着重用针，但也提示对于正气虚弱的病人，有时不宜用针，宜用药物治疗。

二、论述了疟有六经疟、五脏疟、胃疟等十二种，并说明根据经络脏腑的体系而加以鉴别，临床上掌握了这些发病规律，便于做出恰当的治疗。

三、指出用针刺治疗疟疾，须根据疟疾发作的不同情况而采取不同的治疗措施，特别要注意在疟疾发作之前，或发作时最先感觉到症状的部位进行针刺。

【原文】

足太阳之疟，令人腰痛头重，寒从背起①，先寒后热，熇熇暍暍②然，热止汗出，难已，刺郄中③出血。

足少阳之疟，令人身体解㑊④，寒不甚，热不甚，恶见人，见人心惕惕然⑤，热多，汗出甚，刺足少阳⑥。

足阳明之疟，令人先寒，洒淅⑦洒淅，寒甚久乃热，热去汗出，喜见日月光火气，乃快然⑧，刺足阳明跗上⑨。

足太阴之疟，令人不乐，好大息⑩，不嗜食，多寒热汗出，病至则善呕，呕已乃衰，即取之⑪。

足少阴之疟，令人呕吐甚，多寒热，热多寒少，欲闭户牖而处，其病难已⑫。

足厥阴之疟，令人腰痛，少腹满⑬，小便不利，如癃状，非癃也。数便，意恐惧，气不足，腹中悒悒⑭，刺足厥阴⑮。

肺疟者，令人心寒，寒甚热，热间善惊，如有所见者，刺手太阴、阳明⑯。

心疟者，令人烦心甚，欲得清水，反寒多，不甚热，刺手少阴⑰。

肝疟者，令人色苍苍然太息，其状若死者，刺足厥阴见血⑱。

脾疟者，令人寒，腹中痛，热则肠中鸣，鸣已汗出，刺足太阴⑲。

肾疟者，令人洒洒然⑳，腰脊痛宛转㉑，大便难，目眴眴㉒然，手足寒，刺足太阳、少阴㉓。

胃疟者，令人且病也，善饥而不能食，食而支满腹大，刺足阳明、太阴横脉出血㉔。

疟发身方热，刺跗上动脉㉕，开其空，出其血，立寒；疟方欲寒，刺手阳明太阴，足阳明太阴㉖。疟脉满大急，刺背俞，用中针傍伍胠俞各一，适肥瘦，出其血也。疟脉小实急，灸胫少阴，刺指井㉗。疟脉满大急，刺背俞，用五胠俞㉘、背俞各一，适行至于血也㉙。

疟脉缓大虚，便宜用药，不宜用针㉚。凡治疟，先发如食顷，乃可以治，过之则失时也。诸疟而脉不见，刺十指间出血㉛，血去必已；先视身之赤如小豆者，尽取之㉜。十二疟㉝者，其发各不同时，察其病形，以知其何脉之病也。先其发时如食顷而刺之，一刺则衰，二刺则知，三刺则已；不已，刺舌下两脉出血；不已，刺郄中盛经出血，又刺项已下侠脊者㉞，必已。舌下两脉者，廉泉也㉟。

刺疟者，必先问其病之所先发者，先刺之。先头痛及重者，先刺头上及两额、两眉间出血。先项背痛者，先刺之。先腰脊痛者，先刺郄中出血。先手臂痛者，先刺手少阴、阳明十指间㊱。先足胫痠痛者，先刺足阳明十指间出血㊲。风疟，疟发则汗出恶风，刺三阳经背俞之血者㊳。胻痠痛甚，按之不可，名曰胕髓病㊴，以镵㊵针针绝骨出血，立已。身体小痛，刺诸阴之井，无出血，间日一刺。疟不渴，间日而作，刺足太阳；渴而间日作，刺足少阳；温疟汗不出，为五十九刺㊶。

【注释】

①足太阳之疟……寒从背起：足太阳之脉，从巅入络脑，还出别下项，循肩髆内挟脊抵腰中；其支别者，从髆内左右别下贯胂，故足太阳之疟，令人腰痛头重，寒从背起。

②暍暍：形容发热之状。暍，热。

③郄中：指委中穴，在膝弯中央横纹处。

④解㑊：《太素》卷二十五十二疟注："足少阳脉羁终身之肢节，故此脉病，身体解㑊。"

⑤惕惕然：恐惧的样子。惕，惧也。

⑥刺足少阳：王冰注："侠溪主之。侠溪在足小趾次指岐骨间本节前陷者中，少阳之荥。"

⑦洒淅：恶寒战栗的样子。

⑧喜见日月光火气，乃快然：阳明脉解篇云："足阳明之脉病，恶人与火。"盖阳明本多气多血，又感受阳邪，故恶见火热；今因胃气虚，又感阴邪，故喜见日月光及火气，见之乃快然。

⑨刺足阳明跗上：即刺足阳明之冲阳穴。王冰注："跗上，冲阳穴也。在足跗上同身寸之五寸骨间动脉上，去陷谷同身寸之三寸，

阳明之原。"跗上，足背。

⑩大息：太息，指深长的呼吸。古无太字，大即太。

⑪足太阴之疟……即取之：《太素》卷二十五十二疟注："足太阴脉，从胃别上膈，注心中，故疟令人不乐，好大息也。脾胃主食，故脾脉病不嗜食，其脉入腹属脾络胃，上膈挟咽，故病将极喜呕，呕已乃衰，时即宜取之也。"

⑫足少阴之疟……其病难已：《类经》十六卷第五十注："肾脉上贯肝膈，入肺中，循喉咙，阴邪上冲，故为呕吐甚；肾病则阴虚，阴虚故热多寒少；病在阴者喜静，故欲闭户牖而处；肾为至阴之脏而邪居之，故病深难已。"

⑬令人腰痛，少腹满：指足厥阴脉，循股阴入毛中，环阴器抵少腹，故足厥阴之疟，令人腰痛少腹满。

⑭小便不利，如癃状……腹中悒悒：张志聪注："水液如癃非癃，而小便频数不利者，厥阴之气不化。志意者，所以御精神、收魂魄，经云：肝气虚则恐，盖肝脏之神魂不足，故意恐惧也。木主春生之气，厥阴受邪，故生气不足。木郁不达，故腹中悒悒也。"癃，小便不利；悒悒，不畅貌。

⑮刺足厥阴：王冰注："太冲主之。在足大指本节后同身寸之二寸陷者中，厥阴俞也。"

⑯肺疟者，令人心寒……刺手太阴，阳明：《类经》十六卷第五十注："肺者心之盖也，以寒邪而乘所不胜，故肺疟者令人心寒。寒甚复热，而心气受伤，故善惊如有所见。当刺其表里二经。"

⑰反寒多，不甚热，刺手少阴：心虽阳脏，但因疟邪所干，则阳虚阴盛，故反寒多，不甚热。

⑱刺足厥阴见血：王冰注："中封主之。中封在足内踝前同身寸之一寸半陷者中，仰足而取之，伸足乃得之，足厥阴经也，刺出

血止。"

⑲刺足太阴：王冰注："商丘主之。商丘在足内踝下微前陷者中，足太阴经也。"

⑳洒洒然：寒栗貌。

㉑宛转：马莳注："宛转而难于转身也。"

㉒眴眴然：《太素》卷二十五十二疟注："又或为眩，肾腑膀胱足太阳脉起目内眦，故令目眩也。"

㉓刺足太阳、少阴：据本节及足少阴疟王冰注，当指为足太阳委中穴及足少阴大钟穴。大钟在足内踝后陷中，为少阴络穴。

㉔刺足阳明、太阴横脉出血：王冰注："厉兑、解溪、三里主之。厉兑在足大指次指之端，去爪甲如韭叶，阳明井也……解溪在冲阳后同身寸之三寸半腕上陷者中，阳明经也……三里在膝下同身寸之三寸，䯒骨外廉两筋肉分间，阳明合也……然足阳明取此三穴，足太阴刺其横脉出血也。横脉，谓足内踝前斜过大脉，则太阴之经脉也。"

㉕刺跗上动脉：这里指足阳明胃经之冲阳穴。胃为五脏六腑之长，阳明为多气多血之经，故阳盛身热，可取其穴刺之出血，以泻其热。

㉖刺手阳明太阴，足阳明太阴：王冰注："当随四经之井俞而刺之。"即刺手阳明经井穴商阳、俞穴三间；手太阴经井穴少商、俞穴太渊；足阳明经井穴厉兑、俞穴陷谷；足太阴经井穴隐白、俞穴太白。

㉗灸胫少阴，刺指井：王冰注："灸少阴，是谓复溜。复溜在内踝上同身寸之二寸陷者中，足少阴经也……刺指井，谓刺至阴。至阴在足小趾外侧去爪甲如韭叶，足太阳井也。"

㉘背俞、五胠俞：背俞，指脊椎两旁各一寸五分之五脏俞，即

肺俞、肝俞、心俞、脾俞、肾俞。五胠俞,诸说不一。杨上善指为"两胁下胠中之输有疗疟者"。王冰、马莳均指为譩譆。吴昆指为魄户、神堂、譩譆、膈关、魂门五穴。张介宾、张志聪均指为魄户、神堂、魂门、意舍、志室五穴。

㉙适行至于血也:指根据病人胖瘦行针,以至出血。

㉚疟脉缓大虚,便宜用药,不宜用针:疟脉缓大虚,是气血两虚,故不宜针刺再伤气血,而宜用药物滋补之。

㉛诸疟而脉不见,刺十指间出血:诸疟而脉不见,乃因阳热盛实,阻遏于中不得外达,故脉不外现。治此当刺十指间井穴出血,以通阳泻热,交通内外。吴昆注:"脉不见者,阳亢而脉反伏也,故刺十指间以泻阳。"

㉜视身之赤如小豆者,尽取之:疟热内盛,迫及营血,血渗出皮肤之外,则为紫斑赤如小豆。治之,可视紫斑处刺之出血。

㉝十二疟:这里指上文五脏疟、六经疟及胃疟而言。

㉞项已下侠脊者:杨上善以为大杼、譩譆;吴昆、张志聪以为背俞、胠俞。

㉟舌下两脉者,廉泉也:《素问识》:"诸家为任脉之廉泉非也。任脉廉泉只一穴,不宜言两脉,此言足少阴廉泉也。气府论云:足少阴舌下各一。王注:足少阴舌下二穴,在人迎前陷中动脉前,是曰舌本,左右二也。

㊱手少阴、阳明十指间:《类经》十六卷第五十注:"手少阴阳明,皆以井穴为言,又刺十指间者,各随其所病之经也,亦取井穴。"

㊲足阳明十指间出血:马莳注:"先足胫酸痛者,先刺足阳明胃经及足十指间之井穴以出其血。"即各以邪居之经,取井穴以泻其实邪。

㊳刺三阳经背俞之血者：即取足太阳经在背部的俞穴，并刺出其血。王冰注："三阳，太阳也。"张志聪注："背俞，太阳之经俞也。盖太阳之气主表，邪伤太阳，则表气虚而恶风，故宜泻太阳之邪。"

㊴胕髓病：《类经》十六卷第五十注："其邪深伏，故名曰胕髓病。"

㊵以镵针针绝骨出血：用镵针针刺足少阳胆经之绝骨穴，并使之出血。镵针，古时九针之一，长一寸六分，头部膨大而锐，形如箭头，用于浅刺。绝骨，也叫悬钟穴，位足外踝上三寸动脉中。

㊶五十九刺：即为治热病的五十九个俞穴。

【译文】

足太阳经的疟疾，使人腰痛头重，寒冷从脊背而起，先寒后热，热势很盛，热止汗出，这种疟疾，不易痊愈。治疗方法：刺委中穴出血。

足少阳经的疟疾，使人身倦无力，恶寒发热都不甚厉害，怕见人。看见人就感到恐惧，发热的时间比较长，汗出亦很多。治疗方法：刺足少阳经。

足阳明经的疟疾，使人先觉发冷，逐渐恶寒加剧，很久才发热，退热时便汗出，这种病人，喜欢亮光，喜欢向火取暖，见到亮光以及火气，就感到爽快。治疗方法：刺足阳明经足背上的冲阳穴。

足太阴经的疟疾，使人闷闷不乐，时常要叹息，不想吃东西，多发寒热，汗出亦多，病发作时容易呕吐，吐后病势减轻。治疗方法：取足太阴经的孔穴。

足少阴经的疟疾，使人发生剧烈呕吐，多发寒热，热多寒少，病人常常喜欢紧闭门窗而居，这种病不易痊愈。

足厥阴经的疟疾，使人腰痛，少腹胀满，小便不利，似乎癃病，而实非癃病，只是小便频数不爽，病人心中恐惧，气分不足，腹中郁滞不畅。治疗方法：刺足厥阴经。

肺疟，使人心里感到发冷，冷极则发热，热时容易发惊，好像见到了可怕的事物。治疗方法：刺手太阴、手阳明两经。

心疟，使人心中烦热得很厉害，想喝冷水，但身上反觉寒多而不太热。治疗方法：刺手少阴经。

肝疟，使人面色发青，时欲太息，厉害的时候，状如死人。治疗方法：刺足厥阴经出血。

脾疟，使人发冷，腹中痛，待到发热时，则脾气行而肠中鸣响，肠鸣后阳气外达而汗出。治疗方法：刺足太阴经。

肾疟，使人洒淅寒冷，腰脊疼痛，难以转侧，大便困难，目视眩动不明，手足冷。治疗方法：刺足太阳、足少阴两经。

胃疟，发病时使人易觉饥饿，但又不能进食，进食就感到脘腹涨满膨大。治疗方法：取足阳明、足太阴两经横行的络脉，刺出其血。

治疗疟疾，在刚要发热的时候，刺足背上的动脉，开其孔穴，刺出其血，可立即热退身凉；如疟疾刚要发冷的时候，可刺手阳明、太阴和足阳明、太阴的俞穴。如疟疾病人的脉搏满大而急，刺背部的俞穴，用中等针按五胠俞各取一穴，并根据病人形体的胖瘦，确定针刺出血的多少。如疟疾病人的脉搏小实而急的，灸足胫部的少阴经穴，并刺足趾端的井穴。如疟疾病人的脉搏满大而急，刺背部俞穴，取五胠俞、背俞各一穴，并根据病人体质，刺之出血。

如疟疾病人的脉搏缓大而虚的，就应该用药治疗，不宜用针刺。大凡治疗疟疾，应在病没有发作之前约一顿饭的时候，予以治疗，过了这个时间，就会失去时机。凡疟疾病人脉沉伏不见的，急刺十指间出血，血出病必愈；若先见皮肤上有像赤小豆色的红点，应都用针刺去。上述十二种疟疾，其发作各有不同的时间，应观察病人的症状，从而了解病属于哪一经脉。如在没有发作以前约一顿饭的时候就给以针刺，刺一次病势衰减，刺二次病就显著好转，刺三次病即痊愈；如不愈，可刺舌下两脉出血；如再不愈，可取委中血盛的经络，刺出其血，并刺项部以下挟脊两旁的经穴，这样，病一定会痊愈。上面所说的舌下两脉，就是指的廉泉穴。

凡刺疟疾，必先问明病人发作时最先感觉的症状和部位，给以先刺。如先发头痛头重的，就先刺头上及两额、两眉间出血。先发颈脊背痛的，就先刺颈项和背部。先发腰脊痛的，就先刺委中出血。先发手臂痛的，就先刺手少阴、手阳明的十指间的孔穴。先发足胫酸痛的，就先刺足阳明十趾间出血。风疟，发作时是汗出怕风，可刺三阳经背部的俞穴出血。小腿酸痛剧烈而拒按的，名叫腑髓病，可用镵针刺绝骨穴出血，其痛可以立止。如身体稍感疼痛，刺至阴穴。但应注意，凡刺诸阴经的井穴，皆不可出血，并应隔日刺一次。疟疾口不渴而间日发作的，刺足太阳经；如口渴而间日发作的，刺足少阳经；温疟而汗不出的，用"五十九刺"的方法。

气厥论篇第三十七

精解导读

一、本篇是讨论寒热之气在脏腑之间相移传化而发生的各种病变。它一方面说明寒热之气厥逆，可以为患多端；另一方面也说明了脏腑之间有密切的联系，脏腑有病，可以相互影响，互相传变。

二、寒证和热证既有本质的不同，又相互联系，它们既可以在同一病人身上同时出现，表现为寒热错杂的征候；又可以在一定的条件下互相转化，出现寒证化热、热证化寒。所谓寒热错杂，是指同一个时间内，病人身上，既有寒证的表现，又有热证的表现。

三、这种寒热错杂，既可表现为不同部位的寒热错杂，如上寒下热，上热下寒，表寒里热，表热里寒等，又可表现为同一个部位的寒热错杂，如寒热错杂于中焦之心下痞证。

四、由于寒热错杂，在治疗时，就不能单用寒药或单用热药，必须寒热并用。如某些慢性胃病的心下痞寒热错杂于中焦的征候，就必须寒热并用，这样，才能达到寒能清热，热能散寒，达到热清寒散的目的。寒热转化是疾病性质的转化，即在疾病发展到一定的阶段，寒证可以转化成热证，热证可以转化成寒证。

五、实质上这是阴阳转化在病理方面的具体体现。热证转化为寒证即"重阳必阴""热极生寒"之意。寒证转化成热证，即"寒极生热""重阴必阳"之意。无论寒热错杂还是寒热转化，都给临床治疗指明了方向，那就是根据疾病性质的改变，而改变治疗方药，这样，才能做到及时治疗。否则，固执一方一药，就会延误病情。

【原文】

黄帝问曰：五脏六腑，寒热相移者何？

岐伯曰：肾移寒于脾，痈肿，少气[1]。脾移寒于肝，痈肿，筋挛。肝移寒于心，狂[2]，隔中[3]。心移寒于肺，肺消[4]，肺消者饮一溲二，死不治。肺移寒于肾，为涌水[5]；涌水者，按腹不坚，水气客于大肠，疾行则鸣濯濯[6]，如囊裹浆，水之病也。

脾移热于肝，则为惊衄。肝移热于心，则死。心移热于肺，传为鬲消⑦。肺移热于肾,传为柔痓⑧。肾移热于脾,传为虚,肠澼死,不可治。胞移热于膀胱⑨,则癃溺血。膀胱移热于小肠,鬲肠不便,上为口糜。小肠移热于大肠,为虙瘕,为沉⑩。大肠移热于胃,善食而瘦人,谓之食亦⑪。胃移热于胆,亦曰食亦。胆移热于脑,则辛頞⑫鼻渊;鼻渊者,浊涕下不止也,传为衄蔑⑬瞑目。故得之气厥⑭也。

【注释】

①痈肿,少气:《类经》十五卷第四十六注:"痈者,壅也。肾以寒水之气反传所胜,侵侮脾土,故壅为浮肿……少气者,寒盛则阳虚于下,阳虚则无以化气也。"

②狂:王冰注:"心为阳脏,神处其中,寒迫之则神乱离,故狂也。"

③隔中:王冰注:"阳气与寒相迫,故隔塞而不通也。"隔中又为病名,《灵枢》邪气脏腑病形篇云:"脾脉……微急为隔中,食饮入而还出,后沃沫。"

④肺消:病名。即阳虚肺寒所致的多饮多溲病症。《太素》卷二十六寒热相移注:"心将寒气与肺,肺得寒发热,肺焦为渴,名曰肺消。"

⑤涌水:病名。《类经》十五卷第四十六注:"涌水者,水自下而上,如泉之涌也。水者阴气也,其本在肾,其末在肺,肺移寒于肾,则阳气不化于下,阳气不化,则水泛为邪,而客于大肠,以大肠为肺之合也。"

⑥濯濯:水激荡之声。这里指肠鸣。

⑦鬲消:病名。《类经》十五卷第四十六注:"肺属金,其化本燥,心复以热移之,则燥愈甚而传为鬲消。鬲消者,鬲上焦烦,饮

水多而善消也。"

⑧柔痉：属痉病的一种，主要症状是头项强急、角弓反张、四肢抽搐、发热汗出等。

⑨胞移热于膀胱：胞有女子之胞，有膀胱之胞，本处指膀胱之胞。

⑩为虑瘕，为沉：张志聪注："沉，痔也。小肠主火，大肠主金，火热淫金，则为肠痔。"一指闭塞不通，大便秘结。阴阳类论云："九窍皆沉。"

⑪食亦：病名。其症消谷善食，而身体消瘦无力。

⑫辛頞：鼻梁处有辛辣的感觉。頞，鼻梁凹陷处。

⑬衄衊：皆指鼻中出血。

⑭故得之气厥：此总结全篇之义，盖诸症皆由气逆所致。气厥，气上逆厥。

【译文】

黄帝问道：五脏六腑的寒热互相转移的情况是怎样的？

岐伯说：肾移寒于脾，则病痈肿和少气。脾移寒于肝，则痈肿和筋挛。肝移寒于心，则病发狂和胸中隔塞。心移寒于肺，则为肺消；肺消病的症状是饮水一分，小便要排二分，属无法治疗的死症。肺移寒于肾，则为涌水；涌水病的症状是腹部按之不甚坚硬，但因水气留居于大肠，故快走时肠中濯濯鸣响，如皮囊装水样，这是水气之病。

脾移热于肝，则病惊骇和鼻衄。肝移热于心，则引起死亡。心移热于肺，日久则为膈消。肺移热于肾，日久则为柔痉。肾移热于脾，日久渐成虚损；若再患肠澼，便易成为无法治疗的死症。胞移热于膀胱，则病小便不利和尿血。膀胱移热于小肠，使肠道隔塞，大便不通，热气上行，以至口舌糜烂。小肠移热于大肠，则热结不散，成为伏瘕，或为痔。大肠移热于胃，则使人饮食增加而体瘦无力，病称为食亦。胃移热于胆，也叫作食亦。胆移热于脑，则鼻梁内感觉辛辣而成为鼻渊，鼻渊症状，是常鼻流浊涕不止，日久可致鼻中流血，两目不明。以上各种病症，皆是寒热之气厥逆，在脏腑中互相移传而引起的。

咳论篇第三十八

精解导读

一、咳嗽的病变，固属于肺，而五脏六腑的病变，又都能影响于肺，使之功能失常，发为咳嗽。

二、咳嗽发病与四时有很大关系。

三、咳嗽日久不愈，脏病可以移腑。

四、指出咳嗽的治疗原则。

【原文】

黄帝问曰：肺之令人咳，何也？

岐伯对曰：五脏六腑皆令人咳，非独肺也。

帝曰：愿闻其状。

岐伯曰：皮毛者，肺之合也；皮毛先受邪气，邪气以从其合也。其寒饮食入胃，从肺脉上至于肺则肺寒，肺寒则内外合邪，因而客之，则为肺咳①。五脏各以其时受病，非其时，各传以与之②。人与天地相参③,故五脏各以治时④,感于寒则受病,微则为咳,甚则为泄为痛。乘秋则肺先受邪,乘春则肝先受之⑤,乘夏则心先受之,乘至阴⑥则脾先受之,乘冬则肾先受之。

帝曰:何以异之?

岐伯曰:肺咳之状,咳而喘,息有音,甚则唾血⑦。心咳之状,咳则心痛,喉中介介⑧如梗状,甚则咽肿喉痹⑨。肝咳之状,咳则两胁下痛,甚则不可以转,转则两胠下满。脾咳之状,咳则右胁下痛、阴阴⑩引肩背,甚则不可以动,动则咳剧。肾咳之状,咳则腰背相引而痛,甚则咳涎⑪。

帝曰:六腑之咳奈何?安所受病?

岐伯曰:五脏之久咳,乃移于六腑。脾咳不已,则胃受之,胃咳之状,咳而呕,呕甚则长虫出⑫。肝咳不已,则胆受之,胆咳之状,咳呕胆汁。肺咳不已,则大肠受之,大肠咳状,咳而遗矢⑬。心咳不已,则小肠受之,小肠咳状,咳而失气,气与咳俱失。肾咳不已,则膀胱受之,膀胱咳状,咳而遗溺。久咳不已,则三焦受之,三焦咳状,咳而腹满,不欲食饮⑭。此皆聚于胃,关于肺,使人多涕唾,而面浮肿气逆也⑮。

帝曰:治之奈何?

岐伯曰:治脏者,治其俞;治腑者,治其合;浮肿者,治其经⑯。

帝曰:善。

【注释】

①其寒饮食入胃……则为肺咳:肺脉起于中焦,下络大肠,还循胃口,上膈属肺。故寒饮食入胃,则寒气循肺脉上入肺中,而与外寒相合。肺恶寒,故发为肺咳。所谓形寒寒饮则伤肺,就是指此

而言。

②五脏各以其时受病，非其时，各传以与之：张志聪注："乘春则肝先受邪，乘夏则心先受邪，乘秋则肺先受邪，是五脏各以所主之时而受病，如非其秋时，则五脏之邪，各传于肺而为之咳也。"如春季肝先受邪，然后传于肺脏而发生咳嗽等。

③相参：这里指相合相应。

④治时：这里指五脏在一年中分别所主的时令，如肝主春，心主夏，脾主长夏，肺主秋，肾主冬等。

⑤先受之：首先受邪的意思。

⑥至阴：农历六月为至阴，亦称长夏或季夏。

⑦唾血：血随咳唾而出，病在肺。

⑧介介：吴昆注："坚梗而有妨碍之意。"

⑨喉痹：病名。指咽喉阻塞肿痛一类的病。

⑩阴阴：即隐隐。王冰注："脾气主右，故右胠下阴阴然深慢痛也。"

⑪咳涎：咳吐痰涎。

⑫呕甚则长虫出：《类经》十六卷第五十二注："脾与胃合，故脾咳不已，胃必受之，胃不能容，则气逆为呕。长虫，蛔虫也，居肠胃之中，呕甚则随气而上出。"

⑬遗矢：这里是大便失禁的意思。矢，同"屎"，大便。

⑭三焦咳状，咳而腹满，不欲食饮：《类经》十六卷第五十二注："久咳不已，则上中下三焦俱病，出纳升降皆失其合，故腹满不能食饮。"

⑮此皆聚于胃，关于肺，使人多涕唾而面浮肿气逆也：《类经》十六卷第五十二注："此下总结诸咳之证，而并及其治也。诸咳皆聚于胃，关于肺者，以胃为五脏六腑之本，肺为皮毛之合，如上文所

云皮毛先受邪气及寒饮食入胃者,皆肺胃之候也。阳明之脉起于鼻,会于面,出于口,故使人多涕唾而面浮肿。肺为脏腑之盖而主气,故令人咳而气逆。"

⑯治脏者,治其俞……浮肿者,治其经:俞、合、经,均为十二经脉在四肢的俞穴。马莳注:"五脏必治其俞穴,六腑必治其合穴,浮肿必治其脏腑之经穴也。五脏俞穴者,肺俞太渊,脾俞太白,心俞神门,肾俞太溪,肝俞太冲是也。六腑合者,大肠合曲池,胃合三里,小肠合小海,膀胱合委中,三焦合天井,胆合阳陵泉是也。若脏腑之咳,而面皆浮肿,则随脏腑之经穴,而各分治之。肺之经穴经渠,大肠之经穴阳溪,胃之经穴解溪,脾之经穴商丘,心之经穴灵道,小肠之经穴阳谷,膀胱之经穴昆仑,肾之经穴复溜,心包络之经穴间使,三焦之经穴支沟,胆之经穴阳辅,肝之经穴中封是也。"

【译文】

黄帝问道:肺脏有病,都能使人咳嗽,这是什么道理?

岐伯回答说:五脏六腑有病,都能使人咳嗽,不单是肺病如此。

黄帝说:请告诉我各种咳嗽的症状。

岐伯说:皮毛与肺是相配合的,皮毛先感受了外邪,邪气就会影响到肺脏。再由于吃了寒冷的饮食,寒气在胃循着肺脉上行于肺,引起肺寒,这样就使内外寒邪相合,停留于肺脏,从而成为肺咳。这是肺咳的情况。至于五脏六腑之咳,是五脏各在其所主的时令受病,并非在肺的主时受病,而是各脏之病传给肺的。人和自然界是相应的,故五脏在其所主的时令受了寒邪,便能得病,若轻微的,则发生咳嗽,严重的,寒气入里就成为腹泻、腹痛。所以秋天的时候,肺先受邪;春天的时候,肝先受邪;夏天的时候,心先受邪;

长夏太阴主时，脾先受邪；冬天的时候，肾先受邪。

黄帝道：这些咳嗽怎样鉴别呢？

岐伯说：肺咳的症状，咳而气喘，呼吸有声，甚至唾血。心咳的症状，咳则心痛，喉中好像有东西梗塞一样，甚至咽喉肿痛闭塞。肝咳的症状，咳则两侧胁肋下疼痛，甚至痛得不能转侧，转侧则两胁下胀满。脾咳的症状，咳则右胁下疼痛，并隐隐然疼痛牵引肩背，甚至不可以动，一动就会使咳嗽加剧。肾咳的症状，咳则腰背互相牵引作痛，甚至咳吐痰涎。

黄帝道：六腑咳嗽的症状如何？是怎样受病的？

岐伯说：五脏咳嗽日久不愈，就要传移于六腑。例如脾咳不愈，则胃就受病；胃咳的症状，咳而呕吐，甚至呕出蛔虫。肝咳不愈，则胆就受病；胆咳的症状是咳而呕吐胆汁。肺咳不愈，则大肠受病；大肠咳的症状，咳而大便失禁。心咳不愈，则小肠受病；小肠咳的症状是咳而放屁，而且往往是咳嗽与失气同时出现。肾咳不愈，则膀胱受病；膀胱咳的症状，咳而遗尿。以上各种咳嗽，如经久不愈，则使三焦受病；三焦咳的症状，咳而腹满，不想饮食。凡此咳嗽，不论由于哪一脏腑的病变，其邪必聚于胃，并循着肺的经脉而影响及肺，才能使人多痰涕，面部浮肿，咳嗽气逆。

黄帝道：治疗的方法怎样？

岐伯说：治五脏的咳，取其俞穴；治六腑的咳，取其合穴；凡咳而浮肿的，可取有关脏腑的经穴而分治之。

黄帝道：讲得好！

中华国学传世经典

精·解·导·读

黄帝内经

第三册

谢普/主编

应急管理出版社
·北京·

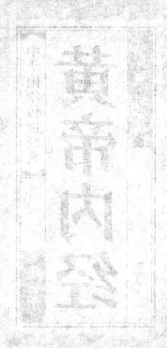

第十一卷

举痛论篇第三十九

精解导读

一、阐述了理论必须与实践相结合的观点。

二、举例说明问诊、望诊、切诊的具体方法,示人以诸诊法宜合参运用。

三、指出寒邪入侵是痛证的主要原因;寒邪侵犯经脉,引起气血运行受阻,是产生痛证的主要病机;并列举了疼痛的多种临床表现,进行对比分析。

四、论述了九气致病的症状和机制,提出"百病皆生于气"的观点。

【原文】

黄帝问曰:余闻善言天者,必有验于人;善言古者,必有合于今;善言人者,必有厌于己①。如此,则道不惑而要数极,所谓明也②。今余问于夫子,令言而可知,视而可见,扪而可得③,令验于已而发蒙解惑④，可得而闻乎？

岐伯再拜稽首对曰：何道之问也？

帝曰：愿闻人之五脏卒痛，何气使然？岐伯对曰：经脉流行不止，环周不休，寒气入经而稽迟⑤，泣而不行，客于脉外则血少，客于脉中则气不通，故卒然而痛。

帝曰：其痛或卒然而止者，或痛甚不休者，或痛甚不可按者，或按之而痛止者，或按之无益者，或喘动应手⑥者，或心与背相引而痛者，或胁肋与少腹相引而痛者，或腹痛引阴股⑦者，或痛宿昔⑧而成积者，或卒然痛死不知人，有少间复生者，或痛而呕者，或腹痛而后泄者，或痛而闭不通者。凡此诸痛，各不同形，别之奈何？

岐伯曰：寒气客于脉外则脉寒，脉寒则缩踡⑨，缩踡则脉绌急⑩，绌急则外引小络，故卒然而痛，得炅⑪则痛立止。因重中于寒，则痛久矣。

寒气客于经脉之中，与炅气相薄则脉满，满则痛而不可按也。寒气稽留，炅气从上，则脉充大而血气乱，故痛甚不可按也。

寒气客于肠胃之间，膜原之下，血不得散，小络急引，故痛，按之则血气散，故按之痛止。

寒气客于侠脊之脉⑫，则深按之不能及，故按之无益也。

寒气客于冲脉，冲脉起于关元，随腹直上，寒气客则脉不通，脉不通则气因之，故揣动应手矣。

寒气客于背俞之脉⑬，则脉泣，脉泣则血虚，血虚则痛，其俞注于心，故相引而痛。按之则热气至，热气至则痛止矣。

寒气客于厥阴之脉，厥阴之脉者，络阴器，系于肝，寒气客于脉中，则血泣脉急，故胁肋与少腹相引痛矣。

厥气客于阴股，寒气上及少腹，血泣在下相引，故腹痛引阴股。

寒气客于小肠膜原之间，络血之中，血泣不得注于大经，血气稽留不得行，故宿昔而成积矣。

寒气客于五脏，厥逆上泄，阴气竭，阳气未入，故卒然痛死不知人，气复反，则生矣⑭。

寒气客于肠胃，厥逆上出，故痛而呕也。

寒气客于小肠，小肠不得成聚⑮，故后泄腹痛矣。热气留于小肠，肠中痛，瘅热焦渴，则坚干不得出，故痛而闭不通矣。

帝曰：所谓言而可知者也。视而可见奈何？岐伯曰：五脏六腑，固尽有部⑯，视其五色，黄赤为热，白为寒，青黑为痛⑰，此所谓视而可见者也。

帝曰：扪而可得奈何？岐伯曰：视其主病之脉，坚而血及陷下者⑱，皆可扪而得也。

帝曰：善。余知百病生于气⑲也。怒则气上，喜则气缓，悲则气消，恐则气下，寒则气收，炅则气泄，惊则气乱，劳则气耗，思则气结，九气不同，何病之生？岐伯曰：怒则气逆，甚则呕血及飧泄⑳，故气上矣。喜则气和志达，荣卫通利，故气缓矣㉑。悲则心系急，肺布叶举㉒，而上焦不通，荣卫不散，热气在中，故气消矣。恐则精却㉓，却则上焦闭，闭则气还，还则下焦胀，故气不行矣。寒则腠理闭，气不行，故气收矣㉔。炅则腠理开，荣卫通，汗大泄，故气泄。惊则心无所倚，神无所归，虑无所定，故气乱矣。劳则喘息汗出，外内皆越，故气耗矣㉕。思则心有所存，神有所归。正气留而不行，故气结矣。

【注释】

①善言天者……必有厌于己：《类经》十七卷第六十六注："天与人一理，其阴阳气数，无不相合，故善言天者必有验于人。古者今之鉴，欲察将来，须观既往，故善言古者，必有合于今。彼之有

善,可以为法,彼之有不善,可以为戒,故善言人者,必有厌于己。"厌,合的意思。

②道不惑而要数极,所谓明也:《太素》卷二十七邪客注:"如此,人有三善之行,于道不惑。所以然者,得其要理之极,明达故也。"道,道理,事物运动变化的规律。要数,指要理,最重要的道理。

③言而可知,视而可见,扪而可得:这里指通过问诊、望诊、切诊等方法能够得知病情。言,问诊。视,望诊。扪,即切诊。

④发蒙解惑:启发蒙昧,解除迷惑。

⑤稽迟:留滞不行的意思。稽,《说文》:"留止也。"

⑥喘动应手:指痛处跳动应手。喘,在此与揣义同,动也。

⑦阴股:指大腿内侧近前阴处。《太素》卷二十七邪客注:"髀内为股,阴下之股为阴股也。"

⑧宿昔:经久的意思。宿,指止;昔,久远。

⑨缩踡:收缩不伸。踡,踡曲不伸,不舒展貌。

⑩绌急:屈曲拘急的样子。绌,屈曲也。急,拘急也。

⑪炅:王冰注:"炅,热也。"《通雅》:"灵素之炅,当与热同。"

⑫侠脊之脉:王冰注:"侠脊之脉者,当中督脉也,次两旁足太阳脉也。"因督脉循脊里,太阳脉贯膂筋,故邪客之则深,而按之不能及。

⑬背俞之脉:这里指足太阳脉。背俞为五脏在背部足太阳经的俞穴。

⑭厥逆上泄……气复反,则生矣:《太素》卷二十七邪客注:"寒气入五脏中,厥逆上吐,遂令阴气竭绝,阳气未入之间,卒痛不知人,阳气入脏还生也。"上泄,上越。反,通"返"。

⑮小肠不得成聚：《类经》十七卷第六十六注："小肠为丙火之府，而寒邪胜之，则阳气不化，水谷不得停留，故为后泄腹痛。"

⑯五脏六腑，固尽有部：这里指五脏六腑在面部各有一定的分部。

⑰黄赤为热，白为寒，青黑为痛：《类经》十七卷第六十六注："黄赤色者，火动于经，故为热；白色者，阳气衰微，血不上荣，故为寒；青黑色者，血凝气滞，故为痛。"

⑱坚而血及陷下者：《类经》十七卷第六十六注："脉坚者，邪之聚也。血留者，络必盛而起也。陷下者，血气不足，多阴候也。"

⑲百病生于气：《类经》十五卷第二十六注："气之在人，和则为正气，不和则为邪气，凡表里虚实，逆顺缓急，无不因气而至，故百病皆生于气。"

⑳怒则气逆，甚则呕血及飧泄：怒伤肝则肝气上逆，血随气逆，故甚则呕血。肝气横逆，克乘脾土，故为飧泄。飧泄，这里指完谷不化的泄泻证。

㉑喜则气和志达，荣卫通利，故气缓矣：《类经》十五卷第二十六注："气脉和调，故志畅达，荣卫通利，故气徐缓，然喜甚则气过于缓，而渐至涣散……本神篇曰：喜乐者，神惮散而不藏。义可知也。"

㉒肺布叶举：张志聪注："肺脏布大，而肺叶上举。"布，即张也；举，即起也。

㉓精却：这里是精气退缩的意思。

㉔寒则腠理闭，气不行，故气收矣：王冰注："腠，为津液渗泄之所；理，谓文理逢会之中；闭，谓密闭；气，谓卫气；行，谓流行；收，谓收敛也。身寒则卫气沉，故皮肤文理及渗泄之处，皆闭密而气不流行，卫气收敛于中而不发散也。"

㉕劳则喘息汗出,外内皆越,故气耗矣:马莳注:"人有劳役,则气动而喘息,其汗必出于外。夫喘则内气越,汗出则外气越,故气以之而耗散也。"

【译文】

黄帝问道:我听说善于谈论天道的,必能应验于人事;善于谈论历史的,必能应合于今事;善于谈论人事的,必能结合自己的情况。这样,才能掌握事物的规律而不迷惑,了解事物的要领极其透彻,这就是所谓明达事理的人。现在我想请教先生,将问诊所知,望诊所见,切诊所得的情况告诉我,使我有所体验,启发蒙昧,解除疑惑,你能否告诉我呢?

岐伯再次跪拜回答说:你要问的是哪些道理呢?

黄帝说:我想听听人体的五脏突然作痛,是什么邪气造成的呢?岐伯回答说:人体经脉中的气血流行不止,如环无端,如果寒邪侵入了经脉,则经脉气血的循行迟滞,凝涩而不畅,故寒邪侵袭于经脉内外,则使经脉凝涩而血少,脉气留止而不通,所以突然作痛。

黄帝说:其疼痛有突然停止的,有痛得很剧烈而不停止的,有痛得很剧烈而不能按压的,有按压而疼痛停止的,有按压也不见缓解的,有疼痛跳动应手的,有心和背部相互牵引而痛的,有胁肋和少腹相互牵引而痛的,有腹痛牵引阴股的,有疼痛日久而成积聚的,有突然疼痛昏厥如死不知人事、稍停片刻而又清醒的,有痛而呕吐的,有腹痛而后泄泻的,有痛而大便闭结不通的,以上这些疼痛的情况,其病形各不相同,如何加以区别呢?

岐伯说:寒邪侵袭于脉外,则经脉受寒,经脉受寒则经脉收缩不伸,收缩不伸则屈曲拘急,因而牵引在外的细小脉络,内外引急,故突然发生疼痛，如果得到热气，则疼痛立刻停止。假如再次感受寒邪，卫阳受损就会久痛不止。

寒邪侵袭经脉之中，和人体本身的热气相互搏争，则经脉充满，脉满为实，不任压迫，故痛而不可按。寒邪停留于脉中，人体本身的热气则随之而上，与寒邪相搏，使经脉充满，气血运行紊乱，故疼痛剧烈而不可触按。

寒邪侵袭于肠胃之间，膜原之下，以致血气凝涩而不散，细小的络脉拘急牵引，所以疼痛；如果以手按揉，则血气散行，故按之疼痛停止。

寒邪侵袭于侠脊之脉，由于邪侵的部位较深，按揉难以达到病所，故按揉也无济于事。

寒邪侵袭于冲脉之中，冲脉是从小腹关元穴开始，循腹上行，如因寒气侵入则冲脉不通，脉不通则气因之鼓脉欲通，故腹痛而跳动应手。

寒邪袭于背俞足太阳之脉，则血脉流行滞涩，脉涩则血虚，血虚则疼痛，因足太阳脉背俞与心相连，故心与背相引而痛，按揉能使热气来复，热气来复则寒邪消散，故疼痛即可停止。

寒邪侵袭于足厥阴之脉，足厥阴之脉循股阴入毛中，环阴器抵少腹，布胁肋而属于肝，寒邪侵入于脉中，则血凝涩而脉紧急，故胁肋与少腹牵引作痛。

寒厥之气客于阴股，寒气上行少腹，气血凝涩，上下牵引，故腹痛引阴股。

寒邪侵袭于小肠膜原之间、络血之中，使络血凝涩不能流注于大的经脉，血气留止不能畅行，故日久便可结成积聚。

寒邪侵袭于五脏，迫使五脏之气逆而上行，以致脏气上越外泄，阴气竭于内，阳气不得入，阴阳暂时相离，故突然疼痛昏死，不知人事；如果阳气复返，阴阳相接，则可以苏醒。

寒邪侵袭于肠胃，迫使肠胃之气逆而上行，故出现疼痛而呕吐。

寒邪复袭于小肠，小肠为受盛之腑，因寒而阳气不化，水谷不得停留，故泄泻而腹痛。如果是热邪留蓄于小肠，也可发生肠中疼痛，由于内热伤津而唇焦口渴，粪便坚硬难以排出，故腹痛而大便闭结不通。

黄帝说：以上所说从问诊中可以了解。至于望诊可见又是怎样的呢？岐伯说：五脏六腑在面部各有所属的部位，望面部五色的变化就可以诊断疾病，如黄色赤色主热，白色主寒，青色黑色主痛，这就是通过望诊可以了解的。

黄帝说：用手切诊而知病情是怎样的呢？岐伯说：看他主病的经脉，然后以手循按，如果脉坚实的，是有邪气结聚；属气血留滞的，络脉必充盛而高起；如果脉陷下的，是气血不足，多属阴证。这些都是可以用手扪切按循而得知的。

黄帝说：好。我已知道许多疾病的发生，都是由气机失调引起的，如暴怒则气上逆，喜则气舒缓，悲哀则所消沉，恐惧则气下却，遇寒则气收敛，受热则气外泄，受惊则气紊乱，过劳则气耗散，思虑则气郁结。这九种气的变化各不相同，会发生怎样的疾病呢？岐伯说：大怒则使肝气上逆，血随气逆，甚则呕血，或肝气乘脾发生飧泄，所以说是气上。喜则气和顺而志意畅达，营卫之气通利，所以说是气缓。悲哀太过则心系急迫，但悲为肺志，悲伤肺则肺叶张举，上焦随之闭塞不通，营卫之气得不到布散，热气郁闭于中而耗损肺气，所以说是气消。恐惧则使精气下却，精气下却则升降不交，故上焦闭塞，上焦闭塞则气还归于下，气郁于下则下焦胀满，所以说"恐则气下"。寒冷之气侵袭人体，则使腠理闭密，营卫之气不得畅行而收敛于内，所以说是气收。火热之气能使人腠理开放，营卫通畅，汗液大量外出，致使气随津泄，所以说是气泄。受惊则心悸动无所依附，神志无所归宿，心中疑虑不定，所以说是气乱。劳役过度则气动喘息，汗出过多，喘则内气越，汗出过多则外气越，内外之气皆泄越，所以说是气耗。思则精力集中，心有所存，神归一处，以致正气留结而不运行，所以说是气结。

腹中论篇第四十

精解导读

一、对鼓胀、血枯、伏梁、热中、消中、厥逆等腹中疾患的病因、症状、治法、禁忌等进行了讨论和分析。

二、介绍了鸡矢醴和四乌鲗骨一藘茹丸两个方剂，是研究古代方剂学的很有价值的资料。

三、指出妊娠与腹中疾患的鉴别要点。

【原文】

黄帝问曰：有病心腹满，旦食则不能暮食，此为何病？岐伯对曰：名为鼓胀①。帝曰：治之奈何？岐伯曰：治之以鸡矢醴②，一剂知，二剂已。帝曰：其时有复发者，何也？岐伯曰：此饮食不节，故时有病也。虽然其病且已时，故当病，气聚于腹也③。

帝曰：有病胸胁支满者，妨于食，病至则先闻腥臊，臭，出清液，先唾血，四肢清，目眩，时时前后血④，病名为何？何以得之？

岐伯曰：病名血枯⑤，此得之年少时，有所大脱血；若醉入房中，气竭，肝伤⑥，故月事衰少不来也。帝曰：治之奈何？复以何术？岐伯曰：以四乌鲗骨⑦一藘茹⑧，二物并合之，丸以雀卵⑨，大如小豆；以五丸为后饭⑩，饮以鲍鱼⑪汁，利肠中及伤肝也。

帝曰：病有少腹盛，上下左右皆有根，此为何病？可治不？岐伯曰：病名曰伏梁⑫。帝曰：伏梁何因而得之？岐伯曰：裹大脓血，居肠胃之外，不可治，治之每切按之致死⑬。帝曰：何以然？岐伯曰：此下则因阴，必下脓血，上则迫胃脘，出膈，侠胃脘内痈⑭。此久病也，难治。居脐上为逆，居脐下为从⑮，勿动亟夺⑯。论在《刺法》中。

帝曰：人有身体髀股䯒皆肿，环脐而痛，是为何病？岐伯曰：病名伏梁，此风根⑰也。其气溢于大肠，而著于肓，肓之原在脐下⑱，故环脐而痛也。不可动之⑲，动之为水溺⑳涩之病。

帝曰：夫子数言热中、消中㉑，不可服高粱、芳草、石药㉒，石药发瘨，芳草发狂㉓。夫热中、消中者，皆富贵人也，今禁高粱，是不合其心，禁芳草、石药，是病不愈㉔，愿闻其说。岐伯曰：夫芳草之气美，石药之气悍，二者其气急疾坚劲，故非缓心和人，不可以服此二者㉕。帝曰：不可以服此二者，何以然？岐伯曰：夫热气慓悍㉖，药气亦然，二者相遇，恐内伤脾㉗。脾者土也，而恶木，服此药者，至甲乙日更论㉘。

帝曰：善。有病膺肿颈痛，胸满腹胀，此为何病？何以得之？岐伯曰：名厥逆㉙。帝曰：治之奈何？岐伯曰：灸之则瘖㉚，石㉛之则狂，须其气并㉜，乃可治也。帝曰：何以然？岐伯曰：阳气重上，有余于上，灸之则阳气入阴，入则瘖㉝；石之则阳气虚，虚则狂㉞。须其气并而治之，可使全也。

帝曰：善。何以知怀子之且生㉟也？岐伯曰：身有病而无邪脉也㊱。

帝曰：病热而有所痛者，何也？岐伯曰：病热者，阳脉也，以三阳之动也㊲，人迎一盛少阳，二盛太阳，三盛阳明。入阴也，夫阳入于阴，故病在头与腹，乃䐜胀而头痛也㊳。帝曰：善。

【注释】

①鼓胀：臌胀。其症心腹胀满，其形如鼓，故名鼓胀。

②鸡矢醴：治疗臌胀的药酒方。《太素》卷二十九胀论注："可取鸡粪作丸，熬令烟盛，以清酒一斗半沃之，承取汁，名曰鸡醴，饮取汗。"《类经》十六卷第五十五注："鸡矢醴法，按《正传》云：用羯鸡矢一升，研细，炒焦色，地上出火毒，以百沸汤淋汁，每服一大盏，调木香、槟榔末各一钱，日三服，空腹服，以平为度。"

③虽然其病且已时，故当病，气聚于腹也：马莳注："其愈后有腹胀者，特以饮食不节故耳。正以病将愈时，而饮食复伤，则邪气复聚于腹，所以为之再胀也。"

④有病胸胁支满者……时时前后血：张志聪注："此论腹中血脱，所伤在肝也。"肝脉布胁肋，肝病不荣经脉，故胸胁支满；肝主疏泄，助脾运化，肝病不能助脾，故妨于饮食；肝臭臊，肺臭腥，肺虚不能制肝，则肝肺之气俱逆，浊气不降，故闻腥臊；肺开窍于鼻，肺气虚则出清冷鼻液；肝病不能藏血，血随逆气上出，故先唾血；气血亏虚不能温养肢体，故四肢清；肝开窍于目，肝病血少，目失所养，故目眩；肝血不藏，随经而下，故时常前、后阴出血。

⑤血枯：病名。《类经》十七卷第六十三注："血枯者，月水断绝也。"

⑥若醉入房，气竭，肝伤：《类经》十七卷第六十三注："醉后行房，血盛而热，因而纵肆，则阴精尽泄，精去则气去，故中气竭

也。夫肾主闭藏，肝主疏泄，不惟伤肾，而且伤肝。"

⑦乌鲗骨：这里指乌贼骨，一名海螵蛸。

⑧藘茹：茜草。《本草纲目》云："苦寒无毒。治月经不止，带下，扑损瘀血，通经脉，活血行血，久服益精气。"

⑨雀卵：王冰注："味甘温平无毒，主治男子阴萎不起，强之令热，多精有子"。

⑩为后饭：先吃药，后吃饭，谓之后饭。

⑪鲍鱼：王冰注："味辛臭温平无毒，主治瘀血血痹在四肢不散者。"《本草纲目》曰："治女子血枯病伤肝，利肠。"

⑫伏梁：指其病伏藏于腹中，如强梁之坚硬。《类经》十七卷第七十三注："伏，藏伏也；梁，强梁坚硬之谓。"

⑬治之每切按之致死：王冰注："以裹大脓血，居肠胃之外，按之痛闷不堪，故每切按之致死也。"

⑭此下则因阴……侠胃脘内痈：王冰注："以冲脉下行者络阴，上行者循腹，故此上则迫近于胃脘，下则因薄于阴器也。若因薄于阴，则便下脓血。若迫近于胃，则病气上出于膈，复侠胃脘内长其痈也。何以然哉？以本有大脓血在肠胃之外故也。"

⑮居脐上为逆，居脐下为从：王冰注："若裹大脓血居脐上，则渐伤心脏，故为逆。居脐下，则去心稍远，犹得渐攻，故为从。从，顺也。"

⑯勿动亟夺：不可动用屡次攻夺的方法治疗。亟，屡次。夺，攻取。

⑰风根：《类经》十七卷第七十三注："风根，即寒气也，如百病始生篇曰：积之始生，得寒乃生，厥乃成积。即此谓也。"

⑱肓之原在脐下：王冰注："脐下，谓脖胦，在脐下同身寸之二寸半。《灵枢经》云：肓之原名曰脖胦。"脖胦，一名下肓，即脐下

⑲不可动之：不可用药物攻下以击动之。

⑳水溺：这里指小便。

㉑热中、消中：王冰注："多饮数溲，谓之热中；多食数溲，谓之消中。"

㉒高梁、芳草、石药：《类经》十六卷第六十注："高梁，厚味也；芳草，辛香之品也；石药，煅炼金石之类也。三者皆能助热，亦能销阴，凡病热者，所当禁用。"

㉓石药发瘨，芳草发狂：瘨，同"癫"。癫狂均系精神错杂失常的疾病。

㉔今禁高梁……是病不愈：张志聪注："富贵之人，形乐而志苦，华食而纵淫，夫四体不劳则血气留滞，心志烦苦则中气内伤，膏粱华食则脾胃有亏，放纵淫欲则精血耗竭，是以热中消中，多生于富贵之人。如不丰美其食，是不合其心，留中之病，宜于上下分消，若禁芳草石药，故病不能愈。"

㉕故非缓心和人，不可以服此二者：王冰注："脾气溢而生病，气美则重盛于脾，消热之气躁疾气悍，则又滋其热。若人性和心缓，气候舒匀，不与物争，释然宽泰，则神不躁迫，无惧内伤。故非缓心和人，不可以服此二者。"

㉖慓悍：指轻疾峻猛的意思。慓，迅疾；悍，勇猛。

㉗恐内伤脾：《类经》十六卷第六十注："脾者，阴中之至阴也，阳盛则伤阴，故二热合气，必致伤脾。"

㉘至甲乙日更论：即至甲日和乙日其病必甚。因脾伤者畏木，据干支纪日法，甲日和乙日均属木。更论，更当别论的意思。

㉙厥逆：指病症名，所指不同，此其一者，因病机而得名。指阴气并于阳上逆。

㉚瘖：失音不能言语。

㉛石：这里指砭石、针石。

㉜气并：这里指阳气厥逆之后，阳降阴升，阴阳之气渐次合并。

㉝阳气重上……入则瘖：《类经》十五卷第三十八注："阳气有余于上，而复灸之，是以火济火也，阳极乘阴，则阴不能支，故失声为瘖。"

㉞石之则阳气虚，虚则狂：《类经》十五卷第三十八注："阳并于上，其下必虚，以石泄之，则阳气随刺而去，气去则上下俱虚，而神失其守，故为狂也。"

㉟怀子之且生：这里指从怀孕至临产的一个全过程。之，至也。

㊱身有病而无邪脉也：《类经》十七卷第六十二注："身有病，谓经断恶阻之类也。身病者脉亦当病，或断续不调，或弦涩细数，是皆邪脉，则真病也。若六脉和滑，而身有不安者，其为胎气无疑矣。"

㊲病热者，阳脉也，以三阳之动也：三阳属表，故外邪侵及体表而病发热者，必于三阳之脉动甚。

㊳夫阳入于阴……乃䐜胀而头痛也：马莳注："三阳既毕，则入之三阴经分矣。阳入于阴，故头主阳，腹主阴，在阴当腹䐜胀，而在阳当头痛也。"

【译文】

黄帝问道：有一种心腹胀满的病，早晨吃了饭晚上就不能再吃，这是什么病呢？岐伯回答说：这叫鼓胀病。黄帝说：如何治疗呢？岐伯说：可用鸡矢醴来治疗，一剂就能见效，两剂病就好了。黄帝说：这种病有时还会复发是什么原因呢？岐伯说：这是因为饮食不注意，所以病有时复发。这种情况多是正当疾病将要痊愈时，而又复伤于饮食，使邪气复聚于腹中，因此鼓胀就会再发。

黄帝说：有一种胸胁胀满的病，妨碍饮食，发病时先闻到腥臊的气味，鼻流清涕，先唾血，四肢清冷，头目眩晕，时常大小便出血，这种病叫什么名字？是什么原因引起的？岐伯说：这种病的名字叫血枯，得病的原因是在少年的时候患过大的失血病，使内脏有所损伤，或者是醉后肆行房事，使肾气竭，肝血伤，所以月经闭止而不来。黄帝说：怎样治疗呢？要用什么方法使其恢复？岐伯说：用四份乌贼骨，一份䕡茹，二药混合，以雀卵为丸，制成如小豆大的丸药，每次服五丸，饭前服药，饮以鲍鱼汁。这个方法可以通利肠道，补益损伤的肝脏。

黄帝说：病有少腹坚硬盛满，上下左右都有根蒂，这是什么病呢？可以治疗吗？岐伯说：病名叫伏梁。黄帝说：伏梁病是什么原因引起的？岐伯说：小腹部裏藏着大量脓血，居于肠胃之外，是不可能治愈的。在诊治时，不宜重按，每因重按而致死。黄帝说：为什么会这样呢？岐伯说：此下为小腹及二阴，按摩则使脓血下出；此上是胃脘部，按摩则上迫胃脘，能使横膈与胃脘之间发生内痈，此为根深蒂固的久病，故难治疗。一般地说，这种病生在脐上的为逆症，生在脐下的为顺症，切不可急切按摩，以使其下夺。关于本病的治法，在《刺法》中有所论述。黄帝说：有人身体髀、股、骱等部位都发肿，且环绕脐部疼痛，这是什么病呢？岐伯说：病的名字叫伏梁，这是由于宿受风寒所致。风寒之气充溢于大肠而留着于肓，肓的根源在脐下气海，所以绕脐而痛。这种病不可用攻下的方法治疗，如果误用攻下，就会发生小便涩滞不利的病。

黄帝说：先生屡次说患热中、消中病的，不能吃肥甘厚味，也不能吃芳香药草和金石药，因为金石药物能使人发癫，芳草药物能使人发狂。患热中、消中病的，多是富贵之人，现在如禁止他们吃肥甘厚味，则不适合他们的心理，不使用芳草石药，又治不好他们的病，这种情况如何处理呢？我愿意听听你的意见。岐伯说：芳草之气多香窜，石药之气多猛悍，这两类药物的性能都是急疾坚劲的，若非性情和缓的人，不可以服用这两类药物。黄帝说：不可以服用这两类药物，是什么道理呢？岐伯说：因为这种人平素嗜食肥甘而生内热，热气本身是慓悍的，药物的性能也是这样，两者遇在一起，恐怕会损伤人的脾气，脾属土而恶木，所以服用这类药物，在甲日和乙日肝木主令时，病情就会更加严重。

黄帝说：好。有人患膺肿颈痛，胸满腹胀，这是什么病呢？是什么原因引起的？岐伯说：病名叫厥逆。黄帝说：怎样治疗呢？岐伯说：这种病如果用灸法便会失音，用针刺就会发狂，必须等到阴阳之气上下相合，才能进行治疗。黄帝说：为什么呢？岐伯说：上本为阳，阳气又逆于上，重阳在上，则有余于上，若再用灸法，是以火济火，阳极乘阴，阴不能上承，故发生失音；若用砭石针刺，阳气随刺外泄则虚，神失其守，故发生神志失常的狂症；必须在阳气从上下降，阴气从下上升，阴阳二气交并以后再进行治疗，才可以获得痊愈。

黄帝说：好。妇女怀孕且要生产是如何知道的呢？岐伯说：其身体似有某些病的征候，但不见有病脉，就可以诊为妊娠。

黄帝说：有病发热而兼有疼痛的是什么原因呢？岐伯说：阳脉是主热症的，外感发热是三阳受邪，故三阳脉动甚。若人迎大一倍于寸口是病在少阳；大两倍于寸口，是病在太阳；大三倍于寸口，是病在阳明。三阳既毕，则传入于三阴。病在三阳，则发热头痛，今传入于三阴，故又出现腹部胀满，所以病人有腹胀和头痛的症状。黄帝说：好。

刺腰痛篇第四十一

精解导读

一、本篇着重论述了正经、奇经、别络等经络发生病变所致腰痛病的临床表现和针刺治疗方法。

二、重点介绍了腰痛针刺治疗中循经取穴的方法，同时对针刺出血与否，缪刺取穴，以及根据月亮盈亏决定针刺次数等法则，也有所论及。

三、对腰痛兼有上寒、上热、中热而喘等复杂病症的取穴方法，做了简单介绍。

【原文】

足太阳脉令人腰痛，引项脊尻背如重状①，刺其郄中②太阳正经③出血，春无见血④。

少阳令人腰痛，如以针刺其皮中，循循然不可以俯仰，不可以顾⑤，刺少阳成骨⑥之端出血，成骨在膝外廉之骨独起者，夏无见血⑦。

阳明令人腰痛，不可以顾，顾如有见者，善悲⑧，刺阳明于骱前三痏，上下和之出血⑨，秋无见血⑩。

足少阴令人腰痛，痛引脊内廉⑪，刺少阴于内踝上⑫二痏，春无见血⑬，出血太多，不可复也⑭。

厥阴之脉，令人腰痛，腰中如张弓弩弦⑮，刺厥阴之脉，在腨踵鱼腹之外,循之累累然⑯,乃刺之,其病令人言,默默然不慧⑰,刺之三痏。

解脉令人腰痛,痛引肩,目䀮䀮然,时遗溲⑱,刺解脉,在膝筋肉分间郄外廉之横脉出血,血变而止⑲。

解脉令人腰痛如引带,常如折腰状,善恐⑳,刺解脉,在郄中结络如黍米,刺之血射以黑,见赤血而已。

同阴之脉㉑令人腰痛,痛如小锤居其中,怫然肿㉒,刺同阴之脉,在外踝上绝骨之端㉓,为三痏。

阳维之脉令人腰痛,痛上怫然肿,刺阳维之脉,脉与太阳合腨下间,去地一尺所㉔。衡络㉕之脉令人腰痛,不可以俯仰,仰则恐仆,得之举重伤腰,衡络绝,恶血归之㉖,刺之在郄阳筋之间,上郄数寸,衡居为二痏出血㉗。

会阴之脉㉘令人腰痛,痛上漯漯然汗出,汗干令人欲饮,饮已欲走㉙,刺直阳之脉㉚上三痏,在蹻上郄下五寸横居㉛,视其盛者出血。

飞阳之脉㉜令人腰痛,痛上怫怫然㉝,甚则悲以恐㉞,刺飞阳之脉,在内踝上二寸,少阴之前,与阳维之会㉟。

昌阳之脉㊱令人腰痛,痛引膺,目䀮䀮然,甚则反折,舌卷不能言㊲;刺内筋㊳为二痏,在内踝上大筋前太阴后,上踝二寸所。

散脉㊴,令人腰痛而热,热甚生烦,腰下如有横木居其中,甚则遗溲㊵,刺散脉,在膝前骨肉分间,络外廉㊶束脉,为三痏。

肉里之脉㊷令人腰痛,不可以咳,咳则筋缩急㊸,刺肉里之脉为二痏,在太阳之外,少阳绝骨之后㊹。

腰痛侠脊而痛至头几几然㊺,目䀮䀮欲僵仆,刺足太阳郄中出血。

腰痛上寒,刺足太阳、阳明;上热,刺足厥阴;不可以俯仰,刺足少阳;中热而喘,刺足少阴㊻,刺郄中出血。

腰痛上寒不可顾,刺足阳明;上热,刺足太阴㊼;中热而喘,刺足少阴。大便难,刺足少阴㊽。少腹满,刺足厥阴㊾。如折不可以俯仰,不可举,刺足太阳㊿。引脊内廉,刺足少阴㉛。

腰痛引少腹控䏚㉜,不可以仰。刺腰尻交者㉝,两髁胂㉞上。以月生死为痏数㉟,发针立已,左取右,右取左。

【注释】

①足太阳脉令人腰痛,引项脊尻背如重状:王冰注:"足太阳脉,别下项,循肩髆内,挟脊抵腰中,别下贯臀,故令人腰痛,引项脊尻背如负重之状也。"尻,此指脊骨末端。

②郄中:即委中穴。王冰注:"在膝后屈处腘中央约纹中动脉,足太阳脉之所入也。"

③太阳正经:指委中穴,因足太阳之正,别入腘中。即取委中穴处刺出其血。

④春无见血:王冰注:"太阳合肾,肾旺于冬,水衰于春,故春无见血也。"

⑤少阳令人腰痛……不可以顾:足少阳之脉,循胁里,出气街,绕毛际,横入髀厌中,故可令人腰痛。少阳属火主于夏,夏气在皮肤,故皮中如针刺。循循然,依次貌。足少阳脉行身之侧,故不可以俯仰。其脉起于目锐眦,上抵头角,下耳后,循颈下胸中,故不可以顾。顾,回首也。

⑥成骨:又称为骭骨,即胫骨。因能成立其身,故名成骨。

⑦夏无见血:王冰注:"少阳合肝,肝旺于春,木衰于夏,故无见血。"

⑧阳明令人腰痛……善悲:足阳明之筋,上循胁属脊,故阳明

脉病可以令人腰痛。其脉循喉咙入缺盆，故不可以回顾。阳明为水谷之海，气血营卫皆由此生，阳明病则神气虚乱，故目见怪异而善悲哀。

⑨刺阳明于骭前三痏，上下和之出血：《类经》二十二卷第四十九注："骭前三痏，即三里也。上下和之，兼上下巨虚而言也。"骭骨，为小腿胫、腓骨之通称。《医宗金鉴》正骨心法要旨云："其骨二根，在前者名成骨，其形粗；在后者名辅骨，其形细，又俗名劳堂骨。"足三里穴，在膝下三寸，胫骨外侧两筋之间。上巨虚，即为巨虚上廉，在足三里下三寸处。下巨虚，即巨虚下廉，在足三里下六寸处。

⑩秋无见血：王冰注："阳明合脾，脾旺长夏，土衰于秋，故秋无见血。"

⑪足少阴令人腰痛，痛引脊内廉：足少阴脉贯脊属肾，腰为肾之府，故其病如是。

⑫少阴于内踝上：即复溜穴。在内踝上同身寸二寸。

⑬春无见血：马莳注："春时木旺则水衰，故春无见血。"

⑭不可复也：马莳注："肾气不可复也。"《素问识》云："据《甲乙》，谓血虚不可复也。"少阴脉属肾，气血外泄，必伤肾气，当以前说为是。

⑮厥阴之脉，令人腰痛，腰中如张弓弩弦：足厥阴脉，其支者与太阳、少阳之脉同结于腰踝下中髎、下髎之间，故厥阴之脉病则令人腰痛。肝主筋，肝足厥阴之脉病则筋急，筋急则腰部强直拘急，故如新张弓弩之弦。

⑯腨踵鱼腹之外，循之累累然：王冰注："腨踵者，言脉在腨外侧，下当足跟也。腨形势如卧鱼之腹，故曰鱼腹之外也。循其分肉，有血络累累然，乃刺出之。此正当蠡沟穴分，足厥阴之络，在内踝

上五寸。"腨,腿肚。踵,足跟。累累然,如串珠之状。

⑰言默默然不慧:指沉默寡言而精神不爽。

⑱解脉令人腰痛……时遗溲:王冰注:"解脉,散行脉也,言不合而别行也。此足太阳之经,起于目内眦,上额交巅上,循肩髆侠脊抵腰中,入循脊,络肾属膀胱,下入腘中。故病斯候也。又其支别者,从髆内别下贯胛,循髀外后廉而下合于腘中。两脉如绳之解股,故名解脉也。"眣眣然,不明貌。溲,小便。

⑲膝筋肉分间郄外廉之横脉出血,血变而止:膝筋肉分间指委中穴处,亦即郄中。此外侧之横脉,指委阳穴处。王冰注:"膝后两旁,大筋双上,股之后,两筋之间,横纹之处,䐀肉高起,则郄中之分也……当取郄外廉有血络横见,迢然紫黑而盛满者,乃刺之,当见黑血,必候其血色变赤乃止。"

⑳令人腰痛如引带,常如折腰状,善恐:指足太阳之脉,其支者从腰中下挟脊,贯臀入腘中,故其痛如引带,如腰折。其脉络肾,肾志为恐,故善恐。

㉑同阴之脉:王冰注:"足少阳之别络也,并少阳经上行,去足外踝上同身寸之五寸,乃别走厥阴,并经下络足跗,故曰同阴脉也。"

㉒怫然肿:肿起之状。怫,《说文》:"郁也。"黄元御注:"怫然,肿貌。"

㉓绝骨之端:这里指足少阳经之阳辅穴,在足外踝上四寸。

㉔脉与太阳合腨下间,去地一尺所:指承山穴处。《类经》二十二卷第四十九注:"阳维脉气所发,别于金门而上行,故与足太阳合于腨下间。去地一尺所,即承山穴也。"

㉕衡络:王冰注:"衡,横也,谓太阳之外络,自腰中横入髀外后廉,而下与中经合于腘中者。"

㉖举重伤腰，衡络绝，恶血归之：《类经》二十二卷第四十九注："若举重伤腰，则横络阻绝，而恶血归之，乃为腰痛。"

㉗郄阳筋之间，上郄数寸，衡居为二痏出血：郄阳，这里指委阳穴。郄阳筋间，上行数寸，乃殷门穴处。当视其血络横居盛满者，针刺二次，使之出血。衡，横也。

㉘会阴之脉：指足太阳之中经。王冰注："足太阳之中经也，其脉循腰下会于后阴，故曰会阴之脉。"姚止庵同此说。

㉙令人腰痛……饮已欲走：太阳之脉行身之背，挟脊抵腰中，故令人腰痛。太阳为巨阳热盛，阳热迫津外泄，故痛上漯漯然汗出。汗干阴液消亡，故令人饮水自救。饮已正复，正邪又相交争，故令人烦躁而欲奔走。漯漯然，汗出貌。

㉚直阳之脉：指太阳之脉。王冰注："直阳一脉则太阳之脉，侠脊下行贯臀，下至腘中，下循腨，过外踝之后，条直而行者，故曰直阳之脉也。"

㉛跻上郄下五寸横居：王冰注："跻为阳跻所生申脉穴，在外踝下也。郄下，则腘下也。言此刺处在腘下同身寸之五寸，上承郄中之穴，下当申脉之位，是谓承筋穴，即腨中央如外陷者中也，太阳脉气所发，禁不可刺，可灸三壮。今云刺者，谓刺其血络之盛满者也。"

㉜飞阳之脉：《太素》卷三十腰痛注："足太阳别，名曰飞阳……太阳去外踝上七寸，别走足少阴。"《太素》卷九十五络脉注："此太阳络，别走向少阴经，迅疾如飞，故名飞阳也。"王冰注："是阴维之脉也，去内踝上同身寸之五寸［疑"二寸"之误］腨分中，并少阴经而上也。"张志聪注："足太阳之别名曰飞阳，去踝七寸，别走少阴。阴维之脉，起于足少阴筑宾穴，为阴维之郄。故名飞阳者，谓阴维之原，从太阳之脉，走少阴而起者也。"

㉝怫怫然：黄元御注："气郁而不行也。"

㉞悲以恐：即悲者生于心肺，恐者生于肾。足少阴脉属肾，从肾上贯肝膈入肺中，其支别者，从肺出络心，故其脉病，甚则悲以恐。

㉟在内踝上二寸，少阴之前，与阴维之会：王冰注："内踝后上同身寸之二寸（原作五寸，据气穴论注改）复溜穴，少阴脉所行，刺可入同身寸之三分。内踝后筑宾穴，阴维之郄……少阴之前阴维之会，以三脉会在此穴分也……今《中诰》经文，正同此法。"

㊱昌阳之脉：马莳注："昌阳，系足少阴肾经穴名，又名复溜。"《甲乙》卷三第三十二："复溜者，金也，一名伏白，一名昌阳。"

㊲昌阳之脉令人腰痛……舌卷不能言：足少阴脉属肾，腰为肾之府，故为腰痛。肾脉注胸中，故痛引膺。肾之精为瞳子，故目䀮䀮然。少阴经合于太阳，太阳脉行于脊背，故甚则反折。肾脉循喉咙，挟舌本，故舌卷不能言。

㊳内筋：《类经》二十二卷第四十九注："内筋，筋之内也，即为复溜穴，在足太阴经之后，内踝上二寸所。"

㊴散脉：张志聪注："冲脉者，起于胞中，上循背里，为经络之海，其浮而外者，循腹右上行至胸中，而散灌于皮肤，渗于脉外，故名散脉也。"

㊵令人腰痛而热……甚则遗溲：张志聪注："冲脉为十二经脉之原，心主血脉，故痛而热，热甚生烦。其循于腹者，出于气街，侠脐下两旁各五分，至横骨一寸，经脉阻滞于其间，故腰下如有横木居其中。起于胞中，故甚则遗溺。"

㊶刺散脉……络外廉：张志聪注："其俞上在于大杼，下出于巨虚之上下廉，故取膝前外廉者，取冲脉之下俞也。"巨虚上下廉，即上下巨虚穴，其穴在膝前下方的外侧骨肉分间。

㊷肉里之脉：王冰注："肉里之脉，少阳所生，则阳维之脉气所发也。"据王冰注文之义，肉里当指分肉穴之里。

㊸不可以咳，咳则筋缩急：因少阳主筋，其脉循胸过季胁，故病则不能咳，咳则相引而痛，且筋脉拘急挛缩。

㊹在太阳之外，少阳绝骨之后：王冰注："如指曰，在太阳之外，少阳绝骨之后也。分肉穴在足外踝直上绝骨之端如后，同身寸之二分，筋肉分间，阳维脉气所发。"

㊺腰痛侠脊而痛至头几几然：马莳注："此言腰痛之证，有关于足太阳者，当即其本经而刺之也。足太阳膀胱经之脉，起于目内眦，上额交巅，其直者从巅入络脑，还出别下项，循肩膊内，侠脊抵腰中，故腰痛之疾，有侠脊而痛者至头。"几几然，拘强不舒貌。

㊻腰痛上寒……刺足少阴：《类经》二十二卷第四十九注："上寒上热，皆以上体言也。寒刺阳经，去阳分之阴邪；热刺厥阴，去阴中之风热也。少阳脉行身之两侧，故俯仰不利者当刺之。少阴主水，水病无以制火，故中热；少阴之脉贯肝膈入肺中，故喘，当刺足之少阴，涌泉、大钟悉主之。"

㊼腰痛……刺足太阴：即足阳明脉上络头项，故病则不可以顾。腰痛上寒，为阳分阴邪盛，故刺足阳明以散其阴邪。上热，为阴分阳热盛，故刺足太阴以泻其阳热。

㊽大便难，刺足少阴：因肾开窍于二阴，肾病关门不利，故大便难，应刺足少阴肾经。

㊾少腹满，刺足厥阴：因足厥阴脉环阴器抵少腹，故病则少腹胀满，应刺足厥阴经。

㊿如折不可以俯仰，不可举，刺足太阳：足太阳之脉循腰背，故其病如是，应刺足太阳。

㉛引脊内廉，刺足少阴：足少阴循行脊内廉，故腰痛引脊内廉

者，应刺足少阴经。

㉝控䏚：控，牵引的意思。䏚，季胁之下髂嵴之上空软处。

㉝腰尻交者：这里指下髎穴。王冰注："谓髁下尻骨两旁四骨空，左右八穴，俗呼此骨为八髎骨也。此腰痛取腰髁下第四髎，即下髎穴也。足太阴、厥阴、少阳三脉，左右交结于中，故曰腰尻交者也。"

㊴髁胂：髁，髋骨，由髂骨、坐骨和耻骨组成。胂，指高起丰满的肌肉群，如脊椎两旁或髂嵴以下的肌肉等。

㊵以月生死为痏数：以月亮的圆缺变化作为计算针刺的次数。

【译文】

足太阳经脉发病使人腰痛，痛时牵引项脊尻背，好像担负着沉重的东西一样，治疗时应刺其合穴委中，即在委中穴处刺出其恶血。若在春季不要刺出其血。

足少阳经脉发病使人腰痛，痛如用针刺于皮肤中，逐渐加重不能前后俯仰，并且不能左右回顾。治疗时应刺足少阳经在成骨的起点出血，成骨即膝外侧高骨凸起处，若在夏季则不要刺出其血。

阳明经脉发病而使人腰痛，颈项不能转动回顾，如果回顾则神乱目花犹如妄见怪异，并且容易悲伤，治疗时应刺足阳明经在胫骨前的足三里穴三次，并配合上、下巨虚穴刺出其血，秋季则不要刺出其血。

足少阴脉发病使人腰痛，痛时牵引到脊骨的内侧，治疗时应刺足少阴经在内踝上的复溜穴两次，若在春季则不要刺出其血。如果出血太多，就会导致肾气损伤而不易恢复。

厥阴经脉发病使人腰痛，腰部强急如新张的弓弩弦一样，治疗时应刺足厥阴的经脉，其部位在腿肚和足跟之间鱼腹之外的蠡沟穴处，摸之有结络累累然不平者，就用针刺之，如果病人沉默抑郁不爽，可以针刺三次。

解脉发病使人腰痛，痛时会牵引到肩部，眼睛视物不清，时常遗尿，治疗时应取解脉在膝后大筋分肉间（委中穴）外侧的委阳穴处，有血络横见，紫黑盛满，要刺出其血直到血色由紫变红才停止。

解脉发病使人腰痛，好像有带子牵引一样，常好像腰部被折断一样，并且时常有恐惧的感觉，治疗时应刺解脉，在委中有络脉结滞如黍米者，刺之则有黑色血液射出，等到血色变红时即停止。

同阴之脉发病使人腰痛，痛时胀闷沉重，好像有小锤在里面敲击，病处突然肿胀，治疗时应刺同阴之脉，在外踝上绝骨之端的阳辅穴处，针三次。

阳维之脉发病使人腰痛，痛处怫然肿胀，应刺阳维脉的承山穴，因为阳维脉与足太阳脉会合于腿肚下端的中间，即离地一尺左右的承山穴。

衡络之脉发病使人腰痛，不可以前俯和后仰，后仰则恐怕跌倒，这种病大多因为用力举重伤及腰部，使横络阻绝不通，瘀血滞在里。治疗时应刺委阳大筋间上行数寸处的殷门穴，视其血络横居盛满者针刺二次，令其出血。

会阴之脉发病使人腰痛，痛则汗出，汗止则欲饮水，并表现出行动不安的状态，治疗时应刺直阳之脉上三次，其部位在阳跻申脉穴上、足太阳委中穴下五寸的承筋穴处，视其左右有络脉横居、血络盛满的，刺出其血。

飞阳之脉发病使人腰痛，痛处的盘脉肿胀，严重时出一情志悲哀而恐惧，治疗时应刺飞阳之脉，其部位是在内踝上二寸，足少阴之前，与阴维相会之处的筑宾穴。昌阳之脉发病使人腰痛，疼痛牵引胸膺部，眼睛视物昏花，严重时腰背向后反折，舌卷短不能言语，治疗时应取筋内侧的复溜穴刺二次，其穴在内踝上大筋的前面，足太阴经的后面，内踝上二寸处。

散脉发病使人腰痛而发热，热甚则生心烦，腰下好像有一块横木梗阻其中，甚至会发生遗尿，治疗时应刺散脉下俞之巨虚上廉和巨虚下廉，其穴在膝前外侧骨肉分间，看到有青筋缠束的脉络，即用针刺三次。

肉里之脉发病使人腰痛，痛得不能咳嗽，咳嗽则筋脉拘急挛缩，治疗时应刺肉里之脉二次，其穴在足太阳的外前方，足少阳绝骨之端的后面。

腰痛侠脊背而痛，上连头部拘强不舒，眼睛昏花，好像要跌倒，治疗时应刺足太阳经的委中穴出血。

腰痛时有寒冷感觉的，应刺足太阳经和足阳明经，以散阳分之阴邪；有火热感觉的，应刺足厥阴经，以去阴中之风热；腰痛不能俯仰的，应刺足少阳经，以转枢机关；若内热而喘促的，应刺足少阴经，以壮水制火，并刺委中的血络出血。

腰痛时，感觉上部寒冷，头项强急不能回顾的，应刺足阳明经；感觉上部火热的，应刺足太阴经；感觉内里发热兼有气喘的，应刺足少阴经。大便困难的，应刺足少阴经。少腹胀满的，应刺足厥阴经。腰痛有如折断一样不可前后俯仰，不能举动的，应刺足太阳经。腰痛牵引脊骨内侧的，应刺足少阴经。

腰痛时牵引少腹，引动季胁之下，不能后仰的，治疗时应刺腰尻交处的下髎穴，其部位在两踝骨下侠脊两旁的坚肉处，针刺时以月亮的盈缺计算针刺的次数，针后会立即见效，并采用左痛刺右侧、右痛刺左侧的方法。

第十二卷

风论篇第四十二

精解导读

一、论述了风邪的性质和致病特点。风性主动,变化最快,具有"善行而数变"的性质,故风邪致病,具有病症变化多端的特点。风邪还是引起多种疾病的首要因素,有"百病之长"之称。作者列举了五脏风、胃风、首风、漏风、泄风等多种风病,以阐明以上道理。

二、论述了多种风病的病因、症状、诊断要点,并介绍了五脏风病的面诊部位和相应色泽。

三、各种风症,虽然临床症状千差万别,但均有汗出恶风的共同症状,这对于临床辩证具有重要意义。

【原文】

黄帝问曰:风之伤人也,或为寒热,或为热中①,或为寒中②,或为疠风③,或为偏枯④,或为风也;其病各异,其名不同,或内至五脏六腑,不知其解,愿闻其说。

岐伯对曰：风气藏于皮肤之间，内不得通，外不得泄；风者善行而数变，腠理开则洒然寒，闭则热而闷⑤，其寒也则衰食饮，其热也则消肌肉，故使人怢栗⑥而不能食，名曰寒热。

风气与阳明入胃，循脉而上至目内眦，其人肥则风气不得外泄，则为热中而目黄；人瘦，则外泄而寒，则为寒中而泣出⑦。

风气与太阳俱入，行诸脉俞，散于分肉之间，与卫气相干，其道不利，故使肌肉愤䐜而有疡；卫气有所凝而不行，故其肉有不仁也⑧。疠者，有荣气热胕，其气不清，故使其鼻柱坏而色败，皮肤疡溃。风寒客于脉而不去，名曰疠风⑨，或名曰寒热⑩。

以春甲乙伤于风者为肝风⑪，以夏丙丁伤于风者为心风，以季夏⑫戊己伤于邪者为脾风，以秋庚辛中于邪者为肺风，以冬壬癸中于邪者为肾风。

风中五脏六腑之俞，亦为脏腑之风，各入其门户所中，则为偏风⑬。风气循风府而上，则为脑风⑭。风入系头，则为目风眼寒⑮。饮酒中风，则为漏风⑯。入房汗出中风，则为内风⑰。新沐⑱中风，则为首风。久风入中，则为肠风飧泄⑲。外在腠理，则为泄风。故风者百病之长也，至其变化，乃为他病也，无常方，然致有风气也。

帝曰：五脏风之形状不同者何？愿闻其诊及其病能⑳。

岐伯曰：肺风之状，多汗恶风㉑，色䴵㉒然白，时咳短气，昼日则差，暮则甚㉓，诊在眉上㉔，其色白。

心风之状，多汗，恶风，焦绝，善怒吓㉕，赤色，病甚则言不可快㉖，诊在口，其色赤。

肝风之状，多汗恶风，善悲㉗，色微苍，嗌干善怒，时憎女子㉘，诊在目下，其色青。

脾风之状，多汗恶风，身体怠惰，四肢不欲动，色薄微黄，不嗜食，诊在鼻上㉙，其色黄。

肾风之状，多汗恶风，面胕然㉚浮肿，腰脊痛不能正立，其色炲㉛，隐曲不利㉜，诊在颐上，其色黑。

胃风之状，颈多汗恶风，食饮不下，隔塞不通，腹善满，失衣则䐜胀，食寒则泄，诊形瘦而腹大㉝。

首风之状，头面多汗恶风，当先风一日则病甚，头痛不可以出内，至其风日，则病少愈㉞。

漏风之状，或多汗㉟，常不可单衣㊱，食则汗出，甚则身汗，喘息恶风，衣常濡，口干善渴，不能劳事㊲。

泄风之状，多汗，汗出泄衣上，口中干上渍㊳，其风不能劳事，身体尽痛则寒。帝曰：善。

【注释】

①热中：病名。此指风邪侵入人体，因腠理致密，邪气不得外泄，表现为内热目黄的病症。

②寒中：病名。此指素体阳虚，风邪侵入人体后，阳气外泄，表现为内寒泣出的病症。

③疠风：病名，即麻风。

④偏枯：病名，即半身不遂。多为中风后遗症，症见一侧上下肢偏废不用，或兼疼痛，久则患侧肌肉枯瘦，故名偏枯。

⑤腠理开则洒然寒，闭则热而闷：《类经》十五卷第二十八注："风本阳邪，阳主疏泄，故令腠理开，开则卫气不固，故洒然而寒；若寒胜则腠理闭，闭则阳气内壅，故烦热而闷。"

⑥怢栗：王冰注："卒振寒貌。"《素问经注节解》注："谓寒热相激而不自知也。"

⑦风气与阳明入胃……则为寒中而泣出：《类经》十五卷第二十八注："风气客于阳明，则入于胃，胃居中焦，其脉上行系于目系，

⑧人肥则腠理致密，邪不得泄，留为热中，故目黄；人瘦则肌肉疏浅，风寒犯之，阳气易泄，泄则寒中而泣出。"与，犯的意思。

⑧风气与太阳俱入……故其肉有不仁也：《类经》十五卷第二十八注："风由太阳经入者，自背而下，凡五脏六腑之俞皆附焉，故邪必行诸脉俞，而散于分肉也。分肉者，卫气之所行也。卫气昼行于阳，自足太阳始，风与卫气相薄，俱行于分肉之间，故气道涩而不利，不利则风邪挟聚，故肌肉肿如愤䐜而为疮疡，或卫不行则体有不仁，故凡于痛痒寒热，皆有所弗知也。"分肉之间，肌肉与肌肉之间的分界处。愤䐜，胀满肿起的样子。愤，《广雅》释诂："盈也。"

⑨疠者，有荣气热胕……名曰疠风：王冰注："荣行脉中，故风入脉中，内攻于血，与荣气合，合热而血胕坏也，其气不清，言溃乱也。然血脉溃乱，荣复挟风，阳脉尽上于头，鼻为呼吸之所，故鼻柱坏而色恶，皮肤破而溃烂也。脉要精微论曰：脉风盛为疠。"胕，同"腐"。

⑩或名曰寒热：王冰注："始为寒热，热成曰疠风。"

⑪以春甲乙伤于风者为肝风：春即春季，甲乙指甲日和乙日。春季属木，甲日和乙日亦属木，皆为木应之时。肝属木，故此时伤于风者为肝风。下心风、脾风、肺风、肾风同此义。

⑫季夏：农历六月称季夏，亦即长夏。

⑬各入其门户所中，则为偏风：门户，此指俞穴，俞穴为气血出入之门户，故名。风邪随左侧或右侧的俞穴偏中人体，则为偏风。

⑭风气循风府而上，则为脑风：风府为督脉穴，风邪循风府而上，则入脑户穴，并由此入脑，故称作脑风。

⑮风入系头，则为目风眼寒：足太阳之脉起于目内眦，上额交巅入络脑，还出别下项，故风入系头，则合于足太阳脉，太阳受邪，累及目系，故为目风。目受风气，故眼寒而畏风。

⑯饮酒中风,则为漏风:王冰注:"热郁腠理,中风汗出,多如液漏,故曰漏风。"漏风,即病能论谓之酒风。

⑰入房汗出中风,则为内风:王冰注:"内耗其精,外开腠理,因内风袭,故曰内风。"张志聪注:"入房则阴精内竭,汗出则阳气外弛,是以中风则风气直入于内,而为内风矣。"

⑱沐:洗头。《说文》:"濯发也。"

⑲久风入中,则为肠风飧泄:《类经》十五卷第二十八注:"久风不散,传变而入于肠胃之中,热则为肠风下血,寒则水谷不化,而为飧泄泻痢。"肠风,当指今之痔疮一类的疾病,或便血症。飧泄,指完谷不化的腹泻症。

⑳病能:病态。能,态。

㉑多汗恶风:风邪入内,郁而为热,热开腠理,故多汗;因伤于风邪,故恶风。

㉒皏:浅白色。

㉓昼日则差,暮则甚:王冰注:"昼则阳气在表,故差。暮则阳气入里,风内应之,故甚也。"差,同"瘥",即病情减轻的意思。

㉔眉上:此指两眉间的阙庭部位,为肺所主。

㉕焦绝,善怒赫:张志聪注:"心为火脏,风淫则火盛,故唇舌焦而津液绝也。风化木,木火交炽,故善为怒嚇。"又,焦通憔,或指面色憔悴至极;一云焦躁烦乱的意思。善怒嚇,指时常发怒而吓人。

㉖病甚则言不可快:即心主舌,病甚则言语不流畅。

㉗善悲:王冰注:"肝病则心脏无养,心气虚,故善悲。"

㉘时憎女子:《吴注素问》注:"肝脉环阴器,肝气治则悦色而欲女子,肝气衰则恶色而憎女子。"

㉙诊在鼻上:王冰注:"脾气合土,主中央,鼻于面部亦居中,故诊在焉。"

㉚肬然：臃肿貌。

㉛炲：烟气凝积而成的黑灰，亦称烟子。

㉜隐曲不利：隐曲，此处指生殖器官。隐曲不利，即生殖机能衰退。

㉝胃风之状……诊形瘦而腹大：《类经》十五卷第二十八注："胃脉从大迎前下人迎，循喉咙入缺盆，故胃风之状，颈必多汗恶风。胃主受纳水谷，而风邪居之，故食饮不下，隔塞不通。胃脉循腹里，故善满，失衣则阳明受寒于外，故为䐜胀。食寒则胃气受伤于内，故为泄泻。胃者肉其应，胃病故形瘦，腹者胃所居，邪实故腹大。"失衣，指衣服减少。失，在此有减去或减少的意思。

㉞首风之状……至其风日，则病少愈：《类经》十五卷第二十八注："首为诸阳之会，因沐中风，则头面之皮腠疏，故多汗恶风。凡患首风者，止作无时，故凡于风气将发，必先风一日而病甚头痛，以阳邪居于阳分，阳性先而速也。先至必先衰，是以至其风日则病少愈。内，谓房室之内。不可出者，畏风寒也。"

㉟漏风之状，或多汗：漏风乃饮酒中风得之，风邪挟酒致阳气散越，故多汗。此病饮酒及吃饭时则多汗，余时则汗少，故言或多汗也。

㊱常不可单衣：《太素》卷二十八诸风状论注："衣单则寒。"高士宗注："多汗表虚，欲着复衣，故常不可单衣也。"

㊲食则汗出……不能劳事：酒入于胃，气聚于脾，脾胃内热，散发于外，故食则汗出。热甚则上迫于肺，肺合皮毛，故身汗、喘息、恶风。汗出过多，故衣服常湿。濡，湿也。汗多津液内竭，故口干渴。气随津泄，气虚故不能烦劳于事。

㊳上渍：指身半以上汗多如水浸渍。

【译文】

黄帝问道：风邪侵犯人体，或引起寒热病，或成为热中病，或成为寒中病,或引起疠风病,或引起偏枯病,或成为其他风病。由于病变表现不同,所以病名也不一样,甚至侵入五脏六腑,我不知如何解释,愿听你谈谈其中的道理。岐伯说:风邪侵犯人体常常留滞于皮肤之中,使腠理开合失常,经脉不能通调于内,卫气不能发泄于外;然而风邪来去迅速,变化多端,若使腠理开张则阳气外泄而洒然恶寒,若使腠理闭塞则阳气内郁而身热烦闷,恶寒则引起饮食减少,发热则会使肌肉消瘦,所以使人寒栗而不能饮食,这种病称为寒热病。风邪由阳明经入胃,循经脉上行到目内眦,假如病人身体肥胖,腠理致密,则风邪不能向外发泄,稽留体内郁而化热,形成热中病,症见目珠发黄;假如病人身体瘦弱,腠理疏松,则阳气外泄而感到畏寒,形成寒中病,症见眼泪自出。风邪由太阳经侵入,遍行太阳经脉及其俞穴,散布在分肉之间,与卫气相搏结,使卫气运行的道路不通利,所以肌肉肿胀高起而产生疮疡;若卫气凝涩而不能运行,则肌肤麻木不知痛痒。

疠风病是营气因热而腐坏,血气污浊不清所致,所以使鼻柱蚀坏而皮色衰败,皮肤生疮溃烂。病因是风寒侵入经脉稽留不去,病名也叫寒热。

在春季或甲日、乙日感受风邪的,形成肝风;在夏季或丙日、丁日感受风邪的,形成心风;在长夏或戊日、己日感受风邪的,形成脾风;在秋季或庚日、辛日感受风邪的,形成肺风;在冬季或壬日、癸日感受风邪的,形成肾风。

风邪侵入五脏六腑的俞穴,沿经内传,也可成为五脏六腑的风病。俞穴是机体与外界相通的门户,若风邪从其血气衰弱场所入侵,或左或右;偏着于一处,则成为偏风病。

风邪由风府穴上行入脑,就成为脑风病;风邪侵入头部累及目系,就成为目风病,两眼畏惧风寒;饮酒之后感受风邪,成为漏风病；行房汗出时感受风邪，成为内风病；刚洗过头时感受风邪，成为首风病；风邪久留不去，内犯肠胃，则形成肠风或飧泄病；风邪停留于腠理，则成为泄风病。所以，风邪是引起多种疾病的首要因素。至于它侵入人体后产生变化，能引起其他各种疾病，就没有一定常规了，但其病因都是风邪入侵。

黄帝问道：五脏风证的临床表现有何不同？希望你讲讲诊断要点和病态表现。

岐伯回答道：肺风的症状，是多汗恶风，面色淡白，不时咳嗽气短，白天减轻，傍晚加重，诊察时要注意眉上部位，往往眉间可出现白色。

心风的症状，是多汗恶风，唇舌焦燥，容易发怒，面色发红，病重则言语謇涩，诊察时要注意舌部，往往舌质可呈现红色。

肝风的症状，是多汗恶风，常悲伤，面色微青，咽喉干燥，易发怒，有时厌恶女性，诊察时要注意目下，往往眼圈可出现青色。

脾风的症状，是多汗恶风，身体疲倦，四肢懒于活动，面色微微发黄，食欲不振，诊察时要注意鼻尖部，往往鼻尖可出现黄色。

肾风的症状，是多汗恶风，颜面疣然而肿，腰脊痛不能直立，面色黑如煤烟灰，小便不利，诊察时要注意颐部，往往颐部可出现黑色。

胃风的症状，是颈部多汗，恶风，吞咽饮食困难，隔塞不通，腹部易胀满，如少穿衣，腹即鼓胀，如吃了寒凉的食物，就发生泄泻，诊察时可见形体瘦削而腹部胀大。

首风的症状，是头痛，面部多汗，恶风，每当起风的前一日病情就加重，以至头痛得不敢离开室内，待到起风的当日，则痛热稍轻。

漏风的症状，是汗多，不能少穿衣服，进食即汗出，甚至是自汗出，喘息恶风，衣服常被汗浸湿，口干易渴，不耐劳动。

泄风的症状，是多汗，汗出湿衣，口中干燥，上半身汗出如水浸一样，不耐劳动，周身疼痛发冷。黄帝道：讲得好！

痹论篇第四十三

精解导读

一、论述了风寒湿三邪杂合伤人是痹病的主要成因。由于感受风寒湿三邪的轻重有别，以及邪气侵犯的部位和体质的不同，因此就产生了不同的病症。

二、论述了风寒湿邪侵入脏腑为痹的径路：一是由五体之痹日久不愈，内传所合的五脏；二是由病邪循五脏六腑之俞直接侵入体内，形成五脏六腑之痹。

三、强调痹病的发生还和机体内部的失调有关。如果营卫运行正常，"不与风寒湿气合"，就不会引起痹病。只有在营卫运行失常的情况下，复感风寒湿邪，才会致病。

四、指出了病邪性质、发病部位和痹病的预后关系："其风气胜者，其人易已""其留皮肤间者，易已""其留连筋骨间者，疼久""其入脏者，死"。

【原文】

黄帝问曰：痹之安生？岐伯对曰：风寒湿三气杂至，合而为痹也。其风气胜者为行痹①，寒气胜者为痛痹②，湿气胜者为著痹③也。

帝曰：其有④五者何也？岐伯曰：以冬遇此者为骨痹，以春遇此者为筋痹,以夏遇此者为脉痹,以至阴⑤遇此者为肌痹,以秋遇此者为皮痹。

帝曰:内舍⑥五脏六腑,何气使然?岐伯曰:五脏皆有合⑦,病久而不去者,内舍于其合也。故骨痹不已,复感于邪,内舍于肾;筋痹不已,复感于邪,内舍于肝;脉痹不已,复感于邪,内舍于心;肌痹不已,复感于邪,内舍于脾;皮痹不已,复感于邪,内舍于肺。所谓痹者,各以其时⑧重感于风寒湿之气也。

凡痹之客五脏者。肺痹者,烦满喘而呕⑨;心痹者,脉不通,烦则心下鼓,暴上气而喘,嗌干善噫,厥气上则恐⑩;肝痹者,夜卧则惊,多饮数小便,上为引如怀⑪;肾痹者,善胀,尻以代踵,脊以代头⑫;脾痹者,四肢解堕,发咳呕汁,上为大塞⑬;肠痹者,数饮而出不得,中气喘争,时发飧泄⑭;胞痹者,少腹膀胱按之内痛,若沃以汤,涩于小便,上为清涕⑮。

阴气者,静则神藏,躁则消亡。饮食自倍,肠胃乃伤⑯。淫气喘息,痹聚在肺⑰;淫气忧思,痹聚在心;淫气遗溺,痹聚在肾;淫气乏竭⑱,痹聚在肝;淫气肌绝,痹聚在脾。

诸痹不已,亦益内也⑲。其风气胜者,其人易已也。

帝曰:痹,其时有死者,或疼久者,或易已者,其故何也?岐伯曰:其入脏者死,其留连筋骨间者疼久,其留皮肤间者易已。

帝曰:其客于六腑者何也?岐伯曰:此亦其食饮居处,为其病本也。六腑亦各有俞,风寒湿气中其俞,而食饮应之,循俞而入,各舍其腑也。

帝曰:以针治之奈何?岐伯曰:五脏有俞⑳,六腑有合㉑,循脉之分,各有所发㉒,各治其过㉓,则病瘳㉔也。

帝曰:荣卫之气,亦令人痹乎?岐伯曰:荣者,水谷之精气也,和调㉕于五脏,洒陈㉖于六腑,乃能入于脉也。故循脉上下,贯五脏，络六腑也。卫者，水谷之悍气㉗也，其气慓疾㉘滑利，不能入于脉也，故循皮肤之中，分肉之间，熏于肓膜㉙，散于胸腹。逆其气则病，从其气则愈。不与风寒湿气合，故不为痹。

帝曰：善。痹，或痛，或不痛，或不仁，或寒，或热，或燥，或湿，其故何也？岐伯曰：痛者，寒气多也，有寒，故痛也㉚。其不痛不仁者，病久入深，荣卫之行涩，经络时疏，故不痛㉛，皮肤不营，故为不仁。其寒者，阳气少，阴气多，与病相益㉜，故寒也。其热者，阳气多，阴气少，病气胜，阳遭阴㉝，故为痹热。其多汗而濡者，此其逢湿甚也，阳气少，阴气盛，两气相感，故汗出而濡也。

帝曰：夫痹之为病，不痛何也？岐伯曰：痹在于骨则重，在于脉则血凝而不流，在于筋则屈不伸，在于肉则不仁，在于皮则寒，故具此五者则不痛也。凡痹之类，逢寒则急，逢热则纵㉞。帝曰：善。

【注释】

①行痹：也称为风痹。表现为肢节疼痛，游走不定。《类经》十七卷第六十七注："风者善行数变，故为行痹，凡走注、历节疼痛之类皆是也。"

②痛痹：也叫寒痹。表现为四肢关节疼痛较重，得热则减，遇冷加重，很少移动。

③着痹：也叫湿痹。表现为肢体疼痛重着，固定不移，或肌肤麻木不仁。《类经》十七卷第六十七注："着痹者，肢体重着不移，或为疼痛，或为顽木不仁，湿从土化，病多发于肌肉。"着，通"着"。

④有：又也。

⑤至阴：此处指长夏。

⑥内舍：病邪深居于内部的意思。

⑦五脏皆有合：合，应合的意思。五脏生成篇曰："心之合脉也，肺之合皮也，肝之合筋也，脾之合肉也，肾之合骨也。"即属此义。

⑧各以其时：指各以本脏气旺之时。如肝旺于春，心旺于夏，脾旺于长夏，肺旺于秋，肾旺于冬等。

⑨肺痹者，烦满喘而呕：肺主气，司呼吸，其治宜肃降，肺痹则肺气不降而气上逆，故烦满喘息；肺脉起于中焦，还循胃口，肺痹则胃气不降，因而呕吐。

⑩心痹者……厥气上则恐：心主血脉，心痹故脉不通；邪气内扰于心，故心烦；烦则心气躁动，故心下鼓动；心脉起于心中，其支者上挟咽，其直者却上肺，故心痹于肺，则突然上气喘息，咽喉干燥；心主噫，心气上逆则嗳气；心气逆不与肾交，肾虚故恐惧。噫，即嗳气。

⑪肝痹者……上为引如怀：肝藏魂，肝痹则魂不安，故夜卧惊骇；肝主疏泄，其经脉下者过阴器抵少腹，上者循喉咙之后上入颃颡，肝痹疏泄失常，气郁化火，消灼津液，故多饮，饮多则小便次数亦多；肝郁气滞，则腹部胀满如怀孕之状。上为引，王玉川云："考诸家仍王注以'引'为牵引之义，依下文'上为大塞''上为清涕'例之，'引'当是病状，而'如怀'乃'引'之形容词。'引'之本义为开弓，开弓使满曰'引如满月'，斟酒至满，亦称为'引'。盖'引'有盈满之义焉。'引如怀'，谓腹部膨大如引满之弓，而有似怀孕之状也。肝痹之状，下为数小便，上为腹满如怀孕。故曰：数小便，上为引如怀也。"

⑫肾痹者……脊以代头：肾为胃之关，肾痹关门不利，胃气不转，故腹部善胀；肾脉入跟中，贯脊属肾，肾主骨，肾痹气衰，骨失其养，下肢弯曲不伸，故以尾骨代足而行，颈骨前曲，头项倾俯，

脊骨高出而代头。尻,尾骨。踵,足跟,此指足言。

⑬脾痹者……上为大塞:脾主四肢,脾痹不能荣于四肢,故四肢懈惰;其脉属脾络胃,上膈挟咽,脾不能为胃行其津液,胃气上逆故呕汁;脾气散精上归于肺,脾病则肺失所养,气行不畅,故胸中阻塞而发为咳嗽。解惰,即"懈惰"。

⑭肠痹者……时发飧泄:张志聪注:"肠痹者,兼大小肠而言,小肠为心之腑,而主小便,邪痹于小肠,则火热郁于上而为数饮,下为小便不得出也。大肠为肺之腑,而主大便,邪痹于大肠,故上则为中气喘争,而下为飧泄也。"中气喘争,这里指肠胃之气上迫于肺致喘息气急。

⑮胞痹者……上为清涕:胞,此指膀胱之腑。张志聪注:"胞者,膀胱之室,内居少腹,邪闭在胞,故少腹膀胱,按之内痛;水闭不行,则蓄而为热,故若沃以汤,且涩于小便也;膀胱之脉,从巅入脑,脑渗则为涕。上为清涕者,太阳之气,痹闭于下,不能循经而上升也。"

⑯阴气者……肠胃乃伤:《类经》十七卷第六十七注:"阴气者,脏气也。五脏者所以藏精神魂魄志意者也,人能安静,则邪不能干,故精神完固而内藏。若躁扰妄动,则精气耗散,神志消亡。故外邪得以乘之,五脏之痹,因而生矣。六腑者,所以受水谷而化物者也,若过用不节,致伤肠胃,则六腑之痹,因而生矣。"

⑰淫气喘息,痹聚在肺:淫气,有二义:一为名词,指淫乱之气,亦即风寒湿邪。一为动宾句,此指邪气浸淫。可两参其义。凡皮肉筋骨脉之痹,日久不愈,邪气浸淫入里,则成五脏之痹。若出现喘息,则是肺气上逆之故,故为痹聚在肺。后心、肾、肝、脾仿此。

⑱乏竭:指阴血亏耗,疲乏力竭的意思。

⑲诸痹不已,亦益内也:指上述诸痹日久不愈,则日深一日,

以致难以治愈。益内,逐渐向内发展的意思。益,渐也。

⑳五脏有俞:此处指五脏经脉在四肢的俞穴,即肝经之俞太冲,心经之俞大陵,脾经之俞太白,肺经之俞太渊,肾经之俞太溪。

㉑六腑有合:此处指六腑在下肢的合穴,即胃合于足三里,大肠合于巨虚上廉,小肠合于巨虚下廉,三焦合于委阳,膀胱合于委中央,胆合于阳陵泉。

㉒循脉之分,各有所发:一云循经脉所行之处,各有脉气所发。吴昆注:"各循行其脉之部分,各有脉气所发。"《类经》十七卷第六十七注:"各有所发,即所出为井也。"《太素》卷二十八痹论注:"脏腑输合,皆有脏腑脉气所发。"即在经脉循行之处,五脏之俞、六腑之合,各有脏腑脉气所发。

㉓过:过失。

㉔瘳:病愈的意思。

㉕和调:调和。

㉖洒陈:散布的意思。洒,散也。陈,布也。

㉗悍气:《类经》十七卷第六十七注:"卫气者,阳气也,阳气之至,浮盛而疾,故曰悍气。"悍,盛疾滑利之谓。

㉘慓疾:急疾的意思。慓,急也。

㉙肓膜:《类经》十七卷第六十七注:"凡腔腹肉里之间,上下空隙之处,皆谓之肓膜……,筋膜也。"

㉚有寒,故痛也:寒性收引凝敛,易使气血凝滞不通,故痛。上文云:"寒气胜者为痛痹",即是此意。

㉛其不痛不仁者……故不痛:《素问经注节解》注:"此不痛,是顽木不知痛痒,即是不仁,故不痛与不仁兼言也。病久之人,气血衰弱,运行滞涩,惟滞涩,故经络顽痹而不知痛也。"《类经》十七卷第六十七注:"疏,空虚也,荣卫之行涩,而经络时疏,则血气

衰少，血气衰少则滞逆亦少，故为不痛。"

㉜与病相益：与病气相增益而加重其病的意思。

㉝病气胜，阳遭阴：由于人体阳气多阴气少，邪得阳气之助，故病气强盛。盛阳与阴邪相逢，阴不能胜之，则化而为热，故为痹热。遭，逢的意思。

㉞逢寒则急，逢热则纵：《类经》十七卷第六十七注："盖逢寒则筋挛，故急；逢热则筋弛，故缓也。"急，拘急。纵，弛缓。

【译文】

黄帝问道：痹病是怎样产生的？岐伯回答说：由风、寒、湿三种邪气杂合伤人而形成痹病。其中风邪偏胜的叫行痹，寒邪偏胜的叫痛痹，湿邪偏胜的叫着痹。

黄帝问道：痹病又可分为五种，为什么？岐伯说：在冬天得病的称为骨痹；在春天得病的称为筋痹；在夏天得病的称为脉痹；在长夏得病的称为肌痹；在秋天得病的称为皮痹。

黄帝问道：痹病的病邪又有内侵而累及五脏六腑的，是什么道理？岐伯说：五脏都有与其相合的组织器官，若病邪久留不除，就会内犯于相合的内脏。所以，骨痹不愈，再感受邪气，就会内舍于肾；筋痹不愈，再感受邪气，就会内舍于肝；脉痹不愈，再感受邪气，就会内舍于心；肌痹不愈，再感受邪气，就会内舍于脾；皮痹不愈，再感受邪气，就会内舍于肺。

总之，这些痹症是各脏在所主季节里重复感受了风、寒、湿三气所造成的。

凡痹病侵入五脏，症状各有不同：肺痹的症状是烦闷胀满，喘逆呕吐，心痹的症状是血脉不通畅，烦躁而心悸，突然气逆上壅而喘息，咽干，易嗳气，厥气上逆则引起恐惧。肝痹的症状是夜眠多惊,饮水多而小便频数,疼痛循肝经由上而下牵引少腹如怀孕之状。肾痹的症状是腹部易发胀,骨萎而足不能行,行步时臀部着地,脊柱曲屈畸形,高耸过头。脾痹的症状是四肢倦怠无力,咳嗽,呕吐清水,上腹部闭塞不通。肠痹的症状是频频饮水而小便困难,腹中肠鸣,时而发生完谷不化的泄泻。膀胱痹的症状是少腹膀胱部位按之疼痛,如同灌了热水似的,小便涩滞不爽,上部鼻流清涕。

五脏精气,安静则精神内守,躁动则易于耗散。若饮食过量,肠胃就要受损。致痹之邪引起呼吸喘促,是痹发生在肺;致痹之邪引起忧伤思虑,是痹发生在心;致痹之邪引起遗尿,是痹发生在肾;致痹之邪引起疲乏衰竭,是痹发生在肝;致痹之邪引起肌肉瘦削,是痹发生在脾。总之,各种痹病日久不愈,病变就会进一步向内深入。其中风邪偏盛的容易痊愈。

黄帝问道:患了痹病后,有的死亡,有的疼痛经久不愈,有的容易痊愈,这是什么缘故?岐伯说:痹邪内犯到五脏则死,痹邪稽留在筋骨间的则疼久难愈,痹邪停留在皮肤间的容易痊愈。

黄帝问道:痹邪侵犯六腑是何原因?岐伯说:这也是饮食不节、起居失度导致腑痹的根本原因。六腑也各有俞穴,风寒湿邪在外侵及它的俞穴,而内有饮食所伤的病理基础与之相应,于是病邪就循着俞穴入里,留滞在相应的腑。

黄帝问道:怎样用针刺治疗呢?岐伯说:五脏各有俞穴可取,六腑各有合穴可取,循着经脉所行的部位,各有发病的征兆可察,根据病邪所在的部位,取相应的俞穴或合穴进行针刺,病就可以痊愈了。

黄帝问道:营卫之气亦能使人发生痹病吗?岐伯说:营是水谷所化生的精气,它平和协调地运行于五脏,散布于六腑,然后汇入脉中,所以营气循着经脉上下运行,起到连贯五脏,联络六腑的作用。卫是水谷所化生的悍气，它流动迅疾而滑利，不能进入脉中，所以循行于皮肤肌肉之间，熏蒸于肓膜之间，散布于胸腹之内。若营卫之气循行逆乱，就会生病，只要营卫之气顺从和调了，病就会痊愈。总的来说，营卫之气若不与风寒湿邪相合，则不会引起痹病。

黄帝说：讲得好！痹病，有的疼痛，有的不痛，有的麻木不仁，有的表现为寒，有的表现为热，有的皮肤干燥，有的皮肤湿润，这是什么缘故？岐伯说：痛是寒气偏多，有寒所以才痛。不痛而麻木不仁的，系患病日久，病邪深入，营卫之气运行涩滞，致使经络中气血空虚，所以不痛；皮肤得不到营养，所以麻木不仁。表现为寒象的，是由于机体阳气不足，阴气偏盛，阴气助长寒邪之势，所以表现为寒象。表现为热象的，是由于机体阳气偏盛，阴气不足，偏胜的阳气与偏胜的风邪相合而乘阴分，所以出现热象。多汗而皮肤湿润的，是由于感受湿邪太甚，加之机体阳气不足，阴气偏盛，湿邪与偏盛的阴气相合，所以汗出而皮肤湿润。

黄帝问道：痹病而不甚疼痛的是什么缘故？岐伯说：痹发生在骨则身重；发生在脉则血凝涩而不畅；发生在筋则屈曲不能伸；发生在肌肉则麻木不仁；发生在皮肤则寒冷。如果有这五种情况，就不甚疼痛。凡痹病一类疾患，遇寒则筋脉拘急，遇热则筋脉弛缓。黄帝道：讲得好！

痿论篇第四十四

精解导读

一、以五脏与五体相合理论为立论基础，论述了痿躄、脉痿、筋痿、肉痿、骨痿的病因、病机，论证了"五脏使人痿"的基本观点。

二、提出了五种痿证的鉴别方法。

三、论述了治痿独取阳明的道理及其他治痿原则。

【原文】

黄帝问曰：五脏使人痿①何也？岐伯对曰：肺主身之皮毛，心主身之血脉，肝主身之筋膜②，脾主身之肌肉，肾主身之骨髓。故肺热叶焦，则皮毛虚弱急薄，著则生痿躄也③。心气热，则下脉厥而上，上则下脉虚，虚则生脉痿，枢折挈胫纵而不任地也④。肝气热，则胆泄口苦，筋膜干，筋膜干则筋急而挛，发为筋痿⑤。脾气热，则胃干而渴，肌肉不仁，发为肉痿⑥。肾气热，则腰脊不举，骨枯而髓减，发为骨痿⑦。

帝曰：何以得之？岐伯曰：肺者，脏之长也⑧，为心之盖也。有所失亡⑨，所求不得，则发肺鸣，鸣则肺热叶焦，故曰：五脏因肺热叶焦，发为痿躄，此之谓也。悲哀太甚，则胞络绝⑩，胞络绝，则阳气内动，发则心下崩，数溲血也⑪。故《本病》⑫曰：大经空虚，发为脉痹，传为脉痿。思想无穷，所愿不得，意淫于外，入房太甚，宗筋⑬弛纵，发为筋痿，及为白淫⑭。故《下经》⑮曰：筋痿者，生于肝，使内⑯也。有渐⑰于湿，以水为事，若有所留，居处相湿，肌肉濡渍⑱，痹而不仁，发为肉痿。故《下经》曰：肉痿者，得之湿地也。有所远行劳倦，逢大热而渴，渴则阳气内伐⑲，内伐则热舍于肾。肾者水脏也，今水不胜火，则骨枯而髓虚，故足不任身，发为骨痿。故《下经》曰：骨痿者，生于大热也。

帝曰：何以别之？岐伯曰：肺热者，色白而毛败；心热者，色赤而络脉溢；肝热者，色苍而爪枯；脾热者，色黄而肉蠕动⑳；肾热者，色黑而齿槁。

帝曰：如夫子言可矣，论言[21]治痿者独取阳明，何也？岐伯曰：阳明者，五脏六腑之海，主润宗筋，宗筋主束骨而利机关也[22]。冲脉者，经脉之海也，主渗灌溪谷[23]，与阳明合于宗筋[24]，阳明总宗筋之会，会于气街，而阳明为之长，皆属于带脉，而络于督脉[25]。故阳明虚，则宗筋纵，带脉不引，故足痿不用也[26]。

帝曰：治之奈何？岐伯曰：各补其荥，而通其俞[27]，调其虚实，和其逆顺；筋、脉、骨、肉，各以其时受月[28]，则病已矣。帝曰：善。

【注释】

①痿：病名。由于致病原因及邪侵的部位不同，又分各种痿证。

②筋膜：《类经》十七卷第七十一注："盖膜犹幕也，凡肉里脏腑之间，其成片联络薄筋，皆谓之膜，所以屏障血气者也。凡筋膜所在之处，脉络必分，血气必聚。"

③故肺热叶焦……著则生痿躄也：肺中有热，则津液耗伤，故肺叶焦槁。肺主身之皮毛，肺热津伤不能输精于皮毛，则皮毛虚弱拘急不适。热气日久留著于肺，则气血津液不能敷布，筋脉骨肉无以滋养，故发生足弱不能行走的痿证。焦，燥也。薄，迫也。躄，足弱不能行走。

④心气热……胫纵而不任地也：《类经》十七卷第七十一注："心气热则火独上炎，故三阴在下之脉，亦皆厥逆而上，上逆则下虚，乃生脉痿。脉痿者，凡四肢关节之处，如枢纽之折，而不能提挈，足胫纵缓，而不能任地也。"枢，此处指四肢关节之处，其动如枢纽，故名。挈，提的意思。

⑤肝气热……发为筋痿：肝合胆，肝气热则胆汁溢泄，故口苦；肝主身之筋膜，肝热耗伤阴血，筋膜失养，故筋膜干燥，拘急挛缩，

发为筋痿证。

⑥脾气热……发为肉痿：脾合胃，开窍于口，脾气热则胃液受灼，故胃中干燥。津液不足，故口渴。脾主肌肉四肢，脾热津亏，四肢肌肉失养，故发为肌肉不仁、四肢痿弱的肉痿证。

⑦肾气热……发为骨痿：肾藏精，主骨，生髓，腰为肾之府，其脉贯脊，肾气热则耗精，精髓不足，骨失所养，故骨枯髓减而腰脊不举，发为痿软无力的骨痿证。

⑧肺者，脏之长也：肺居心上，为五脏六腑之华盖，朝百脉而行气于脏腑，故为脏腑之长。

⑨失亡：此处指事不随心。

⑩胞络绝：胞络，说法不一。杨上善、王冰、高士宗指为心包络。胞络绝，即心包络阻绝不通。

⑪悲哀太甚……数溲血也：高士宗注："悲哀太甚，则心气内伤，故胞络绝。胞络，心胞之络也。胞络绝，则血外溢，而阳热之气内动，其发病也，则心气下崩。下崩则数溲血也。"今从高士宗注。盖悲哀太甚则心气内伤，胞络阻绝不通，阳气鼓动于内，致使络破血溢，流于膀胱，随小便而出也。崩，败坏也。

⑫《本病》：刘衡如按："《本病论》乃本书卷二十一第七十三篇篇名，已亡佚。王注未能确指。"

⑬宗筋：指筋的会集处。又，前阴亦称宗筋。

⑭白淫：这里指男子败精淋、白浊及女子带下之类的疾病。

⑮《下经》：王冰注："上古之经名也。"已亡佚。

⑯使内：指房事。

⑰渐：指浸渍。

⑱濡渍：指浸润。

⑲伐：指攻伐。

⑳肉蠕动：指肌肉微微瞤动如虫行。蠕，虫行貌，微动也。

㉑论言：论，古代某种医论书籍。吴昆注："论，亦古论也。"

㉒阳明者……宗筋主束骨而利机关也：《类经》十七卷第七十一注："阳明，胃脉也，主纳水谷化气血，以滋养表里，故为五脏六腑之海，而下润宗筋。宗筋者，前阴所聚之筋也，为诸筋之会，凡腰脊溪谷之筋，皆属于此，故主束骨而利机关也。"机关，即大关节。

㉓渗灌溪谷：渗灌，渗透灌溉。溪谷，气穴论王冰注："肉之大会为谷，肉之小会为溪。"

㉔与阳明合于宗筋：冲脉起于气街，并少阴之经挟脐上行，阳明脉则挟脐两旁下行，二脉在宗筋相会合。

㉕阴阳总宗筋之会……而络于督脉：《类经》十七卷第七十一注："宗筋聚于前阴，前阴者，足之三阴、阳明、少阳及冲、任、督、跷，九脉之所会也。九者之中，则阳明为五脏六腑之海，冲为经脉之海，此一阴一阳，总乎其间，故曰阴阳总宗筋之会也。会于气街者，气街为阳明之正脉，故阳明独为之长。带脉者，起于季胁，围身一周。督脉者，起于会阴，分三岐为任冲而上行腹背，故诸经者，皆连属于带脉，支络于督脉也。"

㉖故阳明虚，则宗筋纵，带脉不引，故足痿不用也：阳明多气多血，为五脏六腑之海，阳明虚则气血少，不能润养宗筋，则宗筋纵缓，纵缓则带脉不能收引，故足痿而不用。此所以治痿独取阳明之故也。

㉗各补其荥，而通其俞：荥、俞，是经脉在手足末端的位穴，诸经所留为荥，所注为俞。

㉘筋、脉、骨、肉，各以其时受月：王冰注："时受月，谓受气之时月也。如肝旺甲乙，心旺丙丁，脾旺戊己，肺旺庚辛，肾旺壬癸，皆旺气法也。时受月，则正谓五常受气月也。"马莳注："盖筋

脉骨肉，各以其时而有受病之月，如肝受病于春为筋痿，心受病于夏为脉痿，脾受病于至阴为肉痿，肺受病于秋为皮痿，肾受病于冬为骨痿。"张志聪注："按诊要经终篇曰：正月二月，人气在肝；三月四月，人气在脾；五月六月，人气在头；七月八月，人气在肺；九月十月，人气在心；十一月十二月，人气在肾。故春刺散俞，夏刺络俞，秋刺皮肤，冬刺俞窍，春夏秋冬，各有所刺。谓各随其五脏受气之时月，察其浅深而取之，如皮痿者治皮，而骨痿者刺骨也。"

【译文】

黄帝问道：五脏都能使人发生痿病，是什么道理呢？岐伯回答说：肺主全身皮毛，心主全身血脉，肝主全身筋膜，脾主全身肌肉，肾主全身骨髓。所以肺脏有热，灼伤津液，则枯焦，皮毛也呈虚弱、干枯不润的状态，热邪不去，则变生痿躄；心脏有热，可使气血上逆，气血上逆就会引起在下的血脉空虚，血脉空虚就会变生脉痿，使关节如折而不能提举，足胫弛缓而不能着地行路；肝脏有热，可使胆汁外溢而口苦，筋膜失养而干枯，以至筋脉挛缩拘急，变生筋痿；脾有邪热，则灼耗胃津而口渴，肌肉失养而麻木不仁，变生不知痛痒的肉痿；肾有邪热，热灼精枯，致使髓减骨枯，腰脊不能举动，变生骨痿。

黄帝问道：痿症是怎样引起的？岐伯说：肺是诸脏之长，又是心脏的华盖。遇有失意的事情，或个人要求得不到满足，则使肺气郁而不畅，于是出现喘息有声，进而则气郁化热，使肺叶枯焦，精气因此而不能敷布于周身，五脏都是因肺热叶焦得不到营养而发生痿躄的，说的就是这个道理。如果悲哀过度，就会因气机郁结而使心包络隔绝不通，心包络隔绝不通则导致阳气在内妄动，逼迫心血下崩，于是屡次小便出血。所以《本病》中说："大经脉空虚，发生肌痹，进一步转变为脉痿。"如果无穷尽地胡思乱想而欲望又不能达到，或意念受外界影响而惑乱，房事不加节制，这些都可致使宗筋弛缓，形成筋痿或白浊、白带之类疾患。所以《下经》中说：筋痿之病发生于肝，是由于房事太过内伤精气所致。有的人日渐感受湿邪，如从事于水湿环境中的工作，水湿滞留体内，或居处潮湿，肌肉受湿邪浸渍，导致了湿邪痹阻而肌肉麻木不仁，最终则发展为肉痿。所以《下经》中说："肉痿是久居湿地引起的。"如果长途跋涉，劳累太甚，又逢炎热天气而口渴，于是阳气化热内扰，内扰的邪热侵入肾脏，肾为水脏，如水不胜火，灼耗阴精，就会骨枯髓空，致使两足不能支持身体，形成骨痿。所以《下经》中说："骨痿是由于大热所致。"

黄帝问道：用什么办法鉴别五种痿症呢？岐伯说：肺有热的痿，面色白而毛发衰败；心有热的痿，面色红而浅表血络充盈显现；肝有热的痿，面色青而爪甲枯槁；脾有热的痿，面色黄而肌肉蠕动；肾有热的痿，面色黑而牙齿枯槁。

黄帝道：先生以上所说是合宜的。医书中说：治痿应独取阳明，这是什么道理呢？岐伯说：阳明是五脏六腑营养的源泉，能濡养宗筋，宗筋主管约束骨节，使关节运动灵活。冲脉为十二经气血汇聚之处，输送气血以渗透灌溉分肉肌腠，与足阳明经汇合于宗筋，阴经阳经都总会于宗筋，再汇合于足阳明经的气街穴，故阳明经是它们的统领，诸经又都连属于带脉，系络于督脉。所以阳明经气血不足则宗筋失养而弛缓，带脉也不能收引诸脉，就使两足痿弱不用了。

黄帝问道：怎样治疗呢？岐伯说：调补各经的荥穴，疏通各经的俞穴，以调机体之虚实和气血之逆顺；无论筋脉骨肉怎样病变，只要在其所合之脏当旺的月份进行治疗，病就会痊愈。黄帝道：

很对!

厥论篇第四十五

精解导读

一、对寒厥和热厥的成因、病机、病症特点分别做了说明。

二、论述了昏厥的表现和病机。

三、提出厥证的治则：盛则泻之，虚则补之，不盛不虚，以经取之。

四、论述了六经厥证和十二经厥逆的病态表现。

【原文】

黄帝问曰：厥①之寒热者，何也？岐伯对曰：阳气衰于下，则为寒厥；阴气衰于下，则为热厥②。

帝曰：热厥之为热也，必起于足下者，何也？岐伯曰：阳气起于足五指之表，阴脉者，集于足下，而聚于足心，故阳气胜则足下热也③。

帝曰：寒厥之为寒也，必从五指而上于膝者，何也？岐伯曰：阴气起于五指之里，集于膝下而聚于膝上，故阴气胜，则从五指至膝上寒④，其寒也，不从外，皆从内也。

帝曰：寒厥何失而然也？岐伯曰：前阴者，宗筋之所聚，太阴阳明之所合也⑤。春夏则阳气多而阴气少，秋冬则阴气盛而阳气衰。此人者质壮，以秋冬夺于所用⑥，下气上争不能复⑦，精气溢下，邪气因从之而上也。气因于中,阳气衰⑧,不能渗营其经络⑨,阳气日损,阴气独在,故手足为之寒也。

帝曰:热厥何如而然也?岐伯曰:酒入于胃,则络脉满而经脉虚⑩。脾主为胃行其津液者也,阴气虚则阳气入,阳气入则胃不和,胃不和则精气竭,精气竭则不营其四肢也⑪。此人必数醉若饱以入房,气聚于脾中不得散,酒气与谷气相薄,热盛于中,故热遍于身,内热而溺赤也。夫酒气盛而慓悍,肾气有衰,阳气独胜,故手足为之热也。

帝曰:厥或令人腹满,或令人暴不知人⑫,或至半日、远至一日乃知人者,何也?岐伯曰:阴气盛于上则下虚,下虚则腹胀满;阳气盛于上则下气重上,而邪气逆,逆则阳气乱,阳气乱则不知人也⑬。

帝曰:善。愿闻六经脉之厥状病能也。岐伯曰:巨阳之厥,则肿首头重,足不能行,发为眴仆⑭。阳明之厥,则癫疾欲走呼,腹满不得卧,面赤而热,妄见而妄言。少阳之厥,则暴聋颊肿而热,胁痛,䯒不可以运。太阴之厥,则腹满䐜胀,后不利,不欲食,食则呕,不得卧。少阴之厥,则口干溺赤,腹满心痛。厥阴之厥,则少腹肿痛,腹胀,泾溲⑮不利,好卧屈膝,阴缩肿,䯒内热。盛则泻之,虚则补之,不盛不虚,以经取之。

太阴厥逆,䯒急挛,心痛引腹⑯,治主病者⑰。少阴厥逆,虚满呕变,下泄清⑱,治主病者。厥阴厥逆,挛腰痛,虚满前闭,谵言⑲,治主病者。三阴俱逆,不得前后,使人手足寒,三日死⑳。太阳厥逆,僵仆,呕血善衄㉑,治主病者。少阳厥逆,机关不利,机关不利者,腰不可以行,项不可以顾,发肠痈,不可治,惊者死㉒。阳明厥逆,喘咳身热,善惊衄呕血㉓。

手太阴厥逆,虚满而咳,善呕沫㉔,治主病者。手心主少阴厥逆，心痛引喉，身热死，不可治㉕。手太阳厥逆，耳聋泣出，项不可以顾，腰不可以俯仰㉖，治主病者；手阴明、少阳厥逆，发喉痹，嗌肿，痓㉗，治主病者。

【注释】

①厥：此指气逆所致足寒、足热之厥。王冰注："厥，谓气逆上也。"

②阳气衰于下……则为热厥：王冰注："阳，谓足之三阳脉。阴，谓足之三阴脉。下，谓足也。"盖三阳脉气衰于下，则阳气少阴气盛，阴盛则寒，故发为寒厥。三阴脉气衰于下，则阴气少阳气盛，阳盛则热，故发为热厥。

③阳气起于足五指之表……故阳气胜则足下热也：王冰注："大约而言之，足太阳脉出于足小指之端外侧，足少阳脉出于足小指次指之端，足阳明脉出于足中指及大指之端，并循足阳而上，肝脾肾脉集于足下，聚于足心，阴弱故足下热也。"盖阴气弱则阳气胜，阳胜则热，故热厥之热从足下开始发生。"指"与"趾"通。

④阴气起于五指之里……故阴气胜，则从五指至膝上寒：王冰注："亦大约而言之也，足太阴脉起于足大指之端内侧，足厥阴脉起于足大指之端三毛中，足少阴脉起于足小指之下斜趋足心，并循足阴而上循股阴入腹，故云集于膝下而聚于膝之上也。"阳气虚则阴气胜，阴胜则寒，故寒冷从五趾开始至于膝上。

⑤前阴者，宗筋之所聚，太阴阳明之所合也：《太素》卷二十六寒热厥注："宗，总也。人身大筋总聚以为前阴也。手太阴脉络大肠，循胃口，足太阴脉络胃，手阳明脉属大肠，足阳明脉属胃，手足阴阳之脉，皆主水谷，共以水谷之气资于诸筋，故令足太阴、足少阴、足厥阴、足阳明等诸脉聚于阴器，以为宗筋，故宗筋太阴阳

明之所合也。"

⑥以秋冬夺于所用:《类经》十五卷第三十四注:"质壮者有所恃,当秋冬阴胜之时,必多情欲之用,以夺肾中之精气。"

⑦下气上争不能复:《类经》十五卷第三十四注:"精虚于下,则取足于上,故下气上争也。去者太过,生者不及,故不能复也。"

⑧气因于中,阳气衰:指阴寒邪气逆而上行,因而停聚于中焦,使阳气日渐虚衰。《类经》十五卷第三十四注:"阳气者,即阳明胃气也。"

⑨不能渗营其经络:《类经》十五卷第三十四注:"四肢皆禀气于胃,故阳虚于中,则不能渗营经络。"渗营,渗灌营养之意。

⑩酒入于胃,则络脉满而经脉虚:酒为熟谷之液,其气悍热,故入于胃,先从卫气行皮肤而充溢于络脉,经与络不能两实,今络脉充满则经脉空虚。

⑪阴气虚则阳气入……精气竭则不营其四肢也:热厥乃由纵欲嗜酒而得,纵欲则肾精耗伤而阴气虚,嗜酒则胃家受损而阳气盛,阴气虚于下则阳气入乘,阳气入则胃气受扰而不和,脾主为胃行其津液,胃不和则脾气亦衰,水谷不得化生精微,则精气竭绝,而不能营养于四肢。

⑫暴不知人:突然不知人事。王冰注:"暴犹卒也,言卒然冒闷不醒觉也。不知人,谓闷甚不知识人也,或谓尸厥。"

⑬阳气盛于上……阳气乱则不知人也:《类经》十五卷第三十四注:"重,并也。邪气,气失常也。阳气盛于上,则下气并而上行,并则逆,逆则乱,阳气乱则神明失守,故暴不知人也。"

⑭眴仆:眩晕仆倒的意思。眴,通"眩"。《说文》:"目摇也。"仆,猝倒。

⑮泾溲:调经论王冰注:"泾,大便。溲,小便也。"《素问识》

云:"泾溲即小便。溲者,二便之通称,加泾字,别于大便。"泾,义难解,姑从王注。

⑯太阴厥逆,胻急挛,心痛引腹:足太阴脉,从足上行,循胫骨后,入腹注心中,故其病如是。

⑰治主病者:《类经》十五卷第三十五注:"谓如本经之左右上下及原俞等穴,各有宜用,当审其所主而刺之也。"

⑱少阴厥逆,虚满呕变,下泄清:足少阴属肾,肾为胃之关,少阴厥逆,则肾阳衰,不能为脾胃腐化水谷,胃气逆则呕吐,脾气下陷则虚满,下泄清稀。

⑲厥阴厥逆,挛腰痛,虚满前闭,谵言:足厥阴属肝,肝主筋,故病则拘挛腰痛;肝邪乘脾,故为虚满;肝脉环阴器,故为小便不通;肝藏魂,邪扰魂乱,故言语谵妄。

⑳三阴俱逆……三日死:三阴俱逆,则阳气衰微,气不化津,故小便不通;无力传导,故大便闭结;阳虚不能温煦肢体,故手足寒冷;肝、脾、肾俱衰,故三日而死。此阳明脉解篇所谓厥逆连脏则死之谓。

㉑太阳厥逆,僵仆,呕血善衄:足太阳之脉起于目内眦,挟脊抵腰中,故经脉厥逆则僵直仆倒;血随厥气上逆,则呕血、善衄血。

㉒少阳厥逆……惊者死:《类经》十五卷第三十五注:"足之少阳,胆经也。机关者,筋骨要会之所也。胆者,筋其应,少阳厥逆则筋不利,故为此机关腰项之病。肠痈发于少阳厥逆者,相火之结毒也。故不可治。若有惊者,其毒连脏,故当死。"

㉓阳明厥逆……善惊衄呕血:足阳明之脉,循喉咙入缺盆,下膈,其脉厥逆,故喘息咳嗽;阳明主肌肉,胃为阳热之腑,故病则全身发热;热甚内扰神明,故发惊骇;厥热上逆,血随气上,故发为鼻衄、呕血之症。

㉔手太阴厥逆，虚满而咳，善呕沫：手太阴之脉，起于中焦，下络大肠，还循胃口，上膈属肺，故其经脉厥逆，则胸中虚满而咳嗽，常呕吐涎沫。

㉕手心主少阴厥逆……死不可治：手心主，即手厥阴心胞络之脉，其脉起于胸中，出属心胞络。手少阴心脉，起于心中，从心系上挟咽，故二脉厥逆则心痛引咽喉；二脉均属火，故全身发热。心为五脏六腑之主，邪侵则十二官危，故病则死不可治。

㉖手太阳厥逆……腰不可以俯仰：手太阳小肠之脉，至目内外眦，且入耳中，故厥则耳聋泪出；其支脉从缺盆循颈，故项不可以顾。

㉗手阳明、少阳厥逆，发喉痹，嗌肿，痓：手阳明大肠脉和手少阳三焦脉，皆从缺盆上项，故厥逆则发生喉痹、咽肿等病。

【译文】

黄帝问道：厥证有寒有热，是怎样形成的？岐伯答道：阳气衰竭于下，发为寒厥；阴气衰竭于下，发为热厥。

黄帝问道：热厥证的发热，一般从足底开始，这是什么道理？岐伯答道：阳经之气循行于足五趾的外侧端，汇集于足底而聚汇到足心，所以若阴经之气衰竭于下而阳经之气偏胜，就会导致足底发热。

黄帝问道：寒厥证的厥冷，一般从足五趾渐至膝部，这是什么道理？岐伯答道：阴经之气起于足五趾的内侧端，汇集于膝下后，上聚于膝部。所以若阳经之气衰竭于下而阴经之气偏胜，就会导致从足五趾至膝部的厥冷，这种厥冷，不是由于外寒的侵入，而是由于内里的阳虚。

黄帝问道：寒厥是损耗了何种精气而形成的？岐伯说：前阴是

许多经脉聚汇之处,也是足太阴和足阳明经脉汇合之处。一般来说,人体在春夏季节是阳气偏多而阴气偏少,秋冬季节是阴气偏盛而阳气偏衰。有些人自恃体质强壮,在秋冬阳气偏衰的季节纵欲、过劳,使肾中精气耗损,精气亏虚于下而与上焦之气相争亦不能迅速恢复,精气不断溢泄于下,元阳亦随之而虚,阳虚生内寒,阴寒之邪随从上争之气而上逆,便为寒厥。邪气停聚于中焦,使胃气虚衰,不能化生水谷精微以渗灌营养经络,以致阳气日益亏损,阴寒之气独胜于内,所以手足厥冷。

黄帝问道:热厥是怎样形成的?岐伯答道:酒入于胃,由于酒性慓悍径行皮肤络脉,所以使络脉中血液充满,而经脉反显得空虚。脾的功能是主管输送胃中的津液营养,若饮酒过度,脾无所输送则阴津亏虚;阴津亏虚则慓悍的酒热之气乘虚入扰于内,导致胃气不和;胃气不和则阴精化生无源而枯竭;阴精枯竭就不能营养四肢。这种人必然是经常的酒醉或饱食太过之后行房纵欲,致使酒食之气郁聚于脾中不得宣散,酒气与谷气相搏结,酝酿成热,热盛于中焦,进而波及周身,因有内热而小便色赤。酒性是慓悍浓烈的,肾的精气必受其损伤而日益虚衰,阴虚阳胜,形成阳气独盛于内的局面,所以手足发热。

黄帝问道:厥证有的使人腹部胀满,有的使人猝然不知人事,或者半天,甚至长达一天时间才能苏醒,这是什么道理?岐伯答道:下部之气充盛于上,下部就空虚,下部气虚则水谷不化而引起腹部胀满;阳气偏盛于上,若下部之气又并聚于上,则气机失常而逆乱,气机逆乱则扰乱阳气,阳气逆乱就不省人事了。

黄帝道:对!我希望听听六经厥证的病态表现。岐伯说:太阳经厥证,上为头肿发重,下为足不能行走,发作时眼花跌倒。阳明经厥证,可出现疯癫样表现,奔跑呼叫,腹部胀满不得安卧,面部赤热，神志模糊，出现幻觉，胡言乱语。少阳经厥证，可见到突发性耳聋，面颊肿而发热，两胁疼痛，小腿不能运动。太阴经厥证，可见到腹部胀满，大便不爽，不思饮食，食则呕吐，不能安卧。少阴经厥证，可出现口干，小便色赤，腹胀满，心痛。厥阴经厥证，可见到少腹肿痛，腹胀满，大小便不利，喜欢采取屈膝的体位睡卧，前阴萎缩而肿，小腿内侧发热。厥证的治则是：实症用泻法，虚症用补法，本经自生病，不是受他经虚实症影响的，从本经取穴治疗。

足太阴经的经气厥逆，小腿拘急痉挛，心痛牵引腹部，当取主病的本经俞穴治疗。足少阴经的经气厥逆，腹部虚满，呕逆，大便泄泻清稀，当取主病的本经俞穴治疗。足厥阴经的经气厥逆，腰部拘挛疼痛，腹部虚满，小便不通，胡言乱语，当取主病的本经俞穴治疗。若足三阴经都发生厥逆，身体僵直跌倒，呕血，容易鼻出血，当取主病的本经俞穴治疗。足少阳经的经气厥逆，关节活动不灵，关节不利则腰部不能活动，颈项不能回顾，如果伴发肠痈，就为不可治的危症，如若发惊，就会死亡。足阳明经的经气厥逆，喘促咳嗽，身发热，容易惊骇，鼻出血，呕血。

手太阴经的经气厥逆，胸中虚满而咳嗽，常常呕吐涎沫，当取本经主病的俞穴治疗。手厥阴和手少阴经的经气厥逆，心痛连及咽喉，身体发热，是不可治的死症。手太阳经的经气厥逆，耳聋流泪，颈项不能回顾，腰不能前后俯仰，当取主病的本经俞穴治疗。手阳明经和手少阳经的经气厥逆，发为喉部痹塞，咽部肿痛，颈项强直，当取主病的本经俞穴治疗。

第十三卷

病能论篇第四十六

精解导读

一、本篇举出胃脘痈、卧不安、不得卧、腰痛、颈痈、阳厥、酒风等病症的病因、病机、症状、诊断和治法,主要示人在临床上分析病情的方法。

二、举颈痈病因类型不同而治法各异为例,示人以同病异治的诊治原则。

三、介绍了生铁洛饮和泽泻饮两个方剂的主治病症。

【原文】

黄帝问曰:人病胃脘痈者,诊当何如?岐伯对曰:诊此者,当候胃脉,其脉当沉细,沉细者气逆①,逆者人迎甚盛,甚盛则热;人迎者,胃脉也,逆而盛,则热聚于胃口而不行,故胃脘为痈也。

帝曰:善。人有卧而有所不安者何也?岐伯曰:脏有所伤及,精有所之寄则安②,故人不能悬③其病也。

帝曰：人之不得偃卧④者，何也？岐伯曰：肺者，脏之盖也，肺气盛则脉大，脉大则不得偃卧⑤。论在《奇恒阴阳》⑥中。

帝曰：有病厥⑦者，诊右脉沉而紧，左脉浮而迟，不知病主安在？岐伯曰：冬诊之，右脉固当沉紧，此应四时；左脉浮而迟，此逆四时。在左当主病在肾，颇关在肺，当腰痛也⑧。帝曰：何以言之？岐伯曰：少阴脉贯肾络肺，今得肺脉，肾为之病，故肾为腰痛之病也。

帝曰：善。有病颈痈者，或石治之，或针灸治之，而皆已，其治安在？岐伯曰：此同名异等⑨者也。夫痈气之息者⑩，宜以针开除去之；夫气盛血聚者，宜石而泻之。此所谓同病异治也。

帝曰：有病怒狂⑪者，此病安生？岐伯曰：生于阳也。帝曰：阳何以使人狂？岐伯曰：阳气者，因暴折而难决，故善怒也，病名曰阳厥⑫。帝曰：何以知之？岐伯曰：阳明者常动，巨阳、少阳不动⑬，不动而动大疾，此其候也。帝曰：治之奈何？岐伯曰：夺其食即已。夫食入于阴，长气于阳⑭，故夺其食即已。使之服以生铁洛⑮为饮，夫生铁洛者，下气疾也。

帝曰：善。有病身热解㑊，汗出如浴，恶风少气，此为何病？岐伯曰：病名曰酒风⑯。帝曰：治之奈何？岐伯曰：以泽泻⑰、术⑱各十分，麋衔⑲五分，合以三指撮⑳为后饭。

所谓深之细者，其中手如针也㉑；摩之切之㉒，聚者坚也；博者大也。《上经》者，言气之通天地；《下经》者言病之变化也；《金匮》者，决死生也；《揆度》者，切度之也；《奇恒》㉓者，言奇病也。所谓奇者，使奇病不得以四时死也；恒者，得以四时死也；所谓揆者，方切求之也，言切求其脉理也；度者，得其病处，以四时度之也㉔。

【注释】

①沉细者气逆：胃为水谷之海，其经多气多血，脉当洪大，而反见沉细，为胃气之逆，逆则气盛于人迎，寸口脉反见沉细。

②脏有所伤及，精有所之寄则安：王冰注："五脏有所伤损及之，水谷精气有所之寄，扶其下则卧安。"

③悬：停也，《后汉书》皇甫规传："悬师之费。"在此可引申为搁置不论。

④偃卧：这里指仰卧。偃，僵也。《说文》段注："凡仰仆曰偃。"

⑤肺气盛则脉大，脉大则不得偃卧：《类经》十八卷第八十二注："盛言邪气实也，故令脉大，邪盛于肺者，偃卧则气促而急，故不能也。"

⑥《奇恒阴阳》：王冰注："上古经篇名，世本阙。"

⑦厥：此处指气逆。

⑧左脉浮而迟……当腰痛也：冬季为肾之主时，左脉尺部属肾，今冬季左脉异常，故主病在肾。冬季脉应沉紧，今反见浮而迟的肺脉，则是反于四时，而关联于肺脏。腰为肾之府，肾病所以腰痛。

⑨同名异等：高士宗注："颈痈之名虽同，而在气在血则异类也。"

⑩痈气之息者：《类经》十八卷第八十八注："息，止也。痈有气结而留止不散者，治宜用针以开除其气，气行则痈愈矣。"息，王冰注："息，瘜也，死肉也。"

⑪怒狂：《类经》十七卷第六十四注："怒狂者，多怒而狂也，即骂詈不避亲疏之谓。"

⑫阳气者，因暴折而难决……病名曰阳厥：阳气宜于畅达，若突然受到难以忍受的情志刺激，志不得伸，事情又难以决断，则阳

气被郁，逆而上行，故善怒。因病由阳气厥逆所生，故病名阳厥。折，挫折。

⑬阳明者常动，巨阳、少阳不动：马莳注："足阳明经常动者，《灵枢》动输篇言：足阳明独动不休。故凡冲阳、地仓、大迎、下关、人迎、气冲之类，皆有动脉不止，而冲阳为尤甚。彼足太阳膀胱经、足少阳胆经则不动者也。虽膀胱经有天窗、委中、昆仑，胆经有天容、悬钟、听会，而皆不及胃经之尤动也。"

⑭食入于阴，长气于阳：五味入口由脾运化，脾属阴，故曰食入于阴。脾气散精，上归于肺，上焦开发，宣五谷味，熏肤充身泽毛，若雾露之溉，是谓气，气属阳，故曰长气于阳。

⑮生铁洛：生铁落，为锻铁时在砧上打落的铁屑。《类经》十七卷第六十四注："生铁洛即炉冶间锤落之铁屑。用水研浸，可以为饮。其属金，其气寒而重，最能坠热开结，平木火之邪，故可以下气疾，除狂怒也。"

⑯酒风：漏风。风论云："饮酒中风，则为漏风。"漏风症状与此略同。《类经》十五卷第三十二注："酒性本热，过饮而病，故令身热；湿热伤于筋，故解堕；湿热蒸于肤腠，故汗出如浴；汗多则卫虚，故恶风；卫虚则气泄，故少气。因酒得风而病，故曰酒风。"

⑰泽泻：《本草经》云："味甘寒，治风寒湿痹，消水，养五脏，益气力。"

⑱术：《本草经》云："味苦，温，治风寒湿痹死肌，痉，疸，止汗除热消食。"

⑲麋衔：一名薇衔。《本草经》云："味苦，平，治风湿痹，历节痛，惊痫吐舌，悸气贼风，鼠瘘痈肿。"

⑳三指撮：用三个指头撮药末，以计算药量。《类经》十五卷第三十二注："用三指撮合，以约其数。"

㉑所谓深之细者,其中手如针也:《太素》卷三十经解注:"诊脉所知,中手如针,此细之状也。"

㉒摩之切之:摩,按摩。切,切循。似指诊脉时手指的动作。

㉓《上经》、《下经》、《金匮》、《揆度》、《奇恒》:马莳注:"俱古经篇名,今皆失之。"

㉔《上经》者……以四时度之也:马莳注,"《上经》者,必以卫气为论。《下经》者,言病之变化。《金匮》疑是藏之金匮,如金匮真言论之类,然其义则决死生也。《揆度》以度病为言,奇病不得以四时而死,如奇病论、大奇论之类。恒病得以四时而死,如脏气法时论,合于四时而死之类。揆以切求其脉理,度以得其病处,遂以四时度之,此皆古经篇之义也。"张志聪注:"《上经》者,谓上古天真、生气通天至六节脏象、脏气法时诸篇,论人之脏腑阴阳,地之九州九野,其气皆通于天气。《下经》者,谓通评虚实以下至于脉解诸篇,论疾病之变化。《金匮》者,所谓奇者,病五脏之厥逆,不得以四时之气应之。所谓恒者,奇恒之势,乃六十首,亦得以四时之气而为死生之期。《揆度》、《奇恒》,所指不同,故当切求其脉理,而复度其病处,如本篇论五脏之病态,当摩之切之,以脉求之,如太阳之腰椎肿,少阳之心胁痛,阳明之振寒,太阴之病胀,又当得其病处而以四时度之。"

【译文】

黄帝问道:有患胃脘痈病的,应当如何诊断呢?岐伯回答说:诊断这种病,应当先诊其胃脉,它的脉搏必然沉细,沉细主胃气上逆,上逆则人迎脉过盛,过盛则有热。人迎属于胃脉,胃气逆则跳动过盛,说明热气聚集于胃口而不得散发,所以胃脘发生痈肿。

黄帝说:好。有人睡卧不能安宁的,是什么原因呢?岐伯说:

五脏有所伤及，要等到损伤恢复，精神有所寄托，睡卧才能安宁，所以一般人不能测知他是什么病。

黄帝说：人不能仰卧的是什么原因呢？岐伯说：肺居胸上，为五脏六腑的华盖，如果肺脏为邪气所犯，邪气盛于内则肺的脉络胀大，肺气不利，呼吸急促，故不能仰卧。在《奇恒阴阳》中有这方面的论述。

黄帝说：有患厥病的，诊得右脉沉而紧，左脉浮而迟，不知主病在何处？岐伯说：因为是冬天诊察其脉象，右脉本来应当沉紧，这是和四时相应的正常脉象；左脉浮迟，则是逆四时的反常脉象。今病脉现于左手，又是冬季，所以当主病在肾，浮迟为肺脉，所以与肺脏关联。腰为肾之府，故当有腰痛的症状。黄帝说：为什么这样说呢？岐伯说：少阴的经脉贯肾络于肺，现于冬季肾脉部位诊得了浮迟的肺脉，是肾气不足的表现，虽与肺有关，但主要是肾病，故肾病当主为腰痛。

黄帝说：好。有患颈痈病的，或用砭石治疗，或用针灸治疗，都能治好，其治愈的道理何在？岐伯说：这是因为病名虽同而程度有所不同的缘故。颈痈属于气滞不行的，宜用针刺开导以除去其病，若是气盛壅滞而血液结聚的，宜用砭石以泻其瘀血，这就是所谓同病异治。

黄帝说：有患怒狂病的，这种病是怎样发生的呢？岐伯说：阳气因为受到突然强烈的刺激，郁而不畅，气厥而上逆，因而使人善怒发狂，由于此病为阳气厥逆所生，故名"阳厥"。黄帝说：怎样知道是阳气受病呢？岐伯说：在正常的情况下，足阳明经脉是常动不休的，太阳、少阳经脉是不甚搏动的，现在不甚搏动的太阳、少阳经脉也搏动得大而急疾，这就是病生于阳气的征象。黄帝说：如何治疗呢？岐伯说：病人禁止饮食就可以了。因为饮食经过脾的运化，能够助长阳气，所以禁止病人的饮食，使过盛的阳气得以衰少，病就可以痊愈。同时，再给以生铁洛煎水服之，因为生铁洛有降气开结的作用。

黄帝说：好。有患全身发热，腰体懈怠无力，汗出多得像洗澡一样，怕风，呼吸短而不畅，这是什么病呢？岐伯说：病名叫酒风。黄帝说：如何治疗呢？岐伯说：用泽泻和白术各十分，麋衔五分，合研为末，每次服三指撮，在饭前服下。

所谓深按而得细脉的，其脉在指下细小如针，必须仔细地按摩切循，凡脉气聚而不散的是坚脉；搏击手指下的是大脉。《上经》是论述人体功能与自然界相互关系的；《下经》是论述疾病变化的；《金匮》是论述疾病诊断决定死生的；《揆度》是论述脉搏以诊断疾病的；《奇恒》是论述特殊疾病的。所谓奇病，就是不受四时季节的影响而死亡的疾病。所谓恒病，就是随着四时气候的变化死亡的疾病。所谓揆，是说切按脉搏，以推求疾病的所在及其病理；所谓度，是从切脉得其病处，并结合四时气候的变化进行判断，以知道疾病的轻重宜忌。

奇病论篇第四十七

精解导读

一、论述了妊娠九月而喑、息积、伏梁、疹筋、厥逆、头痛、脾瘅、胆瘅、癃病、胎病、肾风等病的病因、病机、症状、治法及预后等。

二、提出了"无损不足、益有余"的治疗原则，这是刺法和药物等疗法必须遵循的原则。

三、论述小儿先天性癫痫发病的原因，是中医学中关于先天性疾病的最早记载，对后世医学有深远的影响。

【原文】

黄帝问曰：人有重身①，九月而喑②，此为何也？岐伯对曰：胞之络脉绝也③。帝曰：何以言之？岐伯曰：胞络者，系于肾，少阴之脉，贯肾系舌本，故不能言。帝曰：治之奈何？岐伯曰：无治也，当十月复④。《刺法》曰：无损不足，益有余，以成其疹⑤。所谓无损不足者，身羸瘦，无用镵石⑥也；无益其有余者，腹中有形而泄之，泄之则精出而病独擅中，故曰疹成也⑦。

帝曰：病胁下满，气逆，二三岁不已，是为何病？岐伯曰：病名曰息积⑧，此不妨于食，不可灸刺⑨，积为导引服药，药不能独治也⑩。

帝曰：人有身体髀股䯒皆肿，环脐而痛，是为何病？岐伯曰：病名曰伏梁，此风根也，其气溢于大肠，而著于肓，肓之原在脐下，故环脐而痛也。不可动之，动之为水溺涩之病也。

帝曰：人有尺脉数甚，筋急而见⑪，此为何病？岐伯曰：此所谓疹筋⑫，是人腹必急⑬，白色黑色见，则病甚⑭。

帝曰：人有病头痛以⑮数岁不已，此安得之，名为何病？岐伯曰：当有所犯大寒，内至骨髓，髓者以脑为主⑯，脑逆，故令头痛，齿亦痛⑰，病名曰厥逆⑱。帝曰：善。

帝曰：有病口甘者，病名为何？何以得之？岐伯曰：此五气⑲之溢也，名曰脾瘅⑳。夫五味入口，藏于胃，脾为之行其精气，津液在脾，故令人口甘也。此肥美之所发也。此人必数食甘美而多肥也。

肥者令人内热，甘者令人中满[21]，故其气上溢，转为消渴[22]。治之以兰，除陈气也[23]。

帝曰：有病口苦，取阳陵泉，口苦者，病名为何？何以得之？岐伯曰：病名曰胆瘅[24]。夫肝者，中之将也，取决于胆，咽为之使[25]。此人者，数谋虑不决，故胆虚，气上溢，而口为之苦[26]。治之以胆募、俞[27]，治在《阴阳十二官相使》[28]中。

帝曰：有癃[29]者，一日数十溲，此不足也[30]。身热如炭，颈膺如格[31]，人迎躁盛[32]，喘息，气逆，此有余也。太阴脉微细如发者，此不足也[33]，其病安在？名为何病？岐伯曰：病在太阴[34]，其盛在胃[35]，颇在肺[36]，病名曰厥[37]，死不治，此所谓得五有余、二不足[38]也。帝曰：何谓五有余、二不足？岐伯曰：所谓五有余者，五病之气有余也，二不足者，亦病气之不足也。今外得五有余，内得二不足，此其身不表不里，亦正死明矣[39]。

帝曰：人生而有病癫疾[40]者，病名曰何？安所得之？岐伯曰：病名为胎病。此得之在母腹中时，其母有所大惊，气上而不下，精气并居，故令子发为癫疾也[41]。

帝曰：有病痝然[42]如有水状，切其脉大紧[43]，身无痛者，形不瘦，不能食，食少[44]，名为何病？岐伯曰：病生在肾，名为肾风，肾风而不能食，善惊，惊已，心气痿者死[45]。帝曰：善。

【注释】

①重身：妇女怀孕称为重身。王冰注："重身，谓身中有身，则怀妊者也。"

②喑：王冰注："喑，谓不得言语也。妊娠九月，足少阴脉养胎，约气断则喑不能言也。"

③胞之络脉绝也：胞，此处指女子胞。《类经》十七卷第六十二

注:"胎怀九月,儿体已长,故能阻绝胞中之络脉。"绝,阻绝不通的意思。

④当十月复:王冰注:"十月胎去,胞络复通,肾脉上营,故复旧而言也。"

⑤疹:此指疾病。

⑥镵石:镵,镵针,九针之一,头大末锐,形如箭头。石,这里指砭石,亦称箴石,古代石制针刺工具。

⑦无益其有余者……故曰疹成也:高士宗注:"益犹治也……所谓无益其有余者,重身则腹中有形,如腹中有形而泄之,泄之则精出而病独擅中,精出正虚,擅中邪实,故曰疹成也。"擅,据也。

⑧息积:诸说不一。《太素》卷三十息积病注:"胁下满,肝气聚也,因于喘息则气逆行,故气聚积经二三岁,名曰息积。"王冰注:"腹中无形,胁下逆满,频岁不愈,息且形之,气逆息难,故名息积也。"张介宾以为其病根于脾胃,连于肺脏,"胁满气逆,喘促息难,故为息积。"吴崑、张志聪以为即肺积息贲。高士宗以为是先天经脉受损之奇病。

⑨不可灸刺:指病在胁下息积有形,灸之则助火热,刺之则伤精气。

⑩积为导引服药,药不能独治也:王冰注:"积为导引,使气流行,久以药攻,内消瘀稽,则可矣。若独凭其药,而不积为导引,则药亦不能独治也。"积,渐次、积累的意思。导引,治疗方法之一,乃是通过调整呼吸、运动肢体等,进行保健与治病。

⑪尺脉数甚,筋急而见:《素问经注节解》注:"尺为肾,主水;肝为木,主筋。今尺脉数甚,是水虚不能养木,故令筋急。"

⑫疹筋:筋病。疹,病也。因筋急而见,其病在筋,故曰疹筋。

⑬腹必急:指足厥阴肝脉环阴器抵少腹,今肝病筋脉失养,故

少腹拘急。

⑭白色黑色见，则病甚：王冰注："色见，谓见于面部也。夫相五色者，白为寒，黑为寒，故二色见，病弥甚也。"盖疹筋病多为阴虚筋脉失养，今白色黑色现于面部，是阳气亦亏，阴阳俱虚，故病尤甚。

⑮以：同"已"。

⑯髓者以脑为主：脑即为髓海，故云髓者以脑为主。

⑰脑逆，故令头痛，齿亦痛：脑逆，这里指寒邪上逆于脑。《太素》卷三十头齿痛注："大寒入于骨髓，流入于脑中，以其脑有寒逆，故头痛数岁不已。齿为骨余，故亦齿痛。"

⑱厥逆：寒受于下，邪逆于上，故名厥逆。

⑲五气：张志聪注："五气者，土气也，土位中央，在数为五……在脏为脾……脾气溢而证见于外窍也。"杨上善、张介宾以为五味、五谷之气。张介宾注："五气，五味之所化也。"当以后说为是。盖五味入口，藏于胃，为脾所化，其气上溢，则为口甘。

⑳脾瘅：瘅，热的意思。口甘之病，为脾热精气上溢所致，故名脾瘅。

㉑肥者令人内热，甘者令人中满：肥者味厚助阳，阳气滞而不畅，故内热；甘者性缓不散，留滞于中，故中满。

㉒转为消渴：《类经》十六卷第六十一注："热留不去，久必伤阴，其气上溢，故转变为消渴之病。"消渴，病名，以多饮、多食、多小便为其特征。

㉓治之以兰，除陈气也：兰，兰草。除，去除。陈，陈故。兰草气味辛平芳香，能醒脾化湿，清暑辟浊，过食肥甘而致消渴者，可用此排除陈故郁热之气。

㉔胆瘅：此病因胆热上溢而得，故名胆瘅。

㉕夫肝者，中之将也，咽为之使：王冰注："灵兰秘典论曰：肝者，将军之官，谋虑出焉。胆者，中正之官，决断出焉。肝与胆合，气性相通，故诸谋虑取决于胆。咽胆相应，故咽为之使。"使，役使。

㉖数谋虑不决，故胆虚，气上溢，而口为之苦：马莳注："数谋虑而不决断，故胆气以烦劳而致虚，胆气上溢，口为之苦。"

㉗胆募、俞：募俞，脏腑在胸腹部的募穴与在背部的俞穴而言。胆募为日月穴，在乳下三肋处；胆俞穴在背部第十椎旁一寸五分处。

㉘《阴阳十二官相使》：古医书名。王冰注："言治法俱于彼篇，今经已亡。"

㉙癃：此处指小便不利之症。

㉚一日数十溲，此不足也：指因正气不足引起的小便频数。此为太阴脾病，不能将水液上输于肺，肺亦不能通调水道于膀胱，故小便不利，虽数欲小便而所出不多。

㉛颈膺如格：咽喉胸膺格拒不通，如有物阻塞。《类经》十五卷第三十六注："颈言咽喉，膺言胸臆，如格者，上下不通，若有所格也。"

㉜人迎躁盛：人迎为足阳明胃脉所过，在结喉两旁，其脉躁动急数，主阳明热盛。

㉝太阴脉微细如发者，此不足也：太阴脉指手太阴肺经，其脉在寸口有动脉搏动应手，今脉微细如发，是正气不足的表现。

㉞病在太阴：《类经》十五卷第三十六注："脾肺二脏，皆属太阴，观下文复云颇在肺，则此节专言脾阴可知。

㉟其盛在胃：上文云：身热如炭，颈膺如格，人迎躁盛，均为阳明热证、实证，故曰其盛在胃。

㊱颇在肺：上文云："喘息，气逆"，为胃热迫肺，肺气上逆所

致,故曰颇在肺。即与肺有关的意思。颇,略也。

㊲病名曰厥:阳明胃热过盛,太阴脾肺虚衰,阴阳之气均逆于上而不相交通,故名曰厥。厥,即逆也。

㊳五有余、二不足:五有余指身热如炭、颈膺如格、人迎躁盛、喘息、气逆等五种症状。二不足指癃而一日数十溲、太阴脉微细如发两种症状。

㊴此其身不表不里,亦正死明矣:王冰注:"谓其病在表,则内有二不足;以上步谓其病在里,则外得五有余。表里即不可凭,补泻固难为法,故曰此其身不表不里,亦正死明矣。"亦正死明矣,必死无疑的意思。

㊵癫疾:即癫痫。《类经》十七卷第六十五注:"儿之初生,即有病癫痫者,今人呼为胎里疾者即此。"

㊶气上而不下,精气并居,故令子发为癫疾也:《类经》十七卷第六十五注:"惊则气乱而逆,故气上而不下,气乱则精从之,故精气并及于胎,令子为癫痫也。"

㊷㾓然:病困不荣而面目浮肿貌。

㊸其脉大紧:张志聪注:"大则为风,紧则为寒,故其脉大紧也。"

㊹身无痛者,形不瘦,不能食,食少:张志聪注:"此病在肾,非外受之风邪,故身无痛也。水气上乘,故形不瘦。风木水邪,乘侮土气,故不能食,即食而亦不能多也。"

㊺肾风而不能食,善惊,惊已,心气痿者死:《类经》十五卷第三十一注:"风生于肾,则反克脾土,故不能食。肾邪犯心,则神气失守,故善惊,惊后而心气痿弱不能复者,心肾俱败,水火俱困也,故死。"

【译文】

黄帝问道:有的妇女怀孕九个月而不能说话的,这是什么缘故呢?岐伯回答说:这是因为胞中的络脉被胎儿压迫,阻绝不通所致。黄帝说:为什么这样说呢?岐伯说:胞宫的络脉系于肾脏,而足少阴肾脉贯肾上系于舌本,今胞宫的络脉受阻,肾脉亦不能上通于舌,舌本失养,故不能言语。黄帝说:如何治疗呢?岐伯说:不需要治疗,待至十月分娩之后,胞络通,声音就会自然恢复。《刺法》上说:正气不足的不可用泻法,邪气有余的不可用补法,以免因误治而造成疾病。所谓"无损不足",就是怀孕九月而身体瘦弱的,不可再用针石治疗以伤其正气。所谓"无益有余",就是说腹中已经怀孕而又妄用泻法,用泻法则精气耗伤,使病邪独据于中,正虚邪实,所以说疾病形成了。

黄帝说:有病胁下胀满,气逆喘促,二三年不好的,是什么疾病呢?岐伯说:病名叫息积,这种病在胁下而不在胃,所以不妨碍饮食,治疗时切不可用艾灸和针刺,必须逐渐地用导引法疏通气血,并结合药物慢慢调治,若单靠药物也是不能治愈的。

人有身体髀部、大腿、小腿都肿胀,并且环绕肚脐周围疼痛,这是什么疾病呢?岐伯说:病名叫伏梁,这是由于风邪久留于体内所致。邪气流溢于大肠而留着于肓膜,因为肓膜的起源在肚脐下部,所以环绕脐部作痛。这种病不可用按摩方法治疗,否则就会造成小便涩滞不利的疾病。

黄帝说:人有尺部脉搏跳动数疾,筋脉拘急外现的,这是什么病呢?岐伯说:这就是所谓疹筋病,此人腹部必然拘急,如果面部见到或白或黑的颜色,病情则更加严重。

黄帝说:有人患头痛已经多年不愈这是怎么得的?叫作什么病

呢？岐伯说：此人当受过严重的寒邪侵犯，寒气向内侵入骨髓，脑为髓，寒气由骨髓上逆于脑，所以使人头痛，齿为骨之余，故牙齿也痛，病由寒邪上逆所致，所以病名叫作"厥逆"。黄帝说：好。

黄帝说：有病口中发甜的，病名叫什么？是怎样得的呢？岐伯说：这是由于五味的精气向上泛溢所致，病名叫脾瘅。五味入于口，藏于胃，其精气上输于脾，脾为胃输送食物的精华，因病津液停留在脾，致使脾气向上泛溢，就会使人口中发甜，这是由于肥甘美味所引起的疾病。患这种病的人，必然经常吃甘美而肥腻的食物，肥腻能使人生内热，甘味能使人中满，所以脾运失常，脾热上溢，就会转成消渴病。本病可用兰草治疗，以排除蓄积郁热之气。

黄帝说：有病口中发苦的，应取足少阳胆经的阳陵泉治疗仍然不愈，这是什么病？是怎样得的呢？岐伯说：病名叫胆瘅。肝为将军之官，主谋虑，胆为中正之官，主决断，诸谋虑取决于胆，咽部为之外使。患者因屡次谋略而不能决断，情绪苦闷，遂使胆失却正常的功能，胆汁循经上泛，所以口中发苦。治疗时应取胆募日月穴和背部的胆俞穴，这种治法记载于《阴阳十二官相使》中。

黄帝说：有患癃病的，一天要解数十次小便，这是正气不足的现象。同时又有身热如炭火，咽喉与胸膺之间有堵塞不通的感觉，人迎脉躁动急数，呼吸喘促，肺气上逆，这又是邪气有余的现象。寸口脉微细如头发，这也是正气不足的表现。这种病的原因究竟在哪里？叫作什么病呢？岐伯说：此病是太阴脾脏不足，热邪炽盛在胃，症状却偏重在肺，病的名字叫作厥，属于不能治的死证。这就是所谓"五有余、二不足"的征候。黄帝说：什么叫"五有余、二不足"呢？岐伯说：所谓"五有余"，就是身热如炭，喘息，气逆等五种病气有余的征候。所谓"二不足"，就是癃一日数十溲，脉微细如发两种正气不足的征候。现在患者外见五有余，内见二不足，这种病既不能依有余而攻其表，又不能从不足而补其里，所以说是必死无疑了。

黄帝说：人出生以后就患有癫痫的，病的名字叫什么？是怎样得的呢？岐伯说：病的名字叫胎病，这种病是胎儿在母腹中得的，由于其母曾受到很大的惊恐，气逆于上而不下，精也随而上逆，精气并聚不散，影响及胎儿，故其子生下来就患癫痫病。

黄帝说：面目浮肿，像有水状，切按脉搏大而且紧，身体没有痛处，形体也不消瘦，但不能吃饭，或者吃得很少，这种病叫什么呢？岐伯说：这种病发生在肾脏，名叫肾风。肾风病人到了不能吃饭，常常惊恐的阶段，若惊后心气不能恢复，心肾俱败，神气消亡，而为死证。黄帝说：对。

大奇论篇第四十八

精解导读

一、论述了某些奇病的脉象，并分析其病机和预后。

二、对脏腑、经脉精气衰败而出现的十四种死证脉象做了形象化的说明，并预计了其相应的死期。

【原文】

肝满、肾满、肺满皆实，即为肿①。肺之雍，喘而两胠满②。肝雍，两胠满，卧则惊，不得小便③。肾雍，胠下至少腹满，胫有大小，髀胻大跛，易偏枯④。

心脉满大，痫瘈筋挛⑤。肝脉小急，痫瘈筋挛⑥。肝脉骛暴，有所惊骇，脉不至若瘖，不治自已⑦。

肾脉小急，肝脉小急，心脉小急，不鼓皆为瘕⑧。

肾肝并沉为石水，并浮为风水⑨，并虚为死，并小弦欲惊⑩。

肾脉大急沉，肝脉大急沉，皆为疝⑪。

心脉搏滑急为心疝⑫；肺脉沉搏为肺疝⑬。

三阳急为瘕，三阴急为疝⑭，二阴急为痫厥；二阳急为惊⑮。

脾脉外鼓沉，为肠澼，久自已⑯。肝脉小缓为肠澼，易治⑰。肾脉小搏沉，为肠澼下血，血温身热者死⑱。心肝澼亦下血，二脏同病者，可治⑲。其脉小沉涩为肠澼，其身热者死，热见七日死⑳。

胃脉沉鼓涩，胃外鼓大，心脉小坚急，皆隔偏枯，男子发左，女子发右，不瘖舌转，可治，三十日起；其从者瘖，三岁起；年不满二十者，三岁死㉑。

脉至而搏，血衄身热者死，脉来悬钩浮为常脉㉒。

脉至如喘，名曰暴厥。暴厥者，不知与人言㉓。脉至如数，使人暴惊，三四日自已㉔。

脉至浮合，浮合如数，一息十至以上，是经气予不足也，微见九十日死㉕；脉至如火薪然，是心精之予夺也，草干而死㉖；脉至如散叶，是肝气予虚也，木叶落而死㉗；脉至如省客，省客者，脉塞而鼓，是肾气予不足也，悬去枣华而死㉘；脉至如丸泥，是胃精予不足也，榆荚落而死㉙；脉至如横格，是胆气予不足也，禾熟而死㉚；脉至如弦缕，是胞精予不足也，病善言，下霜而死，不言，可治㉛；脉至如交漆，交漆者，左右傍至也，微见三十日死㉜；脉至如涌泉，浮鼓肌中，太阳气予不足也，少气，味韭英而死㉝；脉至如颓土之状，按之不得，是肌气予不足也，五色先见黑，白垒发死㉞；脉至如悬雍，悬雍者，浮揣切之益大，是十二俞之予不足也，水凝而死㉟；脉至如偃刀,偃刀者,浮之小急,按之坚大急,五脏菀热,寒热独并于肾也,如此其人不得坐,立春而死㊱;脉至如丸滑不直手,不直手者,按之不可得也,是大肠气予不足也,枣叶生而死㊲;脉至如华者,令人善恐,不欲坐卧,行立常听,是小肠气予不足也,季秋而死㊳。

【注释】

①肝满、肾满、肺满皆实,即为肿:马莳注:"此言肝肾肺经之满者,其脉必实,其证必肿也。满,脉气满实。肿,浮肿也。"

②肺之雍,喘而两胠满:肺司呼吸,主肃降,位居胸中,故肺气壅滞者,其病如是。雍,同"壅",壅滞不畅的意思。

③肝雍……不得小便:肝经布胁肋,环阴器,故经气壅滞则两胠满,不得小便。肝主惊骇,卧则气愈壅滞,故卧则惊。

④肾雍……易偏枯:肾脉属肾络膀胱,其直者,从肾上贯肝膈,故肾脉壅滞,则胠下至少腹满;肾脉循内踝之后,别入足跟中,以上踹内,出腘内廉,上股内后廉,今肾脉壅滞不畅,累其一支,故致两下肢粗细大小不等,患侧髀胫活动受限,行走不便;若日久患肢失养,又易发生半身不遂的偏枯病。

⑤心脉满大,痫瘈筋挛:《类经》六卷第二十四注:"心脉满大,火有余也,心主血脉,火盛则血涸,故痫瘈而筋挛。"痫,癫痫。瘈,瘈疭,即为抽搐。筋挛,筋脉拘挛。盖火热内盛,伤及心神则痫瘈。阴血被耗,筋脉失养则筋挛。

⑥肝脉小急,痫瘈筋挛:肝藏血主养筋。脉小为血虚,脉急为有寒。寒滞肝脉,筋脉不利则筋挛,血不养心则痫瘈。

⑦肝脉骛暴……不治自已:肝脉骛暴,是肝脉搏动急疾而乱的意思。《类经》六卷第二十四注:"惊骇者,肝之病,故肝脉急乱者,

因惊骇而然。甚有脉不至而声喑者,以猝惊则气逆,逆则脉不通,而肝经之脉循喉咙,故声喑而不出也。然此特一时之气逆耳,气通则愈矣,故不治自已。"

⑧肾脉小急……不鼓皆为瘕:王冰注:"小急为寒甚,不鼓则血不流,血不流则寒薄,故血内凝而为瘕也。"

⑨肾肝并沉为石水,并浮为风水:《类经》六卷第二十四注:"此言水病之有阴阳也。肾肝在下,肝主风,肾主水,肝肾俱沉者,阴中阴病也,当病石水。石水者,凝结少腹,沉坚在下也。肝肾俱浮者,阴中阳病也,当病风水。风水者,游行四体,浮泛于上也。"

⑩并虚为死,并小弦欲惊:王冰注:"肾为五脏之根,肝为发生之主,二者不足,是生主俱微,故死。"

⑪肾脉大急沉,肝脉大急沉,皆为疝:王冰注:"疝者,寒气结聚之所为也。夫脉沉为实,脉急为痛,气实寒薄聚,故为绞痛为疝。"

⑫心脉搏滑急为心疝:《类经》六卷第二十四注:"病疝而心脉搏滑急者,寒挟肝邪乘心也。"

⑬肺脉沉搏为肺疝:《类经》六卷第二十四注:"肺脉沉搏者,寒挟肝邪乘肺也。"

⑭三阳急为瘕,三阴急为疝:三阳,太阳。三阴,太阴。王冰注:"太阳受寒,血凝为瘕。太阴受寒,气聚为疝。"

⑮二阴急为痫厥,二阳急为惊:《类经》六卷第二十四注:"二阴,少阴也。二阳,阳明也。脉急者,为风寒。邪乘心肾,故为痫为厥。木邪乘胃,故发为惊。阳明脉解篇曰:胃者土也,故闻木音而惊者,土恶木也。是亦此义。"

⑯脾脉外鼓沉,为肠澼,久自已:《类经》六卷第二十四注:"沉为在里,而兼外鼓者,邪不甚深,虽为肠澼,久当自已。肠澼,

下痢也。"

⑰肝脉小缓为肠澼，易治：《类经》六卷第二十四注："肝脉急大，则邪盛难愈，今脉小缓，为邪轻易治也。"

⑱肾脉小搏沉，为肠澼下血，血温身热者死：王冰注："小为阴气不足，搏为阳气乘之，热在下焦，故下血也。血温身热，是阴气伤败，故死。"

⑲心肝澼亦下血，二脏同病者，可治：王冰注："肝藏血，心养血，故澼皆下血也。心火肝木，木火相生，故可治之。"

⑳其脉小沉涩为肠澼，其身热者死，热见七日死：《类经》六卷第二十四注："心肝之脉小沉而涩，以阴不足而血伤也，故为肠澼。然脉沉细者不当热，今脉小身热是为逆，故当死。而死于热见七日者，六阴败尽也。"

㉑胃脉沉鼓涩……年不满二十者，三岁死：《类经》六卷第二十四注："胃为水谷之海，心为血脉之主，胃气既伤，血脉又病，故致上下否隔，半身偏枯也。男子左为逆，右为从；女子右为逆，左为从。今以偏枯而男子发左，女子发右，是逆证也。若声不喑，舌可转，则虽逆于经，未甚于脏，乃为可治，而一月当起。若偏枯而喑者，肾气内竭而然，其病必甚，如脉解篇曰：内夺而厥，则为喑俳，此肾虚也。正以肾脉循喉咙，挟舌本故耳。若男发于右而不发于左，女发于左而不发于右，皆谓之从。从，顺也。然证虽从而声则喑，是外轻而内重也，故必三岁而后起。以气血方刚之年，辄见偏枯废疾，此禀赋不足，早凋之兆也，不出三年死矣。"

㉒脉至而搏……脉来悬钩浮为常脉：《类经》六卷第二十四注："搏脉弦强，阴虚者最忌之。凡诸失血鼻衄之疾，其脉搏而身热，真阴脱败也，故当死。然失血之症多阴虚，阴虚之脉多浮大，故弦钩而浮，乃其常脉，无足虑也。悬者，不高不下，不浮不沉，如物悬

空之义,谓脉虽浮钩,而未失中和之气也。"钩脉,即洪脉。

㉓脉至如喘,名曰暴厥。暴厥者,不知与人言:吴昆注:"如喘者,如喘人之息,有出无入也,为气逆暴厥。气逆而上,则神明皆为雍蔽,故不知与人言。"暴厥,病名。其症突然昏厥,不省人事。

㉔脉至如数,使人暴惊,三四日自已:《类经》六卷第二十四注:"数脉主热,而如数者实非真数之脉,盖以猝动肝心之火,故令人暴惊。然脉非真数,故俟三四日而气衰自愈矣。"

㉕脉至浮合……微见九十日死:《类经》六卷第二十四注:"一息十至以上,其状如数,而实非数热之脉,是经气之衰极也。微见,始见也。言初见此脉,便可期九十日而死。若见之已久,则不必九十矣。所以在九十日者,以时更季易,天道变而人气从之也。"予,通"与",授予、给予的意思。

㉖脉至如火薪然……草干而死:吴昆注:"薪然,火之初然,或明或灭也。夺,失也。草干,冬也。草干而死者,寒水之令行,火受其克也。"夏令火旺,尚可支持,若待草干阳尽之时,心气全衰,故必死也。然,通"燃",烧也。

㉗脉至如散叶,是肝气予虚也,木叶落而死:《类经》六卷第二十四注:"如散叶者,浮泛无根也。此以肝气大虚,全无收敛,木叶落者,金胜木败,肝死时也。"

㉘脉至如省客……悬去枣华而死:《类经》六卷第二十四注:"省客,如省问之客,或去或来也。塞者或无而止,鼓者或有而搏,是肾原不固,而无所主持也。枣华之候,初夏时也,悬者华之开,去者华之落,言于枣华开落之时,火旺而水败,肾虚者死也。"华,通"花"。

㉙脉至如丸泥,是胃精予不足也,榆荚落而死:《类经》六卷第二十四注:"丸泥者,泥弹之状,坚强短涩之谓,此胃精中气之不足

也。榆荚，榆钱也。春深而落，木旺之时，土败者死。"

㉚脉至如横格，是胆气予不足也，禾熟而死：《类经》六卷第二十四注："横格，如横木之格于指下，长而且坚，是谓木之真脏，而胆气之不足也。禾熟于秋，金令旺也，故木败而死。"

㉛脉至如弦缕……不言，可治：《类经》六卷第二十四注："弦缕者，如弦之急，如缕之细，真元亏损之脉也。胞，子宫也，命门元阳之所聚也。胞之脉系于肾，肾之脉系舌本，胞气不足，当静而无言，今反善言，是阴气不藏而虚阳外见，时及下霜，虚阳消败而死矣。故与其善言者，不若无言者为肾气犹静，而尚可治也。"胞，诸注不一。

㉜脉至如交漆……微见三十日死：《类经》六卷第二十四注："交漆者，如泻漆之交，左右傍至，缠绵不清也。微见，初见也。三十日为月建之易，而阴阳偏败者，不过一月之期也。"

㉝脉至如涌泉……韭英而死：脉来如泉水之涌，浮鼓于肌肉之中，谓出而不入。太阳膀胱为三阳主外，今脉搏出而不入，则是膀胱内气不足。气虚于内，故小便清长而少气味。英，花也。韭花生于长夏，长夏属土，膀胱壬水之所畏，故死。

㉞脉至如颓土之状……白垒发死：《类经》六卷第二十四注："颓土之状，虚大无力，而按之即不可得。肌气即脾气，脾主肌肉也。黑为水之色，土败极而水反乘之，故当死。垒，同'蘽'，即蓬蘽之属。蘽有五种，而白者发于春，木旺之时，土当败也。"

㉟脉至如悬离……水凝而死：《太素》卷十五五脏脉诊注："浮实切之益大，此是悬离之状。悬离脉见，即五脏六腑十二经俞气皆不足，十二经俞皆属太阳，故至水冻冬时而死。"盖冬时阴气盛而阳气绝，故死。

㊱脉至如偃刀……立春而死：《类经》六卷第二十四注："偃刀，

卧刀也。浮之小急，如刀口也；按之坚大急，如刀背也。此以五脏菀热而发为寒热，阳旺则阴消，故独并于肾也。腰者肾之府，肾阴既亏，则不能起坐，立春阳盛，阴日以衰，所以当死。"菀，同"郁"，积也。

㊲脉至如丸滑不直手……枣叶生而死：《类经》六卷第二十四注："如丸，短而小也。直，当也。言滑小无根而不胜按也。大肠应庚金，枣叶生初夏，火旺则金衰，故死。"

㊳脉至如华者……季秋而死：《类经》六卷第二十四注："如华，如草木之华，而轻浮柔弱也。小肠属丙火，与心为表里，小肠不足则气通于心善恐。不欲坐卧者，心气怯而不宁也。行立常听者，恐惧多而生疑也。"

【译文】

肝经、肾经、肺经胀满者，其脉搏必实，当即发为浮肿。肺脉壅滞，则喘息而两胁胀满。肝脉壅滞，则两胁胀满，睡卧时惊惕不安，小便不利。肾脉壅滞，则胁下至少腹部胀满，两侧胫部粗细大小不同，患侧髀胫肿大，活动受限，日久且易发生偏枯病。

心脉满大，是心经热盛，耗劫肝阴，心神被伤，筋脉失养，故发生癫痫、抽搐及筋脉拘挛等症。肝脉小急，是肝血虚而寒滞肝脉，血不养心，筋脉不利，也能出现癫痫、抽搐和筋脉拘挛。肝脉的搏动急疾而乱，是由于受了惊吓，如果按不到脉搏或突然出现失音的，这是因惊吓一时气逆而致脉气不通，不需要治疗，待其气通即可恢复。

肾、肝、心三脉细小而急疾，指下浮取鼓击不明显，是气血积聚在腹中，皆当发为瘕病。

肾脉和肝脉均见沉脉，为石水病；均见浮脉，为风水病；均见虚脉,为死证;均见小而兼弦之脉,将要发生惊病。

肾脉沉大急疾,肝脉沉大急疾,均为疝病。心脉搏动急疾流利,为心疝;肺脉沉而搏击于指下,为肺疝。

太阳之脉急疾,是受寒血凝为瘕;太阴之脉急疾,是受寒气聚为疝;少阴之脉急疾,是邪乘心肾,发为痫厥;阳明之脉急疾,是木邪乘胃,发为惊骇。

脾脉见沉而又有向外鼓动之象,是痢疾,为里邪出表的脉象,日久必然自愈。肝脉小而缓慢的,为痢疾邪气较轻,容易治愈。肾脉沉小而动,是痢疾,或大便下血,若血热身热,是邪热有余,真阴伤败,为预后不良的死证。心肝二脏所发生的痢疾,亦见下血,如果是两脏同病的,可以治疗,若其脉都出现小沉而涩滞的痢疾,兼有身热的,预后多不良,如连续身热七天以上,多属死证。

胃脉沉而应指涩滞,或者浮而应指甚大,以及心脉细小坚硬急疾的,都属气血隔塞不通,当病偏枯半身不遂。若男子发病在左侧,女子发病在右侧,说话正常,舌体转动灵活,可以治疗,经过三十天可以痊愈。如果男病在右,女病在左,说话发不出声音的,需要三年才能痊愈。如果患者年龄不满二十岁,此为禀赋不足,不出三年就要死亡。

脉来搏指有力,病见衄血而身发热,为真阴脱败的死证。若是脉来浮钩如悬的,则是失血的常见之脉。脉来喘急,突然昏厥,不能言语的,名叫暴厥。脉来如热盛之数,得之暴受惊吓,经过三四天就会自行恢复。

脉来如浮波之合,像热盛时的数脉一样急疾,一呼一息跳动十次以上,这是经脉之气均已不足的现象,从开始见到这种脉象起,经过九十天就要死亡。

脉来如新燃之火,临势很盛,这是心脏的精气已经虚失,至秋末冬初野草干枯的时候就要死亡。脉来如散落的树叶，浮泛无根，这是肝脏精气虚极，至深秋树木落叶时就要死亡。脉来如访问之客，或去或来，或停止不动，或搏动鼓指，这是肾脏的精气不足，在初夏枣花开落的时候，火旺水败，就会死亡。脉来如泥丸，坚强短涩，这是胃腑精气不足，在春末夏初榆荚枯落的时候就要死亡。脉来如有横木在指下，长而坚硬，这是胆的精气不足，到秋后谷类成熟的时候，金旺木败，就要死亡。脉来紧急如弦，细小如缕，是胞脉的精气不足，若患者反多言语，是真阴亏损而虚阳外现，在下霜时，阳气虚败，就会死亡；若患者静而不言，则可以治疗；脉来如交漆，缠绵不清，左右旁至，为阴阳偏败，从开始见到这种脉象起三十日就会死亡。脉来如泉水上涌，浮而有力，鼓动于肌肉中，这是足太阳膀胱的精气不足，症状是呼吸气短，到春天尝到新韭菜的时候就要死亡。脉来如倾颓的腐土，虚大无力，重按则无，这是脾脏精气不足，若面部先见到五色中的黑色，是土败水侮的现象，到春天白薇发生的时候，木旺土衰，就要死亡。如悬雍之上大下小，浮取揣摩则愈觉其大，按之益大，与筋骨相离，这是十二俞的精气不足，十二俞均属太阳膀胱经，故在冬季结冰的时候，阴盛阳绝，就要死亡。脉来如仰卧的刀口，浮取小而急疾，重按坚大而急疾，这是五脏郁热形成的寒热交并于肾脏，这样的病人仅能睡卧，不能坐起，至立春阳盛阴衰时就要死亡。脉来如弹丸，短小而滑，按之无根，这是大肠的精气不足，在初夏枣树生叶的时候，火旺金衰，就要死亡。脉来如草木之花，轻浮柔弱，其人易发惊恐，坐卧不宁，内心多疑，所以不论行走或站立时，经常偷听别人的谈话，这是小肠的精气不足，到秋末阴盛阳衰的季节就要死亡。

脉解篇第四十九

精解导读

一、介绍了六经与月份的配合以及相应的月建。
二、分析了四时阴阳盛衰与六经病变的关系。
三、详细解释了六经病变的机理。

【原文】

太阳所谓肿腰脽痛者①,正月太阳寅,寅,太阳也②,正月阳气出在上而阴气盛,阳未得自次也③,故肿腰脽痛也。病偏虚为跛者,正月阳气冻解地气而出也,所谓偏虚者,冬寒颇有不足者,故偏虚为跛也④。所谓强上引背者,阳气大上而争,故强上也⑤。所谓耳鸣者,阳气万物盛上而跃,故耳鸣也⑥。所谓甚则狂巅疾者,阳尽在上,而阴气从下,下虚上实,故狂巅疾也⑦。所谓浮为聋者,皆在气也⑧。所谓入中为瘖者,阳盛已衰,故为瘖也⑨。内夺而厥,则为瘖俳,此肾虚也,少阴不至,厥也⑩。

少阳所谓心胁痛者,言少阳戌也,戌者,心之所表也⑪,九月阳气尽而阴气盛,故心胁痛也⑫。所谓不可反侧者,阴气藏物也,物藏则不动,故不可反侧也⑬。所谓甚则跃者,九月万物尽衰,草木毕落而堕,则气去阳而之阴,气盛而阳之下长,故谓跃⑭。

阳明所谓洒洒振寒者,阳明者午也,五月盛阳之阴也,阳盛而阴气加之,故洒洒振寒也⑮。所谓胫肿而股不收者,是五月盛阳之阴也,阳者,衰于五月,而一阴气上,与阳始争。故胻肿而股不收也⑯。所谓上喘而为水者,阴气下而复上,上则邪客于脏腑间,故为水也⑰。所谓胸痛少气者,水气在脏腑也,水者阴气也,阴气在中,故胸痛少气也⑱。所谓甚则厥,恶⑲人与火,闻木音则惕然而惊者,阳气与阴气相薄,水火相恶,故惕然而惊也。所谓欲独闭户牖而处者,阴阳相薄也,阳尽而阴盛,故欲独闭户牖而居。所谓病至则欲乘⑳高而歌,弃衣而走者,阴阳复争,而外并于阳,故使之弃衣而走也。所谓客孙脉则头痛鼻鼽腹肿者,阳明并于上,上者则其孙络太阴也,故头痛鼻鼽腹肿也㉑。

太阴所谓病胀者,太阴子也,十一月万物气皆藏于中,故曰病胀㉒;所谓上走心为噫者,阴盛而上走于阳明,阳明络属心,故曰上走心为噫也㉓。所谓食则呕者,物盛满而上溢,故呕也㉔。所谓得后与气则快然如衰者,十一月阴气下衰,而阳气且出,故曰得后与气则快然如衰也㉕。

少阴所谓腰痛者,少阴者,申也,七月万物阳气皆伤,故腰痛也㉖。所谓呕咳上气喘者,阴气在下,阳气在上,诸阳气浮,无所依从。故呕咳上气喘也㉗。所谓邑邑不能久立,久坐起则目𥉾𥉾无所见者,万物阴阳不定未有主也。秋气始至,微霜始下,而方杀万物,阴阳内夺,故目𥉾𥉾无所见也㉘。所谓少气善怒者,阳气不治,阳气不治,则阳气不得出,肝气当治而未得,故善怒,善怒者,名曰煎厥㉙。所谓恐如人将捕之者,秋气万物未有毕去,阴气少,阳气入,阴阳相薄,故恐也㉚。所谓恶闻食臭者,胃无气,故恶闻食臭也㉛。所谓面黑如地色者,秋气内夺,故变于色也㉜。所谓咳则有血者,阳脉伤也,阳气未盛于上而脉满,满则咳,故血见于鼻也㉝。

厥阴所谓癞疝㉞,妇人少腹肿者,厥阴者,辰也,三月阳中之阴㉟,邪在中,故曰癞疝少腹肿也㊱。所谓腰脊痛不可以俯仰者,三月一振，荣华万物，一俯而不仰也[37]。

所谓癞癃疝肤胀者，曰阴亦盛而脉胀不通，故曰癞癃疝也[38]。所谓甚则嗌干热中者，阴阳相薄而热，故嗌干也[39]。

【注释】

①太阳所谓肿腰脽痛者：所谓者，指引古经之语。脽，臀肉。足太阳经脉抵腰中，入贯臀，过髀枢，故其经脉有病，则腰部肿胀而臀部疼痛。

②正月太阳寅，寅，太阳也：王冰注："正月三阳生，主建寅，三阳谓之太阳，故曰寅太阳也。"

③正月阳气出在上而阴气盛，阳未得自次也：王冰注："正月虽三阳生，而天气尚寒，以其尚寒，故曰阴气盛，阳未得自次。"自次，言自己应据的位次。正月属太阳主时，理当阳旺，今未旺，故言未得自次。

④病偏虚为跛者……故偏虚为跛也：足太阳经偏枯而跛足者，是因为正月里太阳主令，阳气促使冰冻解散，地气从下上出，由于寒冬的影响，体内阳气颇感不足，所以阳气偏虚在一侧，而发生跛足的症状，盖足太阳之脉，下行髀腘而出于外踝之后故也。跛，即瘸。偏虚，注家多解为阳气偏虚，高士宗以为"偏枯"，今从之。

⑤所谓强上引背者……故强上也：强上引背，谓颈项强硬而牵引背部。足太阳之脉，从脑还出别下项，挟脊下行，若阳气大上而争引，则出现是症矣。

⑥所谓耳鸣者……故耳鸣也：足太阳之脉，其支者，从巅至耳上角。若阳气大过，犹如春季万物盛长而活跃一样，过盛之阳气循脉入耳，故出现耳鸣。

⑦所谓甚则狂颠疾者……故狂颠疾也：《类经》十四卷第十一

注:"所谓甚者,言阳邪盛也,阳邪实于阳经,则阳尽在上,阴气在下,上实下虚,故当为狂癫之病。"狂,狂病。颠,道"癫",在此似指后世之痫证。

⑧所谓浮为聋者,皆在气也:高士宗注:"经脉论云:手太阳之脉入耳中,所生病者耳聋,故申明所谓浮为聋者,是逆气上浮而为聋,皆在气也。"

⑨所谓入中为瘖者,阳盛已衰,故为瘖也:《太素》卷八经脉病解注:"太阳之气中伤人者,即阳大盛,盛已顿衰,故为瘖也。瘖,不能言也。"

⑩内夺而厥……少阴不至者,厥也:《类经》十四卷第十一注:"内夺者,夺其精也,精夺则气夺而厥,故声瘖于上,体废于下。元阳大亏,病本在肾,肾脉上挟舌本,下走足心,故为是病。"俳,通"痱",废也。

⑪少阳所谓心胁痛者,言少阳戌也,戌者,心之所表也:《太素》卷八经脉病解注:"手少阳脉络心包,足少阳脉循胁里,故少阳病心胁痛也。戌为九月,九月阳少,故曰少阳也。戌少阳脉散络心包,故为心之所表。"

⑫九月阳气尽而阴气盛,故心胁痛也:九月之时,阳气将尽,阴气方盛,人亦应之。手少阳络心包,足少阳循胁里,少阳为阴邪所乘,循经而病,故心胁痛。

⑬所谓不可反侧者……故不可反侧也:反侧,侧身转动的意思。《灵枢》经脉篇云:足少阳之脉,循胸过季胁,是动则病不能转侧。九月阴气方盛,阴主静主藏,阴气盛则万物潜藏而不动,少阳经气应之,所以不能转侧。

⑭所谓甚则跃者……故谓跃:《类经》十四卷第十一注:"九月万物尽衰,草木毕落,是天地之气,去阳而之阴也。人身之气亦然,

故盛于阴分则所长在下，其有病为跳跃者，以足少阳脉下出足之外侧，阴复于上，阳鼓于下也，故应九月之气。"盖阳气入阴，而盛于阴分，阳气鼓动于下之阴分，故为跳跃之势。

⑮阳明所谓洒洒振寒者……故洒洒振寒也：洒洒，寒栗貌。五月阳气明盛，故曰阳明。五月月建在午，故曰阳明者午也。夏至在五月，而夏至阳气已极，阴气初生，阴气加于盛阳之上，寒热相搏，故洒洒振寒。

⑯所谓胫肿而股不收者……故胫肿而股不收也：足阳明脉，下髀关，抵伏兔，下入膝膑中，下循胫外廉，下足跗。五月阳气盛极而衰，阴气初生，人亦应之。阴气生于下，向上与阳气相争，故致经脉失调，出现胫部浮肿而两股弛缓不收。

⑰所谓上喘而为水者……故为水也：上喘而为水，即因水肿而致喘息。《类经》十四卷第十一注："阳明土病，则不能治水。故阴邪自下而上，客于脏腑之间，乃化为水。水之本在肾，末在肺，标本俱病，故为上喘也。"

⑱所谓胸痛少气者……故胸痛少气也：水气停留于脾脏与胃腑之间，水为阴邪之气，停留于中，则上逆心肺，心肺受邪，故胸痛少气。

⑲恶：讨厌、憎恨。

⑳乘：上也，登也。

㉑所谓客孙脉则头痛鼻鼽腹肿者……故头痛鼻鼽腹肿也：足阳明之脉从头走足。五月阳极阴生，阴气与阳气相争，下而复上，使阳明经脉受邪，不得下行而逆于上，若逆于阳明之孙络，则头痛鼻塞；若逆于太阴脾经，则腹部肿胀。

㉒太阴子也……故曰病胀：十一月月建在子，为阴气最盛的时期，太阴又是阴中之至阴，故云太阴子也。十一月天寒地冻，万物

闭藏于中，人亦应之。足太阴脾经入腹属脾络胃，今邪气循经入腹，影响运化，故致腹胀。

㉓所谓上走心为噫者……故曰上走心为噫也：《灵枢》经脉篇云：脾足太阴之脉，是动则病善噫；本经宣明五气篇云：五气所病，心为噫。

㉔所谓食则呕者，物盛满而上溢，故呕也：《类经》十四卷第十一注："脾胃相为表里，胃受水谷，脾不能运，则物盛满而溢，故为呕。"

㉕十一月阴气下衰，而阳气且出，故曰得后与气则快然如衰也：《灵枢》经脉篇云，太阴之脉，是动则病腹胀善噫，得后与气则快然如衰。盖十一月阴气盛极而下衰，阳气初生，腹中阴邪得以下行，故得大便与矢气则腹胀嗳气快然如衰。后，大便。气，矢气。

㉖七月万物阳气皆伤，故腰痛也：七月秋气始至，阴气始生，故应于少阴。少阴属肾，腰为肾之府，七月万物肃杀，阳气皆伤，人体应之，肾阳虚不能温养本府，所以腰痛。

㉗所谓呕咳上气喘者……故呕咳上气喘也：《类经》十四卷第十一注："阳根于阴，阴根于阳，互相倚也。若阴中无阳，沉而不升，则孤阳在上，浮而不降，无所依从，故为呕、咳、上气喘也。"盖足少阴脉，从肾上贯肝膈，入肺中，故为是病。

㉘所谓邑邑不能久立……故目𥌾𥌾无所见也：七月之交，秋气始至，微霜开始下降，肃杀之气初伤万物，此时阴气初上，阳气初下，阴阳交替未有定局，在人体则阴阳交争而俱伤，肾为阴阳之宅，主骨，其精阳之气上注于目而为瞳子，今阴阳俱伤，故衰弱不能久立，久坐起则两目昏乱，视物不清。邑邑，微弱貌。

㉙所谓少气善怒者……善怒者，名曰煎厥：阳气，杨上善以为少阴之气，张介宾以为阳和之气，高士宗以为君火之气，马莳、张

志聪以为少阳之气。考下文"肝气当治而未得"之义,当以马、张之说为是。

㉚所谓恐如人将捕之者……阴阳相薄,故恐也:《灵枢》经脉篇云:肾足少阴之脉,气不足则善恐,心惕惕如人将捕之。盖秋天阴气始生,万物尚未尽衰,阳气开始潜藏,人亦应之,阴阳相争,循少阴经入肾,肾志恐,肾伤故恐惧,犹如犯了罪害怕将要被捕一样。

㉛所谓恶闻食臭者,胃无气,故恶闻食臭也:《类经》十四卷第十一注:"胃无气,胃气败也。胃气所以败者,肾为胃关,肾中真火不足,不得温养化原,故胃气虚而恶闻食臭也。"食臭,食物的气味。臭,气也。

㉜所谓面黑如地色者,秋气内夺,故变于色也:肾主黑色,秋天阴气始生,阳气始衰,阴阳交争而内夺,人则少阴之气应之,肾中精气亏虚,故面色变黑如地色。

㉝所谓咳则有血者……故血见于鼻也:《类经》十四卷第十一注:"阳脉伤者,上焦之脉伤也。阳气未盛于上而脉满,则所满者,皆寒邪也。盖肾脉上贯肝膈,入肺中,故咳则血见于口,衄则血见于鼻也。"

㉞癞疝:属于疝气的一种,主要症状是:阴囊肿大,或有疼痛,或兼少腹痛。

㉟厥阴者,辰也,三月阳中之阴:厥阴属木,三月草木萌发,阳气初生而阳中有阴,故厥阴应于三月。三月月建在辰,故云厥阴者辰也。

㊱邪在中,故曰癞疝少腹肿也:肝足厥阴之脉,循股阴,入毛中,环阴器,抵少腹,今三月阳中有阴,阴气循肝经而病,故出现男子癞疝或妇人少腹肿的症状。

㊲所谓腰脊痛不可以俯仰者……一俯而不仰也:《类经》十四卷

第十一注:"三月一振,阳气振也,故荣华万物。然余寒尚在,若阴气或盛则阳屈,俯而不仰,故病为腰脊痛,亦应三月之气。"

㊳所谓癩癃疝肤胀者……故曰癩癃疝也:癩癃疝,病名。其症前阴肿痛,小便不利而皮肤肿胀。张志聪注:"阴器肿而不得小便也。"三月阳气虽生,阴邪尚旺,厥阴之脉应之,则脉胀而不通,因其脉环阴器抵少腹,故为是病。

㊴所谓甚则嗌干热中者……故嗌干也:三月阳长阴消,阴阳相争,阳胜而热,故为热中。厥阴之脉,循喉咙之后上入颃颡,热循经脉入喉,故嗌干也。嗌,咽喉。

【译文】

太阳经有所谓腰肿和臀部疼痛的,是因为正月属于太阳,而月建在寅,正月是阳气升发的季节,但阴寒之气尚盛,阳气未能依正常规律,逐渐旺盛,当旺不旺,病及于经,故发生腰肿和臀部疼痛。病有阳气不足而发为偏枯跛足的,是因为正月里阳气促使冰冻解散,地气从下上出,由于寒冬的影响,阳气颇感不足,若阳气偏虚于足太阳经一侧,则发生偏枯跛足的症状。所谓颈项强急而牵引背部的,是因为阳气剧烈地上升而争引,影响于足太阳经脉,所以发生颈项强急。所谓出现耳鸣症状的,是因为阳气过盛,好像万物向上盛长而活跃,盛阳循经上逆,故出现耳鸣。所谓阳邪亢盛发生狂病癫痫的,是因为阳气尽在上部,阴气却在下面,下虚而上实,所以发生狂病和癫痫病。所谓逆气上浮而致耳聋的,是因为气分失调,阳气进入内部不能言语的,是因为阳气盛极而衰,故不能言语。若房事不节内夺肾精,精气耗散而厥逆,就会发生瘖痱病,这是因为肾虚,少阴经的精气不至而发生厥逆。

少阳所以发生心胁痛的症状,是因少阳属九月,月建在戌,少阳脉散络心包，为心之表，九月阳气将尽，阴气方盛，邪气循经而病，所以心胁部发生疼痛。所谓不能侧身转动，是因为九月阴气盛，万物皆潜藏而不动，少阳经气应之，所以不能转侧。所谓甚则跳跃，是因为九月万物衰败，草木尽落而坠地，人身的阳气也由表入里，阴气旺盛在上部，阳气向下而生长，活动于两足，所以容易发生跳跃的状态。

　　阳明经有所谓洒洒振寒的症状，是因为阳明旺于五月，月建在午，五月是阳极而阴生的时候，人体也是一样，阴气加于盛阳之上，故令人洒洒然寒栗。所谓足胫浮肿两腿弛缓不收，是因为五月阳盛极而阴生，阳气始衰，在下初生之一阴，向上与阳气相争，致使阳明经脉不和，故发生足胫浮肿而两腿弛缓不收的症状。所谓因水肿而致喘息的，是由于土不制水，阴气自下而上，居于脏腑之间，水气不化，故为水肿之病，水气上犯肺脏，所以出现喘息的症状。所谓胸部疼痛呼吸少气的，也是由于水气停留于脏腑之间，水液属于阴气，停留于脏腑，上逆于心肺，所以出现胸痛少气的症状。所谓病甚则厥逆，厌恶见人与火光，听到木击的声音则惊惕不已，这是由于阳气与阴气相争，水火不相协调，所以发生惊惕一类的症状。所谓想关闭门窗而独居的，是由于阴气与阳气相争，阳气衰而阴气盛，阴主静，所以病人喜欢关闭门窗而独居。所谓发病则登高处而歌唱，抛弃衣服而奔走的，是由于阴阳之气反复相争，而外并于阳经使阳气盛，阳主热主动，热盛于上，所以病人喜欢登高而歌，热盛于外，所以弃衣而走。所谓客于孙脉则头痛、鼻塞和腹部肿胀的，是由于阳明经的邪气上逆，若逆于本经的细小络脉，就出现头痛鼻塞的症状，若逆于太阴脾经，就出现腹部肿胀的症状。

　　太阴经脉有所谓病腹胀的，是因为太阴为阴中之至阴，应于十一月，月建在子，此时阴气最盛，万物皆闭藏于中，人气亦然，阴邪循经入腹，所以发生腹胀的症状。所谓上走于心而为嗳气的，是因为阴邪盛，阴邪循脾经上走于阳明胃经，足阳明之正上通于心，心主嗳气，所以说上走于心就会发生嗳气。所谓食入则呕吐的，是因为脾病，食物不能运化，胃中盛满而上溢，所以发生呕吐的症状。所谓得到大便和矢气就觉得爽快而病减的，是因为十一月阴气盛极而下衰，阳气初生，人体也是一样，腹中阴邪得以下行，所以腹胀嗳气的病人得到大便或矢气后，就觉得爽快，就像病减轻了似的。

少阴有所谓腰痛的，是因为足少阴经应在七月，月建在申，七月阴气初生，万物肃杀，阳气被抑制，腰为肾之府，故出现腰痛的症状。所谓呕吐、咳嗽、上气喘息的，是因为阴气盛于下，阳气浮越于上而无所依附，少阴脉从肾上贯肝膈入肺中，故出现呕吐、咳嗽、上气喘息的症状。所谓身体衰弱不能久立，久坐乍起则眼花缭乱视物不清的，是因为七月秋气始至，微霜始降，阴阳交替尚无定局，万物因受肃杀之气而衰退，人体阴阳之气衰夺，故不能久立，久坐乍起则两目视物不清。所谓少气善怒的，是因为秋天阳气下降，失去调气作用少阳经阳气不得外出，阳气郁滞在内，肝气郁结不得疏泄，不能约束其所管，故容易发怒，怒则气逆而厥，叫作"煎厥"。所谓恐惧不安好像被人捉捕一样，是因为秋天阴气始生，万物尚未尽衰，人体应之，阴气少，阳气入，阴阳交争，循经入肾，故恐惧如人将捕之。所谓厌恶食物气味的，是因为肾火不足，不能温养化源，致使胃气虚弱，消化功能已失，故不欲进食而厌恶食物的气味。所谓面色发黑如地色的，是因为秋天肃杀之气耗散内脏精华，精气内夺而肾虚，故面色变黑。所谓咳嗽则出血的，是上焦阳脉损伤，阳气未盛于上，血液充斥于脉管，上部脉满则肺气不利，故咳嗽，络脉伤则血见于鼻。

厥阴经脉为病有所谓癫疝，及妇女少腹肿的，是因为厥阴应于三月，月建在辰，三月阳气方长，阴气尚存，阴邪积聚于中，循厥阴肝经发病，故发生阴囊肿大疼痛及妇女少腹肿的症状。所谓腰脊痛不能俯仰的，是因为三月阳气振发，万物荣华繁茂，然尚有余寒，人体应之，故出现腰脊疼痛而不能俯仰的症状。所谓有癞癃疝、肤皮肿胀的，也是因为阴邪旺盛，以致厥阴经脉胀闭不通，故发生前阴肿痛、小便不利以及肤胀等病。

所谓病甚则咽干热中的，是因为三月阴阳相争而阳气胜，阳胜产生内热，热邪循厥阴肝经上逆入喉，故出现咽喉干燥的症状。

第十四卷

刺要论篇第五十

精解导读

一、阐述了依据疾病所在部位确定适宜的进针深度的针刺要领。同时指出，违背了这一要领，就会给人体带来很大的危害。

二、分别说明人体各部因针刺深浅不当导致五脏在相应季节产生的种种病变。

【原文】

黄帝问曰：愿闻刺要。岐伯对曰：病有浮沉①，刺有浅深，各至其理，无过其道②。过之则内伤，不及则生外壅，壅则邪从之。浅深不得，反为大贼③，内动五脏④，后生大病。故曰：病有在毫毛腠理者，有在皮肤者，有在肌肉者，有在脉者，有在筋者，有在骨者，有在髓者。

是故刺毫毛腠理无伤皮，皮伤则内动肺，肺动则秋病温疟⑤，泝泝然寒栗。

刺皮无伤肉，肉伤则内动脾，脾动则七十二日四季之月⑥，病腹胀烦，不嗜食⑦。

刺肉无伤脉，脉伤则内动心，心动则夏病心痛⑧。

刺脉无伤筋，筋伤则内动肝，肝动则春病热而筋弛⑨。

刺筋无伤骨，骨伤则内动肾，肾动则冬病胀，腰痛⑩。

刺骨无伤髓，髓伤则销铄胻酸⑪，体解㑊⑫然不去矣。

【注释】

①浮沉：这里指病位浅深。浮为在表其病浅，沉为在里其病深。

②各至其理，无过其道：指针刺的深浅应该适度，既不能过深，又不能太浅。

③大贼：大害的意思。张志聪注："不得其浅深之法，反为大害矣。"贼，伤害。

④内动五脏：此处指内伤五脏之气。

⑤肺动则秋病温疟：肺合于皮，应于秋，故皮伤则肺动而秋病温疟。

⑥七十二日四季之月：指每季后十八天，为脾土寄旺之日，四季共七十二天。

⑦病腹胀烦，不嗜食：脾合于肉，寄旺于四季。肉伤则内动脾气，脾气动伤则运化不利，故病腹胀烦满不嗜食。

⑧心动则夏病心痛：王冰注："心之合脉，王于夏气。真心少阴之脉，起于心中，出属心系。心包心主之脉，起于胸中，出属心包。平人气象论曰：脏真通于心，故脉伤则动心，心动则夏病心痛。"

⑨肝动则春病热而筋弛：肝合于筋，应于春，故筋伤肝动则春病发热而筋弛缓。《类经》二十二卷第六十三注："筋合肝而主于春，筋伤则气动，故于春阳发生之时，当病热证。热则筋缓，故为弛

纵。"弛，弛缓。

⑩肾动则冬病胀，腰痛：肾合于骨，应于冬，腰为肾之府，其脉从肾上贯肝膈，故骨伤肾动则冬时病胀、病腰痛。

⑪髓伤则销铄胻酸：《类经》二十二卷第六十三注："髓为骨之充，精之属，最深者也。精髓受伤，故为干枯销铄胻酸等病。"销铄，吴昆注："销铄者，骨髓日减，如五金遇火而销铄也。"

⑫解㑊：指身体懈怠困倦。《类经》二十二卷第六十三注："解㑊者，懈怠困弱之名，阴之虚也。"

【译文】

黄帝问道：我想了解针刺方面的要领。岐伯回答说：疾病有在表在里的区别，刺法有浅刺深刺的不同，病在表应当浅刺，病在里应当深刺，各应到达一定的部位（疾病所在），而不能违背这一法度。刺得太深，就会损伤内脏；刺得太浅，不仅达不到病处，而且反使在表的气血壅滞，给病邪以可乘之机。

因此，针刺深浅不当，反会给人体带来很大的危害，使五脏功能紊乱，继而发生严重的疾病。

所以说：疾病的部位有在毫毛腠理的，有在皮肤的，有在肌肉的，有在脉的，有在筋的，有在骨的，有在髓的。因此，该刺毫毛腠理的，不要伤及皮肤，若皮肤受伤，就会影响肺脏的正常功能，肺脏功能扰乱后，以致到秋天时，易患温疟病，发生恶寒战栗的症状。

该刺皮肤的，不要伤及肌肉，若肌肉受伤，就会影响脾脏的正常功能，以致在每一季节的最后十八天中，发生腹胀烦满，不思饮食的病症。

该刺肌肉的，不要伤及血脉，若血脉受伤，就会影响心脏的正常功能，以致到夏天时，易患心痛的病症。

该刺血脉的，不要伤及筋脉，若筋脉受伤，就会影响肝脏的正常功能，以致到秋天时，易患热性病，发生筋脉弛缓的症状。

该刺筋的，不要伤及骨，若骨受伤，就会影响肾脏的正常功能，以致到冬天时，易患腹胀、腰痛的病症。

该刺骨的，不要伤及骨髓，若骨髓被损伤，髓便日渐消减，不能充养骨骼，就会导致身体枯瘦，足胫发酸，肢体懈怠，无力举动的病症。

刺齐论篇第五十一

精解导读

一、本篇重点阐明掌握针刺深浅限度的具体方法，指出针刺深度太过或不及，都是违反针刺疗法原则的，都会给人体造成损害。

二、关于针灸治病的原理，一言以蔽之：引导能量而已。

三、"针"就是用针扎进人体，"灸"就是在人体表面用艾灸定点加热。以前还有砭，就是用磨制的石器从外部去刺激人体。

四、针灸是用外力的伤害和介入来人为地引导能量，以打通闭阻，也就是打通免疫力的通道。

五、中医为什么能治大病重病，因为真正的古中医思维是恢复人体能量，打通人体循环，让人体自身的免疫力去治病的，而非用针用药直接去治病。

六、要想了解真正的古中医，就要先认识到药是不能治病的，只有人体自身的免疫力才能治病。

【原文】

黄帝问曰：愿闻刺浅深之分。岐伯对曰：刺骨者无伤筋，刺筋者无伤肉，刺肉者无伤脉，刺脉者无伤皮①，刺皮者无伤肉，刺肉者无伤筋，刺筋者无伤骨②。

帝曰：余未知其所谓，愿闻其解。岐伯曰：刺骨无伤筋者，针至筋而去，不及骨也③；刺筋无伤肉者，至肉而去，不及筋也；刺肉无伤脉者，至脉而去，不及肉也；刺脉无伤皮者，至皮而去，不及脉也。

所谓刺皮无伤肉者，病在皮中，针入皮中，无伤肉也；刺肉无伤筋者，过肉中筋也；刺筋无伤骨者，过筋中骨也④。此之谓反也。

【注释】

①刺骨者无伤筋……刺脉者无伤皮：其义谓应当深刺时，不宜浅刺。张志聪注："前四句言宜深者勿浅。"

②刺皮者无伤肉……刺筋者无伤骨：其义谓应当浅刺时，不宜深刺。张志聪注："后三句言宜浅者勿深，所谓各至其理，无过其道。"

③刺骨无伤筋者……不及骨也：张志聪注："此申明刺宜深者勿浅而去也，刺骨无伤筋者，言其病在骨，刺当及骨，若针至筋而去，不及于骨，则反伤筋之气，而骨病不除，是刺骨而反伤其筋矣。"

④过筋中骨也：王冰注："此则诚过分太深也。"《类经》二十二卷第六十三注："刺筋过深而中骨者，伤其肾气。"

【译文】

黄帝问道：我想了解针刺浅深的不同要求。岐伯回答说：针刺骨，就不要损伤筋；针刺筋，就不要损伤肌肉；针刺肌肉，就不要损伤脉；针刺脉，就不要损伤皮肤（以上四句指的是，应该深刺，则不能浅刺）；针刺皮肤，则不要伤及肌肉；针刺肌肉，则不要伤及筋；针刺筋，则不要伤及骨（以上三句指的是，应该浅刺，则不能深刺）。

黄帝说：我不明白其中的道理，希望能听听对此的解释。岐伯说：所谓刺骨不要伤害筋，是说需刺骨的，不可在仅刺到筋而未达骨的深度时，就停针或拔出；刺筋不要伤害肌肉，是说需刺至筋的，不可在仅刺到肌肉而未达筋的深度时，就停针或拔出；刺肌肉不要伤害脉，是说需刺至肌肉深部的，不可在仅刺到脉而未达肌肉深部时，就停针或拔去；刺脉不要伤害皮肤，是说需刺至脉的，不可在仅刺到皮肤而未达脉的深度时，就停针拔去。

所谓针刺皮肤不要伤及肌肉，是说病在皮肤之中，针就刺至皮肤，不要深刺伤及肌肉；刺肌肉不要伤及筋，是说针只能刺至肌肉，太过就会伤及筋；刺筋不要伤及骨，是说针只能刺至筋，太过就会伤及骨。以上这些，是说若针刺深浅不当，就会带来不良后果。

刺禁论篇第五十二

精解导读

一、明确指出脏腑要害部位应该禁针。

二、列举误刺人体某些部位造成的后果——轻者发生盲、瘖肿、咳、聋、跛、遗尿等病，重者可致死亡。

三、指出在暴饮暴食、大饥大渴、过度疲劳以及情绪剧烈波动的情况下，不可立即进行针刺，在适当休息后方可施术。

【原文】

黄帝问曰：愿闻禁数①。岐伯对曰：脏有要害②，不可不察，肝生于左，肺藏于右③，心部于表，肾治于里④，脾为之使⑤，胃为之市⑥。膈肓之上，中有父母⑦，七节之傍，中有小心⑧。从之有福，逆之有咎⑨。

刺中心，一日死，其动为噫。刺中肝，五日死，其动为语。刺中肾，六日死，其动为嚏。刺中肺，三日死，其动为咳。刺中脾，十日死，其动为吞。刺中胆，一日半死，其动为呕。

刺跗上⑩，中大脉，血出不止，死。刺面，中溜脉⑪，不幸为盲。刺头，中脑户⑫，入脑立死。刺舌下⑬，中脉太过，血出不止为喑。刺足下布络⑭，中脉，血不出为肿。刺郄中⑮大脉，令人仆脱色⑯。刺气街⑰，中脉，血不出为肿鼠仆⑱。刺脊间，中髓为伛⑲，刺乳上，中乳房，为肿根蚀⑳。刺缺盆㉑中内陷㉒，气泄，令人喘咳逆。刺手鱼腹㉓内陷，为肿。

无刺大醉，令人气乱。无刺大怒，令人气逆。无刺大劳人，无刺新饱人，无刺大饥人，无刺大渴人，无刺大惊人。

刺阴股，中大脉，血出不止，死。刺客主人㉔内陷，中脉，为内漏㉕为聋。刺膝髌，出液，为跛㉖。刺臂太阴脉，出血多，立死。刺足少阴脉，重虚㉗出血，为舌难以言。刺膺中陷，中肺，为喘逆仰息。刺肘中㉘内陷，气归之，为不屈伸。刺阴股下三寸㉙内陷，令人遗溺。刺腋下胁间内陷，令人咳。刺少腹，中膀胱，溺出，令人少腹满。刺腨肠内陷，为肿，刺匡上㉚陷骨中脉，为漏为盲㉛。刺关节中液出，不得屈伸。

【注释】

①禁数：禁，禁忌；数，几；禁数，指禁止针刺的地方有多少。

②脏有要害：《太素》卷十九知针石注："五脏之气所在，须知针之为害至要。"要害，意指身体上容易致命的部位。

③肝生于左，肺藏于右：指人面南而立，左东右西的位置。肝主春，其气生，位居东方，故云肝生于左。肺主秋，其气降，居西方，故云肺藏于右。此指脏器之气化功能，非指脏器本体所在部位。

④心部于表，肾治于里：心部于表，指心调节在表的阳气。肾为阴中之阴，故主阴气于里。张志聪注："心为阳脏而主火，火性炎散，故心气分部于表。肾为阴脏主水，水性寒凝，故肾气主治于里。"部，分布也。

⑤脾为之使：指脾土旺于四季，主运水谷，以营四脏，故云脾为之使。《太素》卷十九知针石注："脾者为土，王四季，脾行谷气，以资四脏，故为之使也。"

⑥胃为之市：意指胃主收纳五谷，如市之聚退。王冰注："水谷所归，五味皆入如市杂，故为市也。"

⑦膈肓之上，中有父母：《太素》卷十九知针石注："心下膈上为肓，心为阳父也，肺为阴母也。肺主于气，心主于血，共营卫于身，故为父母也。"

⑧七节之傍，中有小心：《类经》二十二卷第六十四注："人之脊骨共二十一节，自上而下当十四节之间，自下而上是为第七节。其两傍者乃肾俞穴，其中则命门外俞也。人生以阳气为本，阳在上者谓之君火，君火在心。阳在下者谓之相火，相火在命门，皆真阳之所在也，故曰七节之傍，中有小心。"傍，通"旁"。

⑨逆之有咎：违背以上原则就会招致灾殃。马莳注："逆其所而

伤之，则有眚。"眚，灾殃。

⑩跗上：这里指足背部的冲阳穴处。

⑪溜脉：指眼睛相流通的经脉。《类经》二十二卷第六十四注："溜，流也，凡血脉之通于目者，皆为溜脉。"

⑫脑户：穴名，在枕骨上，强间穴后一寸五分，督脉足太阳之会。

⑬舌下：廉泉穴。《类经》二十二卷第六十四注："舌下脉者，任脉之廉泉也，足少阴之标也。中脉太过，血出不止则伤肾，肾虚则无气，故令人喑。"

⑭布络：王冰注："谓当内踝前足下空处布散之络，正当然谷穴分也。"

⑮郄中：腘中，指足太阳之委中穴。

⑯令人仆脱色：意即令人突然晕倒，面色苍白。王冰注："刺之过禁，则令人仆倒而面色如脱去也。"

⑰气街：穴名。一名气冲，在归来下，鼠蹊上一寸，动脉应手，足阳明脉气所发。

⑱鼠仆：腹股沟。王冰注："今刺之而血不出，则血脉气并聚于中，故内结为肿，如伏鼠之形也。"

⑲伛：屈背。王冰注："谓伛偻身踏屈也。"

⑳为肿根蚀：王冰注："乳之上下，皆足阳明之脉也。乳液渗泄，胸中气血，皆外凑之。然刺中乳房，则气更交凑，故为大肿。中有脓根，内蚀肌肤，化为脓水而久不愈。"

㉑缺盆：一指锁骨上窝。张志聪注："缺盆在喉旁两横骨陷者中，若缺盆然，故以为名。"一指穴名，此处之穴，亦名缺盆。

㉒陷：《史记》张汤传："然误陷汤罪者，三长史也。"陷，位中伤之。在此引申为伤坏之义。

㉓手鱼腹：这里指手掌侧，当拇指掌指关节与腕关节之间的赤白肉际处。

㉔客主人：又称为上关。《甲乙》卷三第十一："在耳前上廉起骨端，开口有孔，手、足少阳、足阳明三脉之会。刺入三分，留七呼，灸三壮，刺太深，令人耳无闻。"

㉕内漏：《类经》二十二卷第六十四注："脓生耳底，是为内漏。"

㉖刺膝髌，出液，为跛：刺伤膝髌部流出液体，而令人跛行。《类经》二十二卷第六十四注："髌，膝盖骨也。膝者筋之府，刺膝髌之下而出其液，则液泄筋枯，故令人跛。"

㉗重虚：《类经》二十二卷第六十四注："足少阴，肾脉也，少阴之脉循喉咙系舌本，肾气虚而复刺出血，是重虚也，故令舌难以言。"

㉘肘中：意指在肘弯中的尺泽、曲泽等穴。《类经》二十二卷第六十四注："手太阴之尺泽，厥阴之曲泽皆是也。"

㉙阴股下三寸：《类经》二十二卷第六十四注："阴股之脉，足三阴也，皆上聚于阴器，惟少阴之在股间者，有经无穴。其在气冲下三寸者，足厥阴之五里也，主治肠中热满不得溺，若刺深内陷，令人遗溺不禁，当是此穴。"

㉚匡上：眼眶。匡，同"眶"。

㉛为漏为盲：《类经》二十二卷第六十四注："刺匡上而深陷骨间，中其目系之脉，则流泪不止为漏，视无所见而为盲也。"

【译文】

黄帝问道：我想了解人体禁刺的部位。岐伯回答说：内脏各有要害之处，不能不细看详审！肝气生发于左，肺气肃降于右，心脏调节在表的阳气，肾脏管理在里的阴气，脾主运化，水谷精微赖以转输，胃主受纳，饮食水谷汇聚于此。膈肓的上面，有维持生命活动的心、肺两脏，第七椎旁有心包络。上述部位都应该禁刺，遵循这个原则，就有利于治疗，违背了则会给人体造成祸害。

刺中心脏，约一日即死，其病变症状为嗳气。刺中肝脏，约五日即死，其病变症状为多言多语。刺中肾脏，约六日即死，其病变症状为打喷嚏。刺中肺脏，约三日即死，其病变症状为咳呛。刺中脾脏，约十日即死，其病变症状为频频吞咽。误刺中胆，约一日半即死，其病变症状为呕吐。

针刺足背，误伤了大血管，若出血不止，便会死亡。针刺面部，误伤了与目相通的经脉，则可能使眼睛失明。针刺头部的脑户穴，若刺至脑髓，就会立即死亡。针刺廉泉穴，误伤了血管，若出血不止，可使喉哑失音。针刺足下布散的络脉，误伤了血管，瘀血内留而不出，可致局部肿胀。针刺委中穴太深，误伤了大经脉，可令人跌仆，面色苍白。针刺气衔穴，误伤了血管，若瘀血留着不去，鼠鼷部就会肿胀。针刺脊椎间隙，误伤了脊髓，会使人背屈不伸。针刺乳中穴，伤及乳房，可使乳房肿胀，内部腐蚀溃脓。针刺缺盆中央太深，造成肺气外泄，可令人喘咳气逆。针刺手鱼际穴太深，可使局部发生肿胀。

不要针刺饮酒大醉的人，否则会使气血紊乱。不要针刺勃然大怒的人，否则会使气机上逆。此外，对过度疲劳、刚刚饱食、过分饥饿、极度口渴、方受极大惊吓的人，皆不可以针刺。

刺大腿内侧的穴位，误伤了大血管，若出血不止，便会死亡。刺上关穴太深，误伤了经脉，可使耳内化脓或致耳聋。刺膝膑部，若误伤以致流出液体，会使人发生跛足。刺手太阴经脉，若误伤出血过多，则立即死亡。刺足少阴经脉，误伤出血，可使肾气更虚，以致舌体失养转动不利而语言困难。针刺胸膺部太深，伤及肺脏，就会发生气喘上逆、仰面呼吸的症状。针刺肘弯处太深，气便结聚于局部而不行，以致手臂不能屈伸。针刺大腿内侧下三寸处太深，使人遗尿。针刺腋下胁肋间太深，使人咳嗽。针刺少腹太深，误伤膀胱，使小便漏出流入腹腔，以致少腹胀满。针刺小腿肚太深，会使局部肿胀。针刺眼眶而深陷骨间，伤及脉络，就会造成流泪不止，甚至失明。针刺关节，误伤以致液体外流，则关节不能屈伸。

刺志论篇第五十三

精解导读

一、阐述了气与形、谷与气、脉与血等虚实关系中的正常与反常现象，并分析了产生这些反常现象的机理。

二、介绍了针刺治疗虚实症的手法。

【原文】

黄帝问曰：愿闻虚实之要。岐伯对曰：气实形实，气虚形虚，此其常也，反此者病①。谷盛气盛，谷虚气虚，此其常也，反此者病②。脉实血实，脉虚血虚，此其常也，反此者病③。

帝曰：如何而反？岐伯曰：气盛身寒，气虚身热，此谓反也；谷入多而气少，此谓反也；谷不入而气多，此谓反也；脉盛血少，此谓反也；脉小血多，此谓反也。气盛身寒，得之伤寒。气虚身热，得之伤暑④。谷入多而气少者，得之有所脱血，湿居下也⑤。谷入少而气多者,邪在胃及与肺也⑥。脉小血多者,饮中热也⑦。脉大血少者,脉有风气,水浆不入⑧,此之谓也。

夫实者气入也,虚者气出也⑨;气实者热也,气虚者寒也⑩。入实者,左手开针空也;入虚者,左手闭针空也⑪。

【注释】

①气实形实……反此者病:人之形与气,相称者为证,其形立于外,其气充于内,若气虚于内,则损形于外;若伤形于外,则气耗于内。故气实者形实,气虚者形虚,此人之常态,若形气相反,则为病态。

②谷盛气盛……反此者病:《类经》十四卷第二十一注:"人受气于谷,谷入于胃,以传于肺,五脏六腑皆以受气,此气生于谷也,是谓谷气。故谷气盛衰,候当相应,不应则为病矣。"

③脉实血实……反此者病:脉为血之府,根据正常人脉象之虚实,可以诊察人体血气之盛衰,所以说脉实血实,脉虚血虚,此其常也,反此者病。

④气盛身寒……得之伤暑:王冰注:"伤,谓触冒也。寒伤形,故气盛身寒。热伤气,故气虚身热。"

⑤谷入多而气少者……湿居下也:《类经》十四卷第二十一注:"谷入多,胃热善于消谷也。脱血者,亡其阴也。湿居下者,脾肾之不足,亦阴虚也。阴虚则无气,故谷虽入多而气则少也。"

⑥谷入少而气多者,邪在胃及与肺也:胃主受纳,今邪犯胃腑则纳呆,故不能食而谷入少。肺主气,邪在于肺则肺气壅滞而气多。

⑦脉小血多者,饮中热也:高士宗注:"夫脉小血反多者,其内必饮酒中热之病,酒行络脉,故血多行于外,而虚于内,故脉小。"

⑧脉大血少者……水浆不入:《类经》十四卷第二十一注:"风

为阳邪,居于脉中,故脉大;水浆不入,则中焦无以生化,故血少。"

⑨夫实者……气出也:《类经》十四卷第二十一注:"气入者,充满于内,所以为实。气出者,漏泄于中,所以为虚。"

⑩气实者……寒也:王冰注:"阳盛而阴内拒,故热;阴盛而阳外微,故寒。"

⑪入实者……左手闭针空也:为针刺治疗实证,出针时左手不闭针孔,开其穴,以泻其邪气。刺虚证出针时,左手急按其穴,闭针孔,使正气不得外泻。针空,针孔。

【译文】

黄帝问道:我想了解有关虚实的道理。岐伯回答说:气充实的,形体就壮实,气不足的,形体就虚弱,这是正常生理状态,若与此相反的,就是病态。纳谷多的气盛,纳谷少的气虚,这是正常现象,若与此相反的,就是病态。脉搏大而有力的,是血液充盛,脉搏小而细弱的,是血液不足,这是正常现象,若与此相反的,就是病态。

黄帝又问:反常现象是怎样的?岐伯说:气盛而身体反觉寒冷,气虚而身体反感发热的,是反常现象;饮食虽多而气不足,饮食不进而气反盛的,都是反常现象;脉搏盛而血反少,脉搏小而血反多的,也是反常现象。

气旺盛而身寒冷,是受了寒邪的伤害。气不足而身发热,是受了暑热的伤害。饮食虽多而气反少的,是由于失血或湿邪聚居于下部之故。饮食虽少而气反盛的,是由于邪气在胃和肺。脉搏小而血多,是由于病留饮而中焦有热。脉搏大而血少,是由于风邪侵入脉中且汤水不进之故。这些就是形成虚实反常的机理。

大凡实症,是由于邪气亢盛侵入人体;虚症,是由于人体正气外泄。气实的多表现为热象；气虚的多表现为寒象。针刺治疗实症，出针后，左手不要按闭针孔，使邪气外泄；治疗虚症，出针后，左手随即闭合针孔，使正气不得外散。

针解篇第五十四

精解导读

一、论述针刺补泻手法，说明了针下寒热感觉与针刺疗效的关系。

二、强调针刺时医者应做到思想集中、态度严谨、明确病位、端正手法，并注意调节病人的精神活动，以利于治疗。

三、根据天地阴阳与人身相应的道理，阐述了九针的作用与适用范围。

【原文】

黄帝问曰：愿闻《九针》之解①，虚实之道。岐伯对曰：刺虚则实之者，针下热也，气实乃热也；满而泄之者，针下寒也，气虚乃寒也。菀陈②则除之者，出恶血也。邪盛则虚之者，出针勿按③；徐而疾则实者，徐出针而疾按之④；疾而徐则虚者，疾出针而徐按之⑤。言实与虚者，寒温气多少也⑥。若无若有者，疾不可知也⑦。察后与先者，知病先后也。为虚与实者，工勿失其法。若得若失者，离其法也。虚实之要，九针最妙者，为其各有所宜也。补泻之时以针为之者，与气开阖相合也⑧。九针之名，各不同形者，针穷其所当补泻也。

刺实须其虚者,留针阴气隆至,乃去针也⑨;刺虚须其实者,阳气隆至,针下热,乃去针也⑩。经气已至,慎守无失者,勿变更也⑪。深浅在志者,知病之内外也⑫;近远如一者,深浅其候等也⑬。如临深渊者,不敢堕也⑭;手如握虎者,欲其壮也⑮;神无营于众物者,静志观病人,无视左右也⑯;义无邪下者,欲端以正也⑰。必正其神者,欲瞻病人目制其神,令气易行也⑱。所谓三里者,下膝三寸也。所谓跗之者,举膝分易见也⑲。巨虚者,跷足胻独陷者⑳。下廉者,陷下者也㉑。

帝曰:余闻九针,上应天地四时阴阳,愿闻其方,令可传于后世,以为常也。岐伯曰:夫一天、二地、三人、四时、五音㉒、六律㉓、七星㉔、八风㉕、九野㉖,身形亦应之,针各有所宜,故曰九针。人皮应天㉗,人肉应地㉘,人脉应人㉙,人筋应时㉚,人声应音㉛,人阴阳合气应律㉜,人齿面目应星㉝,人出入气应风㉞,人九窍三百六十五络应野㉟。故一针皮,二针肉,三针脉,四针筋,五针骨,六针调阴阳,七针益精,八针除风,九针通九窍,除三百六十五节气,此之谓各有所主也。人心意应八风㊱,人气应天㊲,人发齿耳目五声,应五音六律㊳,人阴阳脉血气应地㊴。人肝目应之九㊵。

【注释】

①《九针》之解:若据《灵枢》禁服篇所谓"《九针》六十篇"及《素问》离合真邪论等对《九针》的论述,《九针》显系《内经》成编前之古医书,则本文当是对《九针》部分内容的解释。

②菀陈:血液瘀积日久的意思。王冰注:"菀,积也。陈,久也。"

③邪盛则虚之者,出针勿按:王冰注:"邪者,不正之目,非本

经气，是则为邪，非言鬼毒精邪之所胜也。出针勿按，穴俞且开，故得经虚，邪气发泄也。"

④徐出针而疾按之：王冰注："徐出，谓得经气已久，乃出之。疾按，谓针出穴已，速疾按之，则真气不泄，经脉气全，故徐而疾乃实也。"

⑤疾出针而徐按之：王冰注："疾出针，谓针入穴已，至于经脉，即疾出之。徐按，谓针出穴已，徐缓按之，则邪气得泄，精气复固，故疾而徐乃虚也。"

⑥言实与虚者，寒温气多少也：张志聪注：言实与虚者，谓针下寒而少气者，为虚，邪气已去也。针下热而气多者，为实，正气已复也。"

⑦若无若有者，疾不可知也：指针下之寒温，气至之有无，来去甚疾，若不细心体察是不易明辨清楚的。

⑧与气开阖相合也：马莳注："其针入之后，若针下气来，谓之开，可以迎而泻之。气过谓之阖，可以随而补之，针与气开阖相合也。"

⑨刺实须其虚者……乃去针也：《太素》卷十九知针石注："刺于热实，留针使针下寒，无热乃出针。"

⑩刺虚须其实者……针下热，乃去针也：《太素》卷十九知针石注："刺于寒虚，留针使针下热，无寒乃出针也。"

⑪经气已至……勿变更也：指针下经气已至，应抓住有利时机进行施术，不可以随意改变手法。《类经》十九卷第七注："慎守勿失勿变更者，戒其主持不定，多生惑乱，不惟无益，反招损也。"

⑫深浅在志者，知病之内外也：指针刺的深浅，要根据疾病的在内、在外而定，病在内者刺宜深，病在外者刺宜浅。

⑬近远如一者，深浅其候等也：高士宗注："深则远，浅则近，

其候气之法，与深浅等。"

⑭如临深渊者，不敢堕也：指行针候气，应集中精神，不可稍有疏忽，喻之身临深渊，不敢堕慢。

⑮手如握虎者，欲其壮也：指持针应坚而有力，如握虎之势。《灵枢》九针十二原云："持针之道，坚者为宝。"即是此义。

⑯神无营于众物者……无视左右也：《类经》十九卷第七注："神志不定，先从目始，目静则神静，神静则志专，病以静观，方无失也，故无视左右也。"

⑰义无邪下者，欲端以正也：这里指针刺时应取穴正确，正指直刺，无针左右，所以说义无邪下，欲端以正。邪，同"斜"，不正的意思。

⑱必正其神者……令气易行也：《类经》十九卷第七注："目者神之窍，欲正病者之神，心瞻其目，制彼精神，令无散越，则气为神使，脉道易行。"

⑲跗之者，举膝分易见也：《太素》卷十九知针石注："言三里付阳穴之所在也。付阳在外踝上三寸，举膝分之时，其穴易见也。又付三里所在者，举膝分其穴易见也。"吴昆注："跗，拊误。拊，重按也。拊之者，以物重按三里分也。盖三里跗阳，一脉相通，重按其三里，则跗阳之脉不动，其穴易辨。"张志聪注："跗之者，足跗上之冲阳脉也。"

⑳巨虚者，跻足骱独陷者：王冰注："巨虚，穴名也。跻，谓举也。取巨虚下廉，当举足取之，则骱外两筋之间陷下也。"

㉑下廉者，陷下者也：王冰注："欲知下廉穴者，骱外两筋之间独下者，则其处也。"

㉒五音：宫、商、角、徵、羽。

㉓六律：这里指十二律中阳声之律，即黄钟、太蔟、姑洗、蕤

宾、夷则、无射。

㉔七星：在此指北斗七星而言，即天枢、天璇、天玑、天权、玉衡、开阳、摇光七星。

㉕八风：八方之风。《灵枢》九针论载："八者，风也。风者人之股肱八节也。"意思是将四时八节之风与人体四肢八节联系起来，以说明人与自然的关系。

㉖九野：指天之九野，《吕氏春秋》有始："天有九野……中央曰钧天，东方曰苍天，东北曰变天，北方曰玄天，西北曰幽天，西方曰颢天，西南曰朱天，南方曰炎天，东南曰阳天。"一指地之分野，《后汉书》冯衍传："疆理九野，经营五山。"注："九野，谓九州之野。"

㉗人皮应天：张志聪注："一者，天也。天者，阳也。五脏之应天者肺，肺者五脏六腑之盖也，皮者肺之合也，人之阳也，故人皮以应天。"

㉘人肉应地：《灵枢》九针论云："二者地也，人之所以应土者，肉也。"所以说人肉应地。

㉙人脉应人：《灵枢》九针论云："三者人也，人之所以生成者，血脉也。"人之所以能够生长发育，依赖于血脉的运行濡养，故人脉以应人。

㉚人筋应时：高士宗注："人筋十二，足筋起于足趾，手筋起于手指，手足为四肢，一如十二月分四时，故人筋应时。"

㉛人声应音：张志聪注："人之发声，以备五音。"

㉜人阴阳合气应律：张志聪注："六脏六腑，阴阳相合而为六也，以六气之相合而应六律。"

㉝人齿面目应星：王冰注："人面应七星者，所谓面有七孔应之也。"

㉞人出入气应风：这里指人呼吸出入之气，犹如风象。故云人出入气应风。

㉟人九窍三百六十五络应野：张志聪注："阴阳应象大论曰：地有九野，人有九窍。九野者，九州之分野也，人之三百六十五络，犹地之百川流注会通于九州之间。"

㊱人心意应八风：《类经》十九卷第三注："此下复明上文不尽之义也，人之心意多变，天之八风无常，故相应也。"

㊲人气应天：天为阳，其运不息，人气亦属阳，运行不止，犹天之象也，故曰人气应天。

㊳人发齿耳目五声，应五音六律：《类经》十九卷第三注："发之多，齿之列，耳之聪，目之明，五声之抑扬清浊，皆纷纭不乱，各有条理，故应五音六律。"

㊴人阴阳脉血气应地：吴昆注："人之十二脉，外合十二水，血以象阴，水之类也。气以响之，血以濡之，脉行而不已，水流而不息，是其应地者也。"

㊵人肝目应之九：《太素》卷十九知针石注："肝主于目，在天为日月，其数当九。"

【译文】

黄帝问道：希望听你讲讲对九针的解释，以及虚实补泻的道理。岐伯回答说：针治虚症用补法，针下应有热感，因为正气充实了，针下才会发热；邪气盛满用泻法，针下应有凉感，因为邪气衰退了，针下才会发凉。血液郁积日久，要用放出恶血的方法来消除。邪盛用泻法治疗，就是出针后不要按闭针孔（使邪气得以外泄）。所谓徐而疾则实，就是慢慢出针，并在出针后迅速按闭针孔（使正气充实不泄）；所谓疾而徐则虚，就是快速出针，而在出针后不要立即按闭针孔（使邪气得以外泄）。实与虚的根据，是指气至之时针下凉感与热感的多少。若有若无，是说下针后经气到来迅速而不易察觉。审察先后，是指辨别疾病变化的先后。辨别疾病的为虚为实，虚症用补法，实症用泻法。医生治病不可离开这个原则。若医生不能准确地把握，那么就会背离正确的治疗法则。虚实补泻的关键，在于巧妙地运用九针，因为九针各有不同的特点，适宜于不同的病症。针刺补泻的时间，应该与气的来去开阖相配合：气来时为开可以泻之，气去时为阖可以补之。九针的名称不同，形状也各有所异，根据治疗需要，充分发挥各自的补泻作用。

针刺实症须用泻法，下针后应留针，待针下出现明显的寒凉之感时，即可出针；针刺虚症要达到补气的目的，待针下出现明显的温热之感时，即可出针。经气已经到来，应谨慎守候不要失去，不要变更手法。决定针刺的深浅，就要先察明疾病部位的在内在外，针刺虽有深浅之分，但候气之法都是相同的。行针时，应似面临深渊、不敢跌落那样谨慎小心。持针时，应像握虎之势那样坚定有力。思想不要分散于其他事情，应该专心致志观察病人，不可左顾右盼。针刺手法要正确，端正直下，不可歪斜。下针后，务必注视病人的双目来控制其精神活动，使经气运行通畅。三里穴，在膝下外侧三寸之处。胕上穴，在足背上，举膝易见之处。巨虚穴，在跷足时小腿外侧肌肉凹陷之处。下廉穴，在小腿外侧肌肉凹陷处的下方。

黄帝说：我听说九针与天地四时阴阳相应合，请你讲讲其中的道理，以使其能流传于后世，作为治病的常法。岐伯说：一天、二地、三人、四时、五音、六律、七星、八风、九野，人的形体也与自然界相应，针的式样也是根据其所适应的不同病症制成的，所以有九针之名。人的皮肤在外，庇护全身，与天相应，肌肉柔软安静，如土地厚载万物一样，脉与人体本身相应，筋约束周身、各部功能不同，犹如一年四季气候各异，人的声音与五音相应。人的脏腑阴阳之气配合犹如六律六吕的高低有节；人的牙齿和面目的排列犹如天上的星辰一样；人的呼吸之气犹如自然界的风一样；人的九窍三百六十五络分布全身，犹如地上的百川万水，纵横灌注于九野一样。所以九针之中，一（镜）针刺皮，二（员）针刺肉，三（锃）针刺脉，四（锋）针刺筋，五（铍）针刺骨，六（员利）针调和阴阳，七（毫）针补益精气，八（长）针驱除风邪，九（大）针通利九窍，祛除周身三百六十五节间的邪气。这就叫作不同的针有不同的功用和适应症。人的心愿意向与八风相应，人体之气运行与天气运行相应，人的发齿耳目五声与五音六律相应，人体阴阳经脉运行气血与大地江河百川相应，肝脏精气通于两目，目又属于九窍，所以肝目与九数相应。

长刺节论篇第五十五

精解导读

叙述了头痛、寒热、痈肿、少腹有积、寒疝、筋痹、肌痹、骨痹、狂、癫、大风等病的针刺手法。具体讨论了针刺的部位、深浅、次数，治程的长短，以及针刺后机体的反应等问题。

【原文】

刺家不诊，听病者言①。在头，头疾痛，为藏针之②，刺至骨病已止，无伤骨肉及皮，皮者道也③。

阳刺，入一，傍四处④，治寒热。深专者⑤刺大脏⑥，迫脏刺背，背俞⑦也，刺之迫脏，脏会⑧，腹中寒热去而止。与刺之要，发针而浅出血。

治痈肿者，刺痈上，视痈小大深浅刺，刺大者多血，小者深之，必端内针为故止。

病在少腹有积，刺皮䯒以下，至少腹而止；刺侠脊两傍四椎间⑨，刺两髂髎⑩季胁肋间⑪，导腹中气热下已。

病在少腹，腹痛不得大小便，病名曰疝，得之寒。刺少腹两股间，刺腰髁骨间，刺而多之，尽炅病已。

病在筋，筋挛节痛，不可以行，名曰筋痹。刺筋上为故，刺分肉间，不可中骨也。病起筋炅，病已止。

病在肌肤，肌肤尽痛，名曰肌痹，伤于寒湿。刺大分、小分⑫，多发针而深之，以热为故⑬。无伤筋骨，伤筋骨，痈发若变⑭。诸分尽热，病已止。

病在骨，骨重不可举，骨髓酸痛，寒气至，名曰骨痹，深者刺，无伤脉肉为故。其道大分、小分，骨热病已止。

病在诸阳脉，且寒且热，诸分且寒且热，名曰狂。刺之虚脉，视分尽热，病已止。病初发，岁一发，不治月一发，不治月四五发，名曰癫病。刺诸分诸脉，其无寒者，以针调之，病已止。

病风且寒且热，炅汗出，一日数过，先刺诸分理络脉；汗出且寒且热，三日一刺，百日而已。

疾大风，骨节重，须眉堕，名曰大风⑮。刺肌肉为故，汗出百日，刺骨髓，汗出百日，凡二百日，须眉生而止针。

【注释】

①刺家不诊，听病者言：《类经》二十一卷第四十四注："善刺

者不必待诊，但听病者之言，则发无不中，此以得针之神者为言，非谓刺家概不必诊也……故九针十二原篇又曰：凡将用针，必先诊脉，视气之易剧，乃可以治，其义为可知矣。"

②为藏针之：指头部皮薄肉少，刺之当深刺至肉下骨部，深入其针之谓。

③皮者道也：指皮肤是针刺出入的通道。

④入一，傍四处：这里指中间刺一针，在其上、下、左、右四傍各刺一针。

⑤深专者：寒热邪气深入传变。

⑥大脏：五脏的意思。

⑦背俞：这里指五脏出于背部的俞穴。

⑧脏会：这里指背俞为脏气会聚之处。

⑨刺侠脊两傍四椎间：《类经》二十二卷第四十七注："此足太阳之厥阴俞，手心主脉气所及也。"

⑩两髀髎：这里指髋骨两侧的居髎穴。

⑪季胁肋间：王冰注："当是刺季肋之间京门穴也。"

⑫大分、小分：大分，较大肌肉会合之处。小分，较小肌肉会合之处。分，指肌肉会合处。

⑬故：《吕氏春秋》知度："非晋国之故。"

⑭病发若变：意谓若发生病变就要成痈。

⑮大风：疠风，今谓大麻风。

【译文】

精通针术的医家，在尚未诊脉之时，还需听取病人的自诉。病在头部，且头痛剧烈，可以用针刺治疗（在头部取穴），刺至骨部，病就能痊愈。但针刺深浅须恰当，不要损伤骨肉与皮肤，虽然皮肤为针刺出入必经之路，仍应注意勿使其受损。

阳刺之法，是中间直刺一针，左右斜刺四针，以治疗寒热的疾患。若病邪深入专攻内脏，当刺五脏的募穴；邪气进迫五脏，当刺背部的五脏俞穴。邪气迫脏而针刺背俞，是因为背俞是脏气聚汇的地方。待腹中寒热消除之后，针刺就可以停止。针刺的要领，是出针时使其稍微出一点血。

治疗痈肿，应刺痈肿的部位，并根据其大小，决定针刺的深浅。刺大的痈肿宜多出血，对小的深部痈肿要深刺，一定要端直进针，以达到病所为止。

病在少腹而有积聚，应针刺腹部皮肉丰厚之处以下的部位，向下直到少腹为止；再针刺第四椎间两旁的穴位和髂骨两侧的居髎穴，以及季胁肋间的穴位，以引导腹中热气下行，则病可以痊愈。

病在少腹，腹痛且大小便不通，病名叫作疝，是受寒所致。应针刺少腹到两大腿内侧间以及腰部和髁骨间的穴位，针刺穴位要多，到少腹部都出现热感，病就痊愈了。

病在筋，筋脉拘挛，关节疼痛，不能行动，病名为筋痹。应针刺在患病的筋上，由于筋脉在分肉之间，与骨相连，所以针从分肉间刺入，应注意不能刺伤骨。待有病的筋脉出现热感，说明病已痊愈，可以停止针刺。

病在肌肤，周身肌肤疼痛，病名为肌痹，这是被寒湿之邪侵犯所致。应针刺大小肌肉汇合之处，取穴要多，进针要深，以局部产生热感为度。不要伤及筋骨，若损伤了筋骨，就会引起痈肿或其他病变。待各肌肉会合之处都出现热感，说明病已痊愈，可以停止针刺。

病在骨，肢体沉重不能抬举，骨髓深处感到酸痛，局部寒冷，病名为骨痹。治疗时应深刺，以不伤血脉肌肉为度。针刺的道路在大小分肉之间，待骨部感到发热，说明病已痊愈，可以停止针刺。

病在手足三阳经脉，出现或寒或热的症状，同时各分肉之间也有或寒或热的感觉，这叫狂病。针刺用泻法，使阳脉的邪气外泄，观察各处分肉，若全部出现热感，说明病已痊愈，应该停止针刺。有一种病，初起每年发作一次；若不治疗，则变为每月发作一次；若仍不治疗，则每月发作三四次，这叫作癫病。治疗时应针刺各大小分肉及各部经脉，若没有寒冷的症状，可用针刺调治，直到病愈为止。

风邪侵袭人体，出现或寒或热的症状，热则汗出，一日发作数次，应首先针刺各分肉腠理及络脉；若依然汗出且或寒或热，可以三天针刺一次，治疗一百天，疾病就痊愈了。

病因大风侵袭，出现骨节沉重，胡须眉毛脱落，病名为大风。应针刺肌肉，使之出汗，连续治疗一百天后，再针刺骨髓，仍使之出汗，再治疗一百天，总计治疗二百天，直到胡须眉毛重新生长，方可停止针刺。

第十五卷

皮部论篇第五十六

精解导读

一、论述十二经脉在皮肤上的分属部位即十二皮部,并指出从不同部位皮肤络脉的色泽改变,可以了解相应的脏腑经络病变。

二、指出了外邪侵犯人体先皮毛,后络脉,再经脉,最后内传脏腑的传变途径,病邪在表浅时及早治疗的意义。

【原文】

黄帝问曰:余闻皮有分部①,脉有经纪,筋有结络,骨有度量。其所生病各异,别其分部,左右上下,阴阳所在,病之始终,愿闻其道。

岐伯对曰:欲知皮部以经脉为纪者②,诸经皆然。阳明之阳,名曰害蜚③,上下同法④。视其部中有浮络者,皆阳明之络也。其色多青则痛,多黑则痹,黄赤则热,多白则寒,五色皆见,则寒热也。络盛则入客于经,阳主外,阴主内⑤。

少阳之阳，名曰枢持⑥，上下同法。视其部中有浮络者，皆少阳之络也。络盛则入客于经。故在阳者主内，在阴者主出，以渗于内⑦，诸经皆然。

太阳之阳，名曰关枢⑧，上下同法。视其部中有浮络者，皆太阳之络也。络盛则入客于经。

少阴之阴，名曰枢儒⑨，上下同法。视其部中有浮络者，皆少阴之络也。络盛则入客于经，其入经也，从阳部注于经⑩；其出者，从阴内注于骨⑪。

心主之阴，名曰害肩⑫，上下同法。视其部中有浮络者，皆心主之络也。络盛则入客于经。

太阴之阴，名曰关蛰⑬，上下同法。视其部中有浮络者，皆太阴之络也。络盛则入客于经。凡十二经络脉者，皮之部也。

是故百病之始生也，必先于皮毛；邪中之则腠理开，开则入客于络脉；留而不去，传入于经；留而不去，传入于腑，廪⑭于肠胃。邪之始入于皮也，泝然⑮起毫毛，开腠理；其入于络也，则络脉盛色变；其入客于经也，则感虚乃陷下。其留于筋骨之间，寒多则筋挛骨痛；热多则筋弛⑯骨消，肉烁䐃破，毛直而败⑰。

帝曰：夫子言皮之十二部，其生病皆何如？岐伯曰：皮者，脉之部也⑱，邪客于皮，则腠理开，开则邪入客于络脉；络脉满则注于经脉；经脉满则入舍于腑脏也。故皮者有分部，不与，而生大病也⑲。帝曰：善！

【注释】

①皮有分部：指人体皮肤上有十二经脉分属的部位。

②经脉为纪者：此处指人体皮肤上的分属部位以经脉的循行部位为纲纪。

③害蜚：王冰注："蜚，生化也。害，杀气也。杀气行则生化弭，故曰害蜚。"吴昆注："害，与阖同，所谓阳明为阖是也。蜚，蠢动也。盖阳明者面也，面者午也，五月阳气蠢动，而一阴气上，与阳始争，是阖其阳也，故曰害蜚。"《类经》九卷第三十一注："蜚，古飞字。蜚者，飞扬也。言阳盛而浮也。凡盛极者必损，故阳之盛也，在阳明，阳之损也，亦在阳明。是以阳明之阳，名曰害蜚。"高士宗注："阳明之阳，行身之前而主阖，阖则不开，有害于飞，故名曰害蜚，蜚，犹开也。"

④上下同法：意为上指手经，下指足经，言其络脉之色主病的诊法是相同的。

⑤阳主外，阴主内：络脉在外属阳，经脉在内属阴。

⑥枢持：指少阳枢转阳气的作用，似门户之转轴。枢，门户的转枢。

⑦在阳者主内，在阴者主出，以渗于内：《太素》卷九经脉皮部注："少阳络盛则入于经，故主内也。"高士宗注："皮络之邪过盛，则入客于经。络为阳主外，络盛客经，则阳气内入，故在阳者主内。经为阴主内，阳气内入则阴气外出，故在阴者主出，出而复入，以渗于内。"

⑧关枢：太阳主一身之表，它具有卫外而为固的功能，可用来约束少阳枢转出入之机，故曰关枢。

⑨枢儒：少阴位于太阴、厥阴之间，具有枢转阴阳之功，与"少阳为枢"之义同，故喻之曰"枢儒"。

⑩从阳部注于经：病邪由络内注于经。络为阳，经为阴，故曰从阳部注于经。

⑪从阴内注于骨：指病邪由阴经内渗而入于骨。

⑫害肩：王冰注："心主脉入腋下，气不和则妨害肩腋之运动。"

吴昆注："心主手厥阴也，其脉上抵腋下，故曰害肩。害，阖同。盖言阖聚阴气于肩腋之分，所谓厥阴为阖是也。"《类经》九卷第三十一注："肩，任也，载也。阳主乎运，阴主乎载。阴盛之极，其气必伤。是阴之盛也。在厥阴，阴之伤也，亦在厥阴，故曰害肩。然则阳明曰害蜚，此曰害肩者，即阴极阳极之义。"

⑬关蛰：王冰注："关闭蛰类，使顺行藏。"《类经》九卷第三十一注："关者固于外，蛰者伏于中。阴主藏而太阴卫之，故曰关蛰。"

⑭廪：聚积。

⑮泝然：王冰注："泝然，恶寒也。"

⑯弛：同"弛"。

⑰毛直而败：指毛发枯槁的败证。

⑱皮者，脉之部也：皮肤是络脉的分属部位。

⑲不与，而生大病也：新校正引全元起云："气不与经脉和调，则气伤于外，邪流入于内，必生大病也。"

【译文】

黄帝问道：我听说人的皮肤有十二经分属部位，脉络的分布纵横有序，筋有结聚联络，骨有长短大小，其所发生的疾病各不相同，而辨别其皮肤的左右上下，阴阳的所在，就可知道疾病的开始和预后，我想听听其中的道理。

岐伯回答说：要知道皮肤的分属部位，它是以经脉循行部位为纲纪的，各经都是如此。阳明经的阳名叫"害蜚"，手、足阳明经脉的诊法是一样的，诊它上下分属部位所浮现的络脉，都是属于阳明的络，它的络脉之色多青的，则病痛；多黑的则病痹；色黄赤的病属热；色白的病属寒；若五色兼见，则是寒热错杂的病；若络脉的邪气盛，就会向内传入于经。因为络脉在外属阳，经脉在内属阴，凡外邪的侵入，一般是由络传经，由表传里的。

少阳经的阳，名叫"枢持"，手、足少阳经的诊法是一样的，诊察它上下分属部位所浮现的络脉，都是属于少阳的络。络脉的邪气盛，就会向内传入于经，所以邪在阳分主内传入经，邪在阴分主外出或涌入于内，各经的内外出入都是如此。

太阳经的阳，名叫"关枢"，手、足太阳经的诊法是一样的，诊察它上下分属部位所浮现的络脉，都是属于太阳的络，在络脉的邪气盛，就会向内传入于经。

少阴经的阴，名叫"枢儒"，手、足少阴经的诊法是一样的，诊察它上下分属部位所浮现的络脉，都是属于少阴的络。络脉的邪气盛，就会向内传入于经，邪气传入于经，是先从属阳的络脉注入于经，然后从属阴的经脉出而向内注于骨部。

厥阴经的阴络，名叫"害肩"，手、足厥阴经的诊法是一样的，诊察它上下分属部位所浮现的络，都是属于厥阴的络。络脉的邪气盛，就会向内传入于经脉。

太阴经的阴，名叫"关蛰"，手、足太阴经的诊法是一样的，诊察它上下分属部位所浮现的络，都是属太阴的络。络脉的邪气盛，就会向内传入于本经。以上所述这十二经之络脉的各个分部，也就是分属于皮肤的各个分部。

因此，百病的发生，必先从皮毛开始，病邪中于皮毛，则腠理开，腠理开则病邪侵入络脉；留而不去，就向内传入于经脉；若再留而不去，就传入于腑，聚积于肠胃。病邪开始侵犯皮毛时，使人恶寒而毫毛直起，腠理开泄；病邪侵入络脉，则络脉盛满，其色变异常；病邪侵入经脉，是由于经气虚而病邪乃得陷入；病邪流连于筋骨之间，若寒邪盛时则筋挛急骨节疼痛，热邪盛时则筋弛缓，骨软无力，皮肉败坏，毛发枯槁。

黄帝说：您说的皮之十二部，发生的病都是怎样的呢？岐伯说：皮肤是络脉分属的部位。邪气侵入于皮肤则腠理开泄，腠理开泄则病邪侵入于络脉；络脉的邪气盛，则内注于经脉；经脉的邪气满盛则入舍于腑脏。所以说皮肤有十二经脉分属的部位，若见到病变而不加以治疗，邪气将内传于腑脏而生大病。黄帝说：好。

经络论篇第五十七

精解导读

一、指出经脉与五脏相通连，其色泽与五脏色相应。

二、指出络脉虽与经脉相通，但络脉之较浅者（阳络）的色泽变化，往往随四时寒暑的变迁而变化，不像阴络那样与经脉主色相应。

三、说明了引起络脉色泽变化的原因。

【原文】

黄帝问曰：夫络脉之见①也，其五色各异，青黄赤白黑不同，其故何也？岐伯对曰：经有常色，而络无常变也。

帝曰：经之常色何如？岐伯曰：心赤、肺白、肝青、脾黄、肾黑，皆亦应其经脉之色也。

帝曰：络之阴阳②，亦应其经乎？岐伯曰：阴络之色应其经，阳络之色变无常③，随四时而行也。

寒多则凝泣，凝泣则青黑；热多则淖泽，淖泽则黄赤。此皆常色，谓之无病。五色具见者，谓之寒热。

帝曰：善。

【注释】

①见：显露。

②络之阴阳：阴络阳络。阴络，较深的络脉。阳络，较浅的络脉。

③阴络之色应其经，阳络之色变无常：《类经》六卷第三十五注："此言络有阴阳而色与经应亦有异同也。深而在内者是为阴络，阴络近经，色则应之，故分五行以配五脏而色有常也。浅而在外者是为阳络，阳络浮显，色不应经，故随四时之气以为进退，而变无常也。"

【译文】

黄帝问道：络脉显露在外面，五色各不相同，有青、黄、赤、白、黑的不同，这是什么缘故呢？岐伯回答说：经脉的颜色经常不变，而络脉则没有常色，常随四时之气变而变。

黄帝说：经脉的常色是怎样的呢？岐伯说：心主赤，肺主白，肝主青，脾主黄，肾主黑，这些都是与其所属经脉的常色相应的。

黄帝说：阴络与阳络，也与其经脉的主色相应吗？岐伯说：阴络的颜色与其经脉相应，阳络的颜色则变化无常，它是随着四时的变化而变化的。

寒气多时则气血运行迟滞，因而多出现青黑之色；热气多时则气血运行滑利，因而多出现黄赤的颜色。这都是正常的，是无病的表现。如果五色全部显露，那就是过寒过热所引起的变化，是疾病的表现。

黄帝说：好。

气穴论篇第五十八

精解导读

一、介绍了人体三百六十五气穴的名称及分布部位。

二、阐述了孙络与溪谷的基本概念，以及邪入孙络、溪谷造成营卫运行不畅而产生的种种病理变化。

三、指出了病邪侵犯人体，从孙络沿络脉、经脉进而深入脏腑的传变途径，以及某些疾病的针刺治疗方法。

【原文】

黄帝问曰：余闻气穴①三百六十五，以应一岁，未知其所，愿卒闻之。岐伯稽首再拜对曰：窘乎哉问也！其非圣帝，孰能穷其道焉！因请溢意②尽言其处。帝捧手逡巡而却③曰：夫子之开余道也，目未见其处，耳未闻其数，而目以明，耳以聪矣。岐伯曰：此所谓"圣人易语，良马易御"也。帝曰：余非圣人之易语也。世言真数④开人意，今余所访问者真数，发蒙解惑，未足以论也。然余愿闻夫子溢志尽言其处，令解其意，请藏之金匮，不敢复出。

岐伯再拜而起曰：臣请言之。背与心相控而痛，所治天突⑤与十椎⑥及上纪下纪，上纪者胃脘⑦也，下纪者关元⑧也。背胸邪系阴阳左右，如此其病前后痛涩，胸胁痛，而不得息，不得卧，上气短气偏痛，脉满起，斜出尻脉，络胸胁，支心贯膈，上肩加天突，斜下肩交十椎下。

脏俞五十穴⑨，腑俞七十二穴⑩，热俞五十九穴⑪，水俞五十七穴⑫，头上五行行五⑬，五五二十五穴，中䏚两傍各五⑭，凡十穴，大椎上两傍各一⑮，凡二穴，目瞳子浮白二穴⑯，两髀厌分中二穴⑰，犊鼻二穴⑱，耳中多所闻二穴⑲，眉本二穴⑳，完骨二穴㉑，项中央一穴㉒，枕骨二穴㉓，上关二穴㉔，大迎二穴㉕，下关二穴㉖，天柱二穴㉗，巨虚上下廉四穴㉘，曲牙二穴㉙，天突一穴，天府二穴㉚，天牖二穴㉛，扶突二穴㉜，天窗二穴㉝，肩解二穴㉞，关元一穴，委阳二穴㉟，肩贞二穴㊱，瘖门一穴㊲，脐一穴㊳，胸俞十二穴㊴，背俞二穴㊵，膺俞十二穴㊶，分肉二穴㊷，踝上横二穴㊸，阴阳跷四穴㊹。水俞在诸分，热俞在气穴，寒热俞在两骸厌中二穴㊺，大禁二十五，在天府下五寸㊻。凡三百六十五穴，针之所由行也。

帝曰：余已知气穴之处，游针之居㊼，愿闻孙络溪谷㊽，亦有所应乎？岐伯曰：孙络三百六十五穴会，亦以应一岁。以溢奇邪㊾，以通荣卫，荣卫稽留，卫散荣溢，气竭血著㊿，外为发热，内为少气，疾泻无怠，以通荣卫，见而泻之，无问所会。

帝曰：善，愿闻溪谷之会也。岐伯曰：肉之大会为谷，肉之小会为溪，肉分之间，溪谷之会，以行荣卫，以会大气㉛，邪溢气壅，脉热肉败，荣卫不行，必将为脓，内销骨髓，外破大腘㉜，留于节凑㉝，必将为败。积寒留舍，荣卫不居，卷肉缩筋，肋肘不得伸，内为骨痹，外为不仁，命曰不足，大寒留于溪谷也。溪谷三百六十五穴会，亦应一岁。其小痹㉞淫溢，循脉往来，微针所及，与法相同。

帝乃辟左右而起，再拜曰：今日发蒙解惑，藏之金匮，不敢复出，乃藏之金兰之室㉟，署曰"气穴所在㊱"。岐伯曰：孙络之脉别经者，其血盛而当泻者，亦三百六十五脉，并注于络，传注十二络脉㊄,非独十四络脉㊅也,内解泻于中者十脉㊆。

【注释】

①气穴:腧穴,或称为孔穴,乃经气输注之处,故名气穴。

②溢意:此处指允许的意思。

③捧手逡巡而却:退让谦逊的意思。

④真数:张志聪注:"真数者,脉络气穴数。"

⑤天突:在胸骨上窝正中,阴维、任脉之会,先直刺二分,再将针尖斜向下刺五分至一寸。

⑥十椎:指第十胸椎棘突下的中枢穴。

⑦胃脘:指中脘穴,胃的募穴。在上脘下一寸,手太阳、少阳、足阳明所生,任脉气所发。刺一寸至一寸五分。灸五至十壮,或艾条灸十至二十分钟。

⑧关元:此穴是小肠的关元穴。位置在脐下三寸,足三阴、任脉之会。刺八分至一寸二分。灸五至十壮,或艾条灸十至十五分钟。

⑨脏俞五十穴:脏指的是肝心(主)脾肺肾五脏,俞即井荥俞经合五俞。五脏各有五俞,五五二十五,左右相加,共五十穴。

⑩腑俞七十二穴:腑指胆胃大肠小肠膀胱三焦,俞即井荥俞原经合六俞,六腑各有六俞,六六三十六,左右相加,共七十二穴。

⑪热俞五十九穴:这里指可以治热病的五十九个腧穴。

⑫水俞五十七穴:这里指治水病的五十七个腧穴。

⑬头上五行行五:指刺热病的五十九穴中,头上有五行,每行五穴,计中行有上星、囟会、前顶、百会、后顶;次傍两行有五处、承光、通天、络却、玉枕;又次傍两行有临泣、目窗、正营、承灵、脑空。

⑭中胠两傍各五:指脊椎两傍各五穴。胠,同"膂",脊也。计

肺俞、心俞、肝俞、脾俞、肾俞。

⑮大椎上两傍各一：新校正云："按大椎上傍无穴，大椎下傍穴名大杼，后有，故王氏云未详。"按大椎《太素》作"大杼"，考其上一椎两傍各五分有"肩中俞"，《甲乙》载："在肩胛内廉，去脊二寸陷者中，刺入三分，留七呼，灸三壮。"

⑯目瞳子浮白二穴：此处指瞳子髎、浮白二穴。左右各四次。瞳子髎在目锐眦外五分，手太阳、手足少阳三脉之会，针尖沿皮向后刺五分。浮白在耳后乳突后上方，当天冲与窍阴的弧形连线的中点，足太阳、少阳之会，针尖沿皮向下刺三至五分。

⑰两髀厌分中二穴：此处指环跳穴。在股骨大转子最高点与骶管裂孔的连线上，中三分之一与外三分之一的连接点。侧卧屈股取之。足少阳、太阳之会。直刺二至三寸。

⑱犊鼻二穴：在髌骨下缘，当髌韧带之外侧陷凹中，足阳明脉气所发。针尖略向后内侧斜刺五分至一寸。

⑲耳中多所闻二穴：多所闻又称为听宫穴，在耳屏前方，当耳屏与下颌小头后缘之间的凹陷处。手足少阳、手太阳之会。开口刺五分至八分。

⑳眉本二穴：这里指攒竹穴，在眉头陷中，足太阳脉气所发。

㉑完骨二穴：位于乳突后下方之凹陷中。足太阳、少阳胆经。

㉒项中央一穴：此处是指风府穴，此穴位置在项后正中，入发际上一寸，督脉、阳维之会。

㉓枕骨二穴：枕骨一名窍阴，在浮白穴下，乳突根部。足太阳、少阳胆经。

㉔上关二穴：指在颧弓上缘，下关穴直上，手足少阳、足阳明之会。

㉕大迎二穴：指在下颌角前一寸三分凹陷中，足阳明脉气所发。

㉖下关二穴：指在颧弓与下颌切迹之间的凹陷中，闭口有孔，开口即闭。足阳明、少阳胆经。

㉗天柱二穴：指在哑门穴傍开一寸三分，当斜方肌外缘之陷凹中，足太阳脉气所发。

㉘巨虚上下廉四穴：即上巨虚、下巨虚，左右共四穴。上巨虚在足三里穴下三寸，足阳明脉气所发。大肠经之下合穴，刺一寸至一寸五分。灸五至十壮，或艾条灸五至十五分钟。下巨虚在上巨虚下三寸，足阳明脉气所发。

㉙曲牙二穴：指曲牙一名颊车，在下颌角前上方约一横指处的陷凹中，足阳明脉气所发。

㉚天府二穴：指在腋前纹头之下三寸，肱二头肌之外缘，手太阴脉气所发。

㉛天牖二穴：指在乳突后下方，胸锁乳突肌后缘，约与下颌角相平处，手少阳脉气所发。

㉜扶突二穴：指在结喉之旁三寸处，足阳明脉气所发。

㉝天窗二穴：指在扶突后当胸锁乳突肌之后缘，手太阳脉气所发。

㉞肩解二穴：指肩井穴，在大椎与肩峰连线的中点，手足少阳、阳维胆经。

㉟委阳二穴：指在腘横纹外端，股二头肌内缘，足太阳脉气所发。

㊱肩贞二穴：指在腋后纹头上一寸，手太阳脉气所发。

㊲瘖门一穴：指在后发际正中直上五分，督脉阳维胆经。

㊳脐一穴：指神阙穴，属任脉。

㊴胸俞十二穴：指俞府、彧中、神藏、灵墟、神封、步廊，以上左右共十二穴。俞府在锁骨下缘，前正中线傍二寸。彧中在俞府

穴直下，第一肋间隙。神藏在或中穴直下一肋。灵墟在神藏穴直下一肋。神封在灵墟穴直下一肋。步廊在神封穴直下一肋。均为足少阴脉气所发。

㊵背俞二穴：这里指大杼穴，在第一胸椎棘突下傍开一寸五分，督脉别络，手、足太阳之会。

㊶膺俞十二穴：这里指云门、中府、周荣、胸乡、天溪、食窦，以上左右共十二穴。云门为手太阴脉气所发。中府为手足太阴之会。余均为足太阴脉气所发。云门在前正中线旁六寸，锁骨下缘。针尖向外斜刺三至五分。中府在云门穴下，平第一肋间隙。周荣在中府穴直下，第二肋间隙中。胸乡在周荣穴直下，第三肋间隙中。天溪在胸乡穴直下，第四肋间隙中。食窦在天溪穴直下，第五肋间隙中。

㊷分肉二穴：王冰注："在足外踝上绝骨之端，同身之三分筋肉分间，阳维脉气所发，刺可入同身寸之三分，留七呼。若灸者，可灸三壮。"新校正云："按《甲乙经》无分肉穴，详处所疑是阳辅，在足外踝上辅骨前绝骨端如前三分所。又按刺腰痛注作绝骨之端如后二分……"《针灸聚英》阳辅注："一名分肉。"分肉穴，诸说不一。

㊸踝上横二穴：指交信、跗阳二穴。王冰注："内踝上者，交信穴也。交信去内踝上同身寸之二寸，少阴前太阴后筋骨间，足阴跻之郄。刺可入同身寸之四分，留五呼。若灸者可灸三壮。外踝上，附阳穴也。"

㊹阴阳跻四穴：照海、申脉，左右共四穴。照海在内踝下陷凹中，阴跻脉所生。直刺五至八分。申脉在外踝下陷凹中，阳跻脉所生。

㊺两骸厌中二穴：《类经》七卷第七注："两骸厌中，谓膝下外侧骨厌中，足少阳阳关穴也。"吴昆、张志聪以为"阳陵泉"，马莳、

高士宗以为“环跳”。

㊻大禁二十五，在天府下五寸：这里指天府下五寸处的五里穴。王冰注：“谓五里穴也。所以谓之大禁者，谓其禁不可刺也。”

㊼游针之居：施行针刺的处所。

㊽孙络溪谷：孙络，络脉别出的小络。溪谷，《类经》七卷第八注：“肉之会依乎骨，骨之会在乎节，故大节小节之间，即大会小会之所，而溪谷出乎其中。凡分肉之间，溪谷之会，皆所以行荣卫之大气者也。”

㊾以溢奇邪：这里指邪气自皮毛而入客于孙络，泛溢于大络而生奇病。

㊿气竭血著：意指卫气耗散，营血流滞不得畅行。

(51)大气：宗气。

(52)内销骨髓，外破大腘：指邪气壅滞为热，内则销骨烁髓，外则坏肉破腘。腘，大肉。

(53)凑：肌。

(54)小痹：邪在皮毛孙络，尚未深入于里的痹证，称为小痹。

(55)金兰之室：《太素》卷十一气穴注：“金兰之室，藏书府也。”

(56)气穴所在：这里指因将气穴论藏在金兰室内，故题名曰“气穴所在”。

(57)十二络脉：即十二正经之络脉。

(58)十四络脉：即十二经之络脉加任、督二脉之络，共为十四络脉。络脉十五，而脾之大络亦寓于中。

(59)内解泻于中者十脉：《类经》七卷第八注：“解，解散也，即刺节真邪篇解结之谓。泻，泻去其实也。中者，五脏也。此言络虽十二，而分属于五脏，故可解泻于中，左右各五，故云十脉。”

【译文】

黄帝问道：我听说人体上的气穴有三百六十五个，以应一年之日数。但不知其所在的部位，我想听你详尽地讲讲。岐伯再次鞠躬回答说：你所提出的这个问题太重要了，若不是圣帝，谁能穷究这些深奥的道理，因此请允许我将气穴的部位都一一讲出来。黄帝拱手谦逊退让地说：先生对我讲解的道理，使我很受启发，虽然我尚未看到其具体部位，未听到其具体的数字，然而已经使我耳聪目明地领会了。岐伯说：你领会得如此深刻，这真是所谓"圣人易语，良马易御"啊！黄帝说道：我并不是易语的圣人，世人说气穴之数理可以开阔人的意识，现在我向你所询问的是气穴的数理，主要是开发蒙昧和解除疑惑，还谈不到什么深奥的理论。然而我希望听先生将气穴的部位全都详尽地讲出来，使我能了解它的意义，并藏于金匮之中，不敢轻易传授于人。

岐伯再拜而起说：我现在就谈吧！背部与心胸互相牵引而痛，其治疗方法应取任脉的天突穴和督脉的中枢穴，以及上纪下纪。上纪就是胃脘部的中脘穴，下纪就是关元穴。盖背在后为阳，胸在前为阴，经脉斜系于阴阳左右，因此其病前胸和后背相引而痛涩，胸胁痛得不敢呼吸，不能仰卧，上气喘息，呼吸短促，或一侧偏痛，若经脉的邪气盛满则溢于络，此络从尻脉开始斜出，络胸胁部，支心贯穿横膈，上肩而至天突，再斜下肩交于背部第十椎节之下，所以取此处穴位治疗。

五脏各有井荥俞经合五俞，五五二十五，左右共五十穴；六腑各有井荥俞原经合六俞，六六三十六，左右共七十二穴；治热病的有五十九穴，治诸水病的有五十七穴。在头部有五行，每行五穴，五五二十五穴。五脏在背部脊椎两旁各有五穴，二五共十穴。大椎上两旁各有一穴,左右共二穴。瞳子髎、浮白左右共四穴。环跳二穴,犊鼻二穴,听宫二穴,攒竹二穴,完骨二穴,风府一穴,枕骨二穴,上关二穴,大迎二穴,下关二穴,天柱二穴,上巨虚、下巨虚、左右共四穴,颊车二穴,天突一穴,天府二穴,天牖二穴,扶突二穴,天窗二穴,肩井二穴,关元一穴,委阳二穴,肩贞二穴,瘖门一穴,神阙一穴,胸俞左右共十二穴,大杼二穴,膺俞左右共十二穴,分肉二穴,交信、跗阳左右共四穴,照海、申脉左右共四穴。治诸水病的五十七穴,皆在诸经的分肉之间;治热病的五十九穴,皆在经气聚汇之处;治寒热之俞穴,在两膝关节的外侧,为足少阳胆经的阳关左右共二穴。大禁之穴是天府下五寸处的五里穴。以上凡三百六十五穴,都是针刺的部位。

黄帝说道:我已经知道气穴的部位,是施行针刺的处所,还想听听孙络与溪谷是否也与一岁相应呢?岐伯说:孙络与三百六十五穴相会以应一岁,若邪气客于孙络,溢注于络脉而不入于经就会产生奇痛,孙络是外通于皮毛,内通于经脉以通行营卫,若邪客之则营卫稽留,卫气外散,营血满溢,若卫气散尽,营血留滞,外则发热,内则少气,因此治疗时应迅速针刺用泻法,以通畅营卫,凡是见到有营卫稽留之处,即泻之,不必问其是否穴会之处。

黄帝说:好。好想听听溪谷之会合是怎样的。岐伯说:较大的肌肉与肌肉会合的部位叫谷,较小的肌肉与肌肉会合的部位叫溪。分肉之间,溪谷会合的部位,能通行营卫,会合宗气。若邪气溢满,正气壅滞,则脉发热,肌肉败坏,营卫不能畅行,必将郁热腐肉成脓,内则销烁骨髓,外则可溃大肉,若邪留连于关节肌腠,必使髓液皆溃为脓,而使筋骨败坏。若寒邪所客,积留而不去,则营卫不能正常运行,以致筋脉肌肉卷缩,肋肘不得伸展,内则发生骨痹,外则肌肤麻木不仁,这是不足的征候,乃由寒邪流连溪谷所致。溪谷与三百六十五穴相会合，以应于一岁。若是邪在皮毛孙络的小痹，则邪气随脉往来无定，用微针即可治疗，方法与刺孙络是一样的。

黄帝乃避退左右起身再拜说道：今天承你启发，已解除了我的疑惑，应把它藏于金匮之中，不敢轻易拿出传人。于是将它藏于金兰之室，题名叫作"气穴所在"。岐伯说：孙络之脉是属于经脉支别的，其血盛而当泻的，也与三百六十五脉相同，若邪气侵入孙络，同样是传注于络脉，复注于十二脉络，那就不是单独十四络脉的范围了。若骨解之中经络受邪，亦随时能够向内注泻于五脏之脉的。

气府论篇第五十九

精解导读

主要叙述了手足三阳经脉、督脉、任脉、冲脉等经脉之气交会之处的俞穴数目及分布概况。

【原文】

足太阳脉气所发者，七十八穴：两眉头各一①，入发至顶三寸半，傍五，相去三寸②。其浮气③在皮中者，凡五行，行五，五五二十五④，项中大筋两傍各一⑤，风府两傍各一⑥，侠脊以下至尻尾二十一节，十五间各一⑦，五脏之俞各五⑧，六腑之俞各六⑨，委中以下至足小指傍各六俞⑩。

足少阳脉气所发者六十二穴：两角上各二⑪，直目上发际内各五⑫，耳前角上各一⑬，耳前角下各一⑭，锐发下各一⑮，客主人各一⑯，耳后陷中各一⑰，下关各一⑱，耳下牙车之后各一⑲，缺盆各一⑳，腋下三寸，胁下至胠，八间各一㉑，髀枢中，傍各一㉒，膝以下至足小指次指各六俞㉓。

足阳明脉气所发者六十八穴：额颅发际傍各三㉔，面鼽骨空各一㉕，大迎之骨空各一㉖，人迎各一，缺盆外骨空各一㉗，膺中骨间各一㉘，侠鸠尾之外，当乳下三寸，侠胃脘各五㉙，侠脐广三寸各三㉚，下脐二寸侠之各三㉛，气街动脉各一㉜，伏菟上各一㉝，三里以下至足中指各八俞㉞，分之所在穴空㉟。

手太阳脉气所发者三十六穴：目内眦各一㊱，目外各一㊲，鼽骨下各一㊳，耳郭上各一㊴，耳中各一㊵，巨骨穴各一㊶，曲掖上骨穴各一㊷，柱骨上陷者各一㊸，上天窗四寸各一㊹，肩解各一㊺，肩解下三寸各一㊻，肘以下至手小指本各六俞㊼。

手阳明脉气所发者二十二穴：鼻空外廉、项上各二㊽，大迎骨空各一，柱骨之会各一㊾，髃骨之会各一㊿，肘以下至手大指，次指本各六俞㉑。

手少阳脉气所发者三十二穴：鼽骨下各一㉒，眉后各一㉓，角上各一㉔，下完骨后各一㉕，项中足太阳之前各一㉖，侠扶突各一㉗，肩贞各一，肩贞下三寸分间各一㉘，肘以下至手小指，次指本各六俞㉙。

督脉气所发者二十八穴：项中央二㉚，发际后中八㉛，面中三㉜，大椎以下至尻尾及傍十五穴㉝。至骶下凡二十一节，脊椎法也。

任脉之气所发者二十八穴：喉中央二㉞，膺中骨陷中各一㉟，鸠尾下三寸，胃脘五寸。胃脘以下至横骨六寸半一，腹脉法也㊱。下阴别一㊲，目下各一㊳，下唇一㊴，龂交一㊵。

冲脉气所发者二十二穴：侠鸠尾外各半寸至脐寸一[71]，侠脐下傍各五分至横骨寸一[72]，腹脉法也。

足少阴舌下[73]，厥阴毛中急脉各一[74]，手少阴各一[75]，阴阳跷各一[76]，手足诸鱼际[77]脉气所发者。凡三百六十五穴也。

【注释】

①两眉头各一：此处指在眉头的陷中左右各有一穴。

②入发至顶三寸半，傍五，相去三寸：高士宗注："顶，前顶穴也。自攒竹入发际至前顶，其中有神庭、上星、囟会，故上三寸半。"

③浮气：指经脉浮于头部巅顶脉气。

④五行，行五，五五二十五：《太素》卷十一气府注："二十五穴者，面上五脉上头，并入发一寸以上，周通高处，当前横数于五脉上，凡有五处，处各五穴，当前为亚会、前顶、百会、后顶、强间五也。督脉两傍足太阳脉，五处、承光、通天、络却、玉枕左右十也。足太阳两傍足少阳脉，临泣、目窗、正营、承灵、脑空左右（十穴）也。

⑤项中大筋两傍各一：此处指下行至项中大筋两旁左右各一次穴。

⑥风府两傍各一：王冰注："谓风池二穴也。"

⑦侠脊以下至尻尾二十一节，十五间各一：王冰注："十五间各一者，今《中诰孔穴图经》所存者十三穴，左右共二十六，谓附分、魄户、神堂、譩譆、膈关、魂门、阳纲、意舍、胃仓、肓门、志室、胞肓、秩边十三也。"

⑧五脏之俞各五：这里指肺俞、心俞、肝俞、脾俞、肾俞五穴，左右凡十穴，为五脏之俞。

⑨六腑之俞各六：这里指胆俞、胃俞、三焦俞、大肠俞、小肠俞、膀胱俞六穴，左右凡十二穴，为六腑之俞。

⑩委中以下至足小指傍各六俞：这里指井、荥、俞、愿、经、合六穴，左右凡十二穴。指，古亦为趾。

⑪两角上各二：这里指在头两角之上各有天冲、曲鬓二穴。

⑫直目上发际内各五：这里指瞳孔直上之发际内有临泣、目窗、正营、承灵、脑空五穴，左右凡十穴。

⑬耳前角上各一：这里指两耳前角上各有一穴。

⑭耳前角下各一：这里指两耳后陷凹各有一穴。

⑮锐发下各一：这里指和髎二穴。

⑯客主人各一：上关二穴。

⑰耳后陷中各一：此处指翳风二穴。

⑱下关各一：即足阳明经的下关二穴。

⑲耳下牙车之后各一：王冰注："谓颊车二穴也。"《太素》卷十一气府注作"大迎"。高士宗注："耳下颊车之后天容二穴。"

⑳缺盆各一：王冰注："缺盆，穴名也。在肩上横骨陷者中，足阳明脉气所发。"

㉑腋下三寸，胁下至胠，八间各一：王冰注："腋下，谓渊腋、辄筋、天池。胁下至胠，则日月、章门、带脉、五枢、维道、居髎，九穴也，左右共十八穴也……所以谓之八间者，自腋下三寸至季肋凡八肋骨。"

㉒髀枢中，傍各一：《太素》卷十一气府注："环跳居髎左右四穴。"王冰注："谓环跳二穴也。"新校正云："王注为环跳穴。"

㉓膝以下至足小指次指各六俞：此处指井、荥、俞、愿、经、合六穴，左右凡十二穴。

㉔额颅发际傍各三：《太素》卷十一气府注："头维、本神、曲

差左右六穴也。"王冰注:"谓悬颅、阳白、头维,左右共六穴也。"高士宗注:"从额颅入发际有本神、头维、悬颅,两旁各三,凡六穴。"

㉕面鼽骨空各一:指四白穴,左右凡二穴。鼽,在此音义均同烦。面鼽骨,颧骨。面鼽骨空,指眶下空。

㉖大迎之骨空各一:此处指大迎穴,左右凡二穴。

㉗缺盆外骨空各一:此处指天髎穴,左右凡二穴。

㉘膺中骨间各一:此处指气户、库房、屋翳、膺窗、乳中、乳根六穴,左右凡十二穴。

㉙侠胃脘各五:此处指不容、承满、梁门、关门、太乙五穴,左右凡十穴。

㉚侠脐广三寸各三:此处指滑肉门、天枢、外陵三穴,左右凡六穴。

㉛下脐二寸侠之各三:王冰注:"下脐二寸,则外陵下同身寸之一寸,大巨穴也。"

㉜气街动脉各一:此处指气冲穴,左右共二穴。

㉝伏菟上各一:即髀关穴,左右凡二穴。

㉞三里以下至足中指各八俞:王冰注:"谓三里、上廉、下廉、解溪、冲阳、陷谷、内庭、厉兑八穴也,左右言之,则十六俞也。"

㉟分之所在穴空:吴昆注:"分之所在穴空者,言上文六十八穴,皆阳明部分所在之穴孔也。"

㊱目内眦各一:此处指睛明穴,左右凡二穴。

㊲目外各一:高士宗注:"目外,谓目外眦,两瞳子髎穴。"

㊳鼽骨下各一:此处指颧骨下颧髎穴,左右凡二穴。

㊴耳郭上各一:此处指在两耳廓上的角孙穴,左右凡二穴。郭,亦作"廓",凡四周及外部皆曰郭。

㊵耳中各一：此处指听宫穴，左右凡二穴。

㊶巨骨穴各一：《类经》七卷第九注："手阳明经二穴也。"

㊷曲掖上骨穴各一：此处指臑俞穴，左右凡二穴。掖，同"腋"。

㊸柱骨上陷者各一：此处指肩井穴，左右凡二穴。

㊹上天窗四寸各一：王冰注："谓天窗、窍阴四穴也。"

㊺肩解各一：高士宗注："肩外解分之处，两秉风穴也。"肩解，即肩胛骨与肱骨交会分解之处。

㊻肩解下三寸各一：这里指天宗穴，左右凡二穴。

㊼肘以下至手小指本各六俞：这里指小海、阳谷、腕骨、后溪、前谷、少泽六穴，左右凡十二穴。小指本，经脉起于小指之端，故曰小指本。

㊽鼻空外廉、项上各二：高士宗注："鼻孔外廉，迎香穴也。项上，扶突穴也。左右各二，凡四穴。"

㊾柱骨之会各一：这里指天鼎穴，左右凡二穴。

㊿髃骨之会各一：这里指肩髃穴，左右凡二穴。髃骨，指肩端之骨罅。髃骨之会，谓肩髃在肩臂相会处的骨罅中。

(51)肘以下至手大指，次指本各六俞：指曲池、阳溪、合谷、三间、二间、商阳六穴，左右凡十二穴。

(52)鼽骨下各一：《类经》七卷第九注："手太阳颧髎二穴也，手少阳之会，重出。"

(53)眉后各一：指丝竹空穴，左右凡二穴。

(54)角上各一：王冰注："谓悬厘二穴也。"高士宗注："头角之上，两天冲穴也。"《太素》卷十一气府注："颔厌左右二穴。"角上，指耳的前角上。

(55)下完骨后各一：此处指天牖穴，左右凡二穴。高士宗注："下完骨后，谓完骨之下，完骨之后，两天牖穴。”完骨，一指骨名，即今之所谓“乳突”，一指穴名，即在乳突后下方陷中的完骨穴，在此应为骨名。

(56)项中足太阳之前各一：王冰注曰：“谓风池二穴也”。《素问释义》云：“即足少阳风池二穴，重出。”

(57)侠扶突各一：此处指天窗穴，左右凡二穴。《类经》七卷第九注：“手太阳天窗二穴也，重出。”

(58)肩贞下三寸分间各一：《太素》卷十一气府注：“肩窌、臑会、消泺，左右六穴。”

(59)肘以下至手小指，次指本各六俞：王冰注：“谓天井、支沟、阳池、中渚、液门、关冲六穴也。左右言之，则十二俞也。”

(60)项中央二：此处指风府、哑门二穴。

(61)发际后中八：《类经》七卷第九注：“前发际以至于后，中行凡八穴，谓神庭、上星、囟会、前顶、百会、后顶、强间、脑户也。”

(62)面中三：《类经》七卷第九注：“素髎、水沟、兑端三穴也。”

(63)大椎以下至尻尾及傍十五穴：王冰注：“脊椎之间有大椎、陶道、身柱、神道、灵台、至阳、筋缩、中枢、脊中、悬枢、命门、阳关、腰俞、长强、会阳十五俞也。”

(64)喉中央二：此处指廉泉、天突二穴。

(65)膺中骨陷中各一：即胸膺中行之骨陷中有璇玑、华盖、紫宫、玉堂、膻中、中庭六穴。

(66)鸠尾下三寸……腹脉法也：《类经》七卷第九注：“鸠尾，心前蔽骨也。胃脘，言上脘也。自蔽下至上脘三寸，故曰鸠尾下三寸胃脘。自脐上至上脘五寸，故又曰五寸胃脘，此古经颠倒文法也。”

(67)下阴别一：《类经》七卷第九注：“自曲骨之下，别络两阴之间,为冲、督之会,故曰阴别。一,谓会阴穴也。"

⑱目下各一:这里指承泣穴,左右凡二穴。

⑲下唇一:这里指承浆穴。

⑳龂交一:这里指督脉的龂交穴,为任脉胆经。

㉑侠鸠尾外各半寸至脐寸一:这里指鸠尾之傍各五分至脐每寸一穴。王冰注:"谓幽门、通谷、阴都、石关、商曲、肓俞六穴,左右则十二穴也。幽门侠巨阙两傍相去各同身寸之半寸陷者中,下五穴各相去同身寸之一寸,并冲脉足少阴二经之会。"

㉒侠脐下傍各五分至横骨寸一:这里指侠脐之两傍各五分至横骨一寸一穴,即中注、四满、气穴、大赫、横骨五穴,左右凡十穴,皆属冲脉与足少阴胆经。

㉓足少阴舌下:王冰注:"足少阴舌下二穴,在人迎前陷中动脉前,是日月本,左右二也。足少阴脉气所发,刺可入同身寸之四分。"《素问识》云:"刺疟论云:舌下两脉者,廉泉也。根结篇云:少阴根于涌泉、结于廉泉。知是任脉廉泉之外,有肾经廉泉。故王云:足少阴舌下二穴。"考廉泉王注有二处,均谓:"在颔下结喉上舌本下,阴维、任脉之会,刺可入同身寸之三分,留三呼,若灸者可灸三壮。"

㉔厥阴毛中急脉各一:《类经》七卷第九注:"急脉在阴毛之中。凡疝气急痛者,上引小腹,下引阴丸,即急脉之验,厥阴脉气所发也。"

㉕手少阴各一:王冰注:"谓手少阴郄穴也。在腕后同身寸之半寸,手少阴郄也。"

㉖阴阳跷各一:王冰、吴昆、张介宾、张志聪均谓阴跷郄交信,阳跷郄跗阳。杨上善、马莳、高士宗均谓阴跷所生照海,阳跷所起申脉,左右四穴。

⑰手足诸鱼际：即手足掌赤白肉分界处，如鱼腹之色际部。

【译文】

足太阳膀胱经脉气所发的有七十八个俞穴：在眉头的陷中左右各有一穴，自眉头直上入发际，当发际正中至前顶穴，有神庭、上星、囟会三穴，计长三寸五分，其左右分次两行和外两行，共为五行，自中行至外两行相去各为三寸，其浮于头部的脉气，运行在头皮中的有五行，即中行、次两行和外两行，每行五穴，共五行，五五二十五穴；下行至项中的大筋两旁左右各有一穴，即风池穴；在风府穴的两旁左右各有一穴；侠脊自上而下至骶尾骨有二十一节，其中十五个椎间左右各有一穴；五脏肺、心、肝、脾、肾的俞穴，在左右各有一穴；六腑三焦、胆、胃、大小肠、膀胱的俞穴，左右各有一穴；自委中以下至足小趾旁左右各有井、荥、俞、原、经、合六个俞穴。

足少阳胆经脉气所发的有六十二穴：头两角上各有二穴；两目瞳孔直上的发际内各有五穴；两耳前角上各有一穴；两耳前角下各有一穴；两耳前的锐发下各有一穴；上关左右各一穴；两耳后的陷凹中各有一穴；下关左右各有一穴；两耳下牙车之后各有一穴；缺盆左右各有一穴；腋下三寸，从胁下至胠，八肋之间左右各有一穴；髀枢中左右各一穴；膝以下至足第四趾的小趾侧各有井、荥、俞、原、经、合六穴。

足阳明胃经脉气所发的有六十八穴：额颅发际旁各有三穴；颧骨骨空中间各有一穴；大迎穴在下颌角前之骨空陷中，左右各有一穴；在结喉之旁的人迎，左右各有一穴；缺盆外的骨空陷中左右各有一穴；膺中的骨空间陷中左右各有一穴；侠鸠尾之外，乳下三寸，侠胃脘左右各有五穴；侠脐横开三寸左右各有三穴；脐下二寸左右各有三穴；气冲在动脉跳动处左右各一穴；在伏菟上左右各有一穴；足三里以下到足中趾内间，左右各有八个俞穴。以上每个穴都有它一定的空穴。

手太阳小肠经脉气所发的有三十六穴：目内眦各有一穴；目外侧各有一穴；颧骨下各有一穴；耳廓上各有一穴；耳中珠子旁各有一穴；巨骨穴左右各一；曲腋上各有一穴；柱骨上陷中各有一穴；两天窗穴之上四寸各有一穴；肩解部各有一穴；肩解部之下三穴处各有一穴；肘部以下至小指端的爪甲根部各有井、荥、俞、原、经、合六穴。

手阳明大肠经脉气所发的有二十二穴；鼻孔的外侧各有一穴；项部左右各有一穴；大迎穴在下颌骨空间左右各有一穴；柱骨之会左右各有一穴；髃骨之会左右各有一穴；肘部以下至示指端的爪甲根部左右各有井、荥、俞、原、经、合六穴。

手少阳三焦经脉气所发的有三十二穴：颧骨下各有一穴；眉后各有一穴；耳前角上各有一穴；耳后完骨后下各有一穴；项中足太阳经之前各有一穴；侠扶突之外侧各有一穴；肩贞穴左右各一；在肩贞穴之下三寸分肉之间各有三穴；肘部以下至手无名指之端爪甲根部各有井、荥、俞、原、经、合六穴。

督脉之经气所发的有二十八穴：项中央有二穴；前发际向后中行有八穴；面部的中央从鼻至唇有三穴；自大椎以下至尻尾旁有十五穴。自大椎至尾骨共二十一节，这是脊椎穴位的计算方法。

任脉之经气所发的有二十八穴：喉部中行有二穴；胸膺中行之骨陷中有六穴；自蔽骨至上脘是三寸，上脘至脐中是五寸，脐中至横骨是六寸半，计十四寸半，每寸一穴，计十四穴，这是腹部取穴的方法。自曲骨向下至前后阴之间有会阴穴；两目之下各有一穴；下唇下有一穴；上齿缝有一穴。

冲脉之经气所发的有二十二穴：侠鸠尾旁开五分向下至脐一寸一穴，左右共十二穴；自脐旁开五分向下至横骨一寸一穴，左右共十穴。这是腹脉取穴的方法。

足少阴肾经脉气所发的舌下有二穴；肝足厥阴在毛际中左右各有一急脉穴；心手少阴经左右各有一穴；阴跷、阳跷左右有一穴；四肢手足赤白肉分，鱼际之处，是脉气所发的部位。以上共计三百六十五穴。

第十六卷

骨空论篇第六十

精解导读

一、介绍风邪所致各症的针灸治法与所取穴位。

二、叙述了任脉、冲脉、督脉的循行路线及其所主的疾病。

三、介绍针灸治疗上气、下肢疼痛、水病等的方法和穴位。

四、指出了骨空的部位（包括部分任、督二脉的穴位）。

五、介绍了寒热、犬咬、伤食等病的灸治方法，并说明灸治无效时，当结合其他方法治疗。

【原文】

黄帝问曰：余闻风者百病之始也，以针治之奈何？岐伯对曰：风从外入，令人振寒，汗出，头痛，身重，恶寒①，治在风府②，调其阴阳。不足则补，有余则泻。

大风颈项痛，刺风府③。风府在上椎。大风汗出，灸噫嘻④。噫嘻在背下侠脊傍三寸所，厌之⑤令病者呼噫嘻，噫嘻应手。

从风憎风，刺眉头⑥。失枕⑦在肩上横骨间⑧。折使揄臂，齐肘正，灸脊中⑨。胗络⑩季胁引少腹而痛胀，刺譩譆。腰痛不可以转摇，急引阴卵，刺八髎⑪与痛上。八髎在腰尻分间。

鼠瘘寒热⑫，还刺寒府。寒府在附膝外解营⑬。取膝上外者使之拜⑭，取足心者使之跪。

任脉者，起于中极之下⑮，以上毛际，循腹里，上关元，至咽喉，上颐循面入目。冲脉⑯者，起于气街⑰，并少阴之经⑱，侠脐上行，至胸中而散。任脉为病，男子内结七疝⑲，女子带下瘕聚⑳。冲脉为病，逆气里急。

督脉为病，脊强反折。督脉者，起于少腹以下骨中央㉑，女子入系廷孔㉒。其孔，溺孔之端也。其络循阴器㉓，合篡㉔，绕篡后，别绕臀至少阴，与巨阳中络者，合少阴上股内后廉，贯脊属肾，与太阳起于目内眦，上额，交巅上，入络脑，还出别下项，循肩髆内，侠脊抵腰中，入循膂，络肾。其男子循茎下至篡，与女子等。其少腹直上者，贯脐中央，上贯心，入喉，上颐环唇，上系两目之下中央㉕。此生病，从少腹上冲心而痛，不得前后，为冲疝，其女子不孕，癃，痔，遗溺，嗌干。督脉生病治督脉，治在骨上，甚者在脐下营㉖。

其上气有音者，治其喉中央，在缺盆中者㉗。其病上冲喉者治其渐㉘，渐者，上侠颐也。

蹇膝㉙伸不屈，治其楗㉚。坐而膝痛，治其机㉛。起而引解，治其骸关㉜。膝痛，痛及拇指，治其腘㉝。坐而膝痛如物隐者，治其关㉞。膝痛不可屈伸，治其背内㉟。连骱若折，治阳明中俞髎㊱。若别，治巨阳、少阴荥㊲。淫泺胫痠，不能久立，治少阳之维㊳，在外踝上五寸。

辅骨上横骨下为楗。侠髋为机，膝解为骸关，侠膝之骨为连骸，骸下为辅，辅上为腘，腘上为关，头横骨为枕。

水俞五十七穴者，尻上五行，行五㊴；伏兔上两行，行五㊵；左右各一行，行五㊶；踝上各一行，行六穴㊷。髓空㊸在脑后三分，在颅际锐骨之下㊹，一在断基下㊺，一在项后中复骨下㊻，一在脊骨上空在风府上。脊骨下空，在尻骨下空㊼。数髓空在面侠鼻㊽，或骨空在口下当两肩㊾。两髆骨空在髆中之阳，臂骨空在臂阳，去踝四寸，两骨空之间㊿。股骨上空在股阳，出上膝四寸。骺骨空在辅骨之上端(51)。股际骨空在毛中动脉下(52)。尻骨空在髀骨之后，相去四寸(53)。扁骨有渗理凑(54)，无髓孔，易髓无空(55)。

灸寒热之法，先灸项大椎，以年为壮数(56)；次灸橛骨(57)，以年为壮数。视背俞陷者灸之(58)，举臂肩上陷者灸之，两季胁之间(59)灸之，外踝上绝骨之端(60)灸之，足小指次指间(61)灸之，腨下陷脉(62)灸之，外踝后(63)灸之，缺盆骨上切之坚痛如筋者灸之，膺中陷骨间(64)灸之，掌束骨下(65)灸之，脐下关元三寸灸之，毛际动脉(66)灸之，膝下三寸分间(67)灸之，足阳明跗上动脉(68)灸之，巅上(69)一灸之。犬所啮之处(70)灸之三壮，即以犬伤病法灸之。凡当灸二十九处。伤食灸之，不已者，必视其经之过于阳者(71)，数刺其俞而药之。

【注释】

①风从外入……身重，恶寒：高士宗注："风从外入，伤太阳通体之皮肤，故令人振寒；从皮肤而入于肌腠，故汗出。"

②治在风府：风府乃督脉经气所发之腧穴，太阳之会，为风邪所聚之处。

③大风颈项痛，刺风府：风邪伤于卫分，卫气一日一夜大会于风府，故邪随卫入而致颈项作痛，亦当治在风府。

④譩譆：注释不一。一为穴名，属足太阳脉气所发，在第六胸椎棘突下两傍各三寸。二为下文之"呼譩譆"，即惧痛而呼之声。因其

处以手按之每感酸痛,令其呼谚谣之声,手按之处有谚谣之振颤感,故其穴因而得名。

⑤厌之:即以手指按压其穴。厌,通"压"。

⑥从风憎风,刺眉头:高士宗注:"从,迎也。憎,恶也。迎风恶风,乃面额经脉不和,当刺眉头以泻之。"眉头,即攒竹穴。在眉头之陷凹中,针尖向下或向外斜刺三至五分。

⑦失枕:即颈项强痛,难以回顾,不能就枕。每因风邪侵袭,枕卧姿势不当所致。

⑧肩上横骨间:王冰注:"谓缺盆穴也。"吴昆、马莳谓"巨骨穴"。《类经》二十一卷第四十四注:"手太阳之肩外俞也。或谓足少阳之肩井穴,亦主颈项痛。"

⑨折使揄臂,齐肘正,灸脊中:王冰注:"揄读为摇,摇谓摇动也。然失枕非独取肩上横骨间,乃当正形灸脊中也。欲而验之,则使摇动其臂,屈折其肘,自项之下,横齐肘端,当其中间,则其处也,是曰阳关,在第十六椎节下间,督脉气所发。"马莳注:"此言折臂者,当有灸之之法也,凡人折臂者,使人自摇其臂而曲之,上与肘齐,即臂脊之中而灸之,以疏通其肘臂之气,盖细详之,乃三阳络之所也。"《类经》二十一卷第四十四注:"谓使病者引臂,下齐肘端以度脊中,乃其当灸之处,盖即督脉之阳关穴。"张志聪注:"折者,谓脊背罄折,而不能伸舒也,揄读作摇,谓摇其手臂,下垂齐肘尖,而正对于背中,以灸脊中之节穴。"高士宗注:"摇臂平肘,则脊中有窝,当正灸脊中。"

⑩胁络:此处指侠脊两傍之空软处的脉络。

⑪八髎:上髎、次髎、中髎、下髎、左右八穴的总称。

⑫鼠瘘寒热:意指瘰疬已溃后,其形如鼠穴,塞其一洞,复穿其一,故名鼠瘘。

⑬附膝外解营：意指寒府在膝关节外侧的骨缝中。解，为骨之分解处，即骨缝的意思。营，窟也，意指穴腧。

⑭取膝上外者使之拜：取膝上外解骨缝之穴，应取膝部微屈下拜的姿势，则穴空易开。

⑮任脉者，起于中极之下：《难经》二十八难杨玄操注："任者，妊也。此是人之生养之本，故曰位中极之下，长强之上。"中极，穴名，在脐下四寸。

⑯冲脉：《难经》二十八难杨玄操注："冲者，通也。言此脉下至于足，上至于头，通受十二经之气血，故曰冲焉。"

⑰起于气街：王冰注："气街者，穴名也，在毛际两傍鼠鼷上同身寸之一寸也。言冲脉起于气街者，亦从少腹之内，与任脉并行，而至于是乃循腹也。何以言之？"

⑱并少阴之经：《难经》二十八难虞庶注："《素问》曰：并足少阴之经，《难经》却言并阳明之经。况少阴之经，侠脐左右各五分，阳明之经，侠脐左右各二寸，气冲又是阳明脉气所发，如此推之，则冲脉自气冲起，在阳明、少阴两经之内，侠脐上行，其理明矣。"《类经》九卷第二十七注："冲脉起于气街，并足少阴之经，会于横骨大赫等十一穴，侠脐上行至胸中而散，此言冲脉之前行者也。"

⑲七疝：这里指七种不同类型的疝气。《难经汇注笺正》："疝之有七，隋唐以前，谓有厥疝、癥疝、寒疝、气疝、盘疝、胕疝、狼疝之名。

⑳带下瘕聚：带下，此指赤、白带下。瘕，病的证候。聚，积聚。

㉑起于少腹以下骨中央：王冰注："起，非初起，亦犹任脉、冲脉起于胞中也，其实乃起于肾下，至于少腹，则下行于腰横骨围之中央也。"

㉒廷孔：此指尿道口。王冰注："系廷孔者，谓窍漏，近所谓前阴穴也，以其阴廷系属于中，故名之。"

㉓阴器：生殖器。

㉔篡：前阴后阴之间，即为会阴部。《说文》：篡，似组而赤。盖两阴之间，有一道缝处，其状如篡组，故谓之篡。"此说可参。

㉕其少腹直上者……上系两目之下中央：王冰："自其少腹直上，至两目之下中央，并任脉之行，而云是督脉所系。"

㉖脐下营：指脐下小腹部之腧穴。

㉗治其喉中央，在缺盆中者：这里指在喉中央的廉泉穴和在两缺盆间的天突穴。

㉘治其渐：意指应取侠颐处的大迎穴治疗。

㉙蹇膝：即膝部疼痛屈曲艰难。蹇，《说文》："跛也。"

㉚治其楗：谓可于股部取穴治疗。楗，即下文谓"辅骨上横骨下为楗"。

㉛治其机：意谓可取环跳穴治疗。机，下文谓"侠髋为机"。

㉜治其骸关：《类经》二十二卷第五十一注："当治其骸关，谓足少阳之阳关穴也。"骸关，《类经》八卷第十九注："骸，《说文》云：胫骨也。胫骨之上，膝之节解也。是为骸关。"《释骨》："按即膝外解上下之辅骨，盖名关，本取两骨可开阖之义，故指骨解与两骨并通。"

㉝治其腘：指当取其膝关节处的委经穴治疗。

㉞治其关：谓于股骨之背侧部取穴治疗。关，下文谓"腘上为关"。

㉟治其背内：此处指当取足太阳经之在背部的俞穴治疗。

㊱阳明中俞髎：《太素》卷十一骨空注："是巨虚上廉也。"王冰注："正取三里穴也。"吴昆注："六俞之穴，井荥俞原经合，取其所宜也。"

㊲巨阳、少阴荥：巨阳，即太阳经。荥穴为通谷。少阴荥为然谷穴。

㊳少阳之维：指足少阳胆经之络穴光明。《类经》二十二卷第五十一注："维，络也。"

㊴尻上五行，行五：指尻骨向上，共分五行，每行五穴。

㊵伏兔上两行，行五：即伏兔上腹部有二行，每行五穴。

㊶左右各一行，行五：即伏兔上腹部又左右各有一行，每行五穴。

㊷踝上各一行，行六穴：即内踝上各有一行，每行六穴。

㊸髓空：指骨空，为通髓之处，精髓气血由此出入。

㊹颅际锐骨之下：意指在颅后锐骨之下的风府穴。

㊺断基下：王冰注："当颐下骨陷中有穴容豆。《中诰》名下颐。"

㊻复骨下：指大椎之上，伏而不显之椎下的哑门穴。王冰注："瘖门穴也。"《类经》八卷第十九注："即大椎上骨节空也。复当作伏，盖项骨三节不甚显。"

㊼尻骨下空：指长强穴。

㊽数髓空在面侠鼻：《类经》八卷第十九注："数，数处也。在面者，如足阳明之承泣、巨髎，手太阳之颧髎，足太阳之睛明，手少阳之丝竹空，足少阳之瞳子髎、听会。侠鼻者，如手阳明之迎香等处。皆在面之骨空也。"

㊾或骨空在口下当两肩：王冰注："谓大迎穴也。"

㊿臂骨空在臂阳，去踝四寸，两骨空之间：指在前臂背侧，尺骨茎突之上四寸，尺骨与桡骨之间的三阳络。踝，此指尺骨茎突。

(51)在辅骨之上端：此指足阳明之犊鼻穴。

(52)毛中动脉下：张志聪注："股际者，谓两大腿骨之上小腹下之横骨，在两股骨之间，毛中动脉之下。"

(53)髀骨之后，相去四寸：王冰注：“是谓尻骨八髎也。”

(54)扁骨有渗理凑：《类经》八卷第十九注：“扁骨者，对圆骨而言，凡圆骨内皆有髓，有髓则有髓空，若扁骨则但有血脉渗灌之理而内无髓。”凑，通“腠”。

(55)易髓无空：指扁骨无髓空，以渗腠理而代髓之功，故无空。易，代也。

(56)以年为壮数：即按病人年龄大小决定施灸壮数的多少。

(57)橛骨：脊骶骨，此指长强穴。

(58)背俞陷者灸之：指膀胱经在背部的俞穴，若因经气不足而陷下者，即灸之。

(59)两季胁之间：《太素》卷二十六灸寒热法注：“季胁本侠脊京门穴也。”

(60)绝骨之端：此指足绝骨穴。

(61)足小指次指间：此指足少阳经的侠溪穴。

(62)腨下陷脉：此指足太阳经承山穴。

(63)外踝后：此指足太阳经昆仑穴。

(64)膺中陷骨间：此指任脉的天突穴。

(65)掌束骨下：王冰注：“阳池穴也。”高士宗注：“束骨，横骨也。掌束骨下，犹言掌下束骨，谓横骨缝中大陵二穴。”

(66)毛际动脉：此处指足阳明经气冲穴。

(67)膝下三寸分间：此处指足阳明经足三里穴。

(68)跗上动脉：此处指足阳明经冲阳穴。

(69)巅上：此处指督脉百会穴。

(70)犬所啮之处：《类经》二十一卷第四十二注：“犬伤令人寒热者，古有灸法如此，故云然也。”

(71)必视其经之过于阳者：马莳注：“必视其各部阳经有病者。”

《类经》二十一卷第四十二注:"过于阳者,阳邪之盛者也。"

【译文】

黄帝问道:我听说风邪是许多疾病的起始原因,怎样用针法来治疗?岐伯回答说:风邪从外侵入,使人寒战、出汗、头痛、身体发重、怕冷。治疗刺风府穴,以调和其阴阳。正气不足就用补法,邪气有余就用泻法。

若感受风邪较重而颈项疼痛,刺风府穴。风府穴在椎骨第一节的上面。若感受风邪较重而汗出,灸譩譆穴。譩譆穴在背部第六椎下两旁距脊各三寸之处,用手指按振,使病人感觉疼痛而呼出"譩譆"之声,譩譆穴应在手指下痛处。

见风就怕的病人,刺眉头攒竹穴。失枕而肩上横骨之间的肌肉强痛,应当使病人曲臂,取两肘尖相合在一处的姿势,然后在肩胛骨上端引一直线,正当脊部中央的部位,给以灸治。从胁络季胁牵引到少腹而痛胀的,刺譩譆穴。腰痛而不可以转侧动摇,痛而筋脉挛急,下引睾丸,刺八髎穴与疼痛的地方。八髎穴在腰尻骨间孔隙中。

癔疬发寒热,刺寒府穴。寒府在膝上外侧骨与骨之间的孔穴中。凡取膝上外侧的孔穴,使患者弯腰,呈一种拜的体位;取足心涌泉穴时,使患者做跪的体位。

任脉经起源于中极穴的下面,上行经过毛际再到腹部,再上行通过关元穴到咽喉,又上行至颐,循行于面部而入于目中。冲脉经起源于气街穴,与足少阴经相并,侠脐左右上行,到胸中而散。任脉经发生病变,在男子则腹内结为七疝,在女子则有带下和瘕聚之类疾病。冲脉经发生病变,则气逆上冲,腹中拘急疼痛。

督脉发生了病变,会引起脊柱强硬反折的症状。督脉起于小腹之下的横骨中央,在女子则入内系于廷孔。廷孔就是尿道的外端。

从这里分出的络脉，循着阴户会合于会阴部，再分绕于肛门的后面，再分别行绕臀部，到足少阴经与足太阳经中的络脉，与足少阴经相合上行经股内后面，贯穿脊柱，连属于肾脏；与足太阳经共起于目内眦，上行至额部，左右交会于巅顶，内入联络于脑，复返还出脑，分别左右经项下行，循行于肩髆内，侠脊抵达腰中，入内循脊络于肾。其在男子，则循阴茎，下至会阴，与女子相同。其从少腹直上的，穿过脐中央，再上贯心脏，入于喉，上行到颐并环绕口唇，再上行系于两目中央之下。督脉发生病变，症状是气从少腹上冲心而痛，大小便不通，称为冲疝。其在女子，则不能怀孕，或为小便不利、痔疾、遗尿、咽喉干燥等症。总之，督脉生病治督脉，轻者治横骨上的曲骨穴，重者则治在脐下的阴交穴。

病人气逆于上而呼吸有声音的，治疗取其喉部中央的天突穴，此穴在两缺盆的中间。病人气逆上冲于咽喉的，治疗取其大迎穴，大迎穴在面部两旁夹颐之处。

膝关节能伸不能屈，治疗取其股部的经穴。坐下而膝痛，治疗取其环跳穴。站立时膝关节热痛，治疗取其膝关节处的经穴。膝痛，疼痛牵引到足拇趾，治疗取其膝弯处的委中穴。坐下而膝痛如有东西隐伏其中的，治疗取其承扶穴。膝痛而不能屈伸活动，治疗取其背部足太阳经的俞穴。如疼痛连及骱骨像折断似的，治疗取其阳明经中的俞髎三里穴；或者别取太阳经的荥穴通谷、少阴经的荥穴然谷。浸渍水湿之邪日久而胫骨酸痛无力，不能久立，治疗取少阳经的别络光明穴，穴在外踝上五寸。

辅骨之上，腰横骨之下叫"楗"。髋骨两侧环跳穴处叫"机"。膝部的骨缝叫"骸关"。侠膝两旁的高骨叫"连骸"。连骸下面叫"辅骨"。辅骨上面的膝弯叫"腘"。腘之上就是"骸关"。头后项部的横骨叫"枕骨"。

治疗水病的俞穴有五十七个：尻骨上有五行，每行各五穴；伏菟上方有两行，每行各五穴；其左右又各有一行，每行各五穴；足内踝上各一行，每行各六穴。髓穴在脑后分为三处，都在颅骨边际锐骨的下面，一处在断基的下面，一处在项后正中的复骨下面，一处在脊骨上空在风府穴的上面。脊骨下空在尻骨下面孔穴中。又有几个髓空在面部侠鼻两旁，或有骨空在口唇下方与两肩相平的部位。两肩髆骨空在肩髆中的外侧。臂骨的骨空在臂骨的外侧，距手腕四寸，在尺、桡两骨的空隙之间。股骨上面的骨空在股骨外侧膝上四寸的地方。骱骨的骨空在辅骨的上端。股际的骨空在阴毛中的动脉下面。尻骨的骨空在髀骨的后面距离四寸的地方。扁骨有血脉渗灌的纹理聚合，没有直通骨髓的孔穴，骨髓通过渗灌的纹理内外交流，所以没有骨空。

灸治寒热病的方法，先灸项后的大椎穴，根据病人年龄决定艾灸的壮数；其次灸尾骨的尾闾穴，也是以年龄为艾灸的壮数。观察背部有凹陷的地方用灸法，上举手臂在肩上有凹陷的地方（肩髃）用灸法，两侧的季胁之间（京门）用灸法，足外踝上正取绝骨穴处用灸法，足小趾与次趾之间（侠溪）用灸法，腨下凹陷处的经脉（承山）用灸法，外踝后方（昆仑）用灸法，缺盆骨上方按之坚硬如筋而疼痛的地方用灸法，胸膺中的骨间凹陷处（天突）用灸法，手腕部的横骨之下（大陵）用灸法，脐下三寸的关元穴用灸法，阴毛边缘的动脉跳动处（气冲）用灸法，膝下三寸的两筋间（三里）用灸法，足阳明经所行足跗上的动脉（冲阳）用灸法，头巅顶上（百会）亦用灸法。被犬咬伤的，先在被咬处灸三壮，再按常规的治伤病法灸治。以上灸治寒热病的部位共二十九处。由于伤食而使用灸法，病仍不愈的，必须仔细观察其由于阳邪过盛，经脉移行到络脉的地方，多刺其俞穴，同时再用药物调治。

中华国学传世经典

精·解·导·读

黄帝内经

第四册

谢普/主编

应急管理出版社
·北京·

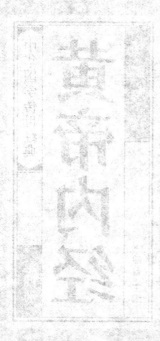

水热穴论篇第六十一

精解导读

一、叙述了风水病的原因、症状及其病理变化,并指出了治疗水病的五十七个俞穴的部位及其与脏气的关系。

二、指出了治疗热病的五十九个俞穴的部位及其适应范围。

三、说明了针刺的深浅为什么必须结合四时的道理。

【原文】

黄帝问曰:少阴何以主肾?肾何以主水?岐伯对曰:肾者,至阴也;至阴者,盛水也①;肺者,太阴也;少阴者,冬脉也。故其本在肾,其末在肺②,皆积水也。帝曰:肾何以能聚水而生病?岐伯曰:肾者,胃之关也③,关闭不利,故聚水而从其类也。上下溢于皮肤,故为胕肿④。胕肿者,聚水而生病也。帝曰:诸水皆生于肾乎?岐伯曰:肾者,牝脏⑤也。地气上者属于肾,而生水液也,故曰至阴。勇而劳甚,则肾汗出,肾汗出逢于风,内不得入于脏腑,外不得越于皮肤,客于玄府⑥,行于皮里,传为胕肿。本之于肾,名曰风水。所谓玄府者,汗空也。

帝曰:水俞五十七处者,是何主也?岐伯曰:肾俞五十七穴积阴之所聚也,水所从出入也。尻上五行行五者⑦,此肾俞⑧。故水病下为胕肿大腹,上为喘呼,不得卧者,标本俱病。故肺为喘呼,肾为水肿,肺为逆不得卧,分为相输⑨俱受者,水气之所留也。伏兔上各二行行五者⑩，此肾之街也⑪，三阴之所交结于脚也⑫。踝上各一行行六者⑬，此肾脉之下行也，名曰太冲⑭。凡五十七穴者，皆脏之阴络，水之所客也⑮。

帝曰：春取络脉分肉，何也？岐伯曰：春者木始治，肝气始生，肝气急，其风疾，经脉常深，其气少，不能深入，故取络脉分肉间。

帝曰：夏取盛经分腠，何也？岐伯曰：夏者火始治，心气始长，脉瘦气弱⑯，阳气留溢，热熏分腠，内至于经，故取盛经分腠绝肤⑰而病去者，邪居浅也。所谓盛经者，阳脉也。

帝曰：秋取经俞⑱，何也？岐伯曰：秋者金始治，肺将收杀，金将胜火⑲。阳气在合，阴气初胜，湿气及体，阴气未盛，未能深入，故取俞以泻阴邪⑳，取合以虚阳邪㉑，阳气始衰，故取于合。

帝曰：冬取井荥㉒，何也？岐伯曰：冬者水始治，肾方闭，阳气衰少，阴气坚盛，巨阳伏沉㉓，阳脉乃去，故取井以下阴逆，取荥以实阳气。故曰：冬取井荥，春不鼽衄㉔。此之谓也。

帝曰：夫子言治热病五十九俞，余论其意，未能领别其处，愿闻其处，因闻其意。岐伯曰：头上五行行五者，以越诸阳之热逆也；大杼、膺俞㉕、缺盆、背俞㉖，此八者，以泻胸中之热也㉗。气街、三里、巨虚上下廉，此八者，以泻胃中之热也㉘。云门、髃骨、委中、髓空㉙，此八者，以泻四肢之热也。五脏俞傍五㉚，此十者，以泻五脏之热也。凡此五十九穴者，皆热之左右也㉛。

帝曰：人伤于寒而传为热，何也？岐伯曰：夫寒盛，则生热也㉜。

【注释】

①肾者，至阴也；至阴者，盛水也：王冰注："阴者谓寒也。冬月至寒，肾气合应，故云肾者至阴也。"

②其本在肾，其末在肺：肾，足少阴之脉，从肾上贯肝膈，入肺中，所以水病其本在肾，其末在肺。

③肾者，胃之关也：《类经》二十一卷第三十八注："关者，门户要会之处，所以司启闭出入也。肾主下焦，开窍于二阴，水谷入胃，清者由前阴而出，浊者由后阴而出，肾气化则二阴通，肾气不化则二阴闭，肾气壮则二阴调，肾气虚则二阴不禁，故曰肾者胃之关也。"

④胕肿：为水气溢于皮肤而致的浮肿。胕，《山海经》东山经云："竹山有草焉，其名曰黄藋，浴之已疥，又可以已胕。"

⑤牝脏：此指阴性的脏器。

⑥玄府：汗孔。王冰注："汗液色玄，从空而出，以汗聚于里，故谓之玄府。府，聚也。"马莳注："汗空虽细微，最为玄远，故曰玄。"王注训玄为黑，义似牵强，马注义尚近。

⑦尻上五行行五者：尻骨向上，共分五行，每行五穴，计中行督脉气所发者，脊中、悬枢、命门、腰俞、长强。

⑧此肾俞：《太素》卷十一气穴注："尻上五行，合二十五俞者，有非肾脉所发，皆言肾俞，以其近肾并在肾部之内，肾气所及，故皆称肾俞也。"

⑨分为相输：《类经》二十一卷第三十八注："言水能分行诸气，相为输应，而俱受病者，正以水气同类，水病则气应，气病则水应，留而不去即为病。"

⑩伏兔上各二行行五者：王冰注："伏兔上各二行行五者，腹部正俞侠中行任脉两傍冲脉足少阴之会者，有中注、四满、气穴、大赫、横骨当其处也。"

⑪此肾之街也：肾气通行的道路。

⑫三阴之所交结于脚也：肝、脾、肾三阴之径相交于足、胫的

意思。

⑬踝上各一行行六者：高士宗注为三阴交、漏谷、商丘、公孙、太白、大都六穴。

⑭名曰太冲：《太素》卷十一气穴注："冲脉上出于颃颡，下者注少阴大络，以下伏行出跗循跗，故曰肾脉下行，名曰太冲。"

⑮皆脏之阴络，水之所客也：此指五十七穴皆是阴脏所络部位的俞穴，也是水气所留居的地方。

⑯脉瘦气弱：脉形瘦小而搏动气势弱心属火，主血脉。

⑰绝肤：透过皮肤的意思。《灵枢》官针篇云："先浅刺绝皮，以出阳邪。"绝，过也。

⑱经俞：即各经的经穴和俞穴。

⑲金将胜火：火本胜金，今秋季当令，乃金旺火衰之时，故云金将胜火。

⑳取俞以泻阴邪：高士宗注："时方清肃，故阴初胜，白露乃下，故湿气及体，阴气初胜，则阴气来盛，湿气及体，则未深入，故取俞以泻阴湿之邪。"

㉑取合以虚阳邪：《类经》二十卷第十八注："阳气始衰，邪将收敛，故取合穴以虚阳邪也。"

㉒井荥：此指各经的井穴和荥穴。

㉓巨阳伏沉：此指足太阳之气沉伏潜藏于里。

㉔冬取井荥，春不鼽衄：《太素》卷十一变输注："井为木也，荥为火也，冬合之时，取井荥者，冬阴气盛，逆取其春井泻阴邪也。"

㉕膺俞：为中府穴。

㉖背俞：为风门穴。

㉗以泻胸中之热也：以此八穴，前后近胸，故泻胸中之热。

㉘以泻胃中之热也：以此八穴，皆为足阳明胃经之俞穴，故能泻胃中之热。

㉙髓空：《太素》卷十一气穴注："髓空在腰，一名腰俞。"张志聪注："髓空即横骨穴，所谓股际骨空，在毛中动下，属足少阴肾经。"

㉚五脏俞傍五：指背部五脏俞穴之傍五穴，即魄户、神堂、魂门、意舍、志室五穴。

㉛皆热之左右也：《太素》卷十一气穴注："皆热病左右之输也。"吴昆注："左右习近也。"

㉜夫寒盛，则生热也：寒邪束于表，则阳气郁于里，待阳气外出则寒化为热。

【译文】

黄帝问道：少阴为什么主肾？肾又为什么主水？岐伯回答说：肾属于至阴之脏，至阴属水，所以肾是主水的脏器。肺属于太阴，肾脉属于少阴，是旺于冬令的经脉，所以水之根本在肾，水之标末在肺，肺肾两脏都能积聚水液而为病。黄帝又问道：肾为什么能积聚水液而生病？岐伯说：肾是胃的关门，关门不通畅，水液就要停留相聚而生病了。其水液在人体上下泛溢于皮肤，所以形成浮肿。浮肿的成因，就是水液积聚而生的病。黄帝又问道：各种水病都是由于肾而生成的吗？岐伯说：肾脏在下属阴。凡是由下而上蒸腾的地气都属于肾，因气化而生成的水液，所以叫作"至阴"。逞勇力而劳动（或房劳）太过，则汗出于肾；出汗时遇到风邪，风邪从开泄之腠理侵入，汗孔骤闭，汗出不尽，向内不能入于脏腑，向外也不得排泄于皮肤，于是逗留在玄府之中，皮肤之内，最后形成浮肿病。此病之本在于肾，病名叫"风水"。所谓玄府，就是汗孔。

《黄帝内经》精解导读

黄帝问道：治疗水病的俞穴有五十七个，它们属哪脏所主？岐伯说：肾俞五十七个穴位，是阴气所积聚的地方，也是水液从此出入的地方。尻骨之上有五行，每行五个穴位，这些是肾的俞穴。所以水病表现在下部则为浮肿、腹部胀大，表现在上部则为呼吸喘急、不能平卧，这是肺与肾标本同病。所以肺病表现为呼吸喘急，肾病表现为水肿，肺病还表现为气逆，不得平卧；肺病与肾病的表现各不相同，但二者之间相互输应、相互影响着。之所以肺肾都发生了病变，是由于水气停留于两脏的缘故。伏兔上方各有两行，每行五个穴位，这里是肾气循行的重要道路和肝、脾经交结在脚上。足内踝上方各有一行，每行六个穴位，这是肾的经脉下行于脚的部分，名叫太冲。以上共五十七个穴位，都隐藏在人体下部或较深部的络脉之中，也是水液容易停聚的地方。

黄帝问道：春天针刺，取络脉分肉之间，是什么道理？岐伯说：春天木气开始当令，在人体，肝气开始发生；肝气的特性是急躁，如变动的风一样很迅疾，但是肝的经脉往往藏于深部，而风气刚发生，尚不太剧烈，不能深入经脉，所以只要浅刺络脉分肉之间就行了。

黄帝问道：夏天针刺，取盛经分腠之间，是什么道理？岐伯说：夏天火气开始当令，心气开始生长壮大；如果脉形瘦小而搏动气势较弱，是阳气充裕流溢于体表，热气熏蒸于分肉腠理，向内影响于经脉，所以针刺应当取盛经分腠。针刺不要过深，只要透过皮肤而病就可痊愈，是因为邪气居于浅表部位的缘故。所谓盛经，是指丰满充足的阳脉。

黄帝问道：秋天针刺，要取经穴和俞穴，是什么道理？岐伯说：秋天金气开始当令，肺气开始收敛肃杀，金气渐旺逐步胜过衰退着的火气，阳气在经脉的合穴，阴气初生，遇湿邪侵犯人体，但由于阴气未至太盛，不能助湿邪深入，所以针刺取阴经的"俞"穴以泻阴湿之邪，取阳经的"合"穴以泻阳热之邪。由于阳气开始衰退而阴气未至太盛，所以不取"经"穴而取"合"穴。

黄帝说：冬天针刺，要取"井"穴和"荥"穴，是什么道理？岐伯说：冬天水气开始当令，肾气开始闭藏，阳气已经衰少，阴气更加坚盛，太阳之气伏沉于下，阳脉也相随沉伏，所以针刺要取阳经的"井"穴以抑降其阴逆之气，取阴经的"荥"穴以充实不足之阳气。因此说："冬取井荥，春不鼽衄"，就是这个道理。

黄帝道：先生说过治疗热病的五十九个俞穴，我已经知道其大概，但还不知道这些俞穴的部位，请告诉我它们的部位，并说明这些俞穴在治疗上的作用。岐伯说：头上有五行，每行五个穴位，能泄越诸阳经上逆的热邪。大杼、膺俞、缺盆、背俞左右共八个穴位，可以泻除胸中的热邪。气街、三里、上巨虚和下巨虚左右共八个穴位，可以泻除胃中的热邪。云门、肩髃、委中、髓空左右共八个穴位，可以泻除四肢的热邪。五脏的俞穴两旁各有五穴，这十个穴位，可以泻除五脏的热邪。以上共五十九个穴位，都是治疗热病的俞穴。

黄帝说：人受了寒邪反而会转变为热病，这是什么原因？岐伯说：寒气盛极，就会郁而发热。

第十七卷

调经论篇第六十二

精解导读

一、说明了经络是气血流行并沟通脏腑内外的道路,邪气也可以由经络传入脏腑或传出体表,所以治疗疾病要重视调治经络。

二、叙述了神、气、血、形(肉)、志的虚实症状及针刺治疗方法,同时指明了疾病症情轻微时的征象并提出刺治方法。

三、阐述了气血相并和阴阳虚实寒热的病理机制和征候表现。

四、介绍了针刺补泻的手法及其作用。

五、提出治疗疾病必须参合四时气候、病邪所在、病人体质、四时气候等情况,采取适当的治法。

【原文】

黄帝问曰:余闻《刺法》言,有余泻之,不足补之。何谓有余?何谓不足?岐伯对曰:有余有五,不足亦有五,帝欲何问?帝曰:愿尽闻之。岐伯曰:神,有余有不足;气,有余有不足;血,有余有不足；形，有余有不足；志，有余有不足。凡此十者，其气不等也①。

帝曰：人有精、气、津液，四支、九窍、五脏、十六部②，三百六十五节③，乃生百病：百病之生，皆有虚实。今夫子言有余有五，不足亦有五。何以生之乎？岐伯曰：皆生于五脏也。夫心藏神，肺藏气，肝藏血，脾藏肉，肾藏志，而此成形。志意通，内连骨髓，而成身形五脏。五脏之道，皆出于经隧④，以行血气，血气不和，百病乃变化而生，是故守⑤经隧焉。

帝曰：神有余不足何如？岐伯曰：神有余则笑不休⑥，神不足则悲。血气未并⑦，五脏安定。邪客于形，洒淅起于毫毛，未入于经络也，故命曰神之微⑧。帝曰：补泻奈何？岐伯曰：神有余，则泻其小络之血，出血勿之深斥⑨，无中其大经，神气乃平；神不足者，视其虚络⑩，按而致之⑪，刺而利之，无出其血，无泄其气，以通其经，神气乃平。帝曰：刺微奈何？岐伯曰：按摩勿释，著针勿斥⑫，移气于不足，神气乃得复。

帝曰：善！气有余不足奈何？岐伯曰：气有余则喘咳上气，不足则息利少气⑬。血气未并，五脏安定，皮肤微病，命曰白气微泄⑭。帝曰：补泻奈何？岐伯曰：气有余，则泻其经隧⑮，无伤其经，无出其血，无泄其气；不足，则补其经隧，无出其气。帝曰：刺微奈何？岐伯曰：按摩勿释，出针视之曰，我将深之，适人必革⑯，精气自伏，邪气散乱，无所休息，气泄腠理，真气乃相得。

帝曰：善！血有余不足奈何？岐伯曰：血有余则怒，不足则恐。血气未并，五脏安定，孙络外溢，则络有留血⑰。帝曰：补泻奈何？岐伯曰：血有余，则泻其盛经出其血；不足，则视其虚经内针其脉中，久留而视；脉大，疾出其针，无令血泄⑱。帝曰：刺留血奈何？岐伯曰：视其血络，刺出其血，无令恶血得入于经，以成其疾⑲。

帝曰：善！形有余不足奈何？岐伯曰：形有余则腹胀，泾溲⑳不利，不足则四支不用。血气未并，五脏安定，肌肉蠕动㉑，命曰微风㉒。帝曰：补泻奈何？岐伯曰：形有余则泻其阳经，不足则补其阳络㉓。帝曰：刺微奈何？岐伯曰：取分肉间，无中其经，无伤其络，卫气得复，邪气乃索㉔。

　　帝曰：善！志有余不足奈何？岐伯曰：志有余则腹胀飧泄，不足则厥㉕。血气未并，五脏安定，骨节有动㉖。帝曰：补泻奈何？岐伯曰：志有余则泻然筋血者，不足则补其复溜㉗。帝曰：刺未并奈何？岐伯曰：即取之，无中其经，邪所㉘乃能立虚。

　　帝曰：善！余已闻虚实之形，不知其何以生！岐伯曰：气血以并，阴阳相倾，气乱于卫，血逆于经，血气离居，一实一虚㉙；血并于阴，气并于阳，故为惊狂㉚；血并于阳，气并于阴，乃为炅中㉛；血并于上，气并于下，心烦惋善怒；血并于下，气并于上，乱而喜忘㉜。

　　帝曰：血并于阴，气并于阳，如是血气离居，何者为实？何者为虚？岐伯曰：血气者，喜温而恶寒，寒则泣不能流，温则消而去之㉝，是故气之所并为血虚，血之所并为气虚。

　　帝曰：人之所有者，血与气耳。今夫子乃言血并为虚，气并为虚，是无实乎？岐伯曰：有者为实，无者为虚，故气并则无血，血并则无气，今血与气相失，故为虚焉㉞。络之与孙脉，俱输于经㉟，血与气并，则为实焉。血之与气并走于上，则为大厥㊱，厥则暴死，气复反则生，不反则死㊲。

　　帝曰：实者何道从来？虚者何道从去？虚实之要，愿闻其故。岐伯曰：夫阴与阳，皆有俞会㊳。阳注于阴，阴满之外㊴，阴阳匀平，以充其形，九候若一，命曰平人。夫邪之生也，或生于阴，或生于阳。其生于阳者，得之风雨寒暑；其生于阴者，得之饮食居处，阴阳喜怒㊵。

　　帝曰：风雨之伤人奈何？岐伯曰：风雨之伤人也，先客于皮肤，传入于孙脉,孙脉满则传入于络脉,络脉满则输于大经脉。血气与邪并客于分腠之间,其脉坚大,故曰实。实者外坚充满,不可按之,按之则痛。帝曰:寒湿之伤人奈何?岐伯曰:寒湿之中人也,皮肤收㊹,肌肉坚紧,荣血泣,卫气去,故曰虚。虚者,聂辟㊷气不足,按之则气足以温之,故快然而不痛。

帝曰:善!阴之生实奈何?岐伯曰:喜怒不节,则阴气上逆,上逆则下虚,下虚则阳气走㊸之,故曰实矣㊹。帝曰:阴之生虚奈何?岐伯曰:喜则气下,悲则气消,消则脉虚空;因寒饮食,寒气熏满,则血泣气去,故曰虚矣㊺。

帝曰:经言㊻阳虚则外寒,阴虚则内热,阳盛则外热,阴盛则内寒。余已闻之矣,不知其所由然也。岐伯曰:阳受气于上焦,以温皮肤分肉之间,今寒气在外,则上焦不通,上焦不通,则寒气独留于外,故寒栗㊼。帝曰:阴虚生内热奈何?岐伯曰:有所劳倦,形气衰少,谷气不盛,上焦不行,下脘不通,胃气热、热气熏胸中,故内热㊽。帝曰:阳盛生外热奈何?岐伯曰:上焦不通利,则皮肤致密,腠理闭塞,玄府不通,卫气不得泄越,故外热㊾。帝曰:阴盛生内寒奈何?岐伯曰:厥气上逆,寒气积于胸中而不泻,不泻则湿气去,寒独留,则血凝泣,凝则脉不通,其脉盛大以涩,故中寒㊿。

帝曰:阴与阳并,血气以并,病形以成,刺之奈何?岐伯曰:刺此者,取之经隧,取血于营,取气于卫㉛,用形哉,因四时多少高下㉜。帝曰:血气以并,病形以成,阴阳相倾,补泻奈何?岐伯曰:泻实者气盛乃内针,针与气俱内,以开其门,如利其户㉝;针与气俱出,精气不伤,邪气乃下,外门不闭,以出其疾;摇大其道,如利其路,是谓大泻㉞,必切而出㉟,大气乃屈㊱。帝曰:补虚奈何?岐伯曰:持针勿置㊲,以定其意,候呼内针,气出针入,针空四塞,精无从去,方实而疾出针,气入针出,热不得还,闭塞其门,邪气布散，精气乃得存。动气候时，近气不失，远气乃来，是谓追之[58]。

帝曰：夫子言虚实者有十[59]，生于五脏，五脏五脉耳。夫十二经脉，皆生其病，今夫子独言五脏，夫十二经脉者，皆络三百六十五节，节有病，必被[60]经脉，经脉之病，皆有虚实，何以合之？岐伯曰：五脏者，故[61]得六腑与为表里，经络支节，各生虚实，其病所居，随而调之。病在脉，调之血[62]；病在血，调之络[63]；病在气，调之卫；病在肉，调之分肉[64]；病在筋，调之筋；病在骨，调之骨；燔针劫刺[65]其下及与急者[66]；病在骨，焠针药熨[67]；病不知所痛[68]，两跻为上[69]；身形有痛，九候莫病，则缪刺之[70]；痛在于左而右脉病者，巨刺之[71]。必谨察其九候，针道备矣。

【注释】

①其气不等也：此指神、气、血、形、志均有有余和不足，其气不相等同。

②十六部：《太素》卷二十四虚实补泻注："九窍五脏以为十四，四肢合手足，故有十六部。"

③三百六十五节：此指人之全身关节。

④经隧：气血运行的道路，此处指经脉。

⑤守：保持。

⑦血气未并：指血气平调，未有偏聚。并，偏聚。

⑧神之微：马莳注："然方其血未并于气，气未并于血，而五脏安定之时，邪或客之，则邪在小络，起于毫毛，有洒淅恶寒之貌，尚未入于大经与大络也，故曰神之微病耳。"

⑨出血勿之深斥：此言虽应刺其小络出血，但不要深刺。

⑩虚络：指虚而陷下之络脉。一说色黄白者为虚络。

⑪按而致之：即用手按摩以致气，使气充实于虚络。

⑫按摩勿释，著针勿斥：即持续地按摩患处，要久一些，针刺宜浅，不要深推。

⑬息利少气：指呼吸虽通利，但气息短少。

⑭白气微泄：白气，肺气。白气微泄，肺气微虚。《太素》卷二十四虚实补泻注："肺脏外主皮肤，内主于气，今外言其皮肤病，其内言于气之微病，五色气中肺为白色，泄者，肺气泄也。"

⑮泻其经隧：高士宗注："肺气有余，则气机内逆，故当泻其经隧。"

⑯适人必革：《类经》十四卷第十八注："适，至也。革，变也。先行按摩之法，欲皮肤之气流行也。"

⑰孙络外溢，则络有留血：孙络受邪，则其血盛，必溢于络脉，使络脉有留滞，所以说孙络外溢，则络有留血。

⑱血有余，则泻其盛经出其血……无令血泄：《类经》十四卷第十八注："血有余则盛经满溢，故当泻而出之。不足则察其经之虚者，内针补之。然补虚之法，必留针以候气，所谓如待所贵，不知日暮若是也。留针既久，但视其脉已大，是气已至，则当疾出其针矣，血去则愈虚，故无令血泄也。"内针其脉中，指刺中其经脉而言。

⑲无令恶血得入于经，以成其疾：留滞于络脉的血叫恶血，恶血留于络脉，必溢于经脉形成疾病。

⑳泾溲：王冰注："泾，大便；溲，小便也。"吴昆注："泾，水行有常也；溲，溺溲也。泾溲不利，言常行之小便不利也。"

㉑蠕动：指邪气侵袭。

㉒微风：指经脉会有血液流动，留滞。

㉓阳经、阳络：张志聪注："阳，谓阳明也。阳明与太阴为表里，盖皮肤气分为阳，脾所主在肌肉，故当从阳以补泻，泻刺其经

者，从内而出于外也；补刺其络者，从外而入于内也。"

㉔索：不得入。

㉕志有余则腹胀飧泄，不足则厥：张志聪注："肾者，胃之关也，关门不利，则聚水而为腹胀飧泄矣。肾为生气之原，故不足则厥逆而冷。"

㉖骨节有动：此处指骨节间似有振动的感觉。

㉗志有余则泻然筋血者，不足则补其复溜：《太素》卷二十四虚实补泻注："然筋足少阴营，在足内踝之下，名曰然谷，足少阴经无然筋，当是然谷下筋也。复溜足少阴经，在足内踝上三寸，此二皆是志之脉穴，故泻然筋之血，补复溜之气。"

㉘所：《广雅》释诂："尽也。"

㉙气血以并……一实一虚：《类经》十四卷第十九注："并，偏盛也。倾，倾陷也。气为阳，故乱于卫，血为阴，故逆于经，阴阳不和，则气血离居，故实者偏实，虚者偏虚，彼此相倾也。"

㉚血并于阴，气并于阳，故为惊狂：吴昆注：血并于阴脏，是为重阴；气并于阳腑，是为重阳。惊狂，癫狂也。"

㉛血并于阳，气并于阴，乃为炅中：《类经》十四卷第十九注："血并于阳，阴在表也，气并于阴，阳在里也，故为炅中。炅，热也。"

㉜血并于上……乱而喜忘：《素问经注节解》注："气血运行，上下循环，乃为无病。并则偏于一，而病起矣。血者注于心而藏于肝，血并于上，则血偏盛而气自并于下，下冲其上，心与肝动，故令烦悗善怒也。气者蓄于丹田，则神自清而精自摄，今并于上，则气尽升而血自并于下，上离乎下，精神涣散，故令乱而喜忘也。"悗，与"悗、冈"义通。

㉝消而去之：此指血气得温则消散流行。

㉞有者为实……故为虚焉:《类经》十四卷第十九注:"有血无气,是血实气虚也;有气无血,是气实血虚也。相失者不相济,失则为虚矣。"

㉟络之与孙脉,俱输于经:张志聪注:"络者,经脉之支别也。孙脉者,乃孙络之脉别经者,亦三百六十五脉,内通于十二大络,外通于肤腠皮毛。五脏之血气,从大络而出于孙脉,从孙脉而出于肤表,表阳之气,从孙络而入于大络,从大络而注于经俞,此外内交通血气之径路也,是络脉之血气,孙络之气血,俱输于经。"

㊱血之与气并走于上,则为大厥:大厥,指突然昏倒的中风之类疾病。系气血并走于上,上实下虚之证。

㊲气复反则生,不反则死:《素问集注》王芳候注:"气复反则生,谓复归于下也。盖阳气生于下而升于上,血气并逆,则气机不转而暴死,反则旋转而复生"。反,同"返",归或还的意思。

㊳俞会:俞,指俞穴。会,此指经气所会之处。

㊴阳注于阴,阴满之外:《类经》十四卷第十九注:"阳注于阴,则自经归脏,阴满之外,则自脏及经。"

㊵其生于阳者……阴阳喜怒:阳经主表,阴经主里,故此处之阴阳是指表里部位而言。风雨寒暑邪气,多伤于外,使人病生于表,是为外感。饮食不节,起居失常,阴阳失调,喜怒无常,使人病生于里,是为内伤。

㊶皮肤收:皮肤收缩紧敛。

㊷聂辟:认为系指气怯弱不足。《素问经注节解》注:"聂辟,怯弱也。"

㊸走:在此有必或凑的意思。

㊹喜怒不节……故曰实矣:《类经》十四卷第十九注:"此内伤之生实也。阴逆于上则虚于下,阴虚则阳邪凑之,所以为实。然则

实因于虚，此所以内伤多不足也。

㊺喜则气下……故曰虚矣：《类经》十四卷第十九注："此内伤之生虚也。下，陷也。消，散也……因寒饮食者，寒气熏满中焦，必伤阳气，故血涩气去而中为虚也。若饮食过度，留滞不消，虽亦内伤，此则虚中挟实，此又不可不为详辨。"

㊻经言：经，此指古经。经言，引古经语。

㊼阳受气于上焦……故寒栗：张志聪注："阳，谓诸阳之气。经云：上焦开发，宣五谷味，熏肤充身泽毛，是谓气。是阳受气于上焦，以温皮肤分肉。假令寒气客于外，则上焦之气不通，而寒气独留，故寒栗也。"栗，战抖貌。

㊽有所劳倦……故内热：张志聪注："此言阴虚生内热者，因中土之受伤也。夫饮食劳倦则伤脾，脾主肌肉，故形气衰少也。水谷入胃，由脾气之转输，脾不运行，则谷气不盛矣，上焦不能宣五谷之味，下焦不能受水谷之津，胃为阳热之腑，气留而不行，则热气熏于胸中，而为内热矣。"

㊾上焦不通利……故外热：《类经》十四卷第二十注："上焦之气，主阳分也，故外伤寒邪，则上焦不通，肌表闭塞，卫气郁聚，无所流行而为外热，所谓人伤于寒则病为热。"

㊿厥气上逆……故中寒：《类经》十四卷第二十注："厥气，寒厥之气也。或寒气伤脏，或食饮寒凉，寒留中焦，阳气乃去，经脉凝滞，故盛大而涩，盖阳脉流利多滑，不滑则无阳可知。"

㉞取血于营，取气于卫：马莳注："盖十二经脉中，皆有经隧，血有虚实，而营气属阴，血生于营，故刺血者，取之营气而已。气有虚实，而卫气属阳，气亦属阳，故刺气者，取之卫气而已。"

㉟用形哉，因四时多少高下：吴昆注："用形哉，言因形之长短阔狭肥瘦而施刺法也。因四时多少高下者，如日以月生死为痏数多

少之谓也。春时俞在颈项,夏时俞在胸胁,秋时俞在肩背,冬时俞在腰股,高下之谓也。"

㊾以开其门,如利其户:此言刺俞穴是为了开通排邪之门户。吴昆注:"刺其俞穴,所以开邪出之门,盖邪之壅实,欲出无户,斯乃利其户也。"

㊾摇大其道,如利其路,是谓大泻:此处指摇大针孔,而扩大通利排邪之路,故谓之大泻。

㊾必切而出:这里指出针时,右手持针,左手切按其穴。切,按也。

㊾大气乃屈:大气,亢盛的邪气。屈,穷尽。

㊾持针勿置:以手持针而不立即刺入之意。

㊾近气不失,远气乃来,是谓追之:王冰注:"近气,谓已至之气。远气,谓未至之气也……追之,言补也。"

㊾言虚实者有十:指本篇开始所说的神、气、血、形、志等五虚五实。

⑥被:及也。

⑥故:本有的意思。

⑥病在脉,调之血:王冰注:"脉者血之府,脉实血实,脉虚血虚,由此脉病而调之血也。"

⑥病在血,调之络:《素问经注节解》注:"调之络者,调血之流行由络走经,故病在血分,必调其经络也。"

⑥病在肉,调之分肉:《类经》十四卷第二十注:"随所在而取于分肉之间也。"

⑥燔针劫刺:针刺入后,用火烧针使暖,为治痹证的刺法。燔,烧也。

⑥急者:在此指因寒而筋脉挛急之处。

(67)焠针药熨：焠针：火针。药熨：用辛热药物熨其患处。

(68)病不知所痛：即病不知疼痛。

(69)两跻为上：《类经》十四卷第二十注："两跻者，阳跻脉出足太阳之申脉，阴跻脉出足少阴之照海，俱当取之，故曰为上。"

(70)缪刺之：左病刺右，右病刺左的一种刺法。

(71)巨刺之：亦为左病刺右，右病刺左的一种刺法，其与缪刺法的区别是巨刺刺大经，缪刺刺大络。

【译文】

黄帝问道：我听《刺法》上说，病属有余的用泻法，不足的用补法。但怎样是有余，怎样是不足呢？岐伯回答说：病属有余的有五种，不足的也有五种，你问的是哪一种呢？黄帝说：我希望你能全部讲给我听。岐伯说：神有有余，有不足；气有有余，有不足；血有有余，有不足；形有有余，有不足；志有有余，有不足。凡此十种，其气各不相等。

黄帝说：人有精、气、津液、四肢、九窍、五脏、十六部、三百六十五节，而发生百病。但百病的发生，都有虚实的不同。现在先生说病属有余的有五种，病属不足的也有五种，是怎样发生的呢？岐伯说：五种有余不足，都是生于五脏。心藏神，肺藏气，肝藏血，脾藏肉，肾藏志，由五脏所藏之神、气、血、肉、志，组成了人的形体。但必须保持志意通达，内与骨髓联系，始能使身形与五脏成为一个整体。五脏相互联系的道路都是经脉，通过经脉以运行血气，人若血气不和，就会变化而发生各种疾病。所以诊断和治疗均以经脉为依据。

黄帝说：神有余和神不足会出现什么症状呢？岐伯说：神有余的则喜笑不止，神不足的则悲哀。若病邪尚未与气血相并，五脏安定之时，还未见或笑或悲的现象，此时邪气仅客于形体之肤表，病人觉得寒栗起于毫毛，尚未侵入经络，乃属神病微邪，所以叫作"神之微"。黄帝说：怎样进行补泻呢？岐伯说：神有余的应刺其小络使之出血，但不要向里深推其针，不要刺中大经，神气自会平复。神不足的其络必虚，应在其虚络处，先用手按摩，使气血实于虚络，再以针刺之，以疏利其气血，但不要使之出血，也不要使气外泄，只疏通其经，神气就可以平复。黄帝说：怎样刺微邪呢？岐伯说：按摩的时间要久一些，针刺时不要向里深推，使气移于不足之处，神气就可以平复。

黄帝说：好。气有余和气不足会出现什么症状呢？岐伯说：气有余的则喘咳气上逆，气不足的则呼吸虽然通利，但气息短少。若邪气尚未与气血相并，五脏安定之时，有邪气侵袭，则邪气仅客于皮肤，而发生皮肤微病，使肺气微泄，病情尚轻，所以叫作"白气微泄"。黄帝说：怎样进行补泻呢？岐伯说：气有余的应当泻其经隧，但不要伤其经脉，不要使之出血，不要使其气泄。气不足的则应补其经隧，不要使其出气。黄帝说：怎样刺其微邪呢？岐伯说：先按摩，时间要久一些，然后拿出针来给病人看，并说："我要深刺"，但在刺时还是适中病处即止，这样可使其精气深注于内，邪气散乱于外，而无所留，邪气从腠理外泄，则真气通达，恢复正常。

黄帝说：好。血有余和血不足会出现什么症状呢？岐伯说：血有余的则发怒，血不足的则恐惧。若邪气尚未与气血相并，五脏安定之时，有邪气侵袭，则邪气仅客于孙络，孙络盛满外溢，则流于经脉，经脉就会有血液留滞。黄帝说：怎样进行补泻呢？岐伯说：血有余的应泻其充盛的经脉，以出其血。血不足的应察其经脉之虚者补之，刺中其经脉后，久留其针而观察之，待气至而脉转大时，即迅速出针，但不要使其出血。黄帝说：刺留血时应当怎样呢？岐伯说：诊察其血络有留血的，刺出其血，使恶血不得入于经脉而形成其他疾病。

黄帝说：好。形有余和形不足会出现什么症状呢？岐伯说：形有余的则腹胀满，大小便不利；形不足的则四肢不能运动。若邪气尚未与气血相并，五脏安定之时，有邪气侵袭，则邪气仅客于肌肉，使肌肉有蠕动的感觉，这叫作"微风"。黄帝说：怎样进行补泻呢？岐伯说：形有余应当泻足阳明的经脉，使邪气从内外泻，形不足的应当补足阳明的络脉，使气血得以内聚。黄帝说：怎样刺微风呢？岐伯说：应当刺其分肉之间，不要刺中经脉，也不要伤其络脉，使卫气得以恢复，则邪气就可以消散。

黄帝说：好。志有余和志不足会出现什么症状呢？岐伯说：志有余的则腹胀飧泄，志不足的则手足厥冷。若邪气尚未与气血相并，五脏安定之时，有邪气侵袭，则邪气仅客于骨，使骨节间如有物振动的感觉。黄帝说：怎样进行补泻呢？岐伯说：志有余的应泻然谷以出其血，志不足的则应补复溜穴。黄帝说：当邪气尚未与气血相并，邪气仅客于骨时，应当怎样刺呢？岐伯说：应当在骨节有鼓动处立即刺治，但不要中其经脉，邪气便会自然去了。

黄帝说：好。关于虚实的症状我已经知道了，但还不了解它是怎样发生的。岐伯说：虚实的发生，是由于邪气与气血相并，阴阳间失去协调而有所偏倾，致气乱于卫，血逆于经，血气各离其所，便形成一虚一实的现象。如血并于阴，气并于阳，则发生惊狂。血并于阳，气并于阴，则发生热中。血并于上，气并于下，则发生心中烦闷而易怒。血并于下，气并于上，则发生精神散乱而善忘。

黄帝说：血并于阴，气并于阳，像这样血气各离其所的病症，怎样是实，怎样是虚呢？岐伯说：血和气都是喜温暖而恶寒冷的，因为寒冷则气血滞涩而流行不畅，温暖则可使滞涩的气血消散流行。所以气所并之处则血少而为血虚，血所并之处则气少而为气虚。

第十七卷

黄帝说：人身的重要物质是血和气。现在先生说血并的是虚，气并的也是虚，难道没有实吗？岐伯说：多余的就是实，缺乏的就是虚。所以气并之处则血少，为气实血虚，血并之处则气少，血和气各离其所不能相济而为虚。人身络脉和孙脉的气血均输注于经脉，如果血与气相并，就成为实了。譬如血与气并，循经上逆，就会发生"大厥"病，使人突然昏厥如同暴死，这种病如果气血能得以及时下行，则可以生，如果气血壅于上而不能下行，就要死亡。

黄帝说：实是通过什么渠道来的？虚又是通过什么渠道去的？形成虚和实的道理，希望能听你讲一讲。岐伯说：阴经和阳经都有俞有会，以互相沟通。如阳经的气血灌注于阴经，阴经的气血盛满则充溢于外，能这样运行不已，保持阴阳平调，形体得到充足的气血滋养，九候的脉象也表现一致，这就是正常的人。凡邪气伤人而发生的病变，有发生于属阴的内脏，或发生于属阳的体表。病生于阳经在表的，都是感受了风雨寒暑邪气的侵袭；病生于阴经在里的，都是由于饮食不节、起居失常、房事过度、喜怒无常所致。

黄帝说：风雨之邪伤人是怎样的呢？岐伯说：风雨之邪伤人，是先侵入皮肤，由皮肤而传入于孙脉，孙脉满则传入于络脉，络脉满则输注于大经脉。血气与邪气并聚于分肉腠理之间，其脉必坚实而大，所以叫作实症。实症受邪部位的表面多坚实充满，不可触按，按之则痛。黄帝说：寒湿之邪伤人是怎样的呢？岐伯说：寒湿邪气伤人，使人皮肤失去收缩功能，肌肉坚紧，营血滞涩，卫气离去，所以叫作虚症。虚症多见皮肤松弛而有皱褶，卫气不足，营血滞涩等，按摩可以致气，使气足能温煦营血，故按摩则卫气充实，营血畅行，便觉得爽快而不疼痛了。

黄帝说：好。阴分所发生的实症是怎样的呢？岐伯说：人若喜怒不加节制，则使阴气上逆，阴气逆于上则必虚于下，阴虚者阳必凑之，所以叫作实症。黄帝说：阴分所发生的虚症是怎样的呢？岐伯说：人若过度喜乐则气易下陷，过度悲哀则气易消散，气消散则血行迟缓，脉道空虚；若再吃寒凉饮食，寒气充满于内，血行滞涩而气耗，所以叫作虚症。

黄帝说：医经上所说的阳虚则生外寒，阴虚则生内热，阳盛则生外热，阴盛则生内寒，我已听说过了，但不知是什么原因产生的。岐伯说：诸阳之气，均承受于上焦，以温煦皮肤分肉之间，现寒气侵袭于外，使上焦不能宣通，阳气不能充分外达以温煦皮肤分肉，如此则寒气独留于肌表，因而发生恶寒战栗。黄帝说：阴虚则生内热是怎样的呢？岐伯说：过度劳倦则伤脾，脾虚不能运化，必形气衰少，也不能转输水谷的精微，这样上焦即不能宣发五谷气味，下脘也不能化水谷之精，胃气郁而生热，热气上熏于胸中，因而发生内热。黄帝说：阳盛则生外热是怎样的呢？岐伯说：若上焦不通利，可使皮肤致密，腠理闭塞，汗孔不通，如此则卫气不得发泄散越，郁而发热，所以发生外热。黄帝说：阴盛则生内寒是怎样的呢？岐伯说：若寒厥之气上逆，寒气积于胸中而不下泄，寒气不泻，则阳气必受耗伤，阳气耗伤，则寒气独留，寒性凝敛，营血滞涩，脉行不畅，其脉搏必见盛大而涩，所以成为内寒。

黄帝说：阴与阳相并，气与血相并，疾病已经形成时，怎样进行刺治呢？岐伯说：刺治这种疾病，应取其经脉。病在营分的，刺治其血；病在卫分的，刺治其气；同时还要根据病人形体的肥瘦高矮，四时气候的寒热温凉，决定针刺次数的多少，取穴部位的高下。黄帝说：血气和邪气已并，病已形成，阴阳失去平衡的，刺治时怎样应用补法和泻法呢？岐伯说：泻实症时，应在气盛的时候进针，即在病人吸气时进针，使针与气同时入内，刺其俞穴以开邪出之门户，并在病人呼气时出针，使针与气同时外出，这样可使精气不伤，邪气得以外泄；在针刺时还要使针孔不要闭塞，以排泄邪气，应摇大其针孔，而通利邪出之道路，这叫作"大泻"，出针时先以左手轻轻切按针孔周围，然后迅速出针，这样亢盛的邪气就可穷尽。黄帝说：怎样补虚呢？岐伯说：以手持针，不要立即刺入，先安定其神气，待病人呼气时进针，即气出针入，针刺入后不要摇动，使针孔周围紧密与针体连接，使精气无隙外泄，当气至而针下时，迅速出针，但要在病人吸气时出针，气入针出，使针下所至的热气不能内还，出针后立即按闭针孔使精气得以保存。针刺候气时，要耐心等待，必俟其气至而充实，始可出针，这样可使已至之气不致散失，远处未至之气可以导来，这叫作补法。

黄帝说：先生说虚症和实症共有十种，都是发生于五脏，但五脏只有五条经脉，而十二经脉，每经都能发生疾病，先生为什么只单独谈了五脏？况且十二经脉又都联络三百六十五节，节有病也必然波及经脉，经脉所发生的疾病，又都有虚有实，这些虚症和实症，又怎样和五脏的虚症和实症相结合呢？岐伯说：五脏和六腑，本有其表里关系，经络和肢节各有其所发生的虚症和实症，应根据其病变所在，随其病情的虚实变化，给予适当的调治。如病在脉，可以调治其血；病在血，可以调治其络脉；病在气分，可以调治其卫气；病在肌肉，可以调治其分肉间；病在筋，可以调治其筋；病在骨，可以调治其骨。病在筋，亦可用燔针劫刺其病处，与其筋脉挛急之处；病在骨，亦可用焠针和药熨病处；病不知疼痛，可以刺阳跻阴跻二脉；身有疼痛，而九候之脉没有病象，则用缪刺法治之；如果疼痛在左侧，而右脉有病象，则用巨刺法治之。总之，必须详审地诊察九候的脉象，根据病情，运用针刺进行调治。只有这样，针刺的技术才算完备。

第十八卷

缪刺论篇第六十三

精解导读

一、说明缪刺法应用的原理及其与巨刺法的异同。指出同是左病右取、右病左取的交错刺法,而刺其经脉的为巨刺,刺其络脉的为缪刺;病在经脉则用巨刺,病在络脉则用缪刺。

二、叙述各经的络脉受邪后可能出现的症状,以及针刺的取穴部位、施刺方法、用针次数,提出针刺要考虑人体在月亮周期中的气血盛衰情况的思想。

三、介绍了病邪侵入手少阴等五经之络而发生的叫"尸厥"的病变,讨论了其救治的方法。

【原文】

黄帝问曰:余闻缪刺①,未得其意,何谓缪刺?岐伯对曰:夫邪之客于形也,必先舍于皮毛;留而不去,入舍于孙脉;留而不去,入舍于络脉;留而不去,入舍于经脉;内连五脏,散于肠胃,阴阳俱感，五脏乃伤。此邪之从皮毛而入，极于五脏之次也。如此，则治其经焉②。今邪客于皮毛，入舍于孙络，留而不去，闭塞不通，不得入于经，流溢③于大络④，而生奇病⑤也。夫邪客大络者，左注右，右注左，上下左右，与经相干⑥，而布于四末，其气无常处，不入于经俞，命曰缪刺。

帝曰：愿闻缪刺，以左取右，以右取左，奈何？其与巨刺⑦，何以别之？岐伯曰：邪客于经，左盛则右病，右盛则左病，亦有移易者，左痛未已而右脉先病，如此者，必巨刺之，必中其经，非络脉也。故络病者，其痛与经脉缪处⑧，故命曰缪刺。

帝曰：愿闻缪刺奈何？取之何如？岐伯曰：邪客于足少阴之络，令人卒心痛，暴胀⑨，胸胁支满，无积者，刺然骨之前⑩出血，如食顷⑪而已；不已，左取右，右取左。病新发者，取五日已。

邪客于手少阳之络，令人喉痹舌卷，口干心烦，臂外廉痛，手不及头。刺手小指次指⑫爪甲上，去端如韭叶，各一痏⑬。壮者立已，老者有顷已⑭。左取右，右取左，此新病，数日已。

邪客于足厥阴之络，令人卒疝暴痛⑮。刺足大指爪甲上，与肉交者⑯，各一痏。男子立已；女子有顷已⑰。左取右，右取左。

邪客于足太阳之络，令人头项肩痛⑱。刺足小指爪甲上，与肉交者，各一痏，立已；不已，刺外踝下⑲三痏，左取右，右取左，如食顷已。

邪客于手阳明之络，令人气满胸中喘息，而支胠胸中热⑳，刺手大指、次指㉑爪甲上，去端如韭叶，各一痏，左取右，右取左，如食顷已。

邪客于臂掌之间，不可得屈㉒。刺其踝后㉓，先以指按之痛，乃刺之，以月死生为数㉔，月生一日一痏，二日二痏，十五日十五痏，十六日十四痏。

邪气客于足阳跻之脉，令人目痛从内眦始㉕，刺外踝之下半寸所㉖各二痏，左刺右，右刺左，如行十里顷而已。

人有所堕坠，恶血留内，腹中满胀，不得前后㉗，先饮利药㉘。此上伤厥阴之脉，下伤少阴之络㉙，刺足内踝之下、然骨之前血脉出血，刺足跗上动脉㉚；不已，刺三毛上㉛各一痏，见血立已，左刺右，右刺左。善悲惊不乐㉜，刺如右方。

邪客于手阳明之络，令人耳聋，时不闻音㉝。刺手大指、次指爪甲上，去端如韭叶，各一痏，立闻；不已，刺中指爪甲上，与肉交者㉞，立闻。其不时闻者，不可刺也㉟。耳中生风者㊱，亦刺之如此数，左刺右，右刺左。

凡痹往来，行无常处者㊲，在分肉间痛而刺之㊳，以月死生为数，用针者随气盛衰，以为痏数㊴，针过其日数则脱气㊵，不及日数则气不泻。左刺右，右刺左，病已，止；不已，复刺之如法。月生一日一痏，二日二痏，渐多之；十五日十五痏，十六日十四痏，渐少之。

邪客于足阳明之络，令人鼽衄，上齿寒。刺足大指、次指爪甲上与肉交者，各一痏。左刺右，右刺左。

邪客于足少阳之络，令人胁痛不得息，咳而汗出㊶。刺足小指、次指爪甲上，与肉交者，各一痏，不得息立已，汗出立止，咳者温衣饮食㊷，一日已。左刺右，右刺左，病立已；不已，复刺如法。

邪客于足少阴之络，令人嗌痛，不可内食㊸，无故善怒，气上走贲上㊹。刺足下中央之脉㊺，各三痏，凡六刺，立已。左刺右，右刺左。嗌中肿㊻，不能内唾，时不能出唾者，缪刺然骨之前，出血立已。左刺右，右刺左。

邪客于足太阴之络，令人腰痛，引少腹控䏚㊼，不可以仰息㊽。刺腰尻之解，两胂之上㊾，以月死生为痏数，发针立已。左刺右，右

· 488 ·

刺左。

邪客于足太阳之络，令人拘挛背急，引胁而痛[50]，内引心而痛。刺之从项始数脊椎侠脊，疾按之应手如痛[51]，刺之傍三痏，立已。

邪客于足少阳之络，令人留于枢中痛，髀不可举[52]。刺枢中以毫针，寒则久留针，以月死生为数，立已。

治诸经刺之，所过者不病，则缪刺之[53]。

耳聋，刺手阳明[54]；不已，刺其通脉出耳前者[55]。

齿龋[56]，刺手阳明[57]；不已，刺其脉入齿中[58]，立已。

邪客于五脏之间，其病也，脉引而痛，时来时止，视其病，缪刺之于手足爪甲上[59]，视其脉，出其血，间日一刺，一刺不已，五刺已。

缪传引上齿[60]，齿唇寒痛，视其手背脉血者去之，足阳明中指爪甲上一痏，手大指、次指爪甲上各一痏，立已。左取右，右取左。

邪客于手足少阴太阴足阳明之络，此五络皆会于耳中，上络左角[61]，五络俱竭，令人身脉皆动，而形无知也，其状若尸，或曰尸厥[62]。刺其足大指内侧爪甲上，去端如韭叶，后刺足心，后刺足中指爪甲上各一痏，后刺手大指内侧，去端如韭叶，后刺手心主，少阴锐骨之端[63]，各一痏，立已；不已，以竹管吹其两耳，鬄[64]其左角之发，方一寸，燔治[65]，饮以美酒一杯，不能饮者；灌之，立已。

凡刺之数，先视其经脉，切而从之，审其虚实而调之。不调者，经刺之[66]；有痛而经不病者，缪刺之。因视其皮部有血络者尽取之，此缪刺之数也[67]。

【注释】

①缪刺：是一种左病刺右、右病刺左的针刺方法。吴昆注："缪刺者，左病刺右，右病刺左，身病刺四肢，缪其病处也。所以行缪

刺者，络病而经不病也。"

②如此，则治其经焉：《类经》二十卷第三十注："邪气自浅入深，而极于五脏之次者，当治其经，治经者，十二经穴之正刺也，尚非缪刺之谓。"

③流溢：即流传溢注。

④大络：指十五络脉。

⑤奇病：此指病气在左，症见于右，病气在右，症见于左的络脉病，因异于寻常，所以称奇病。

⑥干：干涉、干犯的意思。

⑦巨刺：巨刺与缪刺同样是左病取右、右病取左的刺法，其不同处是巨刺刺大经，缪刺刺大络。

⑧痛与经脉缪处：指络脉病的疼痛与经脉病的疼痛部位不同。

⑨卒心痛，暴胀：《太素》卷二十三量缪刺注："足少阴……支者，从肝出络心注胸中，故卒心痛也，从肾而上，故暴胀也。"卒，音义均同"猝"，突然的意思。

⑩无积者，刺然骨之前：高士宗注："胀满有积，当刺其胸胁；若无积者，病在少阴之络，上走心包，故当刺少阴然骨之前。"然骨之前，指然谷穴。然骨，位于内踝前下方的舟骨结节处。

⑪如食顷：相当于吃一顿饭的时间。

⑫手小指次指：指无名指。

⑬痏：针灸施术后穴位上的瘢痕，在此意指针刺的次数。

⑭老者有顷已：《太素》卷二十三量缪刺注："老者气血衰故有顷已。"有顷，时间不长的意思。

⑮卒疝暴痛：王冰注："以其络去内踝上同身寸之五寸，别走少阳，其支别者，循胫上睾结于茎，故令人卒疝暴痛。"

⑯足大指爪甲上，与肉交者：足大指爪甲上，与皮肉交界的部

位,在此指大敦穴。

⑰女子有顷已:《太素》卷二十三量缪刺注:"疝痛者,阴之病也,女子阴气不胜于阳,故有顷已也。"

⑱令人头项肩痛:王冰注:"以其经之正者,从脑出别下项,支别者,从髀内左右别下,又其络自足上行,循背上头。"

⑲外踝下:王冰注:"谓金门穴,足太阳郄也。"

⑳令人气满胸中……胸中热:《太素》卷二十三量缪刺注:"手阳明偏历之络……不言至于胸胠,而言胸胠痛者,手阳明之正膺乳别上入柱骨,下走大肠属于肺,故胸满喘息支胠胸热也,以此推之,正别脉者皆为络。"胠,指腋下胁上空软处。

㉑次指:此处指食指。

㉒邪客于臂掌之间,不可得屈:《太素》卷二十三量缪刺注:"腕前为掌,腕后为臂,手外踝后是手阳明脉所行之处,有脉见者是手阳明络,臂掌不得屈者,取此络也。"

㉓刺其踝后:诸注不一,如马莳注为"通里";《类经》二十卷第三十注为"内关";高士宗注云:"先以指按之,按之而痛,乃刺之。"

㉔以月死生为数:《类经》二十卷第三十注:"月之死生,随日盈缩以为数也,故自初一至十五,月日以盈,为之生数,当一日一痏,一痏即一刺也,至十五日,渐增至十五痏矣。

㉕目痛从内眦始:《太素》卷二十三量缪刺注:"阳跷从足上行至目内眦,故目痛。"内眦,眼内角。

㉖外踝之下半寸所:指申脉穴,为阳跷脉之所生,在外踝下五分之陷凹中。

㉗不得前后:指大、小便不通。

㉘先饮利药:指先服通便破瘀之药。《太素》卷二十卷缪刺注:

"可饮破血之汤,利而出之。"

㉙上伤厥阴之脉,下伤少阴之络:《类经》二十卷第三十注:"凡堕坠者,必病在筋骨,故上伤厥阴之脉,肝主筋也,下伤少阴之络,肾主骨也。"

㉚跗上动脉:王冰注:"谓冲阳穴,胃之原也。刺可入同身寸之三分,留十呼。若灸者,可灸三壮。主腹大不嗜食,以腹胀满,故尔取之。"吴昆、马莳、张志聪皆从之。

㉛三毛上:指大敦穴。

㉜善悲惊不乐:吴昆注:"厥阴之病,连于肝则惊,少阴之病,逆于膻中则不乐,故刺法相俱也。"

㉝令人耳聋,时不闻音:王冰注:"又其络之别者;入耳会于宗脉,故病令人耳聋时不闻声。"时不闻音,即有时能听到声音,有时听不到声音。

㉞中指爪甲上,与肉交者:手厥阴心包经的中冲穴。《类经》二十卷第三十注:"中指爪甲上,手厥阴之井,中冲穴也,以心主脉出耳后,合少阳完骨之下,故宜取之。"

㉟其不时闻者,不可刺也:完全失去听力的,不可用针刺治疗。

㊱耳中生风者:耳中鸣响犹如风声。

㊲凡痹往来,行无常处者:高士宗注:"此言往来行痹,不涉经脉,但当缪刺其络脉,不必刺其俞穴也。"

㊳痛而刺之:《类经》二十卷第三十注:"谓痛所在,求其络而缪刺之也。"

㊴随气盛衰,以为痏数:就是根据痹症的轻重,决定针刺的次数。

㊵脱气:此处指正气脱失。

㊶令人胁痛不得息,咳而汗出:《太素》卷二十三量缪刺注:

"足少阳正别者,入季胁之间,循胸里属胆,散之上肝,贯心上挟咽,故胁痛也;贯心上肺故咳也;贯心故汗出也。"

㊷咳者温衣饮食:肺恶寒,形寒饮冷则伤肺,故咳者,当温衣暖饮热食。

㊸令人嗌痛,不可内食:《太素》卷二十三量缪刺注:"足少阴大钟之络,别者傍经上走心包,故咽痛不能内食也。"

㊹气上走贲上:即膈上。新校正云:"按《难经》胃为贲门,杨玄操云:'贲,鬲也。'是气上走鬲上也。"

㊺足下中央之脉:指涌泉穴。王冰注:"谓涌泉穴,少阴之井也。"

㊻嗌中肿:肾少阴之脉,循喉咙,挟舌本,故病嗌中肿。

㊼令人腰痛,引少腹控䏚:《太素》卷二十三量缪刺注:"足太阴别上至髀,合于阳明,与别俱行……此络既言至髀上行,则贯腰入少腹过䏚,所以腰痛引少腹控䏚者也。"控,引也。䏚,为季胁之下空软处。

㊽仰息:即挺胸直腹的仰身呼吸。

㊾腰尻之解,两胂之上:王冰注:"腰尻骨间曰解,当中有腰俞……《中诰孔穴经》云:左取右,右取左。穴当中,不应尔也。次腰下侠尻有骨空各四,皆主腰痛,下髎主与经同,是足太阴厥阴少阴所结。刺可入同身寸之二寸,留十呼,若灸者可灸三壮。"胂,挟脊之肌肉。

㊿令人拘挛背急,引胁而痛:王冰注:"以其经从膊内左右别下贯胂合胭中,故病令人拘挛背急引胁而痛。"

㈤疾按之应手如痛:用手迅速按压患处,感到有压痛处,乃应刺之部位。

㈥留于枢中痛,髀不可举:《太素》卷二十三量缪刺注:"足少阳正别绕髀入毛际合厥阴，别者入季肋间，故髀枢中久痛及髀不举也。"枢中，即髀枢中，当环跳穴处。

㊽治诸经刺之……则缪刺之：王冰注："经不病则邪在络，故缪刺之。"

㊾手阳明：此处指手阳明经商阳穴。

㊿刺其通脉出耳前者：王冰注："耳前通脉，手阳明脉，正当听会之分。"

㊻齿龋：牙齿被腐蚀所形成的孔洞，称为齿龋，或称龋齿，俗称蛀牙病。

㊼手阳明：王冰注："据《甲乙》、《流注图经》手阳明脉中商阳、二间、三间、合谷、阳溪、偏历、温溜七穴，并主齿痛。"

㊽刺其脉入齿中：此指手阳明之脉，贯颊入下齿中。足阳明之脉，下循鼻外，入上齿中，皆可酌情刺之。

㊾缪刺之于手足爪甲上：即视其病脉所在，而缪刺在手足爪甲上的井穴。

㊿缪传引上齿：病气交错感染传入上齿的意思。

㊻此五络皆会于耳中，上络左角：《太素》卷二十三量缪刺注："手少阴通里入心中系舌本，孙络至耳中；足少阴经至舌本，皮部络入耳也；手太阴正别从喉咙亦孙络入耳中；足太阴经连舌本下，散舌下，亦皮部络于耳中；足阳明经上耳前，过客主人前，亦皮部络入耳中。此之五络入于耳中相会通。已上络于左角，左角阳也。"

㊼尸厥：马莳注："身脉虽动而昏晕迷心，其形任人推呼而无有知觉，状类于尸，名曰尸厥。"

㊽少阴锐骨之端：即神门穴。

㊾鬄：同"剔"，俗作剃，剃发也。

㊿燔治：烧治。燔，烧也。

⑯不调者，经刺之：《太素》卷二十三量缪刺注："不调者，偏有虚实也。偏有虚实者，可从经穴调其气也。"

⑰此缪刺之数也：《类经》二十卷第三十注："凡此刺经者，刺大络者，刺皮部血络者，各有其治，所以辨缪刺之术数也。"

【译文】

黄帝问道：我听说有一种"缪刺"，但不知道它的意义，究竟什么叫缪刺？岐伯回答说：大凡病邪侵袭人体，必须首先侵入皮毛；如果逗留不去，就进入孙脉；再逗留不去，就进入络脉；如还是逗留不去，就进入经脉，并向内延及五脏，流散到肠胃。这时表里都受到邪气侵袭，五脏就要受伤。这是邪气从皮毛而入，最终影响到五脏的次序。像这样，就要治疗其经穴了。如邪气从皮毛侵入，进入孙、络后，就逗留不去，由于络脉闭塞不通，邪气不得入于经脉，于是就流溢于大络之中，从而生成一些异常疾病。邪气侵入大络后，在左边的就流窜到右边，在右边的就流窜到左边，或上或下，或左或右，但只影响到络脉而不能进入经脉之中，从而随大络流布到四肢；邪气流窜无一定地方，也不能进入经脉俞穴，所以病气在右而症见于左，病气在左而症见于右，必须右痛刺左，左痛刺右，才能中邪，这种刺法就叫作"缪刺"。

黄帝道：我想听听缪刺法左病右取、右病左取的道理是怎样的？它和巨刺法怎么区别？岐伯说：邪气侵袭到经脉，如果左边经气较盛则影响到右边经脉，或右边经气较盛则影响到左边经脉；但也有左右相互转移的，如左边疼痛尚未好，而右边经脉已开始有病，像这样，就必须用巨刺法了。但是运用巨刺必定要邪气中于经脉，邪气留脉绝不能运用，因为它不是络脉的病变。因为络病的病痛部位与经脉所在部位不同，因此称为"缪刺"。

黄帝道：我想知道缪刺怎样进行，怎样用于治疗病人？岐伯说：邪气侵入足少阴经的络脉，使人突然发生心痛，腹胀大，胸胁部胀满但并无积聚，针刺然谷穴出些血，大约过一顿饭的工夫，病情就可以缓解；如尚未好，左病则刺右边，右病则刺左边。新近发生的病，针刺五天就可痊愈。

邪气侵入手少阳经的络脉，使人发生咽喉疼痛闭塞，舌卷，口干，心中烦闷，手臂外侧疼痛，抬手不能至头，针刺手小指侧的次指指甲上方，距离指甲如韭菜叶宽那样远处的关冲穴，各刺一针。壮年人马上就见缓解，老年人稍待一会儿也就好了。左病则刺右边，右病则刺左边。如果是新近发生的病，几天就可痊愈。

邪气侵袭足厥阴经的络脉，使人突然发生疝气，剧烈疼痛，针刺足大趾爪甲上与皮肉交接处的大敦穴，左右各刺一针。男子立刻缓解，女子则稍待一会儿也就好了。左病则刺右边，右病则刺左边。

邪气侵袭足太阳经的络脉，使人发生头项肩部疼痛，针刺足小趾爪甲上与皮肉交接处的至阴穴，各刺一针，立刻就缓解。如若不缓解，再刺外踝下的金门穴三针，大约一顿饭的工夫也就好了。左病则刺右边，右病则刺左边。

邪气侵袭手阳明经的络脉，使人发生胸中气满，喘息而胁肋部撑胀，胸中发热，针刺手大指侧的次指指甲上方，距离指甲如韭菜叶宽那样远处的商阳穴，各刺一针。左病则刺右边，右病则刺左边。大约一顿饭的工夫病就好了。

邪气侵入手厥阴经的络脉，使人发生臂掌之间疼痛，不能弯曲，针刺手腕后方，先以手指按压，找到痛处，再针刺。根据月亮的圆缺确定针刺的次数，例如月亮开始生光，初一刺一针，初二刺二针，以后逐日加一针，直到十五日加到十五针，十六日又减为十四针，以后逐日减一针。

邪气侵入足部的阳跻脉,使人发生眼睛疼痛,从内眦开始,针刺外踝下面约半寸处的申脉穴,各刺一针。左病则刺右边,右病则刺左边,大约如人步行十里路的工夫就可以好了。

人由于堕坠跌伤,瘀血停留体内,使人发生腹部胀满,大小便不通,要先服通便导瘀的药物。这是由于坠跌,上面伤了厥阴经脉,下面伤了少阴经的络脉。针刺取其足内踝之下、然骨之前的血脉,刺出其血,再刺足背上动脉处的冲阳穴;如果病不缓解,再刺足大趾三毛处的大敦穴各一针,出血后病立即就缓解。左病则刺右边,右病则刺左边。假如有好悲伤或惊恐不乐的现象,刺法同上。

邪气侵入手阳明经的络脉,使人耳聋,间断性失去听觉,针刺手大指侧的次指指甲上方,距离指甲如韭菜叶宽那样远处的商阳穴各一针,立刻就可以恢复听觉;如不见效,再刺中指爪甲上与皮肉交接处的中冲穴,马上就可听到声音。如果是完全失去听力的,就不可用针刺治疗了。假如耳中鸣响,如有风声,也采取上述方法进行针刺治疗。左病则刺右边,右病则刺左边。

凡是痹症疼痛走窜,无固定地方的,就随疼痛所在而刺其分肉之间,根据月亮盈亏变化确定针刺的次数。凡有用针刺治疗的,都要随着人体在月周期中气血的盛衰情况来确定用针的次数,如果用针次数超过其相应的日数,就会损耗人的正气,如果达不到相应的日数,邪气又不得泻除。左病则刺右边,右病则刺左边。病好了,就不要再刺;若还没有痊愈,按上述方法再刺。月亮新生的初一刺一针,初二刺二针,逐日加多,十五日加至十五针;十六日又减至十四针,逐日减少一针。

邪气侵入足阳明经的络脉,使人发生鼻塞,衄血,上齿寒冷,针刺足中趾侧的次趾爪甲上方与皮肉交接处的厉兑穴,各刺一针。

左病则刺右边，右病则刺左边。

邪气侵入足少阳经的络脉，使人胁痛而呼吸不畅，咳嗽而汗出，针刺足小趾侧的次趾爪甲上方与皮肉交接处的窍阴穴，各刺一针，呼吸不畅马上就缓解，出汗也就很快停止了；如果有咳嗽的要嘱其注意衣服饮食的温暖，这样一天就可好了。左病则刺右边，右病则刺左边，疾病很快就可痊愈。如果仍未痊愈，按上述方法再刺。

邪气侵入足少阴经的络脉，使人咽喉疼痛，不能进饮食，往往无故发怒，气上逆直至贲门之上，针刺足心的涌泉穴，左右各三针，共六针，可立刻缓解。左病则刺右边，右病则刺左边。如果咽喉肿起而疼痛，不能进饮食，想咯吐痰涎又不能咯出来，针刺然骨前面的然谷穴，使之出血，很快就好。左病则刺右边，右病则刺左边。

邪气侵入足太阴经的络脉，使人腰痛连及少腹，牵引至胁下，不能挺胸呼吸，针刺腰尻部的骨缝当中脊两旁肌肉上的下髎穴，这是腰部的俞穴，根据月亮圆缺确定用针的次数，出针后马上就好了。左病则刺右边，右病则刺左边。

邪气侵入足太阳经的络脉，使人背部拘急，牵引胁肋部疼痛，针刺应从项部开始沿着脊骨两旁向下按压，在病人感到疼痛处周围针刺三针，病立刻就好。

邪气侵入足少阳经的络脉，使人环跳部疼痛，腿股不能举动，以毫针刺其环跳穴，有寒的可留针久一些，根据月亮盈亏的情况确定针刺的次数，很快就好。

治疗各经疾病用针刺的方法，如果经脉所经过的部位未见病变，就应用缪刺法。

耳聋针刺手阳明经商阳穴，如果不好，再刺其经脉走向耳前的听宫穴。

蛀牙病刺手阳明经的商阳穴，如果不好，再刺其走入齿中的经络，很快就见效。

邪气侵入到五脏之间，其病变表现为经脉牵引作痛，时痛时止，根据其病的情况，在其手足爪甲上进行缪刺法，择有血液瘀滞的络脉，刺出其血，隔日刺一次，一次不见好，连刺五次就好了。

阳明经脉有病气交错感传而牵引上齿，出现唇齿寒冷疼痛，可视其手背上经脉有瘀血的地方针刺出血，再在足阳明中趾爪甲上刺一针，在手大指侧的次指爪甲上的商阳穴各刺一针，很快就好了。左病则刺右边，右病则刺左边。

邪气侵入手少阴、手太阴、足少阴、足太阴和足阳明的络脉，这五经的络脉都聚会于耳中，并上绕左耳上面的额角，假如由于邪气侵袭而致此五络的真气全部衰竭，就会使经脉都振动，而形体失去知觉，就像死尸一样，有人把它叫作"尸厥"。这时应当针刺其足大趾内侧爪甲上距离爪甲有韭菜叶宽那么远处的隐白穴，然后再刺足心的涌泉穴，再刺足中趾爪甲上的厉兑穴，各刺一针；然后再刺手大指内侧距离爪甲有韭菜叶宽那么远处的少商穴，再刺手少阴经在掌后锐骨端的神门穴，各刺一针，当立刻清醒。如仍不好，就用竹管吹病人两耳之中，并把病人左边头角上的头发剃下来，取一方寸左右，烧制为末，用好酒一杯冲服，如因失去知觉而不能饮服，就把药酒灌下去，很快就可恢复过来。

大凡刺治的方法，先要根据所病的经脉，切按推寻，详审其虚实而进行调治；如果经络不调，先采用经刺的方法；如果有病痛而经脉没有病变，再采用缪刺的方法，要看其皮部是否有瘀血的络脉，如有应全部把瘀血刺出。以上就是缪刺的方法。

四时刺逆从论篇第六十四

精解导读

一、叙述三阴三阳之气太过不及与人体五脏疾病的关系，从而说明人体五脏与四时相应的道理。

二、介绍人体随四时变化而血气运行也有出入变化的规律，说明针刺必须顺应四时变化的原理，并指出违背四时变化而针刺可能导致的各种病变。

三、指出误刺伤及五脏必致死亡，及其死亡前的征象和死期的预测。

【原文】

厥阴有余，病阴痹①；不足，病生热痹②；滑则病狐疝风③；涩则病少腹积气④。

少阴有余，病皮痹隐疹⑤；不足，病肺痹⑥；滑则病肺风疝⑦；涩则病积溲血⑧。

太阴有余，病肉痹寒中⑨；不足，病脾痹；滑则病脾风疝⑩；涩则病积心腹时满。

阳明有余，病脉痹⑪，身时热；不足，病心痹⑫；滑则病心风疝⑬；涩则病积时善惊。

太阳有余，病骨痹身重；不足病肾痹⑭；滑则病肾风疝⑮；涩则病积善时巅疾。

少阳有余，病筋痹胁满；不足病肝痹⑯；滑则病肝风疝⑰；涩则病积时筋急目痛。

是故春气在经脉，夏气在孙络，长夏气在肌肉，秋气在皮肤，冬气在骨髓中。帝曰：余愿闻其故。岐伯曰：春者，天气始开，地气始泄，冻解冰释，水行经通⑱，故人气在脉⑲。夏者，经满气溢，入孙络受血，皮肤充实⑳。长夏者，经络皆盛，内溢肌中㉑。秋者，天气始收，腠理闭塞，皮肤引急㉒。冬者盖藏，血气在中，内著骨髓，通于五脏㉓。是故邪气者，常随四时之气血而入客也，至其变化不可为度㉔，然必从其经气，辟除其邪，除其邪则乱气不生。

帝曰：逆四时而生乱气奈何？岐伯曰：春刺络脉，血气外溢，令人少气㉕；春刺肌肉，血气环逆㉖，令人上气；春刺筋骨，血气内著，令人腹胀。夏刺经脉，血气乃竭，令人解㑊；夏刺肌肉，血气内却㉗，令人善恐；夏刺筋骨，血气上逆，令人善怒㉘。秋刺经脉，血气上逆，令人善忘；秋刺络脉，气不外行，令人卧不欲动；秋刺筋骨，血气内散㉙，令人寒栗。冬刺经脉，血气皆脱，令人目不明㉚；冬刺络脉，内气外泄，留为大痹㉛；冬刺肌肉，阳气竭绝，令人善忘㉜。凡此四时刺者，大逆之病，不可不从也，反之，则生乱气相淫病焉。故刺不知四时之经，病之所生，以从为逆，正气内乱，与精相薄。必审九候，正气不乱，精气不转㉝。帝曰：善。

刺五脏，中心一日死，其动为噫；中肝五日死，其动为语；中肺三日死，其动为咳；中肾六日死，其动为嚏欠；中脾十日死，其动为吞。刺伤人五脏必死，其动，则依其脏之所变候知其死也㉞。

【注释】

①阴痹：属于阴寒一类的痹痛。

②热痹：痹痛红肿而热，多因阳盛阴虚而致，故云厥阴不足病

生热痹。

③狐疝风：《类经》十七卷第七十注："疝者，前阴少腹之病，男女五脏皆有之。狐之昼伏夜出，阴兽也，疝在厥阴，其出入上下不常，与狐相类，故曰狐疝风。此非外入之风，乃以肝邪为言也。"

④涩则病少腹积气：涩脉主气虚血滞，邪气留于少腹滞而不行，故病此。

⑤皮痹隐轸：皮痹，肺合于皮，少阴君火之气有余，上犯于肺故病皮痹。隐轸，即瘾疹，今所谓荨麻疹。

⑥肺痹：少阴君火之气不足，则肺金无畏而燥邪独盛，故病如此。《类经》十七卷第七十注："火不足则金无所畏，燥邪独盛，故病为肺痹。"

⑦肺风疝：《类经》十七卷第七十注："滑实则君火为邪，故乘于肺，病在气也。"

⑧涩则病积溲血：《类经》十七卷第七十注："涩为心血不足，故经滞而为积聚，血乱而为溲血也。"

⑨肉痹寒中：太阴为湿土之气，主脾，脾主肌肉而位居中焦，故有余则湿胜，而为肉痹、寒中。

⑩脾风疝：《类经》十七卷第七十注："太阴脉滑，则土邪有余，脾风疝者，即癫肿重坠之属，病在湿也。"

⑪脉痹：阳明主燥金之气，燥金之气有余，则灼伤血脉，故病脉痹。

⑫心痹：《类经》十七卷第七十注："燥气不足，则火盛为邪，故病为心痹。"

⑬心风疝：脉滑为阳明燥金之气盛，气盛则风动于心，故病心风疝，症见少腹有块，气上冲胸暴痛。

⑭肾痹：太阳为寒水之气，主一身之表，内合于肾，不足则肾

气衰,故病为肾痹。

⑮肾风疝:《类经》十七卷第七十注:"太阳滑实者,风寒挟邪,故病肾风疝。"

⑯肝痹:少阳为相火之气,内合于肝,少阳之气不足则肝虚,故病为肝痹。

⑰肝风疝:《类经》十七卷第七十注:"滑实则风热合邪而为肝风疝,病在筋也。"

⑱水行经通:马莳注:此地之水行,而人之经脉通。"

⑲人气在脉:春时主生,天地之气开泄,水流气行,故人气在脉。

⑳孙络受血,皮肤充实:指夏时主长,经盛气满,故溢入孙络而皮肤充实。

㉑长夏者,经络皆盛,内溢肌中:马莳注:"长夏者,六月建未之月,其气在肌肉者,正以长夏经脉络脉皆盛,内溢肌中,所以人气在肌肉中也。"

㉒皮肤引急:秋时主收,人的腠理闭塞,故皮肤收引缩急。

㉓内著骨髓,通于五脏:高士宗注:"冬气之所以在骨髓者,盖以冬者气机盖藏,气血在中,内着骨髓,通于五脏,脏者藏也。惟冬主藏,故通五脏,而冬气在骨髓。"著,同"着",留着的意思。

㉔不可为度:指春夏秋冬四时之气各有常度,六淫之邪常随四时之气而犯人,然其变化是不能用常法来度量的。

㉕令人少气:指春气在经脉而刺络脉,致气血外溢而令人气少。

㉖血气环逆:即气血逆其正常规律循环。环逆,逆其转环。

㉗内却:张志聪注:"血气虚,却于内矣,阳明脉虚,则恐如人将捕之。"却,退也。

㉘令人善怒:《类经》二十卷第十九注:"夏刺冬分,则阴虚于

内，阳胜于外，故令人血气逆而善怒。"

㉙血气内散：秋气在皮肤，今深刺筋骨，故虚其内使气血散乱。

㉚令人目不明：目者，宗脉之所聚也，冬气在骨髓，今刺经脉，则血气脱夺，经脉空虚，故令人目不明。

㉛大痹：《类经》二十卷第十九注："当阳气伏藏之时，而刺其阳分，则阳气外泄。阳虚阴盛，故留为大痹。"

㉜令人善忘：阳气者，精则养神，今阳气外泄，神无所养，故令人善忘。

㉝精气不转：王冰注："谓不逆转也。"吴昆注："精气不变。"

㉞则依其脏之所变候知其死也：根据五脏变动所发生的不同征候，则可候知所伤之脏，而预知其死期。

【译文】

厥阴之气过盛，就会发生阴痹；不足则发生热痹；气血过于滑利则患狐疝风；气血运行涩滞则形成少腹中有积气。

少阴之气有余，可以发生皮痹和隐疹；不足则发生肺痹；气血过于滑利则患肺风疝；气血运行涩滞则病积聚和尿血。

太阴之气有余，可以发生肉痹和寒中；不足则发生脾痹；气血过于滑利则患脾风疝；气血运行涩滞则病积聚和心腹胀满。

阳明之气有余，可以发生脉痹，身体有时发热；不足则发生心痹；气血过于滑利则患心风疝；气血运行涩滞则病积聚和不时惊恐。

太阳之气有余，可以发生骨痹、身体沉重；不足则发生肾痹；气血过于滑利则患肾风疝；气血运行涩滞则病积聚，且不时发生巅顶部疾病。

少阳之气有余，可以发生筋痹和胁肋满闷；不足则发生肝痹；气血过于滑利则患肝风疝；气血涩滞则病积聚，有时发生筋脉拘急和眼目疼痛等。

所以春天人的气血在经脉，夏天人的气血在孙络，长夏人的气血在肌肉，秋天人的气血在皮肤，冬天人的气血在骨髓中。黄帝说：我想听听其中的道理。岐伯说：春季，天之阳气开始启动，地之阴气也开始发泄，冬天的冰冻逐渐融化时，水道通行，所以人的气血也集中在经脉中流行。夏季，经脉中气血充满而流溢于孙络，孙络接受了气血，皮肤也变得充实了。长夏，经脉和络脉中的气血都很旺盛，所以能充分地灌溉润泽于肌肉之中。秋季，天气开始收敛，腠理随之而闭塞，皮肤也收缩紧密起来了。冬季主闭藏，人身的气血收藏在内，聚集于骨髓，并内通于五脏。所以邪气也往往随着四时气血的变化而侵入人体相应的部位，若待其发生了变化，那就难以预测了；但必须顺应四时经气的变化及早进行调治，祛除侵入的邪气，那么气血就不致变化逆乱了。

黄帝道：针刺违反了四时而导致气血逆乱是怎样的？岐伯说：春天刺络脉，会使血气向外散溢，使人少气无力；春天刺肌肉，会使血气循环逆乱，使人发生上气咳喘；春天刺筋骨，会使血气留著在内，使人发生腹胀。夏天刺经脉，会使血气衰竭，使人疲倦懈惰；夏天刺肌肉，会使血气却弱于内，使人易于恐惧；夏天刺筋骨，会使血气上逆，使人易于发怒。秋天刺经脉，会使血气上逆，使人易于忘事；秋天刺络脉，但人体气血正值内敛而不能外行，所以使人阳气不足而嗜卧懒动；秋天刺筋骨，会使血气耗散于内，使人发生寒战。冬天刺经脉，会使血气虚脱，使人发生目视不明；冬天刺络脉，则收敛在内的真气外泄，体内血行不畅而成"大痹"；冬天刺肌肉，会使阳气竭绝于外，使人易于忘事。以上这些四时的刺法，都将严重地违背四时变化而导致疾病发生，所以不能不注意顺应四时变化而施刺，否则就会产生逆乱之气，扰乱人体生理功能而生病的呀！所以针刺不懂得四时经气的盛衰和疾病之所以产生的道理，不是顺应四时而是违背四时变化，从而导致正气逆乱于内，邪气便与精气相结聚了。一定要仔细审察九候的脉象，这样进行针刺，正气就不会逆乱，邪气也不会与精气相结聚了。黄帝说：讲得好！

如果针刺误中五脏，刺中心脏一天就要死亡，其变动的症状为噫气；刺中肝脏五天就要死亡，其变动的症状为多语；刺中肺脏三天就要死亡，其变动的症状为咳嗽；刺中肾脏六天就要死亡，其变动的症状为喷嚏和呵欠；刺中脾脏十天就要死亡，其变动的症状为吞咽之状等。刺伤了人的五脏，必致死亡，其变动的症状也随所伤之脏而又各不相同，因此可以根据它来测知死亡的日期。

标本病传论篇第六十五

精解导读

一、指出了标本的运用范围及其在临床上的价值。

二、举例说明标本学说在临床上的运用，其基本原则是急则治标，缓则治本，以及标本兼治。

三、运用五行配五脏（包括腑）的方法，说明疾病发展过程中的传变与预后。如果以相克次序传变，则预后大多不良；若以相生次序传变，则预后大多良好。

【原文】

黄帝问曰：病有标本①，刺有逆从②奈何？岐伯对曰：凡刺之方，必别阴阳③，前后相应④，逆从得施⑤，标本相移⑥，故曰：有其在标而求之于标，有其在本而求之于本，有其在本而求之于标，有其在标而求之于本。故治有取标而得者，有取本而得者，有逆取而得者，有从取而得者。故知逆与从，正行无问⑦，知标本者，万举万当，不知标本，是谓妄行。

夫阴阳逆从，标本之为道也，小而大，言一而知百病之害⑧。少而多，浅而博，可以言一而知百也。以浅而知深，察近而知远，言标与本，易而勿及⑨。治反为逆，治得为从⑩。

先病而后逆⑪者治其本；先逆而后病者治其本；先寒而后生病者治其本；先病而后生寒者治其本；先热而后生病者治其本；先热而后生中满者治其标⑫；先病而后泄者治其本；先泄而后生他病者治其本；必且调之，乃治其他病；先病而后生中满者治其标；先中满而后烦心者治其本。人有客气，有固气⑬。小大不利治其标⑭；小大利治其本。病发而有余，本而标之，先治其本，后治其标；病发而不足，标而本之，先治其标，后治其本。谨察间甚，以意调之，间者并行，甚者独行⑮。先小大不利而后生病者治其本。

夫病传⑯者，心病先心痛，一日而咳；三日胁支痛；五日闭塞不通，身痛体重；三日不已，死。冬夜半，夏日中⑰。

肺病喘咳，三日而胁支满痛；一日身重体痛；五日而胀；十日不已，死。冬日入，夏日出⑱。

肝病头目眩，胁支满，三日体重身痛；五日而胀；三日腰脊少腹痛，胫痠；三日不已，死。冬日入，夏早食⑲。

脾病身痛体重，一日而胀；二日少腹腰脊痛胫痠；三日背胛筋⑳痛，小便闭，十日不已死，冬人定，夏晏食㉑。肾病少腹脊痛，骱痠，三日背胛筋痛，小便闭，三日腹张，三日两胁支痛，三日不已死，冬大晨，夏晏晡㉒。

胃病胀满，五日少腹腰脊痛，胻痠，三日背䏚筋痛，小便闭，五日身体重，六日不已死，冬夜半后，夏日昳。㉓膀胱病小便闭，五日少腹胀，腰脊痛，胻痠；一日腹胀；一日身体痛；二日不已死。冬鸡鸣，夏下晡㉔。

诸病以次相传，如是者，皆有死期，不可刺，间一脏止者，及至三四脏者，乃可刺也㉕。

【注释】

①病有标本：《类经》十卷第一注："标，末也；本，原也。犹树木之有根枝也。"马莳注："标者病之后生，本者病之先成，此乃病体之不同也。"标本在祖国医学中所指甚广，本篇所言，乃指病之先后主次。

②刺有逆从：指刺法有逆治从治的不同。

③必别阴阳：必须区别属阴属阳。

④前后相应：前病和后病相互照应。

⑤逆从得施：指逆治从治得施其法。

⑥标本相移：治疗标病和本病，可根据具体情况，互相移易，或先治标，或先治本，而不能有固定的次序。

⑦正行无问：马莳注："乃正行之法，而不必问之于人也。"

⑧夫阴阳逆从……言一而知百病之害：指阴阳逆从标本的道理看起来简单，实际应用却很广泛。

⑨言标与本，易而勿及：指标本的道理，说起来比较容易理解，但真正熟练掌握却很难达到。

⑩治反为逆，治得为从：高士宗注："不知标本，治之相反，则为逆；识其标本，治之得宜，始为从。"得，相得、相顺的意思。上文云："有取标而得者，有取本而得者，有逆取而得者，有从取而

得者。"

⑪逆：即马莳以为病势之逆乱。注云："凡先生病而后病势逆者，必先治其初病之为本。"张介宾以为气血之逆。

⑫先热而后生中满者治其标：《类经》十卷第五注："诸病皆先治本，而惟中满者先治其标，盖以中满为病，其邪在胃，胃者脏腑之本也，胃满则药食之气不能行，而脏腑皆失其所禀，故先治此病，亦所以治本也。"

⑬人有客气，有固气：客气，此处指外感邪气而言。外邪在身犹客之在舍，故曰客气。固气，指体内本来的病气而言。固，有本然之义。

⑭小大不利治其标：《类经》十卷第五注："诸皆治本，此独治标，盖二便不通，乃危急之候，虽为标病，必先治之，此所谓急则治其标也。"

⑮间者并行，甚者独行：《类经》十卷第五注："间，言病之浅；甚者，言病之重也。病浅者，可以兼治，故曰并行；病甚者，难容杂乱，故曰独行。"并行，标本兼治。独行，或治标或治本，单独进行治疗。

⑯病传：此处指疾病的传变。

⑰冬夜半，夏日中：《类经》十八卷第九十四注："冬月夜半，水旺之极也。夏月日中，火旺之极也。心火畏水，故冬则死于夜半。阳邪亢极，故夏则死于日中。盖衰极亦死，盛极亦死，有所偏胜，则有所偏绝也。"

⑱冬日入，夏日出：马莳注："冬之日入在申，申虽属金，金衰不能扶也。夏之日出在寅，木旺火将生，肺气已绝，不能待火之生也。"《类经》十八卷第九十四注："肺邪旺于申酉，故冬死于日入，金气绝于寅卯，故夏则死于日出。"

⑲冬日入，夏早食：马莳注："盖冬之日入在申，以金旺木衰也；夏之早食在卯，以木旺气反绝也。"

⑳背胠筋：指脊椎两侧背部的竖筋。胠，同"脊"，脊骨。

㉑冬人定，夏晏食：人定，指睡眠之初人气安定的时候。《类经》十八卷第九十四注："人定在亥，而土病于冬者畏之，寒水反能侮土也。"晏食，即晚吃饭，夏天早饭晚吃多指辰时。

㉒冬大晨，夏晏晡：申时，天亮的时候。张志聪注："冬之大明在辰，土旺而水灭也。"寅时，黄昏的时候。

㉓冬夜半后，夏日昳：夜半后，夜间零点以后。日昳，中午十二点以后。

㉔冬鸡鸣，夏下晡：冬鸡鸣约在半夜后，夏下晡约在下午三至五点钟。

㉕不可刺，间一脏止者，及至三四脏者，乃可刺也：王冰注："间一脏止者，谓隔过前一脏而不更传也，则谓木传土，土传水，水传火，火传金，金传木而止，皆间隔一脏也。及至三四脏者，皆谓至前第三第四脏也。诸至三脏者，皆是其己不胜之气也。至四脏者，皆至己所生之父母也。不胜则不能为害，于彼所生则父子无克伐之期，气顺以行，故刺之可矣。"

【译文】

黄帝问道：疾病有标和本的分别，刺法有逆和从的不同，是怎么回事？岐伯回答说：大凡针刺的准则，必须辨别其阴阳属性，联系其前后关系，恰当地运用逆治和从治，灵活地处理治疗中的标本先后关系。所以说有的病在标就治标，有的病在本就治本，有的病在本却治标，有的病在标却治本。在治疗上，有治标而缓解的，有治本而见效的，有逆治而痊愈的，有从治而成功的。所以懂得了逆治和从治的原则，便能进行正确的治疗而不必疑虑；知道了标本之间的轻重缓急，治疗时就能万举万当；如果不知标本，那就是盲目行事了。

关于阴阳、逆从、标本的道理，看起来很小，而应用的价值却很大，所以谈一个阴阳标本逆从的道理，就可以知道许多疾病的利害关系。由少可以推多，执简可以驭繁，所以一句话可以概括许多事物的道理。从浅显入手可以推知深微，观察目前的现象可以了解它的过去和未来。不过，讲标本的道理是容易的，可运用起来就比较难了。迎着病邪而泻的方法就是"逆"治，顺应经气而补的方法就是"从"治。

先患某病而后发生气血逆乱的，先治其本；先气血逆乱而后生病的，先治其本；先有寒而后生病的，先治其本；先有病而后生寒的，先治其本；先有热而后生病的，先治其本；先有热而后生中满腹胀的，先治其标；先有某病而后发生泄泻的，先治其本；先有泄泻而后发生其他疾病的，先治其本；必须先把泄泻调治好，然后再治其他病；先患某病而后发生中满腹胀的，先治其标；先患中满腹胀而后出现烦心的，先治其本。人体疾病过程中有邪气和正气的相互作用，凡是出现了大小便不利的，先通利大小便以治其标；大小便通利则治其本。疾病发作表现为邪气有余，就用"本而标之"的治法，即先祛邪以治其本，后调理气血、恢复生理功能以治其标；疾病发作表现为正气不足，就用"标而本之"的治法，即先固护正气防止虚脱以治其标，后祛除邪气以治其本。总之，必须谨慎地观察疾病的轻重深浅和缓解期与发作期中标本缓急的不同，用心调理；凡病轻的，或缓解期，可以标本同治；凡病重的，或发作期，应当采用专一的治本或治标的方法。另外，如果先有大小便不利而后并发其他疾病的，应当先治其本病。

大凡疾病的传变，心病先发心痛，过一日病传于肺而咳嗽；再过三日病传于肝而胁肋胀痛；再过五日病传于脾而大便闭塞不通、身体疼痛沉重；再过三日不愈，就要死亡。冬天死于半夜，夏天死于中午。

肺病先发喘咳，三日不好则病传于肝，则胁肋胀满疼痛；再过一日病邪传脾，则身体沉重疼痛；再过五日病邪传胃，则发生腹胀；再过十日不愈，就要死亡。冬天死于日落之时，夏天死于日出之时。

肝病则先头痛目眩，胁肋胀满，三日后病传于脾而身体沉重疼痛；再过五日病传于胃，产生腹胀；再过三日病传于肾，产生腰脊少腹疼痛，腿胫发酸；再过三日不愈，就要死亡。冬天死于日落之时，夏天死于吃早饭的时候。

脾病则先身体沉重疼痛，一日后病邪传入于胃，发生腹胀；再过二日病邪传于肾，发生少腹腰脊疼痛，腿胫发酸；再过三日病邪入膀胱，发生背脊筋骨间疼痛，小便不通；再过十日不愈，就要死亡。冬天死于申时之后，夏天死于寅时之后。

若肾发病，则少腹腰脊疼痛，胫部发酸，三日后病邪传入膀胱，脊椎两旁坚筋疼痛，小便不通，再过三日病邪传于胃而腹胀，再过三日，传于肝而两胁胀痛。如果过三日再不愈，就要死亡。冬天死于天亮的时候，夏天死于黄昏的时候。

若胃先病，则腹部胀满，五日病传于肾而少腹腰脊痛，胫部发酸，又三日病传于膀胱而背部筋骨疼痛，小便闭塞不通，又五日病传于脾而身体沉重，如再过六日不愈，则主死亡，冬天死于半夜以后，夏天死于中午以后。

膀胱发病则先小便不通，五日后病邪传于肾，发生少腹胀满，腰脊疼痛，腿胫发酸；再过一日病邪传入于胃，发生腹胀；再过一日病邪传于脾，发生身体疼痛；再过二日不愈，就要死亡。冬天死于半夜后，夏天死于下午。

各种疾病按次序这样相传，正如上面所说的，都有一定的死期，不可以用针刺治疗；假如是间脏相传就不易再传下去，即使传过三脏、四脏，还是可以用针刺治疗的。

第十九卷

天元纪大论篇第六十六

精解导读

一、主要论述了五运六气学说的一些基本法则,并指出了五运六气与四时气候变化、万物生长衰老死灭的关系。

二、说明和解释了太过、不及、平气,以及天符、岁会、三合等运气学说中的一些概念。

【原文】

黄帝问曰:天有五行,御五位①,以生寒、暑、燥、湿、风。人有五脏,化五气②,以生喜、怒、思、忧、恐。论言五运相袭③而皆治之,终朞④之日,周而复始,余已知之矣,愿闻其与三阴三阳之候奈何合之?

鬼臾区⑤稽首再拜对曰:昭乎哉问也。夫五运阴阳者,天地之道也,万物之纲纪,变化之父母,生杀之本始,神明之府也,可不通乎!故物生谓之化,物极谓之变⑥,阴阳不测⑦谓之神,神用无方⑧谓之圣。夫变化之为用也，在天为玄，在人为道，在地为化⑨。化生五味，道生智，玄生神。神在天为风，在地为木；在天为热，在地为火；在天为湿，在地为土；在天为燥，在地为金；在天为寒，在地为水。故在天为气，在地成形，形气相感而化生万物矣⑩。然天地者，万物之上下也⑪，左右者，阴阳之道路也⑫，水火者，阴阳之征兆也，金木者，生成之终始也⑬。气有多少、形有盛衰，上下相召，而损益彰矣。

帝曰：愿闻五运之主时也何如？鬼臾区曰：五气运行，各终朞日，非独主时也。帝曰：请闻其所谓也。鬼臾区曰：臣积⑭考《太始天元册》⑮文曰：太虚寥廓⑯，肇基化元⑰，万物资始，五运终天，布气真灵⑱，揔⑲统坤元⑳，九星悬朗㉑，七曜周旋㉒，曰阴曰阳，曰柔曰刚㉓，幽显㉔既位，寒暑弛张㉕，生生化化㉖，品物咸章㉗。臣斯十世，此之谓也。

帝曰：善。何为气有多少，形有盛衰？鬼臾区曰：阴阳之气各有多少，故曰三阴三阳也。形有盛衰，谓五行之治，各有太过不及㉘也。故其始也，有余而往，不足随之，不足而往，有余从之㉙，知迎知随，气可与期。应天为天符㉚，承岁为岁直㉛，三合㉜为治。

帝曰：上下相召㉝奈何？鬼臾区曰：寒暑燥湿风火，天之阴阳也，三阴三阳上奉之㉞。木火土金水火，地之阴阳也㉟，生长化收藏下应之。天以阳生阴长，地以阳杀阴藏㊱。天有阴阳，地亦有阴阳㊲。故阳中有阴，阴中有阳。所以欲知天地之阴阳者，应天之气，动而不息㊳，故五岁而右迁㊴，应地之气，静而守位㊵，故六朞而环会㊶，动静相召，上下相临，阴阳相错，而变由生也。

帝曰：上下周纪㊷，其有数乎？鬼臾区曰：天以六为节，地以五为制㊸，周天气者，六朞为一备，终地纪者，五岁为一周。君火以名，相火以位㊹，五六相合，而七百二十气㊺为一纪，凡三十岁；千四百四十气，凡六十岁而为一周，不及太过，斯皆见矣。

帝曰：夫子之言，上终天气，下毕地纪，可谓悉矣。余愿闻而藏之，上以治民，下以治身，使百姓昭著，上下和亲，德泽下流，子孙无忧，传之后世，无有终时，可得闻乎？鬼臾区曰：至数之机[46]，迫迮以微[47]，其来可见，其往可追，敬之者昌，慢之者亡。无道行私，必知夭殃，谨奉天道，请言真要。

帝曰：善言始者，必会于终。善言近者，必知其远，是则至数极而道不惑，所谓明矣。愿夫子推而次之，令有条理，简而不匮[48]，久而不绝，易用难忘，为之纲纪。至数之要，愿尽闻之。鬼臾区曰：昭乎哉问！明乎哉道！如鼓之应桴[49]，响之应声也。臣闻之：甲己之岁，土运统之；乙庚之岁，金运统之；丙辛之岁，水运统之；丁壬之岁，木运统之；戊癸之岁，火运统之[50]。

帝曰：其于三阴三阳，合之奈何？鬼臾区曰：子午之岁，上见少阴[51]；丑未之岁，上见太阴；寅申之岁，上见少阳；卯酉之岁，上见阳明；辰戌之岁，上见太阳；巳亥之岁，上见厥阴，少阴所谓标也，厥阴所谓终也[52]。厥阴之上，风气主之[53]；少阴之上，热气主之；太阴之上，湿气主之；少阳之上，相火主之；阳明之上，燥气主之；太阳之上，寒气主之。所谓本也，是谓六元[54]。帝曰：光乎哉道！明乎哉论！请著之玉版，藏之金匮，署曰《天元纪》。

【注释】

①御五位：这里指金、木、水、火、土之气化，临治于东西南北中五个方位。御，治理。

②化五气：指五脏之气动而产生的喜、怒、思、忧、恐的变化。

③五运相袭：五运，木、火、土、金、水五运，主司年之气，居于天之下地之上气交之内，五运轮转，相互因袭。

④朞：一年。

⑤鬼臾区：黄帝之臣。据王冰注曰，其十世祖当神农之世，说《太始天元玉册》。

⑥物生谓之化，物极谓之变：《类经》卷二十三天元纪注："万物之生，皆阴阳之气化也。盛极必衰，衰极复盛，故物极者必变。"

⑦阴阳不测：义指阴阳的变化多端，难以探测。

⑧方：边也。

⑨在天为玄，在人为道，在地为化：见阴阳应象大论注释。

⑩形气相感而化生万物矣：形寓阴而气寓阳，阴阳之气相互感召，故而能化生万物。

⑪天地者，万物之上下也：见阴阳应象大论注释。在运气诸篇中，天又指司天，地又指在泉。一岁之中，岁半之前，司天主之，岁半之后，在泉主之。司天为天气居上，在泉为地气居下，故为万物之上下。

⑫左右者，阴阳之道路也：见阴阳应象大论注释。在运气诸篇中，又指左右间气。司天、在泉各有左右间气，为阴阳升降之路，故曰阴阳之道路也。

⑬金木者，生成之终始也：王冰注："木主发生应春，春为生化之始。金主收敛应秋，秋为成实之终。"

⑭积：久也。

⑮《太始天元册》：古代占候之书，早已佚失。

⑯太虚寥廓：这里指广阔无边的太空。太虚与太空义同，指极高的天空。寥廓，宽广无边的意思。

⑰肇基化元：指生化本元开始的基础。肇，《尔雅》释诂："始也。"化，指万物的生化。元，通"原"，本原的意思。

⑱布气真灵：《类经》二十三卷第三注："布者，布天元之气，无所不至也。气有真气，化机是也。物有灵明，良知是也。"义指真

气生化之机,物性之灵明,皆与宇宙所布之气有关。

⑲揔:同"总"。

⑳坤元:这里指地之功德能始生万物。《易经》坤卦:"至哉坤元,万物资生。"坤,八卦中乾为天。坤为地,故坤指地气。

㉑九星悬朗:指明朗的九星,高悬于天空。九星,王冰注指上古时所见九星,"计星之见者七焉"。指北斗。注:"九斯谓北斗九星也。"洪兴祖补注:"北斗七星,辅一星在第六星旁,又招摇一星在北斗杓端。"又,王冰注:"九星谓天蓬、天芮、天冲、天辅、天禽、天心、天任、天柱、天英。"乃指九宫九星而言,即为五星之应于九宫者,后世注家,多宗其说。今二说并存。

㉒七曜周旋:指日月与金、木、水、火、土五星,循周天之度,旋转而行。

㉓曰柔曰刚:这里指地气阴阳之性,阴性柔,阳性刚,故谓之柔刚。

㉔幽显:见《类经》二十三卷第三注:"阳主昼,阴主夜,一日之幽显也;自晦而朔,自弦而望,一月之幽显也;春夏主阳而生长,秋冬主阴而收藏,一岁之幽显也。"

㉕寒暑弛张:指寒暑往来,表示一年之中寒暑更代的意思。弛张,此处有往来之义。

㉖生生化化:这里指生生不息之机,变化无穷之道。

㉗品物咸章:指各种物品的形象,都能表现出来。章,彰明显露的意思。品,众多也。

㉘太过不及:我国古代用干支纪时,即把十天干和十二地支结合起来,如甲与子合为甲子,乙与丑合为乙丑,至最末一支相合,共得六十之数,称为六十花甲,其中必须奇数阳干配奇数阳支,偶数阴干配偶数阴支,各具阴阳属性,用于纪年、纪月、纪日、纪时。

在纪年中，凡干支俱奇数的阳年为太过，干支俱偶数的阴年为不及。

㉙有余而往，不足随之，不足而往，有余从之：这里指气运的迭为消长。如有余（太过）的甲子阳年过后，随之而来的是不足（不及）的乙丑阴年，不足的乙丑阴年过后，从之而来的是有余的丙寅阳年。

㉚天符：通主一年的中运之气与司天之气相符的，叫"天符"。如乙酉年，天干主运，乙为金运，地支主气，酉年阳明司天，阳明属燥金，运和气在五行都属金，就是"天符"。符，合的意思。

㉛岁直：也称为岁会。通主一年的中运之气的五行与岁支的五行相同，叫"岁直"。如丁卯年，丁年属木为木运，卯位在东方，为仲春，在五行属木，中运与年支在五行都是木，就是"岁直"。

㉜三合：主岁的中运（运会）与司天之气（天会）、年支的五行（岁会）相合，叫"三合"，亦称"太乙天符"。如戊午年，中运戊为火，司天午也是火，地支午居南方属仲夏，也属火，所以叫作"三合"。

㉝上下相召：指天气和地气相互感召。所谓"天气下降气流于地，地气上升气腾于天"，即是上下相召的一种形式。上指天气，下指地气。召，犹招也，在此是感召的意思。

㉞三阴三阳上奉之：寒暑燥湿风火是天气的阴阳变化，地气的三阴三阳向上承之。即厥阴奉风气，少阴奉热气，少阳奉火气，太阴奉湿气，阳明奉燥气，太阳奉寒气。

㉟木火土金水火，地之阴阳也：《类经》二十三卷第三注："木火土金水火，五行成于地者也，故为地之阴阳。"五行本是五个，而本文却是六个，是因为火分君火与相火，以配三阴三阳，所以火有二。

㊱天以阳生阴长，地以阳杀阴藏：张志聪注："夫岁半以上，天

气主之,是春夏者,天之阴阳也,故天以阳生阴长。岁半以下,地气主之,是秋冬者,地之阴阳也,故地以阳杀阴藏。"二说从不同的角度解释,都有一定道理。张注较更明确,义即为岁半之前自大寒至小暑,天气(司天)主之,阳气发生,阴气长养,则万物生发繁茂,故曰"天以阳生阴长"。岁半之后,自小暑至小寒,地气(在泉)主之,阳气肃杀,阴气凝敛,则万物蛰伏闭藏,故曰"地以阳杀阴藏"。

㊲天有阴阳,地亦有阴阳:王冰注:"天有阴,故能下降;地有阳,故能上腾。是以各有阴阳也。阴阳交泰,故化变由之成也。"《类经》二十三卷第三注:"天本阳也,然阳中有阴,地本阴也,然阴中有阳。此阴阳互藏之道。"

㊳应天之气,动而不息:《类经》二十三卷第三注:"应天之气,五行之应天干也,动而不息,以天加地而六甲周旋也。"古人认为天属阳而行速,故曰"动而不息"。

㊴五岁而右迁:五行应十天干为五运,即甲己年为土运,乙庚年为金运,丙辛年为水运,丁壬年为木运,戊癸年为火运。每五年五运当转换一次,其方向是自东而西,故曰"右迁"。

㊵应地之气,静而守位:《类经》二十三卷第三注:"应地之气,六气之应地支也,静而守位,以地承天而地支不动也。"古人认为地属阴而行迟,故曰"静而守位"。

㊶六朞而环会:六气应十二支为三阴三阳,司天指子午年为少阴司天,丑未年为太阴司天,寅申年为少阳司天,卯酉年为阳明司天,辰戌年为太阳司天,巳亥年为厥阴司天。每六年环周一次,故曰"六朞而环会"。

㊷上下周纪:天干配五运,五年一周,地支配六气,六年一周,五运和六气相临,需三十年,五运六周,六气五周,而气和运复始,

称为一纪。

㊸天以六为节，地以五为制：王冰注："六节，谓六气之分。五制，谓五位之分。位应一岁，气统一年。""天数五，而五阴五阳，故为十干。地数六，而六阴六阳，故为十二支。然天干之五，必得地支之六以为节；地支之六，必得天干之五以为制。而后六甲成，岁气备。"当以王注为是，意为司天之气有六，故以六为节；主岁之运有五，故以五为制。制，在此即制度之义。节，亦有制度之义。

㊹君火以名，相火以位：火有君火和相火之分，但君火不主岁气，凡火主岁之年，由相火代宣火令，所以说，"君火以名，相火以位。"

㊺七百二十气：每五日为候，三候即为气。如立春、雨水、惊蛰、春分等，一年共二十四气。七百二十气是三十年的气数。

㊻至数之机：这里指气运相合之机理。机，理也。

㊼迫迮以微：《类经》二十三卷第三注："谓天地之气数，其精微切近，无物不然也。"迫，近。

㊽匮：贫乏。

㊾桴：鼓槌。

㊿甲己之岁，土运统之……戊癸之岁，火运统之：凡甲年与己年为土运，故甲己年土运主治；乙年与庚年为金运，故乙庚年金运主治。余者义同。统，治理的意思。

(51)子午之岁，上见少阴：子午年为少阴司天。上，司天。下丑未之岁，寅申之岁等同此义。

(52)少阴所谓标也，厥阴所谓终也：地支十二的顺序是始于子，终于亥，而子年少阴司天，亥年厥阴司天，所以少阴为标，厥阴为终。

(53)厥阴之上，风气主之：厥阴、少阴、太阴等三阴三阳，根据阴阳气的多少决定，三阴三阳又与六气相应，所以三阴三阳司天时，则由六气为之主。此即其中的一例，余类推。

㊴所谓本也，是谓六元：六元即六气，因六气为气象变化的本元，故称六元，六气与三阴三阳相结合，分值每年司天之气。王冰注："三阴三阳为标，寒暑燥湿风火为本，故云所谓本也。天真元气，分为六化，以统坤元生成之用。征其应用，则六化不同，本其所生，则正是真元之一气，故曰六元也。"

【译文】

黄帝问道：天有木、火、土、金、水五行，临治于东、西、南、北、中五个方位，从而产生寒、暑、燥、湿、风等气候变化。人有五脏生五志之气，从而产生喜、怒、思、忧、恐等情志变化。经论所谓五运递相因袭，各有一定的主治季节，到了一年终结之时，又重新开始的情况，我已经知道了。还想再听听五运和三阴三阳的结合是怎样的？

鬼臾区再次跪拜回答说：你提的这个问题很高明啊！五运和阴阳是自然界变化的一般规律，是自然万物的一个总纲，是事物发展变化的基础和生长毁灭的根本，是宇宙间无穷尽的变化所在，这些道理哪能不通晓呢？因而事物的开始发生叫作"化"，发展到极点叫作"变"，难以探测的阴阳变化叫作"神"，能够掌握和运用这种变化无边的原则的人，叫作"圣"。阴阳变化的作用，在宇宙空间，则表现为深远无穷，在人则表现为认识事物的自然规律，在地则表现为万物的生化。物质的生化而产生五味，认识了自然规律而产生智慧，在深远的宇宙空间，产生无穷尽的变化。神明的作用，在天为风，在地为木；在天为热，在地为火；在天为湿，在地为土；在天为燥，在地为金；在天为寒，在地为水。所以在天为无形之气，在地为有形之质，形和气互相感召，就能变化和产生万物。天复于上，地载于下，所以天地是万物的上下；阳升于左，阴降于右，所以左右为阴阳的道路；水属阴，火属阳，所以水火是阴阳的象征；万物发生于春属木，成实于秋属金，所以金木是生成的终始。阴阳之气并不是一成不变的，它有多少的不同，有形物质在发展过程中也有旺盛和衰老的区别，在上之气和在下之质互相感召，事物太过和不及的形象就都显露出来了。

　　黄帝说：我想听听关于五运分主四时是怎样的呢？鬼臾区说：五运各能主一年，不是单独只主四时。黄帝说：请你把其中的道理讲给我听听。鬼臾区说：臣久已考察过《太始天元册》，文中说：广阔无边的天空，是物质生化之本元的基础，万物滋生的开始，五运行于天道，周而复始，布施天地真元之气，概括大地生化的本元，九星悬照天空，七曜按周天之度旋转，于是万物有阴阳的不断变化，有柔刚的不同性质，幽暗和显明按一定的位次出现，寒冷和暑热按一定的季节往来，这些生生不息之机，变化无穷之道，宇宙万物的不同形象，都表现出来了。我家研究这些道理已有十世，就是这个意思。

　　黄帝说：好。什么叫气有多少，形有盛衰呢？鬼臾区说：阴气和阳气各有多少的不同，厥阴为一阴，少阴为二阴，太阴为三阴；少阳为一阳，阳明为二阳，太阳为三阳，所以叫作三阴三阳。形有盛衰，指天干所主的运气，各有太过、不及的区别。例如开始是太过的阳年过后，随之而来的是不及的阴年，不及的阴年过后，从之而来的是太过的阳年。只要明白了迎之而至的是属于什么气，随之而至的是属于什么气，对一年中运气的盛衰情况，就可以预先知道。凡一年的中运之气与司天之气相符的，属于"天符"之年，一年的中运之气与岁支的五行相同的，属于"岁直"之年，一年的中运之气与司天之气及年支的五行均相合的，属于"三合"之年。

　　黄帝说：天气和地气互相感召是怎样的呢？鬼臾区说：寒、暑、燥、湿、风、火，是天的阴阳，三阴三阳上承之。木、火、土、金、水、火，是地的阴阳，生长化收藏下应之。上半年天气主之，春夏为天之阴阳，主生主长；下半年地气主之，秋冬为地之阴阳，主杀主藏。天气有阴阳，地气也有阴阳。因此说，阳中有阴，阴中有阳。所以要想知道天地阴阳的变化情况，就要了解五行应于天干而为五运，常动而不息，故五年之间，自东向西，每运转换一次；六气应于地支，为三阴三阳，其运行较迟，各守其位，故六年而环周一次。由于动和静互相感召，天气和地气互相加临，阴气和阳气互相交错，而运气的变化就发生了。

黄帝说：天气和地气，循环周旋，有没有定数呢？鬼臾区说：司天之气，以六为节；司地之气，以五为制。司天之气，六年循环一周，谓之一备；司地之气，五年循环一周，谓之一周。主运之气的火运，君火是有名而不主令，相火代君宣化火令。六气和五运互相结合，七百二十气，谓之一纪，共三十年；一千四百四十气，共六十年，而成为一周，在这六十年中，气和运的太过和不及，都可以出现了。

黄帝说：先生所谈论的，上则终尽天气，下则穷究地理，可以说是很详尽了。我想在听后把它保存下来，上以调治百姓的疾苦，下以保养自己的身体，并使百姓也都明白这些道理，上下和睦亲爱，德泽广泛流行，并能传之于子孙后世，使他们不必发生忧虑，并且没有终了的时候，可以再听你谈谈吗？鬼臾区说：气运结合的机理，很是切近而深切，它来的时候，可以看得见，它去的时候，是可以追溯的。遵从这些规律，就能繁荣昌盛；违背这些规律，就要损折夭亡。不遵守这些规律，只按个人的意志去行事，必然要遇到天然的灾殃。现在请让我根据自然规律讲讲其中的至理要道。

黄帝说：凡是善于谈论事理的起始，也必能领会其终结；善于谈论近的，也必然就知道远的。这样，气运的至数虽很深远，而其中的道理并不致被迷惑，这就是所谓明了的意思。请先生把这些道理，进一步加以推演，使它更有条理，简明而又不贫乏，永远相传而不至于绝亡，容易掌握而不会忘记，使其能提纲挈领，至理扼要，我想听你详细地讲讲。鬼臾区说：你说的道理很明白，提的问题也很高明啊！好像鼓槌击在鼓上的应声，又像发出声音立即得到回响一样。臣听说过，凡是甲己年都是土运治理，乙庚年都是金运治理，丙辛年都是水运治理，丁壬年都是木运治理，戊癸年都是火运治理。

　　黄帝说：三阴三阳与六气是怎样相合的呢？鬼臾区说：子午年是少阴司天，丑未年是太阴司天，寅申年是少阳司天，卯酉年是阳明司天，辰戌年是太阳司天，巳亥年是厥阴司天。地支十二，始于子，终于亥，子是少阴司天，亥是厥阴司天，所以按这个顺序排列，少阴是起首，厥阴是终结。厥阴司天，风气主令；少阴司天，热气主令；太阴司天，湿气主令；少阳司天，相火主令；阳明司天，燥气主令；太阳司天，寒气主令。这就是三阴三阳的本元。所以叫作六元。黄帝说：你的论述很伟大，也很高明啊！我将把它刻在玉版上，藏在金匮里，题上名字，叫作《天元纪》。

五运行大论篇第六十七

精解导读

　　一、说明五运学说是从观察宇宙中存在着五种不同的气色而起始的。

　　二、叙述了六气的假设位置、运行方向和次序。

三、指出地在人之下、太虚之中，赖大气举之，而能保持在宇宙中间。周围大气的变化，直接影响着地面上的一切事物。

四、说明五运六气的变化对人体的影响和对万物生化的关系。

【原文】

黄帝坐明堂，始正天纲①，临观八极②，考建五常③，请天师而问之曰：论言④天地之动静，神明为之纪；阴阳之升降，寒暑彰其兆。余闻五运之数于夫子，夫子之所言⑤，正五气之各主岁尔，首甲定运⑥，余因论之。鬼臾区曰：土主甲己，金主乙庚，水主丙辛，木主丁壬，火主戊癸⑦。子午之上，少阴主之⑧；丑未之上，太阴主之；寅申之上，少阳主之；卯酉之上，阳明主之；辰戌之上，太阳主之；巳亥之上，厥阴主之。不合阴阳⑨，其故何也。

岐伯曰：是明道也，此天地之阴阳也。夫数之可数者，人中之阴阳也，然所合，数之可得者也。夫阴阳者，数之可十，推之可百，数之可千，推之可万。天地阴阳者，不以数推，以象之谓也⑩。

帝曰：愿闻其所始也。岐伯曰：昭乎哉问也！臣览《太始天元册》文，丹天⑪之气，经于牛女戊分；黅天之气，经于心尾己分；苍天之气，经于危室柳鬼；素天之气。经于亢氐昴毕；玄天之气，经于张翼娄胃。所谓戊己分者，奎壁角轸⑫，则天地之门户也⑬。夫候之所始，道之所生，不可不通也。

帝曰：善。论⑭言天地者，万物之上下⑮，左右者⑯，阴阳之道路⑰，未知其所谓也。岐伯曰：所谓上下者，岁上下见阴阳之所在也。左右者，诸上见厥阴，左少阴，右太阳；见少阴，左太阴，右厥阴；见太阴，左少阳，右少阴；见少阳，左阳明，右太阴；见阳明，左太阳，右少阳；见太阳，左厥阴，右阳明。所谓面北而命其位，言其见也。

帝曰：何谓下？岐伯曰：厥阴在上，则少阳在下，左阳明，右[13]太阴；少阴在上，则阳明在下，左太阳，右少阳；太阴在上，则太阳在下，左厥阴，右阳明；少阳在上，则厥阴在下，左少阴，右太阳；阳明在上，则少阴在下，左太阴，右厥阴；太阳在上，则太阴在下，左少阳，右少阴；所谓面南而命其位，言其见也。上下相遘[19]，寒暑相临[20]，气相得则和，不相得则病[21]。

帝曰：气相得而病者何也？岐伯曰：以下临上，不当位也[22]。

帝曰：动静何如？岐伯曰：上者右行，下者左行[23]，左右周天，余而复会也[24]。帝曰：余闻鬼臾区曰：应地者静。今夫子乃言下者左行，不知其所谓也，愿闻何以生之乎？岐伯曰：天地动静，五行迁复，虽鬼臾区其上候而已，犹不能遍明。夫变化之用，天垂象，地成形[25]，七曜纬虚[26]，五行丽地[27]。地者，所以载生成之形类也。虚者，所以列应天之精气[28]也。形精之动，犹根本之与枝叶也，仰观其象，虽远可知也。

帝曰：地之为下否乎？岐伯曰：地为人之下，太虚之中者也。帝曰：冯乎？岐伯曰：大气举之也[29]。燥以干之，暑以蒸之，风以动之，湿以润之，寒以坚之，火以温之。故风寒在下，燥热在上，湿气在中，火游行其间[30]，寒暑六入，故令虚而生化也[31]。故燥胜则地干，暑胜则地热，风胜则地动，湿胜则地泥，寒胜则地裂，火胜则地固矣。

帝曰：天地之气[32]，何以候之？岐伯曰：天地之气，胜复之作[33]，不形于诊也。《脉法》[34]曰：天地之变，无以脉诊。此之谓也。

帝曰：间气[35]何如？岐伯曰：随气所在，期于左右[36]。帝曰：期之奈何？岐伯曰：从其气则和[37]，违其气则病[38]，不当其位[39]者病，迭移其位[40]者病，失守其位[41]者危，尺寸反[42]者死，阴阳交[43]者死。先立其年，以知其气，左右应见，然后乃可以言死生之逆顺。

帝曰：寒暑燥湿风火，在人合之奈何？其于万物何以生化？岐伯曰：东方生风，风生木，木生酸，酸生肝，肝生筋，筋生心。其在天为玄，在人为道，在地为化。化生五味，道生智，玄生神，化生气。神在天为风，在地为木，在体为筋，在气为柔，在脏为肝。其性为暄㊹，其德㊺为和，其用为动，其色为苍，其化为荣，其虫㊻毛，其政为散，其令㊼宣发，其变摧拉㊽，其眚㊾为陨，其味为酸，其志为怒。怒伤肝，悲胜怒；风伤肝，燥胜风；酸伤筋，辛胜酸。

南方生热，热生火，火生苦，苦生心，心生血，血生脾。其在天为热，在地为火，在体为脉，在气为息㊿，在脏为心。其性为暑，其德为显㊿，其用为躁，其色为赤，其化为茂㊿，其虫羽，其政为明㊿，其令郁蒸㊿，其变炎烁，其眚燔焫㊿，其味为苦，其志为喜。喜伤心，恐胜喜；热伤气，寒胜热；苦伤气，咸胜苦。

中央生湿，湿生土，土生甘，甘生脾，脾生肉，肉生肺。其在天为湿，在地为土，在体为肉，在气为充㊿，在脏为脾。其性静兼㊿，其德为濡，其用为化，其色为黄，其化为盈，其虫倮㊿，其政为谧㊿，其令云雨，其变动注㊿，其眚淫溃㊿，其味为甘，其志为思。思伤脾，怒胜思；湿伤肉，风胜湿；甘伤脾，酸胜甘。

西方生燥，燥生金，金生辛，辛生肺，肺生皮毛，皮毛生肾。其在天为燥，在地为金，在体为皮毛，在气为成㊿，在脏为肺。其性为凉，其德为清㊿，其用为固㊿，其色为白，其化为敛，其虫介㊿，其政为劲㊿，其令雾露，其变肃杀㊿，其眚苍落㊿，其味为辛，其志为忧。忧伤肺，喜胜忧；热伤皮毛，寒胜热；辛伤皮毛，苦胜辛。

北方生寒，寒生水，水生咸，咸生肾，肾生骨髓，髓生肝。其在天为寒，在地为水，在体为骨，在气为坚㊿，在脏为肾。其性为凛㊿，其德为寒，其用为藏，其色为黑，其化为肃㊿，其虫鳞㊿，其政为静㊿，其令霰㊿雪，其变凝冽㊿，其眚冰雹，其味为咸，其志为恐。恐伤肾,思胜恐;寒伤血,燥胜寒,咸伤血,甘胜咸。

五气更立,各有所先㊅,非其位则邪,当其位则正。

帝曰:病生之变何如?岐伯曰:气相得则微,不相得则甚㊆。帝曰:主岁㊇何如?岐伯曰:气有余,则制己所胜,而侮所不胜;其不及,则己所不胜侮而乘之,己所胜轻而侮之㊈。侮反受邪,侮而受邪,寡于畏㊊也。帝曰:善。

【注释】

①天纲:这里指天之纲纪。

②八极:指八方极远之处。

③考建五常:《类经》二十三卷第四注:"考,察也。建,立也。五常,五行气运之常也。考建五常,以测阴阳之变化也。"

④论言:新校正云:"详论谓阴阳应象大论及气交变大论文。"

⑤夫子之所言:似指六节脏象论中岐伯所言有关五运之事。

⑥首甲定运:指干支相配之六十花甲,以纪运气,甲子居其首位,故曰"首甲定运"。

⑦土主甲己……火主戊癸:这里同上篇天元纪大论中"甲己之岁,土运统之……戊癸之岁,火运统之"一段,以论述天干主运的规律。

⑧子午之上,少阴主之:上篇天元纪大论所谓"子午之岁,上见少阴"之义。即地支子年与午年,为少阴司天。上,司天。下丑未、寅申等义同。

⑨不合阴阳:《类经》二十三卷第四注:"不合阴阳,如五行之甲乙,东方木也,而甲化土运,乙化金运。六气之亥子,北方水也,而亥年之上,风木主之,子年之上,君火主之。又如君火司气,火本阳也,而反属少阴。寒水司气,水本阴也,而反属太阳之类,似

皆不合于阴阳者也。"义即五运六气干支之阴阳属性与方位干支之阴阳属性不相符合。

⑩夫阴阳者……以象之谓也：《类经》二十三卷第四注："然阴阳之道，或本阳而标阴，或内阳而外阴，或此阳而彼阴，或先阳而后阴，故小之而十百，大之而千万，无非阴阳之变化，此天地之阴阳无穷，诚有不可以限数推言者，故当因象求之，则无不有理存焉。"

⑪丹天、黅天、苍天、素天、玄天：丹、黅、苍、素、玄，即赤、黄、青、白、黑五色。传说中古人占天时，发现五色云气，横于太空，故称之为丹天、黅天、苍天、素天、玄天。丹天象火气，黅天象土气，苍天象木气，素天象金气，玄天象水气，由五气化五运，所以五天之气为五运之本。

⑫牛、女、心、尾、危、室、柳、鬼、亢、氐、昴、毕、张、翼、娄、胃、奎、壁、角、轸：即为二十八宿名称。二十八宿，《史记》名二十八舍。

⑬天地之门户也：《图翼》一卷奎壁角轸天地之门户说："予常考周天七政距度，则春分二月中，日缠壁初，以次而南，三月入奎娄，四月入胃昴毕，五月入觜参，六月入井鬼，七月入柳星张，秋分八月中，日缠翼末，以交于轸，循次而北，九月入角亢，十月入氐房心，十一月入尾箕，十二月入斗牛，正月入女虚危。至二月复交于春分而入奎壁矣。是日之长也，时之暖也，万物之发生也，皆从奎壁始；日之短也，时之寒也，万物之收藏也，皆从角轸始。故曰春分司启，秋分司闭。夫既司启闭，要非门户而何。然自奎壁而南，日就阳道，故曰天门；角轸而北，日就阴道，故曰地户。"至于戊己为什么在奎壁角轸之分，沈括也曾解释说："《素问》以奎壁为戊分，轸角为己分，奎壁在戌亥之间，谓之戊分，则戊当在戌也。

角轸在辰巳之间，谓之己分，则己当在辰也。《遁甲》以六戊（戊辰、戊寅、戊子、戊戌、戊申、戊午）为天门，天门在戌亥之间，则戊亦当在戌。六己（己巳、己卯、己丑、己亥、己酉、己未）为地户，地户在辰巳之间，则己亦当在辰。辰戌皆土位，故戊己寄焉。二说正相合。"。

⑭论：这里指天元纪大论而言。

⑮上下：上即司天，下即在泉。

⑯左右者：指司天之左右间气。以位南面北的方向来定。如上文所说，厥阴司天时，左间是少阴，右间是太阳。

⑰阴阳之道路：这里指一年六气主时的六步，除司天所居的三气与在泉所居的终气外，其余四间气之时位，乃为阴阳之气升为司天或降为在泉的道路。

⑱左、右：这里指在泉的左右间气而言。以位北面南的方向来定。

⑲上下相遘：上下的气相遇而相互交感的意思。遘，《说文》："遇也。"这里所说的"上、下"，上指客气，下指主气，即客主加临的意思。客主加临，反映了每年六步中客气与主气的错杂关系。主客气相得则和，不相得则病。

⑳寒暑相临：指客气与主气交感，则客气与主气之气，便相加临，这里只提寒暑，乃是举例而言。

㉑气相得则和，不相得则病：意为客主之气相生或客主之气相同者为相得，相克者为不相得。

㉒以下临上，不当位也：意为客主加临，虽然客主相生，都可以叫相得，但若主气生客气的，属于以下临上，仍是不当位。王冰注："六位相临，假令土临火，火临木，木临水，水临金，金临土，皆为以下临上，不当位也。"

㉓上者右行，下者左行：《类经》二十三卷第四注："上者右行，言天气右旋，自东而西以降于地。下者左行，言地气左转，自西向东以升于天。"

㉔左右周天，余而复会也：即上者右行，下者左行，一年之时周于天。周天度数为三百六十五又四分之一度，而日月运行则是"三百六十五日而成岁"。这个岁差度数即为气余。一年加岁差气余之数，则天地又得复会于始。

㉕天垂象，地成形：古人认为天在至上，人不可测，但有象可见，日月五星，二十八宿即天之象。垂，自上而及于下。故曰"天垂象"。在地则形成各种有形的物质，故曰"地成形"。

㉖七曜纬虚：指日月五星围绕在太空之中。纬，围的意思。虚，太虚，即天空。

㉗五行丽地：金、木、水、火、土五行，是有形的物质，都附着在大地之上。丽，附着的意思。

㉘应天之精气：指日月五星等，是感受天体之精气形成的。应，受的意思。

㉙地为人之下……大气举之也：本文所说的位置，是以天地人三者的位置而论，天当在人之上，地在人之下，并说明地在太虚之中，是以大气为凭依。冯，同"凭"。

㉚风寒在下……火游行其间：马莳从"入前"与"入后"作解，《类经》二十三卷第四注，则从君、相二火作解曰："惟火有二，君火居湿之上，相火居湿之下，故曰火游行其间也。"《素问经注节解》云："相火者，龙雷之火也，升降不常，倏忽善变，其静也，托根丹田，其动也，五脏六腑无处不到，盖常游行其间矣。"此乃根据人身相火之变化情况立论。上说皆难论定。按：本文之火，当指六气之火，六气之火，乃相火也。在岁气中，相火一气的时位，主气

客气不一,主气少阳相火,在太阴湿土之前;客气少阳相火,在太阴湿土之后,故所谓"火游行其间",亦或指此。

㉛寒暑六入,故令虚而生化也:《类经》二十三卷第四注:"凡寒暑再更而气入者六,非虚无以寓气,非气无以化生,故曰令虚而化生也。"寒暑,在此指一年。六入,指六气下临于地。

㉜天地之气:天气,司天之气。地气,在泉之气。

㉝胜复之作:这里指胜气和复气的发作。凡本运不及者,胜我之气往往乘虚而至,便是胜气。胜极则衰,衰则本运之子气复至,便是复气。胜气和复气的发作,没有一定规律,要看当年的变化。所以说:"胜复之动时,虽有常位,而气无必也。"

㉞《脉法》:为古医书名。

㉟间气:每年主令之气的六步,三之气为司天,终之气为在泉,二之气与四之气易位于司天之左右间,初之气,五之气易位于在泉之左右间,故为"间气"。

㊱左右:这里指左手和右手之脉。

㊲从其气则和:凡主令之气至,与其脉相应,脉搏不强不弱,便是平和。即至真要大论所谓"厥阴之至其脉弦,少阴之至其脉钩,太阴之至其脉沉,少阳之至大而浮,阳明之至短而涩,太阳之至大而长。至而和则平"的意思。

㊳违其气则病:脉搏与主令之气不相应的即是病象。

㊴不当其位:指当应的脉象,不应于本位,而应于他位。

㊵迭移其位:指当应之脉位互相更移,即当应于左,反见于右,当见于右,反见于左。

㊶失守其位:这里指当应之脉位,不见当应之脉,而反见克贼之脉。

㊷尺寸反:指脉当应于寸者,反见于尺,当见于尺者,反见于

寸。如子午年少阴脉应于两寸，若反见两尺者，就是尺寸反。王冰注：“子午卯酉四岁有之。反，谓岁当阴在寸脉，而脉反见于尺，岁当阳在尺，而脉反见于寸，尺寸俱乃谓反也。若尺独然，或寸独然，是不应气，非反也。”

㊸阴阳交：这里指脉当应于左手者，反见于右手；当应于右手者，反见于左手。如巳亥年，少阴脉应见于左寸，而反见于右寸者，即为阴阳交。

㊹暄：温暖。

㊺德：得也。指气候正常的变化赋予万物的影响，如有所得的意思。

㊻虫：此处指动物的总名称。古人把动物分为五大类，称为五虫。《大戴礼记》：“有羽之虫三百六十而凤凰为之长；有毛之虫三百六十而麒麟为之长；有甲之虫三百六十而神龟为之长；有鳞之虫三百六十而蛟龙为之长；有倮之虫三百六十而圣人为之长。”

㊼政、令：指气候变化加于万物的某些作用，比喻统治者所施行的“政”“令”。

㊽摧拉：损折败坏的意思。

㊾眚：灾的意思。

㊿息：此处指阳气生长。

(51)显：王冰注：“明显见象，定而可取，火之德也。”

(52)茂：繁茂。

(53)明：《易经》系辞：“日月相推而明生焉。”

(54)郁蒸：王冰注：“郁，盛也。蒸，热也。言盛热气如蒸也。”新校正云：“详注谓‘郁’为‘盛’，其义未安。按王冰注五常政大论云：郁谓郁燠，不舒畅也。当如此解。”按：五常政大论乃指火运不及伏明之纪，“其气郁”。故王解为“郁燠，不舒畅”。此乃火运常气，当以此解为是。又，“郁”训“盛”，亦有常例。

(55)焫：同“爇”，烧的意思。

(56)充：充盈的意思。

(57)静兼：《类经》三卷第六注：“脾属至阴，故其性静。土养万物，故其性兼。”兼，兼并。

(58)倮：倮虫。《大戴礼》孙希旦集解：“凡物无羽毛鳞介，若鼃（蛙本字）螾之属，皆倮虫也。而人则倮虫之最灵者。”

(59)谧：安静。

(60)注：王冰注：“注，雨久下也。”

(61)淫溃：王冰注：“淫，久雨也。溃，土崩溃也。”

(62)成：成熟、成就的意思。张志聪注：“成者，万物感秋气而成也。”

(63)清：据气交变大论作“其德清洁”之文，则清在此当为洁净之义。

(64)固：坚固。

(65)介：这里指昆虫，即有甲壳一类的动物。

(66)劲：刚劲急切。

(67)肃杀：有严酷摧残的意思。常用来形容秋冬的气象。

(68)苍落：王冰注：“青干而凋落。”

(69)坚：坚定。

(70)凛：严凛。

(71)肃：整肃。

(72)鳞：鳞虫，即有鳞类动物。

(73)静：平静。

(74)霰：空中降落的白色不透明的小冰粒，俗称“米雪”或“粒雪”。

⑦⑤凝冽：此处有寒冷冻冰的意思。水结成冰为凝，寒冷为冽。

⑦⑥五气更立，各有所先：《类经》三卷第六注："五行之气，化有不同，天干所临，是为五运，地支所司，是为六气，五运六气，皆有主客之分，故岁时变迁，五气更立，各有所先，以主岁气也。"

⑦⑦气相得则微，不相得则甚：《类经》三卷第六注："主客相遇，上下相临，气有相得不相得，则病变由而生矣。相得者，如彼此相生，则气和而病微；不相得者，如彼此相克，则气乖而病甚也。"

⑦⑧主岁：这里指五运六气，各有主岁之时。

⑦⑨气有余，则制己所胜……己所胜轻而侮之：此乃说明五行之气的制侮关系。凡本气有余，则可以克制我所胜之气，欺侮我所不胜之气；本气不足，则我所不胜者，必乘不足而欺侮之，我所胜者，亦必轻蔑而欺侮之。如木有余则可以制土侮金；木不足，则金气侮而乘之，土气轻而侮之。余类推。侮，欺侮，有恃强凌弱的意思。乘，趁着，有乘虚侵袭的意思。轻，轻蔑。

⑧⑩寡于畏：《类经》三卷第六注："五行之气，各有相制，畏其所制，乃能守位，寡于畏则肆无忌惮，而势极必衰，所以反受其邪。"

【译文】

黄帝坐在明堂里，开始厘正天之纲纪，考建五运运行的常理，乃向天师岐伯请问道：在以前的医论中曾经言道，天地的动静，是以自然界中变幻莫测的物象为纲纪；阴阳升降，是以寒暑的更换显示它的征兆。我也听先生讲过五运的规律，先生所讲的仅是五运之气各主一岁。关于六十甲子，从甲年开始定运的问题，我又与鬼臾区进一步加以讨论，鬼臾区说：土运主甲己年，金运主乙庚年，水运主丙辛年，木运主丁壬年，火运主戊癸年。子午年是少阴司天，辰戌年是太阳司天，巳亥年是厥阴司天。这些，与以前所论的阴阳不怎么符合，是什么道理呢？

岐伯说：它是阐明其中的道理的，这里指的是天地运气的阴阳变化。关于阴阳之数，可以数的，是人身中的阴阳，因而合乎可以数得出的阴阳之数。至于阴阳的变化，若进一步推演之，可以从十而至百，由千而及万，所以天地阴阳的变化，不能用数字去类推，只能从自然物象的变化中去推求。

黄帝说：我想听听运气学说是怎样创始的。岐伯说：你提这个问题是很高明的啊！我曾看到《太始天元册》文记载，赤色的天气，经过牛、女二宿及西北方的戊分；黄色的天气，经过心、尾二宿及东南方的己分；青色的天气，经过危、室二宿与柳、鬼二宿之间；白色的天气，经过亢、氐二宿与昴、毕二宿之间；黑色的天气，经过张、翼二宿与娄、胃二宿之间。所谓戊分，即奎、壁二宿所在处，己分，即角、轸二宿所在处，奎、壁正当秋分时，日渐短，气渐寒，角、轸正当春分时，日渐长，气渐暖，所以是天地阴阳的门户。这是推演气候的开始，自然规律的所在，不可以不通。

黄帝说：好。在天元纪大论中曾说：天地是万物的上下，左右是阴阳的道路，不知道是什么意思。岐伯说：这里所说的"上下"，指的是从该年的司天在泉，以见阴阳所在的位置。所说的"左右"，指的是司天的左右间气，凡是厥阴司天，左间是少阴，右间是太阳；少阴司天，左间是太阴，右间的厥阴；太阴司天，左间是少阳，右间是少阴；少阳司天，左间是阳明，右间是太阴；阳明司天，左间是太阳，右间是少阳；太阳司天，左间是厥阴，右间是阳明。这里说的左右，是面向北方所见的位置。

黄帝说：什么叫作下（在泉）？岐伯说：厥阴司天，则少阳在泉，在泉的左间是阳明，右间是太阴；少阴司天则阳明在泉，在泉的左间是太阳,右间是少阳;太阴司天则太阳在泉,在泉的左间是厥阴,右间是阳明;少阳司天则厥阴在泉,在泉的左间是少阴,右间是太阳;阳明司天则少阴在泉,在泉的左间是太阴,右间是厥阴;太阳司天则太阴在泉,在泉的左间是少阳,右间是少阴。这里说的左,是面向南方所见的位置。客气和主气互相交感,客主之六气互相加临,若客主之气相得的就属平和,不相得的就要生病。

黄帝说:客主之气相得而生病的是什么原因呢?岐伯说:气相得指的气生主气,若主气生客气,是上下颠倒,叫作下临上,仍属不当其位,所以也要生病。

黄帝说:天地的动静是怎样的呢?岐伯说:天在上,自东而西是向右运行;地在下,自西而东是向左运行,左行和右行,当一年的时间,经周天三百六十五度及其余数四分度之一,而复会于原来的位置。黄帝说:我听到鬼臾区说:应地之气是静止而不动的。现在先生乃说"下者左行",不明白你的意思,我想听听是什么道理。岐伯说:天地的运动和静止,五行的递迁和往复,鬼臾区虽然知道了天的运行情况,但是没有全面的了解。关于天地变化的作用,天显示的是日月二十八宿等星象,地形成了有形的物质。日月五星围绕在太空之中,五行附着在大地之上。所以地载运各类有形的物质。太空布列受天之精气的星象。地之形质与天之精气的运动,就像根本和枝叶的关系。虽然距离很远,但通过对形象的观察,仍然可以晓得它们的情况。

黄帝说:大地是不是在下面呢?岐伯说:应该说大地是在人的下面,在太空的中间。黄帝说:它在太空中间依靠的是什么呢?岐伯说:是空间的大气把它举起来的。燥气使它干燥,暑气使它蒸发,风气使它动荡,湿气使它滋润,寒气使它坚实,火气使它温暖。所以风寒在于下,燥热在于上,湿气在于中,火气游行于中间,一年之内，风寒暑湿燥火六气下临于大地，由于它感受了六气的影响才化生为万物。所以燥气太过地就干燥，暑气太过地就炽热，风气太过地就动荡，湿气太过地就泥泞，寒气太过地就坼裂，火气太过地就坚固。

黄帝说：司天在泉之气，对人的影响，从脉上怎样观察呢？岐伯说：司天和在泉之气，胜气和复气的发作，不表现于脉搏上。《脉法》上说：司天在泉之气的变化，不能根据脉象进行诊察，就是这个意思。

黄帝说：间气的反应怎样呢？岐伯说：可以随着每年间气应于左右手的脉搏去测知。黄帝说：怎样测知呢？岐伯说：脉气与岁气相应的就平和，脉气与岁气相违的就生病，相应之脉不当其位而见于他位的要生病，左右脉互移其位的要生病，相应之脉位反见于克贼脉象的，病情危重，两手尺脉和寸脉相反的，就要死亡，左右手互相交见的，也要死亡。首先要确立每年的运气，以测知岁气与脉象相应的正常情况，明确左右间气应当出现的位置，然后才可以预测人的生死和病情的逆顺。

黄帝说：寒暑燥湿风火六气，与人体是怎样应合的呢？对于万物的生化，又有什么关系呢？岐伯说：东方应春而生风，春风能使木类生长，木类生酸味，酸味滋养肝脏，肝滋养筋膜，肝气输于筋膜，其气又能滋养心脏。六气在天为深远无边，在人为认识事物的变化规律，在地为万物的生化。生化然后能生成五味，认识了事物的规律，然后能生成智慧，深远无边的宇宙，生成变幻莫测的神，变化而生成万物之气机。神的变化，具体表现为：在天应在风，在地应在木，在人体应在筋，在气应在柔和，在脏应在肝。其性为温暖，其德为平和，其功用为动，其色为青，其生化为繁荣，其虫为毛虫，其政为升散，其令为宣布舒发，其变动为摧折败坏，其灾为陨落，其味为酸，其情志为怒。怒能伤肝，悲哀能抑制怒气；风气能伤肝，燥气能克制风气；酸味能伤筋，辛味能克制酸味。

南方应夏而生热，热盛则生火，火能生苦味，苦味入心，滋养心脏，心能生血，心气通过血以滋养脾脏。变幻莫测的神，其具体表现为：在天应在热，在地应在火，在人体应在脉，在气应在阳气生长，在脏应在心。其性为暑热，其德为显现物象，其功用为躁动，其色为赤，其生化为茂盛，其虫为羽虫，其政为明显，其令为热盛，其变动为炎热灼烁，其灾为燔灼焚烧，其味为苦，其情志为喜。喜能伤心，恐惧能抑制喜气；热能伤气，寒能克制热气；苦味能伤气，咸味能克制苦味。

中央应长夏而生湿，湿能生土，土能生甘味，甘味入脾，能滋养脾脏，脾能滋肌肉，脾气通过肌肉而滋养肺脏。变幻莫测的神，其具体表现为：在天应于湿，在地应于土，在人体应于肉，在气应于物体充盈，在脏应于脾。其性安静能兼化万物，其德为濡润，其功用为化生，其色黄，其生化为万物盈满，其虫为倮虫，其政为安静，其令为布化云雨，其变动为久雨不止，其灾为湿雨土崩，其味为甘，其情志为思。思能伤脾，仇怒能抑制思虑；湿能伤肌肉，风能克制湿气；甘味能伤脾，酸味能克制甘味。

西方应秋而生燥，燥能生金，金能生辛味，辛味入肺而能滋养肺脏，肺能滋养皮毛，肺气通过皮毛而又能滋养肾脏。变幻莫测的神，其具体表现为：在天应于燥，在地应于金，在人体应于皮毛。在气应于万物成熟，在脏应于肺。其性为清凉，其德为洁净，其功用为坚固，其色白，其生化为收敛，其虫为介虫，其政为刚劲急切，其令为雾露，其变动为严酷摧残，其灾为青干而凋落，其味为辛，其情志为忧愁。忧能伤肺，喜能抑制忧愁；热能伤皮毛，寒能克制热气；味能伤皮毛，苦味能克制辛味。

北方应冬而生寒，寒能生水，水能生咸味，咸味入肾而能滋养肾脏，肾能滋养骨髓，肾气通过骨髓而能滋养肝脏。变幻莫测的神，其具体表现为：在天应于寒，在地应于水，在人体应于骨，在气应于物体坚实，在脏应于肾。其性为严凛，其德为寒冷，其功用为闭藏，其色黑，其生化为整肃，其虫为鳞虫，其政为平静，其令为霰雪，其变动为水冰气寒，其灾为冰雹，其味为咸，其情志为恐。恐能伤肾，思能抑制恐惧；寒能伤血，燥能克制寒气；咸味能伤血，甘味能克制咸味。

黄帝说：邪气致病所发生的变化是怎样的呢？岐伯说：来气与主时之方位相合，则病情轻微；来气与主时之方位不相合，则病情严重。黄帝说：五气主岁是怎样的呢？岐伯说：凡气有余，则能克制自己所能克制的气，而又能欺侮克制自己的气；气不足，则克制自己的气趁其不足而来欺侮，自己所能克制的气也轻蔑地欺侮自己。由于本气有余而进行欺侮或趁别气之不足而进行欺侮的，也往往要受邪，是因为它无所畏忌，而缺少防御的能力。黄帝说：好。

六微旨大论篇第六十八

精解导读

一、说明六气学说是根据天体运动的规律而创始的，并指出六气之间，具有标本中气的相互关系。

二、天体的变化有盛衰，气候的变化有太过、不及。天地间万物与之息息相应，其表现在生化方面；人体亦与之息息相应，其表现在气色脉象方面。

三、指出六气具有互相承制的作用。

四、解释了什么叫"岁会""天符"和"太一天符"。

五、说明自然界是一个运动不息的多变世界,如果升降出入的运动停止,那么生化之机就会熄灭。

【原文】

黄帝问曰:呜呼远哉!天之道①也,如迎浮云,若视深渊,视深渊尚可测,迎浮云莫知其极。夫子数言,谨奉天道,余闻而藏之,心私异之,不知其所谓也。愿夫子溢志②尽言其事,令终不灭,久而不绝,天之道可得闻乎?岐伯稽首再拜对曰:明乎哉问,天之道也!此因天之序,盛衰之时也③。

帝曰:愿闻天道六六之节盛衰何也?岐伯曰:上下有位,左右有纪④。故少阳之右,阳明治之;阳明之右,太阳治之;太阳之右,厥阴治之;厥阴之右,少阴治之;少阴之右,太阴治之;太阴之右,少阳治之⑤。此所谓气之标⑥,盖南面而待也。故曰:因天之序,盛衰之时,移光定位,正立而待之⑦。此之谓也。

少阳之上,火气治之,中见厥阴⑧;阳明之上,燥气治之,中见太阴;太阳之上,寒气治之,中见少阴;厥阴之上,风气治之,中见少阳;少阴之上,热气治之,中见太阳;太阴之上,湿气治之,中见阳明。所谓本也,本之下,中之见也,见之下,气之标也,本标不同,气应异象⑨。

帝曰:其有至而至⑩,有至而不至,有至而太过,何也?岐伯曰:至而至者和;至而不至,来气不及也;未至而至,来气有余也⑪。帝曰:至而不至,未至而至如何?岐伯曰:应则顺,否则逆,逆则变生,变生则病⑫。帝曰:善。请言其应。岐伯曰:物,生其应也⑬，气，脉其应也⑭。

帝曰：善。愿闻地理之应六节气位⑮何如？岐伯曰：显明⑯之右。君火之位也；君火之右，退行一步⑰，相火治之；复行一步，土气治之；复行一步，金气治之；复行一步，水气治之；复行一步，木气治之；复行一步，君火治之。

相火之下，水气承⑱之；水位之下，土气承之；土位之下，风气承之；风位之下，金气承之；金位之下，火气承之；君火之下，阴精承之⑲。帝曰：何也？岐伯曰：亢则害，承乃制⑳，制则生化，外列盛衰㉑，害则败乱，生化大病。

帝曰：盛衰何如？岐伯曰：非其位㉒则邪，当其位则正，邪则变甚，正则微。帝曰：何谓当位？岐伯曰：木运临卯，火运临午，土运临四季㉓，金运临酉，水运临子，所谓岁会，气之平也㉔。帝曰：非其位何如？岐伯曰：岁不与会也。

帝曰：土运之岁，上见太阴；火运之岁，上见少阳、少阴；金运之岁，上见阳明；木运之岁，上见厥阴；水运之岁，上见太阳，奈何？岐伯曰：天与之会也。故《天元册》曰天符。

帝曰：天符岁会何如？岐伯曰：太一天符㉕之会也。

帝曰：其贵贱何如？岐伯曰：天符为执法㉖，岁会㉗为行令㉘，太一天符为贵人㉙。帝曰：邪之中也奈何？岐伯曰：中执法者，其病速而危；中行令者，其病徐而持；中贵人者，其病暴而死㉚。帝曰：位之易也何如？岐伯曰：君位臣则顺，臣位君则逆㉛。逆则其病近，其害速；顺则其病远，其害微。所谓二火也。

帝曰：善。愿闻其步何如？岐伯曰：所谓步者，六十度而有奇㉜，故二十四步积盈百刻而成日㉝也。

帝曰：六气应五行之变何如？岐伯曰：位有终始㉞，气有初中㉟，上下㊱不同，求之亦异也。帝曰：求之奈何？岐伯曰：天气始于甲，地气始于子㊲，子甲相合，命曰岁立㊳，谨候其时，气可与期。帝曰：愿闻其岁，六气始终，早晏何如？岐伯曰：明乎哉问也！甲子之岁，初之气，天数始于水下一刻㊴，终于八十七刻半；二之气，始于八十七刻六分，终于七十五刻；三之气，始于七十六刻，终于六十二刻半；四之气，始于六十二刻六分，终于五十刻；五之气，始于五十一刻，终于三十七刻半；六之气，始于三十七刻六分，终于二十五刻。所谓初六㊵，天之数㊶也。

乙丑岁，初之气，天数始于二十六刻，终于一十二刻半；二之气，始于一十二刻六分，终于水下百刻；三之气，始于一刻，终于八十七刻半；四之气，始于八十七刻六分，终于七十五刻；五之气，始于七十六刻，终于六十二刻半；六之气，始于六十二刻六分，终于五十刻。所谓六二，天之数也。

丙寅岁，初之气，天数始于五十一刻，终于三十七刻半；二之气，始于三十七刻六分，终于二十五刻；三之气，始于二十六刻，终于一十二刻半；四之气，始于一十二刻六分，终于水下百刻；五之气，始于一刻，终于八十七刻半；六之气，始于八十七刻六分，终于七十五刻。所谓六三，天之数也。

丁卯岁，初之气，天数始于七十六刻，终于六十二刻半；二之气，始于六十二刻六分，终于五十刻；三之气，始于五十一刻，终于三十七刻半；四之气，始于三十七刻六分，终于二十五刻；五之气，始于二十六刻，终于一十二刻半；六之气，始于一十二刻六分，终于水下百刻。所谓六四，天之数也。次戊辰岁，初之气，复始于一刻，常如是无已，周而复始。

帝曰：愿闻其岁候何如？岐伯曰：悉乎哉问也！日行一周㊷，天气始于一刻，日行再周，天气始于二十六刻，日行三周，天气始于五十一刻，日行四周，天气始于七十六刻，日行五周，天气复始于一刻,所谓一纪[43]也。是故寅午戌岁气会同[44],卯未亥岁气会同,辰申子岁气会同,巳酉丑岁气会同,终而复始。

帝曰:愿闻其用也。岐伯曰:言天者求之本[45],言地者求之位[46],言人者求之气交[47]。帝曰:何谓气交?岐伯曰:上下之位,气交之中,人之居也。故曰:天枢[48]之上,天气主之;天枢之下,地气主之;气交之分,人气从之,万物由之。此之谓也。

帝曰:何谓初中?岐伯曰:初凡三十度而有奇[49],中气同法。帝曰:初中何也?岐伯曰:所以分天地也。帝曰:愿卒闻之。岐伯曰:初者地气也,中者天气也[50]。帝曰:其升降何如?岐伯曰:气之升降,天地之更用[51]也。帝曰:愿闻其用何如?岐伯曰:升已而降,降者谓天;降已而升,升者谓地。天气下降,气流于地;地气上升,气腾于天。故高下相召,升降相因,而变作矣[52]。

帝曰:善。寒湿相遘,燥热相临,风火相值[53],其有闻乎?岐伯曰:气有胜复,胜复之作,有德有化,有用有变[54],变则邪气居之。

帝曰:何谓邪乎?岐伯曰:夫物之生从于化,物之极由乎变[55],变化之相薄,成败之所由也。故气有往复[56],用有迟速,四者之有,而化而变,风之来也[57]。帝曰:迟速往复,风所由生,而化而变,故因盛衰之变耳。成败倚伏[58]游乎中何也?岐伯曰:成败倚伏生乎动,动而不已,则变作矣[59]。

帝曰:有期乎?岐伯曰:不生不化,静之期也[60]。帝曰:不生化乎?岐伯曰:出入废则神机化灭,升降息则气立孤危[61]。故非出入,则无以生长壮老已;非升降,则无以生长化收藏。是以升降出入,无器[62]不有。故器者生化之宇[63],器散则分之[64],生化息矣。故无不出入,无不升降,化有小大,期有近远,四者之有,而贵常守,反常则灾害至矣。故曰:无形无患[65]。此之谓也。帝曰:善。有不生不化乎。岐伯曰:悉乎哉问也!与道合同,惟真人也。帝曰:善。

【注释】

①天之道：此指气象变化的自然规律。

②溢志：情志洋溢的意思。

③此因天之序，盛衰之时也：凡天地气象变化的规律，是由于运气秩序的变更，表现为四时之气的盛衰。

④左右有纪：左右间气有一定的条理。左右，指左右间气。纪，此处有条理的意思。

⑤故少阳之右，阳明治之……太阴之右，少阳治之：本处指左右，是位北面南所定。东为左，西为右，所以在少阳的右面，是阳明主治，以下按三阳三阴顺推。这里的三阳三阴的顺序，是按阴阳多少排定，少阳为一阳，阳明为二阳，太阳为三阳；厥阴为一阴，少阴为二阴，太阴为三阴。就是以后所说的客气六步，其时位每年有所变动。

⑥气之标：气，六气。标，木的末端。

⑦移光定位，正立而待之：此处指古代观日影以定时的方法。最初只是直立在地平面上的一根竿子或柱子，从竿子与太阳所成的影子，可以测定一年季节的长短、黄、赤道的交角，地方真太阳时（即日规所指示的时刻）及纬度等。后来逐步改进成特制的仪器。

⑧中见厥阴：《类经》二十三卷第六注："此以下言三阴三阳各有表里，其气相通，故各有互根之中气也。少阳之本火，故火气在上，与厥阴相表里，故中见厥阴，是以相火而兼风木之化也。"此下即所谓本、标、中见。本指六气，标指三阴三阳，中见指三阴三阳之互为表里者。如子午年，少阴司天，便是热气为本，少阴为标，与少阴相表里的太阳为中见。"

⑨气应异象：下文曰："气，脉其应也。"也就是说：脉应于不

同之气，则有不同的病象。《类经》二十三卷第六注："岁气有寒热之非常者，诊法有脉从而病反者，病有生于本，生于标，生于中气者。治有取本而得，取标而得，取中气而得者，此皆标本之不同，而气应之异象。"

⑩至而至：前"至"指时之至，后"至"指气之至。如夏季至，热气亦至，即至而至。

⑪至而而至……来气有余也：指时至而气不至，为应至之气不足；时未至而气已至，为应至之气有余。王冰注："假令甲子岁气有余，于癸亥岁未当至之期，先时而至也。乙丑岁气不足，于甲子岁当至之期，后时而至也。故曰来气不及，来气有余也。言初气之至期如此。岁气有余，六气之至皆先时；岁气不及，六气之至皆后时。先时后至，后时先至，各差三十日而应也。"

⑫应则顺……变生则病：凡时至而气亦至者即为应，应则顺。时至而气不至，或时未至而气已至者为否，否则逆。逆则气候必有异变，有异变则致病于万物。

⑬物，生其应也：万物对于六气的感应，表现于其生长的状态。

⑭气，脉其应也：天气变化，亦必影响人体之气，在脉象上，可以反映出来。

⑮地理之应六节气位：《类经》二十三卷第六注："此下言地理之应六节，即主气之静而守位者也，故曰六位，亦曰六步，及六气所主之位也。"此处说的是主气六步的方位和时间，主气六步，地气所化，年年相同，所以说："地理之应""静而守位。"

⑯显明：即显明之位，正当日出之所，卯正之位。在一年的时间里，则正当春分时。

⑰退行一步：《类经》二十三卷第六注："退行一步，谓退于君火之右一步也。"主气六步，运转的方向是自右而左，即自西而东，

故为退行。六气分主一年,有如行走了六步,故每一气也称一步。初之气自大寒至惊蛰,二之气自春分至立夏,三之气自小满至小暑,四之气自大暑至白露,五之气自秋分至小雪,终之气自大雪至小寒。每步等于六十点八七五日,六步合计三百六十五点二五日,即一年。

⑱承:承袭的意思。与上篇所谓"其不及则己所不胜侮而乘之"之义同。承之者,都是己所不胜之气。说明六气之中,借此相互制约的关系,以维持其正常的气化,若这种关系被破坏,就要发生反常之变。

⑲君火之下,阴精承之:五行数五,六气数六,其中火分为二,故有君火相火之别。君火亦阳之属,所以君火之下,阴精承之,乃阴能制阳的意思。

⑳亢则害,承乃制:天之六气各专其性,正常时则有益于万物的生化,太过则有损于万物的生化。六气又各畏其所不胜,六气盛极,其不胜之气则承而制之。所以说:"亢则害,承乃制。"

㉑外列盛衰:高士宗注:"外列盛衰者,盛已而衰,衰已而盛,四时之气可征也。"

㉒位:这里指十二地支在方位中的位置。正北为子位,属水;正南为午位,属火;正东为卯位,属木;正西为酉位,属金。丑寅居东北隅中,辰巳居东南隅中,未申居西南隅中,戌亥居西北隅中。土位中央,寄旺于四季各十八日,所以辰戌丑未属土。

㉓土运临四季:新校正云:"土运临四季,甲辰、甲戌、己丑、己未岁也。"

㉔所谓岁会,气之平也:马莳注:"所谓岁会,气之平者,言此八岁,皆岁与五运相会而气平和。"凡此岁会之年,即岁运与五行所应之位相会者属平气,与后文五常政大论所言之平气,似不尽相同。

㉕太一天符:即天元纪大论中所说的三合。共有四年,即戊午、

己丑、己未、乙酉。

㉖执法：《运气论奥谚解》云："执法是执柄、执权的意思。有如执行国政，其权威震于天下，所以天符的岁气，速而且强。"

㉗岁会：与"岁位"义同。《运气论奥谚解》云："岁位，这里仅是指岁会而言。"

㉘行令：指岁会之气，比喻施行政令一般。《运气论奥谚解》云："犹言诸侯。诸侯各司其国，威力只限于本国，施行不广……其岁势较之天符，缓而不烈。"

㉙贵人：王冰注："贵人犹君主。"《运气论奥谚解》云："贵人犹言君主，君主统率上下，为万方之主，任意施威于天下，其气甚盛。太一天符的岁势，在三者之中，专而最盛，所以比作贵人。"

㉚中执法者……其病暴而死：《类经》二十四卷第七注："中执法者，犯司天之气也，天者生之本，故其病速而危。中行令者，犯地支之气也，害稍次之，故其病徐而持。持者，邪正相持，而吉凶相半也。中贵人者，天地之气皆犯矣，故暴而死。按此三者，地以天为主，故中天符者，甚于岁会，而太一天符者，乃三气合一，其盛可知，故不犯则已，犯则无能解也，人而受之不能免矣。"

㉛君位臣则顺，臣位君则逆：这里指君火与相火的关系。君火与相火在主气与客气中，各有所司之位，君火为君，相火为臣，若少阴君火司天之位，加于主气少阳相火之上，是君位臣，也叫上临下，为顺。反之则为逆。

㉜六十度而有奇：指一气所主一步的度数为六十度有零。古人根据四分历法，定周天数为三百六十五点二五度，按日数为三百六十五点二五日，即地球绕太阳公转一周的日数。古人将每日分为一百刻，每刻为十分。三百六十五点二五日每一步的实际日数为六十点八七五日，所以说"六十度有奇"。

㉝二十四步积盈百刻而成日：每年为六步，二十四步就是四年。盈指每年余数二十五刻，四年即一百刻，乃为一日。本处所用的计算方法，属四分历法。也就是把一年定为三百六十五点二五日。因其将整日后的余数定为四分之一，故曰四分历。

㉞位有终始：指地理应六气的位置，有开始和终止的时限。王冰注："位，地位也。"

㉟气有初中：这里指六气的每一步又分两段，前段为初气，后段为中气。初气，地气用事。中气，天气用事。每段为三十日四十三又四分之三刻。

㊱上下：天气和地气。

㊲天气始于甲，地气始于子：天干以纪天气，其起首为甲；地支以纪地气，其起首为子。

㊳子甲相合，命曰岁立：干支纪年法，即用天干地支，阳干配阳支，阴干配阴支的方法结合起来，则每岁的气运乃立。子甲相合，为甲子年，乃六十花甲之首。

㊴水下一刻：古代计时的仪器叫"漏壶"，即为一般所说的铜壶滴漏，又称壶漏、铜漏，或铜壶漏刻。其法以铜壶盛水，壶底穿一孔，壶中立箭，箭上刻度数一百，即一百刻，每刻为十分，壶水由底孔逐渐外漏，箭上的刻度逐渐显露，在一昼夜，壶水即全部漏出，箭上的刻度亦全部显露，就根据箭上露出的刻数来计时。所谓"水下一刻"，并非水平面与一刻度数平齐处，乃是指壶水开始下降之位置，因其在一刻的范围中，古人习惯上就称之为一刻。每日漏水开始的时间是在寅时，相当于现在时钟的三点零分。

㊵初六：六即上述所谓六步。第一个六步，谓之"初六"，下"六二""六三""六四"同此义。

㊶天之数：为天时六气终始的刻数。

㊷日行一周：指太阳运行一周的时间，也就是一年的时间。日行，乃指太阳的视运动，为太阳在天体视运动轨道上的运行，实则为地球公转的运动周期。

㊸纪：王冰注："法以四年为一纪，循环不已。余三岁以会同，故有三合也。"

㊹岁气会同：乃岁时与六气会同之时，即所谓"初之气，天气始于水下一刻"之时。

㊺本：此处指风、热、火、湿、燥、寒六气，也称六元，为天气之本元。

㊻位：此处指六气应五行的地理位置而言。《类经》二十四卷第九注："位者，地之六步，木火土金水火是也。"

㊼气交：天气在上，地气在下，上下交互之处，为之气交。

㊽天枢：有天气地气升降之枢机的意思。

㊾三十度而有奇：三十度有零。若以日数计之，即三十日四十三又四分之三刻。

㊿初者地气也，中者天气也：《类经》二十四卷第九注："初中者，所以分阴阳也。凡一气之度，必有前后，有前后则前阳而后阴。阳主进，自下而上，故初者地气也。阴主退，自上而下，故中者天气也。"

(51)天地之更用：天气与地气迭相为用的意思。

(52)高下相召……而变作矣：天地上下，阴阳之气，相互感召，气之升降，互为因果，是气象变化的根本。

(53)值：逢遇的意思。

(54)有德有化，有用有变：德，六气之正常功用。化，生化。用，作用。变，变化。高士宗注："德、化、用，气之正也。变则邪气居之。"

(55)物之生从于化，物之极由乎变：王冰注：“故物之生也，静而化成，其毁也，躁而变革，是以生从于化，极由乎变，变化不息，则成败之由常在。”

(56)往复：往来的意思。

(57)风之来也：吴昆注：“风，即所谓邪也。”《类经》二十四卷第九注：“但从乎化，则为正风之来。从乎变，则为邪风之来。”在此当概指六气变化。

(58)倚伏：相因的意思。《老子》：“祸兮福之所倚，福兮祸之所伏。”

(59)成败倚伏生乎动，动而不已，则变作矣：王冰注：“动静之理，气有常运，其微也为物之化，其甚也为物之变。化流于物，故物得之以生，变行于物，故物得之以死。由是成败倚伏，生乎动之微甚迟速尔，岂惟气独有是哉，人在气中，养生之道，进退之用，当皆然也。”

(60)不生不化，静之期也：万物于非明显的生化阶段，表现为相对的稳定时期，就是所谓“静之期”。

(61)出入废则神机化灭，升降息则气立孤危：出入、升降，此处指物体的运动形式。物体的运动停止了，则变化不测的“神机”亦当变化灭绝，依形而寄的“气立”亦必孤存无生。所以“出入”“升降”对物体的存在，有着非常重要的意义。“神机”“气立”，见五常政大论。

(62)器：此处指器物或物体而言。

(63)宇：此处指器宇而言。

(64)器散则分之：《类经》二十四卷第九注：“若形器散敝，则出入升降，无所依凭，各相离而生化息矣。”散，此处有形坏不存的意思。

⑥无形无患：出入升降的运动形式，皆寄于有形，所以上文说："升降出入，无器不有"，就是这个意思。其正常的运动则生化作，反常的变化则灾害至，然皆不能离形，没有形也就无所谓患，所以说"无形无患"。

【译文】

黄帝问道：天的规律非常远大呀！如像仰望空中的浮云，又像看望深渊一样，渊虽深还可以被测知，仰望浮云则不知它的终极之处。先生多次谈到，要小心谨慎地尊奉气象变化的自然规律，我听到以后，都怀记下来，但是心里独自有些疑惑，不明白说的是什么意思。请先生热情而详尽地讲讲其中的道理，使它永远地流传下去，而不至灭绝。你可以把它的规律讲给我听吗？岐伯再次跪拜回答说：你提的问题很高明啊！这是由于运气秩序的变更，表现为自然气象盛衰变化的时位。

黄帝说：我想听听关于天道六六之节的盛衰情况是怎样的？岐伯说：六气司天在泉，有一定位置，左右间气，有一定的规则。所以少阳的右间，是阳明主治；阳明的右间，是太阳主治；太阳的右间，是厥阴主治；厥阴的右间，是少阴主治；少阴的右间，是太阴主治；太阴的右间，是少阳主治。这就是所说的六气之标，是面向南方而之的位置。所以说，要根据自然气象变化的顺序和盛衰的时间，及日影移动的刻度，确定位置，南面正立以进行观察就是这个意思。

少阳司天，火气主治，少阳与厥阴相表里，故厥阴为中见之气；阳明司天，燥气主治，阳明与太阴相表里，故太阴为中见之气；太阳司天，寒气主治，太阳与少阴相表里，故少阴为中见之气；厥阴司天，风气主治，厥阴与少阳相表里，故少阳为中见之气；少阴司天，热气主治，少阴与太阳相表里，故太阳为中见之气；太阴司天，湿气主治，太阴与阳明相表里，故阳明为中见之气。这就是所谓本元之气，本气之下，是中见之气，中见之下，是气之标，由于本和标不同，应之于脉则有差异，而病形也就不一样。

黄帝说：六气有时至而气亦至的，有时至而气不至的，有先时而气至太过的，这是为什么呢？岐伯说：时至而气亦至的，为和平之年；时至而气不至的，是应至之气有所不及；时未至而气已至，是应至之气有余。黄帝说：时至而气不至，时未至而气已至的会怎样呢？岐伯说：时与气相应的是顺，时与气不相应的是逆，逆就要发生反常的变化，反常的变化就是要生病。黄帝说：好，请你再讲讲其相应的情况。岐伯说：万物对六气的感应，表现于其生长的情况。六气对于人体的影响从脉象上可以反映出来。

黄帝说：好。我想听你讲讲六气之应于地理位置是怎样的？岐伯说：显明正当春分之时，它的右边，为君火主治之位；君火的右边，再退行一步，为相火主治之位；再退行一步，为土气主治之位；再退行一步，为金气主治之位；再退行一步，为水气主治之位；再退行一步，为木气主治之位；再退行一步，为君火主治之位。

六气各有相克之气，承于其下，以制约之。水能制火，相火的下面，水气承之；土能制水，水位的下面，土气承之；木能制土，土位的下面，风气承之；金能制木，风位之下，金气承之；火能制金，金位之下，火气承之；阴能制阳，君火的下面，阴精承之。黄帝说：这是什么原因呢？岐伯说：六气亢盛时就要为害，相承之气，可以制约它，递相制约才能维持正常的生化，在四时之气中表现为气盛者必衰，衰者必盛，若亢盛为害则生化之机毁败紊乱，必然发生大病。

黄帝说：气的盛衰是怎样的呢？岐伯说：不当其位的是邪气，

恰当其位的是正气，邪气则变化很严重，正气则变化很轻微。黄帝说：怎样叫作恰当其位呢？岐伯说：例如木运遇到卯年，火运遇到午年，土运遇到辰、戌、丑、未年，金运遇到酉年，水运遇到子年，乃是中运之气与年支方位五行之气相同。所说的"岁会"，为运气和平之年。黄帝说：不当其位是怎样的呢？岐伯说：就是中运不与年支方位五行之气相会。

黄帝说：土运之年，遇到太阴司天；火运之年，遇到少阳、少阴司天；金运之年，遇到阳明司天；木运之年，遇到厥阴司天。水运之年，遇到太阳司天是怎样的呢？岐伯说：这是中运与司天相会，所以《天元册》中叫作"天符"。

黄帝说：既是"天符"，又是"岁会"的是怎样的呢？岐伯说：这叫作"太一天符"。

黄帝说：它们有什么贵贱的不同吗？岐伯说：天符好比执法，岁会好比行令，太一天符好比贵人。黄帝说：邪气中人发病时，三者有什么区别呢？岐伯说：中于执法之邪，发病快速而危重；中于行令之邪，发病缓慢而持久；中于贵人之邪，发病急剧而多死。黄帝说：主气客气位置互易时是怎样的呢？岐伯说：君位客气居于臣位主气之上的为顺，臣位客气，居于君位主气之上的为逆。逆者发病快而急，顺者发病慢而轻。这里主要是指君火和相火说的。

黄帝说：好。我想听听关于六步的情况是怎样的？岐伯说：所谓"步"，就是指六十度有零的时间，每年是六步，所以在二十四步中，也就是四年内，积每年刻度的余数共为一百刻，就成为一日。

黄帝说：六气应于五行的变化是怎样的呢？岐伯说：每一气所占的位置，是有始有终的，一气中又分为初气和中气，由于天气和地气的不同，所以推求起来，也就有了差异。黄帝说：怎样推求呢？岐伯说：天气始于天干之甲，地气始于地支之子，子和甲结合起来，就叫"岁立",谨密地注意交气的时间,六气变化的情况就可以推求出来。黄帝说:我想听听关于每年六气的始终早晚是怎样的?岐伯说:你提这个问题是很高明的啊!甲子之年,初之气,天时的刻数,开始漏水下一刻,终于八十七刻五分;二之气,开始于八十七刻六分,终止于七十五刻;三之气,开始于七十六刻,终止于六十二刻五分;四之气,开始于六十二刻六分,终止于五十刻;五之气,开始于五十一刻,终止于三十七刻五分;六之气,开始于三十七刻六分,终止于二十五刻。这就是所说的第一个六步,天时终始的刻数。

乙丑之年,初之气,天时的刻数,开始于二十六刻,终止于十二刻五分;二之气,开始于十二刻六分,终止于漏水下至一百刻;三之气,开始于一刻,终止于八十七刻五分;四之气,开始于八十七刻六分,终止于七十五刻;五之气,开始于七十六刻,终止于六十二刻五分;六之气,开始于六十二刻六分,终止于五十刻。这就是所说的第二个六步,天时终始的刻数。

丙寅之年,初之气,天时的刻数开始于五十一刻,终止于三十七刻五分;二之气,开始于三十七刻六分,终止于二十五刻;三之气,开始于二十六刻,终止于十二刻五分;四之气,开始于十二刻六分,终止于漏水下至一百刻;五之气,开始于一刻,终止于八十七刻五分;六之气,开始于八十七刻六分,终止于七十五刻。这就是所说的第三个六步,天时终始的刻数。

丁卯之年,初之气,天时的刻数开始于七十六刻,终止于六十二刻五分;二之气,开始于六十二刻六分,终止于五十刻;三之气,开始于五十一刻,终止于三十七刻五分;四之气,开始于三十七刻六分,终止于二十五刻;五之气,开始于二十六刻,终止于十二刻五分;六之气,开始于十二刻六分,终止于漏水下至一百刻。这就是所说的第四个六步,天时终始的刻数。依次相推便是戊辰年,初之气，又开始于一刻，经常如此，没有终时，一周之后又重新开始。

　　黄帝说：我想听听每年的计算方法？岐伯说：你问得很详尽啊！太阳运行第一周时，天时开始于一刻；太阳运行于第二周时，天时开始于二十六刻；太阳运行于第三周时，天时开始于五十一刻；太阳运行于第四周时，天时开始于七十六刻；太阳运行于第五周时，天时又开始于一刻。天气四周大循环，就叫作"一纪"。所以寅、午、戌三年，岁时与六气会同；卯、未、亥三年，岁时与六气会同；辰、申、子三年，岁时与六气会同；巳、酉、丑三年，岁时与六气会同，周流不息，终而复始。

　　黄帝说：我想听听六步的运用。岐伯说：谈论天气的变化，当推求于六气的本元；谈论地气的变化，当推求于六气应五行之位；谈论人体的变化，当推求于气交。黄帝说：什么是气交呢？岐伯说：天气居于上位，地气居于下，上下交互于气交之中，为人类所居之处。所以说：天枢以上，天气主之，天枢以下，地气主之；在气交之处，人气顺从天地之气的变化，万物由此而生。就是这个意思。

　　黄帝说：什么是初气中气呢？岐伯说：初气占一气中的三十度有零，中气也是这样。黄帝说：为什么要分初气和中气呢？岐伯说：是为了区别天气与地气用事的时间。黄帝说：我想听你详尽地讲讲。岐伯说：初气为地气用事，中气为天气用事。黄帝说：它们的升降是怎样的呢？岐伯说：气的升降，是天气和地气相互作用的结果。黄帝说：我想听听它们的相互作用是怎样的？岐伯说：地气可以上升，但升到极点就要下降，而下降乃是天气的作用；天气可以下降，但降到极点就要上升，而上升乃是地气的作用。天气下降，其气乃流荡于地；地气上升，其气乃蒸腾于天。由于天气和地气的相互招引，上升和下降的相互为因，天气和地气才能不断地发生变化。

　　黄帝说：好。寒气与湿气相遇，燥气与热气相接，风气与火气相逢，会有一定的时间吗？岐伯说：六气都有太过的胜气和胜极而复的复气，胜气和复气的不断发作，使气有正常的功用，有生化的性能，有一定的作用，有异常的变化，异常变化就要产生邪气。

黄帝说：什么是邪气？岐伯说：物体的新生，是从化而来，物体到极点，是由变而成，变和化的互相斗争与转化，乃是成败的根本原因。由于气有往来进退，作用有缓慢与迅速，有进退迟速，就产生了化和变，并发生了六气的变化。黄帝说：气有迟速进退，所以发生六气变化，有化有变，是由于气的盛衰变化所致。成和败相互为因，潜处于事物之中，是什么原因呢？岐伯说：成败互因的关键在于运动，不断的运动，就会发生不断的变化。

黄帝说：运动有一定的时间吗？岐伯说：不生不化，乃是相对稳定的时期。黄帝说：物有不生不化的吗？岐伯说：物体的内部存有生生不息之机，名曰"神机"；物体的外形依赖于气化的作用而存在，名曰"气立"。若出入的功能废止了，则"神机"毁灭；升降的作用停息了，则"气立"危亡。因此，没有出入，也就不会有发生、成长、壮实、衰老与灭亡；没有升降，也就不会有发生、成长、变化、收敛与闭藏。所以升降出入，是没有一种物体不具备的。因而物体就像是生化之器，若器物的形体不存在了，则升降出入也就要停止，生化之机也就停止了。因此说，任何物体，无不存有出入升降之机。不过化有大小的不同，时间有远近的区别，不管大小远近，贵在保持正常，如果反常，就要发生灾害。所以说离开了物体的形态，也就无所谓灾害，就是这个意思。黄帝说：好。有没有不生不化的呢？岐伯说：你问得很详尽啊！能够结合自然规律而适应其变化的，只有"真人"。黄帝说：好。

第二十卷

气交变大论篇第六十九

精解导读

一、主要说明五运之化的太过、不及所引起自然界的变化,以及影响人体发生疾病的情况。

二、说明气候的变化有常有变,因此不可能先期肯定其必然的变化;必须时时加以观察,乃能知其有何变化和变化属于哪一类。

三、说明气候变化不一定会造成疾病,主要是决定于人体的正气能否胜邪。

【原文】

黄帝问曰:五运更治,上应天碁,阴阳往复,寒暑迎随①,真邪相薄,内外分离,六经波荡②,五气倾移,太过不及,专胜兼并③,愿言其始,而有常名,可得闻乎?岐伯稽首再拜对曰:昭乎哉问也!是明道也。此上帝所贵,先师传之,臣虽不敏,往闻其旨。

帝曰:余闻得其人不教,是谓失道,传非其人,慢泄天宝④。余诚菲德,未足以受至道;然而众子哀其不终,愿夫子保于无穷,流于无极,余司其事,则而行之奈何?岐伯曰:请遂言之也。《上经》曰:夫道者上知天文,下知地理,中知人事,可以长久,此之谓也。

帝曰:何谓也?岐伯曰:本气位也⑤,位天者,天文也;位地者,地理也;通于人气之变化者,人事也⑥。故太过者先天⑦,不及者后天⑧,所谓治化⑨而人应之也。

帝曰:五运之化,太过何如?岐伯曰:岁木太过,风气流行,脾土受邪。民病飧泄,食减,体重,烦冤,肠鸣,腹支满,上应岁星⑩。甚则忽忽⑪善怒,眩冒巅疾。化气不政,生气独治⑫,云物飞动,草木不宁,甚而摇落⑬,反胁痛而吐甚,冲阳绝者死不治⑭,上应太白星⑮。

岁火太过,炎暑流行,肺金受邪。民病疟,少气咳喘,血溢血泄注下,嗌燥耳聋,中热肩背热,上应荧惑星⑯。甚则胸中痛,胁支满胁痛,膺背肩胛间痛,两臂内痛,身热肤痛而为浸淫。收气不行,长气独明⑰,雨冰霜寒,上应辰星⑱。上临少阴少阳⑲,火燔焫,水泉涸,物焦槁,病反谵妄狂越,咳喘息鸣,下甚血溢泄不已,太渊绝者死不治⑳,上应荧惑星。

岁土太过,雨湿流行,肾水受邪。民病腹痛,清厥意不乐,体重烦冤,上应镇星㉑。甚则肌肉萎,足痿不收,行善瘛,脚下痛,饮发㉒中满食减,四肢不举。变生得位㉓,藏气伏,化气独治之㉔,泉涌河衍㉕,涸泽生鱼,风雨大至,土崩溃,鳞㉖见于陆,病腹满溏泄肠鸣,反下甚太溪绝者死不治㉗,上应岁星。

岁金太过,燥气流行,肝木受邪。民病两胁下少腹痛,目赤痛眦疡,耳无所闻。肃杀而甚,则体重烦冤,胸痛引背,两胁满且痛引少腹,上应太白星。甚则喘咳逆气,肩背痛,尻阴股膝髀腨胻足皆病,上应荧惑星。收气峻,生气下㉘,草木敛,苍干雕陨,病反暴痛,胠胁不可反侧，咳逆甚而血溢，太冲绝者死不治㉙，上应太白星。

岁水太过，寒气流行，邪害心火。民病身热烦心，躁悸，阴厥㉚上下中寒，谵妄心痛，寒气早至，上应辰星。甚则腹大胫肿，喘咳，寝汗出憎风，大雨至，埃雾朦㉛郁，上应镇星。上临太阳㉜，则雨冰雪，霜不时降，湿气变物，病反腹满肠鸣，溏泄食不化，渴而妄冒，神门绝者死不治㉝，上应荧惑辰星㉞。

帝曰：善。其不及何如？岐伯曰：悉乎哉问也！岁木不及，燥乃大行，生气失应，草木晚荣，肃杀而甚，则刚木辟著㉟，柔萎苍干，上应太白星。民病中清，胠胁痛，少腹痛，肠鸣溏泄，凉雨时至，上应太白星、岁星㊱，其谷苍㊲。上临阳明㊳，生气失政，草木再荣㊴，化气乃急，上应太白、镇星㊵，其主苍早㊶。复㊷则炎暑流火，湿性燥㊸，柔脆草木焦槁，下体再生㊹，华实齐化，病寒热疮疡疿胗痈痤，上应荧惑、太白㊺，其谷白坚㊻。白露早降，收杀气行，寒雨害物，虫食甘黄㊼，脾土受邪，赤气㊽后化，心气晚治，上胜肺金，白气乃屈㊾，其谷不成，咳而鼽，上应荧惑、太白星。

岁火不及，寒乃大行，长政不用，物荣而下㊿，凝惨㉑而甚，则阳气不化，乃折㉒荣美，上应辰星。民病胸中痛，胁支满，两胁痛，膺背肩胛间及两臂内痛，郁冒朦昧，心痛暴喑，胸腹大，胁下与腰背相引而痛，甚则屈不能伸，髋髀如别，上应荧惑、辰星，其谷丹㉓。复则埃郁，大雨且至，黑气乃辱㉔，病鹜溏㉕腹满，食饮不下，寒口肠鸣，泄注腹痛，暴挛痿痹，足不任身，上应镇星、辰星，玄谷㉖不成。

岁土不及，风乃大行，化气不令，草木茂荣。飘扬而甚，秀而不实，上应岁星。民病飧泄霍乱，体重腹痛，筋骨繇复㉗，肌肉瞤酸㉘，善怒，藏气举事㉙，蛰虫早附，咸病寒中，上应岁星、镇星，其谷黅。复则收政严峻，名木苍凋，胸胁暴痛，下引少腹，善太息，虫食甘黄，气客于脾，黅谷乃减，民食少失味，苍谷乃损，上应太白、岁星。上临厥阴㊾，流水不冰，蛰虫来见，藏气不用，白乃不复㊿，上应岁星，民乃康。

岁金不及，炎火乃行，生气乃用，长气专胜㉛，庶物以茂，燥烁以行，上应荧惑星，民病肩背瞀重㉜鼽嚏血便注下，收气乃后，上应太白星，其谷坚芒㉝。复则寒雨暴至，乃零㉞冰雹霜雪杀物，阴厥且格，阳反上行㉟，头脑户痛，延及囟顶㊱发热，上应辰星、荧惑，丹谷不成，民病口疮，甚则心痛。

岁水不及，湿乃大行，长气反用，其化乃速㊲，暑雨数至，上应镇星。民病腹满身重，濡泄寒疡流水㊳，腰股痛发，腘腨股膝不便，烦冤，足痿，清厥，脚下痛，甚则跗肿，藏气不政，肾气不衡㊴，上应镇星、辰星，其谷秬㊵。上临太阴㊶，则大寒数举，蛰虫早藏，地积坚冰，阳光不治，民病寒疾于下，甚则腹满浮肿，上应镇星、荧惑，其主黅谷。复则大风暴发，草偃木零，生长不鲜，面色时变，筋骨并辟㊷，肉瞤瘛，目视𥉂𥉂物疎璺㊸，肌肉胗发，气并鬲中，痛于心腹，黄气㊹乃损，其谷不登㊺，上应岁星、镇星。

帝曰：善。愿闻其时也。岐伯曰：悉乎哉问也！木不及春有鸣条律畅㊻之化，则秋有雾露清凉之政，春有惨凄残贼㊼之胜，则夏有炎暑燔烁之复，其眚东，其脏肝，其病内舍胠胁，外在关节㊽。

火不及，夏有炳明光显㊾之化，则冬有严肃霜寒之政，夏有惨凄凝冽之胜，则不时㊿有埃昏大雨之复，其眚南，其脏心，其病内舍膺胁，外在经络㉛。

土不及，四维㉜有埃云润泽之化，则春有鸣条鼓拆㉝之政，四维发振拉飘腾㉞之变，则秋有肃杀霖霪㉟之复，其眚四维，其脏脾，其病内舍心腹，外在肌肉四肢㊱。

金不及，夏有光显郁蒸之令，则冬有严凝整肃之应，夏有炎烁燔燎之变,则秋有冰雹霜雪之复,其眚西,其脏肺,其病内舍膺胁肩背,外在皮毛⑧⑦。

水不及,四维有湍⑧⑧润埃云之化,则不时有和风生发之应,四维发埃昏骤注⑧⑨之变,则不时有飘荡振拉之复,其眚北,其脏肾,其病内舍腰脊骨髓,外在溪谷踹膝⑨⑩。夫五运之政,犹权衡也⑨①,高者抑之,下者举之,化者应之,变者复之,此生长化收藏之理,气之常也,失常则天地四塞矣。故曰:天地之动静,神明为之纪,阴阳之往复,寒暑彰其兆⑨②,此之谓也。

帝曰:夫子之言五气之变,四时之应,可谓悉矣。夫气之动乱,触遇而作⑨③,发无常会,卒然灾合,何以期之? 岐伯曰:夫气之动变,固不常在,而德化政令灾变⑨④,不同其候也。

帝曰:何谓也? 岐伯曰:东方生风,风生木,其德敷和⑨⑤,其化生荣,其政舒启⑨⑥,其令风,其变振发,其灾散落⑨⑦。南方生热,热生火,其德彰显⑨⑧,其化蕃茂,其政明曜⑨⑨,其令热,其变销烁,其灾燔焫。中央生湿,湿生土,其德溽蒸⑩⑩,其化丰备,其政安静,其令湿,其变骤注,其灾霖溃。西方生燥,燥生金,其德清洁⑩①,其化紧敛,其政劲切⑩②,其令燥,其变肃杀,其灾苍陨⑩③。北方生寒,寒生水,其德凄沧,其化清谧⑩④,其政凝肃,其令寒,其变凓冽⑩⑤,其灾冰雪霜雹。是以察其动也,有德有化,有政有令,有变有灾,而物由之,而人应之也。

帝曰:夫子之言岁候,其不及太过而上应五星。今夫德化政令,灾眚变易,非常而有也,卒然而动,其亦为之变乎? 岐伯曰:承天而行之,故无妄动,无不应也。卒然而动者,气之交变也,其不应焉。故曰:应常不应卒⑩⑥。此之谓也。

帝曰:其应奈何? 岐伯曰:各从其气化⑩⑦也。

帝曰:其行之徐疾逆顺何如? 岐伯曰:以道留久,逆守⑩⑧而小,是谓省下⑩;以道而去,去而速来,曲而过之,是谓省遗过⑩也;久留而环⑪,或离或附,是谓议灾与其德也;应近则小,应远则大,芒而大倍常之一,其化甚;大常之二,其眚即发也;小常之一,其化减;小常之二,是谓临视,省下之过与其德也。德者福之,过者伐之。是以象之见也,高而远则小,下而近则大,故大则喜怒迩,小则祸福远。岁运太过,则运星北越⑫,运气相得,则各行其道。故岁运太过,畏星⑬失色而兼其母⑭,不及则色兼其所不胜⑮。肖者瞿瞿,莫知其妙,闵闵之当,孰者为良,妄行无征,示畏侯王。

帝曰:其灾应何如?岐伯曰:亦各从其化也。故时至有盛衰,凌犯有逆顺,留守有多少,形见有善恶,宿属有胜负⑯,征应有吉凶矣。

帝曰:其善恶何谓也?岐伯曰:有喜有怒,有忧有丧,有泽有燥⑰,此象之常也,必谨察之。

帝曰:六者高下异乎?岐伯曰:象见高下,其应一也,故人亦应之。

帝曰:善。其德化政令之动静损益皆何如?岐伯曰:夫德化政令灾变,不能相加也⑱。胜负盛衰,不能相多也⑲。往来小大,不能相过也⑳。用之升降,不能相无也㉑。各从其动而复之耳㉒。

帝曰:其病生何如?岐伯曰:德化者气之祥,政令者气之章,变易者复之纪,灾眚者伤之始㉓,气相胜者和,不相胜者病㉔,重感于邪则甚也㉕。

帝曰:善。所谓精光之论㉖,大圣之业,宣明大道,通于无穷,究于无极也。余闻之,善言天者,必应于人;善言古者,必验于今;善言气者,必彰于物;善言应者,同天地之化;善言化言变者,通神明之理,非夫子孰能言至道欤!乃择良兆而藏之灵室㉗,每旦读之,命曰气交变,非斋戒不敢发,慎传也。

【注释】

①迎随：此处有跟随的意思。

②波荡：动荡不安的意思。

③专胜兼并：王冰注："专胜，谓五运主岁太过也。兼并，谓主岁之不及也。"

④慢泄天宝：即轻易泄露天然的宝物。慢，轻易。天宝，天然的宝物。

⑤本气位也：根据运气主治以定位。天、地、人气位，张志聪注："气位者，五运六气各有司天纪地主岁主时之定位也。"

⑥位天者……人事也：吴昆注："位天，谓五星之应及阴阳风雨晦明；位地，谓水泉之变及草木蛰虫五谷之异也；人气之变，谓表里阴阳手足脏腑变病也。"

⑦先天：天时未至而气先至。

⑧后天：天时已至而气后至。

⑨治化：这里指运气主治时所发生的气候变化。

⑩岁星：木星。

⑪忽忽：精神失意的样子。

⑫化气不政，生气独治：《类经》二十四卷第十注："化气，土气也。生气，木气也。木盛则土衰，故化气不能布政于万物，而木之生气独治也。"

⑬甚而摇落：木气过胜，乃抑土气，土之子金气来复，木必受制，所以草木为之摇落。

⑭冲阳绝者死不治：冲阳，这里指足阳明胃之冲阳脉而言。木胜乘土，若冲阳脉绝，为脾胃之真气已亡，故属不治之死症。

⑮太白星：金星。

⑯荧惑星:火星。

⑰收气不行,长气独明:收气即为金气,长气即为火气。岁火太过,所以收气不得行,而火之长气独盛。明,盛的意思。

⑱辰星:水星。

⑲上临少阴少阳:指戊子戊午少阴司天之年与戊寅戊申少阳司天之年,中运属太过,又与司天同气,属天符,其中戊午年又是太乙天符,均主火气太胜。

⑳太渊绝者死不治:太渊,指手太阴肺经太渊之脉。火胜克金,若太渊脉绝,为脉之真气已亡,故属不治之症。

㉑镇星:又名填星,即土星。

㉒饮发:脾土不能运化水气,则为水饮发病。

㉓变生得位:新校正云:"详太过五化独此言变生得位者,举一而四气可知也。又以土王时月难知,故此详言之也。"

㉔藏气伏,化气独治之:藏气为水运之气化,化气为土运之气化。土运太过则水之藏气伏而不用,化气乃得独治。

㉕河衍:河水外溢而泛滥。衍,溢也。

㉖鳞:此处指鱼类。

㉗太溪绝者死不治:太溪,指足少阴肾之太溪脉而言。土胜克水,若太溪脉绝,为肾之真气已亡,故属不治之死症。

㉘收气峻,生气下:金运太过,则金之收气严峻。金胜克木,故木之气沉下而不用。峻,在此为严峻的意思。

㉙太冲绝者死不治:太冲,指足厥阴肝之太冲脉。金胜克木,若太冲脉绝,为肝之真气已亡,故属不治之死症。

㉚阴厥:指寒气厥逆。王冰注:"阴厥,谓寒逆也。"

㉛朦:朦胧不清。

㉜上临太阳:指丙辰、丙戌太阳司天之年,中运太过,又与司

天同气,为天符,主水气太过。

㉝神门绝者死不治:神门,指手少阴心之神门脉。水胜克火,若神门脉绝,为心之真气已亡,故属不治之死症。

㉞上应荧惑辰星:《类经》二十四卷第十注:"惟水运言荧火、辰星者,谓水盛火衰,则辰星明朗,荧惑减耀,五运皆然。举此二端,余可从而推矣。"

㉟刚木辟著:王冰注:"刚,劲硬也。辟著,谓辟著枝茎,干而不落也。"

㊱上应太白星、岁星:岁木不及,金气乘之,故上应太白,谓之畏星。岁星为木运上应之星,谓之运星。上应,谓太白之芒明,岁星之芒减。

㊲谷苍:指青色的谷类。

㊳上临阳明:指丁卯丁酉阳明司天之年,丁年木运不及,阳明司天,其气为金,乃司天克中运,谓之"天刑"。新校正云:"按不及五化,独纪木上临阳明,土上临厥阴,水上临太阴,不纪木上临厥阴,土上临太阴,金上临阳明者,经之旨各记其甚者也。故于太过运中,只言火临火,水临水。此不及运中,只言木临金,土临木,水临土。故不言厥阴临木,太阴临土,阳明临金也。"

㊴草木再荣:王冰注:"金气抑木,故秋夏始荣。"

㊵上应太白、镇星:王冰注:"金气胜木,天应同之,故太白之见,光芒明盛……木少金胜,天气应之,故镇星、太白,润而明也。"

㊶苍早:王冰注:"苍色之物,又早凋落,木少金乘故也。"

㊷复:这里指复气。复有报复或复仇之义。凡本气不及,则己所不胜之气侮而乘之,己所生之气,又将复之,故称复气。如木运不及则金气侮而乘之,木能生火,故火气又将复之,故火气即为木

运不及之复气。

㊸湿性燥：王冰注："火气复金，夏生大热，故万物湿性，时变为燥。"此指湿性之物变而为燥。

㊹下体再生：这里指柔脆之草木，上部干枯，下部又重新生长。

㊺上应荧惑、太白：王冰注："火复其金，太白减曜，荧惑上应，则益光芒。"

㊻其谷白坚：王冰注："白坚之谷，秀而不实。"白坚，指白色而坚实的谷类。

㊼虫食甘黄：虫类喜食味甘色黄之物。

㊼赤气：这里指火气。

㊽屈：《说文》："曲也。"

㊾物荣而下：这里指植物长势不是繁荣向上，而是低垂向下。

㊿惨：此处为寒冷的意思。

(51)折：伤害的意思。

(52)谷丹：赤色的谷类。丹，赤色。

(53)黑气乃辱：水气退缩不行。辱，屈也。《左传》襄公三十年："使吾子辱在泥涂久矣。"在此有退缩不行的意思。

(54)鹜溏：大便泄如鸭溏。鹜，鸭子。

(55)玄谷：指黑色的谷类。

(56)繇复：吴昆注："繇复，动摇反复也。"

(57)肌肉瞤酸：肌肉动掣酸痛。

(58)藏气举事：藏气指水运之气化。土运不及则无力克水，故水运之藏气得行其事。举，行动的意思。

(59)上临厥阴：己巳、己亥年，土运不及，而上临厥阴风木司天，则少阳相火在泉。

(60)白乃不复：这里指金气未能形成复气。马莳注："少阳在泉，火司于地，故流水不冰，蛰虫来见，其藏气者水气也，不能举事而火司于地，金不得复。"张志聪注："当知胜气妄行，反自虚其本位，而子母皆虚，故复气得以复之；如本气不虚，则子气亦实，复气亦畏其子，而不敢复矣。"

㉛生气乃用，长气专胜：金运不及，无力制木，故木之生气乃为用；金不及则火益胜之，故火之长气专自为胜。

㉜瞀重：指闷乱沉重。瞀，闷乱、烦乱的意思。

㉝谷坚芒：当指长有坚芒的白色谷类。

㉞零：降落的意思。

㉟阴厥且格，阳反上行：张志聪注："厥逆格拒也。秋冬之时，阳气应收藏于阴脏，因寒气厥逆，且格阳于外，致阳反上行。"

㊱囟顶：指头顶囟门处。

㊲长气反用，其化乃速：水运不及则火气乘之，故火之长气反得其用，火能生土，故土之化气速至。

㊳寒疡流水：阴性疮疡，由于阳虚不化，溃后流出清稀脓水。

㊴肾气不衡：六节脏象论云："肾者主蛰，封藏之本，精之处也。"水运不及，藏气不得施政，火之长气为用，则肾气不得平衡。

㊵秬：黑黍。

㊶上临太阴：此处指辛丑、辛未太阴司天之年，太阴司天则太阳在泉，在泉与中运同气，均为寒水，属同岁会之年，主寒水之气大行。

㊷并辟：吴昆注："并辟，挛急也。"

㊸䟽𪳙：分开破裂的意思。䟽，分也。

㊹黄气：这里指土之气化。

㊺不登：这里指谷物不得成熟。登，《尔雅》释诂："成也。"《增韵》："熟也。"

㊻鸣条律畅：这里指风动木鸣，声音条畅，在此有春风和畅的

意思。与下文"水不及……则不时有和风生发之应"之义近,皆指正常之风而言。鸣条,此指风动木声。

⑦残贼:伤害的意思。

⑧其病内舍胠胁,外在关节:肝脏位于胠胁之内,故胠胁乃肝气运行之处;关节为筋脉会聚之处,肝主筋脉。所以病涉于肝者,则内舍胠胁,外在关节。

⑨炳明光显:这里指火气有光明显露的作用。炳,明也。

⑩不时:马莳注:"不时者,土主四季也。"

⑪其病内舍膺胁,外在经络:心脏位于胸膺之内,故膺胁为心气运行之处;经脉主运行气血,心主血脉。所以病涉于心者,则内舍膺胁,外在经络。

⑫四维:王冰注:"东南、东北、西南、西北方也。维,隅也。谓日在四隅月也。"即三月、六月、九月、十二月四季月。

⑬鼓拆:发动开裂。指风气能使万物活动宣发。

⑭振拉飘腾:这里形容大风损折之力与动荡之势。

⑮霖霪:淫雨不断。《玉篇》:"霖,雨不止也。""霪,久雨也。"

⑯其病内舍心腹,外在肌肉四肢:脾脏位于心下腹内,心腹为脾气运行之处;脾主肌肉四肢,故病涉于脾者,则内舍心腹,外在肌肉四肢。

⑰其病内舍膺胁肩背,外在皮毛:肺脏位于膺胁肩背之内,膺胁肩背为肺气运行之处;肺主皮毛。故病涉于肺者,则内舍膺胁肩背,外在皮毛。

⑱湍:水急流或环流。在此当作水流动解。

⑲骤注:指暴雨倾泻。骤,形容雨来急速。

⑳其病内舍腰脊骨髓,外在溪谷踹膝:腰为肾之府,肾主骨,

其脉经于足跟与膝部,溪谷虽为肉会之处,亦与骨属相连,故病涉于肾者,则内舍腰脊骨髓,外在溪谷踹膝。张志聪注:"腰脊者,肾之府。骨髓者,肾所主。溪谷者,骨所属。踹膝者,肾脉之所循也。"踹,足跟。

㉛五运之政,犹权衡也:《素问悬解》注:"权,称锤也。衡,称杆也。衡以称物,物有轻重则衡高低,权得其宜则衡平矣。五运之政,犹权衡之平。"

㉜天地之动静……寒暑彰其兆:《类经》二十四卷第十注:"应天之气,动而不息,应地之气,静而守位,神明为之纪,则九星悬朗,七曜周旋也。阴阳寒暑,即动静神明之用也。此承上文而总言盛衰胜复,即天地之动静。生长化成收藏,即阴阳之往复,动静不可见,有神有明,则有纪可察矣。阴阳不可测,有寒有暑,则有兆可知矣。天地之道,此之谓也。"

㉝气之动乱,触遇而作:五气的运行,虽与四时相应,但有时则气之动乱,与另外之气接触后,常可发作非时的灾变。说明五气相触,则可出现错综复杂的变化。

㉞德化政令灾变:这是用施政时的某些概念,以比喻气候变化的不同功用。

㉟敷和:敷布温和的意思。

㊱舒启:舒展开发的意思。

㊲散落:王冰注:"谓物飘零而散落也"。

㊳彰显:火应于夏,为万物蕃茂之时,其象彰明显现于外,故火德彰显。

㊴明曜:光明照耀。夏日炽热,象火之政光明照耀。曜,《释名》:"光明照耀。"

㊵溽蒸:湿热的意思。

⑩清洁：秋行燥令，其气肃杀，天地清明净洁，故金气之德为清洁。

⑩劲切：刚劲急切的意思。

⑩苍陨：王冰注："杀气太甚，则木青干而落也。"

⑩谧：安静。

⑩凓冽：寒冷。

⑩承天而行之……应常不应卒：《类经》二十四卷第十一注："承天而行，谓岁候承乎天运，故气无妄动，而五星之见，则动无不应也，但其卒然而动者，非关天运，随遇为变，则五星未必应焉，以应常不应卒也。常，谓盛衰之常，其来有自，故必无不应。卒者，一时之会，非有大变，则亦有不应者矣。"

⑩各从其气化：此处指五星各从其相应之运而为之化。王冰注："岁星之化，以风应之；荧惑之化，以热应之；镇星之化，以湿应之；太白之化，以燥应之；辰星之化，以寒应之。气变则应，故各从其气化也。"

⑩徐疾逆顺、留、守：人们从运动着的地球观看其他行星在星空中的运动，叫作行星的视运动。凡行星视运动较正常缓慢时叫作"徐"，较正常快速时叫作"疾"；行星在星空中的视运动，有时从西向东，叫作"顺行"，有时从东向西，叫作"逆行"；由顺行转为逆行，或者由逆行转为顺行，从地球上看起来，行星在星空中似乎静止不动，叫作"留"；若留的时间较久的叫作"守"。行星的这种复杂的视运动是由于行星和地球在围绕太阳运行时，各自的运行速度不同及相对位置的变化造成的。

⑩省下：王冰注："省下，谓察天下人君之有德有过者也。"

⑩省遗过：王冰注："顺行已去，已去辄逆行而速，委曲而经过，是谓遗其过而辄省察之也。"

⑪久留而环：星行久留不去，好似环绕而不前进的样子。

⑫运星北越：主岁之星超越常规，偏北而行。运星即主岁之星，如木运之年，岁星便是运星。吴昆注："运星，主运之星。北越，北行而越其常度也。"

⑬畏星：指被克的星。如木运太过，木能制土，土运太过则水星变为畏星。

⑭兼其母：畏星之色有失而兼见生我之色，谓之兼其母。

⑮兼其所不胜：这里指本色有失而兼见克我之色。

⑯宿属有胜负：《类经》二十四卷第十一注："宿属，谓二十八宿及十二辰位，各有五行所属之异。凡五星所临，太过逢王，不及逢衰，其灾更甚；太过有制，不及得助，其灾必轻，即胜负也。"

⑰有喜有怒，有忧有丧，有泽有燥：王冰注："夫五星之见也，从夜深见之。人见之喜，星之喜也；见之畏，星之怒也；光色微曜，乍明乍暗，星之忧也；光色迥然，不彰不莹，不与众同，星之丧也；光色圆明，不盈不缩，怡然莹然，星之喜也；光色勃然临人，芒彩满溢，其象懔然，星之怒也。泽，洪润也。燥，干枯也。"

⑱德化政令灾变，不能相加也：王冰注："天地动静，阴阳往复，以德报德，以化报化，政令灾眚及动复亦然，故曰不能相加也。"

⑲胜负盛衰，不能相多也：胜气盛者，复气亦盛；胜气衰者，复气亦衰。故胜气与复气的盛衰，不能相多。

⑳往来小大，不能相过也：胜气与复气之往来，气势的大小，两者相同，故不能有所超过。

㉑用之升降，不能相无也：张志聪注："用谓阴阳气之为用也。天地阴阳之气，升已而降，降已而升，寒往则暑来，暑往则寒来。故曰不能相无也。"

⑫各从其动而复之耳：指根据气动的情况以测知气复的情况。王冰注："动必有复，察动以言复也。"

⑬德化者气之祥……灾眚者伤之始：所谓"德化"，指运气的正常征祥；"政令"，指运气的一般规律；"变易"，为胜复之气的纲领；"灾眚"，是伤害的开始。王冰注："祥，善应也。章，程也，式也。复纪，谓报复之纲纪也。"

⑭气相胜者和，不相胜者病：《类经》二十四卷第十注："相胜，相当也。谓人气与岁气相当，则为比和而无病。不相当，则邪正相干而病生矣。"

⑮重感于邪则甚也：王冰注："重感，谓年气已不及，天气又见克杀之气，是谓重感。重，谓重累也。"

⑯精光之论：精湛广博的论述。光，广博的意思。

⑰灵室：王冰注："灵室，谓灵兰室。黄帝之书府也。"

【译文】

黄帝问道：五运交替，与在天之六气相应，一周六步之内，阴阳往复，阳去阴来，寒一去暑也就跟着来了，真气与邪气斗争，内外不得统一，六经的血气动荡不安，五脏的本气相互倾轧而转移，太过则一气独胜，不及则二气相并，我要知道它起始的原理和一般常规，是否能讲给我听？岐伯说：你问得很好！这是应该明白的道理。它一直是历代帝王所注意的问题，也是历代医师传授下来的，我的学问虽然很肤浅，但过去曾听老师讲过它的道理。

黄帝道：我听人家说，遇到适当的人而不教，就会使学术的相传受到影响，称为"失道"；如传授给不适当的人，是轻视学术，不负责任的表现。我虽然没有很高的修养，不一定符合传授学术的要求；但是群众多疾病而夭亡，是应同情的。要求先生为了保全群众的健康和学术的永远流传,只要先生讲出来,我一定按照规矩来做,你看怎样?岐伯说:让我详细地讲给你听吧!《上经》说:研究医学之道的,要上知天文,下知地理,中知人事,他的学说才能保持长久,就是这个道理。

黄帝又问:这是什么意思?岐伯说:这是为了推求天、地、人三气的位置啊。求天位的,是天文;求地位的,是地理;通晓人气变化的,是人事。因而太过的气先天时而至,不及的气后天时而至,所以说,天地的运动有正常的变化,而人体的活动也随之起着相应的变化。

黄帝道:五运气化太过怎样?岐伯说:木运太过,则风气流行,脾土受其侵害。人们多患消化不良性的泄泻,饮食减少,肢体沉重无力,烦闷抑郁,肠中鸣响,肚腹胀满,这是由于木气太过的缘故。在天上应木星光明,显示木气过于亢盛的征象,甚至会不时容易发怒,并出现头昏眼花等头部病症。这是土气无权,木气独胜的现象,好像天上的云在飞跑,地上的万物迅速变动,草木动摇不定,甚至树倒草偃。如病人的胁部疼痛,呕吐不止。若冲阳脉绝,多死亡而无法治疗。在天上应金星光明,这是显示木胜则金气制之。

火运太过,则暑热流行,肺受火邪。人们多患疟疾,呼吸少气,咳嗽气喘,吐血衄血,二便下血,水泻如注,咽喉干燥,耳聋,胸中热,肩背热。在天上应火星光明,显示火热之气过于亢盛的征象。在人体甚至会有胸中疼痛,胁下胀满,胁痛,胸背肩胛间等部位疼痛,两臂内侧疼痛,身热肤痛,而发生浸淫疮。这是金气不振,火气独盛的现象,火气过旺就会有雨冰霜寒的变化,这是火热至极,寒水来复的关系。在天上应水星光明,这是显示火盛则水气制之。如果遇到少阴或少阳司天的年份,火热之气更加亢盛,有如燃烧烤灼,以致水源干涸,植物焦枯。人们发病,多见谵语妄动,发狂越常,咳嗽气喘痰鸣,火气甚于下部则血从二便下泄不止。若太渊脉绝,多死亡而无法治疗。在天上应火星光明,这是火盛的表示。

土运太过,则雨湿之气流行,肾受湿邪。人们多病腹痛,四肢厥冷,情绪忧郁,身体困重而烦闷,这是土气太过所致。在天上应土星光明。甚至见肌肉枯萎,两足痿弱不能行动,抽搐挛痛,土病则不能克制水,以致水饮之邪积于体内而生胀满,饮食减少,四肢无力,不能举动。若遇土旺之时,水气无权,土气独旺,则湿令大行,因此泉水喷涌,河水高涨,本来干涸的池沼也会滋生鱼类了,若木气来复,风雨暴至,使堤岸崩溃,河水泛滥,陆地可出现鱼类。人们就会病肚腹胀满,大便溏泄,肠鸣,泄泻不止。而太溪脉绝,多死亡而无法治疗,在天上应木星光明。

金运太过,则燥气流行,邪气伤肝。人们多病两胁之下及少腹疼痛,目赤而痛,眼梢溃烂,耳朵听不到声音。燥金之气过于亢盛,就会身体重而烦闷,胸部疼痛并牵引及背部,两胁胀满,而痛势下连少腹。在天上应金星光明。甚则发生喘息咳嗽,呼吸困难,肩背疼痛,尻、阴、股、膝、髀、腨、胻、足等处都感疼痛的病症。在天上应火星光明。如金气突然亢盛,水气下降,在草木则生气收敛,枝叶枯干凋落。在人们的疾病多见胁肋急剧疼痛,不能转动翻身,咳嗽气逆,甚至吐血衄血。若太冲脉绝,多死亡而无法治疗。在天上应金星光明。

水运太过,则寒气流行,邪气损害心。人们多患发热,心悸,烦躁,四肢逆冷,全身发冷,谵语妄动,心痛。寒气非时早至,在天上应水星光明。水邪亢盛则有腹水,足胫浮肿,气喘咳嗽,盗汗,怕风。土气来复则大雨下降,尘土飞扬如露一样的迷蒙郁结,在天上应土星光明。如遇太阳寒水司天,则雨冰霜雪不时下降,湿气大盛,物变其形。人们多患腹中胀满,肠鸣便泻,食不化,渴而妄冒。如神门脉绝,多死亡而无法治疗。在天上应火星失明,水星光明。

黄帝道:很好。五运不及怎样?岐伯说:问得真详细啊!木运不及，燥气就会旺盛，生气与时令不相适应，草木不能当时生荣。肃杀之气亢盛，使劲硬的木受刑而碎裂如劈，本来柔嫩苍翠的枝叶变为萎弱干枯，在天上应金星光明。人们多患中气虚寒，胠胁部疼痛，少腹痛，腹中鸣响，大便溏泄。在气候方面是冷雨不时下降，在天上应金星光明，在五谷是青色的谷不能成熟。如遇阳明司天，金气抑木，木气失却了应有的生气，草木在夏秋再变繁荣，所以开花结实的过程非常急促，很早就凋谢，在天上应金、土二星光明。金气抑木，木起反应而生火，于是就会炎热如火，湿润的变为干燥，柔嫩脆弱的变为干枯焦槁，枝叶从根部重新生长，开花结实并见。在人体则炎热之气郁于皮毛，多病寒热、疮疡、痱疹、痈痤。在天上应金、火二星，在五谷则外强中干，秀而不实。白霜提早下降，秋收肃杀之气流行，寒雨非时，损害万物，味甘色黄之物多生虫蛀，所以稻谷没有收获。在人则脾土先受其邪，火气后起，所以心气亦继之亢盛，火气克金，金气乃得抑制，所以其谷物不能成熟，在疾病是咳嗽鼻塞，在天上应金星与火星。

火运不及，寒气就旺盛，夏天生长之气不能发挥作用，万物就缺乏向上茂盛的力量。阴寒凝滞之气过盛，则阳气不能生化，繁荣美丽的生机就受到摧折，在天上应水星光明。人们的疾病是胸中疼痛，胁部胀满，两胁疼痛，上胸部、背部、肩胛之间及两臂内侧都感疼痛，抑郁眩晕，头目不清，心痛，突然失音，胸腹肿大，胁下与腰背相互牵引而痛，甚则四肢蜷曲不能伸展，髋骨与大腿之间不能活动自如。在天上应火星失明、水星光明，赤色的谷类不能成熟。火被水抑，火起反应则生土气来复，于是埃尘郁冒，大雨倾盆，水气受到抑制，故病见大便时时溏泄，腹中胀满，饮食不下，腹中寒冷鸣响，大便泄泻如注，腹中疼痛，两足急剧拘挛、萎缩麻木、不能行走。在天上应土星光明、水星失明，黑色之谷不能成熟。

土运不及，风气因而流行，土气失却生化之能力，风气旺盛，则草木茂盛繁荣。生化无能，则秀而不实，在天上应木星光明。人们的疾病多见消化不良的泄泻，上吐下泻的霍乱，身体重，腹中痛，筋骨动摇，肌肉跳动酸疼，时常容易发怒。寒水之气失制而旺，在虫类提早伏藏，在人都病寒泄中满，在天上应木星光明、土星失明，黄色之谷类不能成熟。木邪抑土，土起反应则生金，于是秋收之气当令，出现一派严肃峻烈之气，坚固的树木也不免要枝叶凋谢，所以胸胁急剧疼痛，波及少腹，常呼吸少气而太息。凡味甘色黄之物被虫蛀食，邪气客于脾土，人们多病饮食减少，食而无味。金气胜木，所以青色之谷受到损害，在天上应金星光亮、土星减明。如遇厥阴司天相火在泉，则流水不能结冰，本来早已冬眠的虫类，重新又活动起来。不及的土运，得在泉相火之助，所以寒水之气不致独旺，而土得火助木气不能克土，所以也没有金气的反应，而人们也就康健，在天上应木星正常。

金运不及，火气与木气就相应地旺盛，长夏之气专胜，所以万物因而茂盛，干燥烁热，在天上应火星光明。人们多患肩背闷重，鼻塞流涕，喷嚏，大便下血，泄泻如注。秋收之气不能及时而至，在天上应金星失明、火星光明，白色的谷类不能及时成熟。火邪抑金起反应而生水，于是寒雨之气突然而来，以致降落冰雹霜雪，杀害万物，阴气厥逆而格拒，使阳气反而上行，所以头后部疼痛，痛势连及头顶，发热。在天上应水星光明、火星失明，在谷类应红色之谷不能成熟。人们多病口腔生疮，甚至心痛。

水运不及，湿土之气因而大盛，水不制火，火气反而生旺。天气炎热，不时下雨，万物的生化很迅速，在天上应土星光明。人们多患腹胀，身体困重，大便溏泄，阴性疮疡脓水稀薄，腰股疼痛，下肢关节活动不利，烦闷抑郁，两脚萎弱厥冷，脚底疼痛，甚至足背浮肿。

这是由于冬藏之气不能发挥作用,肾气不平衡,在天上应土星光明,水星失明,在谷类应黑黍不能成熟。如遇太阴司天,寒水在泉,则寒气时时侵袭,虫类很早就冬眠,地上的积水结成厚冰,阳气伏藏,不能发挥它温暖的作用,人们多患下半身的寒性疾病,甚至腹满浮肿,在天上应土星光明、火星失明,在谷类应黄色之稻成熟。土邪抑水而起反应则生风木,因而大风暴发,草类偃伏,树木凋零,生长的力量不能显著,面色时时改变,筋骨拘急疼痛,活动不利,肌肉跳动抽掣,两眼昏花,视觉不明或失常,物体视之若分裂,肌肉发出风疹,若邪气侵入胸膈之中,就有心腹疼痛。这是木气太过,土气受伤,属土的谷类没有收获,在天上应木星光明,土星失明。

黄帝说:很对。希望听你讲一讲五气与四时相应的关系。岐伯说:问得真详细啊!木运不及的,如果春天有和风使草木萌芽抽条的正常时令,那秋天也就有雾露润泽而凉爽的正常气候;如果春天反见寒冷惨凄霜冻残贼的秋天气候,那夏天就有特别炎热的反应。它的自然灾害在东方,在人体应在肝脏,其病所内在肽胁部,外在筋骨关节。

火运不及的,如果夏天有景色显明的正常气候,那冬天也就有严肃霜寒的正常时令;如果夏天反见萧条惨凄寒冻的冬天气候,那时常会有倾盆大雨的反应。它的自然灾害在南方,在人体应在心脏,其病所内在胸胁部,外在经络。

土运不及的,如果辰、戌、丑、未月有尘土飘扬和风细雨的正常时令,那春天也就有风和日暖的正常气候;如果辰、戌、丑、未月仅见狂风拔倒树木的变化,那秋天也就有久雨霜雪的反应。它的自然灾害在四隅,在人体应在脾脏,其病所内在心腹,外在肌肉四肢。

金运不及的,如果夏天有景色显明树木茂盛的正常时令,那冬天也就有冰冻寒冷的正常气候;如果夏天出现如火烧灼的过于炎热的气候,那秋天就会有冰雹霜雪的反应。它的自然灾害在西方,在人体应在肺脏，其病所内在胸胁肩背，外在皮毛。

水运不及的，辰、戌、丑、未月有尘沙荡扬而无暴雨的气候，则时常有和风生发的正常气候；如果辰、戌、丑、未月出现飞沙走石狂风暴雨的变化，则时时会有吹断的树木飘荡的反应。它的自然灾害在北方，在人体应在肾脏，其病所内在腰脊骨髓，外在肌肉之会与小腿膝弯等处。总之，五运的作用，好似权衡之器，太过的加以抑制，不及的加以帮助，正常则和平，反常则必起反应，这是生长化收藏的道理，是四时气候应有的规律，如果失却了这些规律，天地之气不升不降，就是闭塞不通了。所以说，天地的动静，受自然力量的规律所控制，阴去阳来、阳去阴来的变化，可以从四时寒暑来显示出它的征兆，就是这个意思。

黄帝道：先生讲五气的变化与四时气候的相应，可以说很详尽了。既然气的动乱是互相遇合而发生的，发作又没有一定的时间，往往突然相遇而生灾害，怎样才能知道呢？岐伯说：五气的变动，固然不是经常存在的，然而它们的特性、生化的作用、治理的方法与表现，以及一定的损害作用和变异，都是各不相同的。

黄帝又问：有哪些不同呢？岐伯说：风是生于东方的，风能使木气旺盛。木的特性是柔和地散发，它的生化作用是滋生荣盛，它行使的职权是舒展阳气，宣通筋络，行时令是风，它的异常变化是发散太过而动荡不宁，它的灾害是摧残散落。热是生于南方的，热能使火气旺盛。火的特性是光明显著，它的生化作用是繁荣茂盛，它行使的职权是明亮光耀，行时令是热，它的异常变化是销烁煎熬，它的灾害作用是焚烧。湿是生于中央的，湿能使土气旺盛。土的特性是洋溢，它的生化作用是充实丰满，它行使的职权比较安静，行时令是湿，它的异演变化是急剧的暴雨，它的灾害是久雨不止，泥烂堤崩。燥是生于西方的，燥能使金气旺盛。金的特性是清洁凉爽，它的生化作用是紧缩收敛，它行使的职权是锐急的，行时令是干燥，它的异常变化是肃杀，它的灾害是干枯凋落。寒是生于北方的，寒能使水气旺盛。水的特性是寒冷的，它的生化作用是清静而安谧的，它行使的职权是凝固严厉的，行时令是寒冷，它的异常变化是剧烈的严寒和冰冻，它的灾害是冰雹霜雪。所以观察它的运动，分别它的特性、生化、权力、表现、变异、灾害，就可以知道万物因之而起的变化，以及人类因之而生的疾病了。

黄帝道：先生讲过五运的不及太过，与天上的五星相应。现在五运的德、化、政、令、灾害、变异，并不是按常规发生，而是突然的变化，天上的星星是不是也会随之变动呢？岐伯说：五星是随天的运动而运动的，所以它不会妄动，不存在不应的问题。突然而来的变动，是气相交合所起的偶然变化，与天运无关，所以五星不受影响。因此说，常规发生是相应的，突然发生是不相应的，就是这个意思。

黄帝又道：五星与天运正常相应的规律是怎样的？岐伯说：各从其天运之气的变化而变化。

黄帝问道：五星运行的徐缓迅速、逆行顺行是怎样的？岐伯说：五星在它的轨道上运行，如久延而不进，或逆行留守，其光芒变小，叫作"省下"；若在其轨道上去而速回，或屈曲而行的，称为"省遗过"；若久延不进而回环旋转，似去似来的，称为"议灾"或"议德"。气候的变化近则小，变化远则大。光芒大于正常一倍的，气化亢盛；大二倍的，灾害即至。小于正常一倍的，气化减退；小二倍的，称为"临视"。省察在下之过与德，有德的获得幸福，有过的会得灾害。所以五星之象，高而远的就小，低而近的就大；大则灾变近，小则灾变远。岁运太过的，主运之星就向北越出常道；运气相和，则五星各运行在经常的轨道上。所以岁运太过，被制之星就暗淡而兼母星的颜色；岁运不及，那运星就兼见所不胜的颜色。取法天地的人，看见了天的变化，如果尚不知道是什么道理，心里非常忧惧，不知道应该怎样才好，妄行猜测毫无征验，徒然使侯王畏惧。

黄帝又道：其在灾害方面的应验怎样？岐伯说：也是各从其变化而变化的。所以时令有盛衰，侵犯有逆顺，留守时间有长短，所见的形象有好坏，星宿所属有胜负，征验所应有吉有凶了。

黄帝问：好坏怎样？岐伯说：有喜悦有愤怒，有忧愁有悲伤，有润泽有躁乱，这是星象变化所常见的，必须小心观察。

黄帝又道：星象的喜、怒、忧、丧、泽、躁六种现象，对星的高低有无关系？岐伯说：五星的形象虽有高下的不同，但其应于物候是一致的，所以人体也是这样相应的。

黄帝道：对。它们德、化、政、令的动静损益是怎样的？岐伯说：五气的德、化、政、令与灾变都是有一定规律而不能彼此相加的，胜负和盛衰不能随意增多的，往来大小不能随便超越的，升降作用不会互不存在的，这些都是从运动中所产生出来的。

黄帝道：它们与疾病发生的关系是怎样的？岐伯说：德化是五气正常的吉祥之兆，政令是五气的规则和表现形式，变易是产生胜气与复气的纲纪，灾祸是万物损伤的开始。大凡人的正气能抗拒邪气就和平无病，不能抗拒邪气就会生病，重复感受邪气病就更加严重了。

黄帝道：讲得好。这些正是所谓精深高明的理论，圣人的伟大事业，研究发扬它的道理，达到了无穷无尽的境界。我听说善于谈论自然规律的，必定能应验于人；善于谈论古代的，必定皮证于现在；善于谈论气化的，必定能通晓万物；善于谈论应变的，就会采取与天地同一的步骤；善于谈论化与变的，就会通达自然界变幻莫测的道理。除了先生，还有谁能够说清楚这些至理要道呢？于是选择了一个好日子，把它藏在书室里，每天早晨取出来攻读，这篇文章称为"气交变"。黄帝非常珍重它，不随便取出来，不肯轻易传给他人。

五常政大论篇第七十

精解导读

一、叙述了五运平气、太过、不及的一般变化，以及四方地势高下阴阳对人们的影响。

二、说明各种生物的生育死亡与六气的关系。而人体五脏之气不与五运相应，也是受六气制约影响的。

三、从自然变化与万物的关系，谈到对人体疾病的治疗原则和方法。其中从治、逆治、上病取下、下病取上，无盛盛、无虚虚等治疗原则，以及用药不可过剂，热药冷服、寒药热服，病后调养方法等，在临床上都有重要的指导意义。

【原文】

黄帝问曰：太虚寥廓，五运迥薄①，衰盛不同，损益相从②，愿闻平气何如而名？何如而纪也？岐伯对曰：昭乎哉问也！木曰敷和③，火曰升明④，土曰备化⑤，金曰审平⑥，水曰静顺⑦。

帝曰：其不及奈何？岐伯曰：木曰委和⑧，火曰伏明⑨，土曰卑监⑩，金曰从革⑪，水曰涸流⑫。

帝曰：太过何谓？岐伯曰：木曰发生⑬，火曰赫曦⑭，土曰敦阜⑮，金曰坚成⑯，水曰流衍⑰。

帝曰：三气⑱之纪，愿闻其候。岐伯曰：悉乎哉问也！敷和之纪，木德周行，阳舒阴布，五化宣平⑲，其气端⑳，其性随㉑，其用曲直㉒，其化生荣，其类草木，其政发散，其候温和，其令风，其脏肝，肝其畏清，其主目，其谷麻，其果李，其实核，其应春，其虫毛，其畜犬，其色苍，其养筋，其病里急支满，其味酸，其音角，其物中坚㉓，其数八。

升明之纪，正阳㉔而治，德施周普，五化均衡，其气高㉕，其性速，其用燔灼，其化繁茂，其类火，其政明曜㉖，其候炎暑，其令热，其脏心，心其畏寒，其主舌，其谷麦，其果杏，其实络㉗，其应夏，其虫羽，其畜马，其色赤，其养血，其病瞤瘛，其味苦，其音徵，其物脉㉘，其数七。

备化之纪，气协天休㉙，德流四政㉚，五化齐修㉛。其气平，其性顺，其用高下㉜，其化丰满，其类土，其政安静，其候溽蒸，其令湿，其脏脾，脾其畏风，其主口，其谷稷，其果枣，其实肉，其应长夏，其虫倮，其畜牛，其色黄，其养肉，其病否㉝，其味甘，其音宫，其物肤，其数五。

审平之纪，收而不争㉞，杀而无犯㉟，五化宣明㊱，其气洁㊲，其性刚，其用散落㊳，其化坚敛，其类金，其政劲肃，其候清切，其令燥，其脏肺，肺其畏热，其主鼻，其谷稻，其果桃，其实壳，其应秋，其虫介，其畜鸡，其色白，其养皮毛，其病咳，其味辛，其音商，其物外坚㊴，其数九。

静顺之纪，藏而勿害，治而善下㊵，五化咸整㊶，其气明，其性下，其用沃衍㊷，其化凝坚，其类水，其政流演㊸，其候凝肃，其令寒，其脏肾，肾其畏湿，其主二阴，其谷豆，其果栗，其实濡㊹，其应冬，其虫鳞，其畜彘，其色黑，其养骨髓，其病厥，其味咸，其音羽，其物濡㊺，其数六。

故生而勿杀，长而勿罚，化而勿制，收而勿害，藏而勿抑，是谓平气㊻。

委和之纪，是谓胜生㊼。生气不政，化气乃扬，长气自平㊽，收令乃早。凉雨时降，风云并兴，草木晚荣，苍干雕落，物秀而实，肤肉内充。其气敛，其用聚，其动缏戾拘缓㊾，其发惊骇，其脏肝，其果枣桃，其实核壳，其谷稷稻，其味酸辛，其色白苍，其畜犬鸡，其虫毛介，其主雾露凄沧，其声角商。其病摇动注恐，从金化也，少角与判商同㊿，上角与正角同㊹，上商与正商同㊺；其病支废痈肿疮疡，其甘虫㊻邪伤肝也，上宫与正宫同㊼。萧飑㊽肃杀，则炎赫沸腾，眚于三㊾，所谓复也。其主飞蠹蛆雉㊿，乃为雷霆。

伏明之纪，是谓胜长。长气不宣，藏气反布，收气自政㊹，化令乃衡㊺；寒清数举㊻，暑令乃薄。承化物生㊼，生而不长，成实而稚㊽，遇化已老。阳气屈伏，蛰虫早藏。其气郁，其用暴，其动彰伏变易㊾。其发痛，其脏心，其果栗桃，其实络濡，其谷豆稻，其味苦咸，其色玄丹，其畜马彘，其虫羽鳞，其主冰雪霜寒，其声徵羽。其病昏惑悲忘，从水化也，少徵与少羽同㊿，上商与正商同㊹。邪伤心也，凝惨凛冽，则暴雨霖霪，眚于九。其主骤注雷霆震惊，沉霒㊺淫雨。

卑监之纪，是谓减化㊻。化气不令，生政独彰，长气整㊼，雨乃愆㊽，收气平，风寒并兴㊾，草木荣美，秀而不实，成而秕㊿也。其气散，其用静定㊹，其动疡涌分溃㊺痈肿。其发濡滞㊻，其脏脾，其果李栗，其实濡核，其谷豆麻，其味酸甘，其色苍黄，其畜牛犬，其虫倮毛，其主飘怒振发㊼，其声宫角，其病留满否塞，从木化也，少宫与少角同㊽，上宫与正宫同㊾，上角与正角同㊿。其病飧泄，邪伤脾也。振拉飘扬，则苍干散落，其眚四维，其主败折虎狼㊹，清气乃用，生政乃辱㊺。

从革之纪，是为折收㊻，收气乃后，生气乃扬，长化合德㊼，火政乃宣，庶类㊽以蕃。其气扬，其用躁切㊾，其动铿禁㊿督厥，其发咳喘，其脏肺，其果李杏，其实壳络，其谷麻麦，其味苦辛，其色白丹，其畜鸡羊⑧，其虫介羽，其主明曜炎烁，其声商徵，其病嚏咳鼽衄，从火化也，少商与少徵同⑧，上商与正商同⑧，上角与正角同⑧。邪伤肺也。炎光赫烈则冰雪霜雹，眚于七，其主鳞伏蛰鼠⑨，岁气早至，乃生大寒。

涸流之纪，是谓反阳⑨，藏令不举，化气乃昌，长气宣布，蛰虫不藏，土润水泉减，草木条茂，荣秀满盛。其气滞，其用渗泄，其动坚止⑨，其发燥槁，其脏肾，其果枣杏，其实濡肉，其谷黍稷，其味甘咸，其色黅玄，其畜彘牛，其虫鳞倮，其主埃郁昏翳⑨，其声羽宫，其病痿厥坚下⑨，从土化也，少羽与少宫同⑨，上宫与正宫同⑨，其病癃闷⑨，邪伤肾也，埃昏骤雨，则振拉摧拔⑨，眚于一，其主毛显狐貉⑨，变化不藏。

故乘危而行，不速而至⑩，暴虐无德，灾反及之⑩，微者复微，甚者复甚，气之常也。

发生之纪，是谓启敕⑩，土疏泄⑩，苍气达，阳和布化，阴气乃随，生气淳化⑩，万物以荣。其化生，其气美，其政散，其令条舒，其动掉眩巅疾，其德鸣靡启坼⑩，其变振拉摧拔，其谷麻稻，其畜鸡犬，其果李桃，其色青黄白，其味酸甘辛，其象春，其经足厥阴少阳，其脏肝脾，其虫毛介，其物中坚外坚，其病怒。上徵则其气逆⑩，其病吐利。不务⑩其德，则收气复，秋气劲切，甚则肃杀，清气大至，草木雕零，邪乃伤肝。

赫曦之纪，是谓蕃茂，阴气内化，阳气外荣⑩，炎暑施化，物得以昌。其化长，其气高，其政动，其令鸣显⑩，其动炎灼妄扰⑩，其德暄⑪暑郁蒸，其变炎烈沸腾，其谷麦豆，其畜羊彘，其果杏栗，其色赤白玄，其味苦辛咸，其象夏，其经手少阴太阳，手厥阴、少阳⑪，其脏心肺，其虫羽鳞，其物脉⑬濡，其病笑疟，疮疡血流，狂妄目赤。上羽与正徵同⑭，其收齐⑮，其病痓，上徵⑯而收气后也。暴烈其政，藏气乃复，时见凝惨，甚则雨水霜雹切寒，邪伤心也。

敦阜之纪，是谓广化⑰，厚德清静，顺长以盈⑱，至阴内实⑲，物化充成，烟埃朦郁，见于厚土⑳，大雨时行，湿气乃用，燥政乃辟㉑，其化圆，其气丰，其政静，其令周备，其动濡积并稸㉒，其德柔润重淖，其变震惊飘骤崩溃㉓，其谷稷麻，其畜牛犬，其果枣李，其色黅玄苍，其味甘咸酸，其象长夏，其经足太阴阳明，其脏脾肾，其虫倮毛，其物肌核，其病腹满，四肢不举，大风迅至，邪伤脾也。

坚成之纪，是谓收引㉔，天气洁，地气明，阳气随，阴治化㉕，燥行其政，物以司成，收气繁布，化洽不终㉖。其化成，其气削，其政肃，其令锐切，其动暴折疡疰㉗，其德雾露萧飔，其变肃杀雕零。其谷稻黍，其畜鸡马，其果桃杏，其色白青丹，其味辛酸苦，其象秋，其经手太阴阳明，其脏肺肝，其虫介羽，其物壳络，其病喘喝胸凭仰息㉘。上徵与正商同㉙，其生齐㉚，其病咳。政暴变，则名木不荣，柔脆焦首，长气斯救，大火流，炎烁且至，蔓将槁，邪伤肺也。

流衍之纪，是谓封藏㉛。寒司物化，天地严凝，藏政以布，长令不扬。其化凛，其气坚，其政谧，其令流注，其动漂泄沃涌㉜，其德凝惨寒雰㉝，其变冰雪霜雹，其谷豆稷，其畜彘牛，其果栗枣，其色黑丹黅，其味咸苦甘，其象冬，其经足少阴太阳，其脏肾心，其虫鳞倮，其物濡满㉞，其病胀，上羽而长气不化也㉟。政过则化气大举，而埃昏气交，大雨时降，邪伤肾也。

故曰：不恒其德，则所胜来复，政恒其理，则所胜同化㊱。此之谓也。

帝曰：天不足西北，左寒而右凉；地不满东南㊲，右热而左温㊳；其故何也？岐伯曰：阴阳之气，高下之理，太少之异㊴也。东南方，阳也，阳者其精降于下，故右热而左温。西北方，阴也，阴者其精奉于上,故左寒而右凉。是以地有高下,气有湿凉,高者气寒,下者气热,故适[140]寒凉者胀,之[141]温热者疮,下之则胀已,汗之则疮已,此腠理开闭之常,太少之异耳[142]。

帝曰:其于寿夭何如?岐伯曰:阴精所奉其人寿,阳精所降其人夭[143]。帝曰:善。其病也,治之奈何?岐伯曰:西北之气散而寒之,东南之气收而温之[144],所谓同病异治[145]也。故曰:气寒气凉,治以寒凉,行水渍之[146];气温气热,治以温热,强其内守,必同其气,可使平也[147],假者反之[148]。

帝曰:善。一州之气,生化寿夭不同,其故何也?岐伯曰:高下之理,地势使然也。崇高则阴气治之,污下则阳气治之,阳胜者先天,阴胜者后天[149],此地理之常,生化之道也。帝曰:其有寿夭乎?岐伯曰:高者其气寿,下者其气夭。地之小大异也[150],小者小异,大者大异。故治病者,必明天道地理,阴阳更胜,气之先后,人之寿夭,生化之期,乃可以知人之形气矣。

帝曰:善。其岁有不病,而脏气不应不用者,何也?岐伯曰:天气制之,气有所从也[151]。帝曰:愿卒闻之。岐伯曰:少阳司天,火气下临,肺气上从,白起金用[152],草木眚,火见燔焫,革[153]金且耗,大暑以行,咳嚏鼽衄鼻窒,曰疮疡,寒热胕肿,风行于地,尘沙飞扬,心痛胃脘痛,厥逆鬲不通,其主暴速[154]。

阳明司天,燥气下临,肝气上从,苍起木用而立,土乃眚,凄沧[155]数至,木伐[156]草萎,胁痛目赤,掉振鼓栗[157],筋痿不能久立。暴热至,土乃暑,阳气郁发,小便变,寒热如疟,甚则心痛,火行于槁[158],流水不冰,蛰虫乃见。

太阳司天,寒气下临,心气上从,而火且明,丹起金乃眚,寒清时举,胜则水冰,火气高明,心热烦,嗌干善渴,鼽嚏,喜悲数欠,热气妄行,寒乃复,霜不时降,善忘,甚则心痛。土乃润,水丰衍⑮，寒客至，沉阴化⑯，湿气变物，水饮内稸，中满不食，皮痹肉苛⑯，筋脉不利，甚则胕肿，身后痈⑯。

厥阴司天，风气下临，脾气上从，而土且隆，黄起，水乃眚，土用革，体重，肌肉萎，食减口爽⑯，风行太虚，云物摇动，目转耳鸣。火纵其暴，地乃暑，大热消烁，赤沃下⑯，蛰虫数见，流水不冰，其发机速⑯。

少阴司天，热气下临，肺气上从，白起金用，草木眚，喘呕寒热，嚏鼽衄鼻窒，大暑流行，甚则疮疡燔灼，金烁石流⑯。地乃燥清，凄沧数至，胁痛善太息，肃杀行，草木变。

太阴司天，湿气下临，肾气上从，黑起水变，火乃眚，埃冒云雨，胸中不利，阴痿气大衰，而不起不用。当其时⑯，反腰脽⑯痛，动转不便也，厥逆。地乃藏阴，大寒且至，蛰虫早附⑯，心下否痛，地裂冰坚，少腹痛，时害于食，乘金则止水增⑰，味乃咸，行水⑰减也。

帝曰：岁有胎孕不育，治⑰之不全，何气使然？岐伯曰：六气五类⑰，有相胜制也，同者盛之，异者衰之⑰，此天地之道，生化之常也。故厥阴司天，毛虫静⑰，羽虫育⑰，介虫不成⑰；在泉，毛虫育，倮虫耗⑰，羽虫不育。

少阴司天，羽虫静，介虫育，毛虫不成；在泉，羽虫育，介虫耗不育。

太阴司天，倮虫静，鳞虫育，羽虫不成；在泉，倮虫育，鳞虫不成。

少阳司天，羽虫静，毛虫育，倮虫不成；在泉，羽虫育，介虫耗，毛虫不育。

阳明司天，介虫静，羽虫育，介虫不成。在泉，介虫育，毛虫耗，羽虫不成。

太阳司天，鳞虫静，倮虫育；在泉，鳞虫育，羽虫耗，倮虫不育。

诸乘所不成之运，则甚也[179]。故气主有所制，岁立有所生[180]，地气制己胜，天气制胜己[181]，天制色，地制形[182]，五类衰盛，各随其气之所宜也。故有胎孕不育，治之不全，此气之常也，所谓中根[183]也。根于外者亦五[184]，故生化之别，有五气五味五色五类[185]五宜[186]也。帝曰：何谓也？岐伯曰：根于中者，命曰神机，神去则机息。根于外者，命曰气立，气止则化绝[187]。故各有制，各有胜，各有生，各有成。故曰：不知年之所加，气之同异，不足以言生化。此之谓也。

帝曰：气始而生化，气散而有形，气布而蕃育，气终而象变[188]，其致一也。然而五味所资，生化有薄厚，成熟有少多，始终不同，其故何也？岐伯曰：地气制之也，非天不生，地不长也。帝曰：愿闻其道。岐伯曰：寒热燥湿，不同其化也。故少阳在泉，寒毒[189]不生，其味辛，其治苦酸，其谷苍丹。阳明在泉，湿毒不生，其味酸，其气湿[190]，其治辛苦甘，其谷丹素。太阳在泉，热毒不生，其味苦，其治淡咸，其谷黔秬[191]。厥阴在泉，清毒不生，其味甘，其治酸苦，其谷苍赤，其气专，其味正[192]。少阴在泉，寒毒不生，其味辛，其治辛苦甘，其谷白丹。太阴在泉，燥毒不生，苦味咸，其气热，其治甘咸，其谷黔秬。化淳则咸守，气专则辛化而俱治[193]。

故曰：补上下者从之，治上下者逆之[194]，以所在寒热盛衰而调之。故曰：上取下取，内取外取，以求其过[195]。能毒[196]者以厚药，不胜毒者以薄药，此之谓也。气反者[197]，病在上，取之下；病在下，取之上；病在中，傍取之[198]。治热以寒，温而行之；治寒以热，凉而行之；治温以清，冷而行之；治清以温，热而行之[199]。故消之削之，吐之下之，补之泻之，久新同法。

帝曰：病在中而不实不坚，且聚且散，奈何？岐伯曰：悉乎哉问也！无积者求其脏，虚则补之，药以祛之，食以随之，行水渍之，和其中外，可使毕已。

帝曰：有毒无毒服有约[200]乎？岐伯曰：病有久新，方有大小，有毒无毒，固宜常制矣。大毒治病，十去其六；常毒治病，十去其七；小毒治病，十去其八；无毒治病，十去其九[201]。谷肉果菜食养尽之，无使过之，伤其正也[202]。不尽，行复如法，必先岁气，无伐天和[203]，无盛盛[204]，无虚虚[205]，而遗人夭殃，无致[206]邪，无失正，绝人长命。

帝曰：其久病者，有气从不康，病去而瘠，奈何？岐伯曰：昭乎哉圣人之问也！化不可代，时不可违[207]。夫经络以[208]通，血气以从，复其不足，与众齐同，养之和之，静以待时[209]，谨守其气，无使倾移[210]，其形乃彰，生气以长，命曰圣王。故《大要》[211]曰：无代化，无违时，必养必和，待其来复。此之谓也。帝曰：善。

【注释】

①迥薄：迥环迫薄。在此有周流运动循环不息而相互制约的意思。

②衰盛不同，损益相从：盛衰不同，有了太过不及，气则从之有所损益区别。张志聪注："盛衰，太过不及也。有盛衰则损益相从矣。"

③敷和：木象春气，其平气有散布温和的作用，使万物得以生长发育。王冰注："敷布和气，物以生荣。"

④升明：火象夏气，其平气上升而光明显露，使万物得繁华外露。

⑤备化：土象长夏之气，其平气有化育万物的作用，因土能生万物，所以万物皆备其化。

⑥审平：金象秋气，其平气有平定的作用，使万物生长趋于平静稳定阶段。

⑦静顺：水象冬气，其平气有清静随顺的作用，使万物清静以顺其势。

⑧委和：这里指木运不及，其阳和之气弃而不用。委，屈或弃的意思。

⑨伏明：这里指阳热光明之气，伏藏不用。

⑩卑监：土生万物，故其位尊，今土气不及则位卑，其临视的职能有失。监，临下也，有观察的意思。

⑪从革：《类经》二十五卷第十三注："金性本刚，其不及则从火化而变革也。"

⑫涸流：水不及故水流干涸。

⑬发生：万物生气宣发。

⑭赫曦：这里指火气盛明的意思。赫，《说文》："火赤貌。"曦，《玉篇》云："日色也。"

⑮敦阜：王冰注："敦，厚也。阜，高也。土余，故高而厚。"

⑯坚成：《类经》二十五卷第十三注："金性坚刚，用能成物。其气有余则坚成尤甚也。"

⑰流衍：指水流满溢。

⑱三气：这里指平气、不及、太过而言。

⑲五化宣平：木运平和，气不偏倾，则五气之所化，宣发平定。王冰注："自当其位，不与物争，故五气之化，各布政令于四方，无相干犯。"五化，在此指五行之气化。

⑳端：正直的意思。

㉑随：这里指随顺自然的变化。

㉒曲直：《尚书》洪范云："木曰曲直。"蔡传："曲直者，曲而又直也。"

㉓中坚：马莳："凡物得木气者，其中必坚。"当指物体中之坚

实部分。

㉔正阳：火应于南方，正当阳位。《类经》二十五卷第十三注："火主南方，故曰正阳。"

㉕其气高：指火性上炎。高，此处有上升的意思。

㉖明曜：光明照耀的意思。明，《说文》："照也。"曜，《释名》："光明照耀也。"

㉗络：这里指果实之筋络。

㉘脉：张志聪："脉，物之脉络也。"

㉙气协天休：平气之土运，能协同司天之化而成其美。《类经》二十五卷第十三注："顺成天化而济其美也。"休，美也，善也。《书经》说命云："实万世无疆之休。"

㉚德流四政：指土之功德及于金木水火四行之政。

㉛五化齐修：土运平气，功德及于四政，则五行之气化，都表现为正常的治理。王冰注："土之气厚，应天休和之气，以生长收藏，终而复始，故五化齐修。"修，治理的意思。

㉜高下：马莳注："土之用可高可下。"

㉝否：通"痞"，痞塞不通。

㉞争：此处有竞争的意思。

㉟犯：伤害的意思。

㊱五化宣明：金之平气，收而不争，杀而无犯，则五行之气化，自能宣发畅明。

㊲其气洁：金之气洁白清净。

㊳散落：凋零坠落。

㊴外坚：物体外部坚实部分。

㊵治而善下：水之性本趋下，故水运平气主治则善下。

㊶五化咸整：水运气平，则五行之气化亦皆整齐而无太过不及

之患。

㊷沃衍：灌溉满溢的意思。

㊸流演：水长流的意思。

㊹其实濡：这里指果实之汁。

㊺其物濡：这里指物体中柔软的部分。

㊻生而勿杀……是谓平气：王冰注："生气主岁，收气不能纵其杀；长气主岁，藏气不能纵其罚；化气主岁，生气不能纵其制；收气主岁，长气不能纵其害；藏气主岁，化气不能纵其抑。夫如是者，皆天气平地气正，五化之气，不以胜克为用，故谓曰平和气也。"

㊼胜生：马莳注："生气者木气也，化气者土气也，长气者火气也，收气者金气也。木气不及，金能胜之，是谓胜生。"指木运不及，生气不得施用，为克我之气所胜。后文"伏明之纪"曰"胜长"，与此义同。

㊽长气自平：木运不及，则木所生之火气，亦不至过盛，乃趋于平定。马莳注："木衰则火不盛，故长气自平。"

㊾续戾拘缓：即缩短、屈曲、拘急、弛缓。都属厥阴经筋脉不遂之症。续，《广雅》："缩也。"戾，《说文》："曲也。"

㊿少角与判商同：五音代表五气，角属木，商属金。太、少、正，代表太过不及与正常。少角指丁年木运不及，木运不及则半与金气同化。判，半的意思。

○51上角与正角同：上角指厥阴风木司天。上指司天而言，与下上商、上官等"上"字义同。丁年木运不及，遇到巳、亥厥阴风木司天之年，则与正角相同。

○52上商与正商同：这里指丁卯、丁酉年，阳明燥金司天，由于木运不及，金气易胜，复遇燥金司天，故其气则与正商相同。

○53甘虫：王冰注："子在母中。"马莳注："木不胜土，故所生之虫惟甘。"《类经》二十五卷第十三注："味甘者易生虫，金胜木而土无制也，此即气交变大论'虫食甘黄'之义。"

(54)上宫与正宫同：木不及则已所胜之土轻而侮之，复值丁丑、丁未年太阴湿土司天，故其气与正宫相同。

(55)萧飋：形容金风使万物萧条之义。飋，亦同"瑟"。

(56)眚于三：灾害在三宫。以下所谓之数，与此义同。古人把八方结合八卦，加上中央称为"九宫"，配以五行生数与成数，就是本文所说的宫数。凡不及之年，其灾应于与五行相应的方位宫数。因此有灾宫之说。

(57)飞蠹蛆雉：王冰注："飞，羽虫也。蠹，内生虫也。"《类经》二十五卷第十三注："飞而蠹者，阴中之阳虫也。蛆者，蝇之子，蛆入灰中，蜕化为蝇，其性喜暖畏寒，火运之年尤多也。雉，火禽也。凡此皆火复之气所化。"

(58)藏气反布，收气自政：凡火运不及之年，长气不能宣发，故水之藏气反得布化。火不及则无力克金，故金之收气自得其政令。

(59)化令乃衡：火运不及，不能生土，土之化令仅得维持平衡。衡，《前汉书》律历志："衡，平也。所以任权而均物，平轻重也。"在此以喻平衡。

(60)寒清数举：水的寒冷之气与金的清凉之气频频发作。

(61)承化物生：万物承土的化气而生。

(62)稚：幼小而不成熟的意思。

(63)彰伏变易：这里指物象的显明或伏藏，失其常规，变易非时。王冰注："彰，明也。伏，隐也。变易谓不常其象见也。"

(64)少徵与少羽同：由于火运不及则半从水气之化，所以少徵之运则与少羽之运类同。

(65)上商与正商同：这里指癸卯与癸酉年，火运不及，无力制金，加以阳明燥金司天，则金不受火刑，故与正商同。

㊻霿：《玉篇》："古文阴字。"《说文》："云复日也。"

㊼减化：化气减少或减弱的意思。

㊽长气整：火土不相干犯，故火之气平整。

㊾雨乃愆：由于土运不及，所以雨乃至期不降。愆，失的意思，在此指失期不至。

㋀风寒并兴：马莳注："风为木，寒为水，土少则木能胜土，土不胜水而风寒并兴。"

㋁秕：同"粃"，植物子实不饱满。

㋂静定：《类经》二十五卷第十三注："土政本静，其气衰则化不及物，而过于静定矣。"

㋃疡涌分溃：王冰注："疡，疮也。涌，呕吐也。分，裂也。溃，烂也。"高士宗注："肌肉不和则疮烂浓流。"

㋄濡滞：此指湿气滞而不畅。濡，湿的意思。

㋅飘怒振发：风气飘荡振动。怒，此指风之气势不可遏抑。

㋆少宫与少角同：少宫为土运不及，土运不及，风木来乘，故与少角相同。

㋇上宫与正宫同：指己丑、己未年，太阴湿土司天，运虽不及，但与司天同气，故与正宫相同。

㋈上角与正角同：指己巳、己亥年，厥阴风木司天，土运不及，司天与来乘之风木同气，故与正角同。

㋉败折虎狼：张志聪注："败折，金之用也；虎狼，西方之兽也。"

㋊辱：在此指屈而不行。

㋋折收：金运不及则火气胜之，故金之收气为火所制。折，此处有制的意思。

㉜长化合德：火能生土，故火之长气与土之化气相合而为用。

㉝庶类：众物或万物。庶，众多的意思。

㉞躁切：火性动，故而躁动急切。

㉟铿禁：王冰注："铿，咳声也。禁，谓二阴禁止也。"

㊱其畜鸡羊：新校正云："详火畜马，土畜牛，今言羊，故王注云，从火土之兼化为羊也。"

㊲少商与少徵同：少商为金运不及，金运不及，火气来乘，故与少徵同。

㊳上商与正商同：这里指乙卯、乙酉年，阳明燥金司天，金运虽不及，但与司天同气，故与正商相同。

㊴上角与正角同：这里指乙巳、乙亥年，厥阴风木司天，金运不及，木气得司天相助，更不受制，故与正角同。

㊵龇鼠：猪病的意思。鼠，本作瘟。

㊶反阳：水运不及，火不畏水，阳气反而得行，故称反阳。

㊷坚止：马莳注："盖以水少不濡则便干而且止也。"

㊸翳：遮掩的意思。

㊹坚下：《类经》二十五卷第十三注："阳明实而少阴虚也。"当指大便坚而言。

㊺少羽与少宫同：少羽为水运不及，水运不及则土气来乘，故与少宫同。

㊻上宫与正宫同：辛丑、辛未年，太阴湿土司天，水运更衰，土气更胜，故与正宫同。

㊼癃閟：王冰注："癃，小便不通。閟，大便干涩不利也。"《类经》二十五卷第十三注："肾气不化也。閟，闭通。"

㊽振拉摧拔：形容大风摧折损坏的力量。六元正纪大论吴昆注："木摇曰振，支离曰拉，中折为摧，引本为拔。"

⑨⑨毛显狐貉：藏气不用，长气宣发，因而毛虫类如狐貉等显现于外而不伏藏。

⑩⑩乘危而行，不速而至：五运不及年，则其所不胜及所胜之气，乘其孤危不足之时而至，有如不速之客。王冰注："通言五行气少而有胜复之大凡也。乘彼孤危，恃乎强盛，不召而往。"

⑩①灾反及之：《类经》二十五卷第十三注："暴虐无德，至于子来报复，灾反及之，如木被金伤，则火来救母，起而相报，金为火制，乃反受灾。"

⑩②启敶：启发陈旧。有推陈出新之义。敶，《集韵》："敶，或作敍，通作陈。"

⑩③疏泄：疏畅宣泄的意思。

⑩④淳化：和调布化的意思。王冰注："淳，和也。"

⑩⑤鸣靡启坼：风声散乱物体开裂的意思。靡，《说文》："披靡也。"

⑩⑥上徵则其气逆：《类经》二十五卷第十三注："上徵者，司天见少阴君火、少阳相火，乃壬子、壬午、壬寅、壬申四年是也。木气有余而上行生火，子居母上，是为气逆。"

⑩⑦务：力行的意思。

⑩⑧阴气内化，阳气外荣：王冰注："阴阳之气，得其序也。"

⑩⑨鸣显：宣畅显露的意思。

⑩⑩妄扰：王冰注："妄，谬也。扰，挠也。"

⑪①暄：温暖。

⑪②手厥阴、少阳：手厥阴内属心包，手少阳内属三焦，皆属火，故均应于火运太过。

⑪③脉：新校正云："详脉即络也，文虽殊而义同。"

⑪④上羽与正徵同：这里指戊辰、戊戌太阳寒水司天之年，虽火

运太过，但司天之寒水可以克之，故上羽与正徵同。

⑮其收齐：太阳寒水司天，则岁运太过之火被克，火乃无力制金，故金之收气得与正常齐等。

⑯上徵：这里指戊子、戊午少阴君火司天之年与戊寅、戊申少阳相火司天之年，司天与岁运同气，则火气更甚。

⑰广化：土气有余，则土化之气可以广及于他物。

⑱顺长以盈：王冰注："土性顺用，无与物争，故德厚而不躁，顺火之长育，使万物化气盈满也。"

⑲至阴内实：土为至阴之气，土气有余，则万物得以内部充实。

⑳厚土：这里指山岳丘陵而言。王冰注："厚土，山也。"

㉑辟：通"避"，去也。

㉒濡积并稸：《类经》二十五卷第十三注："湿者多濡，静则积稸。"稸，同"蓄"。

㉓震惊飘骤崩溃：王冰注："震惊，雷霆之作用。飘骤，暴风雨至也。大雨暴注，则山崩土溃，随水流注。"

㉔收引：王冰注："引，敛也。阳气收，阴气用，故万物收敛。"

㉕阳气随，阴治化：阴气主治时，阳气随金气之收敛而入于阴中。

㉖化洽不终：燥气太过则湿土化润之气不得尽终。洽，润泽的意思。

㉗疰：通"注"。《诸病源候论》诸注候："凡注之言住也。谓邪气居住人身内，故名为注。此由阴阳失守，经络空虚，风寒暑湿劳倦之所致也。"在此有疮毒留注不愈之义。

㉘胸凭仰息：指呼吸不畅而挺胸仰面喘息之状。又，凭训满，张衡《西京赋》："心犹凭而未摅。"胸凭即胸满，义亦通。

㉙上徵与正商同：这里指庚子、庚午少阴君火司天与庚寅、庚

申少阳相火司天之年，虽金运太过，但司天之火气可以克之，故上徵与正商同。

(130)其生齐：由于火气司天可以克金，木不受金制，则木之生气，可以与金气齐化。

(131)封藏：天地蛰封，万物闭藏。

(132)漂泄沃涌：漂浮泄泻浇灌涌流，皆指水流动之状。沃，《说文》："灌溉也。"

(133)雰：雪霜盛状。

(134)满：王冰注："满，土化也。"

(135)上羽而长气不化也：丙辰、丙戌太阳寒水司天之年，则水气更甚，火之长气益受其侮，所以长气不得施化。

(136)不恒其德……则所胜同化：《类经》二十五卷第十三注："此结上文太过五运也，不恒其德则所胜来复。暴虐无德，侮彼不胜，则所胜者必起而报之也。政恒其理，则所胜同化，谓安其常，处其顺，则所胜者，亦同我之气而与之俱化矣。如木与金同化，火与水齐育之类是也。"

(137)天不足西北、地不满东南：高士宗注："天为阳，阳气温热；地为阴，阴气寒凉。天不足西北，则西北方之阳气少，故左右寒凉；地不满东南，则东南方之阴气少，故左右温热。"

(138)左寒而右凉、右热而左温：左右，是面南而定的位置。西北方的右为西方气凉，左为北方气寒；东南方的左是东方气温；右是南方气热。

(139)阴阳之气，高下之理，太少之异：王冰注："高下，谓地形。太少，谓阴阳之气盛衰之异。今中原地形，西北方高，东南方下，西方凉，北方寒，东方温，南方热，气化犹然矣。""西北、东南，言其大也。夫以气候验之，中原地形所居者，悉以居高则寒，处下则热。尝试观之，高山多雪，平川多雨，高山多寒，平川多热，则高下寒热可征见矣。"此论说明由于地理有高下的不同，阴阳之气有多有少，所以气温有寒热的差异。

⑭适：至也。

⑭之：与"适"义同。

⑭下之则胀已……太少之异耳：王冰注："寒凉之地，腠理开少而闭多，闭多则阳气不散，故适寒凉腹必胀也。湿热之地，腠理开多而闭少，开多则阳发散，故往温热皮必疮也。下之则中气不余，故胀已。汗之则阳气外泄，故疮愈。"

⑭阴精所奉其人寿，阳精所降其人夭：王冰注："阴精所奉，高之地也。阳精所降，下之地也。阴方之地，阳不妄泄，寒气外持，邪不数中，而正气坚守，故寿延。阳方之地，阳气耗散，发泄无度，风湿数中，真气倾竭，故夭折。"

⑭西北之气散而寒之，东南之气收而温之：王冰注："西方北方人，皮肤腠理密，人皆食热，故宜散宜寒；东方南方人，皮肤疏，腠理开，人皆食冷，故宜收宜温。"

⑭同病异治：病虽然相同，但治法则不同。

⑭行水渍之：用热汤浸渍以散其寒。王冰注："行水渍之，是汤漫渍也。"

⑭必同其气，可使平也：人体气机有阴阳升降的不同，病情有寒热温凉的差别，必根据病情，使气得会同，乃叫平和。

⑭假者反之：这里指假寒假热症，当以相反之法治之。

⑭阳胜者先天，阴胜者后天：王冰注："先天谓先天时也，后天谓后天时也。悉言上地生荣枯落之先后也，物既有之，人亦如然。"

⑮地之小大异也：《类经》二十五卷第十六注："然大而天下则千万里之遥，有所异也，小而一州则数十里之近，亦有所异也。"

⑮天气制之，气有所从也：张志聪注："此论天有五运，地有五方，而又有司天在泉之六气，交相承制者也。岁有不病者，不因天之五运地之五方而为病也。脏气者，五脏之气应合五运五行。不应不用者，不应五运之用也，此因司天之气制之，而人之脏气从之也。"

⑯少阳司天……白起金用：少阳相火司天，其气下临于地，火盛克金，肺金畏火克，起而从天气之化，则金为火所用。白，金之代词，以下"丹、黑"等同此义。

⑰革：变革的意思。

⑱其主暴速：王冰注："少阳厥阴，其化急速，故病气起发，疾速而为，故云其主暴速。"

⑲沧：《说文》："寒也。"

⑳伐：砍斫树木。如《诗经》周南："伐其条枚。"在此有伤害的意思。

㉑掉振鼓栗：掉振，眩晕状。鼓，动也。栗，战栗。

㉒火行于槁：《类经》二十五卷第十四注："火就燥，故行于槁。槁，干枯也。"

㉓土乃润，水丰衍：辰戌之年，为太阳寒水司天，太阴湿土在泉，所以土乃润泽，水乃丰盛流溢。

㉔寒客至，沉阴化：张志聪注："太阳司天，则寒水之客气加临于三之气，湿土之主气主于四之气，故曰寒客至，沉阴化。"沉阴，乃沉寒阴冷之气。水土二气，皆阴寒之属，所以水土之气化为沉阴化。

㉕皮痹肉苛：皮肤肌肉麻木不仁。痹，手足麻痹也。

㉖身后痈：太阳经脉循行于背部，本经受病，故痈生于身后部。

㉗爽：在此作"减退"解。

㉘赤沃下：吴崑注："赤沃下，小便出血也。"《类经》二十五卷第十四注："赤沃下者，霖雨多热，受赤气也。"张志聪注："赤沃

下者,虽沃若之,木叶亦焦赤而下落矣。"

⑯其发机速:王冰注:"少阳厥阴之气,变化卒急,其为疾病,速若发机,故曰其发机速。"

⑯金烁石流:形容火炎过甚,可熔化金石。

⑯当其时:值土旺之时。

⑯腜:《广雅》:"臀谓之腜。"

⑯附:在此有归依的意思。

⑰乘金则止水增:王冰注:"止水,井泉也。"《类经》二十五卷第十四注:"乘金者,如岁逢六乙乘金运也,时遇燥金,乘金气也,水得金生,寒凝尤甚,故止蓄之水增。"止水,当指积蓄不流通之水。

⑰行水:流动之水。王冰注:"行水,河渠流注者也。"

⑰治:《类经》二十五卷第十五注:"治,谓治岁之气。"

⑰五类:指毛虫、羽虫、倮虫、鳞虫、介虫五类。

⑰同者盛之,异者衰之:《类经》二十五卷第十五注:"六气五类,各有相生相制。同者同其气,故盛。异者,异其气,故衰。"同,指五类之五行属性与六气之五行属性相同;异,指五类之五行属性与六气之五行属性不同。

⑰静:指不生育的安静状态。

⑰育:生育繁殖的意思。

⑰不成:指生育不成。

⑱耗:指生育受到损耗。

⑲诸乘所不成之运,则甚也:《类经》二十五卷第十五注:"上文言六气,此兼五运也。以气乘运,其不成尤甚。故木乘木运则倮虫不成;火乘火运则介虫不成;土乘土运则鳞虫不成;金乘金运则毛虫不成;水乘水运则羽虫不成。"此指六气与五运相乘,则被克之气所应之虫类不育尤甚。

⑱气主有所制，岁立有所生：《类经》二十五卷第十五注："气主者，六气主乎天地也。岁立者，子甲相合，岁气立乎中运也。制者，盛衰相制也。生者，化生所由也。"

⑱地气制己胜，天气制胜己：《类经》二十五卷第十五注："地气制己胜，谓以己之胜，制彼之不胜，如以我之木，制彼之土也。天气制胜己，谓司天之气，能制夫胜己者也。如丁丑丁未，木运不及，而上见太阴，则土齐木化，故上官与正官同。癸卯癸酉，火运不及，而上见阳明，则金齐火化，故上商与正商同。乙巳乙亥，金运不及，而上见厥阴，则木齐金化，故上角与正角同者是也。盖以司天在上，理无可胜，故反能制胜己者，胜己者犹可制，则己胜者不言可知矣。"

⑱天制色，地制形：《类经》二十五卷第十五注："色化于气，其象虚，虚本乎天也；形成为质，其体实，实出乎地也。故司天之气制五色，在泉之气制五形。"

⑱中根：这里指存在于物质内部之根由。

⑱根于外者亦五：这里指存在于物体外部有五种气化根由。

⑱五类：王冰注："五类有二矣：其一者，谓毛羽倮鳞介。其二者，谓燥湿液坚耎也。"当是指前者。

⑱五宜：这里指五类事物之中，互有所宜。

⑱根于中者……气止则化绝：《类经》二十五卷第十五注："物之根于中者，以神为之主，而其知觉运动，即神机之所发也，故神去则机亦随而息矣。物之根于外者，必假外气以成立，而其生长收藏，即气化之所立也，故气止则化亦随而绝矣。"

⑱气始而生化……气终而象变：王冰注："始，谓始发动。散，谓流散于物中。布，谓布化于结成之形。终，谓终极于收藏之用也。故始动而生化，流散而有形，布化而成结，终极而万象皆变也。"

⑱毒：王冰注："夫毒者，皆五行标盛暴烈之气所为也。"

⑩其气湿：新校正云："详在泉六，唯阳明与太阴在泉之岁，云其气湿其气热，盖以湿燥未见寒温之气，故再云其气也。"

⑪秬：本为黑黍，此处当指黑色谷类。

⑫其气专，其味正：王冰注："厥阴、少阳在泉之岁，皆气化专一，其味纯正。然余岁悉上下有胜克之气，故皆有间气间味矣。"

⑬化淳则咸守，气专则辛化而俱治：王冰注："化淳，谓少阳在泉之岁也。火来居水而反能化育，是水咸自守，不与火争化也。气专，谓厥阴在泉之岁也，木居于水而复下化，金不受害，故辛复生化，与咸俱王也。惟此两岁，上下之气无克伐之嫌，故辛得与咸同应王而生化也。余岁皆上下有胜克之变，故其中间甘味兼化以缓其制。"

⑭补上下者从之，治上下者逆之：王冰注："上，谓司天。下，谓在泉也。司天地气太过，则逆其味以治之；司天地气不及，则顺其味以和之。从，顺也。"

⑮上取下取，内取外取，以求其过：王冰注："上取，谓以药制有过之气也，制而不顺则吐之。下取，谓以迅疾之药除下病，攻之不去则下之。内取，谓食及以药内之，审其寒热而调之。外取，谓药熨令所病气调适也。当寒反热，以冷调之，当热反寒，以温和之，上盛不已，吐而脱之，下盛不已，下而夺之，谓求得气过之道也。"马莳注与王注义近。吴昆注："察其面目口舌，上取也。问其二便通塞，下取也。切其脉之虚实，内取也。探其身之寒热，外取也。"

⑯能毒：能，音义同"耐"。毒，指味厚性猛的药物。

⑰气反者：指病情本标不同，有反常态者。

⑱病在上，取之下……病在中，傍取之：王冰注："下取，谓寒逆于下，而热攻于上，不利于下，气盈于上，则温下以调之。上取，谓寒积于下，温之不去，阳脏不足，则补其阳也。傍取，谓气并于左，则药熨其右，气并于右，则熨其左以和之，必随寒热为适。"马莳注：

"然有反气而治者,则病在上取之下,盖气壅于上而宜降之也。病在下取之上,盖气滞于下而宜升之也。病在中者则傍取之,盖病在于中,而经脉行于左右,则或灸或刺或熨或按,皆当取之于傍也。"

⑲治热以寒……热而行之:王冰注:"气性有刚柔,形证有轻重,方用有大小,调制有寒温。盛大则顺气性以取之,小戾则逆气性以伐之,气殊则主必不容,力倍则攻之必胜,是则谓汤饮调气之制也。"王氏此注义甚明。凡大寒大热者,病气不容药气,故当顺气性以取之,即从治之法。病微者,则可以逆其气性,并取清药冷服,温药热服之法,其力倍,攻之必胜。行之,用药或服药的意思。

⑳约:规则。

㉑大毒治病……十去其九:药物之毒,大小不一,大毒者,其性烈,小毒或无毒者,其性缓,性烈者,其效速而易伤正,性缓者,其效慢而不害命。所以用药时,必量药之性,以制其剂,不及则无济于事,太过则反伤其正。

㉒谷肉果菜……伤其正也:《类经》十二卷第十一注:"病已去其八九,而有余未尽者,则当以谷肉果菜饮食之类,培养正气而余邪自尽矣。如脏气法时论曰:毒气攻邪,五谷为养,五果为助,五畜为益,五菜为充者是也。然毒药虽有约制,而饮食亦贵得宜,皆不可使之太过,过则反伤其正也。"

㉓必先岁气,无伐天和:治病时,首先应明确主岁之气,不可对抗天气与人气相应的规律。

㉔盛盛:用补法治实证。

㉕虚虚:用泻法治虚证。

㉖致:招引的意思。

㉗化不可代,时不可违:万物生化,不可以人力代之,四时之气的变化规律,不可随意违背。王冰注:"化,谓造化也。代大匠

斯，犹伤其手，况造化之气，人能以力代之乎。夫生长收藏，各应四时之化，虽巧智者亦无能先时而致之，明非人力所及。由是观之，则物之生长收藏化，必时也，物之成败理乱，亦待其时也。物既有之，人亦宜然。"

⑳⑧以：通"已"。

⑳⑨静以待时：《类经》十二卷第十二注："静以待时者，预有修为而待时以复也。如阳虚者喜春夏，阴虚者喜秋冬，病在肝者愈于夏，病在心者愈于长夏，病在脾者愈于秋，病在肺者愈于冬，病在肾者愈于春，皆其义也。"

⑳⑩倾移：指偏倾变动而不得平衡。

⑳⑪《大要》：王冰注："上古经法也。"

【译文】

黄帝问道：宇宙深远广阔无边，五运循环不息，其中有盛衰的不同，随之而有损益的差别，请你告诉我五运中的平气，是怎样命名的？怎样定其标志的？岐伯答道：你问得真有意义！所谓平气，木称为"敷和"，散布着温和之气，使万物荣华；火称为"升明"，明朗而有盛长之气，使万物繁茂；土称为"备化"，具备着生化万物之气，使万物具备形体；金称为"审平"，发着宁静和平之气，使万物结实；水称为"静顺"，有着寂静和顺之气，使万物归藏。

黄帝道：五运不及会怎样？岐伯说：如果不及，木称为"委和"，无阳和之气，使万物委靡不振；火称为"伏明"，少温暖之气，使万物暗淡无光；土称为"卑监"，无生化之气，使万物萎弱无力；金称为"从革"，无坚硬之气，使万物质松无弹力；水称为"涸流"，无封藏之气，使万物干枯。

黄帝道：太过的怎样？岐伯说：如果太过，木称为"发生"，过早地散布温和之气，使万物提早发育；火称为"赫曦"，散布着强烈的火气，使万物烈焰不安；土称为"敦阜"，有着浓厚坚实之气，反使万物不能成形；金称为"坚成"，有着强硬之气，使万物刚直；水称为"流衍"，有溢满之气，使万物飘流不能归宿。

黄帝道：以上三气所标志的年份，请告诉我它们的不同情况？岐伯说：你所问的真是精细极了！敷和的年份，木的德性布达于四方上下，阳气舒畅，阴气散布，五行的气化都能发挥其正常的功能。其气正直，其性顺从万物，其作用如树木枝干的曲直自由伸展，其生化能使万物繁荣，其属类是草木，其权力是发散，其气候是温和，其权力的表现是风，应于人的内脏是肝；肝畏惧清凉的金气（金克木），肝开窍于目，所以主于目，在谷类是麻，果类是李，其所充实的是核，所应的时令是春，其所应的动物，在虫类是毛虫，在畜类是犬，其在颜色是青，其所充养的是筋，如发病则为里急而胀满，其在五味是酸，在五音是角，在物体来说是属于中坚的一类，其在五行成数是八。

升明的年份，南方火运正常行令，其德性普及四方，使五行气化平衡发展。其气上升，其性急速，其作用是燃烧，其在生化能使繁荣茂盛，其属类是火，其权力是使光明显耀，其气候炎暑，其权力的表现是热，应于人体内脏是心；心畏惧寒冷的水气（水克火），心开窍于舌，所以主于舌，其在谷类是麦，果类是杏，其所充实的是络，所应的时令是夏，所应的动物，在虫类是羽虫，在畜类是马，其在颜色是赤，其所充养的是血，如发病则为身体抽搐瘈动，其在五味是苦，在五音是徵，在物体来说属于络脉一类，其在五行成数是七。

备化的年份，天地的气化协调和平，其德怀流布于四方，使五行气化都能完善地发挥其作用。其气和平，其性和顺，其作用能高能下，其生化能使万物成熟丰满，其属类是土，其权力是使之安静，其气候是湿热交蒸，其权力的表现是湿，应于人体内脏是脾；脾畏惧风（木克土），脾开窍于口，所以主于口，其在谷类是稷，果类是枣，其所充实的是肉，其所应的时令是长夏，所应的动物，在虫类是倮虫，在畜类是牛，在颜色是黄，其充养的是肉，若发病则为痞塞，在五味是甘，在五音是宫，在物体来说是属于肌肤一类，在五行生数是五。

审平的年份，金的所化虽主收束，但无剥夺的现象，虽主肃杀，但无残害的情况，五行的气化都得宣畅清明。其气洁净，其性刚强，其作用是成熟散落，其生化能使万物结实收敛，其属类是金，其权力是为清劲严肃，其气候清凉，其权力的表现是燥，应于人体的内脏是肺；肺畏火热（火克金），肺开窍于鼻，所以主于鼻，其在谷类是稻，果类是桃，所充实的是壳，其所应的时令是秋，所应的动物，在虫类是介虫，在畜类是鸡，在颜色是白，其充养的是皮毛，如发病则为咳嗽，在五味是辛，在五音是商，在物体来说是属于外面包裹的一类，在五行成数是九。

静顺的年份，藏气能纳藏而无害于万物，其德性平顺而下行，五行的气化都得完整。其气明静，其性向下，其作用为水流灌溉，其生化为凝固坚硬，其属类为水，其权力是流动不息，其气候严寒阴凝，其权力的表现是寒，应于人体的内脏是肾；肾怕湿土（土克水），肾开窍于二阴，所以主二阴，在谷类是豆，果类是栗，所充实的是液汁，其所应的时令是冬，其应于动物，在虫类是鳞虫，在畜类是猪，其颜色是黑，其充养的是骨髓，如发病则为厥，在五味是咸，在五音是羽，在物体来说是属于流动的液体一类，在五行成数是六。

所以生长化收藏的规律不容破坏，万物生时而不杀伤，长时而不削罚，化时而不制止，收时而不残害，藏时而不抑制，这就叫作平气。

委和的年份，称为胜生。生气不能很好地行使职权，化气于是发扬（土不畏木），长气自然平静（木不能生火），收令于是提早（金胜木），而凉雨不时下降，风云经常起发，草木不能及时繁荣，并且易于干枯凋落，万物早秀早熟，皮肉充实。其气收敛，其作用拘束，不得曲直伸展，在人体的变动是筋络拘挛无力，或者易于惊骇，其应于内脏为肝，在果类是枣、李，所充实的是核和壳，在谷类是稷、稻，在五味是酸、辛，在颜色是白而青，在畜类是犬和鸡，在虫类是毛虫介虫，所主的气候是雾露寒冷之气，在声音为角、商，若发生病变则摇动和恐惧，这是由于木运不及而从金化的关系。所以少角等同于判商。若逢厥阴风木司天，则不及的木运得司天之助，也可以成为平气，所以委和逢上角，则其气化可与正角相同。若逢阳明燥金司天，则木运更衰，顺从金气用事，而成为金之平气，所以逢上商便和正商相同。在人体可发生四肢痿弱、痈肿、疮疡、生虫等病，这是由于邪气伤肝的关系。如正当太阴湿土司天，因土不畏，亦能形成土气用事，而成为土之平气，所以逢上宫则和正宫相同。故委和的年份，起初是一片萧飕肃杀的景象，但随之则为火热蒸腾，其灾害应于三（东方），这是由于金气克木，迫使火气前来报复。当火气来复，主多飞虫、蠹虫、蛆虫和雉，木郁火复，发为雷霆。

伏明的年份，称为胜长。长气不得发扬，藏气反见布散，收气也擅自行使职权，化气平定而不能发展，寒冷之气常现，暑热之气衰薄，万物虽承土的化气而生，但因火运不足，既生而不能成长，虽能结实，然而很小，及至生化的时候，已经衰老，阳气屈伏，蛰虫早藏。火气郁结，所以当其发作时，必然横暴，其变动每隐现多变，在人体病发为痛，其应于内脏为心，其在果类为栗和桃，其所充实的是络和液汁，在谷类为豆和稻，在五味为苦和咸，在颜色为黑和赤，在畜类为马和猪，在虫类是羽虫鳞虫，在气候主冰雪霜寒，在声音为徵、羽，若发生病变则为精神昏乱，悲哀易忘，这是火运不及而从水化的关系。所以少徵和少羽相同。若逢阳明燥金司天，因金不畏火，形成金气用事，而成为金之平气，所以伏明逢上商则与正商相同。故所发之病，是由于邪气伤心，火运衰，所以有阴凝惨淡、寒风凛冽的现象，但随之而暴雨淋漓不止，其灾害应于九（南方），这是土气来复，以致暴雨下注，雷霆震惊，乌云蔽日，阴雨连绵。

卑监的年份，称为减化。土的化气不得其令，而木的生气独旺，长气自能完整如常，雨水不能及时下降，收气平定，风寒并起，草木虽繁荣美丽，但秀而不能成实，所成的只是空壳或不饱满的一类东西。其气散漫，其作用不足而过于静定，在人体的变动为病发疮疡、脓多、溃烂、痈肿，并发展为水气不行，其所应的内脏是脾，在果类是李和栗，所充实的是液汁和核，在谷类是豆和麻，在五味是酸、甘，在颜色是青、黄，在畜类是牛和犬，在虫类是倮虫毛虫，因木胜风动，有振动摧折之势，在声音为宫、角，在人体发病为胀满痞塞不通，这是土运不及而从木化的关系。所以少宫和少角相同。若逢太阴湿土司天，虽土运不及，但得司天之助，也可成为平气，所以监逢上宫则和正宫相同。若逢厥阴风木司天，则土运更衰，顺从木气用事，而成为木之平气，所以逢上角则和正角相同。在发病来讲，消化不良的泄泻，是邪气伤脾的关系。所以见风势振动，摧折飘扬的现象，随之而草木干枯凋落，其灾害应于中宫而通于四方。由于金气来复，所以又主败坏折伤，有如虎狼之势，清气发生作用，生气便被抑制而不能行使权力。

从革的年份，称为折收。收气不能及时，生气得以发扬，长气和化气合而相得，火于是得以施行其权力，万物繁盛。其气发扬，其作用急躁，在人体的变动发病为咳嗽失音、烦闷气逆，发展为咳嗽气喘，其所应的内脏是肺，在果类为李和杏，所充实的是壳和络，在谷类是麻和麦，在五味是苦与辛，在颜色为白和赤，在畜类为鸡和羊，在虫类是介虫羽虫。因为金虚火胜，主有发光灼热之势，在声音为商、徵，在人体的病变为喷嚏、咳嗽、鼻塞流涕、衄血，这是因金运不及而从火化的关系。所以少商和少徵相同。若逢阳明燥金司天，则金运虽不及，得司天之助，也能变为平气，所以从革逢上商就和正商相同。若逢厥阴风木司天，因金运不及，木不畏金，亦能形成木气用事而成为木之平气，所以逢上角便和正角相同。其病变是由于邪气伤于肺脏。因金衰火旺，所以火势炎热，但随之见冰雪霜雹，其灾害应于七（西方）。这是水气来复，故主如鳞虫之伏藏，猪、鼠之阴沉，冬藏之气提早而至，于是发生大寒。

涸流的年份，称为反阳。藏气衰弱，不能行使其封藏的权力，化气因而昌盛，长气反见宣行而布达于四方，蛰虫应藏而不藏，土润泽而泉水减少，草木条达茂盛，万物繁荣秀丽而丰满。其气不得流畅，故其作用为暗中渗泄，其变动为症结不行，发病为干燥枯槁，其应内脏为肾，在果类为枣、杏，所充实的是汁液和肉，在谷类是黍和稷，在五味是甘、咸，在颜色是黄、黑，在畜类是猪、牛，在虫类是鳞虫倮虫，水运衰，土气用事，故主有尘土昏郁的现象，在声音为羽、宫，在人体的病变为痿厥和下部的痈结，这是水运不及而从土化的关系。所以少羽和少宫相同。若逢土气司天，则水运更衰，顺从土气用事，所以涸流逢上宫与正宫相同。其病见大小便不畅或闭塞不通，是邪气伤于肾脏。因水运不及，故尘埃昏蔽，或骤然下雨，但随之反见大风振动，摧折倒拔，其灾害应于一（北方），这是木气来复，所以又见毛虫狐貉，善于变动而不主闭藏。

所以当运气不及的年份，所胜与所不胜之气，就乘其衰弱而行令，好像不速之客，不招自来，暴虐而毫无道德，结果反使它自己受到损害，这是子来报复的关系。凡施行暴虐轻微的所受到的报复也轻，厉害的所受到的报复也厉害，这种有胜必有复的情况，是运气中的一种常规。

发生的年份，称为启敕。土气疏松虚薄，草木之青气发荣，阳气温和布化于四方，阴气随阳气而动，生气淳厚，化生万物，万物因之而欣欣向荣。其变化为生发，万物得其气则秀丽，其权力为散布，其权力的表现为舒展畅达，其在人体的变动是眩晕和巅顶部的疾病，其正常的性能是风和日暖，使万物奢靡华丽，推陈出新，若变动为狂风振怒，把树木摧折拔倒，其在谷类为麻、稻，在畜类是鸡、犬，在果实为李、桃，在颜色为青、黄、白三色杂见，在五味为酸、甘、辛，其象征为春天，其在人体的经络是足厥阴足少阳，在内脏为肝、脾，在虫类为毛虫介虫，在物体属内外坚硬的一类，若发病则为怒。这是木运太过，是为太角，木太过则相当于金气司天，故太角与上商同。若逢上徵，正当火气司天，木运太过亦能生火，火性上逆，木旺克土，故病发气逆、吐泻。木气太过失去了正常的性能，则金之收气来复，以致发生秋令劲切的景象，甚则有肃杀之气，气候清凉，草木凋零，若为人们的病变，则邪气伤在肝脏。

赫曦的年份，称为蕃茂。少阴之气从内而化，阳气发扬在外，炎暑的气候施行，万物得以昌盛。其生化之气为成长，火气的性质是上升的，其权力是闪烁活动，其权力的表现为显露声色，其变动能使烧灼发热，并且因为过热而缭乱烦扰，其正常的性能是暑热郁蒸，其变化则为热度高涨如烈火，其在谷类为麦、豆，在畜类为羊、猪，在果类为杏、栗，在颜色为赤、白、黑，在五味为苦、辛、咸，其象征为夏天，在人体的经脉是手少阴、手太阳和手厥阴、手少阳，在内脏为心、肺，在虫类为羽虫鳞虫，在人体属脉络和津液，在人体的病变是因为心气实则笑，伤于暑则疟疾、疮疡、失血、发狂、目赤。火运太过，若逢太阳寒水司天，水能胜火，适得其平，故赫曦逢上羽，则和正徵相同。水运既平，金不受克，所以收令得以正常，因水气司天，火受水制，所以在人发病为痿。若火运太过又逢火气司天，二火相合，则金气受伤，故逢上徵则收气不能及时行令。由于火运行令，过于暴烈，水之藏气来复，以致时见阴凝惨淡的景象,甚至雨水霜雹,转为寒冷,若见病变,多是邪气伤于心脏。

敦阜的年份,称为广化。其德性浑厚而清静,使万物顺时生长乃至充盈,土的至阴之气充实,则万物能生化而成形,土运太过,故见土气蒸腾如烟,笼罩于山丘之上,大雨常下,湿气用事,燥气退避。其化圆满,其气丰盛,其权力则为静,其权力的表现是周密而详备,其变动则湿气积聚,其性能柔润,使万物不断得到润泽,其变化则为暴雨骤至、雷霆震动、山崩堤溃,在谷类为稷、麻,在畜类为牛、犬,在果类为枣、李,在颜色为黄、黑、青,在五味是甘、咸、酸,其象征为长夏,在人体的经脉是足太阴、足阳明,在内脏是脾、肾,在虫类是倮虫毛虫,在物体属于人体肌肉和植物果核的一类,在病变为腹中胀满,四肢沉重,举动不便,由于土运太过,木气来复,所以大风迅速而来,其所见的疾病,多由邪气伤于脾脏。

坚成的年份,称为收引。天高气爽洁净,地气亦清静明朗,阳气跟随阴气的权力而生化,因为阳明燥金之气当权,于是万物都成熟,但金运太过,故秋收之气旺盛四布,以致长夏的化气未尽而顺从收气行令。其化是提早收成,其气是削伐,其权力过于严厉肃杀,它权力的表现是尖锐锋利而刚劲,其在人体之变动为强烈的折伤和疮疡、皮肤病,其正常的性能是散布雾露凉风。其变化则为肃杀凋零的景象,在谷类是稻、黍,在畜类是鸡、马,在果类是桃、杏,它的颜色是白、青、赤,它化生的五味是辛、酸、苦,其象征为秋天,在人体上相应的经脉是手太阴、手阳明,在内脏是肺与肝,化生的虫类是介虫羽虫,生成物体是属于皮壳和筋络的一类,如果发生病变,大都为气喘有声而呼吸困难。若遇金运太过而逢火气司天的年份,因为火能克金适得其平,所以说上徵与正商相同。金气得到抑制,则木气不受克制,生气就能正常行令,发生的病变为咳嗽。金运太过的年份剧变暴虐,各种树木受到影响,不能发荣,使得草类柔软脆弱都会焦头,但继之火气来复,好像夏天的气候前来相救,故炎热的天气又流行,蔓草被烧灼而渐至枯槁,人们发生的病变,多由邪气伤于肺脏。

流衍的年份,称为封藏。寒气执掌万物的变化,天地间严寒阴凝,闭藏之气行使其权力,火的生长之气不得发扬。其化为凛冽,其气则坚凝,其权力为安静,它权力的表现是流动灌注,其活动则或为漂浮,或为下泻,或为灌溉,或为外溢,其性能是阴凝惨淡、寒冷雾气,其气候的变化为冰雪霜雹,在谷类为豆、稷,在畜类是猪、牛,在果类为栗、枣,显露的颜色是黑、赤与黄,化生的五味是咸、苦、甘,其象征为冬天,在人体相应的经脉是足少阴、足太阳,在内脏是肾和心,化生的虫类为鳞虫倮虫,生成物体属充满液汁肌肉的一类,如果发生病变是胀。若逢水气司天,水运更太过,二水相合,火气更衰,故流衍逢上羽,火生长之气更不能发挥作用。如果水行太过,则土气来复,而化气发动,以致地气上升,大雨不时下降,人们发生的病变,由于邪气伤于肾脏。

以上论太过的年份,其所行使的权力,失去了正常的性能,横施暴虐,而欺侮被我所胜者,但结果必有胜我者前来报复,若行使政令平和,合乎正常的规律,即使所胜的也能同化,就是这个意思。

黄帝问:天气不足于西北,北方寒而西方凉;地气不满于东南,南方热而东方温。这是什么缘故?岐伯道:天气有阴阳,地势有高低,其中都有太过与不及的差异。东南方属阳;阳气有余,阳精自上而下降,所以南方热而东方温。西北方属阴;阴气有余,阴精自下而上奉,所以北方寒而西方凉。因此,地势有高有低,气候有温有凉,地势高的气候寒凉,地势低下的气候温热。所以在西北寒凉的地方多胀病,在东南温热的地方多疮疡。胀病用下法则胀可消,疮疡用汗法则疮疡自愈。这是气候和地理影响人体腠理开闭的一般情况,无非是太过和不及的区别罢了。

黄帝道：天气寒热与地势高下对于人的寿夭，有什么关系？岐伯说：阴精上承的地方，阳气坚固，故其人长寿；阳精下降的地方，阳气常发泄而衰薄，故其人多夭。黄帝说：对。

黄帝问：若发生病变，应怎样处理？岐伯道：西北方天气寒冷，其病多外寒而里热，应散其外寒，而凉其里热；东南方天气温热，因阳气外泄，故生内寒，所以应收敛其外泄的阳气，而温其内寒。这是所谓"同病异治"，即同样发病而治法不同。所以说，气候寒凉的地方，多内热，可用寒凉药治之，并可以用汤液浸渍的方法；气候温热的地方，多内寒，可治以温热的方法，以加强内部阳气的固守。治法必须与该地的气候相同，才能使之平调，但必须辨别其相反的情况，如西北之人有假热之寒病，东南之人有假寒之热病，又当用相反的方法治疗。

黄帝道：对。但有地处一州，而生化寿夭各有不同，是什么缘故？岐伯道：虽同在一州，而地势高下不同，故生化寿夭的不同，是地势的不同所造成的。因为地势高的地方，属于阴气所治；地势低的地方，属于阳气所治。阳气盛的地方气候温热，万物生化往往先四时而早成；阴气盛的地方气候寒冷，万物常后于四时而晚成。这是地理的常规，而影响着生化迟早的规律。黄帝道：有没有寿和夭的分别呢？岐伯道：地势高的地方，阴气所治，故其人寿；地势低下的地方，阳气多泄，其人多夭。而地势高下相差有程度上的不同，相差小的其寿夭差别也小，相差大的其寿夭差别也大。所以治病必须懂得天道和地理，阴阳的相胜，气候的先后，人的寿夭，生化的时间，然后可以知道人体内外形气的病变了。

黄帝道：很对！一岁之中，有应当病而不病，脏气应当相应而不相应，应当发生作用而不发生作用的情况，这是什么道理呢？岐伯道：这是由于受着天气的制约，人身脏气顺从于天气的关系。黄帝道：请你详细告诉我。岐伯说：少阳相火司天的年份，火气下临于地，人身肺脏之气上从天气，燥金之气起而用事，地上的草木受灾，火热如烧灼，金气为之变革，且被消耗，火气太过故暑热流行，人们发生的病变如咳嗽，喷嚏，鼻涕，衄血，鼻塞不利，口疮，寒热，浮肿；少阳司天则厥阴在泉，故风气流行于地，沙尘飞扬，发生的病变为心痛，胃脘痛，厥逆，胸膈不通，其变化急暴快速。

阳明司天的年份，燥气下临于地，人身肝脏之气上从天气，风木之气起而用事，故脾土必受灾害，凄沧清冷之气常见，草木被克伐而枯萎，所以发病为胁痛，目赤，眩晕，动摇，战栗，筋萎不能久立；阳明司天则少阴君火在泉，故暴热至，地气变为暑热蒸腾，在人则阳气郁于内而发病，小便不正常，寒热往来如疟，甚至发生心痛。火气流行于冬令草木枯槁之时，气候不寒而流水不得结冰，蛰虫反外见而不藏。

太阳司天的年份，寒水之气下临于地，人身心脏之气上从天气，火气照耀显明，火热之气起而用事，则肺金必然受伤，寒冷之气非其时而出现，寒气太过则水结成冰，因火气被迫而应从天气，故发病为心热烦闷，咽喉干，常口渴，鼻涕，喷嚏，易于悲哀，时常打哈欠，热气妄行于上，故寒气来报复于下，则寒霜不时下降，寒复则神气伤，发病为善忘，甚至心痛；太阳司天则太阴湿土在泉，土能制水，故土气滋润，水流丰盛，太阳司天则寒水之客气加临于三之气，赶阴在泉则湿土之气下加于终之气，水湿相合而从阴化，万物因寒湿而发生变化，应在人身的病则为水饮内蓄，腹中胀满，不能饮食，皮肤麻痹，肌肉不仁筋脉不利，甚至浮肿，背部生痈。

厥阴司天的年份，风木之气下临于地，人身脾脏之气上从天气，土气兴起而隆盛，湿土之气起而用事，于是水气必受损，土从木化而受其克制，其功用亦为之变易，人们发病的身体重，肌肉枯萎，饮食减少，口败无味，风气行于宇宙之间，云气与万物为之动摇，在人体之病变为目眩，耳鸣；厥阴司天则少阳相火在泉，风火相搏，故火气横行，地气便为暑热，在人体则见大热而消烁津液，血水下流，因气候温热，故蛰虫不藏而常见，流水不能成冰，其所发的病机急速。

少阴君火司天的年份，火热之气下临于地，人身肺脏之气上从天气，燥金之气起而用事，则草木必然受损，人们发病为气喘，呕吐，寒热，喷嚏，鼻涕，衄血，鼻塞不通，暑热流行，甚至病发疮疡，高热，暑热如火焰，有熔化金石之状；少阴司天则阳明燥气在泉，故地气干燥而清净，寒凉之气常至，在病变为胁痛，好叹息，肃杀之气行令，草木发生变化。

太阴司天的年份，湿气下临于地，人身肾脏之气上从天气，寒水之气起而用事，火气必然受损，人体发病为胸中不爽，阴痿，阳气大衰，不能振奋而失去作用。当土旺之时则感腰臀部疼痛，转动不便，或厥逆；太阴司天则太阳寒水在泉，故地气阴凝闭藏，大寒便至，蛰虫很早就伏藏，人们发病则心下痞塞而痛，若寒气太过则土地冻裂，冰冻坚硬，病发为少腹痛，常常妨害饮食，水气上乘肺金，则寒水外化，故少腹痛止，若水气增多，则口味觉咸，必使水气通行外泄，方可减退。

黄帝道：在同一年中，有的动物能胎孕繁殖，有的却不能生育，这是什么气使它这样的？岐伯说：六气和五类动物之间，有相胜而制约的关系。若六气与动物的五行属性相同，则生育力就强盛，如果不同，生育力就衰退。这是自然规律，万物生化的常规。所以逢厥阴风木司天，毛虫不生育，亦不耗损，厥阴司天则少阳相火在泉，羽虫同地之气，故得以生育，火能克金，故介虫不能生成；若厥阴在泉，毛虫同其气，则多生育，木克土，故倮虫遭受损耗，羽虫静而不育。

少阴君火司天，羽虫同其气，故羽虫不生育，亦不耗损，少阴司天则阳明燥金在泉，介虫同地之气，故得以生育，金克木，故毛虫不能生成；少阴在泉，羽虫同其气，则多生育，火克金，故介虫遭受损耗且不得生育。

太阴湿土司天，倮虫同其气，故倮虫不生育，亦不耗损，太阴司天则太阳寒水在泉，鳞虫同地之气，故鳞虫多生育，水克火，故羽虫不能生成；太阴在泉，倮虫同其气，则多生育，土克水，故鳞虫不能生成。

少阳相火司天，羽虫同其气，故羽虫不生育，亦不耗损，少阳司天则厥阴风木在泉，毛虫同地之气，故多生育，木克土，故鳞虫不能生成；少阳在泉，羽虫同其气，则多生育，火克金，故介虫遭受损耗，而毛虫静而不育。

阳明燥金司天，介虫同天之气，故介虫静而不生育，阳明司天则少阴君火在泉，羽虫同地之气，故多生育，火克金，故介虫不得生成；阳明在泉，介虫同其气，则多生育，金克木，故毛虫耗损，而羽虫不能生成。

太阳寒水司天，鳞虫同天之化，故鳞虫静而不生育，太阳司天则太阴湿土在泉，倮虫同地之气，故多生育；太阳在泉，鳞虫同其气，故多生育，水克火，故羽虫损耗，倮虫静而不育。

凡五运被六气所乘的时候，被克之年所应的虫类，则更不能孕育。所以六气所主的司天在泉，各有制约的作用，子甲相合，而岁运在中，秉五行而立，万物都有所生化，在泉之气制约我所胜者，司天之气制约岁气之胜我者，司天之气制色，在泉之气制形，五类动物的繁盛和衰微，各自随着天地六气的不同而相应。因此有胎孕和不育的分别，生化的情况也不能完全一致，这是运气的一种常度，因此称之为中根。在中根之外的六气，同样根据五行而施化，所以万物的生化有五气、五味、五色、五类的分别，随五运六气而各得其宜。

黄帝道：这是什么道理？岐伯说：根于中的叫作神机，它是生化作用的主宰，所以神去则生化的机能也停止；根于外的叫作气立，假如没有六气在外，则生化也随之而断绝。故运各有制约，各有相胜，各有生，各有成。因此说，如果不知道当年的岁运和六气的加临，以及六气和岁运的异同，就不足以谈生化，就是这个意思。

黄帝道：万物开始受气而生化，气散而有形，气敷布而繁殖，气终的时候形象便发生变化，万物虽不同，但这种情况是一致的。然而如五谷的资生，生化有厚有薄，成熟有少有多，开始和结果也有不同，这是什么缘故呢？岐伯说：这是由于受在泉之气所控制，故其生化非天气则不生，非地气则不长。黄帝又道：请告诉我其中的道理。岐伯说：寒、热、燥、湿等气，其气化作用各有不同。故少阳相火在泉，则寒毒之物不生，火能克金，味辛的东西被克而不生，其所主之味是苦和酸，在谷类是属青和赤的一类。阳明燥金在泉，则湿毒之物不生，味酸及属湿的东西都不生，其所主之味是辛、苦、甘，在谷类是属于赤和白色的一类。太阳寒水在泉，则热毒之物不生，凡苦味的东西都不生。其所主之味是淡和咸，在谷类属土黄和黑色一类。少阳在泉，其生化之气淳和，水火不相争，故咸味可以自守；厥阴在泉气化专一，其味纯正，金不受害，故与辛味都受到治化。

所以说：因司在天泉之气不及而病不足的，用补法当顺其气；因太过而病有余的，治疗时当逆其气，根据其寒热盛衰进行调治。所以说：从上、下、内、外取治，总要探求致病的原因。凡体强能耐受毒药的就给以性味厚的药物，体弱而不能胜任毒药的就给以性味薄而和缓的药物，就是这个道理。若病气有相反的，如病在上的，治其下；病在下的，治其上；病在中的，治其四旁。治热病用寒药，而用温服的方法；治寒病用热药，而用凉服的方法；治温病用凉药，而用冷服的方法；治清冷的病用温药，而用热服的方法。故用消法通积滞，用削法攻坚积，用吐法治上部之实，用下法通下部之实，补法治虚症，泻法治实症，凡久病新病，都可根据这些原则进行治疗。

黄帝道：若病在内，不实也不坚硬，有时聚而有形，有时散而无形，那怎样治疗呢？岐伯说：您问得真仔细！这种病如果没有积滞，应当从内脏方面去探求，虚的用补法，有邪的可先用药驱其邪，然后以饮食调养，或用水渍法调和其内外，便可使病痊愈。

黄帝道：有毒药和无毒药，服用时有一定的规则吗？岐伯说：病有新有久，处方有大有小，药物有毒无毒，服用时当然有一定的规则。凡用大毒之药，病去十分之六，不可再服；一般的毒药，病去十分之七，不可再服；小毒的药物，病去十分之八，不可再服；即使没有毒的药物，病去十分之九，也不必再服。以后就用谷类、肉类、果类、蔬菜类等饮食调养，使邪去正复而病痊愈，不要用药过度，以免伤其正气。如果邪气未尽，再用药时仍如上法。必须首先知道该年的气候情况，不可违反天人相应的规律。不要实症用补使其重实，不要虚症误下使其重虚，而造成使人夭折生命的灾害。不要误补而使邪气更盛，不要误泻而损伤人体正气，断送了人的性命！

黄帝道：有久病的人，气机虽已调顺而身体不得康复，病虽去而形体依然瘦弱，应当怎样处理呢？岐伯说：您所问得真精细啊！要知道天地之气化，是不可用人力来代行的，四时运行的规律，是不可以违反的。若经络已经畅通，血气已经和顺，要恢复正气的不足，使与平常人一样，必须注意保养，协调阴阳，耐心等待天时，谨慎守护真气，不使有所消耗，它的形体就可以壮实，生气就可以长养，这就是圣王的法度。所以《大要》上说：不要以人力来代替天地之气化，不要违反四时的运行规律，必须善于调养，协调阴阳，等待真气的恢复，就是这个意思。黄帝道：讲得很对。

中华国学传世经典

精·解·导·读

黄帝内经

谢普/主编

第五册

应急管理出版社
·北京·

第二十一卷

六元正纪大论篇第七十一
刺法论篇第七十二（亡）
本病论篇第七十三（亡）

精解导读

此篇论六气主司天于上。在泉于下。五运六气运化于中。间气纪步。为加临之六气以主时。五六相合以三十年为一纪。再纪而为一周。故名六元正纪大论。

【原文】

黄帝问曰：六化六变①，胜复淫治②，甘苦辛咸酸淡先后，余知之矣。夫五运之化③，或从天气④，或逆天气⑤，或从天气而逆地气⑥，或从地气而逆天气⑦，或相得⑧，或不相得⑨，余未能明其事。欲通天之纪，从地之理，和其运，调其化，使上下合德，无相夺伦⑩，天地升降，不失其宜，五运宣行，勿乖其政，调之正味，从逆奈何？岐伯稽首再拜对曰：昭乎哉问也！此天地之纲纪，变化之渊源⑪，非圣帝孰能穷其至理欤！臣虽不敏，请陈其道，令终不灭，久而不易。帝曰：愿夫子推而次之，从其类序⑫，分其部主⑬，别其宗司⑭，昭其气数⑮，明其正化⑯，可得闻乎？岐伯曰：先立其年，以明其气，金木水火土运行之数，寒暑燥湿风火临御之化⑰，则天道可见，民气可调，阴阳卷舒⑱，近而无惑。数之可数者，请遂言之。

帝曰：太阳之政奈何？岐伯曰：辰戌之纪也。

太阳　太角　太阴　壬辰　壬戌　其运风，其化鸣紊启拆，其变振拉摧拔⑲，其病眩掉目瞑⑳。

太角_{初正}　少徵　太宫　少商　太羽_终㉑

太阳　太徵　太阴　戊辰　戊戌同正徵㉒

其运热，其化暄暑郁燠，其变炎烈沸腾，其病热郁。

太徵　少宫　太商　少羽_终　少角_初

太阳　太宫　太阴　甲辰岁会_{同天符}㉓　甲戌岁会_{同天符}其运阴雨，其化柔润重泽，其变震惊飘骤，其病湿下重。

太宫　少商　太羽_终　太角_初　少徵

太阳　太商　太阴　庚辰　庚戌　其运凉，其化雾露萧飔，其变肃杀雕零，其病燥背瞀胸满㉔。

太商　少羽_终　少角_初　太徵　少宫

太阳　太羽　太阴　丙辰天符　丙戌天符　其运寒肃，其化凝惨凓冽，其变冰雪霜雹，其病大寒留于溪谷。

太羽_终　太角_初　少徵　太宫　少商

凡此太阳司天之政，气化运行先天㉕，天气肃，地气静，寒临太虚，阳气不令，水土合德，上应辰星镇星㉖。其谷玄黅，其政肃，其令徐。寒政大举，泽无阳焰㉗，则火发待时。少阳中治㉘，时雨乃涯㉙，止极雨散，还于太阴㉚，云朝北极㉛，湿化乃布，泽流万物，寒敷于上，雷动于下，寒湿之气，持于气交。民病寒湿发，肌肉萎，足痿不收，濡泻血溢。初之气，地气迁㉜，气乃大温，草乃早荣，民乃厉㉝，温病乃作，身热头痛，呕吐，肌腠疮疡。二之气，大凉反至，民乃惨，草乃遇寒，火气遂抑，民病气郁中满，寒乃始。三之气，天政布㉞，寒气行，雨乃降，民病寒，反热中，痈疽注下，心热瞀闷，不治者死㉟。四之气，风湿交争，风化为雨，乃长乃化乃成，民病大热少气，肌肉萎足痿，注下赤白。五之气，阳复化，草乃长，乃化乃成，民乃舒。终之气，地气正㊱，湿令行，阴凝太虚，埃昏郊野，民乃惨凄，寒风以至，反者孕乃死㊲。故岁宜苦以燥之温之，必折其郁气㊳，先资其化源㊴，抑其运气，扶其不胜㊵，无使暴过而生其疾，食岁谷㊶以全其真，避虚邪以安其正。适气同异㊷，多少制之，同寒湿者燥热化，异寒湿者燥湿化㊸，故同者多之，异者少之。用寒远㊹寒，用凉远凉，用温远温，用热远热，食宜同法。有假者反常㊺，反是者病，所谓时也。

帝曰：善。阳明之政奈何？岐伯曰：卯酉之纪也。

阳明　少角　少阴　清热胜复同㊻，同正商㊼。丁卯岁会丁酉其运风清热㊽。

少角_{初正}　太徵　少宫　太商　少羽_终

阳明　少徵　少阴　寒雨胜复同，同正商㊾。癸卯_{同岁会}癸酉_{同岁会}　其运热寒雨。

少徵　太宫　少商　太羽_终　太角_初

阳明　少宫　少阴　风凉胜复同。己卯　己酉　其运雨风凉。

少宫　太商　少羽_终　少角_初　太徵

阳明　少商　少阴　热寒胜复同，同正商㊿。乙卯天符乙酉岁会，太一天符。其运凉热寒。

少商　太羽_终　太角_初　少徵　太宫

阳明　少羽　少阴　雨风胜复同，同少宫[51]。辛卯　辛酉　其运寒雨风。

少羽终　少角初　太徵　少宫　太商

凡此阳明司天之政，气化运行后天，天气急，地气明，阳专其令㊺，炎暑大行，物燥以坚，淳风乃治㊻，风燥横运㊼，流于气交，多阳少阴㊽，云趋雨府，湿化乃敷，燥极而泽㊾。其谷白丹，间谷命太者㊿，其耗白甲品羽[58]，金火合德，上应太白荧惑。其政切，其令暴，蛰虫乃见，流水不冰。民病咳嗌塞，寒热发暴，振溧癃闷，清先而劲[59]，毛虫乃死，热后而暴，介虫乃殃，其发躁，胜复之作，扰而大乱，清热之气，持于气交。初之气，地气迁，阴始凝，气始肃，水乃冰，寒雨化。其病中热胀，面目浮肿，善眠，鼽衄，嚏欠呕，小便黄赤，甚则淋。二之气，阳乃布，民乃舒，物乃生荣，厉大至，民善暴死。三之气，天政布，凉乃行，燥热交合，燥极而泽，民病寒热。四之气，寒雨降，病暴仆，振栗谵妄，少气嗌干引饮，及为心痛，痈肿疮疡，疟寒之疾，骨痿血便。五之气，春令反行，草乃生荣，民气和。终之气，阳气布，候反温，蛰虫来见，流水不冰，民乃康平，其病温。故食岁谷以安其气，食间谷以去其邪，岁宜以咸以苦以辛，汗之清之散之[60]，安其运气[61]，无使受邪，折其郁气，资其化源[62]。以寒热轻重少多其制，同热者多天化，同清者多地化[63]。用凉远凉，用热远热，用寒远寒，用温远温，食宜同法。有假者反之，此其道也。反是者，乱天地之经，扰阴阳之纪也。

帝曰：善。少阳之政奈何？岐伯曰：寅申之纪也。

少阳　太角　厥阴　壬寅同天符　壬申同天符

其运风鼓[64]，其化鸣紊启坼，其变振拉摧拔，其病掉眩支胁惊骇。

太角初正　少徵　太宫　少商　太羽终

少阳　太徵　厥阴　戊寅天符　戊申天符

其运暑，其化暄嚣⑥郁燠，其变炎烈沸腾，其病上热郁，血溢血泄⑥心痛。

太徵　少宫　太商　少羽终　少角初

少阳　太宫　厥阴　甲寅　甲申　其运阴雨，其化柔润重泽，其变震惊飘骤，其病体重胕肿痞饮⑥。

太宫　少商　太羽终　太角初　少徵

少阳　太商　厥阴　庚寅　庚申　同正商⑥　其运凉，其化雾露清切，其变肃杀雕零，其病肩背胸中。

太商　少羽终　少角初　太徵　少宫

少阳　太羽　厥阴　丙寅　丙申　其运寒，其化凝惨溧冽，其变冰雪霜雹，其病寒浮肿。

太羽终　太角初　少徵　太宫　少商

凡此少阳司天之政，气化运行先天，天气正⑥，地气扰，风乃暴举，木偃沙飞，炎火乃流，阴行阳化⑩，雨乃时应，火木同德⑪，上应荧惑岁星。其谷丹苍，其政严，其令扰。故风热参布，云物沸腾，太阴横流⑫，寒乃时至，凉雨并起。民病寒中，外发疮疡，内为泄满。故圣人遇之，和而不争。往复之作，民病寒热疟泄，聋瞑呕吐，上怫肿色变。初之气，地气迁，风胜乃摇，寒乃去，候乃大温，草木早荣，寒来不杀⑬，温病乃起，其病气怫于上，血溢目赤，咳逆头痛，血崩，胁满，肤腠中疮。二之气，火反郁，白埃⑭四起；云趋雨府，风不胜湿，雨乃零，民乃康。其病热郁于上，咳逆呕吐，疮发于中，胸嗌不利，头痛身热，昏愦脓疮。三之气，天政布，炎暑至，少阳临上，雨乃涯。民病热中，聋瞑血溢，脓疮，咳呕，鼽衄渴嚏欠，喉痹目赤，善暴死。四之气，凉乃至，炎暑间化⑮，白露降，民气和平，其病满身重。五之气，阳乃去，寒乃来，雨乃降，气门乃闭⑯，刚木早雕，民避寒邪，君子周密。终之气，地气正，风乃至，万物反生，霜㉛雾以行。其病关闭不禁㉘，心痛，阳气不藏而咳。抑其运气，赞所不胜，必折其郁气，先取化源㉙，暴过不生，苛疾不起。故岁宜咸宜辛宜酸，渗之泄之渍之发之㉚，观气寒温以调其过，同风热者多寒化，异风热者少寒化。用热远热，用温远温，用寒远寒，用凉远凉，食宜同法，此其道也。有假者反之，反是者，病之阶也。

帝曰：善。太阴之政奈何？岐伯曰：丑未之纪也。

太阴　少角　太阳　清热胜复同，同正宫㉛。丁丑　丁未　其运风清热。

少角初正　太徵　少宫　太商　少羽终

太阴　少徵　太阳　寒雨胜复同。癸丑　癸未　其运热寒雨。

少徵　太宫　少商　太羽终　太角初

太阴　少宫　太阳　风清胜复同，同正宫㉜。己丑太一天符　己未太一天符　其运雨风清。

少宫　太商　少羽终　少角初　太徵

太阴　少商　太阳　热寒胜复同。乙丑　乙未　其运凉热寒。

少商　太羽终　太角初　少徵　太宫

太阴　少羽　太阳　雨风胜复同，同正宫㉝。辛丑同岁会　辛未同岁会　其运寒雨风。

少羽终　少角初　太徵　少宫　太商

凡此太阴司天之政，气化运行后天，阴专其政㉞，阳气退避，大风时起㉟，天气下降，地气上腾，原野昏霿，白埃四起，云奔南极㊱，寒雨数至，物成于差夏㊲，民病寒湿，腹满身膹愤㊳，胕肿痞逆，寒厥拘急。湿寒合德，黄黑埃昏，流行气交，上应镇星辰星。其政肃，其令寂，其谷黅玄。故阴凝于上，寒积于下，寒水胜火，则为冰雹，阳光不治，杀气㊴乃行。故有余宜高，不及宜下，有余宜晚，不及宜早⑩，土之利，气之化也，民气亦从之，间谷命其太也。初之气，地气迁，寒乃去，春气正⑪，风乃来，生布，万物以荣，民气条舒，风湿相薄，雨乃后。民病血溢，筋络拘强，关节不利，身重筋痿。二之气，大火正⑫，物承化⑬，民乃和，其病温厉大行，远近咸若。湿蒸相薄，雨乃时降。三之气，天政布，湿气降，地气腾，雨乃时降，寒乃随之，感于寒湿，则民病身重胕肿，胸腹满。四之气，畏火⑭临，溽蒸化⑮，地气腾，天气否隔，寒风晓暮，蒸热相薄，草木凝烟，湿化不流，则白露阴布，以成秋令。民病腠理热，血暴溢，疟，心腹满热胪胀⑯，甚则胕肿。五之气，惨令已行，寒露下，霜乃早降，草木黄落，寒气及体，君子周密，民病皮腠。终之气，寒大举，湿大化，霜乃积，阴乃凝，水坚冰，阳光不治。感于寒则病人关节禁固，腰脽⑰痛，寒湿持于气交而为疾也。必折其郁气，而取化源，益其岁气，无使邪胜，食岁谷以全其真，食间谷以保其精。故岁宜以苦燥之温之，甚者发之泄之。不发不泄则湿气外溢，肉溃皮拆而水血交流。必赞其阳火，令御甚寒，从气异同，少多其制也。同寒者以热化，同湿者以燥化，异者少之，同者多之，用凉远凉，用寒远寒，用温远温，用热远热，食宜同法。假者反之，此其道也，反是者病也。

帝曰：善。少阴之政奈何？岐伯曰：子午之纪也。

少阴　太角　阳明　壬子　壬午　其运风鼓，其化鸣紊启拆，其变振拉摧拔，其病支满。

太角_{初正}　少徵　太宫　少商　太羽_终

少阴　太徵　阳明　戊子天符　戊午太一天符　其运炎暑⑱，其化暄曜郁燠⑲，其变炎烈沸腾，其病上热血溢。

太徵　少宫　太商　少羽_终　少角_初

少阴　太宫　阳明　甲子　甲午　其运阴雨，其化柔润重泽，其变震惊飘骤，其病中满身重。

　　太宫　少商　太羽终　太角初　少徵

　　少阴　太商　阳明　庚子同天符　庚午同天符　同正商　其运凉劲⑩，其化雾露萧飔，其变肃杀雕零，其病下清⑩。

　　太商　少羽终　少角初　太徵　少宫

　　少阴　太羽　阳明　丙子岁会　丙午　其运寒，其化凝惨溧冽，其变冰雪霜雹，其病寒下⑩。

　　太羽终　太角初　少徵　太宫　少商

　　凡此少阴司天之政，气化运行先天，地气肃，天气明，寒交暑⑩，热加燥⑩，云驰雨府，湿化乃行，时雨乃降，金火合德，上应荧惑太白。其政明，其令切，其谷丹白，水火寒热持于气交⑩而为病始也，热病生于上，清病生于下，寒热凌犯而争于中，民病咳喘，血溢血泄，鼽嚏，目赤眦疡，寒厥入胃，心痛腰痛腹大，嗌干肿上。初之气，地气迁，暑将去，寒乃始，蛰复藏，水乃冰，霜复降，风乃冽，阳气郁，民反周密，关节禁固，腰脽痛，炎暑将起，中外疮疡。二之气，阳气布，风乃行，春气以正⑩，万物应荣，寒气时至，民乃和。其病淋，目瞑目赤，气郁于上而热。三之气，天政布，大火行，庶类蕃鲜⑩，寒气时至。民病气厥心痛，寒热更作，咳喘目赤。四之气，溽暑至，大雨时行，寒热互至。民病寒热，嗌干黄瘅，鼽衄饮发⑩。五之气，畏火临，暑反至，阳乃化，万物乃生乃长乃荣，民乃康，其病温。终之气，燥令行，余火内格⑩，肿于上，咳喘，甚则血溢。寒气数举则霿雾翳，病生皮腠，内舍于胁，下连少腹而作寒中，地将易也⑩。必抑其运气，资其岁胜，折其郁发，先取化源⑪，无使暴过而生其病也。食岁谷以全真气，食间谷以避虚邪。岁宜咸以耎之，而调其上⑫，甚则以苦发之；以酸收之，而安其下⑬；甚则以苦泄之。适气同异而多少之，同天气者以寒清化，同地气者以温热化,用热远热,用凉远凉,用温远温,用寒远寒,食宜同法。有假则反,此其道也,反是者病作矣。

帝曰:善。厥阴之政奈何?岐伯曰:巳亥之纪也。

厥阴　少角　少阳　清热胜复同,同正角[114]。丁巳天符丁亥天符　其运风清热。

少角初正　太徵　少宫　太商　少羽终

厥阴　少徵　少阳　寒雨胜复同　癸巳同岁会　癸亥同岁会　其运热寒雨。

少徵　太宫　少商　太羽终　太角初

厥阴　少宫　少阳　风清胜复同,同正角[115]。己巳　己亥　其运雨风清。

少宫　太商　少羽终　少角初　太徵

厥阴　少商　少阳　热寒胜复同,同正角[116]。乙巳　乙亥　其运凉热寒。

少商　太羽终　太角初　少徵　太宫

厥阴　少羽　少阳　雨风胜复同。辛巳　辛亥　其运寒雨风。

少羽终　少角初　太徵　少宫　太商

凡此厥阴司天之政,气化运行后天。诸同正岁,气化运行同天[117]。天气扰[118],地气正[119],风生高远,炎热从之[120],云趋雨府,湿化乃行。风火同德,上应岁星荧惑。其政挠[121],其令速,其谷苍丹,间谷言太者,其耗文角品羽[122]。风燥火热,胜复更作,蛰虫来见,流水不冰,热病行于下,风病行于上,风燥胜复形于中。初之气,寒始肃,杀气方至,民病寒于右之下[123]。二之气,寒不去,华雪[124]水冰,杀气施化,霜乃降,名草上焦,寒雨数至,阳复化,民病热于中。三之气,天政布,风乃时举,民病泣出,耳鸣掉眩。四之气,溽暑湿热相薄,争于左之上[125],民病黄瘅而为胕肿。五之气,燥湿更胜，沉阴乃布，寒气及体，风雨乃行。终之气，畏火司令，阳乃大化，蛰虫出见，流水不冰，地气大发，草乃生，人乃舒，其病温厉。必折其郁气，资其化源[126]，赞其运气，无使邪胜。岁宜以辛调上，以咸调下[127]，畏火之气，无妄犯之[128]。用温远温，用热远热，用凉远凉，用寒远寒，食宜同法。有假反常，此之道也，反是者病。

帝曰：善。夫子之言可谓悉矣，然何以明其应乎？岐伯曰：昭乎哉问也！夫六气者，行有次，止有位，故常以正月朔日平旦视之[129]，睹其位而知其所在矣[130]。运有余，其至先，运不及，其至后[131]，此天之道，气之常也。运非有余非不足，是谓正岁[132]，其至当其时也。帝曰：胜复之气，其常在也，灾害时至，候也奈何？岐伯曰：非气化者[133]，是谓灾也。

帝曰：天地之数[134]，终始奈何？岐伯曰：悉乎哉问也！是明道也。数之始，起于上而终于下[135]，岁半之前，天气主之，岁半之后，地气主之[136]，上下交互，气交主之[137]，岁纪毕矣。故曰：位明气月[138]可知乎？所谓气[139]也。帝曰：余司其事，则而行之，不合其数何也？岐伯曰：气用有多少[140]，化洽有盛衰[141]，衰盛多少，同其化[142]也。帝曰：愿闻同化何如？岐伯曰：风温春化同，热曛昏火夏化同，胜与复同[143]，燥清烟露秋化同，云雨昏瞑埃长夏化同，寒气霜雪冰冬化同，此天地五运六气之化，更用盛衰之常也。

帝曰：五运行同天化[144]者，命曰天符，余知之矣。愿闻同地化[145]者何谓也？岐伯曰：太过而同天化者三，不及而同天化者亦三，太过而同地化者三，不及而同地化者亦三。凡此二十四岁也。帝曰：愿闻其所谓也？岐伯曰：甲辰甲戌太宫下加[146]太阴，壬寅壬申太角下加厥阴，庚子庚午太商下加阳明，如是者三。癸巳癸亥少徵下加少阳，辛丑辛未少羽下加太阳，癸卯癸酉少徵下加少阴，如是者三。戊子戊午太徵上临[147]少阴，戊寅戊申太徵上临少阳，丙辰丙戌太羽上临太阳,如是者三。丁巳丁亥少角上临厥阴,乙卯乙酉少商上临阳明,己丑己未少宫上临太阴,如是者三。除此二十四岁,则不加不临[148]也。帝曰:加者何谓?岐伯曰:太过而加同天符,不及而加同岁会也。帝曰:临者何谓?岐伯曰:太过不及,皆曰天符,而变行有多少,病形有微甚,生死有早晏耳。

帝曰:夫子言用寒远寒,用热远热,余未知其然也,愿闻何谓远?岐伯曰:热无犯热,寒无犯寒,从者和,逆者病,不可不敬畏而远之,所谓时兴六位[149]也。帝曰:温凉何如?岐伯曰:司气以热,用热无犯,司气以寒,用寒无犯,司气以凉,用凉无犯,司气以温,用温无犯,间气同其主[150]无犯,异其主则小犯之,是谓四畏[151],必谨察之。帝曰:善!其犯者何如?岐伯曰:天气反时,则可依时[152],及胜其主[153]则可犯,以平为期,而不可过,是谓邪气反胜者。故曰:无失天信[154],无逆气宜[155],无翼[156]其胜,无赞其复,是谓至[157]治。

帝曰:善!五运气行主岁之纪,其有常数[158]乎?岐伯曰:臣请次之[159]:

甲子　甲午岁

上[160]少阴火　中[161]太宫土运　下[162]阳明金热化二[163],雨化五[164],燥化四[165],所谓正化[166]日也。其化[167]上咸寒[168],中苦热[169],下酸温[170],所谓药食宜[171]也。

乙丑　乙未岁

上太阴土　中少商金运　下太阳水　热化寒化胜复同[172],所谓邪气化[173]日也。灾七宫[174]。湿化五,清化四,寒化六[175],所谓正化日也。其化上苦热,中酸和,下甘热,所谓药食宜也。

丙寅　丙申岁

上少阳相火　中太羽水运　下厥阴木　火化二[176],寒化六,风化三[177],所谓正化日也。其化上咸寒,中咸温,下辛凉,所谓药食宜也。

丁卯岁会　丁酉岁[178]

上阳明金　中少角木运　下少阴火　清化热化胜复同，所谓邪化日也。灾三宫，燥化九[179]，风化三，热化七[180]，所谓正化日也。其化上苦小温，中辛和，下咸寒，所谓药食宜也。

戊辰　戊戌岁

上太阳水　中太徵火运　下太阴土　寒化六[181]，热化七，湿化五，所谓正化日也。其化上苦温，中甘和，下甘温，所谓药食宜也。

己巳　己亥岁

上厥阴木　中少宫土运　下少阳相火　风化清化胜复同，所谓邪气化日也。灾五宫[182]。风化三[183]，湿化五，火化七[184]，所谓正化日也。其化上辛凉，中甘和，下咸寒，所谓药食宜也。

庚午同天符　庚子岁同天符

上少阴火　中太商金运　下阳明金　热化七，清化九，燥化九[185]，所谓正化日也。其化上咸寒，中辛温，下酸温，所谓药食宜也。

辛未同岁会　辛丑岁同岁会

上太阴土　中少羽水运　下太阳水　雨化风化胜复同，所谓邪气化日也。灾一宫。雨化五，寒化一[186]，所谓正化日也。其化上苦热，中苦和，下甘热，所谓药食宜也。

壬申同天符　壬寅岁同天符

上少阳相火　中太角木运　下厥阴木　火化二[187]，风化八[188]，所谓正化日也。其化上咸寒，中酸和，下辛凉，所谓药食宜也。

癸酉同岁会　癸卯岁同岁会

上阳明金　中少徵火运　下少阴火　寒化雨化胜复同，所谓邪气化日也。灾九宫。燥化九[189]，热化二[190]，所谓正化日也。其化上苦小温，中咸温，下咸寒，所谓药食宜也。

甲戌岁会 同天符　甲辰岁岁会 同天符

上太阳水　中太宫土运　下太阴土　寒化六[199]，湿化五，正化日也。其化上苦热，中苦温，下苦温，药食宜也。

乙亥　乙巳岁

上厥阴木　中少商金运　下少阳相火　热化寒化胜复同，邪气化日也。灾七宫。风化八[192]，清化四，火化二[193]，正化度[194]也。其化上辛凉，中酸和，下咸寒，药食宜也。

丙子岁会　丙午岁

上少阴火　中太羽水运　下阳明金　热化二[195]，寒化六，清化四[196]，正化度也。其化上咸寒，中咸温，下酸温，药食宜也。

丁丑　丁未岁

上太阴土　中少角木运　下太阳水　清化热化胜复同，邪气化度也。灾三宫。雨化五，风化三，寒化一[197]，正化度也。其化上苦温，中辛和，下甘热，药食宜也。

戊寅天符　戊申天符

上少阳相火　中太徵火运　下厥阴木　火化七[198]，风化三[199]，正化度也。其化上咸寒，中甘和，下辛凉，药食宜也。

己卯　己酉岁

上阳明金　中少宫土运　下少阴火　风化清化胜复同，邪气化度也。灾五宫。清化九[200]，雨化五，热化七[201]，正化度也。其化上苦小温，中甘和，下咸寒，药食宜也。

庚辰　庚戌岁

上太阳水　中太商金运　下太阴土　寒化一[202]，清化九，雨化五，正化度也。其化上苦热，中辛温，下甘热，药食宜也。

辛巳　辛亥岁

上厥阴木　中少羽水运　下少阳相火　雨化风化胜复同，邪气化度也。灾一宫。风化三[205]，寒化一，火化七[204]，正化度也。其化上辛凉，中苦和，下咸寒，药食宜也。

壬午　壬子岁

上少阴火　中太角木运　下阳明金　热化二[205]，风化八，清化四[209]，正化度也。其化上咸寒，中酸和，下酸温，药食宜也。

癸未　癸丑岁

上太阴土　中少徵火运　下太阳水　寒化雨化胜复同，邪气化度也。灾九宫。雨化五，火化二，寒化一[207]，正化度也。其化上苦温，中咸温，下甘热，药食宜也。

甲申　甲寅岁

上少阳相火　中太宫土运　下厥阴木　火化二[208]，雨化五，风化八[209]，正化度也。其化上咸寒，中咸和，下辛凉，药食宜也。

乙酉太一天符　乙卯岁天符

上阳明金　中少商金运　下少阴火　热化寒化胜复同，邪气化度也。灾七宫。燥化四[210]，清化四，热化二[211]，正化度也。其化上苦小温，中酸和，下咸寒，药食宜也。

丙戌天符　丙辰岁天符

上太阳水　中太羽水运　下太阴土　寒化六[212]，雨化五，正化度也。其化上苦热，中咸温，下甘热，药食宜也。

丁亥天符　丁巳岁天符

上厥阴木　中少角木运　下少阳相火　清化热化胜复同，邪气化度也。灾三宫。风化三[213]，火化七[214]，正化度也。其化上辛凉，中辛和，下咸寒，药食宜也。

戊子天符　戊午岁太一天符

上少阴火　中太徵火运　下阳明金　热化七[215]，清化九[216]，正化度也。其化上咸寒，中甘和，下酸温，药食宜也。

己丑 太—天符 己未岁 太—天符

上太阴土 中少宫土运 下太阳水 风化清化胜复同，邪气化度也。灾五宫，雨化五，寒化一[217]，正化度也。其化上苦热，中甘和，下甘热，药食宜也。

庚寅 庚申岁

上少阳相火 中太商金运 下厥阴木 火化七[218]，清化九，风化三[219]，正化度也。其化上咸寒，中辛温，下辛凉，药食宜也。

辛卯 辛酉岁

上阳明金 中少羽水运 下少阴火 雨化风化胜复同，邪气化度也。灾一宫。清化九[220]，寒化一，热化七[221]，正化度也。其化上苦小温，中苦和，下咸寒，药食宜也。

壬辰 壬戌岁

上太阳水 中太角木运 下太阴土 寒化六[222]，风化八，雨化五，正化度也。其化上苦温，中酸和，下甘温，药食宜也。

癸巳 同岁会 癸亥岁 同岁会

上厥阴木 中少徵火运 下少阳相火 寒化雨化胜复同，邪气化度也。灾九宫。风化八[223]，

火化二[224]，正化度也。其化上辛凉，中咸温，下咸寒，药食宜也。

凡此定期之纪[225]，胜复正化[226]，皆有常数[227]，不可不察。故知其要者，一言而终[228]，不知其要，流散无穷[229]，此之谓也。

帝曰：善。五运之气，亦复[230]岁乎？岐伯曰：郁极乃发，待时而作也。帝曰：请问其所谓也？岐伯曰：五常之气[231]，太过不及，其发异也。帝曰：愿卒闻之。岐伯曰：太过者暴，不及者徐，暴者为病甚，徐者为病持。帝曰：太过不及，其数[232]何如？岐伯曰：太过者，

其数成,不及者,其数生[23],土常以生[234]也。

帝曰:其发也何如?岐伯曰:土郁之发,岩谷震惊,雷殷[235]气交,埃昏黄黑,化为白气,飘骤高深,击石飞空[236],洪水乃从,川流漫衍,田牧土驹[237]。化气乃敷,善为时雨,始生始长,始化始成。故民病心腹胀,肠鸣而为数后,甚则心痛胁䐜,呕吐霍乱,饮发注下,胕肿身重。云奔雨府,霞拥朝阳,山泽埃昏,其乃发也,以其四气。云横天山[238],浮游生灭[239],怫之先兆也。

金郁之发,天洁地明,风清气切,大凉乃举,草树浮烟[240],燥气以行,霿雾数起,杀气来至,草木苍干,金乃有声[241]。故民病咳逆,心胁满引少腹,善暴痛,不可反侧,嗌干,面尘色恶。山泽焦枯,土凝霜卤[242],怫乃发也,其气五。夜零白露,林莽[243]声凄,怫之兆也。

水郁之发,阳气乃辟[244],阴气暴举,大寒乃至,川泽严凝,寒氛[245]结为霜雪,甚则黄黑昏翳,流行气交,乃为霜杀,水乃见祥[246]。故民病寒客心痛,腰脽痛,大关节不利,屈伸不便,善厥逆,痞坚腹满。阳光不治,空积沉阴,白埃昏暝,而乃发也,其气二火前后[247]。太虚深玄[248],气犹麻散[249],微见而隐,色黑微黄,怫之先兆也。

木郁之发,太虚埃昏,云物以扰,大风乃至,屋发[250]折木,木有变。故民病胃脘当心而痛,上支两胁,膈咽不通,食饮不下,甚则耳鸣眩转,目不识人,善暴僵仆。太虚苍埃,天山一色,或为浊色,黄黑郁若,横云不起雨,而乃发也,其气无常[251]。长川草偃[252],柔叶呈阴[253],松吟高山,虎啸岩岫[254],怫之先兆也。

火郁之发,太虚曛[255]翳,大明[256]不彰,炎火行,大暑至,山泽燔燎,材木流津,广厦腾烟,土浮霜卤,止水乃减,蔓草焦黄,风行惑言[257],湿化乃后。故民病少气,疮疡痈肿,胁腹胸背,面首四支,䐜愤胪胀,疡痱呕逆,瘛疭骨痛,节乃有动,注下温疟,腹中暴痛,血溢流注,精液乃少,目赤心热,甚则瞀闷懊憹,善暴死。刻终大温㉘,汗濡玄府,其乃发也,其气四。动复则静,阳极反阴,湿令乃化乃成。华发水凝㉙,山川冰雪,焰阳午泽㉚,怫之先兆也。

有怫之应而后报也,皆观其极而乃发也。木发无时,水随火也。谨候其时,病可与期,失时反岁,五气不行,生化收藏,政无恒也。

帝曰:水发而雹雪,土发而飘骤,木发而毁折,金发而清明,火发而曛昧,何气使然?岐伯曰:气有多少,发有微甚,微者当其气㉛,甚者兼其下㉜,征其下气而见可知也㉝。帝曰:善。五气之发,不当位者何也?岐伯曰:命其差㉞。帝曰:差有数乎?岐伯曰:后皆三十度而有奇也㉟。帝曰:气至而先后者何?岐伯曰:运太过则其至先,运不及则其至后,此候之常也。帝曰:当时而至者何也?岐伯曰:非太过非不及,则至当时,非是者眚也。

帝曰:善。气有非时而化者何也?岐伯曰:太过者当其时,不及者归其己胜㊱也。帝曰:四时之气,至有早晏,高下左右,其候何如?岐伯曰:行有逆顺,至有迟速。故太过者化先天,不及者化后天。帝曰:愿闻其行何谓也?岐伯曰:春气西行,夏气北行,秋气东行,冬气南行㊲。故春气始于下,秋气始于上,夏气始于中,冬气始于标㊳。春气始于左,秋气始于右,冬气始于后,夏气始于前㊴。此四时正化之常。故至高之地,冬气常在,至下之地,春气常在㊵,必谨察之。帝曰:善。

黄帝问曰:五运六气之应见㊶,六化之正㊷,六变之纪㊸何如?岐伯对曰:夫六气正纪,有化有变,有胜有复,有用有病,不同其候,帝欲何乎?帝曰:愿尽闻之。岐伯曰:请遂言之。夫气之所至也,厥阴所至为和平,少阴所至为暄,太阴所至为埃溽,少阳所至为炎暑,阳明所至为清劲,太阳所至为寒雰。时化之常㊹也。

厥阴所至为风府㊺,为璺启;少阴所至为火府,为舒荣;太阴所至为雨府,为员盈㊻;少阳所至为热府,为行出㊼;阳明所至为司杀府，为庚苍[279]；太阳所至为寒府，为归藏。司化之常也。

厥阴所至为生，为风摇；少阴所至为荣，为形见[280]；太阴所至为化，为云雨；少阳所至为长，为蕃鲜；阳明所至为收，为雾露；太阳所至为藏，为周密。气化之常也。

厥阴所至为风生，终为肃[281]；少阴所至为热生，中为寒[282]；太阴所至为湿生，终为注雨[283]；少阳所至为火生，终为蒸溽[284]；阳明所至为燥生，终为凉；太阳所至为寒生，中为温[285]。德化[286]之常也。

厥阴所至为毛化，少阴所至为羽[287]化，太阴所至为倮化，少阳所至为羽[288]化，阳明所至为介化，太阳所至为鳞化。德化之常也。

厥阴所至为生化，少阴所至为荣化，太阴所至为濡化，少阳所至为茂化，阳明所至为坚化，太阳所至为藏化。布政[289]之常也。

厥阴所至为飘怒，大凉；少阴所至为大暄，寒；太阴所至为雷霆骤注，烈风；少阳所至为飘风[290]燔燎，霜凝；阳明所至为散落，温；太阳所至为寒雪冰雹，白埃。气变[291]之常也。

厥阴所至为挠动，为迎随[292]；少阴所至为高明焰，为曛；太阴所至为沉阴，为白埃，为晦暝；少阳所至为光显[293]，为彤云[294]，为曛；阳明所至为烟埃，为霜，为劲切，为凄鸣；太阳所至为刚固，为坚芒，为立[295]。令行[296]之常也。

厥阴所至为里急，少阴所至为疡胗身热，太阴所至为积饮否隔，少阳所至为嚏呕，为疮疡，阳明所至为浮虚[297]，太阳所至为屈伸不利。病之常也。

厥阴所至为支痛；少阴所至为惊惑，恶寒战栗，谵妄；太阴所至为稸满[298]；少阳所至为惊躁，瞀昧暴病；阳明所至为鼽，尻阴股膝髀腨骱足病；太阳所至为腰痛。病之常也。

厥阴所至为緛戾[299]，少阴所至为悲妄衄蔑，太阴所至为中满霍乱吐下，少阳所至为喉痹，耳鸣呕涌[300]，阳明所至为皴揭[301]，太阳所至为寝汗,痉。病之常也。

厥阴所至为胁痛呕泄,少阴所至为语笑,太阴所至为重胕肿,少阳所至为暴注,瞤瘛暴死,阳明所至为鼽嚏,太阳所至为流泄[302]禁止[303]。病之常也。

凡此十二变[304]者,报[305]德以德,报化以化,报政以政,报令以令,气高则高,气下则下,气后则后,气前则前,气中则中,气外则外,位之常[306]也。故风胜则动,热胜则肿,燥胜则干,寒胜则浮,湿胜则濡泄,甚则水闭胕肿[307]。随气所在,以言其变耳。

帝曰:愿闻其用也。岐伯曰:夫六气之用,各归不胜而为化[308]。故太阴雨化,施于太阳;太阳寒化,施于少阴;少阴热化,施于阳明;阳明燥化,施于厥阴;厥阴风化,施于太阴。各命其所在以征之也。帝曰:自得其位何如?岐伯曰:自得其位,常化也。帝曰:愿闻所在也。岐伯曰:命其位而方月可知也[309]。

帝曰:六位[310]之气,盈虚何如?岐伯曰:太少[311]异也,太者之至徐而常,少者暴而亡[312]。帝曰:天地之气,盈虚何如?岐伯曰:天气不足,地气随之,地气不足,天气从之,运居其中而常先[313]也。恶所不胜,归所同和[314],随运归从而生其病也[315]。故上胜则天气降而下,下胜则地气迁而上,胜多少而差其分[316],微者小差,甚者大差,甚则位易气交,易则大变生而病作矣。《大要》曰:甚纪五分,微纪七分[317],其差可见。此之谓也。

帝曰:善。论言热无犯热,寒无犯寒。余欲不远寒,不远热奈何?岐伯曰:悉乎哉问也!发表不远热,攻里不远寒。帝曰:不发不攻而犯寒犯热何如?岐伯曰:寒热内贼,其病益甚。帝曰:愿闻无病者何如?岐伯曰:无者生之,有者甚之。帝曰:生者何如?岐伯曰:不远热则热至,不远寒则寒至。寒至则坚否腹满,痛急下利之病生矣,热至则身热,吐下霍乱,痈疽疮疡,瞀郁注下,瞤瘛肿胀，呕，鼽衄头痛，骨节变，肉痛，血溢血泄，淋闷之病生矣。帝曰：治之奈何？岐伯曰：时必顺之⑱，犯者治以胜⑲也。

黄帝问曰：妇人重身⑳，毒之何如？岐伯曰：有故㉑无殒，亦无殒㉒也。帝曰：愿闻其故何谓也？岐伯曰：大积大聚，其可犯也，衰其太半而止，过者死。

帝曰：善。郁㉓之甚者，治之奈何？岐伯曰：木郁达㉔之，火郁发㉕之，土郁夺㉖之，金郁泄㉗之，水郁折㉘之。然调其气，过者折之，以其畏㉙也，所谓泻之。帝曰：假㉚者何如？岐伯曰：有假其气，则无禁也。所谓主气不足，客气胜也。

帝曰：至哉圣人之道！天地大化运行之节，临御之纪，阴阳之政，寒暑之令，非夫子孰能通之！请藏之灵兰之室，署曰六元正纪。非斋戒不敢示，慎传也。

【注释】

①六化六变：六气的正常生化与异常变化。

②胜复淫治：六气反常所致的胜气与复气，淫邪发病及主治原则。

③五运之化：五运主治的气化。

④从天气：五运值岁之气与司天之气能相顺从。

⑤逆天气：五运值岁之气与司天之气相违逆。

⑥从天气而逆地气：五运值岁之气与司天之气相顺从，与在泉之气相违逆。

⑦从地气而逆天气：五运值岁之气与在泉之气相顺从，与司天之气相违逆。

⑧相得：司天之气与岁运之气相生为相得。

⑨不相得：岁运之气与司天之气相互克制为不相得。

⑩无相夺伦：不致相互强行其气而破坏正常的次序。

⑪此天地之纲纪，变化之渊源：六气为天地气化之本，天地变化，皆本于此，因此为纲纪，为渊源。

⑫类序：天干主运，地支主气，各从其类，各有一定的秩序。

⑬部主：指司天在泉，左右间气，各有一定部位，以主其时之气。

⑭宗司：指一年之中，有主岁之运气以统之，各步之中，有相应之气以司之。

⑮气数：吴昆注曰："气数者，六气各有其数，谓每气各主六十日也。"

⑯正化：王冰注曰："正化，谓岁直气味所宜，酸苦甘辛咸，寒温冷热也。"

⑰临御之化：张志聪："六气有司天之上临，有在泉之下御，有四时之主气，有加临之客气也。"指六气司天在泉之气化。御，在此作治解。

⑱卷舒：屈伸的意思。《淮南子》原道训："与刚柔卷舒兮。"高诱注曰："卷舒，犹屈伸也。"

⑲其运风……其变振拉摧拔：新校正云："详此其运其化其变，从太角等运起。"本节所指乃壬辰壬戌年，壬为木运太过，因此其运其化其变，都是从木运太过论起。木运和平之年，则其气鸣条，此太过之年，故曰鸣紊。紊，有乱之义。物之闭藏者，得木气则启开破裂，开始生长。故曰启坼。以下各节，凡所言其运其化其变，都是指岁运之气。

⑳其病眩掉目瞑：新校正云："详此病证，以运加司天地为言。"木运太过之年，风木为病，因此有"眩掉目瞑"之证，乃肝风扰动所致。以下各节，凡言其病者，皆指岁运与其相应之脏气发病。

㉑太角_{初正} 少徵 太宫 少商 太羽_终：《图翼》二卷五音建运图解云："《运气全书》云：五音者，五行之声音也，土曰宫，金曰商，水曰羽，木曰角，火曰徵。《晋书》曰：角者触也，象诸阳气触动而生也，其化丁壬；徵者止也，言物盛则止也，其化戊癸；商者强也，言金性坚强也，其化乙庚；羽者舒也，言阳气将复，万物将舒也，其化丙辛；宫者中也，得中和之道，无往不畜……盖以土气贯于四行，王于四季，荣于四脏，而总之之谓也，其化甲己……十干以甲丙戊庚壬为阳，乙丁己辛癸为阴，在阳则属太，在阴则属少，太者为有余，少者为不及，阴阳相配，太少相生，如环无端，共成气化。"由于五音与五运相配，故五音代表五运，即角为木运，徵为火运，宫为土运，商为金运，羽为水运。阳年之运为太过，阴年之运为不及，以太少来表示。一岁之中，中运主一年之运，客运与主运，俱分五步。主运五步始于角，以下按五行相生的次序，终于羽，每年不变。先据中运的太少，推出初之运角的太少。如壬年中运为太角，则主运初之运即为太角，若癸年为少徵，少徵之上为太角，则初之运亦为太角，以次按太生少，少生太，排至终之运羽为止，乃主运五步之太少。文中所标小字"初"，即主运初之运，"终"，即主运终之运。

㉒同正徵：戊年属火运太过，中运为太徵，但辰戌则为太阳寒水司天，司天之寒水，克中运之火，即太过被抑，则中运之火，类同于平气，故曰同正徵。五常政大论赫曦之纪，所谓"上羽与正徵同"，亦属此义。

㉓同天符：《图翼》二卷同天符同岁会图："同天符，同岁会者，中运与在泉合其气化也。阳年曰同天符，阴年曰同岁会。"即中运阴阳五行之气与在泉阴阳五行之气相同者，阳年为同天符，阴年为同岁会。如庚子年，中运为阳明燥金，在泉亦为阳明燥金，庚为阳年，故为同天符。即壬寅、壬申、癸卯、癸酉、甲辰、甲戌、癸巳、癸

亥、庚子、庚午、辛丑、辛未十二年。

㉔背瞀胸满：《类经》二十六卷第十七注曰："肺金受病，故背闷瞀而胸胀满。"瞀，乱的意思。

㉕气化运行先天：指气化先天时而至。凡气太过则气先天时而至，气不及则气后天时而至。

㉖水土合德，上应辰星镇星：太阳寒水司天，则为太阴湿土在泉，因此是"水土合德"。上则水应于辰星，土应于镇星，乃各应其本星。以下阳明司天之政，少阳司天之政等义同。

㉗泽无阳焰：湖泽中不见有阳热之气焰上腾，乃阴中之阳，抑伏不升之故。

㉘少阳中治：马莳注曰："少阳为三之气，乃中治也。"此指主气而言。

㉙涯：有穷尽的意思。如《庄子》："吾生也有涯。"

㉚止极雨散，还于太阴：《类经》二十六卷第十七注曰："岁半之后，地气主之，自三气止极雨散之后，交于四气，则在泉用事，而太阴居之。"主气四之气为太阴湿土，故少阳之后，则太阴居之。

㉛北极：王冰注曰："北极，雨府也。"

㉜地气迁：指上年在泉之气迁易其位。

㉝厉：指疫疠之病。如下文"厉大至"。

㉞三之气，天政布：气即司天之气，至此则司天之政，得以布施。

㉟不治者死：王冰注曰："当寒反热，是反天常，热起于心，则神之危亟，不急扶救，神必消亡，故治者则生，不治则死。"

㊱地气正：终之气为在泉之气，至此则在泉之气乃得其正令。

㊲反者孕乃死：吴昆注曰："人为倮虫，从土化也，风木非时淫胜，则土化者不育也。"

㊳折其郁气：凡司天在泉之气当政时，则被克之气不得舒布，致成郁气，因此有郁气者，必当折去之。吴昆注曰："郁气者，如以上太阳寒水司天，则火不得升明而自郁。太阴湿土在泉，则水不得流衍而自郁。郁则病生矣。折，去也。"遗篇刺法论中有具体折郁之法，可参看。

㊴先资其化源：王冰注曰："化源谓九月迎而取之，以补心火。"新校正云："详水将胜也，先于九月迎取其化源，先泻肾之源也。盖以水王十月，故先于九月迎而取之，泻水因此补火也。"

㊵抑其运气，扶其不胜：吴昆注曰："抑其运气，扶其不胜者，如太角是木，木太过则土不胜，宜抑木而培土也。"抑其运气者，可以泄与运气相应之脏，扶其不胜者，可以补与运气所克之气相应之脏。后仿此。

㊶岁谷：与岁气相应之谷类，如上文所谓"其谷玄、黅"，即黑色与黄色谷类，为辰戌年之岁谷。

㊷适气同异：《类经》二十六卷第十七注曰："适，酌所宜也。气，司天在泉之气也。同异，运与气会有异同也。"

㊸同寒湿者燥热化，异寒湿者燥湿化：吴昆注曰："言上文十岁之中，其大运有与司天同寒者，有与在泉同湿者，则以燥热所化之品治之，燥治湿，热治寒也。其有与司天在泉异气者，是为运气平等，但以燥湿之品治之。因此然者，燥者治在泉之湿；湿为土，治司天寒水也。"

㊹远：在此有避开的意思。

㊺有假者反常：《类经》二十六卷第十七注曰："假者反常，谓气有假借而反乎常也。如夏当热而反寒，冬当寒而反热，春秋亦然。反者病，以其违于时也。按后文曰：假者何如？所谓主气不足，客气胜也。即此之谓。"

㊻清热胜复同：王冰注曰："清胜少角，热复清气，故曰清热胜复同也。余少运皆同也。"

㊼同正商：木运不及，反被克我之金气兼化，因此其气类同金运之平年。

㊽其运风清热：王冰注曰："不及之运，常兼胜复之气言之。风，运气也。清，胜气也。热，复气也。余少运悉同。"凡年运不及者，其运即指运气、胜气、复气三者而言。以下皆同。

㊾同正商：癸年为火运不及，阳明燥金司天，中运之火无力相克，金气得政，故同正商平气，即五常政大论所谓伏明之纪，"上商与正商同"。

㊿同正商：乙年为金运不及，得阳明燥金司天之气相助，故同正商平气。即五常政大论所谓从革之纪，"上商与正商同"。

(51)同少宫：新校正云："按五常政大论云：五运不及，除同正角、正商、正宫外，癸丑、癸未当云少徵与少羽同；己卯、己酉少宫与少角同；乙丑、乙未少商与少徵同；辛卯、辛酉、辛巳、辛亥少羽与少宫同；合有十年。今此论独于此言同少宫者，盖以癸丑、癸未，丑未为土，故不更同少羽。己卯、己酉为金，故不更同少角。

(52)阳专其令：金运不及之年，火为胜气，因而阳气得专其令。

(53)淳风乃治：由于金气不足则木气无畏，因此淳和之风，得以主治。

(54)风燥横运：金运不及，风木无畏，故木之风气与金之燥气兼而行之，横行于气交之中。运，行也。

(55)多阳少阴：金气不足，火气乘之，故多阳少阴。

(56)燥极而泽：上半年司天燥气已极，至下半年四之气时，主气为太阴湿土，客气为太阳寒水，水土用事，故"燥极而泽"。

(57)间谷命太者：《类经》二十六卷第十七注曰："间谷，间气所化之谷也。命，天赋也。太，气之有余也。除正化岁谷之外，则左右四间之化，皆为间谷，但太者得间气之厚，故其所化独盛，是为间谷，少者，得气之薄，则无所成也。”

(58)其耗白甲品羽：王冰注曰：“白色甲虫，多品羽类，有羽翼者耗散粢盛，虫鸟甲兵，岁为灾以耗竭物类。”

(59)清先而劲：金之清气至而劲切。

(60)岁宜以咸以苦以辛，汗之清之散之：《类经》二十六卷第十七注曰：“咸从水化，治在泉之君火也；苦从火化，治司天之燥金也；从辛者，辛从金化，本年火盛金衰，同司天之气以求其平也。然燥金司天，则岁半之前，气过于敛，故宜汗之散之。君火在泉，则岁半之后气过于热，故宜清之也。”

(61)安其运气：《类经》二十六卷第十七注曰：“安者，顺其运气而安之也。”

(62)资其化源：王冰注曰：“化源，谓六月，迎而取之也。”新校正云：“按金王七月，故逆于六月泻金气。”吴昆注曰：“木病者，养其水，金病者养其土，调其母气，是资其生化之源也。”

(63)同热者多天化，同清者多地化：阳明司天为少阴在泉。若中运之气与在泉少阴热气类同者，则治当多用与司天阳明清凉气化相同之治法。如逢少宫、少商、少羽之运，即属此例。若中运之气与司天清气类同者，则治当多用与在泉少阴热化相同之治法，如逢少角、少徵之年，即属此例。

(64)风鼓：太角为木运太过，故其运为风气鼓动。

(65)暄嚣：《类经》二十六卷第十七注曰：“火盛之象。”

(66)血溢血泄：指吐血衄血及大小便下血等热盛迫血妄行之症。

(67)胕肿痞饮：胕肿即浮肿之症。痞饮，指水饮痞满之症。皆水气泛滥所致。

⑥⑧同正商：庚年本为金运太过，中运为太商，但寅申则为少阳相火司天，司天之相火，克中运之金，即太过被抑，则中运之金，乃类同于平气，故曰"同正商"。五常政大论坚成之纪所谓"上徵与正商同"，即属此义。

⑥⑨天气正：新校正云："详少阳司天，厥阴司地，正得天地之正。又厥阴少阳司地，各云得其正者，以地主生荣为言也。"

⑦⓪阴行阳化：《类经》二十六卷第十七注曰："太阴湿土主二之气，与少阳并行于岁半之前，故阴行阳化。"

⑦①火木同德：新校正云："详六气惟少阳厥阴司天司地，为上下通和，无相胜克，故言火木同德。余气皆有胜克，故言合德。"指少阳厥阴司天地时，木与火上下相生，因此谓之同德。余者如少阴阳明及太阴太阳司天地时，皆上下相克，因此谓之合德。

⑦②太阴横流：客气二之气为太阴，太阴湿土之气，横行于气交。

⑦③寒来不杀：初之气，主气为厥阴风木，客气为少阴君火，主客相生，其气温热，因此虽有寒来，但不能行其杀伐之令。

⑦④白埃：靠近地面的白色云埃。

⑦⑤炎暑间化：四之气，正值大暑与处暑之际，而主客之气，土金相生，其气阴凉，故炎暑之气间时而化。

⑦⑥气门乃闭：气门指玄府，五之气寒凉之气至，阳气开始敛藏于内，故气门乃闭。

⑦⑦霧：雾气晦暗不明。

⑦⑧关闭不禁：终之气当闭藏，而客气厥阴风木，反行发生之令，故气机之当关闭者，不得禁锢。张志聪注曰："以闭藏之时，而反行发生之令，故其病关闭不禁。"

⑦⑨先取化源：王冰注曰："年之前十二月，迎而取之。"《玄珠密语》卷一迎随补泻纪篇谓"火之将胜也""于三月迎而取之"。新校

正云:"详王注资取化源,俱注云取,其意有四等:太阳司天取九月,阳明司天取六月,是二者先取在天之气也;少阳司天取年前十二月,太阴司天取九月,是二者乃先时取在地之气也。少阴司天取年前十二月,厥阴司天取四月,义不可解。

⑧故岁宜咸宜辛宜酸,渗之泄之渍之发之:《类经》二十六卷第十七注曰:"以上十年,相火司天,风木在泉,咸从水化,能胜火也;辛从金化,能胜木也;酸从木化,顺木火之性也。渗之泄之,因此去二便之实。渍之发之,因此去腠理之邪也。"

⑧同正宫:丁年木运不及,太阴湿土司天,中运之木无力克土,土气得政,故同正宫平气。即五常政大论所谓"委和之纪,太宫与正宫同"。

⑧同正宫:已为土运不及,遇太阴湿土司天,为不及得助,故同正宫平气。即五常政大论所谓"卑监之纪,上宫与正宫同"。

⑧同正宫:辛为水运不及,太阴湿土司天,则土能胜水,土气得政,故同正宫平气。即五常政大论所谓"涸流之纪,上宫与正宫同"。

⑧阴专其政:太阴湿土司天属阴,太阳寒水在泉亦属阴,司天在泉之气均属阴,故曰阴专其政。

⑧大风时起:太阴司天,客气与主气初之气均为厥阴风木,因此"大风时起"。新校正云:"详此太阴之政,何以言大风时起?盖厥阴为初气,居木位春气,正风乃来,故言大风时起。"

⑧南极:王冰注曰:"南极,雨府也。"

⑧差夏:王冰注曰:"谓立秋之后一十日也。"《类经》二十六卷第十七注曰:"差,参差也。夏尽入秋,谓之差夏。"当指夏末秋初。

⑧䐜愤:胀满的意思。愤,《广雅》释诂:"盈也。"充满的意思。

⑧杀气:指阴寒肃杀之气。

⑩有余宜高……不及宜早：《类经》二十六卷第十七注曰："有余不及，言谷气也。凡岁谷间谷，色味坚脆，各有气衰气盛之别。本年寒政太过，故谷气有余者，宜高宜晚，以其能胜寒也；不及者，宜下宜早，以其不能胜寒也。"

㉑春气正：太阴司天之年，初之气，客气与主气俱为厥阴风木，故春得气化之正。

㉒大火正：二之气，客气与主气俱为少阴君火，故火得气化之正。

㉓物承化：火气用事，万物因之而开始生化。

㉔畏火：因相火气烈，其性可畏，故为畏火。

㉕溽蒸化：四之气，主气为太阴湿土。客气为少阳相火，湿热合化，为溽蒸化。溽，湿也。蒸，通"烝"。

㉖胕胀：腹部胀满。

㉗脽：《说文》："尻也。"《汉书·东方朔传》："连脽尻。"注曰："脽，臀也。"

㉘其运炎暑：新校正云："详太徵运太阳司天曰热，少阳司天曰暑，少阴司天曰炎暑，兼司天之气而言运也。"

㉙暄曜郁燠：新校正云："按五常政大论作'暄暑郁燠'，此变'暑'为'曜'者，以上临少阴故也。"

⑩凉劲：新校正云："详此以运合在泉，故云凉劲。"

⑪下清：吴昆注曰："便泄清澈也，下体清冷亦是。"

⑫寒下：下焦有寒之病。吴昆注曰："中寒下利也，足寒亦是。"

⑬寒交暑：新校正云："详此云寒交暑者，谓前岁终之气少阳，今岁初之气太阳，太阳寒交前岁少阳之暑也。"

⑭热加燥：少阴司天，其气为热，阳明在泉，其气为燥，司天与在泉之气相加，为热加燥。

⑩⑤水火寒热持于气交：吴昆注曰："火太过则水来复。"《类经》二十七卷第十七注曰："少阴司天，阳明在泉，上火下金，故水火寒热持于气交之中。"张志聪注曰："岁前之终气乃少阳相火，今岁之初气乃太阳寒水，故为寒交暑而水火寒热持于气交。"

⑩⑥春气以正：二之气为厥阴风木，得春气之正化，故曰春气以正。

⑩⑦庶类蕃鲜：众类生物蕃盛显明。庶，众也。鲜，显明的意思。

⑩⑧饮发：水饮病发作。

⑩⑨余火内格：五之气相火之余火，被终之气燥金之收气阻格于内。吴昆注曰："余火内格者，五气相火，未得尽去，内与燥令格拒。"

⑩⑩地将易也：在泉之气将要改变，而明年初之气将要开始。

⑪⑪先取化源：王冰注曰："先于年前十二月，迎而取之。"《玄珠密语》卷一迎随补泻纪篇云："火之将发也……于三月迎而取之。"二话不同，并存之。

⑪⑫岁宜咸以耎之，而调其上：吴昆注曰："上谓司天少阴君火也，咸从水化，故能调之。"

⑪⑬以酸收之，而安其下：《类经》二十六卷第十七注曰："酸收之，可以补金，平其上之君火，则下之燥金得安矣。"

⑪⑭同正角：丁年木运不及，遇厥阴风木司天，为不及得助，故同正角平气。即五常政大论所谓委和之纪，"上角与正角同。"

⑪⑮同正角：己为土运不及，厥阴风木司天，木气得政，故同正角平气。即五常政大论所谓卑监之纪，"上角与正角同"。

⑪⑯同正角：乙为金运不及，厥阴风木司天，中运之金，无力相克，木气得政，故同正角平气。即五常政大论所谓从革之纪，"上角与正角同。"

⑪⑰诸同正岁，气化运行同天：《类经》二十六卷第十七注曰：

"诸同正岁者,其气正,其生长化收藏,皆与天气相合,故曰运行同天。此虽以上下文丁巳、丁亥、己巳、己亥、乙巳、乙亥六岁为言,然六十年之气,亦莫不皆然。"诸同正岁,即上文同正角之年,无太过不及之气,乃属平气。

⑱扰:在此有扰乱、扰动的意思。

⑲地气正:《类经》二十六卷第十七注曰:"相火在泉,土得温养,故地气正。"

⑳风生高远,炎热从之:厥阴司天,故风生于高远之处。少阳在泉,炎热之气在下从之,则风生于上,火从于下。

㉑挠:挠动的意思。

㉒其耗文角品羽:吴昆注曰:"其耗盛之虫文角品羽。文角从厥阴木气所化,品羽从少阳火气所化。"

㉓民病寒于右之下:人们易患寒病于右侧下方。吴昆注曰:"金位在右,其性镇重,故病右之下。"指人体面南而立,左为东方应木,右为西方应金,客气初之气为阳明燥金,故病于此。

㉔华雪:雪花。华,同"花"。

㉕争于左之上:吴昆注曰:"火为阳,阳主左,其性炎上,湿得热而蒸腾,故争于左之上。"马莳注曰:"盖厥阴司天之左间。"

㉖资其化源:王冰注曰:"化源,四月也,迎而取之。"

㉗以辛调上,以咸调下:辛从金化,故用以调司天之厥阴风木,金可以克木;咸从水化,故用以调在泉之少阳相火,水可以克火。

㉘畏火之气,无妄犯之:吴昆注曰:"谓宜避少阳之热,勿得更以热化犯之。"

㉙正月朔日平旦视之:《类经》二十六卷第十八注曰:"凡主客六气各有次序,亦各有方位,故欲明其应,当于正月朔日平旦视之,以察其阴阳晦明,寒温风气之位,而岁候可知。盖此为日时之首,故可

以占一岁之兆。"朔日，即阴历每月初一日。平旦，早晨平明时。

⑬⓪睹其位而知其所在矣：观六气所应之位，以测知气象变化之所在。王冰注曰："阴之所在，天应以云。阳之所在，天应以清净。自然分布，象见不差。"

⑬①先、后：王冰注曰："先后，皆寅时之先后也。先则丑后，后则卯初。"

⑬②正岁：没有太过不及之气的谓之平岁，也就是平气。凡正岁者，时至气亦至。

⑬③非气化者：指非正常的气化，乃属邪化。

⑬④天地之数：指司天在泉起止之数。

⑬⑤起于上而终于下：每年之岁气，开始于司天，终止于在泉。

⑬⑥岁半之前……地气主之：每年岁气上半年始于上年大寒之始至小暑之末，为岁半之前，司天之气主之；下半年始于大暑之始至小寒之末，为岁半之后，在泉之气主之。

⑬⑦上下交互，气交主之：交互，天气地气相交为用。气交主之，三气四气之际，为气交主气之时。

⑬⑧气月：六气应于十二月。

⑬⑨气：在此指六气分主六步的气数。王冰注曰："大凡一气，主六十日而有奇，以立位数之位，同一气则月之节气中气可知也。"

⑭⓪气用有多少：张志聪注曰："谓六气之用有有余不足也。"

⑭①化治有盛衰：六气之所化与其主治，有太过不及之别，太过则气化有余为盛，不及则气化不足为衰。

⑭②同其化：指六气与春、夏、长夏、秋、冬之气化相同。

⑭③胜与复同：张志聪注曰："谓五运之胜与复气，亦与六气之相同也。"

⑭④同天化：中运与司天之气同化。如戊午年，天干戊年中运为

火,地支午年,少阴君火司天,中运与司天同为火化。

⑭同地化:中运与在泉之气同化。如甲辰年,天干甲年中运为土,地支辰年,太阴湿土在泉,中运与在泉同为土化。

⑭下加:在泉在下,中运居中,中运之气加于在泉,乃以上加于下,因此叫"下加",即在泉之气与中运相同者。

⑭上临:司天在上,中运居中,中运之气临于司天,乃以下临上,因此叫"上临",即司天之气与中运相同者。《类经》二十四卷第七注曰:"上临者,以下临上也,谓以中运而临于司天也。"

⑭不加不临:没有"下加"与"上临"的年份。

⑭时兴六位:张志聪注曰:"兴,起也。此总言一岁之中,有应时而起之六位,各主六十日零八十七刻半,各有寒热温凉之四气,皆宜远而无犯之。"

⑮间气同其主:间气与主气相同。间气指客气之四间气而言,主为主气。

⑮四畏:指寒热温凉四气而言。

⑮天气反时,则可依时:《类经》二十六卷第二十注曰:"天气即客气,时即主气。客不合主,是谓反时,反时者则可依时。以主气之循环有常,客气之显微无定,故姑从乎主也。"

⑮胜其主:客气太过,胜过主气。如夏季主气为火,若客气属寒而太过者,即能胜过主气之火。

⑮天信:主客之气,应时而至,不失其信,叫作天信。

⑮气宜:六气之所适宜者。

⑯翼:赞助的意思。

⑮至:善也。

⑮常数:指正常的规律,即后文所列各年司天、中运、在泉与正化、邪化等气化规律。

⑮次之：把运气的正常规律，编次出来。次，在此有编排或排列的意思。

⑯上：指司天。

⑯中：指中运。

⑯下：指在泉。

⑯热化二：热化为司天少阴火的气化，二为火之生数。后司天气化之数，凡太过之年，应为本气之成数，不及之年，为本气之生数。但文中所述生成数颇不一致，姑存疑。

⑯雨化五：雨化为中运土的气化。五为土之数。关于中运气化之数的规律，本篇后文曰："太过者，其数成，不及者，其数生，土常以生也。"就是说木、火、金、水四运，太过年为成数，不及年为生数，而土运不管太过不及，皆为生数五。

⑯燥化四：燥化为在泉阳明金的气化，四为金之生数。以下在泉气化之数，凡太过之年，为本气之成数，不及之年为本气之生数。但文中所述生成数颇不一致，姑存疑。

⑯正化：王冰注曰："正气化也。"指司天、在泉、中运之气化，皆为正气所化。

⑯其化：指司天、在泉、中运之气化所致之病。

⑯上咸寒：少阴司天，火化致病，当用咸寒之品，即胜我之性味。此后凡司天气化致病，所用之性味，皆同此义。

⑯中苦热：中运太宫，湿化致病，当用苦热之品。此后凡中运气化致病，所用之性味，皆同此义。

⑰下酸温：阳明在泉，燥化致病，当用酸温之品。此后凡在泉之气化致病，所用之性味，皆同此义。

⑰药食宜：指上文司天、在泉、中运之气致病，所用之性味，为用药物或饮食调治时之所宜。

⑫热化寒化胜复同：金运不及，火来克之，故有胜气之热化，热化之后，水来复之，故有复气之寒化。同，吴昆以为胜气与复气二气相等；张介宾以为凡此二年，胜气与复气相同；张志聪以为胜气及复气与不及之中运同其化。今从张介宾说。

⑬邪化：非正气之化谓之邪化，即胜气与复气之所化，乃为邪化。吴昆注曰："邪化，指胜复言，非正化，故曰邪。"

⑭灾七宫：灾害发生在七宫。七宫为西方金位。凡不及之年，则有灾宫，灾害发生之九宫位置，即本气所居之位置，因此金运不及，"灾七宫"，下木、火、土、金同。所指之数，即九宫所位之数。

⑮寒化六：新校正云："详乙丑，寒化六。乙未，寒化一。"

⑯火化二：新校正云："详丙寅，火化二。丙申，火化七。"

⑰风化三：新校正云："详丙寅，风化八。丙申，风化三。"

⑱丁卯岁会 丁酉岁：新校正云："详丁年正月壬寅为干德符，便为平气，胜复不至，运同正角，金不胜木，木亦不灾土。又丁卯年，得卯木佐之，即上阳明不能灾之。"

⑲燥化九：新校正云："详丁卯，燥化九。丁酉，燥化四。"

⑳热化七：新校正云："详丁卯，热化二。丁酉，热化七。"

㉑寒化六：新校正云："详戊辰，寒化六，戊戌寒化一。"

㉒灾五宫：新校正云："按五常政大论曰：其眚四维。又按《天元玉册》云：中宫天禽司，非维宫，同正宫寄位二宫坤位。"

㉓风化三：新校正云："详己巳，风化八。己亥，风化三。"

㉔火化七：新校正云："详己巳，热化七。己亥，热化二。"

㉕热化七、燥化九：新校正云："详庚午年，热化二，燥化四。庚子年，热化七，燥化九。"

㉖寒化一：本年中运与在泉，俱为寒水之气，故只言其一，则二者皆具。

⑱⑦火化二：新校正云："详壬申，热化七。壬寅，热化二。"

⑱⑧风化八：本年中运与在泉俱为风木，故合言之。新校正云："详此以运与在泉俱木，故只言风化八。风化八，乃太角之运化也。若厥阴在泉之化，则壬申风化三，壬寅风化八。"黄元御注曰："中运在泉，二木相合，故风化多。"

⑱⑨燥化九：新校正云："详癸酉燥化四，癸卯燥化九。"

⑲⓪热化二：本年中运与在泉俱为火，故合言之。

⑲①寒化六：新校正云："详甲戌寒化一，甲辰寒化六。"

⑲②风化八：新校正云："详乙亥风化三，乙巳风化八。"黄元御注曰："金运不及，又被火克，风木无制，故风化多。"

⑲③火化二：新校正云："详乙亥热化二，乙巳热化七。"

⑲④正化度：与正化日义同。王冰注曰："度，谓日也。"

⑲⑤热化二：新校正云："详丙子岁热化七，金之灾得其半，以运水太过，胜于天令，天令减半。丙午热化二，午为火，少阴君火司天，运虽水，一水不能胜二火，故异于丙子岁。"

⑲⑥清化四：新校正云："详丙子燥化九，丙午燥化四。"黄元御注曰："金被火克，故清化减。"

⑲⑦寒化一：新校正云："详丁丑寒化六，丁未寒化一。"

⑲⑧火化七：新校正云："详天符司天与运合，故只言火化七。水化七者，太徵之运气也。若少阳司天之气，则戊寅火化二，戊申火化七。"

⑲⑨风化三：新校正云："详戊寅风化八，戊申风化三。"

⑳⓪清化九：新校正云："详己卯燥化九，己酉燥化四。"

⑳①热化七：新校正云："详己卯热化二，己酉热化七。"

⑳②寒化一：新校正云："详庚辰寒化六，庚戌寒化一。"

⑳③风化三：新校正云："详辛巳风化八，辛亥风化三。"

㉔火化七：新校正云："详辛巳热化七，辛亥热化二。"
㉕热化二：新校正云："详壬午热化二，壬子热化七。"
㉖清化四：新校正云："详壬午燥化四，壬子燥化九。"
㉗寒化一：新校正云："详癸未寒化一，癸丑寒化六。"
㉘火化二：新校正云："详甲申火化七，甲寅火化二。"
㉙风化八：新校正云："详甲申风化三，甲寅风化八。"
㉚燥化四：新校正云："详乙酉燥化四，乙卯燥化九。"
㉛热化二：新校正云："详乙酉热化七，乙卯热化二。"
㉜寒化六：新校正云："详此以运与司天俱水故只言寒化六。寒化六者，太羽之运化也。若太阳司天之化，则丙戌寒化一，丙辰寒化六。"
㉝风化三：新校正云："详此运与司天俱木，故只言风化三。风化三者，少角之运化也。若厥阴司天之化，则丁亥风化三，丁巳风化八。"
㉞火化七：新校正云："详丁亥热化二，丁巳热化七。"
㉟热化七：新校正云："详此运与司天俱火，故只言热化七。热化七者，太徵之运化也。若少阴司天之化，则戊子热化七，戊午热化二。"
㊱清化九：新校正云："详戊子清化九，戊午清化四。"
㊲寒化一：新校正云："详己丑寒化六，己未寒化一。"
㊳火化七：新校正云："详庚寅热化二，庚申热化七。"
㊴风化三：新校正云："详庚寅风化八，庚申风化三。"
㊵清化九：新校正云："详辛卯燥化九，辛酉燥化四。"
㊶热化七：新校正云："详辛卯热化二，辛酉热化七。"
㊷寒化六：新校正云："详壬辰寒化六，壬戌寒化一。"
㊸风化八：新校正云："详癸巳风化八，癸亥风化三。"

㉔火化二：新校正云："详此运与在泉俱火，故只言火化二。火化二者，少徵火运之化也。若少阳在泉之化，则癸巳热化七，癸亥热化二。"

㉕定期之纪：张志聪注曰："谓天干始于甲，地支始于子，子甲相合，三十岁而为一纪，六十岁而成一周。"

㉖胜复正化：指胜气、复气及正气之化。

㉗皆有常数：五运六气，胜复正化，皆有一般的规律可循。

㉘知其要者，一言而终：知道了要领，一句话就可结束。说明掌握了运气的规律，运气就不难明白。

㉙不知其要，流散无穷：若不能掌握运气学说的规律，就会漫无边际，不易明白。

㉚复：指复气。王冰注曰："复，报也。先有胜制，则后必复也。"

㉛五常之气：在此乃指五行司运之气。

㉜数：王冰注曰："数谓五常化行之数也。水数一，火数二，木数三，金数四，土数五。成数谓水数六，火数七，木数八，金数九，土数五也。故曰土常以生也。数生者，各取其生数多少以占，故政令德化胜复之休作日，及尺寸分毫，并以准之。此盖都明诸用者也。"

㉝太过者，其数成，不及者，其数生：凡太过之年，气化之数为五行之成数，不及之年，气化之数为五行之生数。

㉞土常以生：土运不分太过不及，皆用生数。

㉟殷：震动声。《诗经》召南："殷其雷，在南山之阳。"

㊱击石飞空：王冰注曰："疾风骤雨，岸落山化，大水横流，石进势急，高山空谷，击石先飞，而洪水随至也。"

㊲田牧土驹：王冰注曰："大水去已，石土危然，若群驹，散牧于田野。"

㉓⁸云横天山：云雾横贯于天空山谷之处。王冰注曰："天际云横，山犹冠带。"

㉓⁹浮游生灭：王冰注曰："岩谷丛薄，乍灭乍生……浮游，以午前候望也。"吴崑注曰："浮游，浮云游气也，或生或灭。"《类经》二十六卷第十三注曰："浮游，蜉蝣也。朝生暮死，其出以阴，此言大者为云横天山，小者为蜉蝣生灭，皆湿化也。"今从王、吴注。浮游，漫游的意思。

㉔⁰浮烟：飘浮的烟雾。

㉔¹金乃有声：吴崑注曰："草木作秋声也。"金应于秋，在此当为秋之代称，如金天、金风等。金乃有声，即秋声发作的意思。

㉔²土凝霜卤：王冰注曰："土上凝白成卤，状如霜也。"指地下成卤之气，凝于土表，色白如霜。卤，碱类物质。

㉔³莽：草木深处。《汉书》景帝纪："或地饶广，荐草莽。"颜师古注引如淳曰："深曰莽。"

㉔⁴辟：同"避"。

㉔⁵寒氛：王冰注曰："寒氛，白气也。其状如雾而不流行，坠地如霜雪，得日晞也。"当指寒冷的雾气。

㉔⁶水乃见祥：水乃预先发现某些征兆。祥，先见之征兆。

㉔⁷二火前后：指在君火与相火主气之前后。王冰注曰："阴精与水，皆上承火，故其发也，在君、相二火之前后。"

㉔⁸深玄：王冰注曰："深玄，言高远而黯黑也。"玄，黑色。

㉔⁹麻散：散垂之麻。

㉕⁰屋发：王冰注曰："屋发，谓发鸱吻。"鸱吻，屋脊上之装饰物。意指屋脊皆被大风刮坏。张介宾释为发屋，即屋舍被毁之义，义尤明。

㉕¹其气无常：吴崑注曰："风善行而数变，故其发也无常期。"

㉒长川草偃：广远的平野草皆低垂不起。川，此指平野。

㉓柔叶呈阴：王冰注曰："柔叶，谓白杨叶也。无风而叶皆背见，是谓呈阴。"

㉔虎啸岩岫：虎叫于山崖峰峦之上。岩岫，即山崖峰峦。吴崑注曰："风从虎，故虎啸风生。"

㉕曛：黄赤色。

㉖大明：王冰注曰："大明，日也。"

㉗风行惑言：《类经》二十六卷第二十三注曰："热极风生，风热交炽，而人言惑乱也。"

㉘刻终大温：《类经》二十六卷第二十三注曰："刻终者，百刻之终也。日之刻数，始于寅初，终于丑未，此阴极之时也，故一日之气，惟此最凉。"刻终大温，指每日百刻终尽之后，阴极阳生，气乃大温。

㉙华发水凝：《类经》二十六卷第二十三注曰："群华之发，君火二气之候也……于华发之时，而水凝冰雪，见火气之郁也。"华，同"花"。

㉚焰阳午泽：马莳注曰："焰阳当午而润。"《类经》二十六卷第二十三注曰："午泽，南面之泽也……于面南之泽而焰阳气见，则火郁将发之先兆也。"

㉛当其气：指郁气的发作，只限于本气当令之时。

㉜兼其下：指气郁而发作，除本气之外，兼见其下承之气。王冰注曰："六气之下，各有承气也。则如火位之下，水气承之；水位之下，土气承之；土位之下，木气承之；木位之下，金气承之；金位之下，火气承之；君位之下，阴精承之。各征其下，则象可见矣。故发兼其下，则与本气殊异。"

㉝征其下气而见可知也：《类经》二十六卷第二十三注曰："征，证也。取证于下承之气，而郁发之微甚可知矣。"

㉔命其差:属于时间上的差异。
㉕后皆三十度而有奇也:王冰注曰:"后,谓四时之后也……度,日也。"三十度而有奇,即一月之日数。有奇,指三十日之零数四十三刻七分半。
㉖归其已胜:王冰注曰:"冬雨春凉秋热夏寒之类,皆为归已胜也。"已胜,指胜己之气,如冬为水其气寒,长夏为土,其气化为雨,冬气不及,则土气胜之而化为雨。
㉗春气西行……冬气南行:春属木,气生于东方,故春气自东而西行;夏属火,气生于南方,故夏气自南而北行;秋属金,气生于西方,故秋气自西而东行;冬属水,气生于北方,故冬气自北而南行。
㉘春气始于下……冬气始于标:《类经》二十六卷第十八注曰:"春气发生,自下而升,故始于下。秋气收敛,自上而降,故始于上。夏气长成,盛在气交,故始于中。标,万物盛长之表也,冬气伏藏,由盛而杀,故始于标。"
㉙春气始于左……夏气始于前:此面南而立,以定其位,左为东,右为西,后为北,前为南。春气生于东故始于左,秋气生于西,故始于右,冬气生于北,故始于后,夏气生于南,故始于前。
㉚至高之地……春气常在:王冰注曰:"高山之巅,盛夏冰雪,污下川泽,严冬草生,长在之义足明矣。"
㉛应见:运气变化应于所见的物象。
㉜六化之正:六气的正常气化。
㉝六变之纪:六气反常变化的要领。
㉞时化之常:王冰注曰:"四时气正化之常候。"
㉟府:《素问经注节解》注曰:"按:府,犹藏也,会聚也。"在此当指会聚之处。
㊱璺启:在此有裂纹的意思。王冰注曰:"璺,微裂也。启,开

㉗员盈：王冰注曰："物承土化，质员盈满。"员，通"圆"。

㉘行出：王冰注曰："藏热者出行也。"吴昆注曰："伏者行，隐者出；阳动之象也。"

㉙庚苍：王冰注曰："庚，更也。更，代也，易也。"苍，木化也。

㉚形见：万物之形象显现。《类经》二十六卷第二十一注曰："阳气方盛，故物荣而形显。"

㉛终为肃：新校正云："按六微旨大论云：'风位之下，金气承之。'故厥阴为风生，而终为肃也。"

㉜中为寒：新校正云："按六微旨大论云：少阴之上，热气治之，中见太阳。'故为热生，而中为寒也。

㉝终为注雨：新校正云："按六微旨大论云：'土位之下，风气承之。'王注云：'疾风之后，时雨乃零，湿为风吹，化而为雨。'故太阴为湿生而终为注雨也矣。"

㉞终为蒸溽：火化之后，水气相承，则湿热相交。新校正云："按六微旨大论云：'相火之下，水气承之。'故少阳为火生而终为蒸溽也矣。"

㉟中为温：新校正云："按六一微旨大论云：'太阳之上，寒气治之。中见少阴。'故为寒生而中为温。"

㊱德化：德，有得的意思。化，生化。万物得六气之正常生化者，为德化。

㊲羽：王冰注曰："有羽翮飞行之类也。"

㊳羽：王冰注曰："薄明羽翼，蜂蝉之类，非翎羽之羽也。"

㊴布政：《类经》二十六卷第二十一注曰："气布则物从其化，故谓之政。"

㊵飘风：旋风，《尔雅》释天："回风为飘。"

㉑气变：王冰注曰："变，谓变常平之气而为甚用也。甚用不已，则下承之气兼行，故皆非本气也。"指本气亢盛已极，其后为胜我之气相承而变，因此谓之气变。

㉒迎随：物体随风往来。

㉓光显：光象显示。王冰注曰："光显，电也，流光也，明也。"

㉔彤云：赤色之云。彤，赤色。

㉕立：物体挺拔直立。

㉖令行：《类经》二十六卷第二十一注曰："气行而物无敢违，故谓之令。"

㉗浮虚：王冰注曰："薄肿，按之复起也。"皮肤虚肿，即所谓气肿之类。

㉘稸满：蓄积而胀满。稸，同"蓄"。

㉙缨戾：缩短屈曲。缨，《博雅》："缩也。"

㉚涌：王冰注曰："涌为溢食不下也。"即涌吐。

㉛皴揭：皮肤皴裂而揭起。王冰注曰："身皮麸象。"

㉜流泄：大便泄泻不止。《类经》二十六卷第二十一注曰："寒气下行，能为泻利，故曰流泄。"

㉝禁止：指大小便禁闭不通等窍道闭塞之病。《类经》二十六卷第二十一注曰："阴寒凝结，阳气不化，能使二便不通，汗窍不解，故曰禁止。"

㉞十二变：指上文时化、司化、气化、德化等六气正常与反常变化的十二变。

㉟报：告知，示知之义。在此实指六气对万物之影响而言。

㊱位之常：王冰注曰："气报德报化，谓天地气也。高下前后中外，谓生病所也。手之阴阳其气高，足之阴阳其气下，足太阳气在身后，足阳明气在身前，足太阴、少阴、厥阴气在身中，足少阳气

在身侧，各随所在言之，气变生病象也。"

㉚⑦故风胜则动……甚则水闭胕肿：《类经》二十六卷第二十一注曰："此下总言六气之病应也。风善行而数变，故风胜则动；疮疡痈肿，火之病也；精血津液，枯涸于内，皮肤肌肉，皱揭于外，皆燥之病也；腹满身浮，阳不足而寒为病也；濡泄，水利也，水闭胕肿，水道不利，而肌肉肿胀，按之如泥不起也。"

㉚⑧各归不胜而为化：谓气归于被我克者而为化，如太阴属土，太阳属水，土克水，故太阴雨化，施于太阳。

㉚⑨命其位而方月可知也：《类经》二十六卷第二十一注曰："命，命其名也。位，即上下左右之位也。方，方隅也。月，月令也。命其位则名次立，名次立则所直之方，所主之月，各有其应，而常变可知矣。"

㉚⑩六位：岁气六步主时之位。

㉛⑪太少：气之太过不及。

㉛⑫太者之至徐而常，少者暴而亡：王冰注曰："力强而作，不能久长，故暴而无也。亡，无也。"《类经》二十六卷第二十二注曰："六阳年谓之太，六阴年谓之少。太者气盈，故徐而常；少者气虚，故暴而亡。如前章六十年运气之纪，凡六太之年，止言正化，而六少之年，则有邪化。正以不及之年，乃有胜气，有胜则有复，胜复之气，皆非本年之正化，必乘虚而至，故其为病反甚也。"

㉛⑬运居其中而常先：《类经》二十六卷第二十二注曰："岁运居上下之中，气交之分，故天气欲降，则运必先之而降，地气欲升，则运必先之而升也。"

㉛⑭恶所不胜，归所同和：中运之气不胜司天在泉，则有所憎恶。中运之气与司天在泉相同，则气必归之。

㉛⑮随运归从而生其病也：《类经》二十六卷第二十二注曰："不胜

者受其制,同和者助其胜,皆能为病。故曰随运归从,而生其病也。"

㉃胜多少而差其分:王冰注曰:"多则迁降多,少则迁降少,多少之应,有微有甚之异也。"司天在泉上迁下降的多少,根据气的盛衰存在着一定的差异。

㉄甚纪五分,微纪七分:五分、七分,概指差异的程度,不应看作具体的数字。王冰注曰:"以其五分七分之纪,因此知天地阴阳过差矣。"

㉅时必顺之:指治当顺适四时之寒温。王冰注曰:"春宜凉,夏宜寒,秋宜温,冬宜热,此时之宜,不可不顺。"

㉆犯者治以胜:王冰注曰:"犯热治以寒,犯寒治以热,犯春宜用凉,犯秋宜用温,是以胜也;犯热治以咸寒,犯寒治以甘热,犯凉治以苦温,犯温治以辛凉,亦胜之道也。"

㉇重身:怀孕。以其身中有身,故曰重身。

㉈故:王冰注曰:"故,谓有大坚癥瘕,痛甚不堪,则治以破积愈癥之药。是谓不救必乃尽死,救之盖存其大也,虽服毒不死也。"

㉉亦无殒:王冰注曰:"上无殒,言母必全。亦无殒,言子亦不死也。"

㉊郁:指五脏郁病。马莳注曰:"上言五郁,五运之郁也。此言五郁,人身之郁也。或有天时之郁而成之者,或以五脏之郁而自成者。"

㉋达:舒畅条达。

㉌发:宣化发散。

㉍夺:《类经》二十六卷第二十三注曰:"夺,直取也。凡土郁之病,湿滞之属也,其脏应脾胃,其主在肌肉四肢,其伤在胸腹。土畏壅滞,凡滞在上者夺其上,吐之可也;滞在中者夺其中,伐之可也;滞在下者夺其下,泻之可也。凡此皆谓之夺,非独止于下也。"

㉎泄:王冰注曰:"泄,谓渗泄之,解表利小便也。"

㉘折：王冰注曰："折，谓抑之，制其冲逆也。"

㉙以其畏：畏，指折之而言。气太过者，必折服之，即泻之，故太过者畏折。

㉚假：借的意思。主气不足，则客气必假借其气而化之。

【译文】

黄帝问道：六气的正常生化和异常变化，胜气复气等淫邪致病及其主治原则，甘苦辛咸酸淡诸气味所化的情况，我已经知道了。关于五运主岁的气化，或与司天之气相顺，或与司天之气相逆，或与司天之气相顺而与在泉之气相逆，或与在泉之气相顺而与司天之气相逆，或岁运与司天相生，或岁运与司天相制，我还未能完全明了其中的道理。我想通晓司天在泉的要领和道理，并据此以协调运气之所化，使上下之功德能相互应合，不致破坏正常的秩序，天地升降的正常规律，不失其宜，五运之气的布化运行，不致违背其应时的政令，根据运气的顺逆情况，调之以五味，应当如何呢？岐伯再次跪拜回答道：这个问题提得很高明啊！这是有关天气和地气问题的一个总纲，是万物变化的本源，若非圣明之帝，谁能够穷尽这些至理要道呢！我对这个问题虽然领会不深，愿意讲述其中的道理，使它永远不致灭绝，能长期流传而不被更改。黄帝说：希望先生把这些道理进一步推演，使其更加条理，根据干支的类属和一般的顺序，分析司天在泉等所主的部位，分别每年主岁之气与各步之气，明了司天岁运所属之气与数，及正化邪化的变化情况等，可以听你进一步讲述吗？岐伯说：首先要确立纪年的干支，以明了主岁之气与金木水火土五运值年之数，及寒暑燥湿风火六气司天在泉的气化，则自然界的变化规律，就可以被发现，人们可以根据这种规律调养身体，阴阳之气屈伸的道理，也就浅近易知，不被迷惑。关于它的一般理数可以加以推数的,我尽量讲给你听。

黄帝说:太阳寒水值年的施政情况如何呢?岐伯说:太阳寒水施政在辰年与戌年。

壬辰年、壬戌年。太阳寒水司天;太阴湿土在泉;丁壬为木运,壬为阳年,故运为太角。木运之气为风,其正常气化为风声紊乱,物体启开,其反常变化为大风震撼摧毁折拔,其致病为头目旋晕,视物不明。

客运五步:初之运太角(客运与主运之气相同,气得正化),二之运少徵,三之运太宫,四之运少商,终之运太羽。主运五步与客运相同,起于太角,终于太羽。

戊辰、戊戌年(运火虽太过,但为司天之寒水所克,则与火运平气相同)。太阳寒水司天;太阴湿土在泉;戊癸为火运,戊为阳年,故运为太徵。火运之气为热,其正常气化为温暑郁热,其反常变化为火炎沸腾,其致病为热邪郁滞。

客运五步:初之运太徵,二之运少宫,三之运太商,四之运少羽,终之运太角。主运五步:初之运少角,二之运太徵,三之运少宫,四之运太商,终之运少羽。

甲辰年、甲戌年(此二年既是岁会,又是同天符)。太阳寒水司天;太阴湿土在泉;甲己为土运,甲为阳年,故运为太宫。土运之气为阴雨,其正常气化为柔软厚重润泽,其反常变化为风飘雨骤震撼惊骇,其致病为湿邪下重。

客运五步:初之运太宫,二之运少商,三之运太羽,四之运少角,终之运太徵。主运五步:初之运太角,二之运少徵,三之运太宫,四之运少商,终之运太羽。

庚辰年、庚戌年。太阳寒水司天;太阴湿土在泉;乙庚为金运,庚为阳年,故运为太商。金运之气为凉,其正常气化为雾露萧飕,其反常变化为肃杀凋零,其致病为津液干燥,胸背满闷。

客运五步:初之运太商,二之运少羽,三之运太角,四之运少徵,终之运太宫。主运五步:初之运少角,二之运太徵,三之运少宫,四之运太商,终之运少羽。

丙辰年、丙戌年(此二年均为天符)。太阳寒水司天;太阴湿土在泉;丙辛为水运,丙为阳年,故运为太羽。水运之气为寒冷肃杀,其正常气化为寒风凓冽,凝敛凄惨,其反常变化为冰雪霜雹,其致病为大寒留滞于筋肉关节空隙处。

客运五步:初之运太羽,二之运少角,三之运太徵,四之运少宫,终之运太商。主运五步:初之运太角,二之运少徵,三之运太宫,四之运少商,终之运太羽。

凡此辰戌年太阳司天之政,其气太过,先天时而至,太阳寒水司天,其气肃厉,太阴湿土在泉,其气沉静,寒水之气临于太空,阳气不得施令,水土二气相合,以为功德,上应于辰星与镇星之光较强。其在谷类,应于黑色与黄色者,其司天之政严肃,其在泉之令徐缓。由于寒水之政大起,阳气不得伸张,故湖泽中不见阳热的气焰升腾,火气则需等到其相应之时,方能舒发。主气少阳居中为三之气,因火气过胜,则应时之雨水穷尽不降,四之气,在泉用事,雨水止极而云散,气还于太阴主令之时,云会于北极雨府之处,湿气乃得布化,万物为之润泽,太阳寒气布于高空,少阴雷火动而在下,寒湿之气则持续于气交之中。人们易患寒湿病发作,肌肉痿弱,两足痿软不收,大便泄泻,血液外溢等症。初之气,主气为厥阴风木,客气为少阳相火,上年在泉之气迁移退位,温气大行,草木繁荣较早,人们易患疫疠病,温热病发作,身热,头痛,呕吐,肌肤疮疡等病。二之气,主气为少阴君火,客气为阳明燥金,故凉气反而大行,阳气不得舒发,人们感到凄惨,草木因遇到寒凉之气,也不易生长,火气受到抑制,人们易患气郁不舒,腹中胀满等病,寒气开始发生。三之气,主气为少阳相火,客气为太阳寒水,司天之气布其政令,寒气大行,雨乃降下。人们易患寒病于外,热反病于内,痈疽,下利如注,心热烦闷等病,热郁于内,易伤心神,若不急治,病多死亡。四之气,主气为太阴湿土,客气为厥阴风木,风湿二气,交争于气交,湿得风气乃化为雨,万物乃得盛长、化育、成熟,人们易患大热少气,肌肉痿弱,两足痿软,下利赤白等病。五之气,主气为阳明燥金,客气为少阴君火,阳气重新施化,草木之类又得盛长、化育而成熟,人们感到舒畅无病。终之气,主气为太阳寒水,客气为太阴湿土,在泉之气,得其正令,湿气大行,阴寒之气凝集太空,尘埃昏暗,笼罩郊野,人们感到凄惨,若寒风骤至,则土气不胜,脾不得长养,虽有妊娠,亦多主死而不能生。凡此太阳寒水司天之年,则火气郁而不行,宜食苦味以泻火,以燥治湿,以温治寒,一定要折减其致郁之胜气,资助不胜之气的生化之源,抑制中运与司天的太过之气,扶持被抑制的不胜之气,不要使运气猝暴太过而发生疾病,应当食用得岁气的谷类以保全真气,避免虚邪贼风以安定正气。根据中运与司天在泉阴阳五行之气的同异,裁定药食性味的多少而制之,运与气寒湿相同者,用燥热之品以化之,运与气寒湿不同者,用燥湿之品以化之,因此运与气相同者,其气胜,可多用制其气之品,运与气不同者,其气微,可少用制其气之品。凡用寒性药品时,应避开寒气主令之时,用热性药品时,应避开热气主令之时,用凉性药品时,应避开凉气主令之时,用温性药品时,应避开温气主令之时,用饮食调养时,也应遵照这个原则,这是就一般情况而言。若气候有反常变化时,就不必拘守这一原则,若不遵守这些规律,就会导致疾病的发生。就是说要根据四时气候变化的具体情况,决定治疗原则。

  黄帝说:好。阳明燥金值年的施政情况如何呢?岐伯说:阳明燥金施政在卯年与酉年。

丁卯年（为岁会）、丁酉年。阳明燥金司天；少阴君火在泉；丁壬为木运，丁为阴年，故运为少角。木运不及，则克我之金的清气乃为胜气，胜气之后，则我生之火的热来复，此二年胜复之气相同。由于木运不及，司天之燥金胜之，则金兼木化，反得其政，故同金运平气。凡此二年，运气为风，胜气为清，复气为热。

客运五步：初之运少角（客运与主运之气相同，气得正化），二之运太徵，三之运少宫，四之运太商，终之运少羽。主运五步与客运相同，起于少角，终于少羽。

癸卯年，癸酉年（此二年俱为同岁会）。阳明燥金司天；少阴君火在泉；戊癸为火运，癸为阴年，故运少徵。火运不及，则克我之水的寒气乃为胜气，胜气之后，则我生之土的雨气来复，此二年胜复之气相同。由于火运不及，无力克金，司天之金气得政，故同金运平气。凡此二年，运气为热，胜气为寒，复气为雨。

客运五步：初之运少徵，二之运太宫，三之运少商，四之运太羽，终之运少角。主运五步：初之运太角，二之运少徵，三之运太宫，四之运少商，终之运太羽。

己卯年、己酉年。阳明燥金司天；少阴君火在泉；甲己为土运，己为阴年，故运为少宫。土运不及，则克我之木的风气乃为胜气，胜气之后，则我生之金的凉气来复，此二年胜复之气相同。凡此二年，运气为雨，胜气为风，复气为凉。

客运五步：初之运少宫，二之运太商，三之运少羽，四之运太角，终之运少徵。主运五步：初之运少角，二之运太徵，三之运少宫，四之运太商，终之运少羽。

乙卯年（为天符），乙酉年（既是岁会，又是太一天符）。阳明燥金司天；少阴君火在泉；乙庚为金运，乙为阴年，故运为少商。

金运不及则克我之火的热气乃为胜气，胜气之后则我生之水的寒气来复，此二年胜复之气相同。金运虽不及，但得司天之金气相助，故同金运平气。凡此二年，运气为凉，胜气为热，复气为寒。

客运五步：初之运少商，二之运太羽，三之运少角，四之运太徵，终之运少宫。主运五步：初之运太角，二之运少徵，三之运太宫，四之运少商，终之运太羽。

辛卯年、辛酉年。阳明燥金司天；少阴君火在泉；丙辛为水运，辛为阴年，故运为少羽。水运不及，则克我之土的雨气乃为胜气，胜气之后，则我生之木的风气来复，此二年胜复之气相同。凡此二年，运气为寒，胜气为雨，复气为风。

客运五步：初之运少羽，二之运太角，三之运少徵，四之运太宫，终之运少商。主运五步：初之运少角，二之运太徵，三之运少宫，四之运少商，终之运少羽。

凡此卯酉年阳明司天之政，其气不及，后天时而至，阳明燥金司天，其气急切，少阴君火在泉，其气盛明，金气不及，火气乘之，则阳气得专其令，炎暑之气大行，万物干燥而坚硬，金气不及则木无所畏，和风主治，风气与燥气相兼而流行于气交之内，使阳气多而阴气少，阳气盛极必衰，衰则阴气来复，当四之气主客二气，即太阴与太阳主令之时，云归于雨府，湿气敷布，干燥之气又变为润泽。其在谷类，应于白色与赤色者，间谷则为借间气太过而得成熟者，金气不及，火气乘之，损伤属金之白色甲虫类，待水气来复则损及属火之羽虫类，金气与火气相合，以为功德，上则应于太白星与荧惑星之光较强。其司天之政急切，其在泉之令猝暴，蛰虫不欲归藏，流水不得结冰。人们易患咳嗽，咽喉肿塞，寒热发作急暴，振动寒凓，大小便不通畅等病。如果燥金清凉之气早至而急切，则属木的毛虫类乃死，如在泉之热气后至而急暴，则属金的介虫类乃受灾殃。胜气与复气发作急暴，正常的气候，被扰乱而不定，司天之清气与在泉之热气，持续于气交之内。初之气，主气为厥阴风木，客气为太阴湿土，上年在泉之气迁移退位，阳明司天燥金用事，阴气开始凝集，天气肃厉，水乃结成冰，寒雨之气化。其发病为内热胀满，面目浮肿，善眠，鼻塞衄血，喷嚏呵欠，呕吐，小便黄赤，甚则淋沥不通。二之气，主气为少阴君火，客气为少阳相火，二火用事，阳气乃布，人们感到舒适，万物开始生长繁荣。若疫疠大行时，人们容易猝暴死亡。三之气，主气为少阳相火，客气为阳明燥金，司天之政乃布，凉气乃行，客气之燥气与主气之热气相互交合，燥气极则湿气复而润泽，人们易患寒热之病。四之气，主气为太阴湿土，客气为太阳寒水，水土气化，寒雨降下。发病为猝然仆倒，振动战栗，谵言妄语，少气，咽喉干燥而引饮，以及心痛，痈肿疮疡，疟疾寒冷，骨痿软，便血等病。五之气，主气为阳明燥金，客气为厥阴风木，秋行春令，草木又得生长而繁荣，人们也平和无病。终之气，主气为太阳寒水，客气为少阴君火，在泉之气用事，阳气敷布，气反温暖，蛰虫现于外面，流水不得结冰，人们也健康平安，阳气盛则易发温病。因而在阳明司天之年，应当食用得岁气的谷类以安定正气，食用得间气的谷类，以去邪气，本年当用咸味、苦味、辛味的药物以汗之、清之、散之的方法进行治疗，安定其不及的运气，使其免受邪气的干犯，折减其致郁的胜气，资助其不胜之气的生化之源。根据寒热的轻重，决定方宜的多少，若中运与在泉之热气相同时，应多用与司天凉气相同之品，若中运与司天之凉气相同时，应多用与在泉热气相同之品。用凉药时，应避开凉气主令之时，用热药时，应避开热气主令之时，用寒药时，应避开寒气主令之时，用温药时，应避开温气主令之时，用饮食调养时，也应遵照这个原则，这是就一般情况而言。若气候有反常变化时，就不必拘守这一原则，这是指的自然变化之道，若违背了它，就会扰乱天地阴阳的自然规律。

黄帝说：好。少阳相火值年的施政情况如何呢？岐伯说：少阳相火施政在寅年与申年。

壬寅年、壬申年（此二年俱为同天符）。少阳相火司天；厥阴风木在泉；丁壬为木运，壬为阳年，故运为太角。木运之气为风气鼓动，其正常气化为风声紊乱，物体启开，其反常变化为大风震撼摧毁折拔，其致病为头目眩晕，两胁支撑，神魂惊骇。

客运五步：初之运太角（客运与主运之气相同，气得正化），二之运少徵，三之运太宫，四之运少商，终之运太羽。主运五步与客运相同，起于太角，终于太羽。

戊寅年、戊申年（此二年俱为天符）。少阳相火司天；厥阴风木在泉；戊癸为火运，戊为阳年，故运为太徵。火运之气为暑热，其正常气化为火盛热郁，其反常为火炎沸腾，其致病为热郁于上，热甚迫血妄行则血溢血泄，心痛。

客运五步：初之运太徵，二之运少宫，三之运太商，四之运少羽，终之运太角。主运五步：初之运少角，二之运太徵，三之运少宫，四之运太商，终之运少羽。

甲寅年、甲申年。少阳相火司天；厥阴风木在泉；甲己为土运，甲为阳年，故运为太宫。土运之气为阴雨，其正常气化为柔软厚重润泽，其反常变化为风飘雨骤震撼惊骇，其致病为身重浮肿，水饮痞满。

客运五步：初之运太宫，二之运少商，三之运太羽，四之运少角，终之运太徵。主运五步：初之运太角，二之运少徵，三之运太宫，四之运少商，终之运太羽。

庚寅年、庚申年。少阳相火司天；厥阴风木在泉；乙庚为金运，庚为阳年，故运为太商。金运虽太过，但被司天相火所克，故同金运平气。金运之气为凉，其正常气化为雾露清冷急切，其反常变化为肃杀凋零，其致病则发于肩背与胸中。

客运五步：初之运太商，二之运少羽，三之运太角，四之运少徵，终之运太宫。主运五步：初之运少角，二之运太徵，三之运少宫，四之运太商，终之运少羽。

丙寅年、丙申年。少阳相火司天；厥阴风木在泉；丙辛为水运，丙为阳年，故运为太羽。水运之气为寒，其正常气化为凝敛凄惨，寒风凛冽，其反常变化为冰雪霜雹，其致病为寒气浮肿。

客运五步：初之运太羽，二之运少角，三之运太徵，四之运少宫，终之运太商。主运五步：初之运太角，二之运少徵，三之运太宫，四之运少商，终之运太羽。

凡此寅申年少阳司天之政，其气太过，先天时而至，司天之气得其正化之位，厥阴风木在泉，其气扰动不宁，大风突然而起，草木卧倒，走石飞沙，少阳炎火之气为之流行，岁半之前，为君火相火与太阴湿土行令之时，阴气流行，阳气布化，雨乃应时而降，少阳司天为火，厥阴在泉为木，木火相生，故同为功德，上应于荧惑星与岁星之光较强。其在谷类应于赤色与青色者，其司天之政严厉，在泉之令扰动。因此司天之热与在泉之风相参而敷布，云物沸腾，流动不定，太阴湿土之气横行气交，寒气有时而至，则凉雨并起。人们易患寒病于内，外部发生疮疡，内为泄泻胀满等病。因此聪明圣智的人，遇到这种情况时，则调和而顺适之，不与之抗争。寒热之气，反复发作，人们易患疟疾，泄泻，耳聋，目瞑，呕吐，上部气郁肿胀而颜色改变等病。初之气，主气为厥阴风木，客气为少阴君火，上年在泉之气，迁移退位，风气胜时则摇动不宁，主客二气木火相生，寒气乃去，气候大温，草木早期繁荣。有时寒气虽来但不能行其杀伐之令，温热病发生，其发病为气郁于上，血液外溢，目赤，咳嗽气逆，头痛，血崩，胁部胀满，皮肤肌腠生疮等。二之气，主气为少阴君火，客气为太阴湿土，火气反为湿土之气郁遏而不发，白色云埃四起，云气归于雨府，风气若不胜湿土之气，则雨水降下，人们身体安康。其发病为热郁于上部，咳嗽气逆，呕吐，疮疡发生于内部，胸中与咽喉不利，头痛身热，神志昏愦不清，脓疮等。三之气，主气为少阳相火，客气亦为少阳相火，主客气同，司天之气施布政令，炎暑乃至，少阳相火上临，火气过甚，故雨水穷尽而不降。人们易患热病在内，耳聋目瞑，血外溢，脓疮，咳嗽，呕吐，鼻塞衄血，口渴，喷嚏呵欠，喉痹，目赤等病，往往突然死亡。四之气，主气为太阴湿土，客气为阳明燥金，阳明主令，凉气乃至，炎暑之气间时而化，白露降下，人们平和无殃，其发病为胀满身重。五之气，主气为阳明燥金，客气为太阳寒水，阳气乃去，寒气乃至，雨水乃降，由于阳气敛藏，气门乃闭，刚硬的树木早为凋零，人们应避开寒邪，通晓养生之道者，居处周密，以避寒气。终之气，主气为太阳寒水，客气为厥阴风木，在泉之气得其正化之位，风气乃至，万物反而有生发之势，雾气流行。由于气机外泄，故其发病为应关闭者反而不能禁锢，心痛，阳气不得敛藏，咳嗽等。凡此少阳司天之年，一定要抑制中运与司天的太过之气，赞助所不胜之气，折减其致郁的胜气，资助不胜之气的生化之源，则猝暴太过之气不能发生，重病可以不生。因此本岁当用咸味辛味及酸味药物，用渗泄水渍发散等方法进行治疗。观察气候的寒热变化，以调治其太过之邪气，若中运遇太角、太徵与岁气风热相同之年，应多用寒化之品，若中运遇太宫、太商、太羽与岁气风热不同之年，应少用寒化之品，用热性药品时，应避开热气主令之时，用温性药品时，应避开温气主令之时，用寒性药品时，应避开寒气主令之时，用凉性药品时，应避开凉气主令之时，用饮食调养时，也应遵照这个原则，这乃是一般的规律。若气候有反常变化时，就不必拘守这一原则，否则就会导致疾病的发生。

　　黄帝说：好。太阴湿土值年的施政情况如何呢？岐伯说：太阴湿土施政在丑年与未年。

丁丑年、丁未年。太阴湿土司天；太阳寒水在泉；丁壬为木运，丁为阴年，故运为少角。木运不及，则克我之金的清气乃为胜气，清气之后，则我生之火的热气来复，此二年胜复之气相同。木运不及，无力克土，司天之土气得政，故同土运平气。凡此二年，运气为风，胜气为清，复气为热。

客运五步：初之运少角（客运与主运之气相同，气得正化），二之运太徵，三之运少宫，四之运太商，终之运少羽。主运五步与客运相同，起于少角，终于少羽。

癸丑年、癸未年。太阴湿土司天；太阳寒水在泉；戊癸为火运，癸为阴年，故运为少徵。火运不及，则胜我之水的寒气乃为胜气，胜气之后，则我生之土的雨气来复，此二年胜复之气相同。凡此二年，运气为热，胜气为寒，复气为雨。

客运五步：初之运少徵，二之运太宫，三之运少商，四之运太羽。终之运少角。主运五步：初之运太角，二之运少徵，三之运太宫，四之运少商，终之运太羽。

己丑年、己未年（此二年俱为太乙天符）。太阴湿土司天；太阳寒水在泉；甲己为土运，己为阴年，故运为少宫。土运不及，则克我之木的风气乃为胜气，胜气之后，则我生之金的清气来复，此二年胜复之气相同。土运虽不及，但得司天土气之助，故同土运平气。凡此二年，运气为雨，胜气为风，复气为清。

客运五步：初之运少宫，二之运太商，三之运少羽，四之运太角，终之运少徵。主运五步：初之运少角，二之运太徵，三之运少宫，四之运太商，终之运少羽。

乙丑年、乙未年。太阴湿土司天；太阳寒水在泉；乙庚为金运，乙为阴年，故运为少商。金运不及，则克我之火的热气乃为胜气，胜气之后，则我生之水的寒气来复，此二年胜复之气相同。凡此二年，运气为凉，胜气为热，复气为寒。

客运五步：初之运少商，二之运太羽，三之运少角，四之运太徵，终之运少宫。主运五步：初之运太角，二之运少徵，三之运太宫，四之运少商，终之运太羽。

辛丑年、辛未年（此二年俱为同岁会），太阴湿土司天；太阳寒水在泉；丙辛为水运，辛为阴年，故运为少羽。水运不及，则克我之土的雨气乃为胜气，胜气之后，则我生之木的风气来复，此二年胜复之气相同。由于水运不及，司天之土气胜之，则土兼水化，反得其政，故同土运平气。凡此二年，运气为寒，胜气为雨，复气为风。

客运五步：初之运少羽，二之运太角，三之运少徵，四之运太宫，终之运少商。主运五步：初之运少角，二之运太徵，三之运少宫，四之运太商，终之运少羽。

凡此丑未年太阴司天之政，其气不及，后天时而至。太阴司天，太阳在泉，其气皆阴，故阴专其令，阳气退避，时常有大风兴起，司天之气下降于地，在泉之气上腾于天，原野雾气昏暗，白色云埃四起，云奔于南极雨府，由于太阴湿土与太阳寒水主令，故寒雨频频降下，万物成熟于夏末秋初。人们易患寒湿，腹部胀满，全身肿胀，浮肿，痞满气逆，寒气厥逆，筋脉拘急等病。湿气与寒气相合，以为功德，黄黑色尘埃昏暗，流行于气交之内，上则应于镇星与辰星之光较强。司天之政严肃，在泉之令寂静，其在谷类应于黄色与黑色者。由于司天之阴气凝集于上，在泉之寒气积聚于下，寒水之气胜于火气，则为冰雹，阳光不得施治，阴寒肃杀之气乃行。因此对于谷物的种植，太过年应在高地，不及年应在低地，太过年应晚，不及年应早，这不仅要看土地条件是否有利，而且要根据气化的情况而定，人们对于养生之道，也一定要适应这些情况，间谷则借间气之太过而得以成熟。初之气,主气为厥阴风木,客气亦为厥阴风木,上年在泉之气,迁移退位,由于主客二气相同,则春得气化之正,风气乃来,生发之气布化,万物因而繁荣,人们感到条畅舒适,由于湿气为风气所迫,降雨较迟。人们易患血液外溢,筋络拘急强直,关节不利,身体沉重,筋脉痿软等病。二之气,主气为少阴君火,客气亦为少阴君火,主客二气相同,故火得气化之正,万物因而生化,人们也感到平和,其发病为温热与疫疠大行,远近的患者病皆相同。湿与热气相迫,雨水乃按时降下。三之气,主气为少阳相火,客气为太阴湿土,司天之气布化,湿气乃降,地气上升,雨水时常降下,寒气随之而来。如果感受寒湿之邪,则人们易患身体沉重浮肿,胸腹胀满等病。四之气,主气为太阴湿土,客气为少阳相火,相火加临于主气之上,湿热合化,地气上升,与天气否隔不通,早晚俱有寒风吹来,热气与寒气相迫,烟雾凝集于草木之上,湿化之气不得流动,则白露阴布,成为秋令。五之气,主气为阳明燥金,客气亦为阳明燥金,凄惨寒凉之气已行,寒露降下,霜乃早降,草木萎黄凋落,寒气侵及人体,善于养生的人们应居处周密,人们易患皮肤与腠理等部位的疾病。终之气,主气为太阳寒水,客气亦为太阳寒水,寒气大起,湿气大化,霜乃聚积,阴气凝结,水结成坚冰,阳光不得施治。感受寒邪,则人们易患关节强急,活动不灵,腰部与臀部疼痛等病,乃是由于寒湿之气相持于气交所致。凡此太阴司天之年,一定要折减其致郁的邪气,而取其不胜之气的生化之源,补益不及的岁气,不使邪气过胜,食用得岁气的谷类以保全真气,食用得间气的谷类以保养精气。因此本年宜用苦味的药物,用燥性以去湿,用温性以去寒,甚则用发泄的方法以去湿邪。如果不发不泄,湿气向外溢出,肌肉溃烂,皮肤破裂,则水血交相外流。一定要赞助阳火之气,使其能抵御严寒,应根据岁运与岁气之属性的异同,以制定药物性味的多少,岁运与岁气同为寒性的,用热性之品,岁运与岁气同为湿性的，用燥性之品，运与气不同者，少用调和之品，相同的，多用调和之品，用凉性药品时，应避开凉气主令之时，用寒性药品时，应避开寒气主令之时，用温性药品时，应避开温气主令之时，用热性药品时，应避开热气主令之时，用饮食调养时，也应遵照这个原则，这乃是就一般情况而言。若气候有反常变化时，就不必拘守这一原则，这就是一般的规律，若不遵守这些规律，就会导致疾病的发生。

黄帝说：好。少阴君火值年的施政情况如何呢？岐伯说：少阴君火施政在子年与午年。

壬子年、壬午年。少阴君火司天；阳明燥金在泉；丁壬为木运，壬为阳年，故运为太角。木运之气为风气鼓动，其正常气化为风声荥乱，物体启开，其反常变化为大风震撼摧毁折拔，其致病为胁下支撑胀满。

客运五步：初之运太角（客运与主运之气相同，气得正化），二之运少徵，三之运太宫，四之运少商，终之运太羽。主运五步与客运相同，起于太角，终于太羽。

戊子年（天符年）、戊午年（太一天符年）。少阴君火司天；阳明燥金在泉；戊癸为火运，戊为阳年，故运为太徵。火运之气为火炎暑热，其正常气化为温暖光曜郁热，其反常变化为火炎沸腾，其致病为热在上部，血液外溢。

客运五步：初之运太徵，二之运少宫，三之运太商，四之运少羽，终之运太角。主运五步：初之运少角，二之运太徵，三之运少宫，四之运太商，终之运少羽。

甲子年、甲午年。少阴君火司天；阳明燥金在泉；甲己为土运，甲为阳年，故运为太宫。土运之气为阴雨，其正常气化为柔软厚重润泽，其反常变化为风飘雨骤震撼惊骇，其致病为腹中胀满，肢体沉重。

客运五步：初之运太宫，二之运少商，三之运太羽，四之运少角，终之运太徵。主运五步：初之运太角，二之运少徵，三之运太宫，四之运少商，终之运太羽。

庚子年、庚午年（此二年俱为同天符）。少阴君火司天；阳明燥金在泉；乙庚为金运，庚为阳年，故运为太商。金运虽太过，但被司天之火克，故同金运平气。金运之气为清凉急切，其正常气化为雾露萧瑟，其反常变化为肃杀凋零，其致病为清气在下。

客运五步：初之运太商，二之运少羽，三之运太角，四之运少徵，终之运太宫。主运五步：初之运少角，二之运太徵，三之运少宫，四之运太商，终之运少羽。

丙子年（岁会年）、丙午年。少阴君火司天；阳明燥金在泉；丙辛为水运，丙为阳年，故运为太羽。水运之气为寒冷，其正常气化为凝敛凄惨，寒风凛冽，其反常变化为冰雪霜雹，其致病为寒气在下。

客运五步：初之运太羽，二之运少角，三之运太徵，四之运少宫，终之运太商。主运五步：初之运太角，二之运少徵，三之运太宫，四之运少商，终之运太羽。

凡此子午年少阴司天之政，其气太过，先天时而至，少阴司天，阳明在泉，在泉之气肃杀，司天之气光明，初之气，客气之寒，与上年终气少阳之暑相交，司天之热气与在泉之燥气相加，云驰于雨府，湿化之气乃得流行，雨乃应时而降，金之燥气与火之热气相合，以为功德，上则荧惑星与太白星之光较强。司天之政光明，在泉之气急切，其在谷类应于赤色与白色者。水之寒气与火之热气相持于气交，为疾病发生的起因，热性病变发生在上部，凉性病变发生在下部，寒气与热气相互侵犯而争扰于中部，人们易患咳嗽气喘，血液上溢或下泄，鼻塞喷嚏，目赤，眼角疮疡，寒气厥逆入于胃部，心痛腰痛，腹部胀大，咽喉干燥，上部肿胀等病。初之气，主气为厥阴风木，客气为太阳寒水，上年在泉之气迁移退位，少阳之暑气将要退去，寒冷之气始至，蛰虫重又归藏，水结为冰，霜又降下，主气之风受客气之影响而凛冽寒冷，阳气因而被郁，不得宣发，人们反而居处周密，以避寒气，易患关节强硬，活动不灵，腰部与臀部疼痛等病。初气之后，炎暑之气即将发生，可致内部与外部疮疡之病。二之气，主气为少阴君火，客气为厥阴风木，阳气乃得舒布，风气乃得流行，春气属于正化之令，万物亦当繁荣，寒气虽然有时而至，但因主客二气均属阳，因此人们仍然感到平和。其发病为小便淋沥，目视不清，两眼红赤，气郁于上部则可发生热病。三之气，主气为少阳相火，客气为少阴君火，司天之气布化，主客二气皆为火，因此大火流行，万物蕃盛而鲜明，寒气有时而至。人们易患气厥逆而心痛，寒热交替发作，咳嗽气喘，目赤等病。四之气，主气为太阴湿土，客气亦为太阴湿土，暑湿俱至，大雨时常降下，寒热交互而至。人们易患寒热，咽喉干燥，黄疸，鼻塞，衄血，水饮发作等病。五之气，主气为阳明燥金，客气为少阳相火，少阳之烈火降临，暑气反而又至，阳热之气生化，万物又出现生长繁荣景象，人们感到安康，其发病为温病。终之气，主气为太阳寒水，客气为阳明燥金，燥气流行，由于燥金之收敛，使五之气的余火隔拒于内，不得外泄，则肿于上部，咳嗽气喘，甚则血液外溢。若寒气时常发起，则雾气弥漫，其为病多发生于皮肤，邪气居于胁部，向下连及少腹而发生内部寒冷的病，至终气之末，则在泉之气将要改变。凡此少阴司天之年，一定要抑制其太过的运气，资助岁气所胜之气，折减其郁而将发之气，先取所不胜之气的化源，不要使运气猝暴太过而发生疾病。食用得岁气的谷类以保全真气，食用得间气的谷类以避虚邪。本年宜用咸味以耎之，以调其上部，甚则用苦味以发之，用酸味以收之，以安其下部，甚则用苦味以泄之。应根据中运与岁气的同异，而制定用多或用少，中运与司天之气同为热者，用寒凉之品以化之，中运与在泉之气同为凉者，用温热之品以化之，用热性药物时，应避开热气主令之时，用凉性药物时，应避开凉气主令之时，用温性药物时，应避开温气主令之时，用寒性药物时，应避开寒气主令之时，用饮食调养时，也应遵照这个原则，这仅是就一般的情况而言。若气候有反常变化时，就不必拘守这一原则，这就是一般的规律，若不遵守这些规律，就会导致疾病的发生。

黄帝说：好。厥阴风木值年的施政情况如何呢？岐伯说：厥阴风木值年在巳年与亥年。

丁巳年、丁亥年（此二年俱为天符年）。厥阴风木司天；少阳相火在泉；丁壬为木运，丁为阴年，故运为少角。木运不及，则克我之金的清气乃为胜气，胜气之后，则我生之火的热气来复，此二年胜复之气相同。凡此二年，运气为风，胜气为清，复气为热。

客运五步：初之运少角（客运与主运之气相同，气得正化），二之运太徵，三之运少宫，四之运太商，终之运少羽。主运五步与客运同，起于少角，终于少羽。

癸巳年、癸亥年（此二年俱为同岁会）。厥阴风木司天；少阳相火在泉；戊癸为火运，癸为阴年，故运为少徵。火运不及，则克我之水的寒气乃为胜气，胜气之后，则我生之土的雨气来复，此二年胜复之气相同。凡此二年，运气为热，胜气为寒，复气为雨。

客运五步：初之运少徵，二之运太宫，三之运少商，四之运太羽，终之运少角。主运五步：初之运太角，二之运少徵，三之运太宫，四之运少商，终之运太羽。

己巳年、己亥年。厥阴风木司天；少阳相火在泉；甲己为土运，己为阴土，故运为少宫。土运不及，则克我之木的风气乃为胜气，胜气之后，则我生之金的清气来复，此二年胜复之气相同。由于土运不及，司天之木气胜之，则木兼土化，反得其政，故同木运平气。

凡此二年，运气为雨，胜气为风，复气为清。

客运五步：初之运少宫，二之运太商，三之运少羽，四之运太角，终之运少徵。主运五步：初之运少角，二之运太徵，三之运少宫，四之运太商，终之运少羽。

乙巳年、乙亥年。厥阴风木司天；少阳相火在泉；乙庚为金运，乙为阴年，故运为少商。金运不及，则克我之火的热气乃为胜气，胜气之后，则我生之水的寒气来复，此二年胜复之气相同。金运不及，无力克木，司天之木气反而得政，故同木运平气。凡此二年，运气为凉，胜气为热，复气为寒。

客运五步：初之运少商，二之运太羽，三之运少角，四之运太徵，终之运少宫。主运五步：初之运太角，二之运少徵，三之运太宫，四之运少商，终之运太羽。

辛巳年、辛亥年。厥阴风木司天，少阳相火在泉，丙辛为水运，辛为阴年，故运为少羽。水运不及，则克我之土的雨气乃为胜气，胜气之后，则我生之木的风气来复，此二年胜复之气相同。凡此二年，运气为寒，胜气为雨，复气为风。

客运五步：初之运少羽，二之运太角，三之运少徵，四之运太宫，终之运少商。主运五步：初之运少角，二之运太徵，三之运少宫，四之运太商，终之运少羽。

凡此巳亥年厥阴司天之政，其气不及，后天时而至。上述所谓同正角诸岁，其气化情况，中运与司天之气相同，均为木运平气。厥阴司天，少阳在泉，司天之气扰动，在泉之气正化，司天之风气，生于高远之处，在泉之炎热自下而从之，云归于雨府，湿化之气流行，司天之风气与在泉之火气相合，以为功德，上则应于岁星与荧惑星之光较强。司天之政扰动，在泉之令迅速，其在谷类应于青色与赤色者，间谷则为借间气太过而得成熟者，易耗损具有纹角虫类及羽虫类动物。

风气燥气,火气热气,互为胜复,交替发作,蛰虫出现,流水不能结冰,热病生于人之下部,风病生于人之上部,风气与燥气则互为胜复,见于人体中部。初之气,主气为厥阴风木,客气为阳明燥金,寒气开始严厉,杀伐之气方来。人们易患寒病于右侧下方。二之气,主气为少阴君火,客气为太阳寒水,因此寒冷之气不去,雪花飘,水成冰,杀伐之气施化,霜乃降下,草类上部干焦,寒冷的雨水时常降下,若阳气来复则人们易患内部热症。三之气,主气为少阳相火,客气为厥阴风木,司天之政布化,大风时起,人们易患两目流泪,耳鸣,头目眩晕等病。四之气,主气为太阴湿土,客气为少阴君火,暑湿湿热之气交争于司天之左间,人们易患黄疸病,以至于浮肿。五之气,主气为阳明燥金,客气为太阴湿土,燥气与湿气互有胜负,阴寒沉降之气乃得布化,寒气侵及人体,风雨流行。终之气,主气为太阳寒水,客气为少阳相火,由于少阳之烈火主令,阳气大化,蛰虫出现,流水不得结冰,地中阳气发泄,草类生长,人们也感到舒适,其发病则为温热疫疠。凡此厥阴司天之年,一定要折减其致郁之气,资助不胜之气的生化之源,赞助其不及的运气,不要使邪气太胜。本年宜用辛味以调治司天之风邪,用咸味以调治在泉之火邪,少阳相火,其性尤烈,不可轻易触犯,应当慎重调治。用温性药时,应避开温气主令之时,用热性药物时,应避开热气主令之时,用凉性药物时,应避开凉气主令之时,用寒性药物时,应避开寒气主令之时,用饮食调养时,也应遵照这个原则,这仅是就一般的情况而言。若气候有反常变化时,就不必拘守这一原则,这就是一般的规律。若不遵守这些规律,就会导致疾病的发生。

　　黄帝说:好。先生讲的,可以说是很详尽了,然而如何才能知道它是应或不应呢?岐伯说:你提的问题很高明啊!关于六气的问题,其运行有一定的次序,其终止有一定的方位,因此通常在正月初一日平旦时进行观察，根据六气主时所在的位置，就可以知道其气是应或不应。中运太过的，其气先时而至，中运不及的，其气后时而至，这是自然气象的一般规律和六气的正常情况。若中运既非太过亦非不及的平气，谓之"正岁"，其气正当其时而至。黄帝说：胜气和复气是经常存在的，灾害的发生，如何能够测知呢？岐伯说：不属于正常气化的，就属于灾害。

黄帝说：司天在泉之气数的开始和终止如何呢？岐伯说：你问得很详细啊！这是属于阐明气象变化规律的问题。司天在泉之数，开始于司天，终止于在泉，岁半以前，司天主其气，岁半以后，在泉主其气，天气地气相交之处，气交主其气，作为一年气数的纲领，乃尽于此。因此说司天在泉所主之方位既然明白了，六气之应于十二月，可以知道吗？就是六气分主六步的气数。黄帝说：我负责这件事情，并按照这些原则去运用它，有时与实际的气数不完全符合，是什么原因呢？岐伯说：岁气有太过不及的差别，四时主治的气化也有盛衰的不同，盛衰的多少与春、夏、长夏、秋、冬之气化相同。黄帝说：同化是怎样的呢？岐伯说：风温与春季之气化同，热曛昏火与夏季之气化同，胜气与复气的同化也是一样的，燥清烟露与秋季之气化同，云雨昏暝埃与长夏之气化同，寒气霜雪冰与冬季之气化同，这就是天地间五运六气之所化及运气互有胜衰的一般情况。

黄帝说：五运值年与司天之气同化的，叫作"天符"，我已经知道了。我想听听五运与在泉之气同化是怎样的？岐伯说：岁运太过而与司天之气同化的有三，岁运不及而与司天之气同化的也有三，岁运太过而与在泉之气同化的有三，岁运不及而与在泉之气同化的也有三，属于这类情况的共有二十四年。黄帝说：请你把上述情况进一步加以说明。岐伯说：甲辰甲戌年中运太宫，为土运太过，下加太阴湿土在泉，壬寅壬申年中运太角，为木运太过，下加厥阴风木在泉，庚子庚午年中运太商，为金运太过，下加阳明燥金在泉，像这种情况的有三。癸巳癸亥年中运少徵，为火运不及，下加少阳相火在泉，辛丑辛未年中运少羽，为水运不及，下加太阳寒水在泉，癸卯癸酉年中运少徵，为火运不及，下加少阴君火在泉，像这种情况的也有三。戊子、戊午年中运太徵，为火运太过，上临少阴君火司天，戊寅戊申年中运太徵，为火运太过，上临少阳相火司天，丙辰丙戌年中运太羽，为水运太过，上临太阳寒水司天，像这种情况的有三。丁巳丁亥年中运少角，为木运不及，上临厥阴风木司天，乙酉乙卯年中运少商，为金运不及，上临阳明燥金司天，己丑己未年中运少宫，为土运不及，上临太阴湿土司天，像这种情况的也有三。除此二十四年之外的，就是中运与司天在泉不加不临的年份。黄帝说：加是什么意思呢？岐伯说：岁运太过而与在泉相加的是"同天符"，岁运不及而与在泉相加的是"同岁会"。黄帝说：临是什么意思呢？岐伯说：凡是岁运太过或不及与司天相临的，都叫作"天符"，由于运气变化有太过不及的不同，病情变化则有轻微与严重的差异，生死转归也有早晚的区别。

　　黄帝说：先生说"用寒远寒，用热远热"，我不明白其原因，还想听听什么叫作"远"。岐伯说：用热性药品者不要触犯主时之热，用寒性药品者，不要触犯主时之寒，适从这一原则时，就可以平和，违背这一原则时，就会导致疾病，因此对主时之气不可不畏而忌之，这就是所说的应时而起的六步之气的方位。黄帝说：温凉之气，次于寒热，应当如何呢？岐伯说：主时之气为热的，用热性药品时不可触犯，主时之气为寒的，用寒性药品时不可触犯，主时之气为凉的，用凉性药品时不可触犯，主时之气为温的，用温性药品时不可触犯，间气与主气相同的，不可触犯，间气与主气不同的，可以稍稍触犯之，由于寒热温凉四气，不可随意触犯，因此谓之"四畏"。一定要谨慎地加以考察。黄帝说：好。在什么情况下可以触犯呢？岐伯说：天气与主时之气相反的，可以主时之气为依据，客气胜过主气的，则可以触犯之，以达到平衡协调为目的，而不可使之太过，这是指邪气胜过主气者而言。因此说不要误了气候的常时，不要违背了六气之所宜，不可帮助胜气，不可赞助复气，这才是最好的治疗原则。

黄帝说：好。五运之气的运行与主岁之年，有一定的规律吗？岐伯说：让我把它排列出来，讲给你听吧。

甲子年、甲午年。

上为少阴君火司天；中为太宫土运太过；下为阳明燥金在泉。司天之气数为热化二，中运之气数为雨化五，在泉之气数为燥化四，凡不出现胜气的，就是所谓正化日。其气化致病时，司天热化所致宜用咸寒，中运雨化所致宜用苦热，在泉燥化所致宜用酸温，这就是所谓适宜的药食性味。

乙丑年、乙未年。

上为太阴湿土司天；中为少商金运不及；下为太阳寒水在泉。金运不及，则可出现热化的胜气与寒化的复气，丑年与未年相同，凡出现胜气复气的，就是所谓邪化日。灾变发生在西方七宫。司天之气数为湿化五，中运之气数为清化四，在泉之气数为寒化六，若不出现胜气复气的，就是所谓正化日。其气化致病时，司天湿化所致宜用苦热，中运清化所致宜用酸和，在泉寒化所致宜用甘热，这就是所谓适宜的药食性味。

丙寅年、丙申年。

上为少阳相火司天；中为太羽水运太过；下为厥阴风木在泉。司天之气数为火化二，中运之气数为寒化六，在泉之气数为风化三，凡不出现胜气复气的，就是所谓正化日。其气化致病时，司天热化所致宜用咸寒，中运寒化所致宜用咸温，在泉风化所致宜用辛凉，这就是所谓适宜的药食性味。

丁卯年（属于岁会年）、丁酉年。

上为阳明燥金司天；中为少角木运不及；下为少阴君火在泉。木运不及，则可出现清化的胜气与热化的复气，卯年与酉年相同，凡出现胜气复气的，就是所谓邪化日。灾变发生在东方三宫。司天之气数为燥化九，中运之气数为风化三，在泉之气数为热化七，若不出现胜气复气的，就是所谓正化日。其气化致病时，司天燥化所致宜用苦小温，中运风化所致宜用辛和，在泉热化所致宜用咸寒，这就是所谓适宜的药食性味。

戊辰年、戊戌年。

上为太阳寒水司天；中为太徵火运太过；下为太阴湿土在泉。司天之气数为寒化六，中运之气数为热化七，在泉之气数为湿化五，凡不出现胜气复气的，就是所谓正化日。其气化致病时，司天寒化所致宜用苦温，中运热化所致宜用甘和，在泉湿化所致宜用甘温，这就是所谓适宜的药食性味。

己巳年、己亥年。

上为厥阴风木司天；中为少宫土运不及；下为少阳相火在泉。土运不及，则可出现风化的胜气与清化的复气，巳年与亥年相同，凡出现胜气复气的，就是所谓邪化日。灾变发生在中央五宫。司天之气数为风化三，中运之气数为湿化五，在泉之气数为火化七，若不出现胜气复气的，就是所谓正化日。其气化致病时，司天风化所致宜用辛凉，中运湿化所致宜用甘和，在泉火化所致宜用咸寒，这就是所谓适宜的药食性味。

庚午年、庚子年（二年俱为同天符）。

上为少阴君火司天；中为太商金运太过；下为阳明燥金在泉。司天之气数为热化七，中运之气数为清化九，在泉之气数为燥化九，凡不出现胜气复气的，就是所谓正化日。其气化致病时，司天热化所致宜用咸寒，中运清化所致宜用辛温，在泉燥化所致宜用酸温，这就是所谓适宜的药食性味。

辛未年、辛丑年（二年俱为同岁会）。

上为太阴湿土司天；中为少羽水运不及；下为太阳寒水在泉。水运不及，则可出现雨化的胜气与风化的复气，未年与丑年相同，凡出现胜气复气的，就是所谓邪化日。灾变发生在北方一宫。司天之气数为雨化五，中运之气数为寒化一，在泉的气数为寒化一，若不出现胜气复气的，就是所谓正化日。其气化致病时，司天热化所致宜用苦热，中运寒化所致宜用苦和，在泉寒化所致宜用甘热，这就是所谓适宜的药食性味。

壬中年、壬寅年（二年俱为同天符）。

上为少阳相火司天；中为太角木运太过；下为厥阴风木在泉。司天之气数为火化二，中运之气数为风化八，在泉之气数亦为风化八，凡不出现胜气复气的，就是所谓正化日。其气化致病时，司天火化所致宜用咸寒，中运风化所致宜用酸和，在泉风化所致宜用辛凉，这就是所谓适宜的药食性味。

癸酉年、癸卯年（二年俱为同岁会）。

上为阳明燥金司天；中为少徵火运不及；下为少阴君火在泉。火运不及，则可出现寒化的胜气与雨化的复气，酉年与卯年相同，凡出现胜气复气的，就是所谓的邪化日。灾变发生在南方九宫。司天之气数燥化九，中运之气数为热化二，在泉之气数为热化二，凡不出现胜气复气的，就是所谓正化日。其气化致病时，司天燥化所致宜用苦小温，中运热化所致宜用咸温，在泉热化所致宜用咸寒，这就是所谓适宜的药食性味。

甲戌年、甲辰年（二年既是岁会，又是同天符）。

上为太阳寒水司天；中为太宫土运太过；下为太阴湿土在泉。司天之气数为寒化六，中运之气数为湿化五，在泉之气数亦为湿化五，凡不出现胜气复气的，就是所谓正化日。其气化致病时，司天寒化所致宜用苦热，中运湿化所致宜用苦温，在泉湿化所致宜用苦温，这就是所谓适宜的药食性味。

乙亥年、乙巳年。

上为厥阴风木司天；中为少商金运不及；下为少阴相火在泉。金运不及，则可出现热化的胜气与寒化的复气，亥年与巳年相同，凡出现胜气复气的，就是所谓邪化日。灾变发生在西方七宫。司天之气数为风化八，中运之气数为清化四，在泉之气数为火化二，若不出现胜气复气的，就是所谓正化日。其气化致病时，司天热化所致宜用辛凉，中运清化所致宜用酸和，在泉火化所致宜用咸寒，这就是所谓适宜的药食性味。

丙子年（为岁会年）、丙午年。

上为少阴君火司天；中为太羽水运太过；下为阳明燥金在泉。司天之气数为热化二，中运之气数为寒化六，在泉之气数为清化四，凡不出现胜气复气的，就是所谓正化日。其气化致病时，司天热化所致宜用咸寒，中运寒化所致宜用咸温，在泉清化所致宜酸温，这就是所谓适宜的药食性味。

丁丑年、丁未年。

上为太阴湿土司天；中为少角木运不及；下为太阳寒水在泉。木运不及，则可出现清化的胜气和热化的复气，丑年与未年相同，凡出现胜气复气的，就是所谓邪化日。灾变发生在东方三宫。司天之气数为雨化五，中运之气数为风化三，在泉之气数为寒化一，若不出现胜气复气的，就是所谓正化日。其气化致病时，司天雨化所致宜用苦温，中运风化所致宜用辛和，在泉寒化所致宜用甘热，这就是所谓适宜的药食性味。

戊寅年、戊申年（二年俱为天符年）。

上为少阳相火司天；中为太徵火运太过；下为厥阴风木在泉。司天之气数为火化七，中运之气数为火化七，在泉之气数为风化三，凡不出现胜气复气的，就是所谓正化日。其气化致病时，司天火化所致宜用咸寒，中运火化所致宜用甘和，在泉风化所致宜用辛凉，这就是所谓适宜的药食性味。

己卯年、己酉年。

上为阳明燥金司天；中为少宫土运不及；下为少阴君火在泉。土运不及，则可出现风化的胜气和清化的复气，卯年与酉年相同，凡出现胜气复气的，就是所谓邪化日。灾变发生在中央五宫。司天之气数为清化九，中运之气数为雨化五，在泉之气数为热化七，若不出现胜气复气的，就是所谓正化日。其气化致病时，司天清化所致宜用苦小温，中运雨化所致宜用甘和，在泉热化所致宜用咸寒，这就是所谓适宜的药食性味。

庚辰年、庚戌年。

上为太阳寒水司天；中为太商金运太过；下为太阴湿土在泉。司天之气数为寒化一，中运之气数为清化九，在泉之气数为雨化五，凡不出现胜气复气的，就是所谓正化日。其气化致病时，司天寒化所致宜用苦热，中运清化所致宜用辛温，在泉雨化所致宜用甘热，这就是所谓适宜的药食性味。

辛巳年、辛亥年。

上为厥阴风木司天；中为少羽水运不及；下为少阳相火在泉。水运不及，则可出现雨化的胜气与风化的复气，巳年与亥年相同，凡出现胜气复气的，就是所谓邪化日。灾变发生在北方一宫。司天之气数为风化三，中运之气数为寒化一，在泉之气数为火化七，若不出现胜气复气的，就是所谓正化日。其气化致病时，司天风化所致宜用辛凉，中运寒化所致宜用苦和，在泉火化所致宜用咸寒，这就是所谓适宜的药食性味。

壬午年、壬子年。

上为少阴君火司天；中为太角木运太过；下为阳明燥金在泉。司天之气数为热化二，中运之气数为风化八，在泉之气数为清化四，凡不出现胜气复气的，就是所谓正化日。其气化致病时，司天热化所致宜用咸寒，中运风化所致宜用酸和，在泉清化所致宜用酸温，这就是所谓适宜的药食性味。

癸未年、癸丑年。

上为太阴湿土司天；中为少徵火运不及；下为太阳寒水在泉。火运不及，则可出现寒化的胜气与雨化的复气，未年与丑年相同，凡出现胜气复气的，就是所谓邪化日。灾变发生在北方九宫。司天之气数为雨化五，中运之气数为火化二，在泉之气数为寒化一，若不出现胜气复气的，就是所谓正化日，其气化致病时，司天雨化所致宜用苦温，中运火化所致宜用咸温，在泉寒化所致宜用甘热，这就是所谓适宜的药食性味。

甲申年、甲寅年。

上为少阳相火司天；中为太宫土运太过；下为厥阴风木在泉。司天之气数为火化二，中运之气数为雨化五，在泉之气数为风化八，凡不出现胜气复气的，就是所谓正化日。其气化致病时，司天火化所致宜用咸寒，中运雨化所致宜用咸和，在泉风化所致宜用辛凉，这就是所谓适宜的药食性味。

乙酉年（为太一天符年）、乙卯年（为天符年）。

上为阳明燥金司天；中为少商金运不及；下为少阴君火在泉。金运不及，则可出现热化的胜气和寒化的复气，酉年与卯年相同，凡出现胜气复气的，就是所谓邪化日。灾变发生在西方七宫。司天之气数为燥化四，中运之气数为清化四，在泉之气数为热化二，若不出现胜气复气的，就是所谓正化日。其气化致病时，司天燥化所致宜用苦小温，中运清化所致宜用酸和，在泉热化所致宜用咸寒，这就是所谓适宜的药食性味。

丙戌年、丙辰年（二年俱为天符年）。

上为太阳寒水司天；中为太羽水运太过；下为太阴湿土在泉。司天之气数为寒化六，中运之气数为寒化六，在泉之气数为雨化五，凡不出现胜气复气的，就是所谓正化日。其气化致病时，司天寒化所致宜用苦热，中运寒化所致宜用咸温，在泉雨化所致宜用甘热，这就是所谓适宜的药食性味。

丁亥年、丁巳年（二年俱为天符年）。

上为厥阴风木司天；中为少角木运不及；下为少阳相火在泉。木运不及，则可出现清化的胜气和热化的复气，亥年与巳年相同，凡出现胜气复气的，就是所谓邪化日。灾变发生在东方三宫。司天之气数为风化三，中运之气数为风化三，在泉之气数为火化七，若不出现胜气复气的，就是所谓正化日。其气化致病时，司天风化所致宜用辛凉，中运风化所致宜用辛和，在泉火化所致宜用咸寒，这就是所谓适宜的药食性味。

戊子年（为天符年）、戊午年（为太一天符年）。

上为少阴君火司天；中为太徵火运太过；下为阳明燥金在泉。司天之气数为热化七，中运之气数为热化七，在泉之气数为清化九，凡不出现胜气复气的，就是所谓正化日。其气化致病时，司天热化所致宜用咸寒，中运热化所致宜用甘和，在泉清化所致宜用酸温，这就是所谓适宜的药食性味。

己丑年、己未年（二年俱为太一天符年）。

上为太阴湿土司天；中为少宫土运不及；下为太阳寒水在泉。土运不及，则可出现风化的胜气和清化的复气，丑年与未年相同，凡出现胜气复气的，就是所谓邪化日。灾变发生在中央五宫。司天之气数为雨化五，中运之气数为雨化五，在泉之气数为寒化一，若不出现胜气复气的，就是所谓正化日。其气化致病时，司天雨化所致宜用苦热，中运雨化所致宜用甘和，在泉寒化所致宜用甘热，这就是所谓适宜的药食性味。

庚寅年、庚申年。

上为少阳相火司天；中为太商金运太过；下为厥阴风木在泉。司天之气数为火化七，中运之气数为清化九，在泉之气数为风化三，凡不出现胜气复气的，就是所谓正化日。其气化致病时，司天火化所致宜用咸寒，中运清化所致宜用辛温，在泉风化所致宜用辛凉，这就是所谓适宜的药食性味。

辛卯年、辛酉年。

上为阳明燥金司天；中为少羽水运不及；下为少阴君火在泉。水运不及，则可出现雨化的胜气与风化的复气，卯年与酉年相同，凡出现胜气复气的，就是所谓邪化日。灾变发生在北方一宫。司天之气数为清化九，中运之气数为寒化一，在泉之气数为热化七，若不出现胜气复气的，就是所谓正化日。其气化致病时，司天清化所致宜用苦小温，中运寒化所致宜用苦和，在泉热化所致宜用咸寒，这就是所谓适宜的药食性味。

壬辰年、壬戌年。

上为太阳寒水司天；中为太角木运太过；下为太阴湿土在泉。司天之气数为寒化六，中运之气数为风化八，在泉之气数为雨化五，凡不出现胜气复气的，就是所谓正化日。其气化致病时，司天寒化所致宜用苦温，中运风化所致宜用酸和，在泉雨化所致宜用甘温，这就是所谓适宜的药食性味。

癸巳年、癸亥年（二年俱为同岁会年）。

上为厥阴风木司天；中为少徵火运不及；下为少阳相火在泉。火运不及，则可出现寒化的胜气与雨化的复气，巳年与亥年相同，凡出现胜气复气的，就是所谓邪化日。灾变发生在南方九宫。司天之气数为风化八，中运之气数为火化二，在泉之气数为火化二，若不出现胜气复气的，就是所谓正化日。其气化致病时，司天风化所致宜用辛凉，中运火化所致宜用咸温，在泉火化所致宜用咸寒，这就是所谓适宜的药食性味。

凡此五运六气之定期值年，胜气复气及正化邪化的不同变化，都有一定的规律可循，不可不加以考察。因此说，有关五运六气的问题，只要掌握了它的要领，一句话就可以结束，不能掌握它的要领，则漫无边际，就是这个意思。

黄帝说：好！五运之气也会有复气之年吗？岐伯说：五运之气郁到极点，就要暴发，不过需要等待一定的时机才能发作。黄帝说：请问其中的道理是什么呢？岐伯说：五运之气的太过年和不及年，其复气的发作是不一样的。黄帝说：我想请你详尽地讲讲。岐伯说：太过者，发作急暴，不及者，发作徐缓；急暴者，致病严重，徐缓者，致病持续。黄帝说：太过与不及的气化之数是如何的呢？岐伯说：气太过的，其气化之数为五行的成数，气不及的，其气化之数为五行的生数，惟有土运，不管太过不及，其气化之数，皆为生数。

黄帝说：五气郁而发作是怎样的呢？岐伯说：土气郁而发作的情况是，山谷惊动，雷声震于气交，尘埃黄黑昏暗，湿气蒸发则化为白气，急风骤雨降于高山深谷，山崩石陷，撞击横飞，山洪暴发，大水随之而至，河流湖泊泛滥漫衍，土质破坏，水去之后，田土荒芜，只可牧畜而已。土郁发作，则土之化气得以敷布，喜降应时之雨，万物开始生长化成。湿气过胜则使人体水湿的运化受到影响，因此人们易患心腹部胀满，肠鸣，大便频数，甚则心痛，胁部胀满，呕吐霍乱，水饮发作，大便泄下如注，浮肿身重等病。云气奔向雨府，早霞映贯于朝阳之处，尘埃昏暗，山泽不清，这就是土郁开始发作的现象，发作时间多在四气之时。发现云雾横贯于天空与山谷，或聚或散，忽生忽灭，浮动不定，乃是土郁将发的先兆。

金气郁而发作的情况是，天气清爽，地气明净，风清凉，气急切，凉气大起，草木之上轻浮着云烟，燥气流行，时常有雾气弥漫，肃杀之气至，草木干枯凋落，发为秋声。燥气过胜则气化受到影响，因此人们易患咳嗽气逆，心与胁部胀满牵引少腹部，经常急剧疼痛，不能转动，咽喉干燥，面色如烟尘而难看等病。山泽干枯，地面凝聚着如霜一样的卤碱，这就是金郁开始发作的现象，发作时间多在五气之时。发现夜间降下白露，丛林深处风声凄凉，乃是金郁将发的先兆。

水气郁而发作的情况是，阳气退避，阴气骤起，大寒的气候乃至，川流湖泽，被严寒冻结，寒冷的雾气结为霜雪，甚则雾气黄黑昏暗遮蔽，流行于气交，而为霜雪肃杀之气，水乃预先发现某些征兆。因此人们易患寒气侵犯人体而心痛，腰部与臀部疼痛，大关节活动不灵，屈伸不便，多厥逆，腹部痞满坚硬等病。阳气不得主治，阴气聚积于空中，白埃昏暗，这就是水郁开始发作的现象，发作时间，多在君火与相火主时的前后。发现太空之气散乱如麻，深远昏暗，隐约可见，颜色黑而微黄，乃是水郁将发的先兆。

木气郁而发作的情况是，太空中尘埃昏暗，云物飘动，大风乃至，屋被刮坏，树木折断，草木之类发生变化。因此人们易患胃脘当心处疼痛，向上支撑两胁，咽喉窒塞不通，食饮难以咽下，甚则耳鸣，头目眩晕旋转，两眼辨不清人物，多突然僵直仆倒等病。太空中尘埃苍茫，天空和山脉同样颜色，或呈现浊气，色黄黑郁滞不散，云虽横于空中，而雨水不降，这就是木郁开始发作的现象，发作的时间不固定。发现平野中的草皆低垂不起，柔软的树叶子皆背面翻转向外，高山之松，被风吹作响，虎叫于山崖峰峦之上，乃是木郁将发的先兆。

火气郁而发作的情况是，太空中有黄赤之气遮蔽，太阳光不甚明亮，火炎流行，大暑乃至，高山湖泽似被火炎烧燎一样，木材流出液汁，广大的厦屋烟气升腾，地面上浮现出霜卤样物质，不流动的水减少，蔓草类焦枯干黄，风热炽盛，人们言语惑乱，湿之化气，乃后期而至。因此人们易患少气，疮疡痈肿，胁腹胸背，头面四肢，胀满而不舒适，生疮疡与痱子，呕逆，筋脉抽搐，骨节疼痛而抽动，泄泻不止，温疟，腹中急剧疼痛，血外溢流注不止，精液乃少，目赤，心中烦热，甚则昏晕烦闷懊憹等病，容易突然死亡。每日在百刻终尽之后，阳气来复，气候大温，汗湿汗孔，这就是火郁开始发作的现象，发作的时间，多在四气之时。事物动极则静，阳极则阴，热极之后，湿气乃化乃成。花开之时又见水结成冰，山川出现冰雪，则火乃被郁，而于午时，见有阳热之气生于湖中，乃是火郁将发的先兆。

五气之郁，必有先兆，而后乃发生报复之气，都是在郁极的时候开始发作，木郁的发作，没有固定的时间，水郁的发作，在君、相二火主时的前后。细心地观察时令，发病的情况是可以预测的，失于正常的时令及岁气运行的规律，则五行之气运行错乱，生长化收藏的政令，也就不正常了。

黄帝说：水郁而发为冰雪霜雹，土郁而发为飘雨，木郁而发为毁坏断折，金郁而发为清爽明净，火郁而发为热气黄赤昏暗，这是什么气造成的呢？岐伯说：六气有太过不及的不同，发作时有轻微和严重的差别，发作轻微的，只限于本气，发作严重的，则兼见于其下承之气，预见其下承之气的变化，则气发的情况就可以知道了。黄帝说：好。五郁之气的发作，不在其应发之时，是什么道理呢？岐伯说：这属于时间上的差异。黄帝说：这种差异，有日数吗？岐伯说：差异都在应发时之后三十日有余。黄帝说：主时之气，来时有先后的不同，是什么原因呢？岐伯说：岁运太过，气先时而至，岁运不及，气后时而至，这属于正常的气候。黄帝说：岁运之气，正当应至之时而来的，属于什么呢？岐伯说：没有太过和不及，则正当其时而至，不这样就要发生灾害。

黄帝说：好。气有非其时而有其化的，是什么道理呢？岐伯说：太过者，其气化则正当其时，气不及的，其气化则归之于胜己者之所化。黄帝说：四时之气，来时有早晚高下左右的不同，如何测知呢？岐伯说：气的运行有逆有顺，气之来至有快有慢。因此气太过的，气化先于天时；气不及的，气化后于天时。黄帝说：我想听听关于气的运行情况是怎样的？岐伯说：春气生于东而西行，夏气生于南而北行，秋气生于西而东行，冬气生于北而南行。因此春气自下而升于上，秋气自上而降于下，夏气万物生长，其气布化于中，冬气严于外表，而气始于标。春气在东，故始于左，秋气在西，故始于右，冬气在北，故始于后，夏气在南，故始于前。这就是四时正常气化的一般规律。因此高原地带，气候严寒，冬气常在，下洼地带，气候温和，春气常在，一定要根据不同的时间地点，仔细地加以考察。黄帝说：好。

黄帝问道：五运六气变化应于所见的物象，其正常气化与反常的变化如何呢？岐伯回答说：关于六气正常与反常的变化，有气化，有变化，有胜气，有复气，有作用，有病气，各有不同的情况，你想了解哪一方面的呢？黄帝说：我想听你详尽地讲讲。岐伯说：我尽量地讲给你听吧。关于六气之所至,厥阴风木之气至时,则为平和;少阴君火之气至时,则为温暖;太阴湿土之气至时,则为尘埃湿润;少阳相火之气至时,则为火炎暑热;阳明燥金之气至时,则为清凉刚劲;太阳寒水之气至时,则为寒冷气氛。这是四时正常气化的一般情况。

厥阴之气至为风化之府,为物体破裂而开发;少阴之气至为火化之府,为万物舒发繁荣;太阴之气至为雨化之府,为物体充盈圆满;少阳之气至为热化之府,为气化尽现于外;阳明之气至为肃杀之府,为生发之气变更;太阳之气至为寒化之府,为阳气敛藏。这是六气司化的一般情况。

厥阴之气至,为万物发生,为和风飘荡;少阴之气至,为万物繁荣,为形象显现;太阴之气至,为万物化育,为湿化云雨;少阳之气至,为万物盛长,为蕃盛鲜明;阳明之气至为收敛,为雾露之气;太阳之气至为闭藏,为生机闭密。这是六气所化的一般情况。

厥阴之气至,为风气发生,厥阴之下,金气承之,故气终则肃杀;少阴之气至,为热气发生,少阴之中见为太阳,故其中为寒化;太阴之气至为湿气发生,太阴之下,风气承之,风来湿化,故气终则大雨如注;少阳之气至,为火气发生,相火之下,水气承之,故气终为湿热交蒸;阳明之气至为燥气发生,其气终则为凉;太阳之气至,为寒气发生,太阳之中见为少阴,故其中为温化。这是六气德化的一般情况。

厥阴之气至,为毛虫类化育;少阴之气至,为羽虫类化育;太阴之气至,为倮虫类化育;少阳之气至,为有羽翼昆虫类化育;阳明之气至,为介虫类化育;太阳之气至,为鳞虫类化育。这是气化功德的一般情况。

厥阴之气至则万物生发,故为生化;少阴之气至则万物繁荣,故为荣化;太阴之气至则万物湿润,故为濡化;少阳之气至则万物茂盛,故为茂化;阳明之气至则万物坚实,故为坚化;太阳之气至则万物闭藏,故为藏化。这是六气施政的一般情况。

厥阴风木之气至,为旋风怒狂,风木亢盛则金气承而制之,其气大凉;少阴君火之气至,为气甚温暖,火气亢盛则阴精承而制之,其气寒冷;太阴湿土之气至为雷雨剧烈,湿土亢盛则风气承而制之,其气为狂风;少阳相火之气至,为旋风及火热燔燎;火气亢盛则水气承而制之,其气为霜凝;阳明燥金之气至,为物体散落,金气亢盛则火气承而制之,其气温暖;太阳寒水之气至,为寒雪冰雹,寒水亢盛则土气承而制之,其气为白色尘埃。这是六气变常的一般情况。

厥阴风木之气至,为物体扰动,为随风往来;少阴君火之气至,为火焰高明,为空中有黄赤之气色;太阴湿土之气至,为阴气沉滞,为白色埃尘,为晦暗不明;少阳相火之气至,为虹电等光显,为赤色之云,为空中有黄赤之气色;阳明燥金之气至,为烟尘,为霜冻,为刚劲急切,为悽惨之声;太阳寒水之气至,为坚硬,为锋利,为挺立。这是六气行令的一般情况。

厥阴风木之气至而致病,为腹中拘急;少阴君火之气至而致病,为疮疡皮疹身热;太阴湿土之气至而致病,为水饮积聚,阻塞不通;少阳相火之气至而致病,为喷嚏呕吐,为疮疡;阳明燥金之气至而致病,为皮肤气肿;太阳寒水之气至而致病,为关节屈伸不利。这是六气致病的一般情况。

厥阴之气至而致病,为肝气不舒,胁部支撑疼痛;少阴之气至而致病,为心神不宁,易惊而惑乱,恶寒战栗,谵言妄语;太阴之气至而致病,为脾气不运,蓄积胀满;少阳之气至而致病,为胆气被伤,易惊,躁动不安,昏晕闷昧,常突然发病;阳明之气至而致病，为胃足阳明之经脉不适，鼻塞，尻阴股膝髀腨胫足等处发病；太阳之气至而致病，为膀胱足太阳之经脉不适，发为腰痛。这是六气致病的一般情况。

厥阴之气至而致病，为筋脉缩短屈曲；少阴之气至而致病，为悲哀神妄，衄血；太阴之气至而致病，为腹内胀满，霍乱吐泻；少阳之气至而致病，为喉痹，耳鸣，呕吐；阳明之气至而致病，为皮肤粗糙皴裂而揭起；太阳之气至而致病，为卧则汗出，痉病。这是六气致病的一般情况。

厥阴之气至而致病，为胁痛，呕吐泻利；少阴之气至而致病，为多言善笑；太阴之气至而致病，为身重浮肿；少阳之气至而致病，为急剧泻利不止，肌肉瞤动，筋脉抽搐，常突然死亡；阳明之气至而致病，为鼻塞喷嚏；太阳之气至而致病，为大便泻利，津液之窍道闭止不通。这是六气致病的一般情况。

凡此十二变者，六气作用为德者，则万物应之以德；六气作用为化者，则万物应之以化；六气作用为政者，则万物应之以政；六气作用为令者，则万物应之以令；气在上的则病位高；气在下的则病位低；气在后的则病位在后；气在前的则病位在前；气在中的则病位在中；气在外的则病位在外；这是六气致病之病位的一般情况，因此风气胜者则动而不宁，热气胜者则肿，燥气胜者则干，寒气胜者则虚浮，湿气胜者则湿泻，甚则水气闭滞而为浮肿。随着六气所在之处，以知其病变的情况。

黄帝说：我想听听六气的作用是如何的。岐伯说：关于六气的作用，各自归之于被我克之气而以为气化。因此太阴的雨化，作用于太阳；太阳的寒化，作用于少阴；少阴的热化，作用于阳明；阳明的燥化，作用于厥阴；厥阴的风化，作用于太阴。各随其所在的方位以显示其作用。黄帝说：六气自得其本位的，是怎样的呢？岐伯说：六气自得其本位的，是正常的气化。黄帝说：我想听听六气本位的所在。岐伯说：确立了六气所居的位置，就可以知道它所主的方隅和时间了。

黄帝说：岁气六步之位的太过、不及如何呢？岐伯说：太过和不及之气是不相同的：太过之气，来时缓慢而时间持续较长；不及之气，来时急骤而容易消失。黄帝说：司天与在泉之气的太过、不及如何呢？岐伯说：司天之气不足时，在泉之气随之上迁，在泉之气不足时，司天之气从之下降，岁运之气居于中间，若在泉之气上迁则运气先上迁，司天之气下降则运气先下降，因此岁运之气的迁降，常在司天在泉之先。岁运不胜司天在泉之气时则相恶，岁运与司天在泉之气相和时，则同归其化，随着岁运与司天在泉之气所归从，而发生各种不同的病变。因此司天之气太过时，则天气下降；在泉之气太过时，则地气上迁。上迁下降的多少，随着天地之气胜之多少，存在着一定的差异，气微则差异小，气甚则差异大，甚则可以改变气交的时位，气交时位改变时则有大的变化，疾病就要发作。《大要》上说：差异大的有五分，差异小的有七分，这种差异就表现出来了，就是这个意思。

黄帝说：好。前面论述过用热品时，不要触犯主时之热，用寒品时，不要触犯主时之寒。我想不避热不避寒，应当如何呢？岐伯说：你问得很全面啊！发表时可以不避热，攻里时可以不避寒。黄帝说：不发表不攻里而触犯了主时之寒热会如何呢？岐伯说：若寒热之气伤害于内，他的病就更加严重了。黄帝说：我想听听无病的人会如何呢？岐伯说：无病的人，能够生病，有病的人会更加严重。黄帝说：生病的情况如何呢？岐伯说：不避热时则热至，不避寒时则寒至。寒至则发生腹部坚硬痞闷胀满，疼痛急剧，下利等病；热至则发生身热，呕吐下利，霍乱，痈疽疮疡，昏冒郁闷泄下，肌肉瞤动，筋脉抽搐，肿胀，呕吐，鼻塞衄血，头痛，骨节改变，肌肉疼痛，血外溢或下泄，小便淋沥，癃闭不通等病。黄帝说：应当如何治疗呢？岐伯说：主时之气，一定要顺从之，触犯了主时之气时，可用相胜之气的药品加以治疗。

黄帝问道：妇女怀孕，若用毒药攻伐时，会如何呢？岐伯回答说：只要有应攻伐的疾病存在，则母体不会受伤害，胎儿也不会受伤害。黄帝说：这是什么道理呢？岐伯说：身虽有妊，而有大积大聚这种病，是可以攻伐的，但是在积聚衰减一大半时，就要停止攻伐，攻伐太过了就要引起死亡。

黄帝说：好。郁病之严重者，应当如何治疗呢？岐伯说：肝木郁的，应当舒畅条达之；心火郁的，应当发散之；脾土郁的，应当劫夺之；肺金郁的，应当渗泄之；肾水郁的，应当折抑之。这样去调整五脏的气机，凡气太过的，就要折服其气，因为太过则畏折，就是所谓泻法。黄帝说：假借之气致病，应当如何治疗呢？岐伯说：如果主气不足而有假借之气时，就不必遵守"用寒远寒，用热远热"等禁忌了。这就是所谓主气不足，客气胜之而有非时之气的意思。

黄帝说：圣人的要道真伟大呀！关于天地的变化，运行的节律，运用的纲领，阴阳的治化，寒暑的号令，不是先生谁又能通晓它！我想把它藏在灵兰室中，署名叫六元正纪，不经过洗心自戒，不敢随意将其展示，不是诚心实意的人，不可轻意传授给他。

第二十二卷

至真要大论篇第七十四

精解导读

此篇论六气司天。六气在泉。有正化。有胜复。有主客。有邪胜。至真者谓司天在泉之精气。乃天一之真元。要者谓司岁备物以平治其民病。无伤天地之至真。乃养生之至要也。

【原文】

黄帝问曰：五气交合，盈虚更作①，余知之矣。六气分治，司天地者，其至何如？岐伯再拜对曰：明乎哉问也！天地之大纪，人神之通应②也。帝曰：愿闻上合昭昭③，下合冥冥④奈何？岐伯曰：此道之所主，工之所疑⑤也。帝曰：愿闻其道也。岐伯曰：厥阴司天，其化以风；少阴司天，其化以热；太阴司天，其化以湿；少阳司天，其化以火；阳明司天，其化以燥；太阳司天，其化以寒。以所临脏位，命其病者也⑥。帝曰：地化奈何？岐伯曰：司天同候，间气皆然。帝曰：间气何谓？岐伯曰：司左右者，是谓间气也。帝曰：何以异之?岐伯曰:主岁者纪岁,间气者纪步也⑦。

帝曰:善。岁主奈何?岐伯曰:厥阴司天为风化,在泉为酸化,司气⑧为苍化,间气为动化⑨。少阴司天为热化,在泉为苦化,不司气化⑩,居气⑪为灼化。太阴司天为湿化,在泉为甘化,司气为黅化,间气为柔化⑫。少阳司天为火化,在泉为苦化,司气为丹化,间气为明化⑬。阳明司天为燥化,在泉为辛化,司气为素化,间气为清化。太阳司天为寒化,在泉为咸化,司气为玄化,间气为藏化。故治病者,必明六化分治,五味五色所生,五脏所宜,乃可以言盈虚病生之绪⑭也。

帝曰:厥阴在泉而酸化先,余知之矣。风化之行也何如?岐伯曰:风行于地,所谓本也,余气同法。本乎天者,天之气也,本乎地者,地之气也,天地合气,六节分而万物化生矣。故曰:谨候气宜⑮,无失病机⑯。此之谓也。帝曰:其主病⑰何如?岐伯曰:司岁备物⑱,则无遗主矣。帝曰:司岁物何也?岐伯曰:天地之专精⑲也。帝曰:司气者何如?岐伯曰:司气者主岁同,然有余不足也。帝曰:非司岁物何谓也?岐伯曰:散也⑳。故质同而异等也。气味有薄厚,性用有躁静,治保有多少㉑,力化㉒有浅深。此之谓也。

帝曰:岁主脏害何谓?岐伯曰:以所不胜命之㉓,则其要也。帝曰:治之奈何?岐伯曰:上淫于下㉔,所胜平之㉕,外淫于内㉖,所胜治之。帝曰:善。平气何如?岐伯曰:谨察阴阳所在而调之,以平为期㉗,正者正治,反者反治㉘。

帝曰:夫子言察阴阳所在而调之,论言㉙人迎与寸口相应,若引绳小大齐等,命曰平。阴之所在㉚寸口何如?岐伯曰:视岁南北㉛,可知之矣。帝曰:愿卒闻之。岐伯曰:北政之岁,少阴在泉,则寸口不应㉜,厥阴在泉,则右不应;太阴在泉,则左不应。南政之岁,少阴司天,则寸口不应㉝;厥阴司天,则右不应;太阴司天,则左不应。诸不应者，反其诊则见矣㉞。帝曰：尺候何如？岐伯曰：北政之岁，三阴在下，则寸不应；三阴在上，则尺不应。南政之岁，三阴在天㉟，则寸不应；三阴在泉，则尺不应。左右同。故曰：知其要者，一言而终，不知其要，流散无穷。此之谓也。

帝曰：善。天地之气，内淫㊱而病何如？岐伯曰：岁厥阴在泉，风淫所胜㊲，则地气不明，平野昧，草乃早秀㊳。民病洒洒振寒，善伸数欠，心痛支满，两胁里急，饮食不下，鬲咽不通，食则呕，腹胀善噫，得后与气㊴，则快然如衰㊵，身体皆重。岁少阴在泉，热淫所胜，则焰浮川泽，阴处反明。民病腹中常鸣，气上冲胸，喘不能久立，寒热皮肤痛，目瞑齿痛颇肿，恶寒发热如疟，少腹中痛，腹大，蛰虫不藏。岁太阴在泉，草乃早荣㊶，湿淫所胜，则埃昏岩谷，黄反见黑㊷，至阴之交㊸。民病饮积心痛，耳聋浑浑焞焞㊹，嗌肿喉痹，阴病血见，少腹痛肿，不得小便，病冲头痛，目似脱，项似拔，腰似折，髀不可以回，腘如结，腨如别。岁少阳在泉，火淫所胜，则焰明郊野，寒热更至。民病注泄赤白，少腹痛，溺赤，甚则血便。少阴同候。岁阳明在泉，燥淫所胜，则霧雾清暝。民病喜呕，呕有苦，善太息，心胁痛不能反侧，甚则嗌干面尘，身无膏泽，足外反热。岁太阳在泉，寒淫所胜，则凝肃惨慄。民病少腹控睾，引腰脊，上冲心痛，血见，嗌痛颔肿。

帝曰：善。治之奈何？岐伯曰：诸气在泉，风淫于内，治以辛凉，佐以苦，以甘缓之，以辛散之。热淫于内，治以咸寒，佐以甘苦，以酸收之，以苦发之㊺。湿淫于内，治以苦热，佐以酸淡，以苦燥之，以淡泄之㊻。火淫于内，治以咸冷，佐以苦辛，以酸收之，以苦发之。燥淫于内，治以苦温，佐以甘辛，以苦下之。寒淫于内，治以甘热，佐以苦辛，以咸泻之，以辛润之，以苦坚之。

帝曰：善。天气之变何如？岐伯曰：厥阴司天，风淫所胜，则太虚埃昏，云物以扰，寒生春气，流水不冰。民病胃脘当心而痛，上支两胁，鬲咽不通，饮食不下，舌本强，食则呕，冷泄腹胀，溏泄瘕水闭。蛰虫不去。病本于脾。冲阳绝，死不治。少阴司天，热淫所胜，怫热至，火行其政。民病胸中烦热，嗌干，右胠满，皮肤痛，寒热咳喘。大雨且至。唾血血泄，鼽衄嚏呕，溺色变，甚则疮疡胕肿，肩背臂臑及缺盆中痛，心痛肺䐜，腹大满，膨膨㊼而喘咳。病本子肺。尺泽㊽绝，死不治。太阴司天，湿淫所胜，则沉阴且布。雨变枯槁㊾。胕肿骨痛阴痹，阴痹者，按之不得，腰脊头项痛，时眩，大便难，阴气不用㊿，饥不欲食，咳唾则有血，心如悬。病本于肾。太溪绝，死不治。少阳司天，火淫所胜，则温气流行。金政不平。民病头痛，发热恶寒而疟，热上皮肤痛，色变黄赤，传而为水㉛，身面胕肿，腹满仰息，泄注赤白，疮疡，咳唾血，烦心胸中热，甚则鼽衄。病本于肺。天府㉜绝，死不治。阳明司天，燥淫所胜，则木乃晚荣，草乃晚生，筋骨内变。民病左胠胁痛，寒清于中，感而疟，大凉革候㉝，咳，腹中鸣，注泄鹜溏。名木敛，生菀于下㉞，草焦上首。心胁暴痛，不可反侧，嗌干面尘，腰痛，丈夫㿉疝，妇人少腹痛，目昧眦疡，疮痤痈。蛰虫来见，病本于肝。太冲绝，死不治。太阳司天，寒淫所胜，则寒气反至，水且冰，血变于中，发为痈疡，民病厥心痛，呕血血泄鼽衄，善悲，时眩仆。运火炎烈，雨暴乃雹。胸腹满，手热肘挛掖肿，心澹澹㉟大动，胸胁胃脘不安，面赤目黄，善噫嗌干，甚则色炱，渴而欲饮。病本于心。神门绝，死不治。所谓动气㊱，知其脏也。

帝曰：善。治之奈何？岐伯曰：司天之气，风淫所胜，平㊲以辛凉，佐以苦甘，以甘缓之，以酸泻之。热淫所胜，平以咸寒，佐以苦甘，以酸收之。湿淫所胜，平以苦热，佐以酸辛，以苦燥之，以淡泄之。湿上甚而热㊳，治以苦温，佐以甘辛，以汗为故而止。火淫所胜，平以咸冷，佐以苦甘，以酸收之，以苦发之，以酸复之(59)。热淫同。燥淫所胜，平以苦温，佐以酸辛，以苦下之。寒淫所胜，平以辛热，佐以甘苦，以咸泻之。

帝曰：善。邪气反胜(60)，治之奈何？岐伯曰：风司于地(61)，清反胜之(62)，治以酸温，佐以苦甘，以辛平(63)之。热司于地，寒反胜之，治以甘热，佐以苦辛，以咸平之。湿司于地，热反胜之，治以苦冷，佐以咸甘，以苦平之。火司于地，寒反胜之，治以甘热，佐以苦辛，以咸平之。燥司于地，热反胜之，治以平寒，佐以苦甘，以酸平之，以和为制(64)。寒司于地，热反胜之，治以咸冷，佐以甘辛，以苦平之。

帝曰：其司天邪胜(65)何如？岐伯曰：风化于天(66)，清反胜之，治以酸温，佐以甘苦。热化于天，寒反胜之，治以甘温，佐以苦酸辛。湿化于天，热反胜之，治以苦寒，佐以苦酸。火化于天，寒反胜之，治以甘热，佐以苦辛。燥化于天，热反胜之，治以辛寒，佐以苦甘。寒化于天，热反胜之，治以咸冷，佐以苦辛。

帝曰：六气相胜奈何？岐伯曰：厥阴之胜，耳鸣头眩，愦愦(67)欲吐，胃鬲如寒；大风数举，倮虫不滋；胠胁气并(68)，化而为热，小便黄赤，胃脘当心而痛，上支两胁，肠鸣飧泄，少腹痛，注下赤白，甚则呕吐，鬲咽不通。少阴之胜，心下热善饥，脐下反动，气游三焦(69)；炎暑至，木乃津(70)，草乃萎；呕逆躁烦，腹满痛溏泄，传为赤沃(71)。太阴之胜，火气内郁，疮疡于中，流散于外，病在胠胁，甚则心痛热格(72)，头痛喉痹项强，独胜则湿气内郁，寒迫下焦，痛留顶，互引眉间，胃满；雨数至，鳞见于陆，燥化乃见(73)；少腹满，腰脽重强，内不便，善注泄，足下温，头重，足胫胕肿，饮发于中，胕肿于上。少阳之胜，热客于胃，烦心心痛，目赤，欲呕，呕酸善饥，耳痛，溺赤，善惊谵妄；暴热消烁，草萎水涸，介虫乃屈。少腹痛，下沃赤白㉔。阳明之胜,清发于中,左胠胁痛,溏泄,内为嗌塞,外发癫疝;大凉肃杀,华英改容,毛虫乃殃;胸中不便㊀,嗌塞而咳。太阳之胜,凝溧且至,非时水冰,羽乃后化;痔疟发,寒厥入胃,则内生心痛,阴中乃疡,隐曲不利㊄,互引阴股,筋肉拘苛㊆,血脉凝泣,络满色变,或为血泄,皮肤否肿,腹满食减,热反上行,头项囟顶脑户中痛,目如脱,寒入下焦,传为濡泻。

帝曰:治之奈何? 岐伯曰:厥阴之胜,治以甘清,佐以苦辛,以酸泻之。少阴之胜,治以辛寒,佐以苦咸,以甘泻之。太阴之胜,治以咸热,佐以辛甘,以苦泻之。少阳之胜,治以辛寒,佐以甘咸,以甘泻之。阳明之胜,治以酸温,佐以辛甘,以苦泻之。太阳之胜,治以甘热,佐以辛酸,以咸泻之。

帝曰:六气之复何如? 岐伯曰:悉乎哉问也! 厥阴之复,少腹坚满,里急暴痛;偃木飞沙,倮虫不荣;厥心痛,汗发呕吐,饮食不入,入而复出,筋骨,掉眩清厥,甚则入脾,食痹而吐;冲阳绝,死不治。少阴之复,燠热内作,烦躁鼽嚏,少腹绞痛,火见燔焫,嗌燥,分注时止㊇,气动于左,上行于右㊈,咳,皮肤痛,暴瘖心痛,郁冒不知人,乃洒淅恶寒,振慄谵妄,寒已而热,渴而欲饮,少气骨痿,隔肠不便,外为浮肿,哕噫;赤气后化,流水不冰,热气大行,介虫不复;病痱胗疮疡,痈疽痤痔,甚则入肺,咳而鼻渊;天府绝,死不治。太阴之复,湿变乃举,体重中满,食饮不化,阴气上厥,胸中不便,饮发于中,咳喘有声;大雨时行,鳞见于陆;头项痛重,而掉瘛尤甚,呕而密默㊵,唾吐清液,甚则入肾,窍泻㊶无度;太溪绝,死不治。少阳之复,大热将至,枯燥燔爇,介虫乃耗;惊瘛咳衄,心热烦躁,便数憎风,厥气上行,面如浮埃,目乃瞤瘛,火气内发,上为口糜㊷,呕逆,血溢血泄,发而为疟,恶寒鼓慄,寒极反热,嗌络㊸焦槁,渴引水浆,色变黄赤,少气脉萎,化而为水(84)，传为胕肿，甚则入肺，咳而血泄；尺泽绝，死不治。阳明之复，清气大举，森木苍干，毛虫乃厉(85)，病生胠胁，气归于左(86)，善太息，甚则心痛否满，腹胀而泄，呕苦，咳哕烦心，病在鬲中，头痛，甚则入肝，惊骇筋挛；太冲绝，死不治。太阳之复，厥气上行，水凝雨冰，羽虫乃死；心胃生寒，胸膈不利，心痛否满，头痛善悲，时眩仆，食减，腰脽反痛，屈伸不便；地裂冰坚，阳光不治；少腹控睾，引腰脊，上冲心，唾出清水，及为哕噫，甚则入心，善忘善悲；神门绝，死不治。

帝曰：善。治之奈何？岐伯曰：厥阴之复，治以酸寒，佐以甘辛，以酸泄之，以甘缓之。少阴之复，治以咸寒，佐以苦辛，以甘泻之，以酸收之(87)，辛苦发之，以咸耎之。太阴之复，治以苦热，佐以酸辛，以苦泻之，燥之，泄之(88)。少阳之复，治以咸冷，佐以苦辛，以咸耎之，以酸收之(87)，辛苦发之。发不远热(89)，无犯温凉。少阴同法。阳明之复，治以辛温，佐以苦甘，以苦泄之，以苦下之，以酸补之。太阳之复，治以咸热，佐以甘辛，以苦坚之(90)

治诸胜复，寒者热之，热者寒之，温者清之，清者温之，散者收之，抑者散之，燥者润之，急者缓之，坚者耎之，脆者坚之，衰者补之，强者泻之，各安其气，必清必静(91)，则病气衰去，归其所宗(92)，此治之大体也。

帝曰：善。气之上下何谓也？岐伯曰：身半以上，其气三矣(93)，天之分也，天气主之；身半以下，其气三矣(94)，地之分也，地气主之。以名命气，以气命处，而言其病(95)。半，所谓天枢也(96)。故上胜而下俱病者，以地名之；下胜而上俱病者，以天名之(97)。所谓胜至，报气(98)屈伏而未发也，复至则不以天地异名，皆如复气为法也。

帝曰：胜复之动，时有常乎？气有必乎？岐伯曰：时有常位，而气无必也。帝曰：愿闻其道也。岐伯曰：初气终三气，天气主之，胜之常也。四气尽终气,地气主之,复之常也。有胜则复,无胜则否[99]。帝曰:善。复已而胜何如?岐伯曰:胜至则复,无常数也,衰乃止耳。复已而胜,不复则害,此伤生也[100]。帝曰:复而反病何也?岐伯曰:居非其位,不相得也[101]。大复其胜,则主胜之,故反病也。所谓火燥热也[102]。帝曰:治之何如?岐伯曰:夫气之胜也,微者随之,甚者制之,气之复也,和者平之,暴者夺之。皆随胜气,安[103]其屈伏,无问其数,以平为期,此其道也。

帝曰:善。客主[104]之胜复奈何?岐伯曰:客主之气,胜而无复[105]也。帝曰:其逆从何如?岐伯曰:主胜逆,客胜从[106]。天之道也。帝曰:其生病何如?岐伯曰:厥阴司天,客胜则耳鸣掉眩,甚则咳;主胜则胸胁痛,舌难以言。少阴司天,客胜则鼽嚏颈项强,肩背瞀热,头痛少气,发热,耳聋目瞑,甚则胕肿血溢,疮疡咳喘;主胜则心热烦躁,甚则胁痛支满。太阴司天,客胜则首面胕肿,呼吸气喘;主胜则胸腹满,食已而瞀。少阳司天,客胜则丹胗外发,及为丹熛[107]疮疡,呕逆喉痹,头痛嗌肿,耳聋,血溢,内为瘈疭;主胜则胸满,咳仰息,甚而有血,手热。阳明司天,清复内余[108],则咳衄嗌塞,心鬲中热,咳不止而白血[109]出者死。太阳司天,客胜则胸中不利,出清涕,感寒则咳;主胜则喉嗌中鸣。

厥阴在泉,客胜则大关节不利,内为痉强拘瘈,外为不便;主胜则筋骨繇并[110],腰腹时痛。少阴在泉,客胜则腰痛,尻股膝髀腨骱足病,瞀热以酸,胕肿不能久立,溲便变;主胜则厥气上行,心痛发热,鬲中,众痹皆作,发于胠胁,魄汗[111]不藏,四逆而起。太阴在泉,客胜则足痿下重,便溲不时,湿客下焦,发而濡泻,及为肿,隐曲之疾;主胜则寒气逆满,食饮不下,甚则为疝。少阳在泉,客胜则腰腹痛而反恶寒,甚则下白溺白[112];主胜则热反上行而客于心,心痛发热,格中而呕。少阴同候。阳明在泉,客胜则清气动下,少腹坚满而数便泻；主胜则腰重腹痛，少腹生寒，下为鹜溏，则寒厥于肠，上冲胸中，甚则喘，不能久立。太阳在泉，寒复内余[113]，则腰尻痛，屈伸不利，股胫足膝中痛。

帝曰：善。治之奈何？岐伯曰：高者抑之[114]，下者举之[115]，有余折之，不足补之，佐以所利，和以所宜，必安其主客，适其寒温，同者逆之，异者从之[116]。帝曰：治寒以热，治热以寒，气相得者逆之，不相得者从之，余以[117]知之矣。其于正味[118]何如？岐伯曰：木位之主[119]，其泻以酸，其补以辛。火位之主，其泻以甘，其补以咸。土位之主，其泻以苦，其补以甘。金位之主，其泻以辛[120]，其补以酸。水位之主，其泻以咸，其补以苦。厥阴之客，以辛补之，以酸泻之，以甘缓之。少阴之客，以咸补之，以甘泻之，以酸收之。太阴之客，以甘补之，以苦泻之，以甘缓之。少阳之客，以咸补之，以甘泻之，以咸耎之。阳明之客，以酸补之，以辛泻之，以苦泄之[121]。太阳之客，以苦补之，以咸泻之，以苦坚之，以辛润之。开发腠理，致津液通气也[122]。

帝曰：善。愿闻阴阳之三[123]也何谓？岐伯曰：气有多少，异用也[124]。帝曰：阳明何谓也？岐伯曰：两阳合明[125]也。帝曰：厥阴何也？岐伯曰：两阴交尽[126]也。

帝曰：气有多少，病有盛衰，治有缓急，方有大小，愿闻其约奈何？岐伯曰：气有高下，病有远近[127]，证有中外，治有轻重，适其至所[128]为故也。《大要》曰：君一臣二，奇之制也；君二臣四，偶[129]之制也；君二臣三，奇之制也；君二臣六，偶之制也。故曰：近者奇之，远者偶之；汗者不以奇，下者不以偶[130]；补上治上制以缓，补下治下制以急，急则气味厚，缓则气味薄。适其至所，此之谓也。病所远，而中道气味之者，食而过之，无越其制度也[131]。是故平气之道，近而奇偶，制小其服也。远而奇偶，制大其服[132]也。大则数少，小则数多。多则九之,少则二之[133]。奇之不去则偶之[134],是谓重方。偶之不去,则反佐以取之[135],所谓寒热温凉,反从其病也。

帝曰:善。病生于本,余知之矣。生于标[136]者,治之奈何?岐伯曰:病反其本,得标之病。治反其本,得标之方[137]。帝曰:善。六气之胜,何以候之?岐伯曰:乘其至也。清气大来,燥之胜也,风木受邪,肝病生焉。热气大来,火之胜也,金燥受邪,肺病生焉。寒气大来,水之胜也,火热受邪,心病生焉。湿气大来,土之胜也,寒水受邪,肾病生焉。风气大来,木之胜也,土湿受邪,脾病生焉。所谓感邪而生病也。乘年之虚[138],则邪甚也。失时之和[139],亦邪甚也。遇月之空[140],亦邪甚也。重感于邪,则病危矣。有胜之气,其必来复也。

帝曰:其脉至何如?岐伯曰:厥阴之至其脉弦,少阴之至其脉钩,太阴之至其脉沉,少阳之至大而浮,阳明之至短而涩,太阳之至大而长。至而和则平,至而甚则病,至而反者病,至而不至者病,未至而至者病,阴阳易[141]者危。

帝曰:六气标本,所从不同奈何?岐伯曰:气有从本者,有从标本者,有不从标本者也。帝曰:愿卒闻之。岐伯曰:少阳太阴从本[142],少阴太阳从本从标[143],阳明厥阴,不从标本从乎中也[144]。故从本者化生[145]于本,从标本者,有标本之化,从中者,以中气为化也。帝曰:脉从而病反者,其诊何如?岐伯曰:脉至而从,按之不鼓[146],诸阳皆然。帝曰:诸阴之反,其脉何如?岐伯曰:脉至而从,按之鼓甚而盛[147]也。是故百病之起,有生于本者,有生于标者,有生于中气者。有取本而得者,有取标而得者,有取中气而得者,有取标本而得者,有逆取而得者,有从取而得者。逆,正顺也。若顺,逆也[148]。故曰:知标与本,用之不殆,明知逆顺,正行无问。此之谓也。不知是者,不足以言诊,足以乱经。故《大要》曰:粗工嘻嘻⑭⁹，以为可知，言热未已，寒病复始，同气异形，迷诊乱经。此之谓也。夫标本之道，要而博，小而大，可以言一而知百病之害。言标与本，易而勿损，察本与标，气可令调，明知胜复，为万民式。天之道毕矣。

帝曰：胜复之变，早晏何如？岐伯曰：夫所胜者，胜至已病，病已愠愠⑮⁰，而复已萌也。夫所复者，胜尽而起，得位而甚。胜有微甚，复有少多，胜和而和，胜虚而虚，天之常也。帝曰：胜复之作，动不当位，或后时而至，其故何也？岐伯曰：夫气之生，与其化，衰盛异也。寒暑温凉，盛衰之用，其在四维。故阳主动，始于温盛于暑；阴主动，始于清盛于寒。春夏秋冬，各差其分⑮¹。故《大要》曰：彼春之暖，为夏之暑，彼秋之忿，为冬之怒。谨按四维，斥候⑮²皆归，其终可见，其始可知。此之谓也。帝曰：差有数乎？岐伯曰：又凡三十度⑮³也。帝曰：其脉应皆何如？岐伯曰：差同正法，待时而去也⑮⁴。《脉要》曰：春不沉，夏不弦，冬不涩，秋不数。是谓四塞⑮⁵。沉甚曰病，弦甚曰病，涩甚曰病，数甚曰病，参见⑮⁶曰病，复见曰病，未去而去曰病，去而不去曰病，反者死⑮⁷。故曰：气之相守司也，如权衡之不得相失也。夫阴阳之气，清静则生化治，动⑮⁸则苛疾起，此之谓也。

帝曰：幽明何如？岐伯曰：两阴交尽故曰幽。两阳合明故曰明。幽明之配，寒暑之异也⑮⁹。帝曰：分至⑯⁰何如？岐伯曰：气至之谓至，气分之谓分，至则气同，分则气异⑯¹。所谓天地之正纪也。帝曰：夫子言春秋气始于前，冬夏气始于后⑯²，余已知之矣。然六气往复，主岁不常也，其补泻奈何？岐伯曰：上下所主，随其攸利，正其味，则其要也⑯³。左右同法⑯⁴。《大要》曰：少阳之主，先甘后⑯⁵咸；阳明之主，先辛后酸；太阳之主，先咸后苦；厥阴之主，先酸后辛；少阴之主，先甘后咸；太阴之主，先苦后甘。佐以所利，资以所生，是谓得气⑯。

帝曰：善。夫百病之生也，皆生于风寒暑湿燥火，以之化之变⑯也。经言盛者泻之，虚者补之。余锡⑯以方士，而方士用之尚未能十全，余欲令要道必行，桴鼓相应，犹拔刺雪污⑯，工巧神圣⑰，可得闻乎？岐伯曰：审察病机，无失气宜，此之谓也。帝曰：愿闻病机何如？岐伯曰：诸风掉眩，皆属于肝⑰。诸寒收引，皆属于肾⑰。诸气膹郁，皆属于肺⑰。诸湿肿满，皆属于脾。诸热瞀瘛，皆属于火。诸痛痒疮，皆属于心⑰。诸厥固泄，皆属于下⑰。诸痿喘呕，皆属于上⑰。诸禁鼓慄，如丧神守，皆属于火⑰。诸痉项强，皆属于湿⑰。诸逆冲上，皆属于火。诸胀腹大，皆属于热⑰。诸躁狂越，皆属于火。诸暴强直，皆属于风。诸病有声，鼓之如鼓，皆属于热⑱。诸病胕肿，疼酸惊骇，皆属于火⑱。诸转反戾，水液浑浊，皆属于热⑱。诸病水液，澄澈清冷，皆属于寒。诸呕吐酸，暴注下迫，皆属于热。故《大要》曰：谨守病机，各司其属，有者求之，无者求之⑱，盛者责之，虚者责之⑱，必先五胜⑱，疏其血气，令其调达，而致和平。此之谓也。

帝曰：善。五味阴阳之用何如？岐伯曰：辛甘发散为阳，酸苦涌泄为阴，咸味涌泄为阴，淡味渗泄为阳。六者，或收或散，或缓或急，或燥或润，或耎或坚，以所利而行之，调其气使其平也。

帝曰：非调气而得者⑱，治之奈何？有毒无毒，何先何后？愿闻其道。岐伯曰：有毒无毒，所治为主，适大小为制也。帝曰：请言其制。岐伯曰：君一臣二，制之小也；君一臣三佐五，制之中也；君一臣三佐九，制之大也。寒者热之，热者寒之，微者逆之，甚者从之，坚者削之，客者除之，劳者温之，结者散之，留者攻之，燥者濡之，急者缓之，散者收之，损者温之，逸者行之⑱，惊者平之，上之下之，摩之浴之⑱，薄之⑱劫之⑲，开之发之，适事为故。帝曰：何谓逆从？岐伯曰：逆者正治，从者反治[10]，从少从多，观其事也。帝曰：反治何谓？岐伯曰：热因寒用，寒因热用[102]，塞因塞用，通因通用[103]。必伏其所主，而先其所因[104]。其始则同，其终则异。可使破积，可使溃坚，可使气和，可使必已。

帝曰：善。气调而得者何如？岐伯曰：逆之，从之，逆而从之，从而逆之，疏气令调，则其道也。

帝曰：善。病之中外何如[105]？岐伯曰：从内之外者调其内；从外之内者治其外；从内之外而盛于外者，先调其内而后治其外；从外之内而盛于内者，先治其外而后调其内；中外不相及则治主病[106]。

帝曰：善。火热复，恶寒发热有如疟状，或一日发，或间数日发，其故何也？岐伯曰：胜复之气，会遇之时，有多少也。阴气多而阳气少，则其发日远；阳气多而阴气少，则其发日近。此胜复相薄，盛衰之节。疟亦同法。

帝曰：论言治寒以热，治热以寒，而方士不能废绳墨而更其道也。有病热者寒之而热，有病寒者热之而寒，二者皆在，新病复起，奈何治？岐伯曰：诸寒之而热者取之阴，热之而寒者取之阳[107]，所谓求其属[108]也。

帝曰：善。服寒而反热，服热而反寒，其故何也？岐伯曰：治其王气[109]，是以反也。帝曰：不治王而然者何也？岐伯曰：悉乎哉问也！不治五味属[200]也。夫五味入胃，各归所喜，故酸先入肝，苦先入心，甘先入脾，辛先入肺，咸先入肾。久而增气，物化之常也，气增而久，夭之由也。

帝曰：善。方制君臣何谓也？岐伯曰：主病之谓君，佐君主谓臣，应臣之谓使，非上中下三品[201]之谓也。帝曰：三品何谓？岐伯曰：所以明善恶之殊贯[202]也。

帝曰：善。病之中外何如？岐伯曰：调气之方，必别阴阳，定其中外，各守其乡㉓，内者内治，外者外治，微者调之，其次平之，盛者夺之，汗之下之，寒热温凉，衰之以属，随其攸利。谨道如法，万举万全，气血正平，长有天命。帝曰：善。

【注释】

①盈虚更作：指五运之太过不及，相互交替为用。

②人神之通应：神，在这里指神机，"根于中者，命曰神机"，神机虽根于内，但与外部运气变化息息相关，内外通应。

③上合昭昭：司天之气，应合天气之明显。

④下合冥冥：在泉之气，应合地气之幽深。张志聪注曰："冥冥合在泉之幽深。"

⑤道之所主，工之所疑：司天在泉之气，为自然规律所主宰，乃研究运气者所难明。道，自然规律。工，此指研究运气学说者。

⑥以所临脏位，命其病者也：根据六气下临所应之脏器，确立疾病之所在。王冰注曰："肝木位东方，心火位南方，脾土位西南方及四维，肺金位西方，肾水位北方，是五脏定位。然六气所御，五运所至，气不相得则病，相得则和，故先以六气所临，后言五脏之病也。"

⑦主岁者纪岁，间气者纪步也：主岁之气，主治一年之气。如子午年，少阴君火司天，阳明燥金在泉，司天主前半年，在泉主后半年。一年分为六步，间气则只主一步之气。

⑧司气：这里指司五运之气。

⑨动化：厥阴风木，其性善动，有鼓动万物的作用。

⑩不司气化：王冰注曰："君不主运。"新校正云："按天元纪大论曰：君火以名，相火以位。谓君火不主运也。"《类经》二十七卷第二十四注曰："君不司运也。夫五运六气之有异者，运出天干，故

运惟五，气出地支，故气有六。五者，五行各一也。六者，火分君相也。故在六气则有君火相火所主之不同，而五运则火居其一耳，于六者而缺其一，则惟君火，独不司五运之气化，正以君火者，太阳之火也，为阳气之本，为万化之原，无气不司，故不司气化也。"两说不同，似以王注及新校正说为是。

⑪居气：新校正云："详少阴不曰间气，而言居气者，盖遵君火无所不居，不当间之也。"

⑫柔化：太阴湿土，其性柔软，因此太阴临于间气之位，则为柔化。

⑬明化：少阳相火，代君火行令，故像太阳之火，可以明照万物。明，《说文》："照也。"又《易经》系辞传云："悬象著明，莫大乎日月。"

⑭绪：《尔雅》释诂："绪，事也。"

⑮气宜：指六气分司所宜之时。

⑯病机：王冰注、吴昆注均指病之机要。《类经》十三卷第一注曰："病随气动，必察其机。"又云："机者，要也，病变所由出也。"机，《说文》："主发谓之机。"《大学》："其机如此。"注曰："主发谓之机。"疏："关机也，动于近成于远。"又气运变化亦谓之机。据以上所说，机有关机、关键与发动之义。病机，指病气发动之机要，如疾病之成因、病位、证候等变化机理。

⑰主病：此指主治疾病的药物。

⑱司岁备物：根据每年司岁之气，以备取药物，为取药物性味之专长。

⑲天地之专精：凡物得司天在泉之气而独盛者，乃得其一气之所偏，因此为"天地之专精"。

⑳散也：王冰注曰："非专精则散气，散气则物不纯也。"

㉑治保有多少：张志聪注曰："谓治病保真之药食，或宜多用或宜少用也。"

㉒力化：指药物化生之效能。

㉓以所不胜命之：克我者即我之所不胜，即以我之所不胜命名。

㉔上淫于下：指司天之气过胜而为害于下。淫，太过而为害。王冰注曰："上淫于下，天之气也。"

㉕平之：治疗。新校正云："详天气主岁，虽有淫胜，但当平调之，故不曰治而曰平也。"

㉖外淫于内：指在泉之气过胜而为害于内。

㉗谨察阴阳所在而调之，以平为期：《类经》二十七卷第二十四注曰："阴阳者，脉有阴阳，证有阴阳，气味有阴阳，经络脏象有阴阳，不知阴阳所在，则以反为正，以逆为从，故宜谨察而调之。以平为期，无令过也。"

㉘正者正治，反者反治：《类经》二十七卷第二十四注曰："若阳经阳证而得阳脉，阴经阴证而得阴脉，是为正病，正者正治，谓当以寒治热，以热治寒，治之正也。若阳经阳证而得阴脉，阴经阴证而得阳脉，是为反病，反者反治，谓当以热治热，以寒治寒，治之反也。"

㉙论言：此以下至"若引绳小大齐等"，今本《灵枢》禁服篇有类似之语，或俱来自古医论中。

㉚阴之所在：王冰注曰："阴之所在，脉沉不应。"

㉛岁南北：指岁之南政与北政。古人多认为土运主岁之年为南政，木火金水主岁之年为北政。

㉜北政之岁，少阴在泉，则寸口不应：王冰注曰："木火金水运，面北受气。凡气之在泉者，脉悉不见，唯其左右之气脉可见之。在泉之气，善则不见，恶者可见。"又吴昆注曰："不应者，脉来沉

细而伏，不应指，亦不应病也。"

㉝南政之岁，少阴司天，则寸口不应：王冰注曰："土运之岁，面南行令，故少阴司天，则二手寸口不应也。"

㉞诸不应者，反其诊则见矣：王冰注曰："不应皆为脉沉，脉沉下者，仰手而沉，复其手则沉为浮，细为大也。"

㉟在天：司天。

㊱内淫：《类经》二十七卷第二十五注曰："淫，邪胜也。不务其德，是谓之淫。内淫者，自外而入，气淫于内，言在泉之变病也。"

㊲风淫所胜：风邪淫其所胜之气。风属木，木所胜者为土，木克土之义。

㊳草乃早秀：刘衡如曰："秀有数义。因下足太阴在泉后有草乃早荣一语，为使二者有别，此间当据《尔雅》为训。《尔雅》释草云：禾谓之华，草谓之荣，不荣而实者谓之秀，荣而不实者谓之英。故知早荣为提早开花，早秀为提早结实。"

㊴得后与气：得下大便或屁气。后，在这里指大便。气，在这里指屁气。

㊵如衰：而衰。如，通"而"。衰，减退。

㊶草乃早荣：草类提早开花。

㊷黄反见黑：黄色反见于北方黑色的地方。

㊸至阴之交：王冰注曰："水土同见，故曰至阴之交，合其气色也。"

㊹浑浑焞焞：浑浑，浑浊不清。如陆云九愍："世浑浑其难澄。"焞焞，无光耀貌。在这里可引申为不清明之义。

㊺以苦发之：王冰注曰："热之大盛甚于表者，以苦发之。"

㊻以淡泄之：用淡味药渗利湿邪。

㊼膨膨：胀满。

㊽尺泽：王冰注曰："尺泽，在肘内廉大文中，动脉应手，肺之气也。"

㊾雨变枯槁：《类经》二十七卷第二十五注曰："沉阴雨变则浸渍为伤，故物多枯槁。"

㊿阴气不用：此指阴痿病。马莳注曰："阴气不举。"

(51)传而为水：火胜克金则肺气被伤，肺气不能通调水道，则水气泛滥而为肿胀等病症。

(52)天府：《甲乙》卷三第二十四："在腋下三寸，臂臑内廉动脉中，手太阴脉气所发。"

(53)大凉革候：大凉之气改变气候。

(54)名木敛，生菀于下：金气过胜则虽大木亦必发生收敛不荣的现象，其发生之萌芽，郁积于下。

(55)澹澹：水摇动貌，在这里可引申为跳动之意。

(56)动气：指跳动的脉气。

(57)平：新校正云："按本论上文云：上淫于下，所胜平之。外淫于内，所胜治之。故在泉曰治，司天曰平也。"

(58)湿上甚而热：《类经》二十七卷第二十五注曰："湿上甚而热者，湿郁于上而成热也。"

(59)以酸复之：王冰注曰："以酸复其本气也。"

(60)邪气反胜：指本气不胜他气，反为己所不胜之气乘之，而为胜气。胜气，邪气。

(61)风司于地：厥阴风木在泉，即风司于地。

(62)清反胜之：厥阴风木之气不胜，则金之清气反胜之。

(63)治、佐、平：王冰注曰："此六气方治，与前淫胜法殊贯。云治者，泻客邪之胜气也。云佐者，皆所利所宜也。云平者，补已弱之正气也。”

(64)以和为制：王冰注曰：“燥之性恶热亦畏寒，故以冷热和平为方制也。”

(65)司天邪胜：指司天之气被邪气反盛。

(66)风化于天：风气司天，则气从风化。

(67)愦愦：扰乱不舒。《庄子》大宗师：“彼又恶能愦愦为世俗之礼。”

(68)胠胁气并：《类经》二十七卷第二十七注曰：“肝邪聚也。”并，聚也。

(69)气游三焦：《类经》二十七卷第二十七注曰：“心火盛则热及心包络。包络之脉，历络三焦，故气游三焦。”游，行也。

(70)木乃津：树木之津汁外流。

(71)赤沃：《类经》二十七卷第二十七注曰：“赤沃者，利血尿赤也。”指血痢、尿血类疾病。

(72)热格：热气被阻隔于上。

(73)燥化乃见：马莳注曰：“及雨数至之后，则燥化乃见。”张志聪注曰：“雨数至燥化乃见者，至四气五气之交，而后见也。”

(74)下沃赤白：《类经》二十七卷第二十七注曰：“下沃赤白者，热主血分则赤，气分则白，大便曰利，小便曰浊也。”

(75)胸中不便：王冰注曰：“谓呼吸回转，或痛或缓，急而不利便也。”

(76)隐曲不利：指房事不利而言。

(77)拘苛：王冰注曰：“拘，急也。苛，重也。”

(78)分注时止：指大小便有时下利无度，有时留止。

(79)气动于左，上行于右：吴昆注曰：“心气左行，故气动于左，火气传其所胜，则肺金也。肺气右行，故上行于右。”

⑧⓪密默：欲安静独居之义。王冰注曰："呕而密默，欲静定也。"
⑧①窍泻：《类经》二十七卷第二十八注曰："窍泻无度，以肾开窍于二便，而门户不要也。"
⑧②口糜：口疮糜烂。
⑧③嗌络：咽喉之络脉。
⑧④化而为水：吴昆注曰："火甚则阴气少降，水道不得通调，化为停水。"马莳注曰："气蒸热化则为水病。"高士宗注曰："此少阴元真之气内虚也。"
⑧⑤厉：《玉篇》："危也。"《史记》严安传："民不夭厉。"注曰："厉，病也。"
⑧⑥气归于左：肝气生于左，金为复气必克木，气归于左，即肺金克肝木主义。
⑧⑦以酸收之：火热伤津，或汗出伤阴气者，当以酸味以敛其津。
⑧⑧泄之：王冰注曰："泄，谓渗泄，汗及小便汤浴皆是也。"
⑧⑨发不远热：发散之法，不避辛热之药，即六元正纪大论所谓"发表不远热"之义。
⑨⓪以苦坚之：王冰注曰："不坚则寒气内变，止而复发，发而复止，绵历年岁，生大寒疾。"
⑨①必清必静：人身之气，应以清静为好，不可随意扰乱。受邪之后则扰乱气机，因此必使其复归于清静。
⑨②归其所宗：王冰注曰："宗，属也。调不失理，则余之气，自归其所属，少之气自安其居。"
⑨③身半以上，其气三矣：这是就人与天地相应的意义上说的，身半以上，应天之气，故归司天之气主之。所谓"其气三"，乃指初之气、二之气、三之气，即后文所谓"初气终三气，天气主之"之义。

㉔身半以下，其气三矣：身半以下，应地之气，故归在泉之气主之。所谓"其气三"，乃指四之气、五之气、终之气，即后文所谓"四气尽终气，地气主之"之义。

㉕以名命气，以气命处，而言其病：《类经》二十七卷第二十九注曰："以名命气，谓正其名，则气有所属，如三阴三阳者，名也。名既立，则六气各有所主矣。以气命处，谓六经之气，各有其位，察其气则中外前后上下左右，病处可知矣。"

㉖半，所谓天枢也：王冰注曰："当伸臂指天，舒足指地，以绳量之，中正当脐也。故又曰半，所谓天枢也。天枢，正当脐两旁同身寸之二寸也。"张志聪注曰："夫所谓枢者，上下交互而旋转也。故在天地乃上下气交之中名天枢。在人身以身半之中名天枢也。"

㉗上胜而下俱病者……以天名之：司天之气胜而病生于下者，以在泉阴阳三气及与其相应之脏腑经脉以命其名；在泉之气胜而病生于上者，以司天阴阳三气及与其相应之脏腑经脉以命其名。王冰注曰："彼气既胜，此未能复，抑郁不畅而无所行，进则困于仇嫌，退则穷于怫塞。故上胜至则下与俱病，下胜至则上与俱病。上胜下病，地气郁也，故从地郁以名地病。下胜上病，天气塞也，故从天塞以名天病。夫以天名者，方顺天气为制，逆地气而攻之。以地名者，方从天气为制则可。"

㉘报气：报复之气，即复气。

㉙有胜则复，无胜则否：胜复之气的发作情况，有胜气则有复气，无胜气则无复气，胜气甚者，复气则甚，胜气微者，复气亦微。

㉚不复则害，此伤生也：王冰注曰："有胜无复，是复气已衰，衰不能复，是天真之气已伤败甚而生意尽。"

㉛居非其位，不相得也：因复气之来，不在其主时之位，则与主时之气不相适应。张志聪注曰："如火气复而乘于金位，金气复而

乘于火位,皆居非其位,不相得也。"

⑩２所谓火燥热也:王冰注曰:"少阳,火也;阳明,燥也;少阴,热也。少阴少阳在泉,为火居水位;阳明司天,为金居火位。金复其胜,则火主胜之。火复其胜,则水主胜之。余气胜复,则无主胜之病气也。故又曰'所谓火燥热也。'"

⑩３随之、制之、平之、夺之、安:王冰注曰:"随,谓随之。安,谓顺胜气以和之也。制,谓制止。平,谓平调。夺,谓夺其盛气也。治此者,不以数之多少,但以气平和为准度尔。"

⑩４客主:客,每年司天在泉之气,即客气。主,四时六步之主气。

⑩５客主之气,胜而无复:王冰注曰:"客主自有多少,以其为胜与常胜殊。"

⑩６主胜逆,客胜从:王冰注曰:"客承天命,部统其方,主为之下,固宜只奉天命,不顺而胜,则天命不行,故为逆也。客胜于主,承天而行理之道,故为顺也。"

⑩７丹熛:赤游风之类。在这里可引申为游走之火气。

⑩８清复内余:《类经》二十七卷第三十注曰:"卯酉年,阳明司天,以燥金之客而加于木火之主,金居火位,则客不胜主,故不言客主之胜。然阳明以清肃为政,若清气复盛而有余于内,则热邪承之。"

⑩９白血:王冰注曰:"白血谓咳出浅红色血,似肉似肺者。"马莳注曰:"盖血出似唾,其色虽白,实谓之血。《灵枢》营卫生会篇谓营气化血。夫营气者,阴气也,阴气既衰,不能化血而仅有白血。"

⑩⑪筋骨繇并:筋骨动摇挛缩。繇,同"摇"。并,挛缩不能伸。

⑪⑪魄汗:身体汗出。又吴昆注曰:"魄汗,阴汗也。"

⑫下白溺白：大小便俱下白沫。马莳注曰："大便下白而溺亦下白。"

⑬寒复内余：《类经》二十七卷第三十注曰："丑未年，太阳在泉，以寒水之客，而加于金水之主，水居水位，故不言客主之胜，重阴气盛，故寒复内余。"

⑭高者抑之：气逆于上者，当抑之使下。

⑮下者举之：气陷于下者，当举之使上。

⑯同者逆之，异者从之：张志聪注曰："同者逆之，谓气之相得者，宜逆治之，如主客之同司火热，则当治以咸寒。如同司寒水，则当治以辛热。温凉亦然。此逆治之法也。异者从之，谓不相得者，当从治之。如寒水司天，加临于二火主气之上，客胜当从二火之热以治寒，主胜当从司天之寒以治热。余气皆然。此平治异者之法也。"

⑰以：通"已"。

⑱正味：《类经》二十七卷第三十注曰："五行气化，补泻之味，各有专主，故曰正味。此不特客主之气为然，凡治诸胜复者皆同。"

⑲木位之主：王冰注曰："木位，春分前六十一日，初之气也。"位，指五行分司主气六步之时位。以下各位义同。

⑳其泻以辛：《类经》二十七卷第三十注曰："金性敛，辛则反其性而散之，故为泻。"

㉑以苦泄之：客气阳明为金气，内应于肺，肺病易为气上逆。脏气法时论云："肺苦气上逆，急食苦以泄之。"故此云"以苦泄之。"

㉒开发腠理，致津液通气也：吴崑注曰："言上文治法，或用之以开发腠理而汗之，或用之以致津液而养之，或用之以疏通脏腑之气而调之。"

⑫㉓阴阳之三：王冰注曰："太阴为正阴，太阳为正阳；次少者为少阴，次少者为少阳；又次为阳明，又次为厥阴。"

⑫㉔气有多少，异用也：《类经》二十七卷第三十三注曰："《易》曰：一阴一阳之谓道。而此曰三者，以阴阳之气各有盛衰，盛者气多，衰者气少。天元纪大论曰：'阴阳之气各有多少，故曰三阴三阳也。'按阴阳类论，以厥阴为一阴，少阴为二阴，太阴为三阴。少阳为一阳，阳明为二阳，太阳为三阳。数各不同，故气亦有异。"

⑫㉕两阳合明：阳气分为三，以标明阳气在其变化过程中存在着一定的差异，自少而太，为自少而壮，少太两阳相合而明，则阳气已盛，因此为阳明。

⑫㉖两阴交尽：阴分为三，以标明阴气在其变化过程中，存在着一定的差异，自少而太，为自少而壮。少太两阴交尽，则阴气已极，阳气得生。

⑫㉗远近：此指定位之远近。王冰注曰："远近谓腑脏之位也。心肺为近，肾肝为远，脾胃居中。"

⑫㉘适其至所：制方以药力能适达病所为原则。

⑫㉙奇、偶：王冰注曰："奇谓古之单方，偶谓古之复方也。"

⑬㉚汗者不以奇，下者不以偶：马莳注曰："病在上者谓之近，近则不必数之多，宜以奇方用之。然欲以取汗，则不以奇而以偶，盖非偶不足以发散也。观此则近者奇之，为不足而补，而汗者不以奇，为有邪而治之也。病在下者谓之远，远则不可数之少，宜以偶方用之。然欲以下利则不以偶而以奇，盖非奇不足以专达也。观此则远者偶之为不足而补，而下者不以偶，为有邪而治之也。"

⑬㉛病所远……无越其制度也：高士宗注曰："病所远者，在上在下之病，而远于中道也。而中道气味之者，气味先归中道也。食而过之者，以食之先后，使药之过于上下也。如病在上而远于中，则

先食后药，使过于上；病在下而远于中，则先药后食，使过于下。此服药先后之法，无过其制度可也。服药先后，以病之上下远近为法，则制方用药，正气自平。"

⑬㉜小其服、大其服：张志聪注曰："大服小服者，谓分两之轻重也。大则宜于数少而分两多，盖气味专而能远也。小则宜于数多而分两少，盖气分则力薄而不能远达矣。"

⑬㉝九之、二之：说明制方药味多少之约数，不是绝对的数字标准。

⑬㉞奇之不去则偶之：王冰注曰："方，与其重也，宁轻；与其毒也，宁善；与其大也，宁小。是以奇方不去，偶方主之。"

⑬㉟反佐以取之：凡甚大寒热，易与违性之气格拒不纳，因此取与其气相同者以佐之，借其气同易入，而后违性者始能与病气相争，即所谓"其始则同，其终则异"之义。

⑬㊱本、标：本，此指风热火湿燥寒六气；标，此指三阴三阳。

⑬㊲病反其本……得标之方：标病当反求于本，乃可得知标病之由，治法当反求于本，乃可求得治标之方。

⑬㊳年之虚：岁运不及之年。

⑬㊴失时之和：王冰注曰："六气临统与位气相克，感之而病，亦随所不胜而与内脏相应，邪复甚也。"即岁气与四时之气不相和者。

⑭㊵月之空：月廓残缺之时。王冰注曰："谓上弦前，下弦后，月轮中空也。"

⑭㊶阴阳易：阳病阳脉不见于阳位，而见于阴位，阴病阴脉不见于阴位，而见于阳位，谓之"阴阳易"。

⑭㊷少阳太阴从本：王冰注曰："少阳之本火，太阴之本湿，本末同，故从本也。"

⑭㊸少阴太阳从本从标：王冰注曰："少阴之本热，其标阴。太阳

之本寒，其标阳。本末异故从本从标。"

⑭阳明厥阴，不从标本从乎中也：《类经》十卷第一注曰："阳明为燥金，从燥而化，故燥为本，阳明为标。厥阴为风木，从风而化，故风为本，厥阴为标。但阳明与太阴为表里，故以太阴为中气，而金从湿土之化。厥阴与少阳为表里，故以少阳为中气，而木从相火之化，是皆从乎中也。"

⑭化生：吴昆注曰："化者，变化胎元生生之气也，故曰化生。"

⑭脉至而从，按之不鼓：如阳证而见阳脉为从。应大而鼓指，若按之不鼓指，非真阳证，常见于阴盛格阳。

⑭脉至而从，按之鼓甚而盛：如阴证而见阴脉为从，其脉不应鼓指，若按之鼓指甚而盛，非真阴证，常见于阳盛格阴。

⑭逆，正顺也。若顺，逆也：《类经》十卷第二注曰："病热而治以寒，病寒而治以热，于病似逆，于治为顺，故曰逆，正顺也。病热而治以热，病寒而治以寒，于病若顺，于治为反，故曰若顺，逆也。"

⑭嘻嘻：喜悦自得的意思。王冰注曰："嘻嘻，悦也。"

⑮愠愠：郁积的意思。愠，《韵会》："心所蕴积也。"或作"蕴"，又与"苑"义同。

⑮寒暑温凉……各差其分：王冰注曰："言春夏秋冬四正之气，在于四维之分也。即事验之，春之温，正在辰巳之月；夏之暑，正在未申之月；秋之凉，正在戌亥之月；冬之寒，正在寅丑之月。春始于仲春，夏始于仲夏，秋始于仲秋，冬始于仲冬……此则气差其分，昭然而不可蔽也。然阴阳之气，生发收藏，与常法相会；征其气化及在人之应，则四时每差其日数，与常法相违。从差法，乃正当之也。"

⑮斥候：《史记》李将军传："广亦远斥候。"索隐："斥，度。

候,望也。"

⑮三十度:三十日。亦即六元正纪大论所谓"后皆三十度有奇也"之义。

⑮差同正法,待时而去也:脉象之差,与岁时之差数相应。时差脉亦差,时应脉亦应,此为天人相参之理,因此时去则脉亦去。

⑮四塞:王冰注曰:"天地四时之气,闭塞而无所运行也。"

⑯参见:指脉气杂乱而错见。

⑰反者死:《类经》二十七卷第三十二注曰:"春得秋脉,夏得冬脉,秋得夏脉,冬得长夏脉,长夏得春脉,反见胜己之化,失天和也,故死。"

⑱动:指气候的反常变化。王冰注曰:"动,谓变动常平之候而为灾眚也。"

⑲两阴交尽故曰幽……寒暑之异也:张志聪注曰:"幽明者,阴阳也。两阴交尽,阴之极也,故曰幽;两阳合明,阳之极也,故曰明。阴极则阳生,阳极则阴生,寒往则暑来,暑往则寒来,故幽明之配,寒暑之异也。"

⑳分至:分,春分秋分。春秋二分,昼夜相平,阴阳各分其半,故曰分。至,冬至夏至。至,极的意思。冬至,阴气已极,阳气始生,日南至,日短之至,日影长至,故曰冬至。夏至,阳气已极,阴气始生,日北至,日长之至,日影短至,故曰夏至。

㉑至则气同,分则气异:冬夏至时,阴阳至极,故曰气同。春秋分时,阴阳分别,故曰气异。

㉒春秋气始于前,冬夏气始于后:王冰注曰:"以分、至明六气分位,则初气四气,始于立春立秋前各一十五日为纪法。三气六气,始于立夏立冬后各一十五日为纪法。由是四气前后之纪,则三气六气之中,正当二至日也。故曰春秋气始于前,冬夏气始于后也。"

⑯上下所主，随其攸利，正其味，则其要也：司天在泉，各有主气之时，当随其所利用药，谓之正味，亦治法之要领。

⑯左右同法：指左右间气主气之时，其治法与司天在泉同。

⑯先、后：王冰注曰："先后之味，皆谓有病先泻之而后补之也。"

⑯佐以所利，资以所生，是谓得气：《类经》二十七卷第三十四注曰："自补泻正味之外，而复佐以所利，兼其所宜也。资以所生，助其化源也，是得六气之和平矣。"

⑯之化之变：王冰注曰："静而顺者为化，动而变者为变，故曰之化之变也。"

⑯锡：音义同"赐"。

⑯拔刺雪污：形容治疗的效应，好像拔除芒刺洗涤污垢一样容易。雪，《韵会》："洗也。"

⑰工巧神圣：《难经》六十一难："望而知之谓之神，闻而知之谓之圣，问而知之谓之工，切脉而知之谓之巧。"

⑰诸风掉眩，皆属于肝：肝为风木之脏，其脉挟督脉上会于巅，开窍于目，故感受诸风之邪，则头目眩晕旋转。

⑰诸寒收引，皆属于肾：《类经》十三卷第一注曰："收，敛也。引，急也。肾属水，其化寒，凡阳气不达则营卫凝聚，形体拘挛，皆收引之谓。"

⑰诸气膹郁，皆属于肺：膹郁，说法不一。王冰注曰："膹，谓膹满。郁，谓奔迫也。"吴昆注曰："膹，闷满也。郁，怫郁不畅也。"

⑰诸痛痒疮，皆属于心：吴昆注曰："热甚则痛，热微则痒，疮则热灼之所造成也。故火燔肌肉，近则痛，远则痒，灼于火则烂而疮也。心为火，故属焉。"

⑰诸厥固泄，皆属于下：王冰注曰："下，谓下焦肝肾气也。夫守司于下，肾之气也。门户束要，肝之气也。故厥固泄，皆属于下也。厥，谓气逆也。固，谓禁固也。诸有气逆上行及固不禁，出入无度，燥湿不恒，皆由下焦之主守也。"固，指大小便固而不下。泄，指便泄不禁。

⑯诸痿喘呕，皆属于上：痿论云："五脏因肺热叶焦，发为痿躄。"说明痿虽发于五脏，而实因于肺热叶焦，不能布化津液，润养筋膜所造成。肺居于上焦，故曰属上。喘呕皆气上逆所造成，故均属上。

⑰诸禁鼓慄，如丧神守，皆属于火：指火邪扰乱，心神不守，神识不得为用所造成之口噤鼓颔战慄等神不守舍之症。吴昆注曰："禁与噤同，咬牙也。鼓，鼓颔也。慄，战也。神能御形，谓之神守。"

⑱诸痉项强，皆属于湿：《原病式》六气为病："亢则害，承乃制。故湿过极，则反兼风化制之。"马莳注曰："盖感风而体强曰痉，今诸痉项强而不和者，乃湿极则兼风化也。"

⑲诸胀腹大，皆属于热：《原病式》六气为病："气为阳，阳为热，气甚则如是也。"《类经》十三卷第一注曰："热气内盛者，在肺则胀于上，在脾胃则胀于中，在肝肾则胀于下。此以火邪所至，乃为烦满。"高士宗注曰："乃是太阴脾经之病，热湿相蒸，脾土受病，故属于热。"似当以高说近是。又热结阳明，亦可导致腹满。

⑳诸病有声，鼓之如鼓，皆属于热：吴昆注曰："阴无声而静，阳有声而鸣。是足以知有声鼓之如鼓之为热矣。"《类经》十三卷第一注曰："鼓之如鼓，胀而有声也，为阳气所逆，故属于热。"高士宗注曰："诸病而鼻息有声，气上行而鼓动之，如鼓声者然，乃手太阴肺经之病，肺主气，气为阳，故皆属于热。"

⑱诸病胕肿,疼酸惊骇,皆属于火:《原病式》六气为病云:"惊骇,惊愕也……胕肿,热胜肉,而阳气郁滞故也。疼酸,酸疼也。由火实制金不能平木,则木旺而为兼化,故言酸疼也。"

⑱诸转反戾,水液浑浊,皆属于热:吴昆注曰:"火甚制金不能平木,木胜协火则筋引急,或偏引之,则为转为反而乖戾于常矣。水液澄清为寒,浑浊为热,水体清火体浊也。"

⑱有者求之,无者求之:王冰以为指心肾二脏水火之有无而言。其注曰:"夫如大寒而甚,热之不热,是无火也;热来复去,昼见夜伏,夜发昼止,时节而动,是无火也,当助其心。又如大热而甚,寒之不寒,是无水也;热动复止,倏忽往来,时动时止,是无水也,当助其肾。……纪于水火,余气可知。故曰:有者求之,无者求之。"

⑱盛者责之,虚者责之:王冰注曰:"心盛则生热,肾盛则生寒;肾虚则寒动于中,心虚则热收于内。又热不得寒是无水也;寒不得热,是无火也。夫寒之不寒,责其无水;热之不热,责其无火。热之不久,责心之虚;寒之不久,责肾之少。有者泻之,无者补之,虚者补之,盛者泻之。"

⑱五胜:五运五行之气,更为胜气。王冰注曰:"五胜,谓五行更胜也。"

⑱非调气而得者:《类经》十二卷第四注曰:"非调气,谓病有不因于气而得者也。"《医学纲目》卷三阴阳脏腑部云:"此言内气失调而得病之治法也。"

⑱逸者行之:《内经知要》卷下治则注曰:"逸,即安逸也……过于逸则气脉凝滞,故须行之。"

⑱摩之浴之:摩,按摩疗法。浴,汤洗沐浴等熏洗疗法。

⑱薄之:吴昆注曰:"薄之,谓渐磨也。如日月薄蚀,以渐而

蚀也。"

⑩劫之：用迅猛之药劫夺之。

⑪从者反治：指治法或服用药物方法虽与疾病假象相从，但其实质仍与病气相反，因而为反治法。

⑫热因寒用，寒因热用："王注曰：反治法的法则，热因寒用者，如大寒内结，以热攻除，寒甚格热，热不得前，则以热药冷服，下嗌之后，冷体既消，热性便发，情且不违，而致大益，是热因寒用之例也。寒因热用者，如大热在中，以寒攻治则不入，以热攻治则病增，乃以寒药热服，入腹之后，热气既消，寒性遂行，情且协和，而病以减，是寒因热用之例也。"

⑬塞因塞用，通因通用：中满而虚者，通之则虚尤甚，当补其虚则满自愈，前一个"塞"是阻塞不通，后一个"塞"是治病的补益法。内实而下利者，涩之则实更甚，当通其实，则利自止，前一个"通"是实邪在内的泄利症，后一个"通"是治疗方法的下法。

⑭必伏其所主，而先其所因：马莳注曰："病体何主，必欲伏之，如以热治寒，以寒治热之谓。药宜何用，必当先之，如因寒因热，因塞因通之谓。"

⑮病之中外何如：张志聪注曰："夫病之有因于外邪者，有因于内伤者，有感于外邪而兼之内有病者，有内有病机而又重感于外邪者。岁运七篇，统论外因之邪病，此章复论内因之病机，然又有外内之兼病者，故帝复有此问焉。"

⑯中外不相及则治主病：内外病因都不能确立的，则治疗主要之见证。

⑰寒之而热者取之阴，热之而寒者取之阳：以寒药治热病，病不愈而反见热者，非真热证，乃阴不足，阴不足则阳有余，故当取之于阴。以热药治寒病，病不愈而反见寒者，非真寒证，乃阳不足，

阳不足则阴有余，故当取之于阳。

⑱求其属：王冰注曰："言益火之源，以消阴翳，壮水之主，以制阳光。故曰求其属也。"

⑲治其王气：王冰注曰："物体有寒热，气性有阴阳，触王之气，则强其用也……补王太甚，则脏之寒热气自多矣。"王气，即旺气。王，通"旺"。

⑳不治五味属：《类经》十二卷第七注曰："此言不因治王，而病不愈者，以五味之属，治有不当也。"

㉑上中下三品：新校正云："按，神农云：上药为君，主养命以应天；中药为臣，养性以应人；下药为佐使，主治病以应地也。"

㉒贯：事也。《论语》："仍旧贯。"

㉓乡：区域的意思。

【译文】

黄帝问：五运之气，相互交合，太过不及，交替发作，我已经知道了。关于六气分主司天在泉，其气来时是什么样的呢？岐伯再拜后回答：你提的问题很高明啊！这是天地变化的纲领，与人的神机是相通的。黄帝又说：我想听听司天之气应于明显的天气，在泉之气应于幽深的地气是怎么回事呢？岐伯解释说：司天在泉之气，受自然规律的主宰，也常常是研究者所容易疑惑难明的问题。黄帝说：我想听听里面的道理。岐伯说：厥阴司天，气从风化；少阴司天，气从热化；太阴司天，气从湿化；少阳司天，气从火化；阳明司天，气从燥化；太阳司天，气从寒化。依据六气司天时所应的脏腑部位，确定疾病的所在。黄帝说：六气在泉时，其气化是怎样的呢？岐伯说：和司天的气化规律是相同的，间气也是这样的。黄帝说：间气是怎样的呢？岐伯说：分司于司天与在泉左右间的叫作间气。黄帝说：它与司天在泉有什么区别？岐伯说：司天在泉为主岁之气，主一年的气化，间气则主一步的气化。

黄帝说：不错。一岁中气化的情况是怎么回事呢？岐伯说：厥阴司天则气从风化，在泉则味从酸化，司运则色从苍化，间气则气从动化。少阴司天则气从热化，在泉则味从苦化，不司岁运，居气则气从灼化。太阴司天则气从湿化，在泉则味从甘化，司运则色从黔化，间气则气从柔化。少阳司天则气从火化，在泉则味从苦化，司运则色从丹化，间气则气从明化。阳明司天则气从燥化，在泉则味从辛化，司运则色从素化，间气则气从清化。太阳司天则气从寒化，在泉则味从咸化，司运则色从玄化，间气则气从藏化。因此，作为治病的医生，一定要明确六气所司之气化，五味与五色之所生，五脏之所宜，乃可以谈论气化太过、不及与疾病发生的事。

黄帝说：厥阴在泉，味从酸化，我已经明白了。关于风化的运行是怎么回事呢？岐伯说：风气运行于地者，为地气之本，其他各气，也和这一规律相同。凡气之本为司天者，为天之气，本为在泉者，为地之气，天气地气相互结合，一年里面，六步分治，而万物方能长久不衰。因此说要仔细观察六气分司所宜之时，不可贻误病机。就是这样啊！黄帝说：关于主治疾病的药物是怎样的呢？岐伯说：根据每年司岁之气以备取药物，就不会有所遗漏了。黄帝说：每年司岁气的药物是怎样的呢？岐伯说：得岁气之物，独得其气之专，为天地之精。黄帝说：每年司岁运的药物是怎样的呢？岐伯说：司岁运的药物与主岁气者相同，可是有太过不及的差别。黄帝说：非司岁的药物是怎样的呢？岐伯说：非司岁的药物，其气散而不专，因此司岁与非司岁的药物，尽管形质相同，然而有差异。药物的气味有厚薄的不同，功效应用有躁静的差别，治病保真用有多少，生化的效能各有浅深。就是这么回事呀！

黄帝说：主岁之气，伤害内脏的应当怎样说法呢？岐伯说：以脏气所不胜之气命名，是这个问题的根本。黄帝说：怎样来治疗呢？岐伯说：司天之气淫胜于下的，以其所胜之气平调之，在泉之气淫胜于内的，以其所胜之气治之。黄帝说：太好了。岁气平和之年怎样呢？岐伯说：仔细地诊察阴阳所在而加以调治，以达到平衡。正病者用正治法，反病者用反治法。

黄帝说：先生说细致地诊察阴阳所在而加以调治之，医论中说人迎脉与寸口脉相应，就像牵引绳索一样，大小相等，称为平脉。那么少阴脉之所在寸口脉应当怎样呢？岐伯说：观察岁属南政还是北政就可以明白了。黄帝说：我想听你娓娓道来。岐伯说：北政之年，少阴在泉，则寸口脉不应；厥阴在泉，则右寸不应；太阴在泉，则左寸不应。南政之年，少阴司天，则寸口不应；厥阴司天，则右寸不应；太阴司天，则左寸不应。但凡诸不应之脉，反其诊则脉见而应。黄帝说：在尺部之脉候是怎样的呢？岐伯说：北政之年，三阴在泉，则寸脉不应；三阴司天，则尺部脉不应。南政之年，三阴司天，则寸部脉不应；三阴在泉，则尺部脉不应。左右脉均同此例。因此说：明白了它的要领，一句话就可以说清楚，不明白它的要领，则摸不着头脑。就是这样啊！

黄帝说：很好。司天在泉之气，淫胜于内而发病是怎样的呢？岐伯说：厥阴在泉之年，风气淫其所胜之土气，则地气不明，平原旷野昏暗不清，草类提早结实。人们易患洒洒然振慄恶寒，喜伸展频呵欠，心痛支撑胀满，两胁部拘急，饮食不下，胸膈及咽部不通畅，食入则呕，腹部胀满，多嗳气，得大便通下或矢气后，便觉得快然而病已减退，身体沉重等病症。少阴在泉之年，热气淫其所胜之金气，则热焰之气浮现于川泽之上，阴暗的地方反见明亮。人们易患腹中时常雷鸣，气上冲胸，喘息不能久立，恶寒发热，皮肤疼痛，目视不清，齿痛，颐肿，恶寒发热如疟状，少腹中痛，腹大等病，蛰虫不得闭藏。太阴在泉的年月，草类提早开花，湿气淫其所胜之水气，则岩谷之中，尘埃昏暗，黄色反见于北方黑色之处，土气与水气相交。人们易患水饮积聚，心痛，耳聋，耳中混乱不清，咽肿喉痹，阴病有出血之症，少腹肿痛，小便不通，气上冲头痛，目如脱出，项如外拔，腰如断折，髀部不能转动，膝弯结滞不灵，腨如裂开等病症。少阳在泉之年，火气淫其所胜之金气，则郊野热气光明，寒热交替发作。人们易患泄泻如注，下利赤白，少腹痛，小便赤，甚则便血等病症。其余证候与少阴在泉相同。阳明在泉之年，燥气淫其所胜之木气，则雾气清冷昏暗。人们易患喜呕，呕吐苦味，喜太息，心与胁部疼痛不能反侧，甚则咽干，面色如尘，身体干枯而不润泽，足部外侧反热等病症。太阳在泉之年，寒气淫其所胜之火气，则阴凝肃杀凄惨栗冽。人们易患少腹连及睾丸而痛，牵引腰脊，上冲心痛，以及失血、咽喉与颔部肿痛等病症。

黄帝说：很好。怎样来治疗呢？岐伯说：凡诸气在泉时，风邪淫胜于内而发病，主治以辛凉，佐以苦味，用甘味以缓其急，用辛味以散其风。热邪淫胜于内而发病，主治以咸寒，佐以甘苦，用酸味以敛其阴气，用苦味以发泄其热。湿邪淫胜于内而发病，主治以苦热，佐以酸淡，用苦味以燥其湿，用淡味以渗其湿。火邪淫胜于内而发病，主治以咸冷，佐以苦辛，用酸味以敛其阴气，用苦味以发泄其火。燥邪淫胜于内而发病，主治以苦温，佐以甘辛，用苦味以泄其热。寒邪淫胜于内而发病，主治以甘热，佐以苦辛，用咸味以泻其邪，用辛味以润其燥，用苦味以坚其气。

黄帝说：不错。司天之气变化是怎样的呢？岐伯说：厥阴司天之年，风气淫其所胜的土气，则太空中尘埃昏暗，云物扰动，寒冷的季节发生春令，流水不得结冰。人们易患胃脘当心而痛，向上支撑两胁,胸膈咽喉不通畅,饮食不下,舌根强直,食下则呕吐,寒泄腹胀,鸭溏泄泻,瘕病,水闭不通等病症。蛰虫不欲归藏。病本在于风邪伤脾。若冲阳脉绝者,乃脾之真气已脱,多属不治的死证。少阴司天之年,热气淫其所胜的金气,郁热乃至,火行其政。人们易患胸中烦热,咽干,右肱部胀满,皮肤疼痛,恶寒发热,咳嗽喘息等病症。大雨有时而至。发生唾血泄血,鼻塞衄血,喷嚏,呕吐,溺色变,甚则疮疡浮肿,肩背臂臑及缺盆中痛,心痛肺胀,腹大胀满,喘咳等病症。病本在于热邪伤肺。若尺泽脉绝者,乃肺之真气已脱,多属不治的死证。太阴司天之年,湿气淫其所胜的水气,则阴沉之气布于天空,雨水浸渍,草木枯萎。发生浮肿骨痛阴痹等病,阴痹病,按之不知痛处,腰脊头项疼痛,时时眩晕,大便难,阳痿不举,饥不欲食,咳嗽唾血,心悬而不宁等病症。病本在于湿邪伤肾。若太溪脉绝者,乃肾之真气已脱,多属不治的死证。少阳司天之年,火气淫其所胜之金气,则温气流行,金之政令不得平静。人们易患头痛,发热恶寒而为疟病,热在上部,皮肤痛,颜色变为黄赤,进一步传变则成为水病,身面浮肿,腹满,仰面喘息,泄泻如注,下利赤白,疮疡,咳嗽唾血,心烦,胸中热,甚则鼻塞衄血等病症。病本在于火邪伤肺。若天府脉绝者,乃肺之真气已脱,多属不治的死证。阳明司天之年,燥气淫其所胜之木气,则树木繁荣推迟,草类生长较晚,筋骨发生变化。人们易患左肤胁部疼痛,寒凉之气感受于内,则发生疟病,大凉之气改变气候,发生咳嗽,腹中雷鸣,鸭溏泄泻等病症。大木收缩而不繁荣,郁于下部而不生发,草的上部焦枯。发生心胁急剧疼痛,不能转侧,咽干,面色如尘,腰痛,男子易患疝病,女子易患少腹疼痛,目视不清,眼角疮疡,痤疮痈疡等病症。蛰虫于归藏时反而出现。病本在于燥邪伤肝。若太冲脉绝者,乃肝之真气已脱,多属不治的死证。太阳司天之年,寒气淫其所胜的火气，则不当寒时寒气反至，水将结冰。血脉变化于内，发生痈疡，人们易患厥心痛，呕血，血泄，鼻塞衄血，喜悲，时有眩晕仆倒等病症。若遇中运之火炎烈，则暴雨乃与冰雹俱下。发生胸腹胀满，手热，肘部拘挛，腋肿，心中跳动不宁，胸胁与胃脘部不得安静，面赤目黄，善噫气，咽干，甚则色黑如炲，口渴欲饮等病症。病本在于寒邪伤心。若神门脉绝者，乃心之真气已脱，多属不治的死证。这就是平时所说的诊察脉之动气，以测知脏真的存亡。

黄帝说：很好。怎样治疗呢？岐伯说：凡诸气司天者，风气淫其所胜之土气，平以辛凉，佐以苦甘，以甘缓其急，以酸泻其邪。热气淫其所胜之金气，平以咸寒，佐以苦甘，以酸敛其阴气。湿气淫其所胜之水气，平以苦热，佐以酸辛，以苦燥其湿，以淡渗其湿。若湿郁于上而化为热者，治以苦温，佐以甘辛，以汗出病去为止。火气淫其所胜之金气，平以咸冷，佐以苦甘，以酸敛其阴气，以苦发泄其火，火退津伤者，再用酸以复其津。热淫所胜者与此同。燥气淫其所胜之木气，平以苦温，佐以酸辛，以苦下其邪。寒气淫其所胜之火气，平以辛热，佐以甘苦，以咸泻其邪。

黄帝说：很好。本气不足，邪气反胜时，怎样治疗呢？岐伯说：厥阴在泉，风气司于地而不胜，则清气反胜，用酸温之药以治邪，以苦甘佐之，用辛味之药平其正气。少阴在泉，热司于地而不胜，则寒反胜之，用甘热之药以治其邪，以苦辛佐之，用咸味之药平其正气。太阴在泉，湿司于地而不胜，则热反胜之，用苦冷之药以治其邪，以咸甘佐之，用苦味之药平其正气。少阳在泉，火司于地而不胜，则寒反胜之，用甘热之药以治其邪，以苦辛佐之，用咸味平其正气。阳明在泉，燥司于地而不胜，则热反胜之，用平寒之药以治其邪，以苦甘佐之，用酸味平其正气，以冷热平和为方制所宜。

太阳在泉，寒司于地而不胜，则热反胜之，用咸冷之药以治其邪，以甘辛佐之，用苦味之药平其正气。

黄帝说：六气司天时，邪气反胜是怎么回事呢？岐伯说：厥阴司天，风化于天而不胜，则清气反胜，用酸温之药以治其邪，以甘苦佐之。少阴司天，热化于天而不胜，则寒气反胜，用甘温之药以治其邪，以苦酸辛佐之。太阴司天，湿化于天而不胜，则热气反胜，用苦寒之药以治其邪，以苦酸佐之。少阳司天，火化于天而不胜，则寒气反胜，用甘热之药以治其邪，以苦辛佐之。阳明司天，燥化于天而不胜，则热气反胜，用辛寒之药以治其邪，以苦甘佐之。太阳司天，寒化于天而不胜，则热气反胜，用咸冷之药以治其邪，以苦辛佐之。

黄帝说：六气互为胜气是怎样的呢？岐伯说：厥阴风木为胜气时，发生耳鸣头眩，烦乱欲吐，胃部与鬲部如有寒气等病；大风时起，倮虫类不能滋生，发生胠胁之气积聚不散，化而为热，小便黄赤，胃脘当心处疼痛，向上支撑两胁，肠鸣飧泄，少腹疼痛，泄泻如注，下利赤白，甚则呕吐，胸鬲与咽喉不得通畅等病症。少阴君火为胜气时，发生心下烦热，善饥，脐下悸动，气行于三焦等病；炎暑乃至，树木津汁外流，草类枯萎；发生呕逆烦躁，腹满而痛，鸭溏泄泻，变为血痢等病症。太阴湿土为胜气时，发生火气内郁，疮疡生于内部，火气流散于外部，病在肢胁等处，甚则心痛，热邪格拒，头痛候痹项强，湿气独盛则湿气内郁，寒气迫于下焦，疼痛居于头顶，痛引眉间，胃部胀满等病；大雨频降，鳞虫类出现于陆地，燥化之令后期得行；发生少腹疼痛，腰及臀部沉重强急，腹内气行不便，喜泄泻如注，足下温，头重，足胫浮肿，水饮发于内，浮肿起于上等病症。少阳相火为胜气时，发生热邪犯胃，烦心心痛，目赤欲呕，呕吐酸水；喜饥，耳痛，溺赤，喜惊恐，谵言妄语等病；

暴热消耗阴气,草木枯萎,水流干涸,介虫类退缩而不长;发生少腹痛,下利赤白等病症。阳明燥金为胜气时,则清凉之气生于内。左胠胁部疼痛,鸭溏泄泻,内则发生咽部闭塞,外则发生癫疝等病;大凉肃杀之气,使草木花叶变色,毛虫类受到灾害;发生胸中呼吸不畅,咽部闭塞,咳嗽等病症。太阳寒水之气为胜气时,则阴凝凛冽之气至,流水非时而结冰,羽虫类化育推迟;痔病、疟疾发作,寒冷之逆气犯胃,则内生心痛,阴中生疮,房事不利,阴部与大腿内侧互相牵引,筋肉拘急重滞,血脉凝涩,络脉颜色改变,或为大便泄血,皮肤阻塞而肿胀,腹满,饮食减少,热气反而上行,头项囟顶脑户等处疼痛,目如脱出,寒邪入于下焦,则变为水泻等病症。

黄帝说:六气为胜气时,怎样治疗呢?岐伯说:厥阴风木为胜气致病,用甘凉之药物主治,以苦辛佐之,用酸味以泻其邪。少阴君火为胜气致病,用辛寒之药物主治,以苦咸佐之,用甘味以泻其邪。太阴湿土为胜气致病,用咸热之药物主治,以辛甘佐之,用苦味以泻其邪。少阳相火为胜气致病,用辛寒之药物主治,以甘咸佐之,用甘味以泻其邪。阳明燥金为胜气致病,用酸温之药物主治,以辛甘佐之,用苦味以泻其邪。太阳寒水为胜气致病,用甘热之药物主治,以辛酸佐之,用咸味以泻其邪。

黄帝说:六气互为复气是怎样的呢?岐伯说:你问得很详尽啊!厥阴风木为复气时,发生少腹坚硬胀满,拘急暴痛等病;草木倒卧,沙土飞扬,倮虫类不得繁荣;发生厥心痛,汗出,呕吐,饮食不下,食而复出,头目眩晕,清冷厥逆,甚则邪气入脾,为食痹呕吐等病;若冲阳脉绝,为胃之真气已脱,多属不治的死证。少阴君火为复气时,发生郁热内发,烦躁,鼻塞喷嚏,少腹绞痛,火炎燔灼,咽喉干燥,大小便时利时止等病,阳气发动于左,上行于右而克肺金,发生咳嗽,皮肤痛,突然失音,心痛,郁冒不省人事,乃洒渐恶寒振慄,谵言妄语,寒去而发热,口渴欲饮,少气,骨痿,肠道隔塞便不通畅,外部发生浮肿,呃逆嗳气等病;火化之令后至,则流水不得结冰,热气大行,介虫类不复生化,发生痱疹疮疡,痈疽痤痔,甚则邪热入肺,咳嗽鼻渊等病;若天府脉绝,为肺之真气已脱,多属不治的死证。太阴湿土为复气时,则湿化之气数起,发生体重,腹内胀满,饮食不化,阴气上逆,胸中呼吸不畅,水饮发于内,咳嗽喘息有声等病;大雨时常降下,鳞虫类出现于陆地;发生头项疼痛沉重,而眩晕抽搐尤甚,呕吐而欲安静独居,吐出清液,甚则湿邪入肾,大小便无度等病;若太溪脉绝,为肾之真气已脱,多属不治的死证。少阳相火为复气时,大热将行,万物燔灼枯燥,介虫类受到损耗;发生惊恐抽搐,咳嗽衄血,心热烦躁,大便频数,恶风,逆气上行,面色如浮尘,两目抽动,火气发于内,上炎为口疮糜烂,呕逆,热邪迫血外溢下泄,发为疟疾,恶寒战栗,寒极反热,咽喉络脉干燥,口渴引饮,颜色变为黄赤,少气脉萎,化为水病,变为浮肿,甚则热邪入肺,咳嗽血泄等病;若尺泽脉绝,为肺之真气已脱,多属不治的死证。阳明燥金为复气时,凉气大起,林木青老干枯,毛虫类受到危害而为病;发生胠胁部病变,气归于左侧,喜太息,甚则心痛,痞塞胀满,腹胀泄泻,呕出苦味,咳嗽呃逆,心烦,病在胸膈之内,头痛,甚则病邪入肝,惊骇,筋脉拘挛等病;若太冲脉绝者,为肝之真气已脱,多属不治的死证。太阳寒水之气为复气时,厥逆之气上行,水结成冰,雨水冰雹,羽虫类乃死;发生心胃生寒,胸膈不通畅,心痛痞满,头痛喜悲,时时眩晕仆倒,饮食减少,腰部臀部反而疼痛,屈伸不利等病;地冻裂,冰坚实,阳气不得施治;发生少腹疼痛连及睾丸,牵引腰脊,上冲心痛,唾出清水,呕逆嗳气,甚则邪气入心,喜忘喜悲等病;若神门脉绝,为心之真气已脱,多属于不能治愈的死证。

黄帝说：很好。复气致病时该怎样治疗呢？岐伯说：厥阴风木为复气致病，以酸寒之药物主治，以甘辛佐之，用酸味以泻其邪，用甘味以缓其急。少阴君火为复气致病，以咸寒主治，以苦辛佐之，用甘味以泻其邪，用酸味以敛其津，用辛苦之药物以发散之，用咸味以燠之。太阴湿土为复气致病，以苦热之药物主治，以酸辛佐之，用苦味以泻其邪，以燥性胜其湿，以渗泄利其湿。少阳相火为复气致病，以咸冷之药物主治，以苦辛佐之，用咸味以燠之，用酸味以敛其津，用苦辛之药物发散其邪。发散之法，不避辛热的药物，不可触犯温凉的药物。少阴为复气致病时，与此法相同。阳明燥金为复气致病，以辛温之药物主治，以苦甘佐之，用苦味以泄其邪，用苦味以通下之，用酸味以补之。太阳寒水为复气致病，以咸热之药物主治，以甘辛佐之，用苦味以坚其气。

主治一切胜气复气致病的大法是：气寒的用热法，气热的用寒法，气温的用清法，气冷的用温法，气散的用收法，气抑的用散法，气燥的用润法，气急的用缓法，坚硬的用软法，脆弱的用坚法，气衰的用补法，气强的用泻法，使正气清静安定，则病气衰退，各归其所属之处，这就是治疗本病的基本原则。

黄帝说：很好。气分上下，是什么意思呢？岐伯说：身半以上，应于初气至三气，为司天气主之分，由天气主之；身半以下，应于四气至终气，为在泉气主之分，由地气主之。以司天在泉六步名称以名其所主之气，以六气而名其相应之处，以论其病变之形证。"半"，即"天枢"所处之部位。因此司天气胜而病生于下的，以在泉之气名之；在泉气胜而病生于上的，以司天之气名之。这是指的胜气已至而报复之气退伏未发者而言，若复气已至则不能以司天在泉之名以区别之，当以复气的情况为基本准则。

黄帝说：胜气与复气的运动，有固定的时间吗？其气之来有必然的规律吗？岐伯说：四时尽管有固定的位置，但胜气和复气却没有必然的规律。黄帝说：我想听听其中有什么道理。岐伯说：从初之气至三之气，由司天之气主之，是发生胜气常见的时位。从四之气至终之气，由在泉之气主之，是发生复气常见的时位。有胜气则有复气，没有胜气则没有复气。黄帝说：很好。复气已去而又有胜气发生的，是怎样的呢？岐伯说：胜气至后则必有复气，没有固定的次数，至气衰后则自行终止。复气去后，而又有胜气发生，若胜气之后，没有复气，则有灾害，这是由于生机被伤之故。黄帝说：复气反而致病，是什么原因呢？岐伯说：复气之来，不在其时位，主客之气不相得。大复之气胜之，则主气胜之，因此反而致病。就是所谓火燥热三气主气之时。黄帝说：怎样治疗呢？岐伯说：凡六气为胜气时，气微者则随顺之，气甚者则制伏之。六气为复气时，气缓和者则平调之，气暴者则劫夺之。都要随着胜气的微甚，以安其屈伏不伸之气，不管数之多少，以达到平和为目的，这就是一般的规律。

黄帝说：很好。客气与主气的胜复是怎样的呢？岐伯说：客气与主气，只有胜气而无复气。黄帝说：客气与主气的逆顺是怎样的呢？岐伯说：主气胜过客气者，则天气不得行令，故为逆；客气胜过主气者，则天气得行其令，故为顺。这是一般的自然规律。黄帝说：客气与主气相胜而致病是怎样的呢？岐伯说：厥阴司天，客气胜则发生耳鸣，眩晕，甚则咳嗽等病；主气胜则发生胸胁痛，舌强难言等病症。少阴司天，客气胜则发生鼻塞喷嚏，颈项强直，肩背闷热，头痛少气，发热，耳聋目瞑，甚则浮肿，血外溢，疮疡，咳嗽喘息等病；主气胜则发生心中烦热，烦躁，甚则胁痛，支撑胀满等病症。太阴司天，客气胜则发生头面浮肿，呼吸气喘等病；主气胜则发生胸腹胀满，饭后闷昧等病症。少阳司天，客气胜则赤疹发生于外，及赤游风病，疮疡，呕吐气逆，喉痹，头痛，咽喉肿，耳聋，血外溢，内则瘕疝抽搐等病；主气胜则发生胸满，咳嗽，仰面呼吸，甚则咳血，两手发热等病症。阳明司天，清气复胜而有余于内，则发生咳嗽，衄血，咽喉阻塞，心膈中热等病，咳嗽不止而白血出者，多属死证。太阳司天，客气胜则发生胸中呼吸不畅，出清涕，感于寒则咳嗽等病；主气胜则发生咽喉中鸣等病症。

厥阴在泉，客气胜则发生大关节运动不利，内为痉挛强直拘急抽搐，外为运动不利等病；主气胜则发生筋骨摇动挛缩，腰部腹部时时疼痛等病症。少阴在泉，客气胜则发生腰痛，尻股膝髀腨胻足部疾病，闷热酸痛，浮肿不能久立，大小便改变等病；主气胜则发生厥气上行，心痛发热，鬲内及众痹之病发作，病生于胠胁部位，体汗不止，四肢厥逆等病症。太阴在泉，客气胜则发生两足酸软，下体沉重，大小便不时而下，若湿邪侵犯下焦，则发生水泻、浮肿与房事不行之疾；主气胜则发生寒气上逆胀满，饮食不下，甚则为疝气等病症。少阳在泉，客气胜则发生腰痛腹痛而恶寒，甚则大小便下白沫等病；主气胜则发生热反上行而侵及于心，心痛发热，中焦格拒而呕吐等病症。少阴在泉之证候与此相同。阳明在泉，客气胜则发生清气动于下，少腹坚硬胀满，泄泻频繁等病；主气胜则发生腰部沉重，腹痛，少腹生寒，下如鸭溏，寒气逆于肠内，上冲胸中，甚则喘息不能久立等病症。太阳在泉，寒气复胜而有余于内，则发生腰尻疼痛，屈伸不利，股胫足膝中痛等病症。

黄帝说：很好。应当怎样治疗呢？岐伯说：气上逆者，抑而下之；气陷下者，举而升之；气有余者，折而减之；气不足者，则补之；佐以所利之品，和以所宜之物，必使主客之气清静安定。根据其气之寒温以治之，主客之气相同者，则逆其胜气以治之，主客之气相逆者，则从所不胜之气以治之。黄帝说：治寒病用热药，治热病用寒药，主客之气相得者，则逆其所胜之气，主客之气不相得者，则从其所不胜之气，我已经明白了。应怎样运用其适宜之味呢？岐伯说：主气厥阴木气主位之时，泻用酸味，补用辛味。主气少阴少阳火气主位之时，泻用甘味，补用咸味。主气太阴土气主位之时，泻用苦味，补用甘味。主气阳明金气主位之时，泻用辛味，补用酸味。主气太阳水气主位之时，泻用咸味，补用苦味。客气厥阴风气胜时，补用辛味，泻用酸味，缓用甘味。客气少阴君火气胜时，补用咸味，泻用甘味，收用酸味。客气太阴湿气胜时，补用甘味，泻用苦味。缓用甘味。客气少阳相火气胜时，补用咸味，泻用甘味，燠坚用咸味。客气阳明燥气胜时，补用酸味，泻用辛味，泄用苦味。客气太阳寒气胜时，补用苦味，泻用咸味，坚用苦味，润用辛味。总而言之，应达到开发腠理，使津液和利，气脉通畅的目的。

黄帝说：很好。我想听听阴阳各分为三是什么意思？岐伯说：阴阳之气各有多少的不同，其作用有一定的差异。黄帝说：阳明指的是什么呢？岐伯说：阳明就是太阳与少阳两阳相合而明的意思。黄帝说：厥阴指的是什么呢？岐伯说：厥阴就是太阴与少阴两阴交尽的意思。

黄帝说：阴阳之气有多少，病情有盛衰，治法有缓急，方制有大小，我想听听这里有关的准则是什么？岐伯说：病气有高下，病位有远近，证候有内外，治法有轻重，就是借助药气适达病所为目的。《大要》上说：君药一，臣药二，为奇方的组成原则；君药二，臣药四，为偶方的组成原则；君药二，臣药三，为奇方的组成原则；君药二，臣药六，为偶方的组成原则。因此说：病位近的用奇方，病位远的用偶方，发汗不用奇方，攻下不用偶方，上不足用补与邪在上当祛者，需用缓方，下不足用补与邪在下当攻者，需用急方，急则药的气味厚，缓则药的气味薄，因此能使药气适至病所。就是这样啊！若病位远者，药之气味经中道者，当根据病位高下而服之，病在上者，食后服之，病在下者，食前服之，务使药之气味不至超越病所。因此平调气机之道，病位近而用奇方或偶方时，药剂宜小。病位远而用奇方或偶方时，药剂宜大。大则药味少而量重，小则药味多而量轻。多者可达九味，少者可至二味。用奇方病不去时，则用偶方，谓之重方。用偶方病不去时，则可加与病气相同之药以反佐之，就是说寒热温凉之性，与病气相顺的意思。

黄帝说：很好。病生于六气之本的，我已经明白了。生于三阴三阳之标的，应当怎样来治疗呢？岐伯说：从本病推论，即可得知标病；从治本之法推论，即可得知治标之方。黄帝说：好，六气为胜气的，怎样观测呢？岐伯说：乘其不及而至者为胜气。清气大来，为燥气之胜，风木受邪，病生于肝。热气大来，为火气胜，燥金受邪，病生于肺。寒气大来，为水气胜，火热受邪，病生于心。湿气大来，为土气胜，寒水受邪，病生于肾。风气大来，为木气胜，湿土受邪，病生于脾。就是说感受胜气之邪就要生病。遇到岁运不及之年，则邪甚。遇到岁气与四时之气不和时，邪亦甚。遇到月空之时，邪气也甚。若受邪之后，而再次感邪则病情危重。有了胜气，其后一定还有复气，这是其自然规律。

黄帝说：六气为病其脉来是怎样的呢？岐伯说：厥阴之气至，脉象为弦；少阴之气至，脉象为钩；太阴之气至，脉象为沉；少阳之气至，脉象大而浮；阳明之气至，脉象短而涩；太阳之气至，脉象大而长。脉至平和则气亦平和；脉至甚者则为病；脉至与应见之脉相反者则为病；气已至而脉不至者则为病；气未至而脉先至者则为病；阴脉与阳脉更易其位者则病危。

黄帝说：六气标本，所从不同，是怎样的呢？岐伯说：六气有从本的，有从标本的，有不从标本的。黄帝说：我想听你具体来说说。岐伯说：少阳与太阴，标本属性相同，则从本；少阴与太阳，标本属性不同，则从本从标；阳明与厥阴，标本属性皆可从化于他气，则不从标本，从乎中气。因此从本者，化生于本气；从标本者，或化生于本，或化生于标；从中气者，化生于中气。黄帝说：脉与病似同而实反，怎样诊察呢？岐伯说：脉来与病情相顺，但按之不鼓指，诸似阳证者，都是这样。黄帝说：诸阴证与脉相反，其脉是怎样的呢？岐伯说：脉来与病情相顺，按之鼓指而强盛有力。因此百病的产生，有生于本的，有生于标的，有生于中气的。有取法于本而得愈的，有取法于标而得愈的，有取法于中气而得愈的，有取法于标本而得愈的，有逆取而得愈的，有从取而得愈的。所谓逆其病气，正是顺治。所谓顺其病气，乃是逆治。因此说：晓得标与本的道理，运用起来就不会有困难，明白了逆与顺的用法，就能够进行正确的治疗，而不会产生疑问。就是这样啊！不知道这些道理，不足以谈论诊法的问题，却足以扰乱经旨。因此《大要》上说：粗浅的医生，沾沾自喜，以为他什么都懂得了，遇到病人时，刚刚说完是热证，而寒的证候又开始了。由于感受同一邪气，病的形证却有不同，不明乎此，则诊断迷惑，经义错乱。就是这样啊！关于标与本的道理，简要而广泛，由小而及大，可以抓住要点而得知百病为害之由。说明了标与本，对病情的分析就比较容易，而不至受损，考察了本与标，就能正确的调整气机，明白了胜气与复气的问题，就可以作为人们遵循的准则。有关自然变化规律的问题，义尽于此。

　　黄帝说：胜气和复气的变化，其早晚是怎样的呢？岐伯说：关于所胜之气，胜气至时则发病，当病邪蕴积时，而复气已开始萌芽。关于复气，是在胜气尽时开始发作，得其应时之位时则甚。胜气有微甚，复气有多少，胜气和缓者，则复气和缓，胜气虚衰者，则复气也虚衰，这是自然变化的常规。黄帝说：胜气与复气的发作，动有不当其时位的，或在时位之后而至，是什么缘故呢？岐伯说：六气的发生与变化，盛衰不同。寒暑温凉，盛衰的作用，表现于辰戌丑未四季月之时。因此阳气的发动，始于温时，盛于暑时；阴气的发动，始于凉时，盛于寒时。春夏秋冬四季，存在着一定的时差。因此《大要》上说：春天的温暖，渐变为夏天的暑热，秋天的肃杀，渐变为冬天的凛冽，谨慎地考察四季月的气候变化，伺望气候的回归，则气的终末，可以发现，气的开始，可以得知。就是这样啊！黄帝说：时差有一定的日数吗？岐伯说：约三十日的时间。黄帝说：其在脉象方面的反应是怎样的呢？岐伯说：时差与正时相同，待其时去则脉亦去。《脉要》上说：春脉而无沉象，夏脉而无弦象，冬脉而无涩象，秋脉而无数象，是天地之生机闭塞。春脉过沉的是病脉，夏脉过弦的是病脉，冬脉过涩的是病脉，秋脉过数的是病脉，脉象杂见的是病脉，脉象再现的是病脉，气未去而脉去的是病脉，气已去而脉不去的是病脉，脉反其时的为死证。因此说：脉与气之相守，如称杆与称砣的关系一样，不得失于平衡。关于阴阳之气，清静和平则生化之机得治，扰动不宁则疾病发生，就是这样啊！

黄帝说：幽和明是什么意思呢？岐伯说：太阴少阴两阴交尽叫作幽。太阳少阳两阳合明叫作明。幽和明配于阴阳，则寒暑有别。黄帝说：分和至是什么意思呢？岐伯说：阴阳之气至极时叫作至。气分时叫作分。至时则气乃同，分时则气乃别。因此冬夏至春秋分是天地气化纪时的纲领。黄帝说：先生说立春立秋，气始于交节之前，立冬立夏，气始于交节之后，我已经明白了。然而六气往来，其主岁之时，并不是固定不变的，对于补法和泻法的运用，应当怎样呢？岐伯说：司天在泉各有主时，随其所利，正其药味，是其主要的准则。左右间气之时，也同此法。《大要》上说：少阳主气之时，先甘而后咸；阳明主气之时，先辛而后酸；太阳主气之时，先咸而后苦；厥阴主气之时，先酸而后辛；少阴主气之时，先甘而后咸；太阴主气之时，先苦而后甘。佐以所利的药物，资助其生化之气，这就叫得气。

　　黄帝说：很好。百病的形成，都是由于风寒署湿燥火六气的各种气化与变化。医经上说：实证用泻法，虚证用补法。我把这些原则赐给方士们，而他们用后，还未能收到十全的效果。我想使这些至理要道在所必行，如桴与鼓之相应，如拔芒刺和洗污垢那么容易一样，能正确地运用诊察技巧，可以听你讲讲吗？岐伯说：要仔细地诊察病机，不可贻误气之所宜。就是这样啊！黄帝说：我想听听病机是怎样的呢？岐伯说：凡是风病振摇眩晕等证，都属于肝病。凡是寒病收敛牵引等证，都属于肾病。凡是气病满闷怫郁等证，都属于肺病。凡是湿气水肿胀满等证，都属于脾病。凡是热邪昏闷抽搐等证，都属于火。凡是疼痛瘙痒疮疡等证，都属于心病。凡是厥逆，二便固涩或下泄等证，都属于下焦。凡是痿病，喘息，呕吐等证，都属于上焦。凡是口噤，鼓颌战栗，如神志丧失等证，都属于火。凡是痉病项强等证，都属于湿。凡是逆气上冲的，都属于火。凡是胀满腹大等证都属于热。凡是躁动不安，发狂不宁等证，都属于火。凡是突然身体强直的，都属于风。凡是腹胀叩之有声如击鼓者，都属于热。凡是浮肿酸痛惊骇等证，都属于火。凡是筋脉拘挛，水液浑浊等证，都属于热。凡是水液清冷的，都属于寒。凡是呕吐酸水，急剧下泻而奔迫的，都属于热。因此《大要》上说：谨慎地遵守病机，根据疾病的属性，有者当求之，无者亦当求之，盛者当求之，虚者亦当求之，首先分辨五运五行更胜所造成之病，疏通气血，使其调达至于和平。就是这样啊！

　　黄帝说：很好。五味阴阳属性，其作用是怎样的呢？岐伯说：辛味与甘味有发散作用的属阳，酸味与苦味有涌吐泻下作用的属阴，咸味有涌吐泻下作用的属阴，淡味有渗利作用的属阳。六者之中，或收敛，或发散，或缓和，或急剧，或燥湿，或润泽，或耎坚，或坚实，根据其作用加以运用，调整气机，使其和平。

黄帝说：病有不用调气之法而得痊愈的，应怎样治疗呢？有毒与无毒的药物，哪种先用，哪种后用？我想听听其中的道理。岐伯说：有毒与无毒药物的使用，要根据疾病的需要去选择，根据病情的轻重，制定方剂的大小。黄帝说：请你谈谈其中的原则。岐伯说：君药一味，臣药二味，是小方的组成原则；君药一味，臣药三味，佐药五味，是中方的组成原则；君药一味，臣药三味，佐药九味，是大方的组成原则。寒病用热法，热病用寒法，病轻者，逆其病气而治，病甚者，从其病气而治，坚实者削弱之，客邪者驱除之，劳损者温养之，结滞者疏散之，留止者攻伐之，干燥者濡润之，拘急者缓和之，缓散者收敛之，损伤者温补之，安逸者通行之，惊动者平静之，病在上者从上而散越之，病在下者，从下而泻之，或用按摩法，或用汤浴法，或用侵蚀法，或用劫夺法，或用开泄法，或用发散法，要以适应病情为原则。黄帝说：什么叫作逆治法与反治法？岐伯说：逆治法，就是正治法，从治法就是反治法。顺从药物的多少，要根据病情而定。黄帝说：反治法是什么意思呢？岐伯说：就是"热因寒用，寒因热用，塞因塞用，通因通用"等治法。一定要求病之本而有所制伏之，当先求其病之所因。开始时药性与病情虽有些相同，但最终就不同了。这种治法可以破除积聚，溃散坚结，使气机调和，疾病得愈。

黄帝说：很好。调气而病得痊愈的是怎样的呢？岐伯说：有逆治法，有从治法，有先逆而后从之法，有先从而后逆之法，疏畅气血，使其条达，乃是治法的要道。

黄帝说：很好。内因之病与外因之病怎样治疗呢？岐伯说：因内因病而影响外因为病的，则调治其内；因外因病而影响内因为病的，则治其外；因内因病而影响外因为病，而且外病盛的，先调治其内病而后治其外病；因外因病而影响内因为病，而且内病盛的，先治其外病而后治其内病；内因与外因都不能确立的，则治其主要的见证。

黄帝说：很好。火热之气复，而又恶寒发热，好像疟疾一样，或一日发作一次，或隔数日发作一次，是什么原因呢？岐伯说：胜气与复气相会之时，使阴阳之气有多有少，不相协调。若阴气多而阳气少的，则发作间隔的时间较远，若阳气多而阴气少的，则发作间隔的时间较近。这是由于胜气与复气相迫，阴气与阳气互有盛衰的关系。疟疾病的发作，也是这个道理。

黄帝说：医论上说，治寒病当用热药，治热病当用寒药，方士们也不能废弃这些准则，改变这些规律。但有的患者，热证用寒药治疗反而有热，寒证用热药治疗反而有寒，寒热二证俱在，而且有新的证候出现，应当怎样治疗呢？岐伯说：凡是热证用寒治而反热的，应当取法于养阴，寒证用热治而反寒的，应当取法于补阳，以取治寒热所从属的根本，就是所谓"求其属"。

黄帝说：用寒药反而有热，用热药反而有寒，是什么原因呢？岐伯说：单治疾病的旺盛之气，没有照顾到脏腑的本气，因此有相反的结果。

黄帝说：不属治旺气，而出现这种现象的，是什么原因呢？岐伯说：你问得很全面啊！不属这种情况的，是由于药品的五味施治不当。五味入胃之后，各归其所喜归之脏，因此酸味先入肝，苦味先入心，甘味先入脾，辛味先入肺，咸味先入肾。味入既久，则能增强脏气，这是物质生化的一般规律，若长久地增补脏气，则可使脏气偏盛，乃是导致灾祸的原因。

黄帝说：很好。方制中的君臣是什么意思呢？岐伯说：治病的主药叫作君药，辅佐君药的叫作臣药，应于臣药的叫作使药，不是药物上中下三品之君臣的意思。

黄帝说：上中下三品是什么意思呢？岐伯说：三品是用以区别药性善恶的不同情况。

黄帝说：很好。疾病是怎样辨别内外的呢？岐伯说：调气的方法，一定要分辨阴阳属性，确定内病外病，各按其特定区域，内病从内而治，外病从外而治，病微的调和之，较重的平定之，病重的劫夺之，病在表者用汗法，病在里者用下法，根据寒热温凉的不同属性，随其所利，使病邪衰退。谨慎地遵照此法，则治得万全，气血和平，奉命长久。黄帝说：很好。

第二十三卷

著至教论篇第七十五

精解导读

道之大原出于天。圣人以天道教化于人。故篇名著至教。王冰曰："明堂、布政之宫也。八窗四达。上圆下方。在国之南。故称明堂。"夫求民之瘼。恤民之隐。大圣之用心。故召引雷公。问拯济生灵之道。愚按岐伯乃帝王之师。故称伯曰天师。

【原文】

黄帝坐明堂①，召雷公②而问之曰：子知医之道乎？雷公对曰：诵而未能解，解而未能别，别而未能明，明而未能彰③，足以治群僚④，不足治侯王⑤。愿得受树天之度⑥，四时阴阳合之，别星辰与日月光，以彰经术，后世益明，上通神农⑦，著至教疑于二皇⑧。帝曰：善。无失之，此皆阴阳表里上下雌雄相输应也⑨，而道上知天文，下知地理，中知人事，可以长久，以教众庶，亦不疑殆⑩，医道论篇，可传后世，可以为宝。

雷公曰：请受道，讽诵用解⑪。帝曰：子不闻《阴阳传》⑫乎？曰：不知。曰：夫三阳天为业⑬，上下无常⑭，合而病至，偏害阴阳。雷公曰：三阳莫当⑮，请闻其解。帝曰：三阳独至者，是三阳并至，并至如风雨，上为巅疾，下为漏病⑯。外无期，内无正，不中经纪，诊无上下，以书别⑰。雷公曰：臣治疏愈，说意而已⑱。帝曰：三阳者，至阳也⑲，积并则为惊，病起疾风，至如礔砺，九窍皆塞，阳气滂溢，干嗌喉塞⑳。并于阴，则上下无常，薄为肠澼㉑。此谓三阳直心，坐不得起，卧者便身全㉒，三阳之病。且以知天下，何以别阴阳，应四时，合之五行。

雷公曰：阳言不别，阴言不理，请起受解，以为至道㉓。帝曰：子若受传，不知合至道以惑师教，语子至道主要㉔。病伤五脏，筋骨以消，子言不明不别，是世主学尽矣。肾且绝，惋惋日暮，从容不出，人事不殷㉕。

【注释】

①明堂：古代天子宣明政教的地方，凡朝会及祭祀、庆赏、选士、养老、教学等大典，均于其中举行。

②雷公：传说为黄帝的臣子，擅长医术。

③诵而未能解……明而未能彰：读书为诵，粗解其义为解，能分辨其条理为别，能深入理解其精微为明，能阐发其义理并能应用为彰。彰，明显、显著的意思。

④群僚：官吏。

⑤侯王：封建时代的最高封爵。

⑥树天之度：建立天之度数。树，建立的意思。高士宗注曰："上古树八尺之臬，参日影之斜正长短，以定四时，故愿得受树天之度，以定四时之阴阳，即以四时阴阳，合之星辰日月，分别明辨，

以彰玑衡之经术。"

⑦神农：传说中的古代帝王。

⑧二皇：指伏羲和神农。

⑨相输应：相互联系，相互应合的意思。

⑩疑殆：怀疑的意思。

⑪讽诵用解：讽诵，背诵。用解，钻研理解。

⑫《阴阳传》：古书名，已佚。《类经》十三卷第八注："《阴阳传》古经也。"

⑬三阳天为业：《类经》十三卷第八注曰："此三阳者，统手足六阳为言。三阳在上，应天之气而卫乎周身，故曰天为业者，谓业同乎天也。"此言三阳之气，主卫护人一身之表，以适应天气的变化。业，事业。从事某种工作也叫业。

⑭上下无常：上下经脉之气的循行失其常度。上下，泛指手足六经。

⑮三阳莫当：此指三阳之气并至，其势不可当。王冰注曰："莫当，言气并至而不可当。"

⑯三阳独至者……下为漏病：《类经》十三卷第八注曰："此三阳独至者，虽兼手足太阳为言，而尤以足太阳为之主，故曰独至。盖足太阳为三阳之纲领，故凡太阳之邪独至者，则三阳气会，皆得随而并至也。阳邪之至，疾速无期，故曰风雨。且足太阳之脉，上从巅入络脑，下络肾属膀胱。手太阳之脉，上循颈颊，下抵胃属小肠，故上为顶巅之疾，下为漏病。"

⑰外无期……以书别：此言三阳之至，疾如风雨，在外无明显的气色变化等症状可察，在内无一定的征象来预期，其病来又不符合一般发病规律，因此在诊断时也就无法记录分别其病之属上属下。期，待也。正，预期。

⑱臣治踈愈，说意而已：王冰注曰："雷公言，臣之所治，稀得痊愈，请言深意而已疑心。已，止也，谓得说则疑心乃止。"

⑲三阳者，至阳也：此言三阳并至，阳气极盛，因此谓之至阳。至，极也。

⑳积并则为惊……干嗌喉塞：《类经》十三卷第八注曰："若诸阳更为积并，则阳盛之极，必伤阴气。手太阳之阴，心也；足太阳之阴，肾也。心伤其神，肾伤其志，则为惊骇，疾风碍砺，皆速暴之谓，其为九窍嗌喉之干塞者，以手太阳、手、足少阴之脉，皆循咽喉也。"碍砺，同"霹雳"，迅猛之意。滂溢，盛满外溢。滂，大水涌流貌。溢，水满外流。

㉑并于阴……薄为肠澼：王冰注曰："阴，谓脏也。然阳薄于脏为病，亦上下无常定之诊。若在下为病，便数赤白。"

㉒此谓三阳直心……卧者便身全：王冰注曰："足太阳脉，循脊下至腰，故坐不得起，卧便身全也。因此然者，起则阳盛鼓，故常欲得卧，卧则经气均，故身安全。"

㉓阳言不别……以为至道：高士宗注曰："阳，犹明也。阴，犹隐也。明言之，不能如黑白之别，隐言之，不能如经纶之理，其中更有精微，请起受解，以为至道焉。"

㉔子若受传……语子至道之要：《类经》十三卷第八注曰："受传于师而未明其道，适足以惑师之教，故语以其要也。"

㉕肾且绝……人事不殷：此言如肾气将绝，因肾主志而藏精，肾气伤故终日心中惋惋不安。肾气伤则精神衰愈，故欲静处而不欲外出，亦不与人事往来。且，将的意思。惋惋，惊叹貌。殷，众多、深厚的意思。

【译文】

黄帝坐于明堂，召见雷公问道：你懂得医学的道理吗？雷公回答说：我诵读医书不能完全理解，有的虽能粗浅的理解，但不能分析辨别，有的虽能分析辨别，但不能深入了解其精奥，有的虽了解其精奥，但不能加以阐发和应用，因此我的医术，只足以治疗一般官吏的病，不足以治疗侯王之疾。我很希望你能传授给我关于树立天之度数，怎样合之四时阴阳，测日月星辰之光等方面的知识，以进一步阐发其道理，使后世更加明了，可以上通于神农，并让这些精确的道理得到发扬，其功可比拟于二皇。黄帝说：很好。不要忘掉，这些都是阴阳表里上下雌雄相互联系相互应合的道理，就医学而言，一定要上通天文，下通地理，中知人事，才能长久流传下去，用以教导群众，也不致发生疑惑，只有这样的医学论篇，才能传于后世，而作为宝贵的遗产。

雷公说：请把这些道理传授给我，以便背诵和理解。黄帝说：你没听说过有《阴阳传》这部书吗？雷公说：不知道。黄帝说：三阳之气，主卫护人一身之表，以适应天气的变化，若人之上下经脉的循行失其常度，则内外之邪相合而病至，必使阴阳有所偏盛而为害。雷公说："三阳莫当"这句话，应当怎样理解。黄帝说：所谓三阳独至，实为三阳之气合并而至，并至则阳气过盛，其病来疾如风雨，犯于上则发为头巅部疾病，犯于下则发为大小便失禁的漏病。由于这种病变化无常，外无明显的气色变化等症状可察，内无一定的征象可以预期，其病又不符合于一般的发病规律，因此在诊断时，也就无法记录分辨其病变的属上属下。雷公说：我治疗这类病，很少治愈，请你详细解释一下，以解除我的疑惑。黄帝说：三阳是极盛之阳，若三阳之气积并而至，则发而为惊，病起迅如疾风，病至猛如霹雳，九窍皆因之闭塞，因阳气滂沛盈溢，而咽干喉塞。若并于阴，则为盛阳之气内薄于脏，病亦上下无常，如果迫于下，则发为肠澼。若三阳之气直冲心膈，使人坐而不得起，卧下觉得舒适，这是三阳积并而至之病。由此而知，欲通晓人与天地相应的关系，一定要知道怎样辨别阴阳，及其上应天之四时，下合地之五行等道理。

雷公说：对这些道理，明显的讲，我不能辨别，讲隐晦的，我更不能理解，请你再解释一下其中的精微，使我能更好地领会这一深奥的道理。黄帝说：你受老师的传授，若不知与至道相合，反而会对老师的传授产生疑惑，我现在告诉你至道的要点。若人患病伤及了五脏，筋骨日渐瘦削，如果像你所说的那样不能辨别，世上的医学岂不失传了吗。例如肾气将绝，则终日心中惋惋不安，欲静处不欲外出，更不欲频繁的人事往来。

示从容论篇第七十六

精解导读

得天之道。出于自然。不待勉强。即孔氏之所谓从容中道。圣人也。故示以从容之道。因以名篇。此篇论精水并至而阳气伤也。上章论阳气盛而精水绝。此篇论精水盛而阳气伤。

【原文】

黄帝燕坐①，召雷公而问之曰：汝受术诵书者，若能览观杂学②，及于比类，通合道理，为余言子所长，五脏六腑，胆、胃、大小肠、脾、胞、膀胱，脑髓涕唾，哭泣悲哀，水所从行③真，此皆人之所生，治之过失，子务明之，可以十全，即不能知，为世所怨。

雷公曰：臣请诵《脉经》上、下篇甚众多矣，别异比类，犹未能以十全，又安足以明之。

帝曰：子别试④通五脏之过，六腑之所不和，针石之败，毒药所宜，汤液滋味，具言其状，悉言以对，请问不知。雷公曰：肝虚肾虚脾虚，皆令人体重烦冤，当投毒药、刺灸、砭石、汤液、或已或不已，愿闻其解。帝曰：公何年之长而问之少，余真问以自谬也⑤。吾问子窈冥⑥，子言上下篇以对，何也？夫脾虚浮似肺，肾小浮似脾，肝急沉散似肾⑦，此皆工之所时乱也，然从容得之⑧。若夫三脏土木水参居，此童子之所知，问之何也？

雷公曰：于此有人，头痛筋挛骨重，怯然⑨少气，哕噫腹满，时惊不嗜卧，此何脏之发也？脉浮而弦，切之石坚，不知其解，复问因此三脏者，以知其比类也。帝曰：夫从容之谓也⑩。夫年长则求主于腑，年少则求主于经，年壮则求之于脏⑪。今子所言皆失，八风菀热，五脏消烁，传邪相受⑫。夫浮而弦者，是肾不足也⑬。沉而石者，是肾气内著也⑭。怯然少气者，是水道不行，形气消索也⑮。咳嗽烦冤者，是肾气之逆也⑯。一人之气，病在一脏也。若言三脏俱行，不在法也⑰。

雷公曰：于此有人，四支解堕，喘咳血泄，而愚诊之，以为伤肺，切脉浮大而紧，愚不敢治，粗工下砭石，病愈，多出血，血止身轻，此何物也？帝曰：子所能治，知亦众多，与此病失矣。譬以鸿飞，亦冲于天⑱。夫圣人之治病，循法守度，援物比类，化之冥冥⑲，循上及下，何必守经。今夫脉浮大虚者，是脾气之外绝，去胃外归阳明也⑳。夫二火不胜三水，是以脉乱而无常也㉑。四肢解堕，此脾精之不行也。喘咳者，是水气并阳明也㉒。血泄者，脉急血无所行也㉓。若夫以为伤肺者，由失以狂也㉔。不引比类，是知不明也。夫伤肺者，脾气不守，胃气不清，经气不为使，真脏坏决，经脉傍绝，五脏漏泄，不衄则呕，此二者不相类也㉕。譬如天之无形，地之无理，白与黑相去远矣。是失吾过矣，以子知之，故不告子，明引比类从容㉖，是以名曰诊经，是谓至道也。

【注释】

①燕坐：安闲坐着。

②杂学：在这里指医学以外的书籍。

③水所从行：吴昆注曰："水，谓五液也，此皆人之所生，指胆胃以下十四端而言。言五脏六腑七情五液，皆人所赖以生。"

④子别试：《素问识》云："盖别试者，谓《脉经》上、下篇之外，别有所通，试论之也，下文子言上下以对何也语，可见耳。"

⑤余真问以自谬也：王冰注曰："言问之不相应也。以问不相应，故言余真发问以自招谬误之对也。"

⑥窈冥：深远难见之奥义。如《淮南子》览冥："深微窈冥，难以知论，不可辨说也。"

⑦脾虚浮似肺……肝急沉散似肾：《类经》十三卷第九注曰："脾本微耎，病而虚浮，则似肺矣；肾本微沉，病而小浮，则似脾矣；肝本微弦，病而急沉散，则似肾矣。脉有相类，不能辨之，则以此作彼，致于谬误，此皆工之不明，因此时多惑乱也。"此言脉象的变化多端，诊脉时，一定要比其形类，辨其真伪，切勿草率从事，以致误诊。

⑧从容得之：此指诊脉应舒缓从容，详审辨析，始能从相类的脉象中，找出各脏的病脉。从容，舒缓，不急迫。

⑨怯然：胆小、害怕。

⑩夫从容之谓也：此与前文之"然从容得之"句义同。《素问经注节解》注曰："言此以当从容诊视也。"高士宗注曰："比类者，

⑪夫年长则求之于腑……年壮则求之于脏：王冰注曰："年之长者甚于味，年之少者劳于使，年之壮者过于内。过于内则耗伤精气，劳于使则经中风邪，甚于味则伤于腑，故求之异也。"此言老年人易因饮食而伤六腑，故求之于腑。少年人易因劳动汗出而风邪中于经脉，故求之于经。壮年人易因房劳而耗伤五脏之精，故求之于脏。

⑫今子所言皆失……传邪相受：此黄帝指责雷公所问，不追求致病根由，只论证候，如没有去探讨八风为什么导致郁热，五脏为什么被消烁，以及病邪相传的次第等。菀、郁义同。

⑬夫浮而弦者，是肾不足也：肾脉应沉，今脉不沉而浮，浮为虚、弦为肝，水生木，弦为肾气外泄，故脉浮弦，为肾气不足。

⑭沉而石者，是肾气内著也：王冰注曰："石之言坚也。著，谓肾气内薄，著而不行也。"

⑮怯然少气者……形气消索也：《类经》十三卷第九注曰："精因此成形，因此化气，水道不行，则形气消索，故怯然少气也。"索，散也。

⑯咳嗽烦冤者，是肾气之逆也：肾气虚则不能潜藏于下而上逆，上逆犯肺，故咳嗽烦冤。

⑰一人之气……不在法也：此言本病虽有四证，但均系肾一脏发病，如果说是脾、肝、肾三脏俱病，是不符合诊病法则的。三脏俱行，谓三脏之病行。法，法度。

⑱譬以鸿飞，亦冲于天：此以鸿雁之飞行，虽亦能上冲于天，但却飞不到天之边际，喻医道之深奥，有如长空之浩渺难测，摸不到其边际。

⑲化之冥冥：此言技术高明的医生诊治疾病，能达到掌握变化于冥冥莫测的境地。冥冥，幽深的意思。

⑳今夫脉浮大虚者……去胃外归阳明也：吴昆注曰："脉来浮大而虚，有表无里，是脾气出外，而内已绝，去其胃腑，而外归阳明经也。"脾与胃相连，脾为胃之里，胃为脾之表，脾主为胃行其津液，今脾气虚而出外，不能为胃主气，故云脾气之外绝，是指脾气外绝于胃。

㉑夫二火不胜三水，是以脉乱而无常也："二火"为二阳（胃），"三水"为三阴（脾），如吴昆注曰："二火，犹言二阳，谓胃也；三水，犹言三阴，谓脾也。言脾太阴之气外归阳明，阳明不胜太阴，是以脉乱而失其常，常脉浮缓，今失而为浮大虚矣。"

㉒喘咳者，是水气并阳明也：此言由于脾虚而水气泛溢于胃，致气不利而喘咳。

㉓血泄者，脉急血无所行也：脉为血之府，今因气乱而致脉行急疾，脉急则血行失常而外溢，故血泄。

㉔若夫以为伤肺者，由失以狂也：假若认为本病是伤肺，便是错误的诊断，这种说法，犹如狂言妄语。由，与"犹"通，如同的意思。失，在这里指诊断错误。狂，妄的意思。

㉕夫伤肺者……此二者不相类也：《类经》十三卷第九注曰："此明伤肺之候也。肺金受伤，窃其母气，故脾不能守，人受气于谷，谷入于胃，以传于肺，肺病则谷气无以行，故胃不能清。肺者因此行营卫，通阴阳，肺伤则营卫俱病，故经气不为使。真脏，言肺脏也，肺脏损坏，则治节不通，以致经脉有所偏绝。而五脏之气皆失其守，因为漏泄，故不衄血于鼻，则呕血于口。此其在脾在肺，所本不同，故二者不相类也。"

㉖从容：王冰注曰："从容，上古经篇名也。"《类经》十三卷第九注曰："谓此篇明引形证，比量异同，以合从容之法。"刘衡如云："上文'不引比类，是知不明也'，此处'明引比类、从容'，

及下疏五过论'善为脉者，必以比类，奇恒，从容知之'，所谓比类、奇恒、从容，皆古医经篇名。"

【译文】

黄帝安坐，召唤雷公问道：你是学习医术，诵读医书的，或能广泛阅览群书，并能取象比类，贯通融汇医学的知识。对我谈谈你的专长吧。五脏六腑、胆、胃、大小肠、脾、胞、膀胱、脑髓、涕唾、哭泣悲哀，皆五液所从运行，这一切都是人体赖以生存，治疗中易于产生过失的，你务必明了，治病时就方可十全，若不能通晓，就不免要出差错，而为世人抱怨。雷公回答说：我诵读过《脉经》上、下篇的内容已经很多了，不过对辨别异同，取象比类，还不能十全，又怎能说完全明白呢。

黄帝说：你试用《脉经》上、下篇以外，以素所通晓的理论，来解释五脏之所病，六腑之所不和，针石治疗之所败，毒药治疗之所宜，以及汤液滋味等方面的内容，并具体说明其症状，详细地作出回答，如果有不知道的地方，请提出来问我。雷公说：肝虚、肾虚、脾虚都能使人身体沉重，当施以毒药、刺灸、砭石、汤液等方法治疗后，有的治愈，有的不愈，想知道这应怎样解释。黄帝说：你已经年长了，为什么提的问题这么幼稚呢，这是由于我的发问而招来的错误回答。我本来想问你比较深奥的道理，而你却从《脉经》上、下篇的内容来回答我，是什么缘故呢？脾脉本宜微软，今病而现虚浮，与肺脉相似，肾脉本应微沉，今病而现小浮，与脾脉相似，肝脉本应微弦，今病而现急沉散，与肾脉相似，这些都是医生时常所易于混乱的，然而如能从容不迫地去诊视，还是可以分辨清楚的。至于脾、肝、肾三脏，分属于土、木、水，三者均居膈下，部位相近，这是小孩子都知道的，你问这些有什么价值呢？

雷公说：生活中有这样的病人，头痛，筋脉拘挛，骨节沉重，畏怯少气，哕噫腹满，时常惊骇，不欲卧，这是哪一脏所发的病呢？其脉象浮而弦，重按则坚硬如石，我不知应怎样解释，故再问三脏，以求能知怎样比类辨析。黄帝说：这应从容进行分析。一般地说，老年人的病，应从六腑来探求；少年人的病，应从经络来探求；壮年人的病，应从五脏来探求。现在你只讲脉证，不谈致病的根由，如外而八风之郁热，内而五脏的消烁，以及邪传相受的次第等，这样就失去了对疾病全面的理解。脉浮而弦的，是肾气不足。脉沉而坚硬如石的，是肾气内著而不行。畏怯少气的，是因为水道不行，而形气消散。咳嗽烦闷的，是肾气上逆所造成。这是一人之气，其病在肾一脏，如果说是三脏俱病，是不符合诊病法则的。

雷公问：在这里有这样的病人，四肢懈怠无力，气喘咳嗽而血泄，我诊断了一下，以为是伤肺，诊其脉浮大而紧，我未敢治疗，一个粗率的医生治之以砭石，病愈，但出血多，血止以后，身体觉得轻快，这是什么病呢？黄帝说：你所能治的和能知道的病，已经很多了，但对这个病的诊断却错了。医学的道理是非常深奥的，好比鸿雁的飞翔，虽亦能上冲于天，却得不到浩渺长空的边际。因此圣人治病，遵循法度，引物比类，掌握变化于冥冥莫测之中，察上可以及下，不一定拘泥于常法。今见脉浮大而虚，这是脾气外绝，去胃而外归于阳明经。由于二火不能胜三水，因此脉乱而无常。四肢懈怠无力，是脾精不能输布的缘故。气喘咳嗽，是水气泛溢于胃所造成。血泄，是由于脉急而血行失其常度。假如把本病诊断为伤肺，是错误的狂言。诊病不能引物比类，是知之不明。如果肺气受伤，则脾气不能内守，致胃气不清，经气也不为其所使，肺脏损坏，则治节不通，致经脉有所偏绝，五脏之气俱漏泄，不衄血则呕血，病在肺在脾，二者是不相类同的。如果不能辨别，就如天之无形可求，地之无位可理，黑白不分，未免相距太远了。这个失误是我的过错，我以为你已经知道了，因此没有告诉你。由于诊病一定要明晓引物比类，以求符合从容篇的说法，因此叫作真经。这是至真至确的道理所在。

疏五过论篇第七十七

精解导读

五者在内五中之情。而外见于色脉。此论诊道。亦当合于天道也。如不知四时阴阳逆从之理。是谓四失矣。

【原文】

黄帝曰：呜呼远哉！闵闵乎①若视深渊，若迎浮云，视深渊尚可测，迎浮云莫知其际。圣人之术，为万民式②，论裁志意，必有法则③，循经守数④，按循医事⑤，为万民副⑥，故事有五过四德，汝知之乎？雷公避席⑦再拜曰：臣年幼小，蒙愚以惑⑧，不闻五过与四德，比类形名，虚引其经⑨，心无所对。

帝曰：凡未诊病者，必问尝贵后贱，虽不中邪，病从内生，名曰脱营⑩。尝富后贫，名曰失精⑪，五气留连，病有所并⑫。医工诊之，不在脏腑，不变躯形，诊之而疑，不知病名⑬。身体日减，气虚无精⑭，病深无气，洒洒然时惊⑮，病深者，以其外耗于卫，内夺于荣。良工所失，不知病情，此亦治之一过也。

凡欲诊病者，必问饮食居处，暴乐暴苦，始乐后苦，皆伤精气，精气竭绝，形体毁沮⑯。暴怒伤阴，暴喜伤阳，厥气上行，满脉去形⑰。愚医治之，不知补泻，不知病情，精华日脱，邪气乃并，此治之二过也。

善为脉者，必以比类奇恒从容知之⑱，为工而不知道，此诊之不足贵，此治之三过也。

诊有三常⑲，必问贵贱，封君败伤⑳，及欲侯王。故贵脱势，虽不中邪，精神内伤，身必败亡。始富后贫，虽不伤邪，皮焦筋屈，痿躄为挛㉑。医不能严，不能动神，外为柔弱，乱至失常，病不能移，则医事不行㉒，此治之四过也。

凡诊者，必知终始㉓，有㉔知余绪㉕，切脉问名，当合男女㉖。离绝菀结㉗，忧恐喜怒，五脏空虚，血气离守，工不能知，何术之语。尝富大伤，斩筋绝脉，身体复行，令泽不息㉘。故伤败结，留薄归阳，脓积寒炅㉙。粗工治之，亟刺阴阳，身体解散，四肢转筋，死日有期㉚，医不能明，不问所发，唯言死日，亦为粗工，此治之五过也。

凡此五者，皆受术不通，人事㉛不明也。故曰：圣人主治病也，必知天地阴阳，四时经纪㉜，五脏六腑，雌雄表里㉝，刺灸砭石，毒药所主，从容人事，以明经道，贵贱贫富，各异品理㉞，问年少长，勇怯之理，审于分部㉟，知病本始，八正九候㊱，诊必副㊲矣。治病之道，气内为宝㊳，循求其理，求之不得，过在表里。守数据治，无失俞理，能行此术，终身不殆㊴。不知俞理，五脏菀熟，痈发六腑㊵。诊病不审，是谓失常，谨守此治，与经相明，《上经》、《下经》，揆度阴阳㊶，奇恒五中，决以明堂㊷，审于终始，可以横行㊸。

【注释】

①闵闵乎：深远貌。在这里是感叹道之远大幽深。

②圣人之术,为万民式:圣人的医术,是万民学习的榜样。式,榜样,模范。

③论裁志意,必有法则:吴昆注曰:"论裁人之志意,必有法则也。"裁,估量,识别。

④循经守数:因循和遵守医学的常规和法则。循,顺着。引申为沿袭,依照。经,道之常也。数,道理,法则。

⑤按循医事:视察医学上的事情。按,审察。循,在这里通"巡",视察。

⑥为万民副:为群众的辅助。副,助也。

⑦避席:下席。古人坐席上,下席站立,表示尊敬。《吕氏春秋》直谏:"桓公避席再拜曰。"高诱注曰:"下席也。"席,通"蓆"。

⑧蒙愚以惑:蒙昧无知,对事理不明白。蒙,昏蒙。愚,愚昧。惑,迷乱,不明白。

⑨比类形名,虚引其经:此言虽能从病的症状和名目上来比类分析,但只是虚引经义。形,症状。名,病名。

⑩脱营:病名,系因情志抑郁不舒而血少脉减之证。吴昆注曰:"贵者尊荣,贱者屈辱,既屈且辱,虽不中邪,忧惶内生,则心志不乐,血无以生,脉气虚减,名曰脱营。"

⑪失精:病名,系因情志抑郁,营养不足而精气虚少之证。

⑫五气留连,病有所并:由于精失气衰,致五脏之气留聚不运,气血不行,积并而为病。

⑬医工诊之……不知病名:由于病系因情志抑郁所造成,故在病的初期,脏腑无证可察,形体亦无明显的异常改变,医生诊之,不知其致病原因,因此也不识其为何病。

⑭身体日减,气虚无精:由于形肉消烁,故身体日益瘦削,其气日益虚衰,精亦无所从生。

⑮病深无气，洒洒然时惊：由于病深日久，真气被耗，阳气日虚，故洒洒恶寒，神气不足，故心怯而时常发惊。洒洒，恶寒貌。

⑯沮：败坏。

⑰暴怒伤阴……满脉去形：《素问经注节解》注曰："伤阴者，怒伤肝血也；伤阳者，喜散心气也。"

⑱必以比类奇恒从容知之：善于诊脉的医生，必定能把一般的疾病和奇特的疾病进行比类分析，从容揆度，从而了解其病情。

⑲三常：在这里指贵贱、贫富、苦乐。

⑳封君败伤：封君，古代受有封邑的贵族。败伤，指被削爵失势。封君败伤，即过去高官厚禄，而现在被削职失势。

㉑始富后贫……痿躄为挛：吴昆注曰："失其肥甘，五液干涸，故令焦屈挛躄。"躄，足痿弱不能行走。

㉒医不能严……则医事不行：《类经》十二卷第十八注曰："戒不严，则无以禁其欲，言不切，则无以动其神，又其词色外为柔弱，而委随从顺，任其好恶，则未有不乱而至失其常者，如是则病不能移，其于医也何有。"

㉓终始：注家认识不一，如王冰注曰："终始，谓气色也。"吴昆注曰："终始，谓今病及初病也。"

㉔有：通"又"。

㉕余绪：注家对"余绪"的认识亦不一，如王冰注曰："余绪，谓病发端之余绪也。"吴昆注曰："有知余绪，谓有知之后，诸凡余事也。"

㉖当合男女：指切脉问病证之名时，应结合男女阴阳多少及脉象顺逆等特点。王冰注曰："男子阳气多而左脉大为顺，女子阴气多而右脉大为顺，故宜以候，常先合之也。"

㉗离绝菀结：因失其亲爱，断其所怀，而精神上思虑抑郁难解。

吴昆注曰："离，谓间其亲爱也。绝，谓断其所怀也。菀，谓思虑郁积也。结，谓怫郁不解也。"

㉘尝富大伤……令泽不息：尝富大伤，指原来富有之人，由于失去了财势，而心神形体大有损伤。斩筋绝脉，是形容其形体损伤严重，而筋似斩脉似绝。身体复行，令泽不息，是说其身体虽仍能照常行动，但津液不再滋生了。

㉙故伤败结……脓积寒炅：《类经》十二卷第十八注曰："故，旧也。言旧之所伤，有所败结，血气留薄不散，则郁而成热，归于阳分，故脓血蓄积，令人寒炅交作也。"炅，热也。

㉚粗工治之……死日有期：王冰注曰："不知寒热为脓积所生，以为常热之疾，概施其法，数刺阴阳经脉，气夺病甚，故身体解散而不用，四肢废运而转筋，如是故知死日有期。"

㉛人事：人情事理。

㉜四时经纪：指一年四时寒暑有一定的秩序。经纪，秩序。吴昆注曰："四时不变其常为经，四时各专其令为纪。"

㉝雌雄表里：这里指经脉而言。如六阴经为雌，六阳经为雄。阳经行于表，阴经行于里。

㉞从容人事……各异品理：《类经》十二卷第十八注曰："经道，常道也。不从容于人事，则不知常道，不能知常，焉能知变。人事有不齐，品类有同异，知之则随方就圆，因变而施，此人事之不可不知也。"各异品理，在这里指贵贱贫富，由于社会地位及生活条件不同，其体质和患病也就有各自不同的特点。品，品类。理，条理。

㉟分部：这里指病色出现的部位。

㊱八正九候：八正，四时八风正气。九候，三部九候脉象。

㊲副：吴昆注曰："副，全也。"

㊳治病之道，气内为宝：此言治病之要道，应以诊察清楚病者元气之强弱为最重要。气内，内气，亦即指元气。

㊴守数据治……终身不殆：王冰注曰："守数，谓血气多少及刺深浅之数也。据治，谓据穴俞所治之旨而用之也。但守数据治而用之，则不失穴俞之理矣。殆者，危也。"

㊵五脏菀热，痈发六腑：这里五脏指内而言，六腑指外而言。张志聪注曰："夫在内者，五脏为阴，六腑为阳，谓菀热在内，而痈发于在外之皮肉间也。"

㊶《上经》、《下经》，揆度阴阳：王冰注曰："所谓《上经》者，言气之通天也。《下经》者，言病之变化也。言此二经，揆度阴阳之气……揆度者，度病之深浅也。"

㊷奇恒五中，决以明堂：此言诊察奇恒之疾，及五脏之病，可取决于明堂之色。

㊸横行：遍行、旁行的意思。

【译文】

黄帝说：深远啊！道之远大幽深，好像视探深渊，又好像迎看浮云，可是渊虽深，尚可以测量，迎看浮云，却摸不到其边际。圣人的医术，是万民学习的榜样，论裁人的志意，必有法则，因循遵守医学的常规和法则，审查医事，为万民的辅助，因此医事有五过和四德，你知道吗？雷公离开席位再拜回答说：我年幼小，蒙昧无知，不曾听说过五过和四德，虽然也能从病的症状和名目上来比类，但只是虚引经义而已，心里还不明白不能回答。

黄帝说：在未诊病前，应问病人的生活改变情况，如果是先贵后贱，虽然没有感受外邪，也会病从内生，这种病叫"脱营"。如果是先富后贫，发病叫作"失精"，由于五脏之气留连不运，积并而为病。医生诊察这种病，病的初期，由于病不在脏腑，形体也无改变，医生常诊而疑之，不知是什么病。日久则身体逐渐消瘦，气虚而精无以生，病势深重则真气被耗，阳气日虚，因洒洒恶寒而心怯时惊，其因此病势日益深重，是因为在外耗损了卫气，在内劫夺了营血。这种病即便是技术高明的医生，若不问明病人的情况，不知其致病原因，更不能治愈，这是诊治上的第一个过失。

凡欲诊治疾病时，一定要问病人的饮食和居住状况，以及是否有精神上的突然欢乐，突然忧苦，或先乐后苦等事宜，由于突然苦乐都能损伤精气，使精气竭绝，形体败坏。暴怒则伤阴，暴喜则伤阳，阴阳俱伤，则使人气厥逆而上行，充满于经脉，而神亦浮越，去离于形体。技术低劣的医生，在诊治这种疾病时，既不能恰当地运用补泻治法，又不了解病情，致使精气日渐耗散，邪气得以积并，这是诊治上的第二个过失。

善于诊脉的医生，必将病之奇恒，比类辨别，从容分析，得知其病情，如果医生不懂得这个道理，他的诊治技术就没有什么可贵之处，这是诊治上的第三个过失。

诊病时须注意三种情况，即一定要问其社会地位的贵贱，及是否曾有被削爵失势之事，以及是否有欲作侯王的妄想。因为原来地位高贵，失势以后，其情志必抑郁不伸，这种人，虽然未中外邪，但由于精神已经内伤，身体必然败亡。先富后贫的人，虽未伤于邪气，也会发生皮毛憔枯，筋脉拘屈，足痿弱拘挛不能行走。对这类病人，医生如果不能严肃地对其开导，不能触动其思想改变其精神面貌，而一味地对其柔弱顺从，任其发展下去，则必然乱之而失常，致病不能变动，医治也不发生效果，这是诊治上的第四个过失。

凡诊治疾病，一定要了解其发病初期和现在的病情，又要知其病之本末，在诊脉问证时，应结合男女在生理及脉证上的特点。如因亲爱之人分离而怀念不绝，致情志郁结难解，以及忧恐喜怒等，都可使五脏空虚、血气离守，医生如不知道这些道理，还有什么诊治技术可言。尝富之人，一旦失去财势，必大伤其心神，致筋脉严重损伤，形体虽依然能够行动，但津液已不再滋生了。若旧伤败结，致血气留聚不散，郁而化热，归于阳分，久则成脓，脓血蓄积，使人寒热交作。粗率的医生治疗这种病，由于他不了解病系劳伤脓积，而多次刺其阴阳经脉，使其气血更虚，致身体懈散，四肢转筋，死期已不远了，医生对此既不能明辨，又不问其发病原因，只是说病已危重，这是粗率的医生，此为诊治上的第五个过失。

上述五种过失，都是由于医生的学术不精，人情事理不明造成的。因此说，圣人的治病，必知自然界阴阳的变化，四时寒暑的规律，五脏六腑之间的关系，经脉之阴阳表里，刺灸、砭石、毒药治病之所宜，能周密详审人情事理，以明诊治之常道，从病人的贵贱贫富，区分其体质及发病的各自特点，问其年龄之长幼，知其性情勇怯之理，审察病色出现的部位，以知其病之本始，并结合四时八风正气及三部九候脉象等进行分析，因此他的诊疗技术是全备的。治病的道理，应重视病人元气的强弱，从其元气的强弱变化中，探求其病，如果求之不得，其病便是在阴阳表里之间。治病时应遵守气血多少及针刺深浅等常规，不要失去取穴的理法，能这样来进行医疗，则可终生不发生差错。如果不知取穴的理法，而妄施针石，可使五脏积热，痈发于六腑。若诊病不能详审周密，便是失常，若能谨守这些诊治法则，自会与经旨相明，能通晓《上经》、《下经》之义，及怎样揆测度量阴阳的变化，诊察奇恒之疾和五脏之病，而取决于明堂之色，审知疾病的始终等道理，便可随心所欲而遍行于天下。

徵四失论篇第七十八

精解导读

四失谓精神不专。志意不理。上章论不得病者之情。此章论医者失神志之专一。故曰疏者。谓疏得五中之情。征者惩创医之四失。

【原文】

黄帝在明堂，雷公侍坐，黄帝曰：夫子所通书受事①众多矣，试言得失②之意，所以得之，所以失之。雷公对曰：循经受业③，皆言十全，其时有过失者，请闻其事解也。

帝曰：子年少智未及邪④？将言以杂合耶⑤？夫经脉十二，络脉三百六十五，此皆人之所明知，工之所循用也。因此不十全者，精神不专，志意不理⑥，外内相失⑦，故时疑殆。

诊不知阴阳逆从之理，此治之一失矣。受师不卒⑧，妄作杂术，谬言为道，更名自功⑨，妄用砭石，后遗身咎⑩，此治之二失也。不适贫富贵贱之居，坐之薄厚⑪，形之寒温，不适饮食之宜，不别人之勇怯，不知比类，足以自乱，不足以自明，此治之三失也。诊病不问其始，忧患饮食之失节，起居之过度，或伤于毒⑫，不先言此，卒⑬持寸口，何病能中，妄言作名，为粗所穷，此治之四失也。

是以世人之语者，驰千里之外，不明尺寸之论，诊无人事⑭。治数之道，从容之葆⑮，坐持寸口，诊不中五脉，百病所起⑯，始以自怨，遗师其咎。是故治不能循理，弃术于市⑰，妄治时愈，愚心自得。呜呼！窈窈冥冥⑱，孰知其道?! 道之大者，拟于天地，配于四海，汝不知道之谕，受以明为晦⑲。

【注释】

①通书受事：通晓的书籍和接受的工作。在这里指医书医事。

②得失：成败。在这里指医疗的成功与失败。

③循经受业：遵循医经学习医学。

④邪：疑辞。经传俱作邪，俗作耶。

⑤言以杂合耶：杂合各家学说而缺乏分析能力。

⑥精神不专，志意不理：《类经》十二卷第十九注曰："精神不专一者，以中无主而杂合也，志意不分条理者，以心不明而纷乱也。"

⑦外内相失：此外指外在的脉证，内指内在的病情。外内相失，谓不能把外在的脉证与内在的病情综合分析。

⑧受师不卒：跟随老师学习没有卒业。卒，完毕，结束。

⑨更名自功：吴昆注曰："更名，变易其说也。自功，自以为功也。"

⑩后遗身咎：为自己遗留下过错。咎，过错。

⑪坐之薄厚：指居处的环境好坏。坐，居处。

⑫或伤于毒：吴昆注曰："毒，谓草木金石禽虫诸毒也。"

⑬卒：突然。

⑭是以世人之语者……诊无人事：吴昆注曰："千里之外，言其远也，尺寸人事，言其近也。谓世人求道于远，常驰骛于千里之外，不明尺寸之道，无遑人事之浅也。"人事，指病人的生活条件及居住环境等。

⑮治数之道，从容之葆：此言诊疾病之道，以能作到比类从容

为最宝贵。葆,通"宝",珍贵的意思。

⑯坐持寸口……百病所起:此谓诊病若不能全面了解病人的生活环境及致病原因,而徒恃诊察寸口,不能准确地诊断出五脏脉象变化及疾病的起因。

⑰弃术于市:《类经》十二卷第十九注曰:"如弃术于市,言见弃于众人也。"市,集市。

⑱窈窈冥冥:窈窈,深奥,深远。冥冥,幽深。

⑲汝不知道之谕,受以明为晦:你若不能通晓道之教谕,则所接受的虽然是很明白的道理,反会暗晦不明。谕,《说文》:"告也"。《类篇》:"晓也。"晦,昏暗不明。

【译文】

黄帝坐在明堂,雷公侍坐在边上,黄帝说:先生所通晓的医书和所从事的医疗工作,已经是很多的了,你试着谈一下对医疗上的成功与失败的看法,为什么能成功,为什么会失败。雷公说:我遵循医经学习医术,书上都说可以得到十全的效果,不过在医疗中有时还是有过失,请问这应怎样解释呢?

黄帝说:你是由于年岁轻智力不足,考虑不及呢?还是对众人的学说缺乏分析呢?经脉有十二,络脉有三百六十五,这是人们所明白知道的,也是医生所遵循应用的。治病因此不能收到十全的疗效,是由于精神不能专一,志意不够条理,不能将外在的脉证与内在病情综合一起分析,因此时常发生疑惑和危殆。

诊病不知阴阳逆从的道理,这是治病失败的第一个原因。随师学习没有卒业,学术未精,乱用杂术,以错误为真理,变易其说,而自以为功,乱施砭石,给自己遗留下过错,这是治病失败的第二个原因。治病不能适宜于病人的贫富贵贱生活特点、居处环境的好坏、形体的寒温，不能适合饮食之所宜，不区别个性的勇怯，不知道用比类异同的方法进行分析，这种做法，只能扰乱自己的思想，不足以自明，这是治病失败的第三个原因。诊病时不问病人开始发病情况，以及是否曾有过忧患等精神上刺激，饮食是否失于节制，生活起居是否超越正常规律，或者是否曾伤于毒，如果诊病时不首先问清楚这些情况，便仓促去诊视寸口，怎能诊中病情，只能乱言病名，使病为这种粗率医疗作风所困，这是治病失败的第四个原因。

因此社会上的一些医生，虽学道于千里之外，但却不明白尺寸的道理，诊治疾病，不知参考人事。更不知诊病之道应以能做到比类从容为最宝贵的道理，只知诊察寸口，这种做法，既诊不中五脏之脉，更不知疾病的起因，开始埋怨自己的学术不精，继而归罪于老师传授不明。因此治病如果不能遵循医理，必为群众所不信任，乱治中偶然治愈疾病，不知是侥幸，反自鸣得意。啊！医道之精微深奥，有谁能彻底了解其中的道理?！医道之大，可比拟于天地，配于四海，你若不能通晓道之教谕，则所接受之道理，虽很明白，必反成暗晦不明。

黄帝内经

中华国学传世经典

精·解·导·读

第六册

谢普 主编

应急管理出版社
·北京·

第二十四卷

阴阳类论篇第七十九

精解导读

谓三阴三阳之各有类聚。因以名篇。此论经脉之道。五中所主。五脏之气。合于三阴三阳。三阴三阳之气。上通于天道也。夫天道者。昭昭为阳。冥冥为阴。春夏为开。秋冬为阖。寒暑往来为枢。其合于人也。

【原文】

孟春始至①，黄帝燕坐，临观八极②，正八风之气③，而问雷公曰：阴阳之类，经脉之道，五中所主④，何脏最贵？雷公对曰：春甲乙青，中主肝，治七十二日，是脉之主时，臣以其脏最贵。帝曰：却念《上、下经》阴阳、从容，子所言贵，最其下也⑤。

雷公致斋⑥七日，旦复侍坐。帝曰：三阳为经，二阳为维，一阳为游部⑦，此知五脏终始⑧。三阴为表⑨，二阴为里，一阴至绝作朔晦，却具合以正其理⑩。雷公曰：受业未能明。帝曰：所谓三阳者，太阳为经，三阳脉至手太阴，弦浮而不沉，决以度，察以心，合之阴阳之论[11]。所谓二阳者，阳明也，至手太阴，弦而沉急不鼓，炅至以病皆死[12]。一阳者，少阳也，至手太阴，上连人迎，弦急悬不绝，此少阳之病也，专阴则死[13]。三阴者，六经之所主也，交于太阴，伏鼓不浮，上空志心[14]。二阴至肺，其气归膀胱，外连脾胃[15]。一阴独至，经绝，气浮不鼓，钩而滑[16]。此六脉者，乍阴乍阳，交属相并，缪通五脏，合于阴阳[17]，先至为主，后至为客[18]。

雷公曰：臣悉尽意，受传经脉，颂[19]得从容之道，以合《从容》，不知阴阳，不知雌雄。帝曰：三阳为父，二阳为卫，一阳为纪[20]。三阴为母，二阴为雌，一阴为独使[21]。二阳一阴，阳明主病，不胜一阴，脉耎而动，九窍皆沉[22]。三阳一阴，太阳脉胜，一阴不能止，内乱五脏，外为惊骇[23]。二阴二阳，病在肺，少阴脉沉，胜肺伤脾，外伤四支[24]。二阴二阳皆交至，病在肾，骂詈妄行，巅疾为狂[25]。二阴一阳，病出于肾，阴气客游于心，脘下空窍，堤闭塞不通，四支别离[26]。一阴一阳代绝，此阴气至心，上下无常，出入不知，喉咽干燥，病在土脾[27]。二阳三阴，至阴皆在，阴不过阳，阳气不能止阴，阴阳并绝，浮为血瘕，沉为脓胕[28]。阴阳皆壮，下至阴阳[29]。上合昭昭，下合冥冥[30]，诊决死生之期，遂合岁首。

雷公曰：请问短期[31]。黄帝不应。雷公复问。黄帝曰：在经论中。雷公曰：请闻短期。黄帝曰：冬三月之病，病合于阳者，至春正月脉有死征，皆归出春[32]。冬三月之病，在理已尽，草与柳叶皆杀，春阴阳皆绝，期在孟春[33]。春三月之病，曰阳杀[34]，阴阳皆绝，期在草干[35]。夏三月之病，至阴不过十日[36]，阴阳交[37]，期在溓水[38]。秋三月之病，三阳俱起，不治自已[39]。阴阳交合者，立不能坐，坐不能起[40]。三阳独至，期在石水[41]。二阴独至，期在盛水[42]。

【注释】

①孟春始至：指立春当日。孟春，农历正月，即夏历正月，为春之开始。孟，始也。

②八极：这里指八方的边际。极，最边远的地方。

③正八风之气：《类经》十三卷第七注曰："察八方之风候也。"

④五中所主：指五脏主时。五中，五脏。

⑤却念《上、下经》阴阳、从容，子所言贵，最其下也：《类经》十三卷第七注曰："《上、下经》，古经也，阴阳、从容其篇名也。帝谓念此经义，则贵不在肝，盖特其最下者耳。"

⑥斋：古人在祭祀前或举行典礼前清心洁身以示庄敬。

⑦三阳为经，二阳为维，一阳为游部：《类经》十三卷第七注曰："经，大经也，周身之脉，惟足太阳为巨，通巅下背，独统阳分，故曰经。维，维络也，阳明上布头面，下循胸腹，独居三阴之中，维络于前，故曰维。少阳在侧，前行则会于阳明，后行则会于太阳，出入于二阳之间，故曰游部。"

⑧此知五脏终始：此言如能懂得三阳为经，二阳为维，一阳为游部之义，便可以此类推。由阳及阴，由表及里，可知五脏之终始。

⑨三阴为表：《类经》十三卷第七注曰："三阴，太阴也。太阴为诸阴之表，故曰三阴为表。"

⑩一阴至绝作朔晦，却具合以正其理：此言一阴为厥阴，厥阴为两阴交尽，阴尽则阳生，故云一阴至绝，至则阳生，绝则阴尽，阳生则如月之朔，阴尽则如月之晦。其一尽一生，终始循环，气数具合，合乎天地阴阳终始之理。朔，夏历每月初一日。晦，夏历每月的末一天。

⑪三阳脉至手太阴……合之阴阳之论：三阳，谓太阳。手太阴，

谓寸口。太阳脉至应洪大以长，今脉来弦浮而不沉，这是病脉。此应根据常度进行决断，细心体察，参合阴阳的理论，以辨其善恶。

⑫所谓二阳者……炅至以病皆死：王冰注曰："鼓，谓鼓动。炅，热也。阳明之脉，浮大而短，今弦而沉急不鼓者，是阴气胜阳，木来乘土也。然阴气胜阳，木来乘土，而反热病至者，是阳气之衰败也，犹灯之焰欲灭反明，故皆死也。"

⑬一阳者……专阴则死：《类经》十三卷第七注曰："人迎，足阳明脉也，在结喉两傍，故曰上连人迎。悬，浮。露如悬也。少阳之脉，其体乍数乍疎，乍短乍长，今则悬急如悬，其至不绝，兼之上乘胃经，此木邪之胜，少阳病也。然少阳、厥阴皆从木化，若阳气竭绝，则阴邪独盛，弦搏至极，是曰专阴，专阴者，死也。按以上三阳为病，皆言弦急者，盖弦属于肝，厥阴脉也。阴邪见于阳分，非危则病，故帝特举为言，正以明肝之不足贵也。"

⑭三阴者……上空志心：王冰注曰："三阴者，太阴也。言因此诸脉皆至于太阴者何耶？以是六经之主故也。六经，谓三阴三阳之经脉也。因此至于太阴者何？以肺朝百脉之气，皆交会于气口也。"《类经》十三卷第七注曰："交于太阴，谓三阴脉至气口也。肺主轻浮，脾主和缓，其本脉也。今见伏鼓不浮，则阴盛阳衰矣，当病上焦空虚，而脾肺之志以及心神，为阴所伤，皆致不足，故曰上空志心。按阴阳应象大论曰：肺在志为忧，脾在心为思，心在志为喜，是皆五脏之志也。"

⑮二阴至肺……外连脾胃：此言肾脉至气口，二阴指肾，肺指气口。《素问经注节解》："肾与膀胱为表里，其气本相通，肾又为胃关，脾胃之气实原于命门，故肾脉之见于寸口者，其气内归于膀胱，外连于脾胃，盖以经脉相通之气言也。"

⑯一阴独至……钩而滑：一阴，指厥阴。独至，谓不兼他脉。

厥阴脉独至寸口，是有阴无阳，经气内绝，故脉气虽浮而不鼓指，如钩而滑。

⑰此六脉者……合于阴阳：此言以上六种脉象，或阴脏见阳脉，或阳脏见阴脉，均可从寸口处反映出来，故寸口之脉可以交相合并，互通五脏，诊寸口便可了解五脏之阴阳合与不合。

⑱先至为主，后至为客：《类经》十三卷第七注曰："六脉之交，至有先后，有以阴见阳者，有以阳见阴者，阳脉先至，阴脉后至，则阳为主而阴为客，阴脉先至，阳脉后至，则阴为主而阳为客，此先至为主，后至为客之谓也。"至，谓脉至寸口。

⑲颂：《正韵》："称述也。"王冰注曰："颂，今为诵也。"

⑳三阳为父，二阳为卫，一阳为纪：马莳注曰："三阳者，即太阳也，太阳为表之经，复庇群生，尊犹父也。二阳者，即阳明也，阳明为表之维，捍卫诸部，因此为卫也。一阳者，即少阳也，少阳为表之游部，布络诸经，因此为纪也。"父，在这里有高尊之义，指太阳为六经之长，统摄阳分的作用。卫，捍卫，指阳明经脉维络于前，以捍卫诸经阳气。纪，会也，指少阳出入于二阳之间，为阳之交会。

㉑三阴为母，二阴为雌，一阴为独使：《类经》十三卷第七注曰："太阴滋养诸经，故称为母。少阴属水，水能生物，故曰雌，亦上文二阴为里之义。使者，交通终始之谓，阴尽阳生，惟厥阴主之，故为独使。"

㉒二阳一阴……九窍皆沉：二阳为阳明，一阴为厥阴，阳明属土，厥阴属木。二阳一阴相搏，是木来克土，肝邪伤胃，故为阳明主病。土不胜木，故云不胜一阴。脉更为胃气，脉动是肝气，九窍之气皆为阳明所及，今胃为肝气所伤，则胃气不行，故九窍皆沉滞而不通利。沉，沉滞也。

㉓三阳一阴……外为惊骇：马莳注曰："此言膀胱与肝为病者，膀胱胜而肝负也。三阳者，足太阳膀胱经也。一阴者，足厥阴肝经也。膀胱主病，而肝来侮之，则木来乘水，当是时膀胱为表，肝为里，膀胱邪盛，有自表入里之势，肝经不得而止之，致使内乱五脏之神，外有惊骇之状。金匮真言论曰：肝，其病发惊骇。"

㉔二阴二阳……外伤四支：《类经》十三卷第七注曰："二阴，手少阴也。二阳，足阳明也。少阴为心火之脏，火邪则伤金，故病在肺。阳明为胃土之腑，土邪必伤水，故足少阴之脉沉，沉者气衰不振之谓。然胃为脾腑，脾主四肢，火既胜肺，胃复连脾，脾病则四肢亦病矣。"

㉕二阴二阳皆交至……巅疾为狂：二阴为肾，肾属水。二阳为胃，胃属土。二阴二阳皆交至，是水土之邪交至。水不胜土，故病在肾，土胜则胃盛，故病詈詈妄行，为癫为狂。巅、颠、癫古通。

㉖二阴一阳……四支别离：《素问经注节解》注曰："病出于肾，谓病由肾出也，与前病在肺肾者不同。肾为阴脏，故其气亦阴。三焦为火腑，内贯三停，外通九窍。故肾水为病，阴气充斥，上自心脘，下及诸窍，而令闭塞如堤也。四肢本属胃土，水盛则反侮土，故亦令别离也。"堤，堤坝。四肢别离，形容四肢好像离开身体一样不为所用。

㉗一阴一阳代绝……病在土脾：一阴为厥阴，一阳为少阳，此为厥阴、少阳合病。代绝，脉来动而中止。厥阴与少阳，皆属木，病则木不生火，致心火不足而阴气至心。厥阴、少阳合病，不能转枢阴阳，故其病或在上，或在下，而无定处。出，指二便，入，指饮食。脾脉结于咽，木病犯土，病及脾土，故食不知味，大小便不知，喉咽干燥。

㉘二阳三阴……沉为脓胕：《类经》十三卷第七注曰："二阳胃

也,三阴肺也,至阴脾也,皆在,皆病也。脾胃相为表里,病则仓廪不化,肺布气于脏腑,病则治节不行。故致阴不过阳,则阴自为阴,不过入于阳分也。阳气不能止阴,则阳自为阳,不留止于阴分也。若是者,无复交通,阴阳并绝矣。故脉浮者,病当在外而为血痕,脉沉者,病当在内而为脓胕。正以阴阳表里不相交通,故脉证之反若此。"胕,肿也。

㉙阴阳皆壮,下至阴阳:《类经》十三卷第七注曰:"至若阴阳皆壮,则亢而为害,或以孤阴,或以孤阳,病之所及,下至阴阳,盖男为阳道,女为阴器,隐曲不调,俱成大病也。"

㉚上合昭昭,下合冥冥:吴昆注曰:"昭昭,天之阳也;冥冥,地之阴也,言脉阴阳合天地也。"

㉛短期:疾病之死亡日期。短,《书经》洪范:"六极:一曰凶短折。"传:"短,未六十。折,未三十。"疏:"传以寿为百二十年,短者半之,为未六十。"

㉜冬三月之病……皆归出春:《类经》十八卷第九十六注曰:"冬三月者,阴盛时也。病合于阳者,阳证阳脉也。出春,春尽夏初也。以水王之时而病合于阳者,时气不足,病气有余也。及至孟春正月,阳气发生则阳邪愈胜,阴气愈竭,若脉有死征,则出春交夏而阳盛阴衰,俱已至极,无所逃矣。"

㉝冬三月之病……期在孟春:马莳注曰:"若冬三月之病,死证悉见,在理已尽,亦可延至地有草柳有叶之时,其人始杀者,何也?有死征而无死脉也。以物生而人死,故亦以杀名之。"

㉞阳杀:吴昆注曰:"春月阳气方升,万物生育,不宜有病,今反病焉,是曰阳杀。"高士宗注曰:"春三月之病,阳气不生,故曰阳杀。杀,犹绝也。"

㉟草干:马莳注曰:"若使其脉阴阳俱绝,则不能满此三月而始

死也。期在旧草尚干之时，即应死矣，无望其草生柳叶之日也。"

㊱至阴不过十日：此言病在脾而有死征者，其死期不出十日。至阴，脾也。因夏三月为阳极盛之时，脾为至阴之脏，至阴之脏而病于阳极之时，故其死也短期。

㊲阴阳交：吴昆注曰："阴脉见于阳，阳脉见于阴，阴阳交易其位，谓之阴阳交。"

㊳溓水：《类经》十八卷第九十六注曰："溓，清也。"指为仲秋水清之时。溓，《集韵》云："一曰薄冰。"潘岳《寡妇赋》："水溓溓以微凝。"指水始凝结成冰貌。据此，则溓水似指冬初之时。

㊴秋三月之病，三阳俱起，不治自已：吴昆注曰："三阳，太阳膀胱也。俱起，两手俱起也。秋三月金王，而太阳寒水之气先时而至，是为母子相生，故不治自已。"

㊵阴阳交合者，立不能坐，坐不能起：吴昆注曰："阴阳交合，谓阴阳之气交至合而为病也。阴阳两伤，血气俱损，衰弱已甚，故令动止艰难，立则不能坐，坐则不能起也。"

㊶三阳独至，期在石水：《类经》十八卷第九十六注曰："三阳独至，即二阳并至，阳亢阴竭之候也。"吴昆注曰："三阳，太阳也，独至，惟见太阴脉至，更无他脉也。"马注似是，从之。石水，王冰注曰："石水者，谓冬月水冰如石之时。"此言有阳无阴是孤阳，阳亢阴竭已无生意，故于寒水极盛之时而亡。

㊷二阴独至，期在盛水：马莳注曰："若有肾脉来见，有阴而无阳，是二阴之脉独至也，当不死于冬而死于春，期在盛水而已。盛水者，正月雨水之候也。"此为有阴无阳之证，故遇阳胜之时而亡。

【译文】

立春之日，黄帝安闲地坐着，观看八方远际之处，候察八方所至之风,问雷公说:根据阴阳之类,经脉之道,五脏主时来分析,你认为哪一脏为最可贵?雷公回答说:春为四时之首,属甲乙木,其色青,在脏主肝,肝木之气旺于春七十二日,此时也是肝脉主时,因此我认为肝脏为最可贵。黄帝说:我记得《上、下经》及阴阳、从容等篇所说的,你认为最可贵的,却是其中最下的。

雷公斋戒七日,早晨又侍坐于黄帝之旁。黄帝说:三阳为经,独统阳分,二阳为维,维络于前,一阳行身之侧,前后出入于二阳之间,为游部,懂得这个道理,便可由此类推,而知五脏之终始。三阴为表,二阴为里,一阴为阴尽,阴尽则阳生,如月之朔晦,合于天地阴阳终始之理。雷公说:我对你所讲授的内容还是不明白。黄帝说:所谓三阳是指太阳,太阳为经,太阳之脉至于手太阴寸口,弦浮而不沉,应根据常度进行决断,仔细体察,并参合阴阳的理论以辨别其病之善恶。所谓二阳是指阳明,阳明之脉至于手太阴寸口,弦而沉急,不能鼓指,是阴气胜阳的病脉,若见发热,属阳气衰败回光返照之象,主死。所谓一阳,是指少阳,少阳之脉至于手太阴寸口,上连人迎,弦急而悬,其至不绝,这是少阳经的病脉,若见纯阴无阳的真脏脉,则主死。所谓三阴,是指太阴,肺主气而朝会百脉,为六经之所主,其脉气交于寸口,沉伏鼓动而不浮,为阴盛阳衰,上焦空虚,致肺脾之志及心神皆不足。所谓二阴指少阴,肾与膀胱为表里,肾又为胃关,少阴之脉至于太阴寸口,其气内归于膀胱,外连于脾胃。一阴是厥阴,厥阴之脉独至于手太阴寸口,是有阴无阳,经气内绝,其脉气虽浮而不鼓指,如钩而滑。以上六种脉象,或阴脏而见阳脉,或阳脏而见阴脉,均见于寸口,故寸口脉可以交相合并,互通五脏,诊寸口也就能知五脏阴阳之合与不合,如出现这些脉象,凡先至寸口的为主,后至寸口的为客。

雷公说:我完全懂得你所说的意思,我想将你所传授的经脉内容,结合所诵读的从容之道,使之能合于古经《从容》,但我还不明白其中阴阳和雌雄的道理。黄帝说:三阳总领诸经,高尊如父;二阳捍卫诸经,抵御外邪,如卫;少阳出入于二阳之间,为阳之交会,如纪。三阴滋养诸经,如母;二阴属水,水能生物,如雌;一阴是阴尽阳生,能交通阴阳,如独使。二阳一阴合病,是肝邪伤胃而阳明主病,二阳不胜一阴,则脉耎而动,九窍之气皆沉滞而不通利。三阳一阴合病,太阳经脉邪胜,一阴不能制止,因则内乱五脏,外为惊骇。二阴二阳合病,则病在肺,少阴脉沉,火邪胜肺伤脾,则四肢皆病,二阴二阳皆交至,为上邪乘水,其病在肾,土胜则胃盛,故病骂詈妄行,癫疾为狂。二阴一阳合病,为水邪乘火,病出于肾,阴气上行至心,胃土气衰不能制水,故脘下空窍皆如被堤坝阻滞而闭塞不通。四肢好像离开身体一样不为所用。一阴一阳合病,脉来动而中止,木病不能生火,则阴气至心,厥阴与少阳不能枢转阴阳,其病或在上,或在下,而无定处,食不知味,溲便不知,喉咽干燥,病在脾土。二阳胃腑,三阴肺脏及至阴脾土皆发病,则阴气不能入于阳分,阳气不能留止于阴分,阴阳互相隔绝,出现脉与证相反现象,如脉浮者病当在外为血瘕,脉沉者病当在内为脓肿,若阴阳之气皆壮盛,则亢而为害,渐下而为大病,在男子为阳道生病,在女子为阴器生病。脉之阴阳,上合天之昭昭,下合地之冥冥,故欲决病的死生之期,一定要参合一岁之中六气何气为首来推验之。

雷公问:请问疾病的死亡日期。黄帝没有回答。雷公又问。黄帝说:这些内容在古代医书中已有记载。雷公问:请问怎样就可以知道疾病的死亡日期。黄帝说:冬三月的病,如果病见阳证阳脉,到春天正月而脉象有死征的,则在春尽夏初阳盛阴衰之时死亡。冬三月的病,若死证悉见,于理已无生机,到草发芽和柳生叶之时死亡,若交春之后,脉阴阳皆绝,则死亡之期,当在正月。春三月的病，名叫阳杀，若脉阴阳皆绝，则死亡之期在旧草尚干之时。夏三月的病，若病在脾而有死征的，其死期不过十日，若阴脉见于阳，阳脉见于阴，则死期在冬初之时。秋三月的病，若两手太阳膀胱之脉俱起，可不治自愈。若阴阳交错合而为病，便立则不能坐，坐则不能起。若三阳之脉独至，则死期在冰冻如石之时。若二阴之脉独至，则死期在正月雨水之时。

方盛衰论篇第八十

精解导读

春时之阳气方盛。阴气方衰。秋时之阴气方盛。阳气方衰。此天气之盛衰也。少者之气方盛。老者之气方衰。此人气之盛衰也。

【原文】

雷公请问：气之多少①，何者为逆？何者为从？黄帝答曰：阳从左，阴从右②，老从上，少从下③，是以春夏归阳为生，归秋冬为死，反之，则归秋冬为生④，是以气之多少逆皆为厥。

问曰：有余者厥耶？答曰：一上不下，寒厥到膝，少者秋冬死，老者秋冬生⑤。气上不下，头痛巅疾⑥，求阳不得，求阴不审⑦，五部隔无征⑧，若居旷野，若伏空室，绵绵乎属不满日⑨。

是以少气之厥，令人妄梦，其极至迷。三阳绝，三阴微，是为少气⑩。是以肺气虚则使人梦见白物，见人斩血借借⑪，得其时则梦见兵战。肾气虚则使人梦见舟船溺人，得其时则梦伏水中，若有畏恐。肝气虚则梦见菌香生草⑫，得其时则梦伏树下不敢起。心气虚则梦救火阳物⑬，得其时则梦燔灼。脾气虚则梦饮食不足，得其时则梦筑垣盖屋。此皆五脏气虚，阳气有余，阴气不足，合之五诊，调之阴阳，以⑭在《经脉》。

诊有十度⑮，度人脉度、脏度、肉度、筋度、俞度。阴阳气尽，人病自具⑯。脉动无常，散阴颇阳⑰，脉脱不具，诊无常行⑱。诊必上下，度民君卿。受师不卒，使术不明，不察逆从，是为妄行，持雌失雄，弃阴附阳⑲，不知并合，诊故不明，传之后世，反论自章⑳。

至阴虚，天气绝；至阳盛，地气不足。阴阳并交，至人之所行㉑。阴阳并交者，阳气先至，阴气后至㉒，是以圣人持诊之道，先后阴阳而持之，《奇恒之势》乃六十首㉓，诊合微主事㉔，追阴阳之变，章五中㉕之情，其中之论，取虚实之要，定五度㉖之事，知此乃足以诊。是以切阴不得阳，诊消亡，得阳不得阴，守学不湛㉗，知左不知右，知右不知左，知上不知下，知先不知后，故治不久。知丑知善，知病知不病，知高知下，知坐知起，知行知止，用之有纪，诊道乃具，万世不殆。

起所有余，知所不足㉘，度事上下，脉事因格㉙。是以形弱气虚死；形气有余，脉气不足死；脉气有余，形气不足生。是以诊有大方㉚，坐起有常，出入有行㉛，以转神明㉜，必清必净，上观下观，司八正邪㉝，别五中部，按脉动静，循尺滑涩，寒温之意，视其大小㉞，合之病能，逆从以得，复知病名，诊可十全，不失人情，故诊之或视息视意㉟，故不失条理，道甚明察，故能长久。不知此道，失经绝理，亡言妄期，此谓失道。

【注释】

①气之多少：此言阴阳之气的盛衰。多者盛，少者衰。

②阳从左,阴从右:《类经》十八卷第八十四注曰:"阳气主升,故从乎左,阴气主降,故从乎右。从者为顺,反者为逆。"

③老从上,少从下:《类经》十八卷第八十四注曰:"老人之气,先衰于下,故从上者为顺;少壮之气,先盛于下,故从下者为顺。盖天之生气,必自下而升,而人气亦然也,故凡以老人而衰于上者,其终可知,少壮而衰于下者,其始可知,皆逆候也。"

④是以春夏归阳为生……则归秋冬为生:春夏属阳,为阳气由生而盛之时,故春夏之病,若见阳证阳脉者为顺,主生,若见阴证阴脉者为逆,主死。秋冬属阴,为阴渐盛而阳渐衰之时,故秋冬之病,以见阴证阴脉为生。

⑤一上不下……老者秋冬生:《类经》十八卷第八十四注曰:"少年之阳不当衰而衰者,故最畏阴胜之时,老人阳气本衰,是其常也,故于冬秋无虑焉。"

⑥气上不下,头痛巅疾:此言如阳气逆于上而不下,则形成上实下虚,故发生头痛等巅顶疾患。

⑦求阳不得,求阴不审:《类经》十八卷第八十四注曰:"厥之在人也,谓其为阳,则本非阳盛,谓其为阴,则又非阴盛,故皆不可得。"审,《说文》:"悉也。"此作"明、知"解。

⑧五部隔无征:此言五脏之气隔绝,已无明显的征象可察。王冰注曰:"五部,谓五脏之部。隔,谓隔远。无征,犹无可信验也。"

⑨绵绵乎属不满日:此言病已绵绵一息,其生命不能终日。王冰注曰:"绵绵乎,谓动息微也。身虽绵绵乎且存,然其心所属望,将不得终其尽日也。"绵绵,微细。

⑩是以少气之厥……是为少气:《素问经注节解》注曰:"前言多气之厥,此言少气之厥,少气亦厥,非尽有余者厥也。少气之人,阴阳并虚,梦多诞妄。若虚之极,则不但妄梦,而且至于昏迷不省

人事矣。绝谓悬绝，微谓微细。"三阳绝，三阴微，是言三阳之脉悬绝，三阴之脉微细，是为阴阳俱虚，故云少气。

⑪借借：杂乱众多。借，通"藉"。

⑫菌香生草：王冰注曰："草木之类也。肝合草木，故梦见之。"

⑬阳物：张志聪注曰："阳物，龙也。乃龙雷之火游行也。"

⑭以：同"已"。

⑮诊有十度：度，揣测，估计。十度，指脉度、脏度、肉度、俞度、筋度，度各有二，合为十度。

⑯阴阳气尽，人病自具：《类经》五卷第七注曰："凡此十度者，人身阴阳之理尽之矣，故人之疾病，亦无不具见于此。"

⑰散阴颇阳：此言阴阳散乱而偏颇。颇，偏，不平。

⑱脉脱不具，诊无常行：吴昆注曰："脉脱不具者，脉或不显也。诊无常行者，法不拘于一途也。"

⑲持雌失雄，弃阴附阳：此指诊断时的片面性，如持雌时失雄，附阳时弃阴。

⑳反论自章：反论，谬误的理论。自章，自然显露。章，表彰；彰明。

㉑至阴虚……至入之所行：《素问经注节解》注曰："即如天地之气，阳根于阴，阴为阳之根，是为至阴。阴虚则不能维阳而气上浮，是天气绝也。阴实本于阳，阳为阴之本，是为至阳，阳盛则天气亢而火烁水，故地气因之不足也。"高士宗注曰："至阴，太阴也。至阴虚，则人之地气不升，故天气绝。至阳，太阳也。至阳盛，则人之天气有余，天气有余，故地气不足，必阴阳并交，无有虚盛，乃至人之所行。"姑从马注。

㉒阴阳并交者，阳气先至，阴气后至：《类经》五卷第七注曰："凡阴阳之道，阳动阴静，阳刚阴柔，阳倡阴随，阳施阴受，阳升阴

降,阳前阴后,阳上阴下,阳左阴右,数者为阳,迟者为阴,表者为阳,里者为阴,至者为阳,去者为阴,进者为阳,退者为阴,发生者为阳,收藏者为阴,阳之行速,阴之行迟,故阴阳并交者,必阳先至而阴后至,是以圣人之持诊者,在察阴阳先后以测其精要也。"

㉓《奇恒之势》乃六十首:王冰注曰:"《奇恒势》六十首,今世不传。"

㉔诊合微之事:指将各种诊察得到的细微临床资料进行综合分析。

㉕五中:五脏。

㉖五度:指前文所言之十度。

㉗守学不湛:指所掌握的知识不够深湛。湛,深也。

㉘起所有余,知所不足:吴昆注曰:"起,病之始也。有余,客邪有余。不足,正气不足。言病之所起虽云有余,然亦可以知其虚而受邪矣。"

㉙度事上下,脉事因格:能揣度病情的高下,则脉可因之穷究而得其理。格,穷究也。穷之而得亦曰格。

㉚是以诊有大方:吴昆注曰:"此下论作医之方。大方,大法也。"

㉛出入有行:此言医生的一切举动应保持应有的品德。行,德行,品德。

㉜以转神明:运用精神。转,运也。神明,这里指医生的精神思维。

㉝司八正邪:八正,八节。邪,不正之气。司,候察的意思。

㉞大小:吴昆注曰:"大小,二便也。"

㉟视息视意:观察其呼吸和神情。吴昆注曰:"视息,视其呼吸

高下也。视意,视其志趣远近苦乐忧思也。"

【译文】

  雷公请问:阴阳之气有多少盛衰,如何就是逆?如何就是从呢?黄帝回答说:阳气自左而升,故其气从左,阴气自右而降,故其气从右,老年人之气先衰于下,故其气从上而下,少壮人之气先盛于下,故其气从下而上,因此春夏之病,见阳证阳脉者生,见阴证阴脉者死,反之,秋冬之病,见阴证阴脉者生,因此不论阴阳之气多少盛衰,若其气逆而不和,都能成为厥。

  问:气有余的也能成厥吗?回答说:阳气逆于上而不下于足,则足胫寒冷至膝,少壮人患此病,到秋冬则死,老年人患此病,在秋冬可生。若阳气上而不下,则见头痛一类的巅顶疾患,这类厥证,谓其属阳,则本非阳盛,谓其属阴,则又非阴盛,故求阳不可得,求阴无所知,而是由于五脏之气隔绝,无显著征象可察,如似置身于旷野一样,而无所闻,若伏居于空室一样而无所见,其生命绵绵一息,似乎不能终日。

  因此少气所造成的厥,使人梦多谵妄,其厥盛极,则令人迷乱昏昧。三阳之脉悬绝,三阴之脉微细,便是少气之候。因此肺气虚则使人梦见白色物品,及见杀人而流血狼藉,若得金旺之时,则梦见战争。肾气虚则使人梦见舟船溺人,若得水旺之时,则梦潜伏水中,似有畏恐之事。肝气虚则使人梦见菌香草木,若得木旺之时,则梦伏于树下而不敢起。心气虚则梦见救火及雷电,若得火旺之时,则梦见大火燃烧。脾气虚则使人梦饮食不足,若得土旺之时,则梦筑墙盖屋。这都是因五脏之气虚,阳气有余,阴气不足所造成,应参合五脏的见证,调和其阴阳,这些内容已在《经脉》中提到了。

  诊法有十度,就是揣度人的脉度、脏度、肉度、筋度、俞度。

凡此十度,人身阴阳之理尽概括在内,故人之疾病,亦无不具见于此。脉的搏动本无常体,若脉阴阳散乱而偏颇,或脉象不明显,故诊察时不能拘于一法。诊病时也一定要弄清病人的身份,是平民还是君卿。若对老师所传授的知识不能全面接受,医术便不会高明,诊病不能辨别逆从,这是妄行,必然持雌失雄,弃阴附阳,不知参合全面情况,进行分析,因此诊断也不会明确,这样的医术,若是传于后世,其谬误必然会在实践中暴露。

若至阴虚,则天气因地气不升绝而不降;至阳盛,则地气因天气不降而不足,能使阴阳二气交会相济而无偏胜,这唯有"至人"才能做到。阴阳二气交会相济,常是阳气先至,阴气后至。因此"圣人"掌握诊病之道,都是察阴阳先后以测其精要,《奇恒之势》六十首,将诊察所得的微细资料综合分析,以求阴阳盛衰之变,明确五脏之病情,其中之论,是取虚实的纲要,决定五度之事,一定要知道这些道理,才能诊病。因此诊病时若切其阴而不了解其阳,这种诊法,必不能行于世;若只知其阳而不知其阴,这是学术不精湛;若知左不知右,知右不知左,知上不知下,知先不知后,则其医道不会长久存在下去。一定要知丑又知善,知病又知不病,知高又知下,知坐又知起,知行又知止,使用起来才能非常条理,诊病之道,才算完备,这样的医道,可传万世而不致差错。

病的初期,见到其邪气有余,便应知其正气不足,能揆度病情的高下,则脉可因之而穷究其理。形弱气虚的,为中外俱败,主死;形气有余,脉气不足的,为脏气已坏,主死;脉气有余,形气不足的,为脏气未衰,主生。因此医家诊病有大法,应当起坐有常态,行动有品德,运用精神,保持必清必静,对病人上下观察,候八节八风之正邪,辨别五脏中邪的部位,按其脉之动静,循摩其尺肤之滑涩寒温,察其大小便的变化,参合病之形状,便可得知病是逆是从,并又可得知病名,这样诊病可以十全,也不失人情,因此诊病或视其呼吸,或察其神情,均能不失条理,由于技术高明,诊察明确,故其医道可以保持长久,若不知此道,则必然失手经旨,违背常理,乱作诊断,妄决死生之期,这叫作失道。

解精微论篇第八十一

精解导读

精者天一所生之精。微者天道之幽远也。此九九数终。复归于真元之论。悲哀喜怒。人之情也。燥湿寒暑。天之气也。阴阳者。天之道也。妇女者。天癸之所生也。此通天之道。

【原文】

黄帝在明堂,雷公请曰:臣授业传之,行教以经论,从容形法,阴阳刺灸,汤药所滋。行治有贤不肖,未必能十全。若先言悲哀喜怒,燥湿寒暑,阴阳妇女,请问其因此然者,卑贱富贵,人之形体所从,群下通使,临事以适道术,谨闻命矣。请问有毚愚仆漏之问①,不在经者,欲闻其状。帝曰:大矣。

公请问:哭泣而泪不出者,若出而少涕②,其故何也?帝曰:在经有也。复问:不知水③所从生,涕所从出也。帝曰:若问此者,无益于治也,工之所知,道之所生也。夫心者,五脏之专精也④,目者其窍也⑤,华色者其荣也,是以人有德⑥也,则气和于目,有亡,忧知于色⑦。是以悲哀则泣下,泣下水所由生。水宗⑧者积水也,积水者至阴也，至阴者肾之精也，宗精⑨之水所以不出者，是精持之也，辅之裹之，故水不行也。夫水之精为志，火之精为神，水火相感，神志俱悲，是以目之水生也⑩。故谚言曰：心悲名曰志悲⑪。志与心精，共凑于目也。是以俱悲则神气传于心，精上不传于志而志独悲，故泣出也⑫。泣涕者脑也，脑者阴也，髓者骨之充也。故脑渗为涕⑬。志者骨之主也，是以水流而涕从之者，其行类也⑭。夫涕之与泣者，譬如人之兄弟，急则俱死，生则俱生，其志以早悲，是以涕泣俱出而横行也。夫人涕泣俱出而相从者，所属之类也。

雷公曰：大矣。请问人哭泣而泪不出者，若出而少，涕不从之何也？帝曰：夫泣不出者，哭不悲也。不泣者，神不慈也。神不慈则志不悲，阴阳相持，泣安能独来⑮。夫志悲者惋，惋则冲阴⑯，冲阴则志去目，志去则神不守精，精神去目，涕泣出也。且子独不诵不念夫经言乎，厥则目无所见。夫人厥则阳气并于上，阴气并于下。阳并于上，则火独光也⑰；阴并于下，则足寒，足寒则胀也。夫一水不胜五火⑱，故目眦盲。是以冲风，泣下而不止。夫风之中目也，阳气内守于精，是火气燔目，故见风则泣下也⑲。有以比之，夫火疾风生乃能雨，此之类也。

【注释】

①龥愚仆漏之间：指一些愚昧简陋的问题。龥，《说文》："狡兔也。"漏，《素问校勘记》："漏即陋字。"

②哭泣而泪不出者，若出而少涕：《素问经注节解》注曰："哭者有声有泪，然亦有叫号而无泪者。泣者有泪无声。徐氏曰：哭之细也。出而少涕，谓泪出而少涕不出也。"

③水：此指泪，下"是以目之水生"之"水"，与此同义。

④夫心者，五脏之专精也：指五脏之精气由心来统辖。王冰注

曰："专，任也。言五脏精气，任心之所使，以为神明之府，是故能焉。"

⑤目者其窍也：指目为专精之外窍。《素问经注节解》注曰："目本肝之窍，然目之神，心之神也，故目亦其窍。"

⑥德：得的意思。《释名》释言语："德，得也，得事宜也。"

⑦是以人有德也……忧知于色：《太素》卷二十九水论注曰："故有得通于心者，气见于目，睹目可知其人喜也，有亡于己者，气见于色，视色可见其人忧也。"

⑧水宗：指水之源。《太素》卷二十九水论注曰："宗，本也。水之本，是肾之精。"

⑨宗精：指肾之精，因水液皆宗于肾，故肾精为宗精。

⑩夫水之精为志……是以目之水生也：此言目中泪出是由于神志俱悲而引起。《类经》十八卷第八十注曰："志藏于肾，肾属水也，神藏于心，心属火也，目为上液之道，故神志相感则水生于目。"

⑪心悲名曰志悲：此言心肾相感，心悲则必影响肾志，故云心悲名曰志悲。

⑫是以俱悲则神气传于心……故泣出也：此言若心肾相感而俱悲，则神与精俱上传于心，而精气不下传于肾，肾不能约束水液，故泪出。

⑬泣涕者脑也……故脑渗为涕：鼻窍上通于脑，涕出鼻，脑为髓海，髓为阴精而充于骨，故云涕泣者脑也，而脑渗为涕。

⑭其行类也：指泪与涕皆从水，故属同类。

⑮阴阳相持，泣安能独来：阴，此指肾志。阳，此指心神。由于其人神不慈而志不悲，神不慈则心神持于上，志不悲则肾志持于下，心神与肾志相持，难于感动，故虽哭泣而泪不出，此属哭不悲。

⑯夫志悲者惋，惋则冲阴：吴昆注曰："惋，凄惨意气也。冲

阴，逆冲于脑也。"

⑰阳并于上，则火独光也：此言若阳偏聚于上，则必阳亢于上。并，偏聚。火独光，指阳亢而言，亦即火热之气独盛于上之意。

⑱夫一水不胜五火：《类经》十八卷第八十注曰："一水，目之精也。五火，即五脏之厥阳，并于上者也。"

⑲故见风则泣下也：王冰注曰："冲风泣下而不止者，言风之中于目也，是阳气内守于精，故阳气盛而火气燔于目，风与热交故泣下。"

【译文】

黄帝在明堂，雷公问道：我接受你传授的医术，又向别人讲述，教的内容是经典上的理论，若是从容之形法，阴阳之刺灸，以及汤药之所滋等。但由于他们有的明智有的愚昧，在临证应用时未必能十全。在教的时候，先提出悲哀喜怒、燥湿寒暑、阴阳妇女等问题，让他们回答其中的道理，并讲述卑贱富贵，人形体之所能适从，使学者能完全通晓这些道理，并在临证时能恰当地运用，这一切我早已听你讲过了。现在想向你请问一些愚昧浅陋的问题，这些问题，都不在经典中，我想知道其中的道理。黄帝说：你问的实在是深而广啊！

雷公请问：哭泣而泪不出的，或虽然泪出而涕不出，这是什么缘故呢？黄帝说：在经书中有记载。雷公又问：不知泪液是从何处所生，鼻涕是从何处而出。黄帝说：你问的这些问题，对治疗没有什么帮助，但却是医生所一定要知道的，因为这是医学上的基本道理所在。心脏是人体五脏六腑之大主。五脏的精气均由心来统辖，目是心之外窍，光华色泽是心的外荣，因此当人有所得的时候，则喜悦现于目，在失意的时候，则忧容见于色。因此人在悲哀之时便泪下,泪是水液所生。水之本源于体内积聚的水液,积聚的水液属至阴,至阴即肾之精。来源于肾精之水液,因此不能溢出,是由于有肾精来主持辅裹,故不得妄行。水之精气是志,火之精气是神,若水火相感,神志俱悲,则目中泪出。因此谚语说:心悲叫作志悲。肾和心之精均上聚于目。因此当神志俱悲之时,则神气传于心,精气上而不下行于肾,肾志独悲,便失去了主持水液的能力,故泪出。流泪和流涕皆出于脑,脑属阴,髓主充实于骨空而藏于脑,鼻窍通于脑,故脑之水液渗出为涕。肾志为骨之主,因此泪出而涕亦随之而出,是因为属于同类的关系。鼻涕和眼泪好像人之兄弟一样,危则同死,生则同存,故当肾志先悲时,便鼻涕与眼泪俱出而横流。其因此人的鼻涕和眼泪齐出相从,是因为它们同属水液一类的缘故。

雷公说:你讲的道理深而广。请问有的人哭泣而不流泪,或尽管流泪不过很少,鼻涕不随之而出,这是什么缘故呢?黄帝说:哭泣而不流泪的,是因为他的哭并不悲伤。不流泪,是由于其神不慈。心神不慈则肾志亦不悲,心神与肾志相持,而不能相互交感,眼泪怎么能流出来呢?志悲则凄惨之意上冲于脑,上冲于脑则志去目,志去目则神不守精,精和神都离开目,则涕与泪不能禁止而流出。你不曾读过和想过经书上所说的话吗?气厥则目无所见。当人气厥的时候,则阳气偏聚于上,阴气偏聚于下。阳气偏聚于上,则有阳无阴而火热亢于上;阴气偏聚于下,则独阴无阳而足寒冷,足寒冷则生胀满。由于一水不能胜五火,故目不能视物。因此迎风而流泪不止的,是因为风邪中于目,阳气内守于精,风与热相交,故迎风则泪出。有这样的比喻,火热之气炽盛,则风生而有雨,与这种情况非常相似。

附录：《黄帝内经》问题精解

什么叫"藏象"？《内经》为什么把研究人体生命活动的理论称为藏象学说？

"藏象"一词，见于《素问·六节藏象论》。藏，指藏于体内的脏腑；象，主要指脏腑通过功能活动表现于体表的征象，同时亦包括脏腑的实质形象及其所通应的自然现象。张景岳《类经·藏象类》说："象，形象也。藏居于内，形见于外，故曰藏象。"藏象学说就是通过观察和分析表现于体表，并与天地自然相通应的生理现象，以研究和了解内部脏腑功能活动的学术理论，是独具特色的中医生理和病理生理学说。

为什么把研究人体生命活动的理论称为藏象学说？这与《内经》对人体生命活动的研究方法有关。一般而言，解剖方法是研究人体生命活动最直观和最基础的方法，应该说，古代医家为了了解人体生命活动机理，曾经有过解剖实践。"解剖"一词，最早出现者就是中医最古老的文献典籍——《内经》。为什么解剖方法在《内经》未能得到进一步发扬光大，反而采用"以象知藏"的藏象研究方法？这一方面固然因为受到当时解剖技术低下、解剖器械简陋以及封建伦理道德的限制；另一方面，更重要的是，生命在于运动，解剖所见者是已失去生命活力的尸体，即使能够观察其形态构造，亦无从了解其生理活动机制。因此学解剖方法不可能为当时的医学研究和医疗实践提供必要的人体知识，古代医家转而从另一角度，运用"以表知里，以象知藏"的方法，通过深入细致地观察、分析外在生理表现和病理征象，以推知内部的生命活动机理，这种研究方法形成了中医独特的生命观和生理学说——藏象学说。从现代科学方法论的角度考察这一学说，可以见到，"藏象"研究方法正是对生命信息的充分利用，符合信息论方法的基本原理。这种"司外揣内，以象知藏"的不打开人体黑箱的信息研究方法所形成的藏象理论，其实质是中医关于人体生理和病理生理的理论，在认识论上具有整体恒动观的鲜明特色，在方法论上则具有信息论、系统论的显著特征，与西医通过解剖实验而得出的解剖、生理学说不论在认识方法上，还是在表述方法上，均有明显不同。

可见，中医藏象学说和西医解剖、生理学说虽然都是研究人体生理活动的学术理论，但由于认识论和方法论的不同而有明显差异，两者可以互相沟通而不可互相取代。研究中医藏象学说，不可把中医五脏系统等同于西医同名解剖器官，只有走出这种对号入座式研究方法的误区，才能阐发中医学术真谛，发扬光大中医学术。

《内经》藏象学说有哪些特点？

中医将认识和阐明人体生命活动机理的理论称为藏象学说，该学说是古代医家运用"以表知里，取象比类"方法研究生命活动而形成的人体观和生理学说，其理论和方法独具一格而不同于以解剖为基础的西医生理学说。这一学说具有如下几方面特点：

(1) 以五脏为生命活动中心的系统观：《内经》认为五脏藏精神血气、魂魄志意，六腑传化水谷、运行津液。所有呼吸循环、消化吸收、代谢排泄，以至情志思维等一切精神活动和感觉动作等，都是内脏功能活动的表现。人体脏腑组织，按其功能而划分为以五脏为中心，配合六腑，通过经络运行气血津液以沟通内外表里的五大生理系统，各个系统分别负责某一方面的生理活动，这些活动的有机配合就构成了整个生命活动。所以，学习、研究藏象学说，必须把五脏视为五大生理功能系统，而不可当作五个解剖器官，这样理解才能准确把握《内经》藏象学说的本质。

(2) 五脏相通，表里关联的整体观：脏腑各有不同的生理功能，各有专职分工，但它们的活动并不是孤立进行的，而是在主神明心的统一领导下，互相通应、互相为用，各种生理活动有机联系，紧密配合，保持着阴阳相对平衡。五脏间互相滋生又互相制约，脏与腑表里相合，腑与腑共同协作传化水谷；另一方面，脏腑又通过经络的络属和气血的运行而与体表组织互相贯通，"五脏常内阅于上七窍"（《灵枢·脉度》），且与体表"五华"（面、毛、发、爪、口唇）、"五体"（血脉、皮、骨、筋、肌肉）互相通应。正因如此，《素问·灵兰秘典论》有十二脏腑"不得相失"、《灵枢·本输》有"大肠小肠皆属于胃"之说。故某一脏的太过、不及，都会影响另一脏，致其功能失调；而且体表病变可影响于脏腑，脏腑病变亦会反映于体表，这些都体现了"五脏相关""表里通应"的整体联系观念。

(3) 天人相参应的生气通天观：《内经》不仅认为人体内部是一个互相关联、协调有序的整体，而且认为人与自然是一个统一体，与外在环境息息相关，并总结出外部环境因素对体内脏腑的相应关联性，然后以阴阳五行为纲领加以分类归纳。所以在讨论脏腑功能时也就结合四时气候、地土方宜、生活环境等方面的广泛联系，总结出"春气通于肝"、肝主东方，"夏气通于心"、心主南方，脾主长夏、中央，肺主秋、西方，肾主冬、北方等藏象理论，认为正常生命活动必须与外在环境相适应，随其变化而作出相应调节，若人体的生理活动失去这种适应性调节能力，则为病态。

（4）神转不回，恒动不息的动态观：《内经》认为生命是一种不可逆转的运动变化过程，"神转不回，回则不转，乃失其机"（《素问·玉版论要》）。生命体是一个恒动不息的有机整体，人体只有保持其脏腑气机不停息地升降出入，营卫气血环周不休地运行，才能与外界不断进行物质交换，生命现象才存在，故《素问·六微旨大论》强调指出："成败倚伏生乎动，动而不已则变作矣……故器者生化之宇，器散则分之，生化息矣，故无不出入，无不升降。"认为形体（器）是生命活动（生化）的场所，只有形体解散，生命不再，生化活动才停止。《内经》正是由于对生命恒动性有着深邃见解，才认识到解剖没有生命活动的尸体不可能准确了解生理活动机制，明智地转而采用观察外部征象以了解内部生理活动的"以象知藏"研究方法。

从上述可以看出，《内经》作者对脏腑的性质、功能及其活动规律的认识，并不完全以当时解剖所见为依据，而是以生命活动过程所表现的各种征象，联系医疗实践来认识，并借用阴阳五行加以类比推理，因此贯穿着人与自然相统一、内脏相关和表里通应的整体恒动观念，形成了"视其外应，以知其内藏"（《灵枢·本脏》）这一具有独特学术特色的藏象学说。它不但是中医学的生理病理观，而且是临床辨证论治的理论基础，既是中医理论体系的重要组成部分，亦深刻反映了中医认识论和方法论特色。

附录：《黄帝内经》问题精解

藏象学说是怎样形成的？

藏象学说是古代医家在长期的生活观察和医疗实践过程中，积累了丰富资料，并运用阴阳五行、气一元论等当时的先进哲学理论整理总结而形成的，既有其客观依据，又有独特的科学内涵，所以能作为中医学术的基础而有效指导临床实践。关于藏象学说的形成，可以从三方面加以认识：

（1）比较粗略简单的解剖实践。古代医家对人体各脏腑器官组织，很早就试图通过解剖进行观察认识。《灵枢·经水》中提到"八尺之士，皮肉在此，外可度量切循而得之，其死可解剖而视之，其脏之坚脆、腑之大小、谷之多少、脉之长短、血之清浊、气之多少……皆有大数。"明显可以看出古人在这方面确曾下过功夫。《灵枢》中的《骨度》《肠胃》《平人绝谷》等篇，以至其后的《难经》等都对人体解剖构造有比较详细的记载，又如"肺者，脏之长也，为心之盖也"（《素问·痿论》），"胆在肝之短叶间"（《难经·四十二难》），"膈肓（横膈膜）之上，中有父母（心肺）"（《素问·刺禁论》）等，都是关于内脏解剖位置的明确记述。从中可见《内经》不仅对内脏的解剖位置有明确认识，就是各脏腑的形态、体积、容量、长度等，亦都有具体的数字记载。虽然古今度量衡不同，但按比例看，所载数字基本上与现代解剖学同名脏器相近。因此，现代解剖学的许多器官名称，就是沿用古代命名而来。这说明古代确曾作过一番颇为深入细致的解剖研究工作，取得了一定人体解剖知识。但是不可否认，由于科学技术条件的限制，古代的解剖知识比较粗略简单，加之在尸体上的解剖无法观察到活体的生命活动，因此解剖活动对藏象学说的主要贡献在于提供了人体形态结构的粗略图谱和脏器名称，至于各脏器的生理功能，特别是五脏的生理功能，只能够通过对生命现象和疾病征象的阴阳五行类比来推论。所以，《内经》中所称的某一脏某一腑，实际是某一系统或某一方面生理功能的代称，虽然与现代解剖器官同名，而实质内涵却不相同。

（2）观察生理和疾病征象，结合治疗实践加以认识。经过对日常生活中诸如饮食起居、视听言行、呼吸循环、消化排泄以至精神活动等各种生理现象，以及疾病过程中各种病理征象的反复观察，并参照治疗的结果以研究内脏的活动机制，是《内经》藏象研究的重要方法。例如日常饮食过程中，观察到饮食物被摄入后胃肠运动的更虚更实和饮食物的消化吸收利用，所余糟粕变成粪便、尿液等排出体外的过程，认识到消化过程是通过胃肠道的功能活动而完成的。但毕竟胃肠在分类上是属于腑，在以脏为主体的思想指导下，腑是传化水谷，输精于脏的，它的功能要靠脏行气于腑才能完成，一腑配一脏，所配之脏很自然就联系推想到与胃以膜相连的"脾"。同时从病理和治疗效果来观察它们之间的关系，又看到很多消化或营养不良的病症，运用"理脾"法进行施治，可以得到明显的效果。通过这样逐步探讨研究，于是得出如下结论：胃主受纳腐熟，如水谷之海，而脾主运化精微，为胃行其津液，两者协作而成为人身中"仓廪之官"，一切营养物质由之而资生，所以是"生化之源""后天之本"。其他如小肠在消化过程中专司泌别清浊，故称为"受盛之官"；大肠专门变化糟粕成为粪便，排出体外，故称为"传导之官"，凡此等等，都是对消化过程的生理、病理现象的长期观察而得出的结论。古代医家还认识到，消化过程是一种复杂的生理活动，除上述这些脏腑的功能外，并与三焦、命门、肝胆等的相火亦有密切关系，必须有这些器官共同发挥作用，才能完成这一任务。

从这一简单的举例中可以体会到：古人对内脏生理活动是通过长期生活观察和医疗实践来推论的。正是因此，心肝脾肺肾只能看是人体五大生理系统的代表符号，不可将其等同于现代解剖学上同名器官。

（3）引用阴阳五行学说进行推理解释。古代医家在"天人相应"思想指导下，认为人的生命活动与天地自然的运动变化有相通相应之处。人身从有生命到成长、衰老以至死亡，不断地生长变化，从体表到内脏，从形质到功能，都存在着对立统一的生理现象，这些现象运用当时哲学上盛行的阴阳五行学说可以作出恰当的阐释。例如以五行的性象特征，对照类比于五脏的生理病理，颇相吻合，因此确立了以五脏为主体的观念，把五脏与六腑、五体、五官、十二经脉等配合起来，归纳成为五大生理系统，并借用五行生克制化规律解释其内在与外在联系。这种取象比类经过相当长期的生理病理观察及医疗实践验证而得到充实完善。如脾胃具有消化吸收的重要功能，为人体一切营养的来源，这与五行中"土生万物"的性象一致，故脾胃属土。又如肝具升发、疏泄功能，主筋、主目，性急易亢，有病变时易表现眩晕、抽搐等病态，这些特征与五行的"木气升动，得风则摇"的性象亦是一致的，故肝归属于木。根据五行生克规律，木能克土，症之临床，亦确实如此，脾胃的正常运化功能需要肝胆的疏泄作用，但肝气郁结或疏泄太过则会伤害脾土，引起腹痛腹泻，这就是木克土症，这类病症单纯治脾无效，必须调肝理气，疏肝补脾等才能获效。这些生理病理关系，采用五行学说正好能够阐明它的机制，而用于诊断治疗亦确有其实用价值。可见借用阴阳五行学说推理解释内脏的生理病理机制，有其内在客观依据，因此可以说，《内经》对生理功能的认识，是贯穿阴阳五行理论的人体生理观。当然，一些脏腑的基本功能，如心主血，肺主气，气血的生理关系与五行上的心火肺金则是没有内在联系的两回事，故不能概用五行理论生搬硬套，否则就会陷入机械类比、形而上学的泥淖。

《内经》通过上述三方面的研究，特别是运用阴阳五行学说整理、归纳零散的、感性的解剖所见和生理病理现象以后，形成了系统的、具有独特医学特色的人体观——藏象学说。

《内经》把人体内脏分为哪几类？其分类根据是什么？

在《内经》成书以前，对脏腑的概念及其分类，认识还不明确，意见亦不统一，"或以脑髓为脏，或以肠胃为脏，或以为腑"（《素问·五脏别论》），有的统称脏腑为脏，如《素问·灵兰秘典论》所言之"十二脏"；亦有区别为形脏、神脏者，如《素问·三部九候论》所言之"形脏四，神脏五"等，莫衷一是。《素问·五脏别论》针对这种情况，作了明确的划分归类。该篇根据脏腑的功能、性质、形态区分为五脏、六腑、奇恒之腑三大类。其中作为生命活动中枢，有贮藏精气神功能的一类称为"脏"（五脏），脏"藏精气而不泻"，只能为精气所充满而不能为水谷所充实。形态中空像器皿，具有传化水谷功能的一类器官称为"腑"，腑"传化物而不藏"，能容纳有形的水谷实物，但必须消化排泄，"更虚更实"而不能积蓄久留。另有一类虽储藏精气而不传化物，功能似脏但形态似腑的器官，别称之为"奇恒之腑"。据《素问·五脏别论》所言，奇恒之腑包括脑、髓、骨、脉、胆、女子胞，它们虽藏精气但不藏神，且与腑和经脉没有表里络属关系（胆既为六腑之一，又"藏精汁三合"，具双重身份，为特殊者），不能称脏，但又不同于"传化物而不藏"的腑，故称为"奇恒之腑"。这种分类方法简明合理，故一直被沿用至今。

什么叫"气"？人身的气有多种不同称呼，如何区别？

气本来是古代朴素唯物主义哲学的概念术语，指细微不可见而运动着的物质微粒，它是构成世界上一切物质的本原。古代医家在建立医学理论时运用这一哲学概念，因此其涵义比较广泛。如《内经》所言，天有"天气"——风、寒、暑、湿、燥、火，其正常者称"六气"，其失常而能使人致病者则称"六淫邪气"；地有"地气"——金、木、水、火、土五行之气；人有"人气"，人气即狭义之气，是中医生理病理学说的重要概念。

由于哲学上的气具有物质性及运动性两大特性，因此人身之气是指流行于体内的精微物质，它既能营养人体，是人体生命活力的来源，又是人体功能活动的体现，生命体的物质性和功能性在"气"这一概念中得到有机的统一。

人身之气，按其存在、运行部位及生理功能的不同可分为如下几种：

（1）营气："营者，水谷之精气也，和调于五脏，洒陈于六腑，乃能入于脉中也。"（《素问·痹论》）营气出自中焦脾胃，由水谷中精专之气所化生，行于脉中，为血液的主要成分。其生理功能是"泌其津液，化以为血，以荣四末，内注五脏六腑"（《灵枢·邪客》），即除了直接营养人体脏腑组织之外，亦能化生为血液，作为血液的主要成分而起濡养全身的作用。

（2）卫气："卫者，水谷之悍气也，其气慓疾滑利，不能入于脉中，故循皮肤之中，分肉之间，熏于肓膜，散于胸腹。"（《素问·痹论》）它的生理功能是昼日行于体表，"温分肉，肥腠理，司开阖"（《灵枢·本脏》），温养肌肤，抗御外邪而保卫机体；夜则行于体内而温养内部脏腑。另外，按照《灵枢·营卫生会》等篇所述，卫气在昼夜中的出阳（体表）入阴（体内）运行规律，亦是人体存在白天醒寤、夜晚睡眠等生理节律的原因。因为卫气能固护体表，有卫外功能，而名之曰"卫"。

（3）宗气："五谷入于胃也，其糟粕、津液、宗气分为三隧。宗气积于胸中，出于喉咙，贯心脉而行呼吸焉。"（《灵枢·邪客》）宗气亦为水谷精微所化生，与吸入之大气相结合，积于胸中而"留于海（即上气海——膻中），其下者，注于气街，其上者，走于息道"（《灵枢·刺节真邪》）。因其上走息道，出喉咙，故能行呼吸而司发音；因其贯心脉，下气街，故能推动血行，保证血液在脉道中循行不息。

（4）五脏六腑之气："五味入口，藏于胃以养五脏气……是故五脏六腑之气味，皆出于胃，变见于气口。"（《素问·五脏别论》）五脏六腑之气既是胃中水谷精微之气所化生，又是各自生理功能的体现，如脾气的散精、肺气的宣降、膀胱的气化等等。而其中的肾气则是禀受于先天，充养于后天的肾精所化，为人体阴阳的根本，故后世称之为"原气""元气"，又称"元阴""元阳"，是为先天之本。脾胃居躯体之中部，故其气又称"中气"，其中胃气能受纳谷食，化生气血以充养脏腑经络、躯体形身，故又有"后天之本"之称。

（5）经气：又称"脉气"，人身中先后天精气及五脏六腑之气均行于经脉之中而输布于全身，发挥其温养形身，体现生理功能的作用，这些运行于经脉之中的气，即称为经气。

(6) 真气："真气者，所受于天，与谷气并而充身者也。"（《灵枢·刺节真邪》）真气即吸入之天气（空气，一说"所受于天"指禀受于先天的元气）与水谷所化生的营气等相合而成，其运行于经脉之中则为经气，故《素问·离合真邪论》说："真气者，经气也。"

总之，上述各种不同名称的气，主要是从其运动方式及生理功能不同加以划分，但都是营养机体，维持生命活动的基本物质，亦是人体生理功能的体现，故总称之为"正气"。

此外，气的概念还引申到病因病机、诊断、治疗等诸多方面，如邪气、淫气、疠气、温气、水气、厥气、寒气、热气等，甚至诸如药物的"四气"（寒热温凉），由口鼻入肺的五气（臊焦香腥腐）等，这些不属人体生理范畴之气，名称甚多，不胜尽述，但其取名之义，亦均不离其物质性、微粒性和动态性的特点。

关于卫气在人身中的循行路线和运行节律，《内经》有哪些论述？

《内经》论卫气循行路线，有多种不同说法，大致可归纳为如下三种：

(1) 营卫相随，同周共度。《灵枢·卫气》谓："其浮气之不循经者为卫气，其精气之行于经者为营气，阴阳相随，外内相贯，如环无端。"《灵枢·营卫生会》亦谓："（卫气）常与营并行于阳二十五度，行于阴亦二十五度。"均认为卫气行于脉外而与营气相随，同周共度。

(2) 昼行于阳，夜行于阴。《灵枢·邪客》指出："（卫气）昼日行于阳,夜行于阴,常从足少阴分间行于五脏六腑。"《灵枢·卫气行》则更详细地论述了卫气昼夜在人体中的不同循行路线:"是故平旦阴尽,阳气出于目,目张则气上行于头,循项下足太阳,循背下至小指之端。其散者,别于目锐眦,下手太阳,下至手小指之间外侧。其散者,别于目锐眦,下足少阳,注小指、次指之间。以上循手少阳之分,侧下至小指之间。别者以上至耳前,合于颔脉,注足阳明以下行,至跗上,入五指间。其散者,从耳下下手阳明,入大指之间,入掌中。其至足也,入足心,出内踝下,行阴分,复合于目,故为一周。……阳尽于阴,阴受气矣。其始入于阴,常从足少阴注肾,肾注于心,心注于肺,肺注于肝,肝注于脾,脾复注于肾,为一周。"关于卫气在体表六阳经的循行路线,历代注家均解释为按足太阳→手太阳→足少阳→手少阳→足阳明→手阳明→阴分(阴跷脉)→足太阳的次序逐经运行。但从十二经脉连接情况看,各阳经之间不存在上述直接通路,因此这种逐经依次循行的说法似不能成立。细究该段经文,所言行于某经之前,均云"其散者""别者",可见卫气系以足太阳经为主干路线,逐步散行于其他五阳经,而非逐经灌注运行。这样描述卫气昼日在六阳经的循行路线可能比较符合《灵枢·卫气行》原旨。

(3)除上述两种主要运行方式外,《灵枢·岁露论》《素问·疟论》等还提出了卫气"大会于风府"的循行方式,如《素问·疟论》谓:"卫气一日一夜大会于风府,其明日下一节。"这种卫气行经督脉,大会于风府的循行路线,显然与前述两种运行方式有所不同。

《内经》并认为卫气在人体中的运行受四时阴阳的影响,与自然界日月运行、昼夜阴阳消长节律同步相应。归纳有关内容,可知其节律主要有三:

昼夜节律:这是卫气运行的主节律。《灵枢·卫气行》谓:"阳主昼,阴主夜,故卫气之行,一日一夜五十周于身,昼日行于阳二十五周,夜行于阴二十五周,周于五脏。"《素问·生气通天论》则谓:"故阳气者,一日而主外,平旦人气生,日中阳气隆,日西而阳气已虚,气门乃闭。"其他如《灵枢·口问》的"卫气昼日行于阳,夜行于阴"等,亦都是关于卫气昼夜节律的论述。

月节律:《灵枢·岁露论》谓:"卫气之行于风府,日下一节,二十一日下至尾骶,二十二日入脊内,注于伏冲之脉,其行九日,出于缺盆之中,其气上行。"指出了卫气在循行督脉过程中的月节律。另外,《素问·八正神明论》谓:"月始生,则血气始精,卫气始行;月郭满,则血气实,肌肉坚;月郭空,则肌肉减,经络虚,卫气去,形独居。"则认为卫气在运行中尚有随月廓盈亏而呈盛衰浮沉交替的节律。

年节律:《内经》除了明确述及上面两种节律外,《灵枢·卫气行》亦言及卫气具有周期更长的年节律。"卫气之在于身也,上下往来不以时,候气而刺之奈何?伯高曰:分有多少,日有长短,各有分理,然后常以平旦为纪,以夜尽为始。"是谓一年四季,昼夜有长短,平旦有早晏,卫气的运行亦随四季昼夜长短而相应变化,从而呈现一定的年节律。

《内经》中论述了卫气的多种不同运行路线和节律,这些论述表面看似互相矛盾,但又各有其生理、病理基础:以卫气慓悍滑疾之性及温养脏腑肌腠、拒抗外邪等功能而言,应如《灵枢·营卫生会》所言之昼夜五十周次,环周于身而不息;若以卫气司寤寐而言,则又应有昼行于阳,夜行于阴之别,且人体夜间睡眠时,肌表御抗外邪及维持体温恒定的功能亦较昼日为差,这亦可理解为卫气夜间内行于脏腑所致。但细心推究,各种路线和节律亦非互相对立而不可统一者。可以认为:卫气于夜半与营气"大会"之后,一部分与营气共同周行全身表里内外,另一部分则独行五脏而平旦出行体表。这样,卫气既昼夜周行于全身表里内外,但昼日则侧重于体表六阳经之运行,夜间则侧重于体内五脏之运行。至于卫气行于督脉,则因督脉总督诸阳,风府为其与足太阳经交会穴,"太阳主外",行于体表之卫气可由足太阳别走督脉而形成分支运行途径。因此可以说,卫气在人体中是以一个多途径、多通路的闭合网络的模式运行,各不同途径中有不同的运行节律,而各种节律的整合则呈现"昼行(加强)于阳,夜行(加强)于阴"的趋势。实际上,《内经》关于卫气运行节律,是通过深入观察人体生理、病理现象而总结出来的:卫气有温养肌腠、御抗外邪和主司瘖寐的功能,而人体抗御外邪及保持体表温度恒定的功能有明显的昼夜差异,睡眠与醒寤亦有相对恒定的昼夜节律。至于卫气行于督脉,大会于风府,日下一节的路线及节律,则是基于疟病的发作机理在于外邪与卫气相争搏,而该病的发作又有明显的时间规律这种病理现象而提出。了解《内经》论述卫气运行节律的因由,有助于把握卫气运行节律的实质,避免用绝对的、互相排斥的观点看待这些节律而怀疑、否定这一理论。

卫气具有哪些重要的生理功能?

据《内经》所述,卫气具有多方面的生理功能,主要者为:

(1) 温养脏腑肌肤。《灵枢·本脏》谓:"卫气者,所以温分肉,充皮肤,肥腠理,司关合者也。……卫气和则分肉解利,皮肤调柔,腠理致密矣。"另外,卫气夜间周行五脏,故对以五脏为中心的体内脏腑组织亦有直接温养作用,而按《素问·痹论》所言,卫气"熏于肓膜,散于胸腹",则除了夜间行于五脏而起直接温养作用外,尚日夜布散于胸腹腔中而对其中之脏腑组织起间接温养作用。

(2) 司汗孔开合。《灵枢·本脏》指出了卫气"司关合"的作用,由于卫气主司汗孔关合,故与出汗及体温调节等生理过程密切相关。《灵枢·营卫生会》则指出卫气运行不循常道可致"漏泄"等异常出汗的病症。

(3) 主司寐寤。卫气晚间由体表进入体内阴分,则人合目睡寐;平旦由体内出于体表阳分,则目开而醒寤,即《灵枢·大惑论》等篇所说的"夫卫气者,昼日常行于阳,夜行于阴,故阳气尽则卧,阴气尽则寤"。《灵枢·邪客》《灵枢·营卫生会》等篇亦说明了卫气昼夜出阳(体表)入阴(体内)与寤寐睡眠的关系。

(4) 主司肢体感觉动作。《素问·逆调论》:"荣气虚则不仁,卫气虚则不用,营卫俱虚则不仁且不用。"《灵枢·刺节真邪》:"卫气不行,则为不仁。"均从病理角度反映卫气有主司人体感觉动作的生理功用,而这些功能系与营气共同协作而完成。

(5) 御抗外邪。卫气循行体表,有温养肌肤腠理,主司汗孔开合的功用,肌肤腠理是人体抗御外邪的首要屏障,故卫气有御抗外邪,使之不从肌表入侵体内的功能,一旦邪气侵犯人体,卫气即与之抗争于体表,即《素问·生气通天论》所说的"阳(卫阳之气)因而上,卫外者也"。

卫气出于上焦还是出于下焦?

按《灵枢》现行版本(明赵府敬居堂刊本),《灵枢·营卫生会》中谓:"营出于中焦,卫出于下焦。"但《太素》《备急千金要方》《外台秘要》引《删繁论》等书均作"卫出上焦"。而《灵枢·

营卫生会》原文虽然作"卫出下焦",但下文论上焦之气循行,则谓其"常与营俱行于阳二十五度,行于阴亦二十五度,一周也。故五十度而复大会于手太阴矣",又认为"人有热饮食下胃,其气未定,汗则出,或出于面,或出于背,或出于身半,其不循卫气之道(即上焦之气循行之道)而出",可见上焦之气系指卫气而言。而其后论下焦,则谓其出糟粕水液而未言其出卫气。由此可推知《灵枢·营卫生会》本意应是"卫出上焦","下"字乃是"上"字之误。盖古文上写作"丄",下写作"丅",容易互混致讹。

有人从《灵枢·卫气行》所言卫气循行方式出发,以卫气白天与黑夜由下焦足少阴肾经出入于体表六阳经和体内五脏解释"卫出下焦",虽理有可通,但《灵枢·营卫生会》所言,系指水谷入胃以后,化生营卫,其中营气由中焦直接进入脉中,而卫气则由上焦宣发输布于体表六阳经,以卫气由下焦出入体表体内为解释,未免牵强附会。至于认为卫气源自于下焦肾阳,故谓其出于下焦,则此论乃《内经》所无,未可为释。

什么叫"宗气"?有哪些主要生理功能?

宗气为人身正气之一。水谷经胃消化后,其精微与肺吸入的大气相结合而积于胸中气海者,称为宗气。《灵枢·邪客》谓:"五谷入于胃也,其糟粕、津液、宗气分为三隧。宗气积于胸中,出于喉咙,以贯心脉而行呼吸。"由此亦可见宗气的主要生理功能有二:一是行呼吸。宗气积于胸中,"出于肺,循喉咙,故呼则出,吸则入"(《灵枢·五味》)。通过宗气的推动,使肺正常开阖,发挥其司呼吸的功能。由于发音亦与气的出入有关,故言语呼吸的有力、无力均与宗气的强弱密切相关。二是贯心脉以推动血行。《灵枢·刺节真邪》认为:"宗气留于海,其下者,注于气街,其上者,走于息道。故厥在于足,宗气不下,脉中之血,凝而留止。"宗气上贯心脉,下注气街,通过宗气的推动,气血得以在经脉中正常运行,若宗气无力推动血行,则气血不流畅,可出现血脉凝滞、四肢厥冷等症状。

什么是"气化"?

"气化"一词之所指,有广义、狭义之分。狭义之气化,指膀胱储藏津液,并加以蒸腾变化,使其中之浊气废物并同多余水分成为小便而排出体外的功能,即《素问·灵兰秘典论》所说的"膀胱者,州都之官,津液藏焉,气化则能出矣"。而广义之气化,即《素问·五常政大论》所言"气止则化绝"的气化,系指气的运动变化,亦即气的分化聚合及气机的升降出入。

《内经》认为人体是一个恒动的整体,生命存在于运动之中。而人体的恒动性,即表现在其升降不息,出入不已的气化活动上。人身之中,有宗气、有营气、有卫气、有五脏六腑之气、十二经脉之气,但不论哪一种气,都是以升降出入为基本运动形式。升降,为气在体内的上下升降;出入,既指气的体表、体内出入运动,更指体内、体外的物质交换过程。脏腑的基本生理功能,如肝之升发疏泄、肺之宣发肃降、脾胃之受纳腐熟、运化转输、膀胱之决渎气化、命门相火之温煦蒸化等,均是气化功能的体现。《素问·六微旨大论》说:"物之生从乎化,物之极由乎变,变化相薄,成败之所由。""出入废则神机化灭,升降息则气立孤危。故非出入则无以生长壮老已,非升降则无以生长化收藏。升降出入,无器不有。""不生不化,静之期也。"可见气化活动即是生命的基本特征,与西医所言之新陈代谢,有异曲同工之妙。

"人生有形,不离阴阳"(《素问·宝命全形论》),故气化即阴阳之气化。阴阳是体,气化为用。气化必本于阴阳,舍阴阳则无以言气化;但阴阳又必因气化方能显其神用无穷之妙,非气化无以显阴阳生生不息之用。故论阴阳必究气化,而讲气化又不能离开阴阳。

重气化而不重形质,是中医学术特点之一,这一特点确立于《内经》。《内经》的生理病理学说以至有关疾病诊断治疗的理论,都贯穿着气化学说,深入研究这一学说,对于了解中医学术特色,指导理论研究及临床实践有重要意义。

什么叫"君火"?什么叫"相火"?

《内经》所言"君火""相火",原为运气学说的术语,指风热火湿燥寒六气中热与火二气。其中热主少阴,居子午之位,称"君火";火主少阳,居寅申之位,称"相火"。讨论运气学说的"七篇大论"中,每有"君火""相火"之称,如"君火以明,相火以位"(《素问·天元纪大论》)等,其义均属此。

人身亦有生理之火,后世因心属少阴,五行属火,又为君主之官,故称藏于心之火为"君火",而以根源于命门,寄于肝、肾、心包络、胆、三焦等脏腑的火统归为"相火"。相火因其动而可见,能协助心火以温养人身脏腑,促进全身的气化功能,有如丞相之辅佐君主,故称。由此可见,后世所指之相火,与《内经》原本意义不同。关于人身之"相火",金元明时期医家各有不同见解,李东垣直指"相火为元气之贼",赵献可亦提出"相火龙雷论",张景岳则反对"相火为元气之贼"说,认为相火乃有温煦作用的生理之火,"邪火可以言贼,相火不可以言贼",朱丹溪则立论比较全面、中肯,他认为"相火唯有裨补造化,以为生生不息之运用","天非此火,不能生物;人非此火,不能有生",但因火性易动易亢,过亢之火又每耗伤元气,故朱丹溪认为只有此种过亢之相火才"为元气之贼",对于属病理性的过亢的邪火,不可与生理的相火相混淆。朱丹溪之说,实际上亦是对《素问·阴阳应象大论》"壮火之气衰,少火之气壮;壮火食气,气食少火;壮火散气,少火生气"这一气火关系理论的发挥,结合这一理论理解后世形成的相火学说,可对"相火"概念有更深刻的认识。

什么叫作"神"?

"神"既是中医学术,亦是古代哲学的重要概念,古代医家引进了哲学上"神"的概念,并赋予医学方面的内涵,成为最基本的医学名词术语。《内经》中论及"神"的地方甚多,含义既广泛又复杂,必须加以条理分析。

首先要明确的是,中医和古代哲学的"精神"不同于现代汉语所言的"精神"。在中医和古代哲学中,精是精,神是神,两者虽然有密切关系,但又是互相独立的概念,即使"精神"并称,如《素问·生气通天论》所言的"传(抟)精神""精神乃治""精神乃央"等,亦是指精气和神明的复合称谓,与从西方翻译过来的,指人的意识、思维和心理状态的"精神"不同。另外,从字义上讲,"神"字除了作名词术语外,尚用作形容词以说明事物的神奇、玄妙,如《素问·上古天真论》的"生而神灵",以及《灵枢·邪气脏腑病形》所言之"按其脉，知其病，命曰神。……知一则为工，知二则为神，知三则神且明矣"等均是。而作为中医基本名词术语的"神"，在《内经》中包含有如下三个层次意义：

（1）指神妙莫测的自然力。如《素问·阴阳应象大论》的"阴阳者，神明之府也""玄生神，神在天为风"及《素问·天元纪大论》的"阴阳不测谓之神"；《素问·五运行大论》的"天地之动静，神明为之纪"等。天地自然的运动变化神妙莫测，又无不知照，故称之为神，又称为神明。

（2）指人的生命活力及其外在表现。这是中医关于神的最重要，亦是最深奥的概念。"人身小天地，天地大人身"，人的生命活动，与自然界运动变化一样，既复杂又奥妙，故将生命活动在整体层次上的总概括——生命活力称之为神。按《内经》所述，神与生俱来，"（男女）两精相搏谓之神"（《灵枢·本神》），处于孕育阶段的胎儿已经具有神。神既是生命的活力，又是生命存在的征象，其盛衰反映了生命力的强弱，而"神去则机息"（《素问·五常政大论》），失去了神，生命将停息而不复存在，这就是《内经》反复强调的"得神者昌，失神者亡"（《素问·移精变气论》），"失神者死，得神者生"（《灵枢·天年》）。亦正因此，不论诊病治病，都"必先本于神"（《灵枢·本神》）。由此可见，作为生命活动最高层次、概括整体生命活力的神，既包括指意识思维、情志活动等狭义之神，又不仅指意识思维情志活动，故"心主神明"的深刻含义亦非"脑主神明"所能代替者。

（3）狭义之神——人的意识思维情志活动。狭义之神则专指精神活动而言，如《素问·脉要精微论》所言的"衣被不敛，言语善恶不避亲疏者，此神明之乱也"，《素问·疏五过论》的"医不能严，不能动神"等均是。《内经》认为人的精神心理活动主要包括感知、思维、情绪三个方面,按《灵枢·本神》所言,其感觉意识由魂和魄所主持,而思维则包括心(心理)、意、志、思、虑、智等过程,而情志活动则有怒、喜、思、忧、悲、恐、惊等类型。

明确中医所言的神在不同层次上的不同含义,特别是了解其盛衰得失关系生命活力的盛衰存亡,对临床上把握疾病机理,正确诊治疾病有重要指导意义。

《内经》对人体精神活动有哪些主要论述?

《内经》对人体精神活动有深刻的认识和精辟的论述。首先,《内经》认为精神活动以精气血等生命基本物质为基础,由五脏分工协作完成:"肝藏血,血舍魂;……脾藏营,营舍意;……心藏脉,脉舍神;……肺藏气,气舍魄;……肾藏精,精舍志"(《灵枢·本神》),体现了中医认识精神活动机理的整体观念。

人体的意识感觉,是精神活动的基础部分,《灵枢·本神》认为这部分精神活动是在神主导下,由魂魄配合进行的:"随神往来者谓之魂,并精而出入者谓之魄。"关于魂魄之义,唐·孔颖达在《春秋左传正义》中解释说:"形气既殊,魂魄各异,附形之灵为魄,附气之神为魂也。附形之灵者,初生之时,耳目心识、手足运动、啼呼为声,此则魄之灵也;附气之神者,谓精神性识渐有所知。"张景岳《类经》中曰:"精对神而言,则神为阳而精为阴;魄对魂而言,则魂为阳而魄为阴。故魂则随神而往来,魄则并精而出入。……魂之为言,如梦寐恍惚,变幻游行之境皆是也。……魄之为用,能动能作,痛痒由之而觉也。"可见魄指本能的感觉和动作,魂则指有意识的感知活动,两者功能虽有不同,但都是在神主导下进行的精神活动的基础部分。

对于思维活动过程,《内经》的论述更为精辟:"所以任物者谓之心,心有所忆谓之意,意之所存谓之志,因志而存变谓之思,因思而远慕谓之虑,因虑而处物谓之智。"(《灵枢·本神》)以"心、意、志、思、虑、智"概括说明思维过程的各个环节,既准确又精当。"所以任物者谓之心":心,指心理活动;整个思维过程是由心接受外界刺激开始。"心有所忆谓之意":意,意念,指对事物的初步印象;心在接受外界刺激以后,形成了对事物的初步印象。"意之所存谓之志":志,明确、固定的记忆;意念的反复出现,加深了对事物的印象,形成了明确固定的认识,这一过程称为"志"。"因志而存变谓之思":思,思考,在对事物有比较明确认识的基础上,针对该事物进行思考,以求得更深入、全面的了解。"因思而远慕谓之虑":虑,考虑,谋划,对事物的更深刻思考,即在一般性思考的基础上,对事物的未来发展趋势作进一步的前瞻性思索,故有"深谋远虑"之谓。"因虑而处物谓之智":智,智谋,处理事物的方案;完成了前述的思维环节以后,对事物已经有了相当全面、透彻的认识,形成了比较明确、深入的见解,在此基础上制定处理该事物的策略和方案,即为智。上述思维过程的各个环节,一环扣一环,步步深入,逐步深化,显示了整个思维过程的逻辑性和条理性。笔者读经至此,每为《内经》作者对这一精神活动过程的精辟见解而叹服不已。

在情志活动方面,《内经》认为情志是精神活动对外界刺激的应激反应,并将其分为怒、喜、思、忧、悲、恐、惊七种表现类型,称为七情。对外界刺激作出正确、适度的情绪反应,是人体的正常生理功能,亦有调节脏腑气机的良性作用,但过度强烈的情绪反应,超过机体的承受能力,则损害脏腑气机,成为致病因素而称为"七情过激"。七情中怒、喜、思、悲、恐又称"五志",而分属五脏所主,由五脏分工协作完成,其中怒为肝志,喜为心志,思为脾志,悲为肺志,恐为肾志。思本来是思维过程的基本形式和具体环节,但思考过程中每带有情绪表现,且思虑过度常致脾气受伤,故而归属脾志。至于"忧",《素问·阴阳应象大论》列为肺志,盖因忧(愁忧)与悲(悲忧)情志表现相近也。另外,"惊"作为七情之一,与恐有相近之处,但恐发自于内,惊则表现于外,又略有不同。

《内经》对人体的发育成长以至衰老死亡的整个过程有哪些论述?

《内经》认为人的发育、成长以至衰老、死亡这一生命过程,有一定节律和程序,《灵枢·天年》和《素问·上古天真论》等篇从不同角度揭示其节律,了解这些节律,有助于防治疾病和保健养生。

(1)《灵枢·天年》根据人体气血和五脏精气盛衰及其外在表现,以10年为一年龄阶段,将人体发育、成长、衰老过程分为10个阶段:

成长盛壮期(10~49岁):

10~19岁:五脏始定,血气始通。好走(走:奔走,疾趋曰走)。

20~29岁:血气始盛,肌肉方长。好趋(疾行曰趋)。

30~39岁:五脏大盛,肌肉坚固,血脉盛满。好步(步行)。

40~49岁:五脏六腑,十二经脉皆大盛而平定,平盛不摇。由盛而衰,开始出现腠理松疏、荣华颓落、发鬓斑白等衰老征象;好坐。

衰老期（50~100岁）：

50~59岁：肝气衰，目始不明。

60~69岁：心气衰，血气懈惰，苦忧悲，好卧。

70~79岁：脾气衰，皮肤枯。

80~89岁：肺气衰，魄离，言善误。

90~99岁：肾气焦，四脏经脉空虚。

100岁以上：五脏皆虚，神气皆去，形骸独居而终。

(2)《素问·上古天真论》根据肾气盛衰与男女生长、发育、衰老的关系，按女子七岁、男子八岁为一年龄阶段，将人体生命过程分为：

生长发育期：女子一七至二七（7~20岁）：由肾气盛，齿更发长到天癸至，任脉通，太冲脉盛，月经来潮，开始具有生育能力。男子一八至二八（8~23岁）：由肾气实，齿更发长到天癸至，精气溢泻，开始具有生育能力。

盛壮期：女子三七至四七（21~34岁）：肾气平均（平盛稳定），真牙生而长极，进而筋骨坚，身体盛壮，发长极。男子三八至四八（24~39）：肾气平均，筋骨劲强，真牙生而长极，进而筋骨隆盛，肌肉满壮。

衰老期：女子五七（35~41岁），阳明脉衰，面始焦，发始堕；六七（42~48岁），三阳脉衰于上，面皆焦，发始白；七七（49岁）以上，任脉虚，太冲脉衰少，天癸竭，停经，丧失生育能力。男子五八（40~47岁），肾气衰，发堕齿槁；六八（48~55岁），阳气衰于上，面焦，发鬓斑白；七八（56~63岁），肝气衰，筋不能动；八八（64岁）以上，天癸竭，精少，肾脏衰，形体皆极，齿发去。

上述女子以七岁为一年龄阶段，男子以八岁为一年龄阶段，七为阳数，八为阴数，寓有阴阳配伍互寄之意，但实际上是古代医家从长期观察中发现妇女成长发育较快,衰老亦较男子为早的实际情况,根据男女生长、发育、衰老与年龄的实际关系而确定的,例如女子"二七(14岁)天癸至,任脉通,太冲脉盛,月事以时下"及"七七(49岁)任脉虚,太冲脉衰少,天癸竭,地道不通(月经闭止)"与实际生理过程十分吻合,可见这种年龄分期并非主观随意或机械套用阴阳五行,而是根据对人体生理过程的长期、深入观察,然后运用阴阳五行学说加以归纳总结而得出的结论。

《内经》怎样论述人体消化、吸收、排泄过程?

《素问·六节藏象论》谓:"脾、胃、大肠、小肠、三焦、膀胱者,仓廪之本,营之居也,名曰器,能化糟粕,转味而入出者也。"指出消化饮食,摄取营养是这些脏腑的主要功能,消化、吸收、排泄的整个过程就是由它们分工合作,共同完成的。

饮食水谷是人体赖以生存的营养来源,"人之所受气者,谷也;谷之所注者,胃也"(《灵枢·玉版》)。饮食入口,先藏于胃,胃主受纳,腐熟水谷,故称"仓廪之官""五脏六腑之海"。经胃腐熟的饮食物,下输于肠,"小肠者,受盛之官,化物出焉"(《素问·灵兰秘典论》),故"水谷入口,则胃实而肠虚;食下,则肠实而胃虚"(《素问·五脏别论》)。通过肠胃更虚更实的消化过程,水谷转化成人体所能吸收的精微物质。但六腑的功能仅是"受水谷而行化物"(《灵枢·卫气》),精微物质必须经脾的运化才能转输于经脉而布达全身,"四肢皆禀气于胃,而不得至经,必因于脾,乃得禀也"(《素问·太阴阳明论》)。通过脾的转输,一部分水谷精微化为营卫宗气，经肺输布而温养全身，另一部分则直接归藏于五脏"以养五脏气"（《素问·五脏别论》），即所谓"谷始入于胃，其精微者先出于胃之两焦，以溉五脏，别出两行营卫之道，其大气之抟而不行者，积于胸中，命曰气海"（《灵枢·五味》）。至于水谷经胃、小肠消化吸收后所剩下的残余，则"成糟粕而俱下于大肠，而成下焦，渗而俱下，济泌别汁，循下焦而渗入膀胱焉"（《灵枢·营卫生会》）。大肠为传导之官，固态之糟粕于大肠化为粪便而从肛门排出体外，其水分则经大肠吸收（"济泌别汁"），通过下焦渗入膀胱而化为尿液。人体的消化、吸收、排泄，就是这样一个既复杂，又有条不紊的过程。

《内经》对人体的血液循环有哪些论述？

《内经》认为血来源于水谷精微，化生于中焦脾胃，"中焦受气取汁，变化而赤，是谓血"（《灵枢·决气》）。水谷经脾胃消化之后，其中一部分精微物质化为营气，"营气者，泌其津液，注之于脉，化以为血"（《灵枢·邪客》）。《灵枢·痈疽》对血液的化生和输注作了更为具体的论述："中焦出气如露，上注溪谷而渗孙脉，津液和调，变化而赤，是谓血。血和则孙脉先满溢，乃注于络脉，皆盈，乃注于经脉。"可见营和血浑同一体，不可分开，营是血之质，血是营之体。故马莳说："非水谷不能生此营气，非营气不能生血。"（《灵枢注证发微》）而据《灵枢·痈疽》及《素问·经脉别论》等所言，则古人认为营气与津液化合，变化为赤色血液之处是在体表孙络，而后才汇集注入大经脉。

由水谷精微所化生的血液运行于经脉之中，"脉者，血之府也"

(《素问·脉要精微论》),"壅遏营气,令无所避,是谓脉"(《灵枢·决气》)。正常情况下,"营行脉中,卫行脉外,营周不休,五十度而复大会。……阴阳相贯,如环无端"(《灵枢·营卫生会》)。血液即与营卫一起有规律地循经脉环周不休,运行不息,从而"以荣四末,内注五脏六腑"(《灵枢·邪客》),于是五脏六腑、四肢百骸、五官九窍得到营养而能够发挥正常生理功能,即《素问·五脏生成》所说的"肝受血而能视,足受血而能步,掌受血而能握,指受血而能摄"。

在血液循环过程中,心起着主导和统率作用,"心主身之血脉"(《素问·痿论》),"心,……其充在血脉"(《素问·六节藏象论》),"诸血者皆属于心"(《素问·五脏生成》)。肝和脾则对血液起着统摄和调节作用,"脾藏营""肝藏血"(《灵枢·本神》),脾中所藏的营气注于脉中而为血,故对血具有营养、营运、统摄的功能;"人卧则血归于肝"(《素问·五脏生成》),动则血运诸经。至于肺脏,《内经》认为其在血液循环输布过程中亦起着相当重要的作用。《灵枢·营卫生会》在讨论营卫的循环时,指出卫气昼行于阳二十五周次,夜行于阴二十五周次,每行五十周次则与营气汇合于手太阴,手太阴肺经是营卫运行的起点和汇合之处。同时《内经》并认为肺为百脉所朝,百脉中的血液都要流经肺,"食气入胃,浊气归心,淫精于脉,脉气流经,经气归肺,肺朝百脉,输精于皮毛,毛脉合精,行气于府,府精神明,留于四脏,气归于权衡"(《素问·经脉别论》)。从这节经文可以看出肺输布气血,调节其运行循环的重要作用。而从气血关系的角度来说,《内经》亦认为血在经脉中的运行,全赖气的推动,肺朝百脉而主诸气,气的通滞盛衰与血液运行的正常与否密切相关,气行则血行,气滞则血瘀,特别是积于胸中的宗气,更是推动血液运行的动力所在:"宗气积于胸中,出于喉咙,以贯心脉而行呼吸焉"（《灵枢·邪客》），"宗气不下，脉中之血，凝而留止"（《灵枢·刺节真邪》）。由上可见，人身之血液就是在心的主持、气（宗气）的推动，并在肺、肝、脾的配合调节下，有规律地循行于经脉之中，营周不休而滋养全身的。

《内经》如何论述人体水液的代谢过程？

《内经》关于人体水液吸收、输布及排泄的论述颇多，但分散见于《灵》《素》各篇之中，若加以综合整理，可以见其对这一过程有相当完整而明确的认识。

《素问·经脉别论》指出："饮入于胃，游溢精气，上输于脾，脾气散精，上归于肺，通调水道，下输膀胱，水精四布，五经并行。"这段经文总括地说明了水液的吸收和输布概况：饮食中的水分经胃摄入后，"脾主为胃行其津液"（《素问·厥论》），通过脾的转输，上达于肺。肺居上焦，"上焦如雾"（《灵枢·营卫生会》），肺的宣发肃降作用通调了三焦水道，使津液通过经脉输布周身。《灵枢·五癃津液别》指出："三焦出气，以温肌肉，充皮肤，为其津；其流（留）而不行者为液。"说明水液在三焦气化作用下，其清稀者为津，布达体表起润养肌肤腠理的作用，并排泄于体外而为汗；其稠浊者为液，注于空窍关节，起濡养滑润作用。此外，尚有部分津液与营气和合而化生血液，即《灵枢·痈疽》所说的"中焦出气如露，上注溪谷而渗孙脉，津液和调，变化而赤为血"。所以津液出于体表则为汗，入于脉中则为血，后世因而有"血汗同源"之说。至于多余的水液，则由下焦注入膀胱，经膀胱气化，成为尿液而排出体外。

在津液代谢过程中，肾起着甚为重要的作用，《灵枢·本输》

说:"少阳属肾,肾上连肺,故将两脏。"肾不仅与膀胱相表里,主持膀胱的气化,而且统率三焦水腑,上连于肺,三焦是水液的道路,其气化作用亦有赖肾阳的温煦。由于肾阳的温煦,部分水液蒸腾气化而布达全身,部分则下输膀胱,化为尿液而排出体外,故后世据此而提出了"肺为水之上源,肾为水之下源"的理论。

综上所述,可见《内经》认为人体水液的输布代谢,主要是通过肺、脾、肾三脏配合三焦、膀胱二腑共同完成的。其间三焦为"决渎之官",专管水道,故其所起的作用亦极为重要,三焦功能失常,可致水道不通,正如吴崐所说:"上焦不治,水溢高原;中焦不治,水停中脘;下焦不治,水蓄膀胱。故三焦气治,则为开决沟渎之官,水道无泛溢停蓄之患矣。"(《素问吴注·灵兰秘典论篇第八》)但脏行气于腑,肺的宣发通调,脾的运化转输,肾气的开合蒸腾,又是保证三焦、膀胱气化功能正常的关键,后世有鉴于此,治疗水肿、癃闭等水液代谢障碍病症,每着重于调理肺、脾、肾三脏气机,以此促进机体的气化功能,达到恢复正常水液代谢的目的。

《内经》关于体质学说有哪些主要论述?

体质与人的寿命、疾病密切相关,是诊治疾病时所必须注重者。《素问·三部九候论》谓:"必度其形之肥瘦,以调其气,实则泻之,虚则补之。"《灵枢·经脉》谓:"其少长大小肥瘦,以心撩之,命曰法天之常。"《素问·五常政大论》则谓:"能(耐)毒者以厚药,不能毒者以薄药。"均强调体质是诊治疾病的重要依据。纵观《内经》全书,主要从如下三方面研究和论述人的体质特点:

(1)从脏腑的虚实及气血的盛衰认识体质。脏腑是生命活动的中心,气血是维持生命的基本物质,脏腑气血的强弱盛衰决定了人的体质状况。《灵枢·本脏》谓:"五脏者,所以参天地,副阴阳而连四时,化五节者也。五脏者,固有小大、高下、坚脆、端正、偏倾者,六腑亦有小大、长短、厚薄、结直、缓急,凡此二十五者,各不同,或善或恶,或吉或凶。""五脏皆坚者,无病;五脏皆脆者,不离于病。"虽然五脏居躯体之内,气血行于经络之中,眼不可见,但可"视其外应,以知其内藏"(《灵枢·本脏》),从而推知其体质之强弱。《灵枢·五变》《灵枢·本脏》等篇对如何从形身外候了解内部脏腑的强弱大小、结直缓急、厚薄坚脆,从而推知体质状况和发病倾向,作了详细论述。

(2)从整体阴阳盛衰情况认识体质。"人生有形,不离阴阳"(《素问·宝命全形论》),阴阳的盛衰偏颇决定人的气质和发病倾向,因此可以阴阳为纲领划分不同体质类型。但体质仅分阴阳两类,似嫌笼统,故《灵枢·通天》即从阴阳之偏胜、气血之清浊滑涩进一步把体质分成"太阴之人""少阴之人""太阳之人""少阳之人"和"阴阳和平之人"五种类型,指出各型体质的外貌形态、性格特征、发病倾向及治病时的注意要点。

(3)从五行偏胜情况认识体质。《灵枢·阴阳二十五人》谓:"先立五形金木水火土,别其五色,异其五形之人,而二十五人具矣。"篇中结合五行学说,将体质分为"木形之人""火形之人""土形之人""金形之人"和"水形之人"五大类型,每一大类型再分为五种小类型,共二十五型以归纳概括人群的体质,故称"阴阳二十五人"。对于每种体质类型的肤色、形态、性格等特点,该篇都作了较详细的说明,用以作为分型标准,同时亦指出各型的体质特点及相应的治疗原则。

附录:《黄帝内经》问题精解

　　上述三种体质分型方法,虽其标准不同,但都是从不同角度对人群体质的普遍特征的归纳和概括,据此可以从外貌形态了解内在脏腑气血的虚实、阴阳的盛衰和五行的偏胜,从而为诊治疾病提供体质方面的参考,《内经》体质学说的实践意义,亦正在此。当然,其中对阴阳、五行各型体质的人物性格的论述,视性格为固定不变,带有一定的形而上学倾向,故易被后世宣扬唯心、迷信思想的星相家所利用。但这种重视体质与疾病和治疗的关系的积极思想,一直为后世所继承。虽然临床不一定按《内经》分型方法认识病人体质,但了解体质的阴阳盛衰、五行偏胜和脏腑气血强弱,却是诊治疾病时所不可忽略的。

　　除上述关于体质的三种主要分型外,《灵枢·逆顺肥瘦》指出体质有肥人、瘦人、常人及壮士等不同;《灵枢·卫气失常》有肥人、膏人、肉人、脂人、众人(常人)的体质分型;而《灵枢·论勇》则将体质分为勇、怯两类。同时,《内经》尚认为体质不仅决定于先天禀赋的强弱,亦与男女性别差异、年龄大小及后天多种因素,特别是地理气候和社会生活环境的影响密切相关。如《灵枢·五音五味》指出"妇人之生,有余于气,不足于血,以其数脱血也,冲任之脉,不荣于唇口,故无须也"的不同于男子的体质及生理特点;《素问·血气形志》则认为人的体质状况受生活条件及社会环境所影响,随形志苦乐而不同;至于不同地域的人群在不同地理环境、气候条件和生活习惯影响下所形成的不同体质,在《素问·异法方宜论》中尤有详细讨论,这些都是中医"因人因时因地制宜"这一基本治疗原则的理论根据,亦应视为《内经》体质学说的组成内容。

《内经》重视脾胃的学术思想体现于哪些方面？

重视脾胃的生理功能，强调其在人体生命活动中的重要作用，是《内经》的重要学术思想，这一思想主要表现于如下几方面：

第一，《内经》不仅称"脾胃者，仓廪之官"（《素问·灵兰秘典论》）、"仓廪之本"（《素问·六节藏象论》），而且《素问》中专立《太阴阳明论》一篇，以阐发脾胃的重要生理功能及其相互关系，论中指出："四肢皆禀气于胃。……脾者土也，治中央，常以四时长四脏，各十八日寄治，不得独主于时也。脾脏者，常著胃土之精也，土者生万物而法天地，故上下至头足，不得主时也。……脏腑各因其经受气于阳明。"其中"脾不主时"之说，实际上系强调脾"上下至头足，不得主时"而无时不主，而把脾胃配属五行之土，亦是以大地生养万物来譬喻、强调其长养五脏六腑、四肢百骸的重要功能。

第二，《素问·太阴阳明论》《素问·痿论》《灵枢·海论》《素问·五脏别论》都有"胃者，水谷之海也"之说，《灵枢·玉版》谓"胃者，水谷气血之海也"，《素问·逆调论》谓"胃者，六腑之海"，《素问·玉机真脏论》谓"胃者，五脏之本也"，均以"海""本"喻胃之生理功能，实际上亦是对脾胃受纳、腐熟、运化水谷精微，化生气血津液，营养脏腑经络、四肢百骸这一重要生理功能的再三强调，后世因而有"脾胃为后天之本"之说。

第三，诊法方面，《素问·平人气象论》强调"脉以胃气为本"，指出："平人之常气禀于胃，胃者平人之常气也。人无胃气曰逆，逆者死。……故人绝水谷则死，脉无胃气亦死。所谓无胃气者，但得真脏脉,不得胃气也。"以脉之胃气有无、多少作为区分四时五脏平病死脉,指出真脏脉之所以主死,原因在于无胃气,同样是对脾胃重要性的高度强调,后世亦把"胃、神、根"作为脉象的基本要素,以其有无盛衰作为判断病情进退、预后吉凶的标准。而《素问·玉机真脏论》中关于"五实、五虚"症的预后,有"浆粥入胃,泄注止,则虚者活;身汗得后利,则实者活"之说,亦以胃气的有无、通闭判断虚症和实症的预后吉凶死生。《素问·五脏生成》认为:"凡相五色之奇脉,面黄目青、面黄目赤、面黄目白、面黄目黑,皆不死也。面青目赤、面赤目白、面青目黑、面黑目白、面赤目青,皆死也。"王冰注谓:"凡色见黄,皆为有胃气,故不死也。无黄色而皆死者,以无胃气也。五脏以胃气为本,故无黄色,皆曰死焉。"说明望诊亦以胃气有无判死生。凡此等等,均是《内经》重视脾胃的学术思想在诊法方面的反映。

上述三个方面,说明《内经》对脾胃生理功能,特别是胃气的重要性的高度重视。这种重视脾胃的学术思想,对后世医家有甚大影响,李东垣《脾胃论》即秉承《内经》这一思想,书中谓:"历观《内经》诸篇而参考之,则元气之充足,皆由脾胃之无所伤……脾胃之气既伤而元气亦不能充,而诸病之所以由生也。"其所创立的补土学派,强调脾胃为后天之本,在治疗上倡言"补肾不如补脾",虽立论有所偏颇,但对慢性虚弱性疾病的治疗,确亦有独到之处。

如何理解肺主治节的功能?

《素问·灵兰秘典论》说:"肺者,相傅之官,治节出焉。"这句话概括地反映了肺的功能。肺在十二脏腑之中的职能,好像丞相辅助君主，辅佐心脏调节治理全身脏腑经脉、气血津液，从而使生命活动有条不紊，依着一定的规律进行。对于肺主治节的功能，可从以下两方面理解认识。

第一，心主血，肺主气，心肺同居膈上，气血协调，才能正常循环运行，这就体现了肺有助心行血的功能。且气血两者相辅相成，互相为用，所谓"气为血帅，血为气母""气行血行，气滞血瘀""血虚气虚，血脱气脱"，这些理论都说明了气血的密切关系，而实际上亦是心肺关系的体现。《素问·经脉别论》说："食气入胃，浊气归心，淫精于脉，脉气流经，经气归于肺，肺朝百脉，输精于皮毛，毛脉合精，行气于府，府精神明。"这种脉气流经，经气归肺，肺朝百脉，输精皮毛的过程，亦反映出肺佐心调节血液循环的治节作用。因此张景岳说："肺主气，气调则营卫脏腑无所不治。"这是肺通过对人身之气（亦包括饮食精微化生之气和吸入的天空之清气）的主持和调节，从而发挥其佐心治节作用的具体表现之一。

第二，肺的另一治节作用体现于本身所处的位置和宣发肃降、通调水道的功能。《素问·痿论》说："肺者，脏之长也，为心之盖。"《灵枢·九针论》谓："肺者，五脏六腑之盖也。"由于肺居诸脏之上，有如脏腑华盖，不断接受中焦输送的水谷精微，一方面宣发以熏肤充身泽毛，有如雾露的灌溉；另一方面肃降以通调三焦水道，使水精四布，五经并行，下输膀胱。如肺失通调，则水液代谢障碍，可致癃闭、水肿等病，故有"肺主行水""为水之上源"的说法。肺的这种宣发肃降、输布水谷精微、通调水道的功能，亦是其治节作用的另一表现。

为什么"魄门亦为五脏使"？
这一理论对临床有何指导意义？

"魄门亦为五脏使"，语出《素问·五脏别论》。魄，为"粕"的通假字，魄门即排出糟粕的门户，现称为"肛门"。魄门位于传化之府（六腑）的末端，是糟粕废物排出体外的门户。六腑不仅受纳水谷，通过消化吸收后分清别浊，传化糟粕，同时亦"受五脏浊气"——接受五脏气化过程中生成的代谢产物，这些"浊气"同水谷糟粕一样，都要通过魄门排出体外，因此不仅"受五脏浊气"的六腑是五脏的使者，位于传化之府末端、排出五脏浊气的魄门亦同样是"五脏使"。"五脏使"，指魄门和六腑既为五脏服务，又受五脏所控制、役使。

"魄门亦为五脏使"的理论，说明了魄门与五脏的密切生理关系。据此，一方面诊病时可以通过诊察魄门的启闭情况以了解五脏病变，如魄门不能正常开启（大便秘结）不仅由于阳明胃家实，亦可因于脾虚失运、肝气郁结、肾阳虚衰等五脏病变；而魄门开启过度，失于固闭，亦可责之脾阳不升、肝木侮脾、命门火衰等。另一方面治疗时既可以通过治魄门以调理五脏，又可以通过治五脏以调整魄门启闭功能，例如吴鞠通《温病条辨》中用宣白承气汤治痰热壅肺、牛黄承气汤治邪热闭阻心包；又如温补肾阳命火的半硫丸和四神丸分别用来治疗阳虚便秘和五更泄泻、疏肝理气的四磨饮和疏肝理脾的痛泻要方分别用以治疗气滞便秘和肝气乘脾腹泻等等，均是这一理论在临床上的实际运用。

如何理解"凡十一脏皆取决于胆"?

"凡十一脏皆取决于胆"语出《素问·六节藏象论》。该篇在讨论"藏象"时,对十一脏腑(不包括胆)的主要生理功能及其与体表组织、自然界四时阴阳的通应联系作了概括论述,并于其后提出"十一脏取决于胆"之说,从而强调胆对人体生命活动的重要影响。为什么说"凡十一脏皆取决于胆"?历代诸家主要从如下三个方面做出不同解释:

(1)从内脏与四时通应关系来说,胆属甲木,主少阳春升之气,自然界万物的生长化收藏,要取决于始春生发之气是否正常,内脏功能亦与此相应,故李东垣《脾胃论》中说:"胆者,少阳春升之气,春气升则万化安,故胆气春升,则余脏从之。"

(2)一些医家则从人体精神活动与脏腑功能的关系作出阐释,如吴崑于《素问吴注》中谓:"脏气所发不能自决,而皆取决于胆,由其中正刚断,故果敢而直行也。"盖胆为"中正之官,决断出焉"(《素问·灵兰秘典论》),胆气健旺,则勇敢果断,而一身之气亦因胆而壮,邪不可干。此亦即《素问·经脉别论》所言之"勇者气行则已,怯者则着而为病也",以之解释"凡十一脏皆取决于胆",亦不无道理。

(3)张景岳《类经·藏象类》中谓:"五脏者,主藏精而不泻,故五脏皆内实;六腑者,主化物而不藏,故六腑皆中虚。唯胆以中虚,故属于腑;然藏而不泻,又类乎脏。故足少阳为半表半里之经,曰中正之官,又曰奇恒之腑,所以能通达阴阳,而十一脏皆取决乎此也。"则从胆能通达阴阳的角度立论。

附录:《黄帝内经》问题精解

总而言之,"十一脏取决于胆"之说系从一个侧面体现了《内经》藏象学说的整体观:人体内脏虽有脏与腑之别,但无贵贱之分,它们之间互相为用,互相促进,构成一个互相联系的有机整体。

"脾主运化"之说是不是出于《内经》?

近代论及脾的生理功能时,常将"脾主运化"列为首要。不少人以为该语出于《内经》,但通观《内经》全文,并未有直接言及"脾主运化"者。据笔者所知,直接提出脾"主运化精微"者,始于宋代严用和。严用和于《脾胃虚实论》中谓:"(脾)运化精微,灌溉诸经。"该说为后人立论时所引用,近代在整理中医藏象学说时,更以"脾主运化"概括其运化水谷精微和运化水湿的重要生理功能,成为中医著作所常见的名词术语。

然而,对于脾运化水谷精微及水湿的功能,在《内经》中确有诸多论述,如《素问·太阴阳明论》即明确指出:脾"为胃行其津液","四肢皆禀气于胃,而不得至经,必因于脾,乃得禀也。今脾病不能为胃行其津液,四肢不得禀水谷气。"《素问·经脉别论》亦谓:"饮入于胃,游溢精气,上输于脾,脾气散精,上归于肺。"至于《素问·刺禁论》,则以"脾为之使,胃为之市"为喻,以说明脾胃之间既分工不同,又相因为用的生理功能。喻胃为"市",说明胃具有禀受、容纳水谷的功能;喻脾为"使",则指其运化输布的功能而言。由于水谷精微靠脾的运化转输而布达全身、正常代谢,脾气虚则水谷失于运化,一方面饮食精微不能化生气血以营养脏腑组织,另一方面水湿亦因而停滞不行,代谢失常。而水湿的过分停积反过来又加重脾运化水湿的负荷,脾气因之受伤而更虚,故《内经》

又指出:"脾恶湿"(《素问·宣明五气》),"诸湿肿满,皆属于脾"(《素问·至真要大论》)。

于上可见,《内经》对脾的生理功能和病理特点作了相当全面的论述,这些有关内容成了中医认识脾的生理病理的理论基础,后世医家整理和总结了《内经》的有关理论,将其概括为"脾主运化"一语。因此,"脾主运化"之说,原文虽然不是直接引自《内经》,但其理论渊源却出于《内经》,是对《内经》理论的归纳和概括。

为什么说脾不主时,又说脾主长夏?

"脾不主时"说见于《素问·太阴阳明论》。《内经》认为人体五脏与自然界时令季节互相通应,其中肝主春,心主夏,肺主秋,肾主冬,唯脾不独主于某一时令季节。其原因何在?《素问·太阴阳明论》认为:"脾者土也,治中央,常以四时长四脏,各十八日寄治,不得独主于时也。脾脏者,常著胃土之精也,土者生万物而法天地,故上下至头足,不得主时也。"从脾的五行属性及生理功能两方面说明脾不主时的原因。在五行属性方面,自然界的土"生万物而法天地",脾既属土,则时时刻刻发挥其长养万物的功能,不能独主一时。从生理功能方面看,脾"常著胃土之精"——输布胃中水谷精微,"上下至头足""常以四时长四脏",人身的脏腑组织一刻亦离不开脾所运化输布的"胃土之精"的滋养,正是由于脾具有"孤脏以灌四傍"(《素问·玉机真脏论》)的功能,因此不能专主于一时。脾不主时,实际上亦就是无时不主,即"常以四时长四脏,各十八日寄治"——把每一季节末之十八日,划为脾土主令之时。于上可见,"脾不主时"之说,系从脾的生理功能及与五行中"土"

气的属性相类比而得出的结论,实际上是对脾的重要生理功能的强调,后世认为"脾胃为后天之本",即以此为重要立论根据。

"脾主长夏"说见《素问·脏气法时论》《灵枢·顺气一日分为四时》诸篇。长夏为农历六、七月份,正当夏秋之交,其时阳热下降,水气上腾,湿热熏蒸而燥令未行,为一年中湿气最盛的季节,湿气通于脾,脾主运化,人体感受湿邪,则脾气易受其遏阻而影响运化功能。脾气为湿所遏,失其健运,则水谷津液不能正常运化输布,湿浊停积滞结,故这一季节以腹满、泄泻、痢疾等脾运失常的病变为多见。因此从病理上来说,脾的病变与长夏的气候特点有密切关系。再从四时(五季)与五行关系而言,夏属火主热,火生土,长夏为湿土主令用事之时,而脾为太阴湿土之脏,而且长夏处于属阳的春夏和属阴的秋冬之间,为阳初入阴之时而称为"至阴",脾于五脏之中亦处于属阳的心肺和属阴的肝肾之间,同样称为"至阴",故若一年分为五季而配属五脏,亦以长夏为脾主令之时。

可见,"脾不主时"与"脾主长夏"二者提法虽有不同,但一以生理功能而言,一从病变机理立论,两者立论角度不同,可以互参而并不矛盾。而且,这两种理论对临床辨治疾病亦各有其指导意义:"脾不主时"说强调脾胃功能的重要性,提示我们治病用药要顾护脾胃中气,如张景岳即说:"五脏皆有脾气,脾胃中亦有五脏之气。故善治脾者,能调五脏即所以治脾,治脾胃能进食即以养五脏。"李中梓更明确提出"脾胃为后天之本"之说。至于李东垣《脾胃论》更力主从脾胃中气入手以调治五脏病,成为补土派之嚆矢。另一方面,临床上对长夏所常见之泄泻、痢疾、中寒腹满等时令病,亦多从健脾祛湿入手而收效,则是从"脾主长夏"而立法。可见两者虽从生理和病理两种不同角度立论,但均能正确说明脾的生理或病理特点,故皆切于临床实用而不可偏废。

为什么说"脾为孤脏""三焦为孤腑"?

"脾为孤脏"系从脾不主时、寄旺四季以及脾的五行属性而言。肝心肺肾四脏与一年春夏秋冬四季相应,而脾则不专配一季,"常以四时长四脏,各十八日寄治,不得独主于时也"(《素问·太阴阳明论》),这是脾独特于其他四脏之处。另外,从脾的五行属性及生理功能看,脾属土主中央,为后天之本,五脏六腑皆赖脾胃化生的水谷精微滋养,故脾又与配属于东西南北四方的四脏不同。再以五脏在体内的部位而言,心肺同居膈上,肝肾同处下焦,脾则独居于中。故《素问·玉机真脏论》谓:"脾为孤脏,中央土以灌四傍"。(参见上条"脾不主时"之有关内容。)另外,《素问·逆调论》论骨痹症身寒而不能冻栗的病机时,又有"肾为孤脏"之说,则指相对于肝之相火、心之君火而言,肾为孤阴之脏,以此说明"一水不胜二火,故不能冻栗"的病机。不过,后世仍多从"脾为孤脏"之说。

"三焦为孤腑"则从脏腑配合及三焦的生理功能特点立论。脏五腑六,胆、胃、小肠、大肠、膀胱分别与肝、脾、心、肺、肾阴阳相配,表里对应,唯三焦以其分布部位最广,贯连胸腹腔上中下三部分,与五脏无直接配伍,故张景岳谓:"于十二脏之中,唯三焦独大,诸脏无与匹者,故名曰'是孤之腑'也。"从功能看,三焦为一身气化之所终始,水液的道路,内历躯体上、中、下部,外通腠理,下达膀胱,与其他五腑配合五脏的生理功能和生理特点不同,故《灵枢·本输》谓:"三焦者,中渎之腑,水道出焉,属膀胱,是孤之腑也。"

为什么胆既为六腑之一又为奇恒之腑？为什么称胆为"中正之官"？

胆作为体内脏腑之一，从其形态而言，与肠胃膀胱等一样，都属空腔性脏器，且附于肝，肝胆相照而互为表里，而从其与经脉的络属关系而言，又属于足少阳经，因此据《素问·五脏别论》等篇所总结的脏腑划分标准，应归属于与五脏互为表里的六腑之一。但是胆虽然形态中空属腑，而其中所藏者却为精汁（胆汁），与肠胃膀胱等所藏的水谷或其所化生的糟粕不同，故《灵枢·本输》谓其为"中精之腑"，杨上善《太素》亦注释说："胆不同肠胃受传糟粕，唯藏精液于中也。"而《难经》则谓其为"清净之腑"。正因胆这一不同其他五腑的生理功能，《素问·五脏别论》将之与脑、髓、骨、脉、女子胞列为同类，以其形态似腑（空腔），功能似脏（藏精气）而称为"奇恒之腑"。其实，在藏象学说的形成发展过程中，胆因其独特之处而在属脏属腑的问题上曾经经历了一番变化，《淮南子·精神训》中把胆与肝脾肺肾并列为五脏而"心为（五脏）之主"，当是藏象学说的早期理论，而《内经》则将其归属于六腑，为了进一步说明其的生理特点，又称之为奇恒之腑，因而胆以一腑而兼有两名。

至于胆为中正之官，系因胆有"主决断"的功能，肝胆互为表里，肝主谋虑，胆主决断，肝之谋虑非胆不能断，故《素问·灵兰秘典论》将其功能类比于"中正之官"。"中正之官"负有考核职官、举荐人才的责任，须具正直无私、决断准确的品德，故以其类比于胆。

三焦作为六腑之一，究竟是有形还是无形？

《内经》把三焦作为六腑之一，与其他五腑并称，《素问·灵兰秘典论》把它列为"十二官"之一，指出其为"决渎之官，水道出焉"，《素问·六节藏象论》亦说："脾、胃、大肠、小肠、三焦、膀胱者，仓廪之本，营之居也，名曰器，能化糟粕，转味而入出者也。"均将之与其他五腑等同齐观。按《内经》有关脏腑的概念，六腑"其气象天，故泻而不藏"，"实而不满"（《素问·五脏别论》），则三焦当为一空腔脏器。而《灵枢·本脏》更有"密理厚皮者三焦膀胱厚，粗理薄皮者三焦膀胱薄……"之说，更说明古人心目中的三焦应是一个有厚薄、有形质的脏器。但问题在于《灵枢·营卫生会》把三焦分为上、中、下三部分，该三部分囊括了整个胸腹腔，并且认为"上焦如雾，中焦如沤，下焦如渎"，《灵枢·本输》又谓三焦"是孤之府也，是六腑之所与合者"，这就为其后《难经》"有名无形"之说埋下了伏笔。然而《灵枢·营卫生会》虽然将三焦分为三部分，并将其功能由出水道的"决渎之官"扩大到参与整个水谷代谢过程，但并没有说其"有名无形"，可以说《灵枢·营卫生会》的作者认为三焦是一个能联系胸腹腔中诸脏腑，协助沟通各脏腑完成"如雾、如沤、如渎"这一饮食水谷消化、吸收、输布、排泄功能的器官。

《难经》除了继承《灵枢·营卫生会》的"三部三焦说"之外，并更进一步扩大了三焦的功能，认为三焦是"元气之别使""气之所终始""主持诸气"，特别是提出"脏六腑五"、三焦是"外腑"、

"有名无形"之说,因而开启了后世学术争鸣的衅端。自《难经》以后,历代关于三焦有形无形、形状如何的问题,争鸣不已。其中如《中藏经》《备急千金要方》,明·李梴的《医学入门》,孙一奎的《医旨绪余》等,亦均引用《难经》的观点,同意三焦"有名无形"之说。另一派医家则从《内经》有关论述出发,力倡三焦确有其形,反对《难经》等的无形说,但对三焦究指解剖上的何脏器,则又见解各异:明·虞抟《医学正传》认为三焦是指整个胸腹腔腔体而言,张景岳《类经附翼》则认为是指胸腹腔内层(脏层);宋·陈无择、徐遁等认为三焦是指腹腔后壁的脂膜(即肾脂肪囊),清·唐容川《血症论》则认为是"人身上下内外相联之油膜(网油)";清·罗美《内经博议》认为三焦是胃部上下的框廓(即现在所说的上、中、下脘),唐·杨玄操、元·王好古等则持三段三焦说,认为"头至心、心至脐、脐至足,呼为三焦"。而清末民初之章太炎、陆渊雷等参考西医解剖学说,又认为三焦是指腔体中之淋巴管。现代关于三焦形质的说法更多,有认为三焦是指神经系统,有认为指循环系统,甚至有认为指胰腺、乳糜池等等。总之历代关于三焦形态实体各呈己说,莫衷一是,然而多数见解均执一隅之偏而难以得到学术界的公认。

为什么历代医家关于三焦形态实体的见解有如此大的差异?这与中医藏象学说的实质和特点有关。藏象学说中的各个脏与腑,虽然用解剖所见的器官命名,但主要是对人体生理功能的研究和表述,因此不论脏还是腑,都不是指某一孤立器官,而是代表了人体某一方面或某一系统的生理功能,而且其所代表的生理功能,有时与现代解剖生理学可能完全不同,如中医五脏的脾(脾系统)即与作为解剖器官的脾脏完全不同。考究古人设立三焦一腑的原因,起初应该是为了解释人体水液代谢机理:古代没办法观察到肾小球和肾小管对血液中水分的过滤和重吸收作用,而解剖又发现胃肠道与肾或膀胱之间并无管道直接通联,为了说明人身特别是胃肠道中多余的水液如何归藏于膀胱并化成尿液排出体外,故提出了"三焦"这一能够疏导人体多余水液,使之流向膀胱的"决渎之官"。

应该说,古人心目中的三焦,亦具有其相应的解剖实体(尽管其所认为的实体与三焦的功能不相符),究竟何者为古人心目中的三焦实体?看来,张景岳、唐容川等分别认为三焦是胸腹腔内层、网油、肾脂膜,虽未恰当,亦不无道理:胸腹腔中除了已经认识并命名为相应脏腑的器官外,在形态上能够把胃肠及其他脏腑与肾和膀胱联系起来者,当推胸腹腔内壁(脏层)及与其连缀在一起的横膈膜、肠系膜、大网膜、肾脂肪囊等组织。这些组织所构成的实体,中空而符合"腑"的形态特点,而胸腹腔脏层的红赤色及其为胸膈、泌尿生殖膈所分成的三个部分亦符合"焦"及"三"的含义,故古人将之作为六腑之一,认为其有疏导、决渎水液的功能,并命名为"三焦"。又因为其包围、联通了位于胸腹腔中的所有脏腑,故称其为"六腑之所与合"。迨至《灵枢·营卫生会》,为了阐明包括水液代谢在内的饮食水谷受纳、消化、吸收、排泄过程,因此明确提出三焦的三部划分和"上焦如雾,中焦如沤,下焦如渎"的功能。到了《难经》,又为了进一步说明人体包括水谷代谢在内的整个气化过程,以及肾中元气布达全身的机制,更在《灵枢·营卫生会》的基础上,并结合"肾合三焦膀胱"(《灵枢·本脏》)、"少阳属肾"(《灵枢·本输》)等理论而提出三焦为"气之所终始"、"元气之别使"之说。鉴于三焦功能如此之巨大,而且人身之气及气化功能又可意会而不可得见,因而又提出三焦"有名而无形"之说,如此一来,去《内经》关于三焦的原本立意也远矣。

了解有关三焦理论的发展演变过程,既可帮助认识历代关于其形态实体争鸣不已的症结所在,亦可以加深对中医脏腑实质的理解,从而避免犯下把中医的五脏六腑等同于西医同名解剖器官这种认识上的错误。

如何从生理病理角度理解"肾主纳气"的理论?

肾主纳气是后世医家从肺肾相关,经脉联系,以及宗气、元气等生理功能结合医疗实践总结而来的理论,对于指导辨证论治,确有其实用意义。从经脉看,"肾足之少阴之脉,……其直者从肾上贯肝膈,入肺中,循喉咙,挟舌本。"(《灵枢·经脉》)由于肾脉上贯肝膈,入肺中,循喉咙;其支从肺出络心,注胸中,故肺肾关系十分密切。自《难经》提出"呼出心与肺,吸入肝与肾""命门为元气所系"后,医家们即把呼吸功能与肺肾联系起来,认为呼吸出入之气,其主在肺,其根在肾。张景岳说:"肺出气也,肾纳气也,故肺为气之主,肾为气之本也。"(《景岳全书·传忠录》)气功疗法之意守丹田、胎息呼吸,实际上亦是纳气归原练功方式,足以反映气之根本在肾。临床上不少哮喘、肺气肿或慢性肺心功能不全的病人,除了表现动则喘促、呼吸气短或呼多吸少、吸气困难等症状外,多伴有面色㿠白、腰膝酸软等肾虚症状,采用补肾纳气的方法治疗,即能收到较好疗效,而肾虚命火不足或肾阴亏损的患者,即使没有明显的肺部疾患,亦同样常易出现动辄喘息短气的病状,可见肾虚与气喘密切相关,肾气有摄纳肺气、调节呼吸的功能。于是,从这些理论与实践,便产生"肾主纳气"之说。

什么叫"气立"？什么叫"神机"？

气立、神机二词互见，见于《素问·六微旨大论》："出入废则神机化灭，升降息则气立孤危。"又见于《素问·五常政大论》："根于中者，命曰神机，神去则机息；根于外者，命曰气立，气止则化绝。"王冰注释说："出入，谓喘息也；升降，谓化气也。夫毛羽倮鳞介，及飞走蚑行，皆生气根于身中，以神为动静之主，故曰神机也；然金玉土石，镕埏草木，皆生气根于外，假气以成立主持，故曰气立也。"张琦《素问释义》注释得更为明白了当："有知之物以神运，故曰根于中；无知之物以气成，故曰根于外。"包括人类在内的动物（古代称人为倮虫），有神识知觉，以神为生命的主宰和征象，故称为"神机"，植物及无生命物质由气构成，且植物凭外气以立命，故称为"气立"。可见神机和气立是以有无神识来说明生命体和无生命物质、动物和植物的不同性质。宋代理学家张载在《正蒙·动物篇》说："动物本诸天，以呼吸为聚散之渐；植物本诸地，以阴阳升降为聚散之渐。……有息者根于天，不息者根于地。根于天者不滞于用，根于地者滞于方，此动植之分也。"其说显然受到《内经》理论的影响，但仅限于动植物等有生命物质而不及金玉土石等非生命体，较之王冰的解释更严谨切当。其实，《内经》原义亦是在于区别说明动植物的不同生命形式，未必涉及非生命体。

《素问·生气通天论》论协调阴阳以养生，又有"气立如故"之说，张景岳注曰："人受天地之气以立命，故曰气立。"则气立又可指人的生命而言。盖因人作为生物，既具有"神机"这一为动物所特有而植物所无的生命形式，亦有"气立"这一所有生物体所共有的生命形式，故其生命活动亦可以称为"气立"。

什么叫"天癸"？有什么生理作用？

"天癸"一词出自《素问·上古天真论》。天即先天；癸为十天干之一，按五行方位，壬癸同配位北方属水，"天癸"即"先天癸水"之简称。肾者主水，其气通于北方，故天癸为禀受于先天，藏于肾中的一种物质，张景岳称之为"天一之气""天一之阴气"。

天癸的生理作用，按《素问·上古天真论》所述：女子"二七而天癸至，任脉通，太冲脉盛，月事以时下，故有子。……七七，任脉虚，太冲脉衰少，天癸竭，地道不通（月经闭止），故形坏而无子也"。男子"二八肾气盛，天癸至，精气溢泻，阴阳和，故能有子"。可见天癸是一种促进生殖系统发育完善，生殖功能成熟的物质。天癸的出现，于女子可使任脉通畅，太冲脉旺盛。冲为血海，任主胞胎，冲任通畅旺盛，是女性性器官发育完善、生殖功能成熟的必要条件，所以"天癸至"则"月事以时下，故有子"——能受精怀孕，妊养胎儿；天癸枯竭则月经闭止，"形坏而无子"。而天癸于男子亦能促使性机能成熟，产生、排出精子，具备生育能力。由此看来，天癸是颇类于现代医学所言的"性激素"的一种物质，具有促进和保持性机能和生育能力的作用。

王冰、张志聪、高士宗等注家，均解释"天癸"为女子之月经、男子之精，张景岳《类经》中已正王冰之误，后世有些妇科书仍称月经为天癸者，或即本于王冰等之说，实属欠妥。

如何理解"肝生于左,肺藏于右"?

　　语出《素问·刺禁论》。近世一些诋毁中医者常以此为口实,说中医不科学,连起码的解剖知识都不具备。正确理解和阐明"肝生于左,肺藏于右"的实质意义,不仅可以杜绝这些攻击中医者之借口,且亦有助于理解和掌握中医藏象研究的方法和特色。

　　以"肝生于左,肺藏于右"作为中医没有解剖学知识之借口者,不是出于有意的曲解,就是对中医认识方法的无知,认为此二语系指肝肺解剖位置而言。其实"肝生于左,肺藏于右"是对肝肺气化功能的论述,它体现了中医藏象研究的独特方法论特点。《内经》从"天人相参"观念出发,运用五行学说类比总结五脏的生理特性,认为肝属木,主春令生发之气,位配东方;肺属金,主秋令肃降敛藏之气,位配西方。按古代坐北朝南的定位方法,则左东右西,左升右降(太阳的升降方位)。肝位配东方,故气行于左而具生发上升之性;肺位配西方,故气行于右而具肃降收藏之性,此即"肝生于左,肺藏于右"的确义,其关键字眼在于"生"与"藏"。由此可见,中医藏象学说不是对具体脏器的解剖位置及生理结构的简单描述,而是从整体观念出发,对某一生理系统功能活动的概括,具有"重气化而不重形质"的特点,不能简单、机械地把它与西医解剖学说等同。若把"肝生于左,肺藏于右"牵强理解为解剖位置,不但与《内经》"肺为华盖"之说相矛盾,且同篇中"心部于表,肾治于里"之说更为谬误不经。难道古人真的连心藏于胸中都不懂得,而谓其部位在于体表?其实,"心部于表"者,谓心主血脉,属火,通于夏气,夏天天气炎热,经络浮盛,血气趋于体表,故亦指心的行气部位而言。至于"肾治于里",则谓肾属水,通于冬气而主蛰藏,肾精封藏于体内,贵乎固密而不宜妄泄。

《内经》理论在其形成时,由于受当时哲学思想的影响,具有独特的思维方法和认识方法。近世著名医家恽树珏在《群经见智录》指出:"《内经》之五脏非血肉之五脏,乃四时之五脏,不明此理,则触处荆棘,《内经》无一语可通矣。"只有掌握《内经》的方法论特点,才能正确理解其理论实质,评价其学术意义,不致因牵强附会而误解和歪曲。

心包络和膻中有无区别?怎样区别?

心包络与膻中是否指同一脏器?由于《内经》关于二者的论述比较笼统,故若不具体分析,容易混淆而难以得出明确结论。要了解二者的异同,必须从生理功能及所指部位加以分析区别。

心包络是心的外围组织,包围心脏外面的囊膜称心包,膜外通行气血的脉络称为"络",合称"心包络"。关于心包络,《内经》有四种不同称谓:

(1) 从形态言,有称为"心包"者,如《灵枢·经脉》曰:"足少阴之别,……其别者,并经上走于心包。"该称谓为后世所习用,如热入心包、逆传心包等。

(2) 从作用言,有称为"心主"者,如《灵枢·经脉》的"心主手厥阴心包络之脉",《灵枢·经筋》的"手心主之脉,起于中指"。可见"心主"为心包络之代称,但这一称谓常用于指称心包络所属的经脉。

(3) 从脉络言,有称为"包络"者,如《灵枢·邪客》云:

"包络者,心主之脉也。"《素问·痿论》谓:"悲哀太甚,则胞络绝,胞络绝则阳气内动,发则心下崩,数溲血也。"但《素问·奇病论》所言之"胞络者系于肾,少阴之脉贯肾系舌本,故不能言",则又指女子胞之脉络而言,两者所指不同,亦不可混为一谈。

(4)以部位言,有称之为"膻中"者,系因心包络位于胸中,为宗气所积之处而命名。如《素问·灵兰秘典论》:"膻中者,臣使之官,喜乐出焉。"释者谓膻中贴近心君,故能表达心志、代心行令,且文中将膻中与五脏六腑并称十二脏,是知膻中所指当是心包络无疑。但是从《灵枢·海论》所称"膻中者为气之海",以及《灵枢·胀论》之"膻中者,心主之宫城"看,则膻中又指胸中(气海)部位而言。其不称胸中而称膻中者,以两乳中间任脉所经处有膻中穴之故。由此可见,膻中既可指胸中部位,则不能完全等同于心包络,故应从具体内容去区别其不同含义:广义则指胸中部位,狭义则指心包络,而于针灸学上则指任脉平两乳间的穴位。这样区别看待,就不致含混不清。

心包络的性质和功能与五脏有所不同,故《内经》不把它列为五脏之一,但由于它亦有经脉与手少阳三焦经相配合,故又有将之与五脏合称六脏,而与六腑、十二经脉配合成为完整划一的阴阳表里关系者。心包络的功能主要是保护心脏,代心受邪和表达心志、代心行令两方面。《灵枢·邪客》谓:"心者五脏六腑之大主也,……邪弗能客也,客之则心伤,心伤则神去,神去则死矣。邪之在心者,皆在心之包络。"说明心包络有代心受邪的功能,温病学说据此而有"温邪上受,首先犯肺,逆传心包"之说。但在表达心志、代心行令方面,则《内经》称之为"膻中"而未见称为"心包络"。

附录：《黄帝内经》问题精解

如何理解"膈肓之上，中有父母；七节之傍，中有小心"？

本节经文见于《素问·刺禁论》。"膈肓之上，中有父母"，膈指横膈，肓指心下膈上之脂膜，膈肓即横膈及其所附着的脂膜。父母，指心肺而言，杨上善谓："心为阳，父也；肺为阴，母也。肺主于气，心主于血，共营卫于身，故为父母也。"意谓心肺居于膈肓之上，位于胸腹腔中之最高位置，一阳一阴，主持一身气血，类比于一家之长的父母。

对于"七节之傍，中有小心"，历来有两种不同解释。杨上善《太素·知针石》作"七节之傍，中有志心"，并注曰："脊有三七二十一节，肾在下七节之傍，肾神曰志，五脏之灵，皆名曰神，神之所以任物，得名为心，故志心者，肾之神也。"王冰、张景岳在注释此语时，虽然作"小心"而不作"志心"，但解释亦同杨上善。王冰谓："小心，真心神灵之宫室。"张景岳则谓："自上而下当十四节之间，自下而上是为第七节，其两旁者，乃肾俞穴，其中则命门之外俞也。人生以阳气为本，阳在上者谓之君火，君火在心；阳在下者谓之相火，相火在命门，皆真阳之所在也，故曰七节之傍，中有小心。"张景岳之说，比较详明具体，亦与后世命门相火学说相符合。另一种解释则认为七节系指自上而下之第七胸椎，即针灸穴位的膈俞穴之间，为心气所从出处，故谓"小心"，张志聪、高士宗等即持此说。而马莳于《素问注证发微》中则认为"小心"指心包络而言："心在五椎之下，故背之中行有神道，开一寸五分为心俞，又开一寸五分为神堂，皆主于心藏神之义。然心之下有心包络，其形有黄脂裹心者,属手厥阴经,自五椎之下而推之,则包络当垂至第七节而止,故曰七节之旁,中有小心,盖心为君主,为大心,而包络为臣,为小心也。"上述三说,似以第一说较为近似,若指上七节两膈俞间之部位,则其为心气之所从出,已无再谓为"小心"之理。再者前文已称"膈肓之上,中有父母",此处所言"七节之傍"若指第七胸椎处,亦在膈肓之上,二文互相重复,于理亦觉难通,故以第一说较近经文原旨。

《内经》有"形脏四,神脏五"之说,"形脏"和"神脏"各指何种脏腑?

"形脏四,神脏五"之说,见于《素问·六节藏象论》和《素问·三部九候论》。历代注家对"神脏"的解释,基本一致,认为是指肝、心、脾、肺、肾,因为该五脏不仅藏精气,而且藏神,故称为"五神脏"。但关于"形脏"具体所指,则有两种不同见解。多数医家如王冰、吴崑、马莳、张景岳等,认为是指头角、耳目、口齿、胸中。如王冰在《素问·三部九候论》中注谓:"所谓形脏者,皆如气外张,虚而不屈,含藏于物,故云形脏也。所谓形脏四者,一头角,二耳目,三口齿,四胸中也。"其立论根据,系该篇所言之三部九候诊脉法所诊候的部位,除肝心脾肺肾五脏外,上部天、地、人三候和中部地分别诊候头角、耳目、口齿和胸中之气。因其与五脏同属于三部九候的内容,故以之作为同篇所言之四"形脏"。但头角、耳目、口齿和胸中从其形态和生理功能而言,不论与《内经》所言的脏或腑,都有很大差别,称之为脏,颇为牵强,应非经文原旨。

张志聪则认为"形脏四"指胃、大肠、小肠、膀胱,其于《黄帝内经素问集注》谓:"形脏者,藏有形之物也。……藏有形之物者,胃与大肠、小肠、膀胱也。……按:脏腑各六,止五脏藏神,肠、胃、膀胱受盛水谷,胆乃奇恒之腑,不藏有形,三焦虽主决渎,乃无形之气,而亦不藏有形者也。"意谓"形脏"系指藏饮食水谷等有形实物的六腑,但六腑中胆又为奇恒之腑,藏精汁而不藏水谷实物,三焦有名而无形,均不能称为形脏,故除去两者,所剩胃、大肠、小肠、膀胱即为"形脏四"。张志聪之说,与《内经》脏腑不分而统称"十二脏""十一脏"义例相合,较近经文原旨,但谓三焦"有名而无形",则本《难经》而非《内经》之义,况《素问·六节藏象论》中已明言"脾胃大肠小肠膀胱三焦者,仓廪之本,营之居也,名曰器",则"形脏四"不包括三焦之说颇值得商榷。考《素问·五脏别论》有古代方士(医生)"或以肠胃为脏,或以为腑"之说,则知当时医家亦有不分大肠、小肠而统称为肠者。如是,则以胃、肠、膀胱、三焦解释"形脏四",或者更合经旨。

如何理解"阴阳者天地之道也"?"阴阳"与现代哲学所言的"矛盾"有何差别?

"阴阳者天地之道也"语出《素问·阴阳应象大论》。古代哲学认为阴阳是"万物之纲纪,变化之父母,生杀之本始,神明之府"(《素问·阴阳应象大论》),即把阴阳视为世界万物万事的根本规律和事物发生、发展变化以至消亡的根本原因,故认为"阴阳者天地之道也"。

由于《内经》有阴阳为"天地之道"之说,因此有人把阴阳与现代哲学的"矛盾"概念等同。实际上，阴阳与矛盾虽然都是指事物中互相对立统一的两个方面，但阴阳有其质的规定性，就是说，在一定范畴中，阴就是阴，阳就是阳，不能互相置换替代。而在矛盾概念中，对立统一体的两个方面都可以称为"矛盾的一方"或"矛盾的另一方"，没有谁为"矛"谁为"盾"的质的规定。因此，一些不符合阴阳的质的规定的矛盾，就不能用阴阳概念加以划分，例如正气与邪气，两者构成一对矛盾，但是尽管正气可分为阴精与阳气，邪气亦可分为阴邪与阳邪，但正气与邪气之间却没有谁为阴、谁为阳的分别，因此不能构成一对阴阳。这就是阴阳与矛盾的差别，准确地说，阴阳应该是一对具有质的规定性，但包含范围却又相当广泛的大矛盾。

什么是阴阳五行学说？

阴阳五行学说本来是古代朴素唯物主义哲学的重要内容，是说明事物运动、发展、变化过程中对立统一联系的哲学思想。

阴阳学说源于《周易》。《周易·系辞》谓："一阴一阳之谓道。"《老子》亦有"万物负阴而抱阳"之说。阴阳法则是事物的基本法则，阴阳之间既互相对立又互相统一，既互相斗争、互相制约、互相消长又互相依存、互相转化。"阴阳相错，而变由生也"（《素问·天元纪大论》），阴阳运动促成了事物的发生、发展、变化。所以《素问·阴阳应象大论》说："阴阳者，天地之道也，万物之纲纪，变化之父母，生杀之本始，神明之府也。"明确指出了阴阳既是自然界以至一切事物分类的纲领，又是事物运动变化的根本原因。由于阴阳学说能够比较明确地说明自然界万事万物的发展变化，因此为古代医家所接受和吸收,被用于医学领域中以研究和论证人体生理病理和疾病辨证论治的各种规律和法则。

五行学说肇始于《尚书·洪范》,它认为世界一切事物都可以按其属性,归纳为以木、火、土、金、水为代表的五大类别,木、火、土、金、水五种元素的运动变化生成世界上无限多样的物质形态,故谓之"五行",又称"五常""五运"。"五行无常胜"(《墨子》),"木得金而伐,火得水而灭,土得木而达,金得火而缺,水得土而绝,万物尽然,不可胜竭"(《素问·宝命全形论》),它们之间"更贵更贱"(《素问·脏气法时论》),互相资生,互相制约。五行的生克既是自然界运动变化的原因,又是自然界保持相对稳定的必要条件,而五行的乘侮则导致事物内部稳定协调状态的破坏。五行学说说明了事物间广泛存在的促进制约联系,能够比较正确地阐释人与自然的依存关系,以及人体内部互相影响、互相关联的生理活动和病理变化,故亦为古代医家用以说明人体内外之间的统一关联关系,推演五脏系统的生理病理及其诊断治疗法则。

阴阳学说和五行学说虽然在其起初形成时是两个不同的理论体系,但因为都从世界的物质性和事物的运动性出发,说明自然界万事万物的对立统一联系,朴素地揭示物质世界的基本规律,具有相同的世界观,因此这两种学说在其发展过程中互相渗透,互相补充,互相融会贯通,有机地结合起来而成为古代朴素唯物主义哲学体系——阴阳五行学说。可以说,阴阳是五行的概括,五行是阴阳的发挥和具体体现,两者互相为用,相辅相成而相得益彰。

《内经》的作者由于受当时朴素唯物辩证思想的影响,运用阴阳五行学说以研究医学基本问题并以之作为说理工具,把阴阳五行学说与医学科学的具体内容有机地联系起来,既形成了自己独特的理论体系,又进一步发展和丰富了这一学说。哲学史专家任继愈先生曾说:"我们可以毫不夸张地说,中国古代医学完全接受了阴阳五行学说,并通过医学这门科学独特的道路向前发展。"(《历史研究》1956年第5期)

应该指出的是,阴阳五行学说进入中医范畴以后,已经被赋予中医学术的具体内涵,与中医原有理论有机地结合起来。因此中医基本理论范畴中的阴阳学说既包括古代哲学方面的抽象规律,又有医学科学的特定涵义,讨论中医范畴中的阴阳五行,不能脱离具体的医学内涵,否则将无法准确理解其原本意义。例如,论脉象有无胃气的"生阳死阴"、论补脾益肺的"培土生金"、滋阴泻火的"泻南补北"等,离开中医理论将无可索解。

阴阳与五行有何关系?

阴阳学说和五行学说都是基于对事物的关联性和运动变化的认识而提出的哲学学说,故同时为《内经》所引用。关于阴阳与五行间的关系,张景岳在《类经图翼·运气上》中有相当精辟的论述:"五行即阴阳之质,阴阳即五行之气。气非质不立,质非气不行。行也者,行阴阳之气也。"对张景岳这一说法,我们可作如下理解:五行有更明确的性质规定,是对事物的更具体、更实质性的归纳和划分;而阴阳相对于五行来说,则对事物的划分较为抽象而概括。事物的阴阳属性通过五行而得到体现,而五行的运动变化亦必须通过阴阳的相反相成作用才能够发生。

由于阴阳和五行是从不同角度对事物的认识和划分,故两者之间存在着互相包含的关系。即是说,阴阳可以包括五行,五行中每一"行"亦可再分阴阳:木火属阳,土金水属阴,即《类经图翼》

所说的"若以气言时之序,则曰木火土金水,如木当春令为阳稚,火当夏令为阳盛,金当秋令为阴稚,水当冬令为阴盛,是木火为阳,金水为阴也。"(另一说:水木为阳,火土金为阴,如《类经图翼》云:"若以数言生之序,则曰水木火土金,如天一生水为阳稚,天三生木为阳盛,地二生火为阴稚,地四生金为阴盛,是水木为阳,火金为阴也。"对五行的这两种不同分类方法,其原因在于所认识和论述的对象和目的不同,但中医学中以前一种分类方法较为常用。)这说明阴阳可以概括五行。但另一方面,五行中每一行之内部,又可分为阴阳两方,如阴木、阳木,阴金、阳金等。《类经图翼》所谓"甲阳乙阴为木,丙阳丁阴为火,戊阳己阴为土,庚阳辛阴为金,壬阳癸阴为水",即说明木火土金水每一行之中又各有阴阳之分。

总之,阴阳和五行虽然是从不同角度,运用不同方法对事物间的关联性及其内部运动变化规律的认识和阐述,但两者相辅相成,互相为用,互相包含,共同构成一种对事物的比较客观而又辩证的认识方法。

阴阳五行学说在医学上有何运用?

阴阳五行学说原本是古代哲学思想,含有朴素的唯物辩证观念,被医学吸收以后,贯穿于整个中医理论体系之中。自《内经》以来,古代医家即运用这一学说研究人体解剖结构、生理活动,以及疾病的病因病机,并进而用以指导临床诊治疾病,其在医学上的运用可从如下几方面加以了解:

(1)在认识和论述人与自然关系方面:《内经》认为之所以"人与天地相参",就是因为人之阴阳五行与天地之阴阳五行互相通应,"天为阳,地为阴;日为阳,月为阴;……人亦应之"(《素问·阴阳离合论》),"夫自古通天者,生之本,本于阴阳"(《素问·生气通天论》)。而《素问·阴阳应象大论》亦通过五行与五脏、四时、五方等类比,阐述人与自然界的通应联系。可以说,《内经》以阴阳五行为框架(中介),建立了与自然相通应的人体"四时五脏阴阳"系统,从而确立了人与天地相参应的整体观念。

（2）在认识人体结构和生理活动方面:《内经》认为"人生有形,不离阴阳"(《素问·宝命全形论》),"夫言人之阴阳,则外为阳,内为阴;言人身之阴阳,则背为阳,腹为阴;言人身脏腑中阴阳,则脏者为阴,腑者为阳"(《素问·金匮真言论》)。不但人体一切脏腑组织部位均可划分其阴阳属性,而且人体各种生理功能和所有生命物质亦可按其性质及功能分成阴阳两大类,"阴者藏精而起亟也,阳者卫外而为固也"(《素问·生气通天论》),"阴在内,阳之守也;阳在外,阴之使也"(《素问·阴阳应象大论》),如营血属阴,卫气属阳;物质为阴,功用为阳等等。而五行学说则以五脏配五行,并把人体主要组织结构和生理活动归纳成以五脏为中心的五大生理系统(如肝、胆、筋、目、爪、泪、魂、怒及弦脉等,即构成肝—木系统,余脏类推),同时运用五行生克制化理论阐明各脏腑系统之间互相资生、互相制约的生理关系。

（3）在研究和论述疾病病因病机方面:《内经》认为"夫邪之生也,或生于阴,或生于阳"(《素问·调经论》),把致病因素归纳为属阴属阳两类,并指出"阴胜则阳病,阳胜则阴病;阴胜则寒,阳胜则热"(《素问·阴阳应象大论》),"重阴必阳,重阳必阴"(《灵枢·论疾诊尺》),"阴阳离决,精气乃绝"(《素问·生气通天论》),阐明阴阳偏胜偏衰是疾病发生、发展变化及转归的基本机理,疾病的表里、寒热、虚实属性都由阴阳的盛衰偏胜所决定,阴阳成为认识疾病基本变化机理的总纲。五行学说亦是认识疾病机理的重要理论，五脏之间"气有余则制己所胜而侮所不胜，其不及则所不胜侮而乘之，己所胜轻而侮之"（《素问·五运行大论》），"夫邪之客于身也，以胜相加，至其所生（我所生）而愈，至其所不胜而甚，至其所生（生我者）而持，自得其位而起"（《素问·脏气法时论》）。由于运用阴阳五行学说认识疾病病因病机，所以《内经》能够从整体、动态的角度把握疾病本质及发展变化规律。

（4）诊法方面："善诊者，察色按脉，先别阴阳"（《素问·阴阳应象大论》），举凡诊脉、察色以至听音声、视喘息等，都必须首先了解诊候的阴阳属性，作为判断疾病性质的依据，"诊不知阴阳逆从之理，此治之一失也"（《素问·征四失论》），因此阴阳亦是中医诊病的纲领。至于脉合四时阴阳、五脏平病死脉、面部望诊部位的配属，以及五色、五声主病等等，都是运用五行生克制化理论以归纳诊候，进而推究病理，判断预后。

（5）治则治法方面：《素问·阴阳应象大论》指出"治病必求其本"，这个"本"就是阴阳。因此治病必须"谨察阴阳之所在而调之"（《素问·至真要大论》），通过"阳病治阴，阴病治阳"（《素问·阴阳应象大论》）等一系列平调阴阳的方法，以使"阴平阳秘"而康复愈病。五行学说亦是指导临床确定治疗法则的重要理论，五脏有病，必须根据五行生克制化关系，针对疾病性质采取相应的治疗措施，或"木郁达之，火郁发之，土郁夺之，金郁泄之，水郁折之""必折其郁气，先资其化源，抑其运气，扶其不胜"（《素问·六元正纪大论》）；或根据五脏五行五味关系，进行脏腑补泻等等。总之，《内经》认为治病若"不知合之四时五行，因胜相加"，就将会"释邪攻正，绝人长命"（《素问·离合真邪论》）。可见阴阳五行学说是制定治疗措施的重要理论根据，后世的育阴潜阳、

· 859 ·

益火消阴,以及滋水涵木、补火生土、培土生金等诸多临床用之切实有效的治疗法则,亦都是根据阴阳五行法则确立的。

除上述外,其他如养生的"节阴阳而调刚柔"(《灵枢·本神》),顺四时阴阳以养生;归纳药物性味的"(气味)辛甘发散为阳,酸苦涌泄为阴,咸味涌泄为阴,淡味渗泄为阳"(《素问·至真要大论》);针刺的"从阴引阳,从阳引阴"(《阴阳应象大论》),"五脏有五变,五变有五输……以应五时"(《灵枢·顺气一日分为四时》)等有关理论,亦莫不以阴阳五行学说为基础。

总之,"五运阴阳者,天地之道也,万物之纲纪,变化之父母,生杀之本始,神明之府"(《素问·天元纪大论》),阴阳五行学说提出了世界万事万物所遵循的基本法则,这些法则亦同样适用于医学领域,它们两千多年来一直有效地指导着中医理论研究和临床实践,形成了中医独特的理论体系和治疗风格。因此,在现阶段尚未能建立起一套能够完整代替这一学说的理论之前,若贸然将其舍弃,则不仅中医理论将失之支离破碎,临床上对疾病的辨证施治亦将无法正确实施。

为什么阴阳转化要有一定条件?

阴阳之间既对立又互根,既相反又相成,而且二者在一定条件下可以互相转化。但阴阳的对立互根、相反相成是绝对的,有阴阳即有其相反相成、对立互根的关系存在,而其转化则需要一定条件,没有一定的条件,不可能发生阴阳的转化。

为什么阴阳的转化需要一定条件?因为阴阳的对立互根、相反相成是事物运动变化的根本原因,这种原因所造成的阴阳运动有两种不同形式：一种是阴阳消长，即对立统一体内部阴阳之间的力量对比发生此消彼长的变化，这种变化只是一种量变过程，在该过程中事物的阴阳属性没有改变；另一种则是阴阳的转化，阴阳转化是一种质变过程，即事物的阴阳属性已经发生转变。但这种转变只有在条件成熟的情况下才可能发生，就是说，量变只有大到一定程度才能发生质变，阴阳的消长只有双方的力量对比已经发生根本改变时，才能出现阴阳的转化，这种力量对比的根本改变就是阴阳转化所必需的条件。可以想象，如果阴阳转化不需要条件，那么事物的阴阳属性无时无刻可以发生改变，我们亦就无从认识和把握事物的阴阳属性了，这实际上是不可能的。因此，阴阳只有在一定条件下才能发生转化，《素问·阴阳应象大论》所说的"重阴必阳，重阳必阴""重寒则热，重热则寒""寒极生热，热极生寒"，其中之"重""极"就是指转化所必需的条件。

什么叫生克乘侮？

生克乘侮是五行学说的基本内容，它说明了五行之间正常和反常的资生制约关系。生克即相生相克，是事物间互相资生、互相制约的规律性联系。相生有互相资生、促进、助长之意，《内经》中称为"所生"。五行中每一行都有"我所生"和"生我"者，"我所生"者为子，"生我"者为母。如木生火，火为木之子，木为火之母，故五行相生又称"子母相生"。相克有互相抑制、约束、克服之意，五行中每一行都有"我所克"和"克我"者，《内经》称"我所克"为我"所胜"，"克我"为我"所不胜"。如金克木，木为金之"所胜"，金为木之"所不胜"。生克为五行之间的正常制约关系,张景岳说:"造化之机,不可无生,亦不可无制,无生则发育无由,无制则亢而为害。"(《类经图翼·运气上》)事物只有处于相生相克状态,才能既不断运动变化,又能保持相对稳定平衡。五行的生克关系为:木生火,火生土,土生金,金生水,水生木;金克木,木克土,土克水,水克火,火克金。以木火土金水次序而言,就是"比(相邻)相生而间(隔一)相胜(克)"(《春秋繁露·五行相生》)。

乘侮即相乘相侮。乘有乘虚侵袭之意,超过相克的正常限度称相乘。侮有恃强凌侮之义,又称反克、反侮。《素问·五运行大论》谓:"气有余,则制己所胜而侮所不胜;其不及,则己所不胜侮而乘之。"如木气过亢,便会贼害脾土,叫木乘土,可出现胃痛吞酸,腹痛腹泻等病症。另外,倘若肝木强盛,肺金虚弱,金气失却正常的克制能力,则木气可恃强反侮,称木反侮金,可出现胸满气逆,短气喘息咳血等病症。

运用五行生克乘侮理论以说明五脏间互相促进、互相制约的正常生理关系及病变情况下各脏间互相影响、互相传变的规律,是疾病特别是五脏病辨证论治的重要法则。

为什么说左右是"阴阳之道路"?

《素问·阴阳应象大论》有"左右者,阴阳之道路也"之说。为什么左右是阴阳的道路?这得从古代有关地理方位的规定说起:由于中华大地处于北半球,太阳光线从南投射到北半球地面,坐北朝南的方向既采光良好,冬天又可避免直接面对从西伯利亚刮来的北风寒流,因此传统上建筑物及座位的设定均采用坐北朝南方向。

在此座位方向上，左为东方，右为西方，而自然界太阳早晨从东方升起，晚上从西方沉没。基于这种自然现象，阴阳学说把左右（东西）视为阴阳升降的道路，有"阳从左升，阴从右降"之说。

由于《内经》以左右为阴阳之道路，而肝肺又为少阳、少阴并分别配属东方、春天和西方、秋天，因而有"肝生于左，肺藏于右"之说。另外，"阴阳者，血气之男女也"（《素问·阴阳应象大论》），男为阳而女为阴，故又有"男从左，女从右"之说。由是可见《灵枢·五色》所言面部望诊的"男女异位，故曰阴阳，能别左右，是谓良工"、《素问·玉版论要》所言"女子右为逆，左为从；男子左为逆，右为从"，以及《素问·大奇论》所言偏枯之病"男子发左，女子发右"，都是基于阴阳、左右、男女的类比，其中既说明男女在生理病理上的差异，但亦有其牵强之处，不可拘定。

如何理解"亢则害，承乃制，制则生化"？

"亢则害，承乃制，制则生化"语出《素问·六微旨大论》，系对五行生克制化规律的阐述。亢，过盛；承，承袭；制，抑制，制约。原文系承接"相火之下，水气承之"等十二句经文，以指出六气之间有胜必有复，有亢必有制的关系。五行六气偏胜过度则为亢，亢而有制，则五行之间的偏胜偏衰状况得到调节而保持相对稳定平衡，万物生化正常，即"制则生化"；若亢而无制，胜而无复，则互相克贼乘侮，正常资生制约关系受破坏，万物生化之机将受到严重影响，此即"害则败乱，生化大病"。而制之之法，在于以"亢"之"所不胜"者承而制之。如木能克土，木气过亢则土受其害，土受木害则其子（金）承而制之，木承金制，其亢自平，五行之间可恢复正常生化状态。王履在《医经溯洄集》中对"承乃制"作了颇为精当的解释:"承,犹随也。……虽谓之承,而有防之之义存焉。亢者,过极也;害者,害物也;制者,克己之胜也。然所承也,其不亢则随之而已,故虽承而不见;既亢,则克胜而平之,承斯见矣。"

虽然经文系指运气学说而言,但却具哲学及医学上的普遍意义。阴阳五行之间的运动变化,只有处于互相资生、互相制约状态,才能保持相对稳定,如果阴阳某一方或五行某一行偏胜而得不到抑制,则平衡破坏,失其常态而为害。如火旺刑金,肺阴受灼,必得水气阴精的承制,亢害之病象才能解除,故用滋水降火之法,亢阳得制则阴津可存,生化可复。又如《伤寒论》中"阳明病,发热多汗者,宜大承气汤""少阴病,得之二、三日,口燥咽干者,急下之,宜大承气汤"等等,亦是秉"亢则害,承乃制,制则生化"之义,急下亢热以存阴液,故后人每以"承乃制"之说解释承气汤取名之义。由此可见"亢害承制"这一理论,对指导临床认识疾病机理及确立治疗法则,均有重要意义。

何谓"三阴三阳"?在医学上有何运用?

三阴三阳指太阳(又称巨阳,三阳)、阳明(二阳)、少阳(一阳);太阴(三阴)、少阴(二阴)、厥阴(一阴)。《素问·天元纪大论》谓:"阴阳之气各有多少,故曰三阴三阳也。"说明三阴三阳是在阴阳的基础上,对其多少盛衰的进一步分划,既带有初步定量的意义,更说明阴阳的盛衰消长情况。

三阴三阳理论与《周易》的"阴阳太少"说有关,《周易·系

附录：《黄帝内经》问题精解

辞》称："易有太极，是生两仪，两仪生四象，四象生八卦。"其中"两仪"即阴阳，而"四象"则指太阳、少阳、太阴、少阴。《素问·至真要大论》说："愿闻阴阳之三也何谓？岐伯曰：气有多少异用也。阳明何谓也？两阳合明也。厥阴何谓？两阴交尽也。""两阴交尽故曰幽，两阳合明故曰明。"即在"阴阳太少"的基础上，增加"两阳合明"的阳明、"两阴交尽"的厥阴而成三阴三阳。

由于事物具有"少则壮，老则衰"的发展变化规律，因此三阴三阳寓有如下含义：一阳为阳之初生，其量虽小，但少则壮，具生长发展之势；二阳为阳之盛，其量大且势壮；三阳为老阳，其量虽然最大，但其势已衰。同样，三阴为老阴，其量虽大但势已衰；二阴为少阴，其势正壮，为阴之盛者；而一阴乃"阴之绝阴""阴之绝阳"（《素问·阴阳离合论》），故为"二阴交尽"，一阳将生，具阴尽阳生之机。所以三阴三阳理论不仅是阴阳多少的定量说明，更是关于阴阳盛衰消长趋势的表述。

中医三阴三阳理论的运用，主要有如下几方面：

（1）用以命名人体十二经脉。《素问·阴阳类论》谓："三阳为经，二阳为维，一阳为游部。……三阳（当为"三阴"之误）为表，二阴为里，一阴至绝作晦朔。""三阴为父，二阳为卫，一阳为纪；三阴为母，二阴为雌，一阴为独使。"三阳为太阳，足太阳经乃全身最大之经脉，独统阳分，故"三阳为父"；二阳为阳明，阳明经居太阳、少阳之前，阳气最盛，维络于身而捍卫诸部，故又称"二阳为卫"；少阳行身之侧，居太阳、阳明之间，故称为"游部""为纪"。三阴为太阴，乃诸阴经之表，与太阳一样，为阴经之藩篱，故又称"三阴为母"；二阴为少阴，足少阴为阴气最盛之经，故称"二阴为雌"；一阴为厥阴，厥阴经外接少阳经，为阴尽阳生之处，故称其为"至绝作晦朔"，又称其为"独使"。可见以三阴三阳命名十二经脉,系以该经之部位、功能及阴阳盛衰为根据。

(2) 代表五脏六腑。足太阴代表脾,手太阴代表肺,足少阴代表肾,手少阴代表心,足厥阴代表肝,手厥阴代表心包络,足太阳代表膀胱,手太阳代表小肠,足阳明代表胃,手阳明代表大肠,足少阳代表胆,手少阳代表三焦。这是根据十二经脉与脏腑的络属关系而确定的。

(3) 运气学说中用以标识风、寒、暑(相火)、湿、燥、火(君火)六气:"厥阴之上,风气主之;少阴之上,热气主之;太阴之上,湿气主之;少阳之上,相火主之;阳明之上,燥气主之;太阳之上,寒气主之。"(《素问·天元纪大论》)厥阴为风气之标识者,因足厥阴肝为风木之脏;少阴为热气(君火)之标识者,因手少阴心为为火脏而属热;太阴为湿气之标识者,因足太阴脾为土脏而主湿;少阳为暑(相火)气之标识者,因手少阳三焦、足少阳胆均藏相火;阳明为燥气之标识者,因手阳明大肠属燥金;太阳为寒气之标识者,因足太阳膀胱与足少阴肾相表里而属寒水。故三阴三阳标识六气,系以脏腑之五行属性及其与时令气候关系为根据而命名,其标识之内容虽与三阴三阳之本义有所不同,但其立论根据却与脏腑经络之三阴三阳属性具有密切联系。

(4) 形容脉象。《素问·阴阳别论》有"鼓一阳曰钩,鼓一阴曰毛"之说,张景岳在《类经·疾病类六》中之注释认为"一阳""一阴"是指脉象而非指经脉。《难经·四难》亦有"脉有一阴一阳、一阴二阳、一阴三阳,有一阳一阴、一阳二阴、一阳三阴"之说,可为张说之佐证。对于这种比较古老的脉学理论,后世少有引用发挥者。

(5) 命名外感热病症候类型。《素问·热论》以三阴三阳命名外感热病六个症候类型,亦是以经脉病候及病机为基础。其后张仲景《伤寒论》中的六经病,亦以三阴三阳命名,但已在《素问·热论》的基础上结合三阴三阳的阴阳盛衰消长和营卫气血等理论对外感热病病机和症候进行了深化和完善。

如何理解"阳中有阴,阴中有阳"?

"阳中有阴,阴中有阳"语出《素问·天元纪大论》,《素问·金匮真言论》则谓"阴中有阴,阳中有阳",两者均说明了阴阳的相对性和可分性。

阴阳系对互相对立而又互相依存的两类事物,或同一事物中互相依存又互相对立的两个方面的划分。由于事物既可分又互相包含,因此在某一范畴中属阳(或属阴)的事物,又可按其各个组成部分的不同性质,更进一步划分为属阴或属阳的两类,"阳中有阴,阴中有阳"或"阳中有阳,阴中有阴",就是根据阴阳法则对属阴或属阳事物的进一步阴阳分划。《周易》的"两仪生四象"就是把阴阳再次划分为太阴、少阴和太阳、少阳。又如以脏腑作为一个整体(范畴)而言,五脏为阴,六腑为阳,但五脏之中又可分心肺为阳,肝脾肾为阴(系以其在胸腹腔中部位而言,若以其与时令对应关系而言,则心肝为阳,脾肺肾为阴)。再如《灵枢·寿夭刚柔》所言之"内有阴阳,外亦有阴阳。在内者五脏为阴,六腑为阳;在外者筋骨为阴,皮肤为阳"。而胃阴胃阳、肾阳肾阴等,亦均是"阳中之阴,阳中之阳",或"阴中之阳,阴中之阴",总括而言,即为"阴阳之中,更有阴阳"。因此运用阴阳学说归纳和认识事物,一是要注意阴阳的可分性和层次性,即《素问·阴阳离合论》所说的"阴阳者,数之可十,推之可百;数之可千,推之可万;万之大,不可胜数,然其要一也"。二是要注意阴阳的相对性,即同一事物在某一范畴可属阴,而在另一范畴又可属阳。如筋骨相对于内部脏腑而言,与皮肤同在体表应属阳,但筋骨若相对于皮肤而言则又属阴;心于五脏之中属阳,但相对于六腑而言则又属阴。这亦提示我们,认识事物的阴阳属性和对事物进行阴阳分划,首先要明确其所处的范畴,没有确定的范畴,谈论事物的阴阳属性将失去其意义。

另一方面,"阳中有阴,阴中有阳"尚说明阴阳的互相包含,寓有阴阳互根之意。正是由于"阳中有阴,阴中有阳",故阴阳双方在其消长斗争过程中达到一定程度或在一定条件影响下能够向对立面转化,使事物阴阳运动呈现复杂曲折的状态。前人所谓"冬至一阳生,夏至一阴生",正是对自然界四时阴阳互根的深刻认识,夏至阳盛之时而寓生一阴,冬至阴隆之时而寓生一阳,这"一阴""一阳"正是造成自然界四时更替、寒暑往来、阴阳转化的内在原因。

为什么说"生之本,本于阴阳"?

"生之本,本于阴阳"语出《素问·生气通天论》,系对生命的来源及本质的朴素认识,这种认识出自于人与自然相通应的观念。阴阳学说认为:自然界一切生物都是由阴阳二气交感生成,人类生生不息之气与自然界密切相通,故生命的根本亦在于阴阳二气的交感变化。《素问·阴阳应象大论》所说的"阴阳者,天地之道也。万物之纲纪,变化之父母,生杀之本始,神明之府也",正阐明了阴阳是自然界万物产生、发展、变化的根源和基本规律。

从生命的本原来说,《灵枢·本神》谓:"天之在我者德也,地之在我者气也,德流气薄而生者也。"指出天德(阳)下流,地气

（阴）上升，阴阳交感才能形成生命，因此生命的本原在于阴阳。

以人体而言，"人始生，先成精"（《灵枢·经脉》），精是形成人体的物质基础，而构成生命的精，源于父母双方阴阳交感。"两神（阴阳二气）相搏，合而成形，常先身生，是谓精"（《灵枢·决气》），"阴阳和（两性媾合），故有子"（《素问·上古天真论》），人类才能繁衍。这些都说明生命来源于阴阳二气的交感。

阴阳二气不仅是生命的来源，亦是构成生命体和维持生命活动的基础。如物质为阴，功能为阳；五脏为阴，六腑为阳；血为阴，气为阳等，推之可百，数之可千，不能胜举。因此生命活动必须保持"阴平阳秘"，才能正常健康，若"阴阳离决"，则生命灭绝，故以生命之存在而言，亦是以阴阳为根本。所以，把握"生之本，本于阴阳"这一基本观点，就能抓住生命的本质，正确认识和解决人体生理、病理和诊断、治疗上许许多多复杂的问题。

为什么"阴平阳秘，精神乃治；阴阳离决，精气乃绝"？

是说见于《素问·生气通天论》。"平"即平盛，亦即饱满平和；"秘"即固秘、固密；"治"，有正常、平安之意。

"生之本，本于阴阳"（《素问·生气通天论》），阴阳之间的平衡协调是健康无病的保证，而阴阳失调则将损伤人体精气而致疾病发生，甚则损及生命，这就是"阴平阳秘，精神乃治"的主旨所在。至于阴阳平衡的关键，强调阴精平盛容易理解，然而为什么不强调阳气的强盛而强调其必须固秘呢？因为阴主要代表生命物质，阳主要指功能作用，阴静阳动，"阴在内，阳之守也；阳在外，阴之使也"(《素问·阴阳应象大论》),"阴者藏精而起亟也,阳者卫外而为固也"(《素问·生气通天论》),阴阳两者互相依存,互相为用。阴主静为阳之守,藏精以供应阳气功能活动之所必需,故贵乎盛满平和。阳主动而为阴之使,负有保护阴精,使其不受外来邪气侵凌耗伤的责任,故贵乎固密,阳气能够固秘于外,则阴得阳卫而平和不损,若阳气不能固秘,即使强盛,阴精亦不得固护,反而因其亢盛而过度消耗,故《素问·生气通天论》有"阳强不能密,阴气乃绝"之说。

可见,阴平阳秘是阴阳平衡协调的保证,若阴阳二者不能互相维系,可致两损俱伤。如阴虚不能敛阳,则阳失阴之守,孤阳无依而荡散外亡;若阳亢而不能固秘,则非唯阴失阳卫而受伤,而且更因阳亢而耗损。上述情况,发展严重,则致"阴阳离决",阴精阳气耗散消亡,生命亦随之倾败灭绝。因此不论养生治病,总以平调阴阳,保持"阴平阳秘"为要旨,如是则精气充沛、神气壮旺而健康长寿。至于临床若见阴阳离决的症候,则病属危殆,极力救治犹恐不逮,千万不可掉以轻心。

如何理解"阳生阴长,阳杀阴藏"?

《素问·阴阳应象大论》及《素问·天元纪大论》均有"阳生阴长,阳杀阴藏"之语,从生长及收藏两方面说明阴阳互相对待而又互相依存的不同功能。

以生长而言,"生之本,本于阴阳",万物皆赖阴阳之化育长养,但"阳化气,阴成形",故阳主生发而阴主长养,这是阴阳的不同性能功用。然阳气有赖阴精的充养才能化源不绝,生化功能才能旺盛;

而阴精则有赖阳气的温煦宣化才能溥需四布以长养形质。"阳生阴长"意为阳主生发，阴主长养，但须有阳生，才有阴长；而阳生以后又必待阴长。这说明阴阳在万物生长过程中相反相成、互相为用的不同功能。若以收藏而言，则阳主收敛（"杀"作收敛解）而阴主潜藏，但阴之潜藏有赖于阳之肃杀收敛，而阳之收敛又必得阴之潜藏方能体现。所以"阳杀阴藏"又从收藏的角度说明阴阳间互相维系、相辅相成的不同功能。故"阳生阴长、阳杀阴藏"正是对阴阳相反相成、对立互根这一规律的阐明。后世所谓"孤阴不生，独阳不长"（《医贯》），正是禀义于此。

或谓：春夏为阳，阳主生长，故万物春生夏长；秋冬为阴，阴主收藏，故万物秋收冬藏，为何经文竟有"阳生阴长，阳杀阴藏"之说，岂不互相龃龉？其实，"阴阳之中，更有阴阳"，春夏属阳，然阳中有阴；秋冬属阴，但阴中有阳。天属阳，地属阴，"天以阳生阴长，地以阳杀阴藏"（《素问·天元纪大论》），是天之阴阳，乃阳中之阴阳，而地之阴阳，则是阴中之阴阳，阴阳乃一相对概念而非绝对物类，故马莳于《素问注证发微》曰："然天虽主阳，而阳中有阴，故其于万物之生长也，阳生之而阴长之；地虽主阴，而阴中有阳，故其于万物之杀藏也，阳杀之而阴藏之。"

张景岳于《类经》中对"阳生阴长，阳杀阴藏"作出另一种解释，其谓："阳之和者为生发，阴之和者为成熟，故曰阳生阴长。阳之亢者为焦枯，阴之凝者为固闭，故曰阳杀阴藏。"是从阴阳协和之正常现象及阴阳偏亢的反常表现说明阴阳的不同属性，可作领会理解经文意义时的参考。

"至阴""至阳"二词,各指何义?

"至阴"一词,《内经》中多处可见,其所指每有不同,甚则似相矛盾。如《灵枢·九针十二原》及《素问·金匮真言论》均谓:"阴中之至阴,脾也。"而《素问·水热穴论》则谓:"肾者,至阴也;至阴者,盛水也。"一以至阴为脾,一以为肾,看似互相矛盾。究其歧义之由,在于"至"字取义不同。至,一作"到达"解,如"至某地""至此"等,是则"至阴"为"到达阴"之意,亦即阴之起始。足太阴属脾,为三阴之表,故用"至阴"以指脾。但"至"字尚另有一义,为"极""最"之意,如"至真要大论""至理"等,如是则"至阴"又可作"阴之极"解。足少阴属肾,为三阴之里,阴气最盛者,故"至阴"又可代表阴气极盛的少阴而指肾。《内经》之成书,非出一时一人之手,故用词立意,每有不同之处,"至阴"之歧义即是一例。但后世医著中,"至阴"一词较多用以代表足太阴脾,指足少阴肾者似较少见。

此外,"至阴"还另有如下几种不同含义:一指穴位名,位于足小趾末节外侧,属足太阴膀胱经。《灵枢·根结》的"太阳根于至阴,结于命门",即指此穴而言。二指长夏。《素问·痹论》:"以至阴遇此者为肌痹。"《素问·咳论》:"乘至阴则脾先受之。"是均指长夏六、七月而言,盖长夏正当由夏转秋,为阳始入阴之际,故得以"至阴"名之。第三,概指消化排泄系统而言。《素问·六节藏象论》:"脾、胃、大肠、小肠、三焦、膀胱者,仓廪之本,营之居也,名曰器,能化糟粕,转味而入出者也。……此至阴之类,通于土气。"四指大地。系相对于称为"至阳"的天而言(释义见下)。以上第二、三义项，亦与"至阴"代表脾这一意义互相关联，盖长夏湿土当令，其气通于太阴脾，"至阴"既同于"太阴"，故以之代表长夏。而消化排泄系统之功能与脾之运化转输作用关系最为密切，故与脾统称为"至阴之类"。可见"至阴"一词，歧义虽多，若能细加缕析，亦不难理解。

"至阳"一词，《内经》中见于《素问·著至教论》和《素问·方盛衰论》。《素问·著至教论》谓："三阳者，至阳也。""三阳"，此处指三阳经经气并至，为阳气极盛，故称"至阳"。《素问·方盛衰论》谓："至阴虚，天气绝；至阳盛，地气不足。"天为阳，地为阴，"至阴"与"至阳"分别代表地气、天气而言，马莳注："地位乎下，为至阴；若至阴虚则天气绝而不降，何也？以其无所升也。天位乎上，为至阳，若至阳盛则地气无自而足，何也？以其无所降也"，称天为"至阳"，"至"亦有"极"之义。

为什么说"阳化气，阴成形"？

"阳化气，阴成形"语出《素问·阴阳应象大论》，系对阴阳不同生理功用的说明，同时亦指出形与气的不同阴阳属性。从阴阳属性看，阳主动、主散、主功能，而气亦具有运动性，它动而不静，散布周身，虽其象可征，但其形不可见。阴则主静、主凝、主形质，而形质没有气的运化则静而不动，聚而不散，非但有质可征，且亦有体象可见。故以形气之性质分，则气属阳而形属阴。且阳主热主动，气得阳热温煦则化生加速，功能增强；阴主寒主凝，阴寒凝敛则形愈坚固，这是物理之常。气既属阳而化生于阳，形既属阴且生成于阴，故谓"阳化气，阴成形"。

"阳化气，阴成形"的理论，不仅用以说明人体结构与功能之间的关系，认识组成人体各类物质的阴阳属性和不同性能，而且亦直接用于指导临床对疾病的论治。例如治疗虚症的大法是"虚则补之"，但对气虚体弱病人，处方用药多宜温补，因温补之品为阳药，阳能化气；对于阴精虚损，形体羸瘦的病人，则宜用血肉有情或滋润厚味之品以滋阴填精，盖因味属阴而能成形。此亦《素问·阴阳应象大论》"形不足者温之以气，精不足者补之以味"这一治疗方法的理论根据。

如何从阴阳角度认识药物性味？这一理论有何临床意义？

关于药物气味的阴阳属性，《素问·阴阳应象大论》及《素问·至真要大论》均有述及，《素问·阴阳应象大论》谓："气味辛甘发散为阳，酸苦涌泄为阴。"《素问·至真要大论》所述更为详细："气味辛甘发散为阳，酸苦涌泄为阴，咸味涌泄为阴，淡味渗泄为阳。"综上二篇所述，可见《内经》主要是根据药物的治疗作用来划分其气味的阴阳属性的。气味辛甘的药物，一般均有发散解表、温通阳气、祛除寒邪或者益气作用，故属阳；气味酸、苦、咸的药物，一般均有泻下、润燥、清热或者养阴、敛阳作用，故属阴。至于淡味药物，因具淡渗利湿，能解除湿邪对阳气的困遏，使阳气得以舒畅通达，故亦属阳。

若以气味厚薄而言，由于《素问·阴阳应象大论》认为"阳为气，阴为味"，故论中又谓："味厚者为阴，薄为阴之阳；气厚者为阳，薄为阳之阴。味厚则泄，薄则通；气薄则发泄，厚则发热。"可见亦是从其功效性能来划分的。苦、咸味药物如黄连、大黄、芒硝之类，属味厚者，多具泄热、泻下、润下之功效，故属阴中之阴；茯苓、通草、泽泻之类淡味药物则属味薄者，多具渗湿、通利小便的作用，故属阴中之阳。之所以称其为"阴中之阳"，因其行阴分而利水湿，通阳气也，故与前述"淡味渗泄为阳"之说义理亦相一致。至于气厚之药物，如附子、川乌、细辛、肉桂之类，大都有辛热祛寒、回阳救逆之效，其力较雄，故属纯阳之品而为阳中之阳；气薄者，如薄荷、牛蒡、荆芥、苏叶之类，其性味不如前述附子、川乌之大辛大热，多以其略具辛温之性，行阳分而起解表邪、散风寒的作用，故称为阳中之阴，与"辛甘发散为阳"之说亦不龃龉。这种从气味厚薄来认识药性阴阳，系对前述"辛甘发散为阳，酸苦涌泄为阴"的更具体分析，两者互相发明，互相补充。

《内经》关于药物气味阴阳属性的划分，对临床上提纲挈领地掌握药物性能功效，指导制方选药具有重要意义。例如泻下或清热剂多选用苦寒或咸寒等味厚药物，大承气汤的枳、朴、硝、黄；黄连解毒汤的芩、连、栀、柏等均是，盖因其药性属阴，擅制火热阳邪也。而回阳救逆则每用辛热药物，如四逆汤用干姜、附子，麻黄附子细辛汤用附子、细辛等，均借其辛热纯阳之性以祛除阴寒，挽救危亡之阳气。又如叶天士提出"通阳不在温，而在利小便"的治疗湿温病方法，主用淡味渗泄利湿之药，亦系秉《内经》"淡味渗泄为阳""薄为阴之阳，……（味）薄则通"之旨而立法。至于疏散风寒表邪之选用姜、葱、荆、防、苏叶、薄荷、牛蒡等辛温而气薄性轻的药物，亦莫不循"气薄则发泄"之理，可见掌握药物性味阴阳这一纲领，可以概括地了解药物主治功效，运用阴阳学说选药制方，对症施治。

经络学说有什么重要实用意义？

经络学说和脏腑学说同样是中医理论体系的重要组成部分。经络不但是人体内联脏腑，外络肢节，通行血气，营运阴阳的渠道，而且是疾病传变与蔓延的通路。体表受邪，通过经络而内传脏腑，脏腑病变可由经络而反映于体表，调治经络则可以疏通气血、调节脏腑阴阳而治疗疾病，所以其理论涉及生理、病理、诊断、治疗等各个方面，是临床辨证论治疾病的基础。《灵枢·经别》说："夫十二经脉者，人之所以生，病之所以成；人之所以治，病之所以起；学之所以始，工之所止也；粗之所易，工之所难也。"《灵枢·经脉》亦说："经脉者，所以能决死生，处百病，调虚实，不可不通。"可见经络学说不仅有生理、病理意义，在临床各科疾病的诊断、治疗中亦有重要的指导作用。临床上，不仅外感热病的伤寒六经辨证以经络学说为基础，其他诸如痹、痿、厥、痛、中风等甚多内科杂病以及外、妇、儿科多种疾病的辨证论治亦离不开这一学说，甚至有人以六经为纲领辨治眼科疾病。对于治疗疾病的方法技术来说，经络不仅是针灸、推拿、气功等治病方法的施术对象，亦是方药治疗中"药物归经"理论的依据。明·李梴《医学入门》说："医者不明经络，犹人夜行无烛。"清·喻嘉言《医门法律》亦说："不明脏腑经络，开口动手便错。"其重要性由此可知。

经络系统主要由哪些部分构成？

《内经》认为人体经络是一个沟通内外，营运气血阴阳的网络系统,这一系统主要分成两大部分,其直行贯通上下者为经,又称经脉,是经络系统的主干部分;错综横行网络者为络,又称络脉。经和络又各自可以分为若干类,其中属于经脉者主要有十二经脉、奇经八脉、十二经别和十二经筋;属于络脉的主要有十五别络、十二皮部和孙络。

(1) 十二经脉,又称十二正经。是经络系统中的主干,它内属脏腑,外联肢节,是气血运行的主要渠道,起着联系表里、沟通内外的作用。关于十二经脉的循行部位、病变情况及在针灸治疗中的作用,《灵枢·经脉》作了相当详细的论述。

(2) 奇经八脉。奇经八脉与脏腑虽无直接联系,但对十二经脉起着调节作用,特别是任脉统诸阴经、督脉统诸阳经,与十二经脉合称十四经,联成一个循环整体。其余六条奇经则贯穿于十四经脉之间,起维系阴阳的作用。关于奇经八脉的循行部位、病变情况,《素问·骨空论》《灵枢·脉度》《素问·刺腰痛论》等,均有论述。

(3) 十二经别。十二正经在其循行的主要干线外,各有别出分支,称为经别。它们各从正经别出于身体较深部位,离合出入于表里经之间,以加强表里经在深部的联系,并对正经未循行到的器官、部位起联络、濡养作用。《灵枢·经别》专门对十二经别的循行部位作了详细论述。

(4) 十二经筋。为十二经脉之气布散、联络筋肉、关节的分支,它们附属于十二经脉,但不与内脏相联,主要分布于筋肉关节之间,特别是四肢溪谷更为其所集中分布之处,所以具有连缀关节,维络筋肉骨骼,主司关节运动的功能。《内经》关于十二经筋的分布部位、病变情况及治疗的论述,主要见于《灵枢·经筋》。

(5) 十五络脉。十二经脉各有一别出的络脉,加上任脉络、督脉络和脾之大络,共称十五别络(《难经》则以十二经各一络脉再加脾之大络和阴、阳跷之络脉为十五络脉)。十五别络为络脉的主要部分，它们是阴阳表里二经互相衔接的纽带（指十二经脉的别络），能加强相应表里经间的气血循环输注，亦起着网络躯体四肢，沟通内外的作用。关于十五络脉的记载，主要见于《灵枢·经脉》。

(6) 十二皮部。皮部络脉分布于皮肤肌表，即《素问·皮部论》所谓："凡十二经络脉者，皮之部也。"皮部浅浮于肌表，为人的卫外屏障，外邪犯人，常由皮部而深入络脉、经脉以至脏腑，而内脏有病，亦可通过经络而反映于皮部。《素问·皮部论》谓："欲知皮部以经脉为纪者，诸经皆然。"说明各经皮部分布于该经所循行的体表部位。《素问·皮部论》中对十二皮部的名称、体表部位、生理、病理及诊视方法做了颇为详细的论述。

(7) 孙络。《灵枢·脉度》谓："经脉为里，支而横者为络，络之别为孙。"孙络是络脉的更细小分支，它遍布全身表里，在周身形成细小而广泛的网络系统，其中"浮而常见者"又称浮络。

上述七类不同大小和分布的经络，构成了人体的经络系统，气血即在这一闭合系统中环周不息地运行，从而保证了生命活动内外通达、表里协调的整体平衡状态。

十二经脉的循行走向、交接分布有何规律？

十二经脉是经络系统的主干，依其所属脏腑的阴阳性质而分为手足三阴经和手足三阳经，并以所属脏腑命名。它们的连接次序，按《灵枢·营气》所言为：手太阴肺经→手阳明大肠经→足阳明胃经→足太阴脾经→手少阴心经→手太阳小肠经→足太阳膀胱经→足少阴肾经→手厥阴心包经→手少阳三焦经→足少阳胆经→足厥阴肝经。气血即按上述次序运行，一周后又从足厥阴肝经上注于手太阴肺经，周而复始，环周不休。关于十二经脉在体表的走向、交接、分布，按《灵枢》的《经脉》《营气》《逆顺肥瘦》等篇所述，其规律是：手三阴经从胸走手，分别连接手三阳经；手三阳经从手走头，分别连接足三阳经；足三阳经从头走足，分别连接足三阴经；足三阴经从足走胸（腹），分别连接手三阴经。而阳经基本分布于躯体背、侧面及四肢外侧面；阴经基本分布于躯体胸腹面及四肢内侧面。

但据《灵枢·本输》《灵枢·根结》等篇所言，则十二经脉又都起于四肢末端，流向并归结于头面胸腹。如《灵枢·根结》即说："太阳根于至阴，结于命门……阳明根于厉兑，结于颡大……少阳根于窍阴，结于窗笼……太阴根于隐白，结于太仓；少阴根于涌泉，结于廉泉；厥阴根于大敦，结于玉英。"

上述两种不同说法，看似互相矛盾，仔细推究，当是《内经》所记载的两种不同学派的学说，前者主要着眼于气血在经脉中的运行流注，后者则着眼于针灸时经气的传感和治疗的取穴。着眼点不同，立论也就有所差异。

什么叫奇经八脉？有什么生理特点和作用？

奇经八脉亦是经络系统的重要组成部分。十二经脉因与十二脏腑联系，各有脏腑与之相络属，且具有阴阳表里配合的关系，故称为正经。奇经则不然，它们不与脏腑连属，亦无表里对应连接关系，故称之为"奇经"，以示与正经的区别。奇，言其异常、特殊，亦言其单独而无阴阳配偶。奇经共有八条，即冲、任、督、带、阴跷、阳跷、阴维、阳维，通常称之为"奇经八脉"。《内经》对这八条奇经的名称、循行及生理、病理均做了颇为详细的论述，但尚未称之为"奇经八脉"，到了《难经》，才对其加以进一步归纳概括，并命名为"奇经八脉"。

奇经八脉的生理特点有三：①经脉与脏腑无直接络属关系，只是部分与奇恒之腑有直接联系，如"冲脉、任脉皆起于胞中"（《灵枢·五音五味》)，督脉"贯脊属肾……入络脑"(《素问·骨空论》)等。②经脉无上下逆顺走向的循行，除带脉绕腰外，余脉均由下而向上直行，不像十二正经的上下逆顺循行、互相交接而分布全身，而是别道行于十二经之间，联络胸腹、腰背、头面等部位，亦不行于上肢。③除任、督二脉有专属的腧穴外，其余六脉的腧穴均附于正经。

奇经八脉的生理作用主要有两方面：一是调节十二经气血。手足三阳经皆交会于督脉，故督脉有统率诸阳经的作用，为"阳脉之海"；手足三阴经皆会于任脉，故任脉有统调诸阴经的作用，为"阴脉之海"。冲脉位于身之要冲，《灵枢·海论》称之为十二经脉之海、血海。这些经脉都能对气血起调节作用，《难经》比喻十二经为沟渠，奇经为湖泽，正经气血丰盛则溢入奇经。李时珍《奇经八脉考》谓："（正经）其流溢之气入于奇经，转相灌溉，内蕴脏腑，外濡腠理。"说明它们是人身精气血储蓄之处，随时可起供养补给作用。其次是与人体生育功能有密切关系。冲任督三脉起于会阴，带脉绕腰一周，将三脉束成一起，联系于肝肾所属的经脉，故对人体的生育功能至关重要，《素问·上古天真论》指出："任脉通，太冲脉盛，月事以时下，故有子。"《素问·骨空论》亦说："任脉为病，男子内结七疝，女子带下瘕聚……督脉为病……女子不孕。"王冰则谓："冲为血海，任主胞胎。"说明女子的正常排经、孕育胎儿均赖于冲任二脉的功能健旺。在妇科经带胎产疾患的辨证论治中，除肝肾外，总要考虑冲任督带四脉是否有病变。此外，阴维、阳维二脉，维络于身，起维系作用，其中阳维脉起于诸阳之会，主维系三阳经；阴维脉起于诸阴之交，主维系三阴经。阴、阳二跷脉，一行于肢体内侧，一行于肢体外侧，主司肢体、筋肉的屈伸运动，内外翻转，同时按《灵枢·寒热病》等篇所言："阴跷阳跷，阴阳相交，阳入阴，阴出阳，交于目锐眦，阳气盛则瞋目，阴气盛则瞑目。"则该二脉亦有主司跟睑开合的作用，与睡眠寐寤有关。

什么叫十五络脉？它们的起点处腧穴是什么？

十五络脉是人体较大的络脉，它从经脉别出，故又称别络。别络是正经和任督二脉经气传注的纽带，起着沟通表里内外的作用，对于辨证论治，特别是针灸治疗，有较大意义。每一正经的别络，都以本经的腧穴为起点，别行与互相表里的经脉联系，故以其起点腧穴命名该别络，如手太阴经的别络从列缺穴开始，别走于手阳明经，故手太阴经的别络名为列缺。按《灵枢·经脉》所载，十二经各有一别络，任脉因统领诸阴经，督脉因总督诸阳经，故亦各有一别络，此外，脾还另有一条别出的络脉，称"脾之大络"，合为十五络脉。其中任脉之别络散于腹，督脉之大络别走太阳，脾之大络布胸胁。命名这些大络的别出处的腧穴是：

手太阴别络——列缺；手少阴别络——通里；

手厥阴别络——内关；手阳明别络——偏历；

手太阳别络——支正；手少阳别络——外关；

足阳明别络——丰隆；足太阳别络——飞扬；

足少阳别络——光明；足太阴别络——公孙；

足少阴别络——大钟；足厥阴别络——蠡沟；

任脉别络——尾翳；督脉别络——长强；

脾之大络——大包。

另据《素问·平人气象论》所言，尚有"胃之大络，名曰虚里"，则不在十五别络之列。而《难经》则以阳跷之络（阳络）、阴跷之络（阴络）、脾之大络与十二别络合称"十五别络"，其说与《内经》略有不同。

什么叫"开、合、枢"？

"开、合、枢"之说，见于《素问·阴阳离合论》《灵枢·根结》等篇，是讨论人体经气流行过程中阴阳经的表里离合关系及作用的理论。人身十二经脉，可分为三阴经和三阳经两类，其中三阴指太阴（三阴）、少阴（二阴）、厥阴（一阴）；三阳指太阳（三阳）、阳明（二阳）、少阳（一阳）。阴行于内，阳行于外；阴通于脏，阳通于腑。其经气上下往来流通的模式是阴阳（经）相贯，如环无端，营周不休。但三阴三阳经各有其独特的生理特点，故又有其表里出入、开合枢转的模式，《内经》以"开、合、枢"说明其在人体气化过程中的作用："是故三阳之离合也，太阳为开，阳明为阖（《灵枢·根结》作"合"，"阖"与"合"同义），少阳为枢。……是故三阴之离合也，太阴为开，厥阴为阖，少阴为枢。"（《素问·阴阳离合论》）王冰注谓："开、合、枢者，言三阳之气，多少不等，动用殊也。夫开者所以司动静之基，合者所以执禁固之权，枢者所以主转动之微。由斯殊气之用，故此三变之也。"从三阴

附录：《黄帝内经》问题精解

三阳经的各自生理功用来说，太阳为三阳之表，主阳气发布于外，故为"开"；阳明为三阳之里，主阳气蓄积于内，故为"合"；少阳介于半表半里之间，阳气可出可入，故为"枢"。太阴为三阴之表，故为"开"；厥阴为三阴之里，故为"合"；少阴居阴分之中，故为"枢"。开者主出，合者主入，枢主出入于阴阳之间。虽然三阴三阳各经的作用有上述之别，但三者相因相成，密切相关，共同完成人体经气流行运转的动态过程，故离则为三，合则为一，即《素问·阴阳离合论》所谓"三经者，不得相失也"。后世医家，如张志聪、陈修园等，运用这一理论研究伤寒六经病的病机变化规律，成为研究伤寒学说的一大流派。

《内经》的一些版本，如《太素》《新校正》等，以及《甲乙经》中，开、阖、枢作"关、阖、枢"，引起后世各家的争议。从《新校正》引《九墟经》及《甲乙经》原文为关合枢，以及《灵枢·根结》有"五脏六腑，折关败枢，开合而走，阴阳大失，不可复取"之说看，古本《内经》之原文似以"关阖枢"为是。其义则如杨上善所注："夫为门者具有三义：一者门关，主禁者也。膀胱足太阳脉主禁津液及于毛孔，故为关也。二者门阖，谓是门扉，主关闭也。胃足阳明脉令真气止息，复无滞留，故名为阖也。三者门枢，主转动者也，胆足少阳脉主筋，纲维诸骨，令其转动，故为枢。……三阳为外门，三阴为内门。内门亦有三者：一者门关，主禁者也，脾脏足太阴脉主禁水谷之气，输纳于中不失，故为关也。二者门阖，肝脏足厥阴脉主守神气出入通塞悲乐，故为阖也。三者门枢，主动转也，肾脏足少阴脉主行津液，通诸经脉，故为枢也。"可见"关阖枢"是以门的三个组成部分的不同作用比喻三阴三阳经的生理功能，而王冰注本用"开合枢"之说，则以门的开合转动为喻，虽解释不同，于理亦可通，且较明确说明三阴三阳经的生理功能，特别是运用于解释伤寒六经病病理，尤觉顺理成章，故后世从王冰之说者多。

冲脉为什么又称"太冲脉""伏冲脉"？

冲脉为奇经八脉之一，《素问·上古天真论》《素问·阴阳离合论》等篇称为"太冲脉"，按王冰于《素问·阴阳离合论》"前曰广明，后曰太冲"句的注释："然太冲脉者，肾脉与冲脉合而盛大，故曰太冲"，知"太"乃"大"之意，称冲脉为"太冲脉"者，言其脉气之盛大也。而从"冲为血海"之说看，非有如海之大量，则不能蓄藏人身之血液。谓其为"太冲"，与谓水谷之海的胃为"太仓"（《灵枢·胀论》），取义相同。

至于称冲脉为"伏冲脉"，见于《灵枢·百病始生》《灵枢·岁露论》等篇，另据《新校正》所言，《素问·上古天真论》"任脉通，太冲脉盛"句全元起本、《太素》及《甲乙经》亦俱作"伏冲脉"。按张景岳、张志聪等的注解，认为"伏冲之脉即冲脉在脊者，以其最深，故曰伏冲"（《类经·疾病类二》）。但俞樾《春在堂文集·读书余录》谓："汉人书太字或作伏字，汉太尉公墓中画像有呎尉公字。《隶续》云字书有呎字，与太同音。此碑所云呎尉公，盖是用呎为太，即太尉公也。然则全本及《太素》《甲乙经》当作呎冲，即太冲也。后人不识呎字，加点作伏，遂成异字。"由俞樾之言，知"伏冲脉"当是"呎（太）冲脉"之误字，而冲脉古亦只有"太冲脉"之别名，并无"伏冲脉"之称。

为什么说"四肢为诸阳之本"?

《素问·阳明脉解》谓:"四肢者,诸阳之本也。"意谓四肢是诸阳经经气的根本。按《灵枢·根结》所言,"足太阳根于至阴""足少阳根于窍阴""足阳明根于厉兑""手太阳根于少泽""手少阳根于关冲""手阳明根于商阳",根与本同义,都是根本、本源之意。又按《灵枢·九针十二原》所言:"所出为井,所溜为荥,所注为输,所行为经,所入为合。"手足三阳经的井穴即为上述诸经所根之处,可见手足三阳经经气均起于四肢之末端。当然,"清阳实四肢"(《素问·阴阳应象大论》),四肢的阳气靠脾胃化生的精气来充养,但从经脉的角度来说,诸阳经乃受气于四肢,阴经的经气则受气于五脏,即《灵枢·终始》说的"阴者主脏,阳者主腑。阳受气于四末,阴受气于五脏",故谓"四肢为诸阳之本"。

或谓:按《灵枢·根结》所述,手足三阴经亦皆根于四肢末端,何以不称"四肢为诸阴之本"而独为"诸阳之本"?盖手足三阴经虽亦皆根于四末,但"外为阳,内为阴"(《素问·金匮真言论》),"清阳发腠理,浊阴走五脏;清阳实四肢,浊阴归六腑"(《素问·阴阳应象大论》),脾胃所化生的水谷精微,其属清阳者,先发于腠理,实于四肢而后化为阳经经气,故谓"阳受气于四末,阴受气于五脏",阳以四末为本而阴以五脏为本,此阴阳属性不同而其用各异之故也。另一方面,由临床观之,阳虚病人,每见四肢冷而不温,亡阳病人亦先见四肢厥冷而后延及躯体;阳热盛之病人,则四肢扰动,甚则气力过于平时,动作狂越非常人所能及者,而阳虚者则肢体懒惰蜷缩不舒,前人有见于此,故着重强调"四肢为诸阳之本"而不称其为诸阴之本。

为什么"手少阴之脉独无腧"?

"手少阴之脉独无腧"语出《灵枢·邪客》。该篇在提出这一问题后回答说:"少阴,心脉也。心者,五脏六腑之大主也,精神之所舍也。其脏坚固,邪弗能容(客)也,容(客)之则心伤,心伤则神去,神去则死矣。故诸邪之在于心者,皆在于心之包络,包络者,心主之脉也,故独无腧焉。"系从心藏神,为君主之官,不可为邪所伤的观点出发,认为心包络(心主)之脉可代心(手少阴)经受邪,故本经没有腧穴。张景岳于《类经》中则解释说:"手少阴,心经也;手厥阴,心包络经也。经虽分二,脏实一原。凡治病者,但治包络之腧,即所以治心也。故少阴一经,所以独无腧也。"

按后世经络学说的内容,手少阴经作为十二经脉之一,有中冲、少府、神门……极泉等九个经穴,为什么《灵枢·邪客》认为"手少阴之脉独无腧"?这必须从经络学说的发展过程探讨其原因。《内经》的十二经脉理论是在"十一脉"的基础上发展完善起来的,马王堆出土帛书《足臂十一脉灸经》《阴阳十一脉灸经》都载述了近似于后世足三阴三阳经的六条足脉和五条臂(手)脉。五条臂脉中三条阳脉和臂太阴脉分别相当于现代手三阳脉和手太阴脉,但另一条称为"臂少阴脉"者,其循行部位则在后世称为手厥阴经的位置上。《内经》中亦同样保存了这种"十一脉"理论的痕迹,如《灵枢·本输》记载了五脏六腑所属十一经脉的腧穴,亦没有后世称为手少阴经的腧穴,而把现称手厥阴经的腧穴列为心的腧穴(即把后世的手厥阴经当作手少阴经)。直到《灵枢·经脉》才明确地记述了现在称为手少阴经的经脉。

由此可知，后世所称为手少阴经的经脉是在"十一脉"理论之后才发现的，该经脉发现以后，为了使手三阴经与手三阳、足三阴经及五脏六腑等在三阴三阳属性上对应配套，因此把位于前臂内侧正中，原来认为属于心，称为手（臂）少阴经的经脉改称为手厥阴经（手心主之脉），而新发现的位于前臂内后侧的经脉称为手少阴经，这样形成了手足三阴三阳上下内外对称划一的十二经脉系统。由于手少阴经在刚发现的当时还没有掌握其可供治病的腧穴，故谓其"独无腧"。而已改称为手厥阴经、属于心包络的经脉（即原来称为臂少阴经者）上的腧穴如内关等，临床实践已经证明确有治疗心经疾病的作用，因而提出了心不受邪，由心包络代其受邪的理论，来解释其治疗机理。

如何理解"少阳属肾，肾上连肺，故将两脏"？

"少阳属肾，肾上连肺，故将两脏"语出《灵枢·本输》。对这一句话的理解，关键在于"两脏"究指何脏？考历代注家之注文，大致有三种不同解释：

第一种，认为"两脏"指膀胱和三焦。张景岳《类经·藏象类》注："少阳，三焦也。三焦之正脉指天，散于胸中，而肾脉亦上连于肺；三焦之下腧属于膀胱，而膀胱为肾之合，故三焦亦属乎肾也。然三焦为中渎之府，膀胱为津液之府，肾以水脏而领水府，理之当然，故肾得兼领两脏。将，领也；两脏，府亦可以言脏。《本输》曰：肾合三焦膀胱，其义即此。"李中梓《内经知要》的解释亦与张注同。马元台《灵枢注证发微》则从阴阳水火的角度解释说："手少阳三焦者，属于右肾，而肾又上连于肺。……故左肾合膀胱，右肾合三焦，而将此两脏,必皆以肾为主矣。"

第二种,认为"两脏"为肺和心包络(三焦)。张志聪《灵枢集注》说:"少阳,三焦也。《水热穴论》曰:肾者,至阴也;至阴者,盛水也。肺者,太阴也;少阴者,冬脉也。故其本在肾,其末在肺,皆积水也。是一肾配少阳而主火,一肾上连肺而主水,故肾将两脏也。……夫三焦者,少阳之气,水中之生阳也;手厥阴包络之相火,出于右肾,归于心下之包络而为一脏,三焦为之府。"意谓肾为水火之本,故统领"积水"之肺和藏相火之心包络。陈修园《灵素集注节要》亦持与张隐庵相同的观点。

第三种,近代河北医学院《灵枢经校释》根据《甲乙经》引此文作"少阴属肾,上连肺,故将两脏",并引《素问·水热穴论》"少阴者,冬脉也,故其本在肾,其末在肺"为据,认为"少阳"当是"少阴"之讹,该句意谓足少阴经行于肺肾两脏之间。

上述三种解释,各有其见解和根据,但以张景岳之说较近经旨。张志聪解释的立论在于肾为水火之脏,其说倡自明代命门学派,似非《内经》本义;至于改"少阳"为"少阴"者虽有《甲乙经》等书为根据,但又焉知皇甫谧等不是误抄或有意改动《内经》原文?既然张景岳之解释已能顺畅经义,当以不臆改经文为宜。而联系上下文意,可知经文本义在于说明肾与三焦膀胱共同为完成水液代谢功能的脏腑。

什么叫作"病机"?《内经》病机学说主要包括哪些方面的内容?

病机,就是疾病的发生及其发展、变化机理。《类经·疾病类》谓:"机者,要也,病变所由出也。"认为病机即疾病的本质和关键。

近世有人习惯称病机为病理者,"机"与"理",意义相近,称病机为病理,本来未曾不可,但若细究,则两者尚有差别:从文字意义来说,机,除了有事物的枢要、关键(《韩非子·十过》:"此存亡之机也。")以及事物变化之所由(《庄子·至乐》:"万物皆出于机。")等意义外,尚指事物变化的机兆(王冰注《素问·离合真邪论》"知机道者,不可挂以发"句云:"机者,动之微")。而"理"则指事物的道理、法则。因此,病机既研究发病后的疾病动态过程,亦着眼于疾病发生前动因与机兆,而病理则着重研究疾病发生之后相对固定的机理和规律。可以说,病机包含了病理,但又不止于病理。

病机学说是《内经》理论体系的重要组成部分,广义的病机学说包括病因、发病和病变机理(狭义病机)三部分内容。

病因:指引致疾病发生的原因。《内经》对病因的认识,一方面来自对病因的直接观察,另一方面则通过对病变表现进行分析推理而得出,即后世所谓"审症求因",故其对病因的分类系按致病因素作用于人体以后的发病部位而分为"生于阳"(表)、"生于阴"(里),即外感、内伤病因,而后世所言的"三因说"则在此基础上增加"不内外因"(既非外感六淫而病发于外,又非内伤七情而病发于内的一类病因,如金创跌仆、虫兽伤、房室劳倦等)而成。

发病:《内经》认为疾病的发生是由于致病因素(邪气)和人体抗病能力(正气)在互相斗争的过程中,邪气战胜正气的结果,因而有"两虚相得,乃客其形"(《灵枢·百病始生》)之说。而正气的强弱决定于体质,因此体质不仅是影响疾病发生与否的重要因素,而且亦影响了疾病的发病倾向和发病类型。

病变机理:《内经》建立了一套多层次、全方位了解病变机理的病机理论,其内容主要包括:①阴阳、表里、寒热、虚实病机:这是提纲挈领认识疾病本质属性的基本病机,后世称为"八纲病机"。②六气病机:这是认识病变类型及其性质的病机理论。《内经》把病变类型及其性质类比于自然界风寒暑湿燥火六种气候特点,把疾病分成风寒火热燥湿六种基本类型,建立了"六气"病机理论。六气病机体现了《内经》取象比类的病机认识方法,其称谓虽同于六淫,但实质迥不相同。③脏腑经络、精(血、津液)气(营卫)神病机:这是确定病变部位的病机理论。上述都是《内经》提出的研究疾病性质、了解其发展变化机理的病机理论,是普遍用以分析各种疾病机理的基本病机。各种疾病的具体病机,如《素问·痹论》的"风寒湿三气杂至合而为痹",《素问·逆调论》的"荣气虚则不仁,卫气虚则不用,荣卫俱虚则不仁且不用"等,都是根据这些基本病机提出的。

如何理解"生病起于过用"?

"生病起于过用"一语出《素问·经脉别论》:"春夏秋冬,四时阴阳,生病起于过用,此为常也。""生病起于过用"是中医认识病因的基本观点,反映了中医从生存环境和生活方式去研究病因以至疾病的独特认识方法。

过用,包括天地自然的"过用"和人体自身的"过用",两者都是导致疾病发生的基本原因。以天地自然言,"人以天地之气生,四时之法成"(《素问·宝命全形论》),包括四时气候变化在内的自然环境是人类赖以生存的条件。《内经》把自然界随四时阴阳变化而产生的气候归纳为风寒暑湿燥火六种因素和类型,在正常情况下,

附录:《黄帝内经》问题精解

这六种气候因素是生命存在的必须条件,称为"六气"。但该六种气候因素如果发生强烈变化而失去常度,如"至而未至"(该出现而未出现)、"未至而至"(未该出现而提前出现)、"至而太过"或"至而不及"(本气不及则必有其他气候的太过)等,则超出人身的适应能力,成为致病因素而称为"六淫"。此即天地自然的过用而造成的致病因素。

人体自身生命活动中的过用,更是导致疾病的重要原因。情志活动本来是人体对外界环境的生理反应,中医总结为喜怒悲思忧恐惊七种类型,称为"七情"。正常、适度的七情情志,既是生理上对外来刺激的反应,又能够调节脏腑气机,为生命活动之所必需。但七情过激又是引起脏腑气机逆乱、气血运行失常而致生多种疾病的重要原因。饮食方面,人体赖水谷精微化生气血精津以充养形身,维持生命活动,但饮食失节亦是常见的致病因素,不仅"饮食自倍,肠胃乃伤"(《素问·痹论》),过饥过饱能够致病,而且"阴之所生,本在五味;阴之五宫(五脏),伤在五味"(《素问·生气通天论》),五味偏嗜同样可能导致脏气偏胜而生病。其他诸如劳逸、房室等等,亦都是生命活动之所必需,在适度的范围内均有益于健康,但若过度则又成为影响健康、致生疾病的因素。

总之,《内经》运用相对的观念来认识病因,认为人生活于自然和社会之中,自然、社会环境是生命赖以存在的必须条件,人的生命活动能够在一定程度上对不断运动变化的自然和社会环境作出适应性调节。如果人赖以生存的环境出现强烈变化,超出机体的调节适应能力,或人体自身的生活方式违背了正常生命活动规律,都将成为致生疾病的因素,这就是"生病起于过用"的病因观,这种病因观不论对养生防病还是辨证论治疾病都有重要而深刻的指导意义。

《内经》从什么角度分类病因？这种分类方法对后世有何影响？

《内经》主要从阴阳内外的角度去分类病因。《素问·调经论》谓："夫邪之生也，或生于阴，或生于阳。其生于阳者，得之风雨寒暑；其生于阴者，得之饮食居处，阴阳喜怒。"《灵枢·百病始生》则谓："夫百病之始生也，皆生于风雨寒暑，清湿喜怒。喜怒不节则伤脏，风雨则伤上，清湿则伤下。……三部之气各不同，或起于阴，或起于阳。"虽然分为三部，但杨上善《太素》注："内伤五脏，即中内之部也；风雨从头背而下，故为上部之气；清湿从尻脚而上，故为下部之气。"故"三部"实指内（中）、外（上、下）而言。由此可见，《内经》认识和分类病因，并不是直接针对病邪的来源或性质，而是按其作用于人体以后，引起的病变部位在阴（内，五脏）、在阳（外，体表）来进行划分的。

《内经》这种按病变部位认识和分类病因的方法直接导源了中医病因学上的"三因说"。"三因说"首见于张仲景《金匮要略·脏腑经络先后病脉证》："千般疢难，不越三条：一者经络受邪，入脏腑为内所因；二者四肢九窍，血脉相传，壅塞不通，为外皮肤所中也；三者房室、金刃虫兽所伤，以此详之，病由都尽。"而宋·陈无择于《三因极一病症方论·三因论》更明确地提出："然六淫天之常气，冒之则先自经络流入，内合于脏腑，为外所因；七情人之常性，动之则先自脏腑郁发，外形于肢体，为内所因；其如饮食饥饱、叫呼伤气、尽神度量、疲极筋力、阴阳违逆，乃至虎狼毒虫、金创踒折、疰忤附着、畏压溺等，有悖常理，为不内外因。"可见"三因说"是在《内经》"病生于阴""病生于阳"的基础上,把《素问·调经论》的"饮食居处、阴阳"(饮食、劳倦、房室)从"病生于阴"中划分出来,并增加跌仆金创、虫兽伤(虎狼毒虫、金创踒折、疰忤附着、畏压溺等)而称为"不内外因"。之所以称为"不内外因",是因为这类病因伤人以后,既不如六淫外邪之由肌表皮肤内传入里,又不若七情刺激之先伤五脏而后外及肢节肌表,而是直接伤人六腑或筋骨皮肉、气血精津。

由上可见,必须按照中医认识和分类病因的思路和方法正确理解"三因说"的实质,不要套用哲学的内因、外因概念来解释"三因说"的内因(内所因)、外因(外所因),如果按照哲学的内外因概念,则"三因说"的所有病因,包括内因(内所因)、外因(外所因)、不内外因,都是外来的致病因素,在哲学上只能称为外因,只有与邪气(外来致病因素)相对的人体正气,才是疾病发生与否的内因。这亦提示我们,学习和研究中医理论,不可简单套用后世的观点和概念,必须领会中医的认识论和方法论特点,才能理解其实质含义。

如何理解"两虚相得,乃客其形"?

"两虚相得,乃客其形",语出《灵枢·百病始生》。两虚,指虚邪贼风和身形(正气)之虚。该句意谓:虚邪贼风等外界致病因素必须与人体正气内虚互相配合,才能侵入人身而发病。

"两虚相得,乃客其形"是中医关于外感疾病发病机理的基本认识。《灵枢·百病始生》中首先指出:"夫百病之始生也,皆生于风雨寒暑,清湿喜怒",认为外界致病因素是疾病发生的必要条件,但光有外界致病因素还不能导致疾病的发生，如"风雨寒热，不得虚，邪不能独伤人。此必因虚邪之风，与其身形，两虚相得，乃客其形。"这就明确指出了外感病的发生必须具备两方面的条件：一是虚邪外侵；一是正气内虚，不能拒抗外邪。虚邪是外感疾病发病的外因，正气虚衰则是内因。虽然外因必须通过内因以发挥其致病作用，但并不能说外因在发病过程中并不重要，只有内因才是决定疾病发生与否的根本因素。应该说，两者同等重要，疾病的发生与否，取决于邪（虚邪）和正（机体的抗病能力）之间的盛衰胜负。这样去认识外感病的发病机理，才全面、准确。有人以《素问·刺法论》所说的"正气存内，邪不可干"为据，认为《内经》强调的是疾病发生的内在因素。其实，这是一种片面的误解，《素问·刺法论》中除了提出"正气存内，邪不可干"外，紧接其后尚指出要使"五疫之至，不相染易"，必须"避其毒气"。《灵枢·口问》等篇亦多次指出："夫百病之始生也，皆生于风雨寒暑，阴阳喜怒、饮食居处。"而《素问·上古天真论》的"虚邪贼风，避之有时"，《灵枢·九宫八风》的"圣人曰避虚邪之道，如避矢石然"，亦是基于对外邪致病作用的重视而提出的防病措施。可见，《内经》对外感疾病的发病，并非只强调内因而不重视外因，而是把内因与外因作为互相对立而又互相影响的重要因素来认识，认为两者同是发病的必要因素，并无轻重主次之分。

有人以"内因是事物发展变化的决定因素，外因通过内因起作用"的哲学理论强调正气在疾病发病中的决定性作用，并以鸡蛋能够孵出小鸡，而石头不能孵出小鸡为例论证其观点。其实，外因与内因对事物发展变化的决定作用只能相对而言：虽然外因必须通过内因起作用，但外因往往是引起事物运动变化的动因，亦可对事物的运动变化起决定性作用。在外因相同的条件下，内因是事物发展变化的决定因素；但在相同内因的条件下，则外因又对事物的发展变化起决定作用。正如在适宜的温度中，鸡蛋能孵出小鸡而石头不能，但同样是可能孵出小鸡的鸡蛋，能否孵出小鸡又决定于环境温度适宜与否。掌握"两虚相得，乃客其形"这一发病原理，对临床正确辨证论治疾病有重要指导意义。一些人治病不分邪正虚实，滥用滋补，美其名曰"扶正以驱邪"，并以"正气存内，邪不可干"为根据，其实是对中医发病理论的错误理解和歪曲，其治疗效果亦可想而知。

如何理解"邪之所凑，其气必虚"？

"邪之所凑，其气必虚"句，出《素问·评热病论》，其义有二：一指邪气因正气之虚而入侵为病，这是中医发病观上的突出论点。中医认为："正气存内，邪不可干"（《素问·刺法论》），"风雨寒热，不得虚，邪不能独伤人……此必因虚邪之风，与其身形，两虚相得，乃客其形"（《灵枢·百病始生》），感受致病因素之后，"勇者气行则已，怯者则着而为病"（《素问·经脉别论》）。这种在重视外在致病因素的基础上，强调体内正气抗病能力的发病观，既是中医养生防病学说的思想基础，亦是后世"扶正以祛邪"这一治疗方法的理论根据。

"邪之所凑，其气必虚"的另一层意思是正气因邪气之入侵而致虚。邪气入侵人体后，必影响人体正常功能，损伤正气，故"邪之所在，皆为不足"（《灵枢·口问》）。正是因为邪气能损伤正气，故《内经》称之为"虚邪贼风"，并强调对于"虚邪贼风"必须"避之有时"（《素问·上古天真论》），"圣人曰避虚邪之道，如避矢石然"

(《灵枢·九宫八风》)。这种养生重视慎避邪风,而治疗重视"祛邪以存正"的思想,亦是基于邪能致虚这一认识。

总之,邪因正虚而入客,正因邪侵而愈虚;正气能抗邪,而邪气又能伤正,邪正之间是既互相斗争、互为消长而又互相影响、互相联系的两个对立面,它们之间的盛衰消长决定了病情的进退缓急。《素问·阴阳应象大论》所谓"冬伤于寒,春必温病"实际上就是因邪致虚,而又因虚致邪的发病过程,亦是"邪之所凑,其气必虚"的一个例证。所以认识邪正二者之间的相互关系,对了解疾病病因病机,以及指导防病治病均有实际意义。

"六气"与"六淫"在病机上有何不同?

"六气"一词,除了《灵枢·决气》用以指精气津液血脉六种构成人体的基本物质外,在《素问》运气学说"七篇大论"中多处用以指风寒暑(相火)湿燥火(君火,热)六种气候类型。但最早以"六气"概括气象因素者,当数《左传·昭公元年》所载医和之论:"天有六气,降生五味,发为五色,征为五声,淫生六疾。六气曰阴阳风雨晦明也。"虽然所言"六气"与《内经》有异,但都指自然界气象气候类型,其正常则长养万物,失常则危害万物,致生疾病。可能受上述医和之论所启发,后世将失常的、成为致病因素的该六种气候因素称为"六淫",以有别于正常气候的"六气"。"六淫"之称,《内》《难》《伤寒》均未见到,但陈无择《三因极一病症方论》已有"然六淫天之常气,冒之则先自经络流入,内合于脏腑,为外所因"之说,可知这一概念的出现,当不迟于宋代。

然而,作为中医专有名词术语的"六气",尚有病机学方面的另

附录：《黄帝内经》问题精解

一含义：运用类比方法而命名的风、寒、火、热、燥、湿六种病变机理和症候类型。《素问·阴阳应象大论》的"风胜则动，热胜则肿，燥胜则干，寒胜则浮，湿胜则濡泻"，即是对六气病机的论述，《素问·至真要大论》的"病机十九条"，除了属于五脏和上下的七条外，其余十二条所论者亦都是六气病机。古今不少医家，由于未能理解六气的病机含义，从六淫角度去解释上述经文，以致其意义含混不清。实际上，六气病机是《内经》运用取象比类的方法，以自然界风寒火热燥湿六种气象来命名人身常见的六种病理变化类型，该六种病变与六淫并没有病因上的必然关系。以"风胜则动"为例：古人在探求诸如手足抽搐颤动或眩转晕动等类以动为主要特征的疾病机理时，以自然界风吹（因）则草木动摇（果）为类比，认为之所以人体手足抽动或头目晕动（果），是因为体内有"风"（因），由此推论出"风胜则动"之说。可见这种"风"与六淫之"风"是两码事，它不是外感而得，而是从内而生，故又称为"化风"或"肝风内动"。引起"风胜则动"的原因甚多，肝阳上亢、肝肾阴虚、肝血亏损、热极生风等都是常见原因。当然，外感风邪有时亦可以出现"风胜则动"的病变，但一定要经过化热化火，或影响于肝而伤及肝阴、肝阳、肝血等病理过程以后才会出现"化风"病机和病候。火热病变亦如此，外感火热邪气固然可以引致火热病症，但必须引起人体阳气亢盛或阴津耗损，之后才出现化火、化热的病理变化和病候，而刘完素"六气皆从火化""五志过极皆为热甚"之说，则说明六淫、七情等多种致病因素作用于人体以后，都可以出现火热病症，这亦是"病机十九条"中属火和属热的病机多达九条，占了差不多一半的原因所在。

历代对六气病机实质的认识，经历了复杂曲折的过程。以"中风"为例，唐宋之前医家多从"内虚（风）邪中"立说，元明以后，经过刘完素的"心火暴盛"、李东垣的"正气自虚"、朱丹溪的"湿痰生热"、张景岳的"非风"等病机辨析，逐渐形成"内风"的病机见解。20世纪前期，在元明医家"非风""类中"说的基础上，结合临床经验，进一步确立了中风症"风自内生"的病机理论，如张锡纯指出："风名内中，言风自内生，非风自外来也""乃自唐宋以来，不论风之外受、内生，浑名曰中风。夫外受之风为真中风，内生之风为类中风，其病因悬殊，治法自难从同，若辨证不清，本系内中风，而亦以祛风之药发表之，其脏腑之血，必益随发表之药上升，则脑中充血必益甚，或至于血管破裂，不可救药。此关未透，诚唐宋医学家一大障碍也"（《医学衷中参西录·治内外中风方》），并制镇肝熄风汤治内中风；张山雷著《中风斠诠》一书，特别强调"内风"病机，更进一步申明："究之五脏之性，惟肝最暴，合德于木，动则生风，且其气左升，刚果用事，苟不顺其条达之性，则横逆恣肆，一发难收。其为病也，气火升浮，痰涎上涌，皆其有形之见证，然必以无形之风阳，为之先导，而后火也、气也、痰也，得凭藉之力，而其势愈猖，此内风为患，暴戾恣睢，断非外风之袭入肌表者可以同日而语。……寿颐以为与其仍类中之名，泛而不切，不能得其要领，毋宁以内风二字揭橥天下，而顾名思义，易得旨归。"这些中风病机的阐发，对于矫正前人的错误认识，提高中风症的治疗效果，发挥颇大的促进作用。这亦说明，正确阐明六气病机实质，不仅对深化中医病机理论，而且对指导临床相关疾病的辨证论治，都有重要意义。

近数十年来，经过研究者的努力，已经对六气病理本质有了逐步明晰的认识，一些中医基础理论和内经教科书或研究著作开始改变以往六气、六淫混淆不分的情况，明确提出内风、内寒、内湿、内燥、内火的概念，指出："六气是指疾病发展变化过程中，机体本身由于内脏功能异常而造成化风、化燥、化湿、化热、化火、化寒等不同的病理变化。"(《中国医学百科全书·中医基础理论》)但是由于六气与六淫名称既相同,表现的病候也多相似,故一些研究者仍未从概念及病机上对两者作出明确区分,如一些内经教材仍以六淫解释上述有关六气病机的经文,一些中医基础理论教材将六气病机归入病因中的六淫部分,或称之为"内六淫""内生五邪"。究其原因,在于未能掌握中医学的方法论特点,不了解六气病机理论是通过"取象比类"这一古代常用的研究方法建立起来的。

疾病的传变有何规律?应当如何看待这些规律?

《内经》重视疾病的传变,通过长期临床观察并运用阴阳五行学说进行归纳,总结出疾病的一些常见传变规律。根据有关篇章所述,其传变规律主要有如下数种:

一是五脏间的传变。五脏之间由于经络的联系沟通,其脏气互相影响,一脏有病可引起他脏的脏气失常,从而出现疾病在五脏间传变的情况。根据《素问·玉机真脏论》所述,其传变有顺传和逆传两种形式:逆传的传变规律是"五脏受气于其所生(其子),传之于其所胜,气舍于其所生(其母),死于其所不胜。病之且死,必先传行至其所不胜,病乃死。"例如:"肝受(病)气于心,传之于脾,气舍于肾,至肺而死",余脏准此。顺传的规律则是:"五脏相通,移皆有次,五脏有病,则各传其所胜。不治,法三月若六月,若三日若五日,传五脏而当死,是顺传所胜之次。"即是说,顺传是按五脏之间的相克关系而传变,若不及时治疗,经过一段时间,传遍五脏，五脏皆伤则死。从上述有关经文看，这些传变规律主要是针对五脏病，即后世所言的内科杂病而言。

对于外感热病，《素问·热论》阐明了其六经传变规律，这一规律体现了外感病由表入里逐步加甚的发展变化过程，为后世伤寒六经辨证的嚆矢。另外，对于因感受外邪而致病者，《内经》尚指出了由表入里，伤及脏腑气血的传变，如《灵枢·百病始生》即说明了外邪由皮肤而络脉、而肌肉、而经脉、而脏腑气血，最后息而成积的发展变化过程。

当然，疾病传变方式多种多样，故《内经》亦论及了六腑传变、脏病及腑以及由体表组织传于相应内脏等多种传变方式，并指出由于影响疾病传变的因素不同，故有时"其传化有不以次"——出现不按一般方式传变的特殊情况。

对病情随时间而变化的规律，按《内经》所论，主要亦有两种：一是五脏病的四时变化规律。《素问·脏气法时论》谓："夫邪之客于身也，以胜相加，至其所生（其子）而愈，至其所不胜而甚，至其所生（其母）而持，自得其位而起。"例如："病在肝，愈于夏，夏不愈，甚于秋，秋不死，持于冬，起于春。"这是根据五脏之气与四时相通应，四时对五脏脏气有生克乘侮关系，故某脏有病，在与该脏脏气相得的季节，病情可以缓解或好转，在与该脏脏气相克的季节则病情加重或恶化。基于五行生克关系，古代认为五脏病的病情还有较短周期的时日变化规律："肝病者，愈在丙丁（属火之日）；丙丁不愈，加于庚辛（属金之日）；庚辛不死，持于壬癸（属水之日）；起于甲乙（属木之日）。肝病者，平旦（属木）慧，下晡（属金）甚，夜半（属水）静"（《素问·脏气法时论》）。这亦是按日干和时辰的五行属性作出的类推。

另一种是每天病情的变化规律。《灵枢·顺气一日分为四时》说：

"夫百病者，多以旦慧昼安，夕加夜甚。"其机理是人体正气在一天中有"生长收藏"——由盛而衰的节律性变化："春生，夏长，秋收，冬藏，是气之常也，人亦应之。以一日分为四时，朝则为春，日中为夏，日入为秋，夜半为冬。朝则人气始生，病气衰，故旦慧；日中人气长，长则胜邪，故安；夕则人气始衰，邪气始生，故加；夜半人气入藏，邪气独居于身，故甚也。"这种昼夜的病情变化规律，是根据邪正之间的消长节律而确定，故在外感病过程中表现尤为明显。

《内经》指出的这些有关疾病传变和病情变化规律，是临床实践经验的总结，它反映了疾病发展变化的大致倾向。陆渊雷在《伤寒论今释》中亦提到：重病痼疾多于二分二至发病或加重，亦常死于二分二至前后；热病亦多日轻夜重，而每多死于夜半黎明之际。这说明疾病的发展变化有其一定的时间节律，近代有关"生物钟"的研究亦肯定疾病这种"旦慧昼安，夕加夜甚"的现象。掌握这些疾病传变及病情变化规律，其意义如同天气预测一样，能指导我们在诊治疾病的过程中，注意病情随时间而变化的规律，把握疾病的发展变化趋势，估测其预后，从而对危重病人及时采取有效措施，防止其病情恶化。当然，《内经》所述的这些规律，由于套用了五行学说，归纳成为机械固定模式，因此只能说明疾病可能出现的趋势，并不是所有疾病都按照这些规律发展变化，这是我们掌握和运用这些规律时所应注意的。

如何理解"阳道实，阴道虚"？

"阳道实，阴道虚"语出《素问·太阴阳明论》，论中谓："阳者，天气也，主外；阴者，地气也，主内。故阳道实，阴道虚。故犯虚邪者，阳受之；食饮不节，起居不时者，阴受之。阳受之则入六腑，阴受之则入五脏。"

"阳道实，阴道虚"是根据阴阳的一般规律，从天地阴阳特性研究、总结人体的生理病理特点而得出的结论。以自然界天地阴阳盛虚而言，天为阳而多实，地为阴而多虚，"阳道实，阴道虚"是自然界的一般规律。类比于人体生理病理，六经中之三阳经内属于六腑而外走于体表阳分（外侧），通于天气，阳气性刚而外向，动而主卫外，故三阳为表。外邪犯人，常先及三阳经，而邪在三阳经时，病气虽盛但正气亦未衰，多为实症。如伤寒邪在阳明，不论经症、腑症，多呈实热症候，故曰"阳道实"。至于三阴经，则内属五脏而外走体表阴分（内侧），阴气柔而内守，性静而主藏精，通于地气，故三阴为里，其为病多属内伤，即所谓"食饮不节，起居不时者，阴受之"，内伤五脏精气，则病多虚症。即使外感，若外邪由三阳而入三阴，虽邪气不盛，正气亦已属不足，故亦多虚症。如伤寒病至太阴，则出现腹满下利等虚寒症候，故曰"阴道虚"。总之，"阳道实，阴道虚"是对阴经与阳经、五脏与六腑，概言之，即阴分与阳分的不同生理、病理特点的概括。在生理方面，可与《素问·五脏别论》的五脏"满而不能实"、六腑"实而不能满"之说互参；在病理方面，则可联系《伤寒论》三阴病和三阳病的病机加以理解。

为什么说"壮火之气衰，少火之气壮"？

"壮火之气衰，少火之气壮"，语出《素问·阴阳应象大论》。篇中谓："壮火之气衰，少火之气壮。壮火食气，气食少火；壮火散气，少火生气。"壮火，指病理上过亢之火；少火，指生理上阳和之火。"壮火食气"的"食",通"蚀",耗蚀;"气食少火"的"食"通"饲",意谓气赖少火所温养。该节经文系对气、火之间辩证关系的概括说明。人身之气,必得阳和之火以温养,才能盛壮而流行于全身,发挥其正常气化功能,从而促使饮食精微不断化生气血精津,自身得到及时补充而生生不息,此即经谓"少火之气壮""少火生气""气食少火"者。但人身之火,又为气所化生,若在病理状态下,气化为火的过程过于亢盛,则化火太过而为亢烈之火,即朱丹溪所谓"气有余便是火"者。在此情况下,不仅大量的气因化火而急剧消耗,而且过亢之火又促使气化为火的过程进一步加快,经谓"壮火之气衰""壮火食(蚀)气""壮火散气",正是指这一病理状况而言。总之,气得阳和之火则温壮,气受亢烈之火则耗蚀,故气虚者治疗时每宜温阳,而对于阳热过甚者,不仅要注意保存其阴液,还要顾护其元气不因火热而致耗散,生脉散之用人参,目的即在于补益被亢阳(如暑热)所耗伤的元气。

  由于本段经文在《素问·阴阳应象大论》中夹见于有关气味阴阳的论述之中,故一些注家如马莳等,将壮火、少火解释为药食中之"气味太厚者"和"气味之温者",其谓"气味之温者,火之少也。用少火之品,则吾人之气渐尔生旺,血亦壮矣,如用参归之类而气血渐旺者是也",于理尚勉强可通,但谓"气味太厚者,火之壮也,用壮火之品,则吾人之气不能当之而反衰矣,如用乌附之类而吾人之气不能胜之,故发热",则未免失之于偏。如其所言,则乌附之类能令人气衰,当不可用,而参归纵使多用亦无妨碍,显见其说之牵强而于理难通。张景岳《类经》谓:"此虽承气味而言,然造化之道,少则壮,壮则衰,自是如此,不特专言气味也。"立论比较平正通达,当从其说。

如何理解"有者求之,无者求之;盛者责之,虚者责之"?

《素问·至真要大论》在论述"病机十九条"之后说:"谨守病机,各司其属,有者求之,无者求之;盛者责之,虚者责之。"是教人临症时应灵活运用"病机十九条"所归纳的症候类型进行病机分析,反复推求而不为其所印定眼目,拘泥不化。对此四句,张景岳解释说:"有者言其实,无者言其虚,求之者,求有无之本也。""泻其盛气,责其有也;培其衰气,责其无也。"张景岳把"有、无""盛、虚"等同起来,认为均指疾病之虚实而言,而对"责"字,则理解为治疗("泻"与"培")。张志聪的解释亦类同张景岳,其谓:"有者,谓五脏之病气有余;无者,谓五脏之精气不足。盛者,责其太甚;虚者,责其虚微。"高士宗则认为"有"指有形之脏,"无"指无形之气化,如"有属形脏之有形者,当求之而得其真;无属气化之无形者,亦当求之而得其真。有余而盛者,不得其平,故当责;不及而虚者,亦不得其平,亦当责之。"

细味经文,似觉上述诸说均未能尽畅经义。所谓"有者求之,无者求之",当指按"病机十九条"所言症候与病因之间的归属关系进行分析,"有"是有该条病机所言的症候,如出现眩晕震颤病候,可按"诸风掉眩,皆属于肝"而求其病机为肝阳上亢化风;"无"则指有其病机却无该条病机所言的症候(如有肝阳上亢病机却无肢体震颤等化风表现),或者出现该条病机所无(所未言及)的病候(如诊为肝阳上亢,又有二便固秘不通病候),即按其病机当有其症而却无其症,或者按其病机不应有其症而却有其症(均是"无者"），更当考究何以无其症或有其所未言及之症，是病机有异？还是病情特殊？还是诊察未周，审症不确？这样反复推求，才能正确审辨病机。故"有者"乃言其常，而"无者"则言其变，为医既须知常，又当达变，方能准确把握病机，正确施治。"盛者责之，虚者责之"之"责"，亦与"求"同义，均为推究的意思。即有余盛实的症候，当推究其何以盛实，虚衰不足的症候，亦当推究其何以虚衰，有时还要更进一步考究其为真"盛"、真"虚"还是假"盛"、假"虚"，会不会出现后世所谓"大实有羸状，至虚有盛候"之假虚、假实情况。

实际上，"病机十九条"不过是以五脏和六气为纲领，以常见病候作病机分析的一般举例，为诊病辨证提供一些比较带有普遍性的规律和例证而已，临床上所见病候多不胜举，若呆板固执其所言三十几种病候而不识灵活变通、反复推求，如何能够正确审辨病机？"有者求之，无者求之；盛者责之，虚者责之"正是示人深入推究病机的方法，实为病机分析的重要关节。

为什么说"冬伤于寒，春必温病"，又说"冬不藏精，春必病温"？

"冬伤于寒，春必温病"句，见于《素问·生气通天论》及《素问·阴阳应象大论》（一本作"春必病温"），后人多以冬伤于寒，寒邪内藏，至春因阳气引动而发为温病作释。温病学说之伏气致病，即秉此立论。但至于寒邪所藏之处，有谓在肌肤，有谓在骨，有谓在少阴，各执一说，因俱属臆测而难有定论。

细绎经文义旨，《素问·生气通天论》原文中首先强调"阴阳之要，阳密乃固""阳强不能密，阴气乃绝（耗损）"，其后更谓"四时之气，更伤五脏"，冬令酷寒，寒邪伤阳，其即病者为伤寒，而未即病者，则体内应时的脏气（肾气）受伤，正气内虚，至春则易感邪而发温病，并无感寒之后，寒邪内伏，至春才化热外发为病之说。《素问·阴阳应象大论》中意亦如此，其于"喜怒不节，寒暑过度，生乃不固，故曰重阴必阳，重阳必阴"之后才谓"冬伤于寒，春必温病"，亦是说明"冬伤于寒"——"寒（暑）过度"，引致"生乃不固"而造成"春必温病"，简言之，即是由于"冬伤于寒"，以致阴阳失调，精气内虚，削弱人体抗病能力，故至春天容易感受温邪而发病。这与《素问·金匮真言论》所说的"冬不藏精，春必病温"提法虽有不同，但机理实际一样。

然而，"冬不藏精"还另有一义，即冬令应寒而反温，此为自然界时令之不藏精，时令不藏精，即气候反常。反常之气候，一则易致疾病流行，一则人体阳气不能固密内守，阴精虚耗，二种因素皆能令人来年春天易于感受温邪，发为温病。

历代医家中，陈平伯对"冬伤于寒，春必温病"句最具卓识，其于《外感温病篇》中力驳"伏气"致病之说，谓："即春必病温之语，亦是就近指点，总见里虚者表不固，一切外邪皆易感受，学者可因此而悟及四时六气之为病矣。"可谓深得经旨之言。然而清代温病学家把"伏气温病"作为一类初起即见里热甚盛的症候类型，以"冬伤于寒"，郁而化热，伏热自内而发的机理，从病机角度说明其不同于风温等初起先见卫分表症，继则入里化热的病候，对临床亦有其指导意义。

附录:《黄帝内经》问题精解

如何理解"百病皆生于气"?

"百病皆生于气",见《素问·举痛论》,意为多种疾病皆因气机失常所导致。这一理论体现了中医对疾病机理的独特认识。

气是营养人体、维持生命活动所必需的精微物质,又是人体生理功能的体现。人身之气,虽有营气、卫气、宗气、经气、五脏六腑之气等不同,但在通常情况下,都按一定规律有条不紊地运行不休。如卫气"先行于四末分肉皮肤之间而不休者也,昼日行于阳,夜行于阴,常从足少阴分间行于五脏六腑"(《灵枢·邪客》);"宗气留于海,其下者注于气街,其上者走于息道"(《灵枢·刺节真邪》);营气亦"常营无已,终而复始"(《灵枢·营气》)。气机正常通畅是健康的必要条件,气机的逆乱失调,必然引致病态的出现。

各种致病因素,不论外感六淫、内伤七情,以至饮食房室劳倦,都能导致气的耗损或气机逆乱而发病。而且,这些致病因素亦只有破坏人体阴阳平衡,引起气机逆乱,才能出现病态,"勇者气行则已,怯者则着而为病"(《素问·经脉别论》),正此之谓。《内经》对六淫七情、饮食劳倦等引起气机失调而致病的论述甚多,如《素问·生气通天论》谓:"因于气,为肿,四维相代,阳气乃竭。……阳气者,烦劳则张,精绝,辟积于夏,使人煎厥。……阳气者,大怒则形气绝,而血郁于上,使人薄厥。……阳气者,……开阖不得,寒气从之,乃生大偻,陷脉为瘘。留连肉腠,俞气化薄,传为善畏,及为惊骇。营气不从,逆于肉里,乃生痈肿。……因而大饮则气逆,因而强力,肾气乃伤,高骨乃坏。"《素问·阴阳应象大论》亦谓:"清气在下,则生飧泄;浊气在上,则生䐜胀。"《灵枢·寿夭刚柔》

则谓："忧恐忿怒伤气，气伤脏，乃病脏。"凡此等等，不胜枚举。《素问·举痛论》所言"怒则气上，喜则气缓，悲则气消，恐则气下，寒则气收，炅则气泄，惊则气乱，劳则气耗，思则气结"的九气致病，亦说明包括外感淫邪（寒、炅）、情志过激（怒、喜、悲、恐、惊、思）、劳倦过度（劳）等多种致病因素，都能引起气机失常，气机失常又作为间接的致病因素导致多种疾病的发生。所谓"百病皆生于气"，义即在此。

临床上，气机失调确是引致多种疾病的基本病机，而这一病机又产生多种多样的具体病理变化，出现多种多样的疾病症候。如气滞能致血瘀，活血化瘀必须结合行气理气；水由气化，气化失常则水液停积而为肿为胀，故治水必须治气，气行则水可化；"不通则痛"，气机阻滞不通是导致痛症的主要病机，止痛必须理气行气，气机通畅，"通则不痛"。他如喘症、郁症、痰饮、厥症等等，莫不与气机失调有关，临床治疗亦每从理气入手而奏效。故"百病皆生于气"一语，实为《内经》作者对疾病病因病机的长期、大量观察而得出的理论，对临床分析和阐明多种疾病的病因病机、确立治疗法则，有重要指导意义。

为什么说"风为百病之长"？

《素问·风论》有"风者，百病之长也"等说，后世因而总结为"风为百病之长""风为六淫之首"，以说明风气致病的重要性和多样性。

风为阳邪，性游走善动，《素问·风论》谓其"善行而数变"。由于风性游走善动，故人身上下表里无处不至，所伤之处，即受其所病,故《素问·风论》中谓其既能入客于皮肤、分肉、经络、血脉,又能内伤于五脏六腑,甚至上头脑入目系,而致多种病症。这些病症,虽然都属风症,但因其所入客部位不同而症候表现多种多样,各有特异。另外,由于风性动而善变,故侵犯人体之后,病情变化亦快速而多样,对此,《素问·风论》谓之"至其变化,乃为他病,无常方,然致有风气也。"

再一方面,由于风为阳邪,善于游走窜动,且能伤人卫气,故除自己单独致病外,亦能为其他病邪的入侵起前驱作用,带动寒、热、燥、湿等邪气共同侵犯人体,发生多种疾病。如"风寒客于人,使人毫毛毕直"(《素问·玉机真脏论》);"风热参布,……民病寒中,外发疮疡,内为泄满""风湿相薄,雨乃后,民病血溢,筋络拘强,关节不利,身重筋痿"(《素问·六元正纪大论》);至于"风寒湿三气杂至"则"合而为痹"(《素问·痹论》)。由于风邪能带动多种致病因素侵犯人体,故《内经》多处(《素问·生气通天论》《素问·骨空论》《灵枢·五色》)强调指出:"风者,百病之始也。"且每以"风"概言多种外感致病因素而统称为"贼风"(《素问·上古天真论》:"虚邪贼风,避之有时。"《灵枢·贼风》:"夫子言贼风邪气之伤人也,令人病焉。")、"邪风"(《素问·阴阳应象大论》:"故邪风之至,疾如风雨。"),后世因而有"风为六淫之首"之说。

总之,"风为百病之长",一来说明风邪善于犯人而为病广泛;二来说明风邪致病的病情复杂,变化多样;三来亦说明风邪能带领其他邪气,共同侵犯人体而为病。明乎此,亦就可以理解《内经》经常以"风""邪风""贼风"概称多种外感致病因素的原因。

如何理解"风寒湿三气杂至,合而为痹"?

"风寒湿三气杂至,合而为痹",语出《素问·痹论》,是对痹症致病因素和基本病机的概括。风寒湿三气杂合而至,共同侵犯人身,引起气机痹阻,荣卫气血流行不畅,可出现关节屈伸不利,肢体拘急肿痛的痹症。应该注意的是,尽管在病机上有风气偏胜为行痹,寒气偏胜为痛痹,湿气偏胜为着痹的不同,但都是在风寒湿三气杂合而至的基础上某种邪气有所偏胜而已,并不是说风寒湿三气分别导致行、痛、着痹的发生。单独的风、寒、湿邪气侵犯人体后可导致伤风、伤寒、伤湿等多种疾病,但尚不致产生痹症,只有三者共同作用于人体,才能导致痹症的形成。因此"风寒湿三气杂至,合而为痹"是关于痹症病因病机的概括性论述,这一理论至今仍有效地指导中医对痹症的辨证论治。

另外,"风寒湿三气杂至"只是概括地说明产生痹症的外部病因,据《素问·痹论》所言,这是痹症发生的必要条件,但论中尚谓:"阴气者,静则神藏,躁则消亡""此亦其食饮居处,为其病本也,六腑亦各有俞,风寒湿气中其俞,而食饮应之""逆其气(指营卫气)则病,从其气则愈。"说明除了外受风寒湿气所犯,内部脏腑气机逆乱,营卫气运行失常,亦是导致痹症发生的重要原因,从内外两方面了解痹症的病因病机,才全面准确而不致偏颇。

为什么说"暴怒伤阴,暴喜伤阳"?

"暴怒伤阴,暴喜伤阳"语出《素问·阴阳应象大论》《素问·

疏五过论》等篇,系对喜怒两种情志致病因素所引起的不同病理变化的概括。

喜怒作为正常的情志活动,是对外界刺激的生理反应。按"五脏化五志"的理论,喜为心志,怒为肝志,适度的喜怒情志,既是人体对外界刺激的正常反应,亦能够舒通、调畅五脏气机。但情志过激,以至于"暴"的程度,则会引起人体阴阳气机的逆乱而致病,故《素问·阴阳应象大论》谓"怒伤肝""喜伤心"。五脏之中,心居膈上属阳,肝居膈下属阴,且肝藏血,血为阴,"怒则气逆,甚则呕血"(《素问·举痛论》),暴怒伤肝,使肝气上逆,阴血失其藏守而受伤,故曰伤阴;心藏神,神属阳,"喜乐者,神荡散而不藏"(《灵枢·本神》),"喜则气缓"(《素问·举痛论》),暴喜伤心,使心气散缓,怔忡不安,神不固守,阳气浮越而受伤,故曰伤阳。

为什么说"荣气虚则不仁,卫气虚则不用"?

"荣气虚则不仁,卫气虚则不用",语出《素问·逆调论》。"不仁"指皮肤感觉麻木迟钝,系因营血不足,肌肤失养所致;"不用"指肢体活动不灵,甚则偏枯痿废,常因卫气虚衰,不能温养肌肉,致其伸缩无力而肢体屈伸不能自如。

营气和卫气都是水谷精微所化生的人体正气,有充养肌体的作用。营为水谷之精气,其性精专,入于脉中化为血而主润养,肌肤得其润养则感觉灵敏,失其润养则感觉迟钝,麻木不仁,故谓"荣气虚则不仁"。卫为水谷之悍气,其性慓疾滑利,"行于四末分肉皮肤之间而不休"(《灵枢·邪客》),肌肉得其温养则开解滑利,收缩舒张有力，故肢体活动矫捷灵活。若卫气虚衰，则肌肉失其温养，收缩舒张无力而肢体不能自如活动，故谓"卫气虚则不用"。当然卫气亦温养皮肤而营气亦润养肌肉，但卫气温养皮肤腠理能使之致密坚固，开阖有度而拒邪于外，营气润养肌肉则使之丰满硕壮，这是由营卫的不同阴阳属性和生理功用所决定的。然而营卫之气常"阴阳相随，内外相贯，如环无端"（《灵枢·卫气》），故二者在病理上每相因为病，盈则俱盈，虚则皆虚。《素问·逆调论》在"荣气虚则不仁，卫气虚则不用"之后，更谓"荣卫俱虚则不仁且不用"，正是对营卫同病的说明。而临床上"不仁"与"不用"二症亦常同见，治疗亦以调补荣卫为主，如《金匮要略》中之桂枝黄芪五物汤治肌肤不仁、肢体麻木不用之"血痹症"，即是显例。

"阳加于阴谓之汗"是何含义？

"阳加于阴谓之汗"一语出自《素问·阴阳别论》。原意系指脉象与病候而言，张景岳谓："阳言脉体，阴言脉位。"但《内经》论病，每有以脉象说明其病机者，本文即其一例。意谓阴位（如三部九候遍诊法的中下部、人迎寸口同诊法的寸口部，以及独取寸口法的尺部）见阳脉（如浮大洪数等），乃阳热内迫阴分，故可见出汗之外症。这亦就从阴阳角度说明了汗症的病机，同样亦说明正常出汗的生理机制。

汗为津液所化，"汗者，精气也"（《素问·评热病论》）。正常出汗是一种生理性调节，通过出汗，体内多余的水液得以排出体外，而阳气亦能透达肌表，《素问·阴阳应象大论》喻之为"阳之汗，以天地之雨名之"。而异常出汗，不论阳热盛实，抑是虚热内扰，均为热迫津泄的病态，即张景岳所谓"汗属阴液，而阳加于阴，阴气泄矣，故阴脉多阳者多汗"。"阳加于阴谓之汗"虽是从脉象立言，而实际上亦从病机上说明了出汗的机制，因而提示在治疗上必须清泻实热或养阴敛阳以止汗，纯用固涩敛汗则每难奏效。当然卫表不固的自汗不在此列，因其乃卫阳之气不能禁固津液而致，不属"阳加于阴"的病机。

另外，在正常生理性出汗中，虽然津液是汗之源，汗为津之泄，但阴津之所以能化为汗而出于肌表，尚有赖于阳气的蒸腾，即张志聪说的"汗乃阴液，由阳气宣发而后能充身泽毛"。因此后世亦有引申"阳加于阴谓之汗"之义以说明出汗的生理机制。阳，在这里则指人身的阳气而言。正因如此，过分出汗不但消耗津液，而且亦会损伤阳气。大汗既能亡阴，亦可致亡阳，或致气阴两脱，故《灵枢·营卫生会》有"夺血者无汗，夺汗者无血"之说。

为什么说"肾气虚则厥，实则胀"？

"肾气虚则厥，实则胀"，语出《灵枢·本神》。肾气，既指包括肾阴、肾阳在内的肾中精气，亦指肾的功能活动；虚实，《素问·通评虚实论》谓"邪气盛则实，精气夺则虚"，故虚指肾中精气之不足，实指阴寒病气之过盛。由此则不难理解"肾气虚则厥，实则胀"的病机。而"厥"在《内经》中既指手足逆冷或灼热病候，如《素问·厥论》所言的寒厥、热厥；亦指因气血上逆或精气暴脱而致的神志昏厥，如《素问·生气通天论》所言的薄厥、煎厥等。

肾气虚，包括肾阴虚和肾阳虚两种情况。《素问·厥论》谓："阴气衰于下，则为热厥"，并指出其病机为"肾气有衰，阳气独胜"，所言者正是这种阴虚阳亢而致手足心灼热，甚至五心烦热的热厥症。肾阳虚,则失其温煦功能,经络血脉得不到肾阳的温煦则气血凝滞不行,结果四肢冰冷不温,即《素问·厥论》所谓"阳气衰于下,则为寒厥""阳气日损,阴气独在,故手足为之寒也"的寒厥症。值得注意的是,这里的热厥与张仲景《伤寒论》及后世所言的里热盛极,遏阻阳气,阳气不能外出布达四肢而手足冰冷的热厥,不论病机还是病候均有较大差别。据《素问·厥论》所言,厥症还可能出现"暴不知人"——突然神志昏厥的病候,其机理一在于阴不涵阳,阳气亢张,甚则龙雷之火上越,气血逆乱,蒙阻清窍,熏扰元神而致昏厥;一在于肾阳虚衰,不能鼓舞气血上升于头脑清窍,且清阳不升则浊阴不降,元神之府既失气血清阳之濡养,又为浊阴所蒙阻,故而致厥。

肾气实,则指肾中阴寒气之盛实。因为肾为牝脏,号称"至阴"(为"极阴"之意,与脾为由阳到阴的"至阴"不同),又称"水寒之脏",故肾气实乃肾中阴寒气之盛实。阴寒气盛则阳气衰微而无火以化物,于是气化不利,浊阴聚积不去,水液停潴而胀病生。肾为胃之关,关门不利,浊阴积聚于胃肠,则为腹胀,即《素问·调经论》所谓"志有余则腹胀飧泄"。若因肾中阴寒气盛而三焦膀胱气化不利,水液不行,则水气"上下溢于皮肤,故为胕肿"水胀,故《素问·水热穴论》谓"诸水皆生于肾",并谓"其本在肾,其末在肺"。上述两者均为"肾气实则胀"的机理所在。

《素问·举痛论》中"九气"致病的病机及病候如何?

《素问·举痛论》在提出"百病皆生于气"的病机理论后,论述了"九气"致病的病机及病候。所谓"百病皆生于气"是指多种

附录:《黄帝内经》问题精解

疾病均是由于气机失常所引致,以此而言,则"九气"当指九种气机失常的病理变化,即经文所言的由于怒、喜、悲、恐、寒、炅、惊、劳、思等病因所致的气上、气缓、气消、气下、气收、气泄、气乱、气耗、气结等气机失常情况。导致这九种气机失常的病因、病变机理及其主要症候表现为:

怒则气上:怒为肝志,过怒则伤肝而致肝气上逆。气逆于上,血随气升则呕血;肝气横逆侮脾则飧泄不化;甚则气血并走于上,壅阻清窍,气机阻绝而发生神志骤然丧失的厥症,即《素问·调经论》所谓"血之与气并走于上则大厥",《素问·脉解》所谓"肝气当治而未得,故善怒,善怒者名曰煎厥"。

喜则气缓:喜为心志,心藏神,适度的喜乐可以舒畅气机,怡神乐志,有利于健康。但"暴喜伤阳"(《素问·阴阳应象大论》),"喜乐者,神惮散而不藏"(《灵枢·本神》),故突然遭受过度的喜乐刺激,能使心气散缓不收,神气散乱不藏。临床上可见怔忡不寐,或神志错乱,喜笑无常,甚则癫狂等症,《灵枢·邪气脏腑病形》所谓"心脉缓甚为狂笑"者是。

悲则气消:悲为肺志,过度悲哀除了能耗伤肺气外,且因"悲哀愁忧则心动"(《灵枢·口问》),"悲哀太甚则胞络阻绝,胞络绝则阳气内动,发则心下崩,数溲血也"(《素问·痿论》),故过度悲哀还能耗伤阴血而致心火亢盛,亢盛之心火又更进而销铄肺之气阴,即《素问·举痛论》所谓"悲则心系急,肺布叶举而上焦不通,荣卫不散,热气在中,故气消矣"者。临床上可见短气喘息,皮毛枯焦不泽,虚烦劳热,自汗盗汗等症,甚则发为肺痿、痿躄等疾。

恐则气下:恐为肾志,大恐伤肾,肾主藏精,"恐惧不解则伤精,精伤则骨酸痿厥,精时自下"(《灵枢·本神》)。肾精耗伤则肾气虚衰不足,"肾气虚则厥"(《灵枢·本神》),气机下陷,阳虚无火以化物，浊阴潴积于内而病胀满飧泄，故临床上常见遗精滑脱，腰酸肢冷，腹胀飧泄等症。

惊则气乱：惊与恐同样是受外界刺激所引起的情志变化，但恐生于内，惊发于外；恐为渐至，惊则骤生。故恐以伤肾精为主而惊则先乱神气，即《素问·举痛论》所谓"惊则心无所倚，神无所归，虑无所定，故气乱矣"。小儿神气未充，最易受惊。骤受惊吓，则神气散乱而出现心悸心慌，惊惕震颤，冷汗出等症，甚则神昏肢厥，或手足搐搦，不省人事。

思则气结：思为脾志，《素问·举痛论》谓思则"心有所存，神有所归，正气留而不行，故气结矣"。劳心思虑过度则致心脾气机郁结不舒，脾气不运，心血暗耗而见面色萎黄，食少倦怠，怔忡健忘，气短神怯等症，或肝脾气郁，疏泄、运化失常而见胸胁胀痛，脘腹痞闷，纳食减少，呕逆吞酸，腹胀泄泻等。

炅则气泄：炅即热，热为火之性，火热内迫，阴津受其煎迫则外泄出汗，汗虽源自津液，但需阳气蒸腾才能出于体表，故汗泄过多既损伤津液，亦能耗泄阳气，故谓"炅则腠理开，荣卫通，汗大泄，故气泄矣"（《素问·举痛论》）。是为气阴两伤之症，常见于暑病患者，临床可见多汗身热而背反恶寒，口开，前板齿干燥，口渴喜饮，气息短促，神倦肢怠等症。《素问·刺志论》谓"脉虚身热，得之伤暑"，故本症脉常虚大，重按无力。

寒则气收：寒为阴邪，外寒感人，则毛孔闭塞，腠理不通，卫阳内郁而不得宣泄。且寒性收引凝泣，能使气血凝滞不通，水液不行，故经谓"寒则腠理闭，气不行，故气收矣"。寒邪致病，症候较多，郁阻卫阳则发热恶寒而无汗；遏阻气机，气血流行不畅，经脉肢体挛急，则可致各种痛症，故《素问·痹论》有"痛者，寒多也，有寒故痛也"之说。此外亦可出现胀症、痈疽等多种病症，如《灵枢·胀论》所谓"寒气逆上，真邪相攻，两气相搏，乃合而为胀"，《灵枢·痈疽》所谓"寒邪客于经络之中则血泣，血泣则不通，不通则卫气归之，不得复返，故痈肿"等均是。

劳则气耗：劳指长期劳累过度，亦包括房事不节。正常劳动能使肢体舒松，气血流通，为有益于健康的体力锻炼，但劳倦过度则可成为致病因素，经谓"劳则喘息汗出，外内皆越，故气耗"（《素问·举痛论》）。过度劳累则气乱于内而耗散于外，喘息即气自内（肺肾）越，汗出即气自外（腠理皮毛）越。长期劳累过度必致精气耗损，甚则下元虚衰，摄纳无权而动辄汗出喘息，形寒畏冷，倦怠懒言，肌体日渐消瘦，遗精滑脱或女子闭经，或兼见自汗、盗汗、劳热、吐衄便血诸虚劳病候。这些病候的出现，总因气耗于先而精血亏损于后，是阳损及阴的病症。

以上九气为病，从病因来说，有情志内伤（怒、喜、悲、思、恐、惊），有外感淫邪（炅、寒），有劳倦（劳）；而从病性来说，有虚（气耗、气泄、气消、气下）、有实（气上、气乱、气收）、亦有虚实夹杂（气结、气缓），有寒（气收、气下）、有热（气泄、气消）等，而病变涉及五脏六腑、气血精神，症候表现亦多种多样，这实际上亦是以具体例证说明了"百病皆生于气"这一理论观点。

卫气失常可能致生哪些病症？

《灵枢·禁服》有"审察卫气，为百病母"之说，强调卫气失常是导致多种疾病的重要因素。卫气失常所致的病变，《内经》论述甚多，除了因其抗邪功能障碍而致生外感疾病之外，尚有如下几类：

（1）汗症。《灵枢·营卫生会》谓："此外伤于风，内开腠理，毛蒸理泄，卫气走之，固不得循其道。此气慓悍滑疾，见开而出，故不得从其道，故命曰漏泄。"系指卫气失常而致的自汗类疾病。而《素问·举痛论》的"炅则腠理开，荣卫通，汗大泄，故气泄"，则指高热引起卫气失常而致的汗症。

（2）寐寤失常。《内经》从卫气运行出入节律的失常说明不寐与多寐症的病机。如《灵枢·大惑论》谓："卫气不得入于阴，常留于阳，留于阳则阳气满，阳气满则阳跷盛，故目不瞑矣。……卫气留于阴，不得行于阳，留于阴则阴气盛，阴气盛则阴跷满，不得入于阳则阳气虚，故目闭也。"

（3）疟症。《素问·疟论》、《灵枢·岁露论》等篇认为疟症系因卫气与邪气相搏而发作，如《素问·疟论》即谓："卫气者，昼日行于阳，夜行于阴，此气得阳而外出，得阴而内薄，是以日作。……卫气之所在，与邪气相合则病作……极则阴阳俱衰，与卫气相离，故病得休，卫气集则复病也。"该两篇尚以卫气"大会于风府，其明日下一节"的运行节律解释疟病时作时止和发作逐日推迟的机理。

（4）痹症。《素问·痹论》认为荣卫气受风寒湿气痹阻，是痹症的主要病机，其谓："逆其气（荣卫）则病，从其气则愈，不与风寒湿气合，故不为痹。"《素问·气穴论》亦谓："积寒留舍，荣卫不居，卷肉缩筋，肋肘不得伸，内为骨痹，外为不仁。"

（5）肉苛不仁。《素问·逆调论》指出肉苛不仁的病机在于荣卫虚衰，《灵枢·刺节真邪》则认为"卫气不行，则为不仁"，《素问·风论》亦谓："卫气有所凝而不行，故其肉有不仁也。"

（6）痈疽脓疡。《灵枢·痈疽》说："寒邪客于经络之中则血泣，血泣则不通，不通则卫气归之，不能复返，故痈肿。"《素问·风论》谓："风气与太阳俱入……与卫气相干，其道不利，故使肌肉愤䐜而有疡。"《素问·气穴论》亦谓："邪溢气壅，脉热肉败，荣卫不行，必将为脓。"均认为痈肿脓疡等外科疾病系因卫气郁积不行所致。

（7）胀症。《灵枢·胀论》云："营气循脉，卫气逆为脉胀，卫气并脉循分为肤胀。……厥气在下，营卫留止，寒气逆上，真邪相攻，两气相搏，乃合而为胀也。"

（8）其他。除前列七类疾病外，它如《灵枢》的《卫气失常》所言的"胃中满""喘呼逆息"、《五味论》之"洞心"、《大惑论》之"善忘"、《刺节真邪》之"肠溜"，以及《素问·举痛论》所言之"气缓""气消"等病症，都认为其病机与卫气失常相关。

上述卫气失常致病的多样性，反过来亦说明其在生命活动中的重要作用，由此可以体会到《内经》对营卫学说的重视和强调。

如何理解"肾者胃之关也"？

"肾者胃之关也"语出《素问·水热穴论》。论中在解释"肾何以能聚水而生病"的机理时说："肾者胃之关也，关门不利，故聚水而从其类也，上下溢于皮肤，故为胕肿。"之所以称"肾者胃之关"，盖水谷入于胃后，经消化吸收，其中精微部分化生气血精津以营养五脏六腑、四肢百骸，而糟粕部分则经大肠传导而出于后阴（肛门），多余水液则经三焦下输膀胱，成为尿液而出于前阴。肾开窍于二阴，肾气开阖正常与否，影响前后阴对水液及糟粕的排泄功能，即王冰所谓："关者，所以司出入也。肾主下焦，膀胱为府，主其分注，关窍二阴，故肾气化则二阴通，二阴阖（闭）则胃填满，故云肾者胃之关也。"张景岳亦谓："肾主下焦，开窍于二阴，水谷入胃，清者由前阴而出，浊者由后阴而出。肾气化则二阴通，肾气不化则二阴闭，肾气壮则二阴调，肾气虚则二阴不固，故曰肾者胃之关也。

关闭则气停,气停则水积,气从乎肾,所谓从其类也。"由于水肿(胕肿)病的水液,虽然来自胃摄入的水饮,但水饮之所以积聚于体内,原因在于肾气不化,关门不利而水液不能正常排出,故论中谓"诸水皆生于肾"。

"肾者胃之关"之说,不仅说明水肿病的病机,亦指导临床上对多种大小便失常病症,如肾阳虚衰所致的五更泄泻、肾气虚所致的小便癃闭、尿崩症等的辨证论治,这些病从补肾温阳化气入手,常可收到较好的治疗效果。

为什么"五脏不和则七窍不通"?有何临床意义?

人体是一个表里相通应的整体,五脏虽然位于体内,但通过经络气血的沟通联系而与体表各器官组织互相通应,互相关联。故《灵枢·脉度》说:"五脏常内阅于上七窍,故肺气通于鼻,肺和则鼻能知臭香矣;心气通于舌,心和则舌能知五味矣;肝气通于目,肝和则目能辨五色矣;脾气通于口,脾和则口能知五谷矣;肾气通于耳,肾和则耳能知五音矣。五脏不和则七窍不通。"说明了五脏与七窍在生理和病理上密切相关,互相通应,五脏脏气安和,则七窍功能正常,感觉敏锐;五脏失和,则七窍功能障碍,感觉迟钝或丧失。如肝气虚衰则目睛失养而视物昏矇,肾精虚损则耳窍失养而听力下降,风寒束肺则鼻塞不辨香臭等。至于"心和则舌能知五味"和"脾和则口能知五谷",都是关于味道的感觉,但具体所指尚有差别:"心和则舌能知五味"指舌对酸苦甘辛咸五味的感觉和辨别能力,"脾和则口能知五谷"则指口对饮食五谷的味道鲜甜可口与否的感觉,盖因脾失健运,消化不良则不思纳食,或食不知味。

"五脏常内阅于上七窍""五脏不和则七窍不通"的理论,对临床诊治疾病有重要指导意义。诊法上,从七窍的正常与否可以了解相应内脏的生理病理状况,除上述了解感觉功能外,再如两眼直视上窜,知其肝风内动;耳郭枯焦、环口黧黑、鼻如煤烟等知其肾、脾、肺等内脏真气衰败枯绝等均是。又如治疗方面运用清肝泻火法治疗火眼暴痛、补肝养肝法治疗夜盲雀眼;清泻心火治舌烂舌疮;泻脾火治口唇糜烂;宣肺通窍治鼻塞、鼻渊、鼻痔;补肾填精治耳鸣、重听等,都是这一理论的具体运用。

为什么"中气不足,溲便为之变"?

语出《灵枢·口问》。中气,指中焦脾胃之气;溲便,大小便;前溲指小便,后溲指大便。溲便之变,既指腹泻、小便频数等,亦指便秘、小便淋沥不畅或小便浑浊、尿血、便血等。

胃主受纳腐熟水谷,脾主运化精微及水湿。水谷入胃之后,经过消化、吸收,其精微部分通过脾的运化,输布全身而为气血精津,其糟粕及多余水液亦经脾之转输而达于下焦,化为二便而排出体外。可见溲便虽然出于下焦,但源自中焦,且赖中焦脾胃转输运化而成。若胃之受纳腐熟无权,脾之运化转输失职,中气失其升清降浊的正常功能,则二便的生成及排出均可失其常度,而出现下利泄泻、小便频数不禁,或大便秘结、小便淋沥不通,或膏淋白浊,甚或气虚不能统血而便血、尿血,溲便诸病作矣。

当然,并非所有溲便之病都由中气不足所引起。肾主二便,为胃之关;肺主通调水道;三焦为决渎之官;膀胱为州都之官,主气化而出小便，溲便之变亦可能与上述脏腑病变有关。"中气不足，溲便为之变"，立意在于指出中气不足可能出现溲便方面的病变。临床上，因中气不足而引起二便失常者并非少见，且此类病变多属虚症。而对于二便病变，若审系中气不足所引起者，从调理脾胃，补中益气入手，亦每获显效。文献上关于泄泻脱肛、大便秘结排出乏力而遗尿、劳淋、白浊、尿血、便血等用补中益气或补脾摄血之法治疗而愈的报道，屡见不鲜，故这一理论对大小二便病变的辨证论治，颇有重要指导意义。

如何理解"胃不和则卧不安"？

"胃不和则卧不安"，见《素问·逆调论》。从原文"不得卧而息有音者，是阳明之逆也。足三阳者下行，今逆而上行，故息有音也。阳明者，胃脉也，胃者六腑之海，其气亦下行，阳明逆不得从其道，故不得卧也。《下经》曰：胃不和则卧不安，此之谓也"，及《素问·评热病论》"不能正偃者，胃中不和也"等说法来看，"卧不安"当指"不能正偃"而言，即不能平卧、仰卧，卧则喘促而"息有音"。盖胃气不降，阳明经气上逆，故病者喘促而不能平卧。《金匮要略》所言支饮症之"咳逆倚息，短气不得卧"，殆即指此而言，故仲景有"支饮胸满者，厚朴大黄汤主之"之治法，目的亦在于疏导胃腑，通降阳明逆气。

后世亦有引用"胃不和则卧不安"来说明"不寐"的病机者，认为"卧不安"指辗转不能入睡。因饥饱失宜、食滞内阻可致胃失和降，病人每辗转反侧而难以入眠，这种病况临床常可见到，通过消食化滞、理气和胃以后，睡眠状况亦可得到改善。故这一解释虽非经文原旨,是对经义之引申,但症之临床,在不寐症之病机分析或治疗立法方面,亦确有实际意义。

"二阳之病发心脾"的机理是什么?

《素问·阴阳别论》谓:"二阳之病发心脾,有不得隐曲,女子不月。其传为风消,其传为息贲者,死不治。"不得隐曲,一般均解释为性功能障碍;风消,指病久传化后出现内热而肌体消瘦的症候;息贲,指呼吸喘促,急迫上奔。

对于"二阳之病发心脾"的病机,历代注家有两种不同解释:王冰等认为:"肠胃(二阳)发病,心脾受之。心受之则血不流,脾受之则味不化。血不流故女子不月,味不化则男子少精,是以隐蔽委曲之事不能也。"张景岳等则解释为:"二阳,阳明也,为胃与大肠之经。然大肠、小肠皆属于胃,故此节所言独重在胃耳。盖胃之与心,母子也,人之情欲本以伤心,母伤则害其子;胃与脾,表里也,人之劳倦本以伤脾,脏伤则病连于腑。故凡内而伤精,外而伤形,皆能病及于胃,此二阳之病,所以发于心脾也。"张、王二说,其义相左,张景岳谓二阳之病由于心脾而发,王冰则谓二阳之病及于心脾。若以文字意义而言,则二说俱各可通,但若细究病变机理,则以张说较为近是。盖"心怵惕思虑则伤神""脾愁忧不解则伤意"(《灵枢·本神》),忧思郁结,情怀不畅,则心脾受伤,心伤则精血暗耗,虚热内生而煎迫胃阴;脾伤则运化失职,"不能为胃行其津液"(《素问·太阴阳明论》),二者影响于胃,胃气受伤,受纳通降功能失常,食纳减少,精微不化。故病虽在于二阳(胃),但由心脾气机郁结而致。胃主禀受水谷,为气血之海,胃气受伤则精血之化源日益匮乏,且精血更因受心脾之内热所煎迫而暗耗,因之日渐减少而枯竭,故于男子则精少而阳道外衰,于女子则血枯而月事不下,进一步发展可出现五心劳热,形体枯瘦之风消症。甚则肺失所养,并受心胃之热熏灼而呼吸喘促,气息奔迫上逆,病若至此,则心脾肺胃俱病,精血亏损至极,气无所附,故主死。此类病症,或因长期劳心思虑过度,或因心有所思,情有所系,不得所愿而情怀郁结不遂,在古代见于女子者尤多。其症候多见纳食减少,形体羸弱,气息低微短促,男子并可见阳痿精少,女子则月经逐渐减少或愆期,甚至枯绝闭止。经中所谓"二阳之病",殆即指此而言。治疗则宜以舒畅情怀为主以疏通心脾气机之郁结,并适当佐以健脾益胃、滋补精血之法,若单用理脾健胃或补益精血而忽视心理疏导,则每难收功见效。

另外,"不得隐曲"一句,亦可解释为心中隐曲情怀不得遂畅,郁结不解。如是,则是补充说明"二阳病"的病因而非言其病状,其病机病候亦如上述所言。

《素问·热论》和《伤寒论》在六经病的辨证论治方面有何异同?

《素问·热论》和《伤寒论》均以太阳、阳明、少阳、太阴、少阴、厥阴来命名伤寒——外感热病的不同症候,后人习惯称为"六经病"或"六经辨证"。"六经辨证"在两书中都用以说明外感热病不同阶段的症候特点和一般的发展变化规律,其共同之处不仅表现于六经病的前后排列次序相同,而且所描述的症候亦多有相同之处,如太阳病之"头项痛,腰脊强"、阳明病之"身热"、少阳病之"胸胁痛、耳聋"、太阴病之"腹满"等,都是两书所共有的症候。至于《伤寒论》中之"合病""并病""两感",从机理来说,亦与《素问·热论》所言的"两感于寒"有某些相似之处。

但《伤寒论》的六经辨证是在《素问·热论》的基础上进一步发展和完善,不论在辨证还是在论治上均较之深刻、全面。两者不同之处主要如下:

(1)《素问·热论》主要从经络受邪的角度来论述伤寒六经病的症候及其传变规律,而《伤寒论》虽然沿用六经病之名,但其病机已包括脏腑经络及其气机失常的病变,六经病实质已是伤寒病中六个既密切相关而又各有独自病理特点的不同症候类型。

(2)《素问·热论》所言的六经病均属热症、实症,而《伤寒论》中的六经病则有寒热虚实之不同:三阳病以热症、实症为主,三阴病以虚症、寒症为主。由于《素问·热论》系从经络受邪的角度讨论伤寒六经病,故其中三阳经病为表症,三阴经病为里症,盖因表里系按经脉的阴阳属性及循行络属部位的表里关系来划分之故。但《伤寒论》中则以太阳病为表症,少阳病为半表半里症,阳明病为里热实症;三阴病则为里虚寒症。另外,《伤寒论》以太阳、阳明、少阳、太阴、少阴、厥阴命名该六大症候类型,除了与《素问·热论》一样以经脉受病情况为根据外,尚蕴有三阴三阳间的阴阳盛衰消长机理这一深刻含义。

(3)在疾病症候方面,由于《伤寒论》对六经病的病机有更全面和更深刻的认识,因此对各经病候的论述亦更全面、完整。如太阳病之发热恶寒、阳明病的腑实(胃家实)、少阳病之往来寒热和欲呕、太阴病之自利、少阴病之恶寒身蜷卧、厥阴病之厥热胜复等等,均《素问·热论》之所未述及者。

(4)在传变和合、并病规律方面,《素问·热论》认为日传一经,以次相传,两感于寒则表里两经同病,对疾病发展变化的认识比较简单而固定。而《伤寒论》则认为六经病有传亦有不传,有循经传亦有越经传,有日传一经亦有数日才传一经,有合病(三阳合病、二阳合病)、并病亦有两感、直中,既指出伤寒病的一般发展变化规律,又不把它当作固定不变的模式,因此更为准确和全面地反映了外感热病的发展变化情况。

(5)在治疗上,由于《素问·热论》所述者为实热症,且当时治病方法以针刺为主,故提出"各通其脏脉""其未满三日者(病在三阳经),可汗而已;其已满三日者(病在三阴经),可泄而已"的治疗法则。《伤寒论》则根据各具体病症的病理特点,确立相应的治疗法则,制定具体方药。其治则治法相当完善,基本上已包括汗吐下和温清消补等后世常用的治疗八法,形成了以药物疗法为主,以理法方药为基本环节的辨证论治体系。

由上述可见,《伤寒论》的外感热病辨证论治理论是在《素问·热论》的启迪下形成的,但它又不囿于《素问·热论》的框框,而是在《内》《难》理论的基础上结合当时的医药学成就,并融汇了作者本人长期辨治伤寒病的经验,把对外感热病的辨证论治从理论和临床实践上发展到一个崭新的水平。

什么叫"阴阳交"?
阴阳交是不是必死之症?

"阴阳交"之病名,出《素问·评热病论》,意谓阳热邪气炽盛,入交于阴分,邪(阳热)正(阴精)交争,邪热偏胜,煎迫耗伤阴精正气。张志聪解释说:"阳热不从汗解,复入之阴,名曰阴阳交。"可见是以病机命名的一种症候,常出现于外感热病的极期,症候表现为汗出而高热不退、脉躁疾、不能食、狂言失志等。

一般情况下，外感热病出汗后，邪随汗解，应该热退身凉、脉静。此症则热不为汗出所衰，脉不和缓而仍见躁疾，且有不能食、狂言昏谵等症，这是因阳热邪气内陷，结于阴分，损伤阴精而致，故名为阴阳交。阳热炽盛，正气不支，必致内陷入里；热炽则劫铄津液，迫使津液外泄，汗出过多而阴精耗伤；胃阴受伤则不能食，热伤心神则狂言。阴愈涸则热愈炽，热愈炽则阴愈竭，势成燎原，不可遏制，猝至阴阳离决，故《内经》断为必死之症。

古人运用正邪相争、阴阳胜复的观点，论证阴阳交的病理转归，从病机角度说明该病症的危重性，断为死症，言之成理。但由于受历史条件的限制，当时在热病治疗上缺乏更多生津养阴的方法和经验，因而认为病属不治。后世医家积累了治疗热病的丰富经验，特别是自温病学说产生以后，注重保养阴津，提出"存得一分津液，便有一分生机"之说，创立了许多泻热存阴、甘寒生津、益气增液等有效方法，及早采用这类治法，可以挽救阴阳交于危亡。现代对于这类危重病人，采用中西医结合的治疗方法，在中医泻热存阴的同时，结合输液方法及时补充亏损的津液，可防止阴阳交的出现，即使出现该症，亦只能说是一种严重症候，积极治疗仍可望愈，不可泥于古说，视为必死之症而不予积极救治。

另外，《素问·至真要大论》论脉象与运气相应关系时亦有"阴阳交"之称："尺寸反者死，阴阳交者死。"是五运六气学说对特定年份（南北政）中阴脉应当见于左而反见于右，阳脉应当见于右，而反移于左，阴阳交互反易其位这种特殊脉象的命名，由于这种脉象同样反映阴阳逆乱的病机，故认为亦是死症，但与《素问·评热病论》作为病症名称或说明症候机理的"阴阳交"称谓虽同，所指则不同，不可混淆。

为什么说"五脏六腑皆令人咳",又说"此皆聚于胃,关于肺"?

该二语均出于《素问·咳论》。咳嗽是肺的主要病候之一,肺为娇脏,清虚之体,不耐邪侵,六淫外邪伤肺,碍及肺的宣发肃降功能,常可致咳。但其他脏腑或感邪、或内伤致病之后,病气亦可影响于肺而出现咳嗽。《素问·咳论》从"人与天地相参应"的观点出发,认为四时感寒受邪,邪气均可传与肺而致咳,故有"五脏六腑皆令人咳,非独肺也"之说。而临床上如木火刑金、脾虚湿聚、心火灼肺、水寒射肺等,都可引起咳嗽。对此,陈修园概括地指出:"咳不止于肺,而亦不离于肺。"

但须注意者,《素问·咳论》中所言之"六腑咳",系因"五脏之久咳,乃移于六腑"而致,即五脏病变所引致的咳症,日久不愈则病气传及六腑,因而影响六腑的正常功能。故所述六腑咳病候,除咳嗽外,尚兼有各腑功能失常见症,如胃咳之"咳而呕,呕甚则长虫出"、胆咳之"咳呕胆汁"、大肠咳之"咳而遗矢"、膀胱咳之"咳而遗溺"等等。可见六腑咳系因咳嗽日久,影响六腑功能而致,并以所兼见六腑病候而命名(如咳甚而呕出蛔虫者称为胃咳),并非因六腑功能失常而致咳。当然六腑病变亦能致咳,如大肠移热于肺而致咳、胃中寒饮食之气影响于肺而致咳等,但非论中所言之六腑咳。

至于"此皆聚于胃,关于肺",在文中系总结六腑咳的病机病候而言,由于六腑咳系"五脏之久咳"传化所致,属于慢性咳嗽,"胃者,六腑之海"(《素问·逆调论》),"六腑者,所以化水谷而行津液者也"（《灵枢·本脏》），六腑受病，水谷不化，津液不行，聚于胃而为痰饮，上犯于肺则为咳嗽，故谓"此皆聚于胃，关于肺"，又谓"使人多涕唾而面浮肿气逆"。症之临床，慢性支气管炎一类患者常见此等病候，其病机亦每属痰饮贮积脾胃而犯肺作咳，后世谓"脾为生痰之源，肺为贮痰之器"，义亦秉此。

可见"五脏六腑皆令人咳"与"聚于胃，关于肺"系从不同方面说明咳嗽的病机，两者互相补充，互相阐发，更为全面，并无矛盾之处，而对咳症辨证论治亦均有其指导意义。

《内经》论厥与后世所称之厥有何异同？

厥在《内经》中本来指阴阳气血的逆乱，属病机方面的概念，厥症则是以病机命名的一类病症。由于阴阳气血逆乱的临床表现甚为多样，因而《内经》结合症候分出很多厥症的名称，如《素问·厥论》的寒厥、热厥、六经厥，《素问·生气通天论》的煎厥、薄厥，《素问·大奇论》的暴厥（大厥），《素问·缪刺论》的尸厥，《灵枢·经脉》的臂厥、骨厥、踝厥等各种症型，名目繁多。究其发病机理，总的来说无非是气机逆乱，阴阳之气不相顺接所致。《素问·厥论》中把厥症分为寒厥、热厥两大类型，指出"阳气衰于下，则为寒厥；阴气衰于下，则为热厥"，寒厥"阳气日损，阴气独胜，故手足为之寒也"；热厥"肾气有衰，阳气独胜，故手足为之热也"。《灵枢·卫气》更概括指出厥症的病机是由于"下虚则厥"。下之所以虚，可因色欲过度，伐伤精气；或醉饱伤中，精气内夺；或烦劳过度，耗损阳气阴精等而致。而薄厥、大厥、暴厥、尸厥之类，则由阴阳气机逆乱，气血上逆而致，每与大怒等情志过激有关。由此可见《内经》对于厥症，多侧重于内伤杂病立论，这对后世很有启发，一直被引用以说明杂病厥症的病机，并在其基础上加以充实发挥，认为气血痰食亦可引起气机逆乱而成为致厥的原因。

对外感引起的厥症，后世则有更为深刻的认识和阐发，认为外感六淫邪气伤害阳气，亦可出现厥症。如《伤寒论·厥阴病篇》即以讨论伤寒引起的厥症为主要内容，其所论寒厥系阳气式微，不足以温养躯体，因而四肢厥冷，且身亦不温，急宜姜附等温阳救逆，病机及症候与《内经》所言之寒厥症大体相似。但其论热厥症，则认为系因阳气被遏阻于内，不能布达温养四肢，故四肢厥冷但胸腹灼热，为里热极盛之实症，急宜清热泻火或通下泄热以清除在里之邪热，宣通气机，即所谓"热深者厥亦深，热微者厥亦微，厥应下之"，"伤寒脉滑而厥者，里有热，白虎汤主之"（《伤寒论·厥阴病篇》）。这与《内经》所言热厥系因内伤而致"阴气衰于下"的病机和"手足为之热"的病候，截然不同，不可混淆。

为什么说"五脏因肺热叶焦发为痿躄"？

"五脏因肺热叶焦发为痿躄"，语出《素问·痿论》。痿，有萎缩、软弱无力之意；躄，两足痿弱无力、不能支持躯体以正常行走。故痿躄指四肢肌肉萎缩而软弱无力，两足不能任地行走的一种病候。论中首言"五脏使人痿"，指出五脏受热气煎迫，则所藏精气虚损，不能营养其所外合之皮毛、血脉、筋膜、肌肉、骨髓，导致该各相应体表组织痿废不用。但五脏之热可因"肺热叶焦"而引起，因为"肺者，脏之长也，为心之盖也"，肺位最高，主朝百脉而行营卫、治阴阳，肺热叶焦，则不仅其自身所合之皮毛得不到精气的濡养而

"虚弱急薄",而且不能宣发输布水谷精微于五脏,五脏阴精因之虚少,内热由此而生,内热更进而煎耗本脏阴精,故各脏的相应体表组织得不到濡养而痿废不用,此即经言"五脏因肺热叶焦,发为痿躄"的具体病变机理。

临床上一些热病患者,由于长期高热,煎耗津液,肺阴亏损而肺热叶焦,因此初愈之际往往两足痿软,不能任地行走而出现痿躄症候,此即"五脏因肺热叶焦发为痿躄"于临床之常见例证。当然,肺阴之亏耗,肺叶之枯焦,与"水谷之海"——胃的阴津耗伤、受纳消化功能失常亦有密切关系,故论中有"治痿独取阳明"之说,《医宗金鉴》亦谓"五痿皆因肺热生,阳明无病不能成"。另外,除肺热叶焦外,肝肾阴亏、湿热浸淫亦能致痿,故篇中除了着重论述"五脏因肺热叶焦发为痿躄"之病机外,尚指出"思想无穷,所愿不得,意淫于外,入房太甚,宗筋弛纵,发为筋痿,及为白淫","有渐于湿,以水为事,若有所留,居处相湿,肌肉濡渍,痹而不仁,发为肉痿"等,这些亦都是认识痿症病机时所应注意者。但不论何种痿症,其共同的病机特点均为热自内生的虚症、热症,这是与痹症因感受风寒湿邪而致的实症或虚实夹杂症不同之处。

水胀与肤胀有无区别?

《灵枢·水胀》将胀症分为水胀与肤胀等不同病症,并指出水胀的病状为"水始起也,目窠上微肿,如新卧起之状。其颈脉动,时咳,阴股间寒,腹乃大,其水已成矣。以手按其腹,随手而起,如裹水之状,此其候也",对于肤胀的病因和病状,篇中则谓:"肤胀者，寒气客于皮肤之间，鼓鼓然不坚，腹大，身尽肿，皮厚，按其腹，窅而不起，此其候也。"说明二者的病机及症候表现有所不同，而以"以手按其腹，随手而起"及"按其腹，窅而不起"为鉴别要点。近世有人以这一鉴别症状在临床上并不明显，水肿病（水胀）患者，以手按其腹或其他肿胀部位之皮肤，亦可"窅而不起"，因而认为二者并无差异，当属一症。亦有认为胀症之病机与气、水运行代谢障碍均有关系，不能只言气不言水，或只言水不言气，故肤胀与水胀病机并无不同之处。

诚然，以"按其腹，窅而不起"和"随手而起"作为肤胀与水胀的鉴别要点，临床所见确实不甚显著。但亦有一些肿胀患者，如西医所称之黏液性水肿、营养不良性水肿等，其肿胀之皮肤较为粗厚，按之沉实感不显著，与肾炎水肿（风水、水胀）之皮肤薄泽光亮，按之沉实感较强（如裹水状）确有不同。张景岳于《类经》即谓："当察其皮色苍，或一身尽肿，或自上而下者，多属气；若皮薄色泽，或肿有分界，或自下而上者，多属水。"虽然从西医角度而言，二者均称为水肿，但按中医辨证，则前者病机以脾肾阳虚、气化不利为主，后者则以肺之通调水道、脾之运化水湿、肾之气化行水等功能障碍，水液停积泛溢为主要病机。两者辨证不同，治疗亦有差异，水胀治疗以利水为主，虽亦兼用理气药，目的亦在于行气以利水，如越婢汤、五苓散、五皮饮之类均如此；肤胀则以理气、行气为主，纯用利水则效果不显，如《沈氏尊生方》之木香调气饮（蔻仁、木香、藿香、砂仁、甘草）、加味枳实汤（紫苏、陈皮、槟榔、木香、桔梗、枳实、白术、肉桂、黄芩、半夏、五灵脂、生姜）均以理气、行气为主而用治肤胀，《景岳全书》之廓清饮（枳壳、厚朴、大腹皮、白芥子、莱菔子、陈皮、茯苓皮、泽泻），虽兼利水湿之品，但仍以理气、行气为主旨，与治疗风水之处方立法明显不同。

上述诸方均是前人治疗肤胀的经验总结,由此亦可见肤胀与水胀之病机及病候应是有所不同,所谓两者无差别之说,是用西医观点看待中医理论而造成的误解。

关于疟病的病因病机及分类,《内经》有哪些论述?

疟病,指一类发热与恶寒间作、发作时间相对固定的病症。《说文》释"疟"为"寒热休作病",盖因病发时,又寒又热,寒热交作,害人颇为酷虐,故名。可见中医所言的疟病,不仅是因感染疟原虫而引起、西医所称的疟疾,亦包括没有感染疟原虫,但亦出现发热恶寒交替、发作有时的其他病症。《内经》论疟病的内容甚多,除了散见各篇的论述之外,《素问》中还专立《疟论》和《刺疟》两篇,讨论其病因病机、辨证分型及针刺治疗。

关于疟病的病因,《素问·疟论》有"夫痎疟皆生于风"之说,认为疟症是由感受风邪而引致。《素问·生气通天论》又有"夏伤于暑,秋为痎疟"之说,盖疟原虫所致的疟疾,系以疟蚊为传媒,夏天暑热气候,疟蚊大量繁殖,并且咬人传播病原的机会增多,而疟原虫进入人体后又须经过一段时间的裂殖增生,故往往到了秋天才发病。古人当然未能知道疟原虫致病的机理,但观察到疟病常多发于秋季这一客观事实,因而推论其病因病机为:"疟先寒而后热者,夏伤于大暑,其汗大出,腠理开发,因遇夏气凄沧之水寒,藏于腠理皮肤之中,秋伤于风,则病成矣。"(《素问·疟论》)

疟病发病时的病候常表现为"先起于毫毛,伸欠乃作,寒栗鼓颔,腰脊俱痛。寒去则内外皆热,头痛如破,渴欲冷饮"(《素问·疟论》),《内经》据此认为其病机是卫气与邪气交争,致体内阴阳倾并逆乱,如:"夫疟之始发也,阳气并于阴,当是之时,阳虚而阴盛,外无气,故先寒栗也。阴气逆极则复出之阳,阳与阴复并于外,则阴虚而阳实,故先热而渴。""疟气者,必更盛更虚。当气之所在也,病在阳则热而脉躁,在阴则寒而脉静。极则阴阳俱衰,卫气相离,故病得休,卫气集则复病也。"(《素问·疟论》)由于卫气运行有一定的时间节律,故其病发作有时。

鉴于疟病的发病情况比较复杂,故《内经》主要从病因病机、发作时间、脏腑经络等不同角度划分其症候。

(1)疟病的病因病机分症:《内经》从病因角度分疟病为寒疟、风疟、温疟、瘅疟四种症候类型:

寒疟 《素问·疟论》曰:"夫寒者,阴气也;风者,阳气也。先伤于寒而后伤于风,故先寒而后热也,病以时作,故名寒疟。"

风疟 《素问·金匮真言论》有"夏暑汗不出者,秋成风疟"之说,《素问·生气通天论》则谓:"魄汗未尽,形弱而气烁,穴俞以闭,发为风疟。"其病候主要为"疟发则汗出而恶风"(《素问·刺疟》)。

温疟 《素问·疟论》谓:"先伤于风而后伤于寒,故先热而后寒也,亦以时作,名曰温疟。"又谓:"温疟者,得之冬中于风,寒气藏于骨髓之中,至春则阳气大发,邪气不能自出,因遇大暑,脑髓烁,肌肉消,腠理发泄,或有所用力,邪气与汗皆出。此病藏于肾,其气先从内出之外也。如是者,阴虚而阳盛,阳盛则热矣。衰则气复反入,入则阳虚,阳虚则寒矣。故先热而后寒,名曰温疟。"

瘅疟 《素问·疟论》说:"瘅疟者,肺素有热,气盛于身,厥逆上冲,中气实而不外泄,因有所用力,腠理开,风寒舍于皮肤之内,分肉之间而发,发则阳气盛,阳气盛而不衰则病矣。"认为是素有肺热气盛体质者感受风寒邪气,邪正交争于肌表,邪气从阳化热而致,故其病机、病候为:"但热而不寒者,阴气先绝,阳气独发,则少气烦冤,手足热而欲呕""其气不及于阴,故但热而不寒。气内藏于心,而外舍于分肉之间,令人销铄肌肉。"(《素问·疟论》)

(2)疟病的脏腑经络分症:《内经》又按疟病发作时所表现的病候,从脏腑经络的角度划分其症候类型。其中《素问·疟论》按病候与脏腑的关系,将疟病分为五脏疟及胃疟六种,如:"肺疟者,令人心寒,寒甚热,热间善惊,如有所见者,刺手太阴、阳明。心疟者,令人烦心甚,欲得清水,反寒多,不甚热,刺手少阴……胃疟者,令人且病也,善饥而不能食,食而支满腹大,刺足阳明、太阴横脉出血。"同篇又从经脉角度分疟病为足太阳之疟、足阳明之疟、足少阳之疟和足太阴之疟、足少阴之疟、足厥阴之疟,如:"足太阳之疟,令人腰痛头重,寒从背起,先寒后热,熇熇暍暍然,热止汗出,难已,刺郄中出血……足少阴之疟令人呕吐甚,多寒热,热多寒少,欲闭户牖而处,其病难已。"

(3)按发作时间分类:根据疟病的发作规律,《内经》又将其分为单日疟、间日疟和三日疟三类。

单日疟《素问·疟论》认为:"夏伤于暑,热气盛……因得秋气,汗出遇风,及得之以浴,水气舍于皮肤之内,与卫气并居。卫气者,昼日行于阳,夜行于阴,此气得阳而外出,得阴而内薄,内外相薄,是以日作。"

间日疟《素问·疟论》记载:"间日发者,由邪气内薄于五脏,横连募原也。其道远,其气深,其行迟,不能与卫气俱行,不得皆出,故间日乃作也。"

三日疟《素问·疟论》指出："时有间二日或至数日发。其间日发者，邪气与卫气客于六腑，而有时相失，不能相得，故休数日乃作也。"

上述系《内经》从不同角度对疟病的分类，这些分类成为后世辨证论治疟病的基础。单日疟、间日疟、三日疟的分类可用于把握疟病发病规律以实施"治未病"（在疟病发作前早期治疗）原则；而病因病机分症和脏腑经络分证则可用于确立治疗法则，指导施针用药，其中病因病机分症对药物治疗尤俱指导意义，脏腑经络分症则是针灸治疗时分经取穴的根据。